図説 分子病態学

Molecular Patho-Biochemistry and Patho-Biology

3版

山形大学医学部教授 一瀬 白帝
三重大学医学部教授 鈴木 宏治

編著

中外医学社

執筆者（執筆順）

清水　信義	慶應義塾大学医学部分子生物学教授
吉川　敏一	京都府立医科大学第1内科教授
一石英一郎	東北大学未来科学技術共同研究センター未来量子生命反応工学創製講座助教授
谷口　寿章	徳島大学分子酵素学研究センター教授
東中川　徹	早稲田大学教育学部生物学教授
水野　　猛	名古屋大学大学院生命農学研究科教授
菊池　韶彦	名古屋大学大学院医学系研究科附属神経疾患・腫瘍医学研究センター分子標的治療学分野教授
菊池　淑子	東京大学大学院理学系研究科植物科学専攻助教授
小出武比古	姫路工業大学大学院理学研究科生命科学専攻教授
中島　　茂	岐阜大学医学部生命細胞医学講座細胞情報学分野教授
岡野　幸雄	岐阜大学医学部生命細胞医学講座分子病態学分野教授
守内　哲也	北海道大学遺伝子病制御研究所癌関連遺伝子分野教授
鍋島　陽一	京都大学大学院医学研究科腫瘍生物学教授
太田　成男	日本医科大学大学院医学研究科加齢科学系専攻細胞生物学分野教授
渡邊　　武	九州大学生体防御医学研究所感染防御学教授
松川　昭博	熊本大学大学院医学薬学研究部機能病理学講師
藤田　禎三	福島県立医科大学医学部第2生化学教授
服巻　保幸	九州大学生体防御医学研究所遺伝情報実験センターゲノム機能学分野教授
中別府雄作	九州大学生体防御医学研究所脳機能制御学教授
錦織千佳子	神戸大学大学院医学系研究科皮膚科学教授
島田　　隆	日本医科大学第2生化学教授
武谷　浩之	産業医科大学生化学講師
鈴木　宏治	三重大学医学部分子病態学教授
林　　辰弥	三重大学医学部分子病態学講師
井戸　正流	国立三重中央病院小児科医長
惣宇利正善	山形大学医学部分子病態学講師
一瀬　白帝	山形大学医学部分子病態学教授
奥村　太郎	聖路加国際病院予防医療センター
小関-久野しおり	産業技術総合研究所糖鎖工学研究センター糖鎖構造解析チーム
山村　研一	熊本大学発生医学研究センター器官形成部門臓器形成分野教授
岡　　　晃	東海大学医学部基礎医学系分子生命科学
猪子　英俊	東海大学医学部基礎医学系分子生命科学教授
山縣　英久	愛媛大学医学部衛生学
三木　哲郎	愛媛大学医学部老年病医学教授
奥田　智彦	国立循環器病センター研究所病因部臨床病理研究室
宮田　敏行	国立循環器病センター研究所病因部部長
辻　　省次	東京大学大学院医学系研究科脳神経医学専攻神経内科教授
田中　　一	信楽園病院神経内科医長
西村　泰治	熊本大学大学院医学薬学研究部免疫識別学教授
秋山　　徹	東京大学分子細胞生物学研究所分子情報教授
鈴木　　亨	東京大学医科学研究所癌細胞シグナル分野
宮木美知子	東京都立駒込病院遺伝性腫瘍研究プロジェクトリーダー

野田　政樹	東京医科歯科大学難治疾患研究所分子薬理学教授	佐々木良元	三重大学医学部神経内科
平井　久丸	東京大学大学院医学系研究科血液腫瘍病態学教授	前田秀一郎	山梨大学大学院医学工学総合研究部生化学第1教授
鎌田　春彦	三重大学医学部分子病態学	片峰　茂	長崎大学大学院医歯薬学総合研究科感染分子病態学教授
下村伊一郎	大阪大学大学院生命機能研究科医学系研究科病態医科学教授	岡崎　祐士	三重大学医学部精神神経科学教授
石神　眞人	大阪大学大学院医学系研究科分子制御内科学	三好　修	三重大学医学部精神神経科学講師
松澤　佑次	大阪大学大学院医学系研究科分子制御内科学教授	佐々木　司	東京大学保健管理センター助教授
石井　賢二	国家公務員共済組合連合会京阪奈病院新香里分院診療部長	深田　吉孝	東京大学大学院理学系研究科生物化学専攻教授
北　徹	京都大学大学院医学研究科循環病態学教授	岡野　俊行	東京大学大学院理学系研究科生物化学専攻講師
門前幸志郎	東京大学大学院医学系研究科循環器内科	二宮　善文	岡山大学大学院医歯学総合研究科分子医化学教授
永井　良三	東京大学大学院医学系研究科循環器内科教授	鎌谷　直之	東京女子医科大学膠原病リウマチ痛風センター教授
岩本　和也	神戸大学大学院医学系研究科糖尿病代謝・消化器・腎臓内科学	鈴木　洋一	東北大学大学院医学系研究科遺伝病学分野講師
柱本　満	愛媛大学医学部臨床検査医学	栗山　勝	福井医科大学第2内科教授
春日　雅人	神戸大学大学院医学系研究科糖尿病代謝・消化器・腎臓内科学教授	青木　継稔	東邦大学長・医学部小児科教授
森　啓行	神戸大学大学院医学系研究科糖尿病代謝・消化器・腎臓内科学	山下　直美	帝京大学医学部内科助教授
佐藤　文三	日本生命済生会付属日生病院院長	山本　一彦	東京大学医学部アレルギーリウマチ内科教授
犬童　康弘	熊本大学医学部附属病院小児科講師	満屋　裕明	熊本大学医学部第2内科・感染免疫診療部教授
中川　正法	京都府立医科大学大学院医学研究科神経病態制御学教授	井廻　道夫	昭和大学医学部第2内科教授
林　由起子	国立精神・神経センター神経研究所疾病研究第一部室長	伊藤　輝代	順天堂大学医学部細菌学助教授
後藤　雄一	国立精神・神経センター神経研究所疾病研究第二部部長	平松　啓一	順天堂大学医学部細菌学教授
柳澤　勝彦	国立長寿医療研究センター研究部長		
葛原　茂樹	三重大学医学部神経内科学教授		

3版の序

　2001年2月，遂に我々は新しい医学・医療革新の世紀を迎えた．ヒトゲノムがおおよそ解読されて（概要版発表）遺伝子の総数が約34,000個であることが判明し，いよいよ本格的な疾患関連遺伝子の検索と網羅的な解析が可能となるゲノム医学時代に突入したからである．そして2003年4月14日，ヒトゲノム塩基配列の解読完了宣言がなされた．これまで，それぞれの疾患の病態の理解や診断，治療も不完全であった理由の少なくとも一部は主要な原因遺伝子や感受性遺伝子が同定されていなかったためであり，これらが網羅されれば，より正確な診断，より的確な治療が可能になる．その実現は決して容易なことではないが，疾病を抱える患者，家族，医療従事者にとっても素晴しい時代がまさに到来したといえる．

　一方，医療を取り巻く状況も劇的に変化している．編者らが専門とする止血血栓領域でも，嘗ては血友病をはじめとする各種の先天性出血疾患が注目されていたが，所謂先進国は80年代までに「飽食の時代」に入り，90年代になってからは「高齢化社会」へと変貌を遂げたので，それにつれて疾病構造も大きく変化し，我が国でも心筋梗塞などの動脈血栓症や深部静脈血栓症/肺梗塞の症例が増加している．すなわち，止血栓により個体の生命を大量の失血から守って来た凝固系が，逆に病的血栓の形成により第一の死因の原因となったのである．従って，分子病態学による血栓症の克服が国民の生命と生活の質を規定する最も重要な課題となっている．また，未知の感染症が瞬く間に世界を席巻する可能性もあり，分子病態学は益々重要性を増している．その先駆けが先日のSARS禍であり，その原因が新種のコロナウイルスだと同定されるや否や，アメリカの疾病対策センター（CDC）はSARSウイルスの遺伝子配列を，編者の友人Hilgenfeld教授（ドイツ）はコロナウイルスの酵素の3次元構造を特許も取らずに発表した．感染に必須な蛋白質を前駆蛋白質から切り出す本酵素の活性部位にフィットする物質がすでに合成されており，臨床現場に届く日も近い．

　このような状況を踏まえて，編者らは，本教科書が改訂第3版となるのを機に各項目の大胆な刷新を図った．大はゲノミクス，プロテオミクス等々の分野の泰斗に現状と将来の展望を述べて頂き，小は全国の医学部，医科大学にコアカリキュラムと共通試験が導入されるのに伴い，必須の知識を網羅することにも心を砕いた．全編を通じて，疾患の分子・病態の理解には，遺伝子，分子，細胞，器官，個体のレベルでの統合的な解析が重要であることを感じ取って頂ければ幸いである．この改訂第3版が，医学生のみならず医歯薬系，生物学系の学生や大学院生の皆さんのお役に立つことを祈念してやまない．

　2003年7月

一瀬　白帝
鈴木　宏治

序にかえて

　新しき酒は新しき革袋に盛れ．
　分子生物学の進歩に伴い，遺伝子工学のように絶大な威力を持った技術（学問）が医学研究にも応用されるようになった．まさに日進月歩，凄まじい勢いで疾患に関与する遺伝子変異や蛋白質異常が同定されつつある．全ての疾患は程度の差こそあれ，遺伝的因子と環境的因子が複合して発症する．がんやエイズも遺伝子病の一種であり，今や分子生物学の知識なくしては臨床医学雑誌を読むことすら難しくなっている．従来，生命現象を支える生理的な反応機構については基礎医学講座で，その破綻に基づく疾患については臨床医学講座で教育されてきた．しかし，奔流のごとく押し寄せる遺伝子・蛋白質分子と疾患についての新知見を，従来の医学部のカリキュラムの枠内で統一的に学生に伝えることは極めて難しい．そこで，一部の先進的な大学では新しい枠組みで，医学における分子生物学の系統的な講義が開かれるようになった．疾患を遺伝子と蛋白質の分子のレベルで解明し，病態の理解と診断，治療に貢献することが目的である．我々は，この新しい医学研究の賜物を「分子病態学」と呼ぶ．新しい実りの新しい器である同講座の生みの親，坪井昭三先生（山形大学学長）が苦心の末に命名されたと聞く．
　1987年，山形大学に初の分子病態学講座が開設されて以来，群馬，三重，岐阜の国立大学に同名の講座が誕生したが，新しい学問であるだけに講義に用いる教科書がなかった．そこで我々は分子病態学に必要な知識を一冊に網羅した，なるべく解かり易い解説書を刊行することとした．本書は分子病態学を受講する医学部生を主な対象として編まれている．この一冊で分子病態学の概要を理解させる為に，総論では分子生物学の基本的な概念，用語，器具，手技を平易に解説し，各論では各分野の代表的な疾患や特色のある疾患の分子機構を取り上げた．国家試験出題基準にある，分子病態学に関連する用語・概念・疾患・病因・診断・検査・治療に言及することにも留意した．また，分子病態学研究の急速な進展を学生に伝える為に，最新の知見を紹介すべく各分野の第一人者に執筆を依頼した．従って，本書は卒後間もない研修医や他の分野の若い研究者の入門書としても有用なものであると我々は信じている．
　それぞれの遺伝子・蛋白質の精緻な高次構造とユニークな機能は有機的に統合されて，細胞さらには生物個体の反応機構を司っている．その分子構造・機能と発現時期あるいは分子間相互作用の異常が病態を形成する．疾患の本質を学生が理解することを本書が助け，21世紀を担う優れた医師や医学研究者の育成に少しでも寄与することができれば幸いである．編集に着手して18ヶ月間できるだけ知恵を絞ったとはいえ，編者の未熟さ故に不十分な点も多い．改善の指針とする為に，読者の皆さんのご感想，ご意見を是非お寄せ頂きたい．
　最後に，貴重な時間を割いてご執筆頂いた先生方に心から御礼を申し上げる．

　1995年2月

　　　　　　　　　　　　　　　　　　　　　　　　　　　　　　　　　一瀬　白帝
　　　　　　　　　　　　　　　　　　　　　　　　　　　　　　　　　鈴木　宏治

目 次

I. 分子病態学の新しい展開　1

1. ゲノム時代の分子病態学　　＜清水信義＞　2
- A. ヒトゲノムの全体像　2
- B. ヒトゲノム研究の分子病態学へのインパクト　3
- C. 網羅的大量遺伝子多型解析　8
- D. DNAチップ・マイクロアレイとバイオインフォマティクス　9

2. ゲノミクスと分子病態学　　＜吉川敏一　一石英一郎＞　6
- A. DNAチップ・マイクロアレイ技術　6
- B. 網羅的大量遺伝子発現解析　7

3. プロテオミクスと病態解析　　＜谷口寿章＞　11
- A. プロテオミクスとは何か？　11
- B. プロテオミクスの解析技術　12
- C. プロテオミクスによる病態解析とその展望　13

II. 分子病態学の基礎知識　15

1. 遺伝子の構造と発現調節機構　　＜東中川　徹＞　16
- A. 遺伝子の本体はDNAである　16
- B. DNAの基本構造　16
- C. RNAの構造　17
- D. ゲノムサイズ　17
- E. クロマチン　18
- F. ヌクレオソーム　18
- G. 染色体の構造　19
- H. 遺伝子の発現調節機構　19
- I. RNAポリメラーゼ　20
- J. 転写調節シスエレメント　20
- K. 転写因子　22
- L. 転写補助因子　23
- M. クロマチン構造と転写調節　23
- N. DNAのメチル化と転写調節　24

2. 蛋白質の合成と輸送機構　　＜水野　猛＞　25
- A. 蛋白質合成の概要　25
- B. 遺伝暗号　25
- C. 遺伝暗号の解読機構とtRNA　26
- D. 蛋白質合成装置：リボゾーム　26
- E. 蛋白質合成の分子機構　27
- F. 蛋白質合成後の細胞内輸送　30
- G. 蛋白質翻訳後の修飾　31

3. 細胞の構造と分裂周期　　＜菊池韶彦　菊池淑子＞　32
- A. 細胞の構造　32
- B. 細胞分裂周期　34

4. 蛋白質の構造と機能の関係　　＜小出武比古＞　38
- A. 蛋白質の構造　38
- B. ポリペプチド鎖の折りたたみと分子シャペロン　39
- C. 蛋白質の機能　39
- D. 蛋白質の構造と機能相関　40
- E. 蛋白質の構造と機能の単位　40
- F. 蛋白質ファミリーとスーパーファミリー　42

5. 細胞内シグナル伝達機構　　＜中島　茂　岡野幸雄＞　43
- A. 形質膜受容体　43
- B. GTP結合蛋白質　44

C. セカンドメッセンジャー　44
　　D. 蛋白質リン酸化カスケード　44
　　E. 蛋白質の会合と情報伝達　45
　　F. 蛋白質分解とシグナル伝達　46
　　G. 細胞質から核へのシグナル移行　46
　　H. 核内受容体　46

6. **細胞の増殖・分化と再生医学**　＜守内哲也＞　47
　　A. 増殖と分化の連続性　47
　　B. 選択的遺伝子発現　47
　　C. 遺伝子発現の抑制と解除　47
　　D. 増殖と分化の様式　48
　　E. 増殖因子　49
　　F. 再生医学　50

7. **老化の分子生物学**　＜鍋島陽一＞　51
　　A. 発生，成熟，老化，進化　51
　　B. ヒトの老化と統合システムの破綻　52
　　C. 展望　63

8. **アポトーシスと疾患**　＜太田成男＞　65
　　A. アポトーシスとその役割　65
　　B. アポトーシスの誘因　65
　　C. ミトコンドリアによるアポトーシスの決定と制御　66
　　D. 死の因子によるアポトーシスのシグナルの伝達とカスパーゼによるアポトーシスの実行　67
　　E. アポトーシス異常による疾患　67
　　F. アポトーシスの検出　68

9. **生体防御機構**　69
　a. 免疫応答の分子機構　＜渡邊　武＞　69
　　A. 免疫系のしくみと特徴　69
　　B. 自然免疫機構　70
　　C. 獲得免疫系におけるリンパ球クローンと抗原認識の多様性　71
　　D. T細胞とB細胞　71
　　E. 多様性の獲得　72
　　F. 主要組織適合系複合体遺伝子群と組織適合抗原の多型性　75
　　G. 主要組織適合系複合体抗原と抗原提示　76
　　H. 正の選択，負の選択　77
　　I. 免疫細胞の活性化と補助刺激分子　78
　　J. 免疫反応の多様性　78
　　K. サイトカインと免疫応答の多様性　80
　　L. CD4陽性ヘルパーT細胞のサブセットとその機能　81
　　M. キラーT細胞による生体防御　82
　b. 炎症の分子機構　＜松川昭博＞　83
　　A. 微小循環系の変化と血管透過性亢進　83
　　B. 白血球の血管内皮細胞への接着・遊出　84
　　C. 白血球の遊走・活性化　84
　　D. 炎症の終息　87
　c. 補体系の分子機構　＜藤田禎三＞　89
　　A. 補体系の概説　89
　　B. 補体系の活性化経路と膜傷害複合体の形成　91
　　C. 補体系の制御　94
　　D. 補体レセプター　96
　　E. 補体系の生体防御における役割　98
　　F. 補体欠損症　98

10. **遺伝子病の概念と分子機構**　＜服巻保幸＞　101
　　A. 遺伝子病　101
　　B. 遺伝子病の分子機構　104

11. **遺伝子変異の機構**　＜中別府雄作＞　110
　　A. 遺伝子変異の種類　110
　　B. 突然変異生成の経路　111

12. **遺伝子修復機構とその異常**　＜錦織千佳子＞　119
　　A. 遺伝子修復機構　119
　　B. ヌクレオチド除去修復　119
　　C. 色素性乾皮症　120
　　D. 転写異常症候群　122
　　E. ミスマッチ修復　123
　　F. アタキシアテランギエクタシア　123

13. **遺伝子治療**　＜島田　隆＞　124
　　A. 遺伝子治療の方法論　124
　　B. 遺伝子導入技術　125
　　C. 遺伝子治療の臨床研究　127
　　D. 遺伝子治療の課題　129

III. 疾患の分子病態学的解析法　　131

1. 遺伝子解析に用いる酵素とベクター　132
   a. 酵素　　　　　＜武谷浩之　鈴木宏治＞　132
      A. 遺伝子解析の流れと各種酵素　132
      B. 制限酵素　133
      C. 逆転写酵素　135
      D. DNA ポリメラーゼ　135
      E. DNA リガーゼ　136
      F. その他の重要な酵素　136
   b. ベクター　　　＜林　辰弥　鈴木宏治＞　138
      A. ベクターとは　138
      B. ファージベクター　138
      C. プラスミドベクター　139
      D. 酵母ベクター　143
      E. バキュロウイルスベクター　145
      F. レトロウイルスベクター　145
      G. アデノウイルスベクター　145

2. ブロッティング法　＜井戸正流　鈴木宏治＞　149
      A. Southern blotting 法　149
      B. Northern blotting 法　150
      C. Western blotting 法　150
      D. ゲル内活性酵素測定法（zymography）　152
      E. South-Western blotting　152
      F. West-Western blotting（Far-Western blotting）　152

3. 遺伝子クローニングと塩基配列決定法
   　　　　　　　　＜惣宇利正善　一瀬白帝＞　154
      A. 遺伝子クローニング　154
      B. 塩基配列決定法　157

4. 遺伝子の発現調節機構の解析
   　　　　　　　　＜奥村太郎　一瀬白帝＞　161
      A. 転写開始部位の同定法　161
      B. シス領域の同定　162
      C. シスエレメントの同定　164

5. 人工的遺伝子変異導入と発現解析
   　　　　　＜小関-久野しおり　一瀬白帝＞　168
      A. プラスミドを用いた部位特異的変異導入法　168
      B. PCR 法を用いた部位特異的変異導入法　168
      C. 部位特異的変異導入法の応用　169

      D. 先天性 XIII 因子欠損症の解析（自験例）　170

6. トランスジェニック動物と
   ジーンターゲッティング　＜山村研一＞　172
      A. トランスジェニックマウス作製　172
      B. トランスジェニックマウス作製の進歩　172
      C. トランスジェニックマウスの応用　173
      D. 標的遺伝子組換え法の概要　173
      E. 相同遺伝子組換え法　173
      F. 条件的遺伝子破壊　173
      G. 相同遺伝子組換え法を用いた研究　175
      H. 遺伝子タギング法を用いた解析　175
      I. 疾患モデルの作製は最初のステップ　175
      J. 問題点　175

7. 病因遺伝子の解析　177
   a. 遺伝子マッピング　＜岡　晃　猪子英俊＞　177
      A. 遺伝マーカー　177
      B. 疾患のタイプ　178
      C. 遺伝子マッピング法　179
   b. ポジショナルクローニングと
      ファンクショナルクローニング
      　　　　　　　＜山縣英久　三木哲郎＞　182
      A. ポジショナルクローニング　182
      B. ファンクショナルクローニング　185
   c. 遺伝子診断とゲノムタイピング法
      　　　　　　　＜奥田智彦　宮田敏行＞　187
      A. 染色体解析　188
      B. DNA 解析　188
      C. 大規模 SNP タイピング法　189

8. DNA 多型による遺伝子病の解析
   　　　　　　　　　＜辻　省次　田中　一＞　192
      A. 疾患の発症機構
         ─単一遺伝子疾患と多因子遺伝疾患　193
      B. DNA 多型マーカーとは　193
      C. DNA 多型の解析により疾患遺伝子座を見出
         す原理─単一遺伝子疾患へのアプローチ　194
      D. 多遺伝子性疾患の遺伝子同定に向けての
         アプローチ　196
      E. 疾患遺伝子の positional cloning　198

F. 今後の展望　198

9. 遺伝子多型の統計学的解析法　＜西村泰治＞　201
　A. 抗原頻度および遺伝子頻度の求め方　201
　B. ハプロタイプ頻度および連鎖不平衡の求め方　201
　C. 標識（対立）遺伝子と形質との相関の検定法　202

IV. 疾患の分子病態学　205

A. 悪性腫瘍　206
1. 癌遺伝子　＜秋山　徹＞　206
　A. ウイルスの癌遺伝子　206
　B. 癌細胞の癌遺伝子　206
　C. 癌における癌原遺伝子の構造変化　207
　D. 癌原遺伝子の正常機能　209
　E. 分子標的治療　210

2. 癌抑制遺伝子　＜鈴木　亨＞　212
　A. 癌抑制遺伝子という概念　212
　B. 癌抑制遺伝子の同定　213
　C. 癌抑制遺伝子産物の実際の機能　213

3. 多段階発癌：大腸癌　＜宮木美知子＞　216
　A. 大腸腫瘍にみられる遺伝子変化について　216
　B. 大腸腺腫の発生とAPC遺伝子の不活性化　217
　C. 大腸腺腫の癌化とp53遺伝子の不活性化　219
　D. 大腸癌の進展に関与する癌抑制遺伝子の不活性化，およびK-ras遺伝子の活性化　219
　E. 多段階発癌と遺伝子変化の蓄積　220
　F. その他の発癌機構　220

4. 癌転移の分子機構　＜野田政樹＞　222
　A. 細胞の原発巣からの離脱　222
　B. 細胞の運動能に関わる分子　223
　C. 細胞の接着に関わる分子　223
　D. 基質蛋白質分子の転移における機能　223
　E. 転移における分子の機能の網羅的解析　223

5. 白血病　225
a. 慢性骨髄性白血病　＜平井久丸＞　225
　A. 慢性骨髄性白血病の概説　225
　B. 慢性骨髄性白血病の分子病態　225
　C. BCR/ABLの機能　227
　D. BCR/ABL遺伝子の臨床への応用　228
　E. 慢性骨髄性白血病の急性転化　228
b. 急性前骨髄球性白血病　＜平井久丸＞　230
　A. 急性前骨髄球性白血病の概論　230
　B. 急性前骨髄球性白血病の分子病態　230
　C. RT-PCRによるAPLの遺伝子診断　232
　D. 急性前骨髄球性白血病の治療とall trans-RA　232
c. 悪性リンパ腫　＜平井久丸＞　234
　A. 悪性リンパ腫の概論　234
　B. 染色体転座と悪性リンパ腫　234
　　1. Burkittリンパ腫　234
　　2. 濾胞性リンパ腫　234
　　3. mantle cell lymphoma　235
　　4. B細胞びまん性リンパ腫　236
　　5. anaplastic large cell lymphoma　236
　　6. mucosa-associated lymphoid tissue-type marginal zone B-cell lymphoma　237
　C. 癌抑制遺伝子と悪性リンパ腫　237

B. 止血異常・血栓症　239
1. 血小板の異常　＜鎌田春彦　鈴木宏治＞　239
　A. 血小板の形態・構造と機能　239
　B. 血小板の先天性異常症　240
　　1. Bernard-Soulier症候群　241
　　2. Glanzmann's thrombasthenia症候群：血小板無力症　242

2. von Willebrand病，血栓性血小板減少性紫斑病　＜鎌田春彦　鈴木宏治＞　246
　A. vWFの遺伝子と蛋白質の構造と機能　246
　B. von Willebrand病　247
　C. 血栓性血小板減少性紫斑病　248

3. 血液凝固の異常　＜一瀬白帝＞　250
　A. 凝固系の発動　250
　B. 凝固異常に基づく先天性出血性疾患　252

1. 血友病A　252	3. 動脈硬化症　〈石井賢二　北 徹〉288
2. 血友病B　254	A. 粥状動脈硬化の結果様々な臨床病態が形成される　288
3. von Willebrand病　254	B. 粥状動脈硬化の発生・進展は大きく3つの段階に分けられる　288
4. XIII因子欠損症　254	C. 粥状動脈硬化の発生・進展に関わる主な因子　289
C. 血友病の遺伝子治療　255	D. 遺伝子異常と治療　293
D. 凝固因子と血栓症関連のSNPs　255	
4. 血液凝固制御系の異常：アンチトロンビン欠損症，プロテインC欠損症，プロテインS欠損症，APCレジスタンス　〈鈴木宏治〉258	D. 循環器疾患　294
A. 血液凝固制御系の概要　258	1. 循環器疾患　〈門前幸志郎　永井良三〉294
B. 先天性血栓性素因　259	A. 心筋症　294
1. 先天性AT欠損症　260	1. 拡張型心筋症　294
2. 先天性プロテインC欠損症　262	2. 肥大型心筋症　294
3. 先天性プロテインS欠損症　265	B. 高血圧症　295
4. APCレジスタンス　266	1. 遺伝性高血圧症　295
	2. 本態性高血圧症　295
5. 線溶系の異常　〈一瀬白帝〉269	C. 不整脈　295
A. 線維素溶解（線溶）現象　269	1. QT延長症候群　296
B. 線溶系因子のSNPsと血栓症　269	2. Brugada症候群　296
C. 線溶系の異常　270	D. 先天性心血管疾患　296
1. PAの異常　270	1. 心房中隔欠損症　296
2. プラスミノゲン異常症　270	2. Holt-Oram症候群　296
D. 線溶抑制系の異常　273	3. DiGeorge症候群　296
1. PAI-1欠損症　273	4. Marfan症候群　297
2. α2-PI異常症　274	5. Ehlers-Danlos症候群　297
C. 脂質代謝異常と動脈硬化　275	E. 糖尿病　299
1. 肥満　〈下村伊一郎〉275	1. IDDMとNIDDM
A. 内臓脂肪の分子生物学的特性　275	〈岩本和也　柱本　満　春日雅人〉299
B. アディポサイトカイン　275	A. 1型糖尿病　299
	B. 遺伝素因として遺伝子異常が同定された糖尿病　301
2. 高脂血症　〈石神眞人　松澤佑次〉280	C. common type 2 糖尿病　304
A. 脂質代謝の基礎　280	
B. 高脂血症の分類　282	2. インスリンとインスリン受容体の異常
C. 高脂血症発症の分子メカニズム　282	〈森　啓行　柱本　満　春日雅人〉307
1. 家族性リポ蛋白リパーゼ欠損症　282	A. インスリン異常　307
2. 家族性高コレステロール血症　284	B. インスリン受容体異常　309
3. 家族性III型高脂血症　285	
4. 原発性高HDL血症　285	
5. マルチプルリスクファクター症候群　286	

F. 内分泌疾患　313

1. ステロイドホルモンの産生異常症と作用発現異常症　＜佐藤文三＞　313
- A. ステロイドホルモンの産生制御と作用発現の概略　313
- B. ステロイドホルモン産生異常症の病態　313
- C. ステロイドホルモン受容体の異常症　317
- D. 受容体以降の異常と思われる疾患　319

2. 小人症　＜佐藤文三＞　320
- A. 小人症の成因　320
- B. GH系カスケードの分子病理学と小人症　320
- C. 甲状腺ホルモン系異常による小人症（クレチン病）　322

3. 甲状腺ホルモン受容体異常症　＜佐藤文三＞　324
- A. 甲状腺ホルモンの作用機構　324
- B. TR異常症の分子生物学　325

G. 呼吸器・消化器疾患

1. 嚢胞性線維症　＜犬童康弘＞　328
- A. CFの臨床　328
- B. 責任遺伝子の同定　328
- C. CFTRの機能　329
- D. CFTRの機能異常の分子病態　330
- E. CFTRの異常と各臓器（汗腺，呼吸器，膵外分泌腺）の異常　332
- F. 新たに明らかにされたCFTRの機能　333

H. 筋神経疾患　334

1. 筋神経疾患と三塩基反復配列　＜中川正法＞　334
- A. 表現促進現象と三塩基反復配列　334
- B. トリプレットリピート病　334
  1. 球脊髄性筋萎縮症　335
  2. 筋強直性ジストロフィー　337
  3. Huntington病　338

2. 進行性筋ジストロフィー　＜林　由起子＞　340
- A. 進行性筋ジストロフィーとは　340
- B. Duchenne/Becker型筋ジストロフィー　340
- C. 肢帯型筋ジストロフィー　342
- D. 先天性筋ジストロフィー　343
- E. 顔面肩甲上腕型筋ジストロフィー　343
- F. Emery-Dreifuss型筋ジストロフィー　343

3. ミトコンドリア脳筋症　＜後藤雄一＞　345
- A. 疾患概念　345
- B. 病因としてのmtDNAと核DNA　345
- C. ミトコンドリア脳筋症の病型分類と遺伝子異常との関係　347
  1. CPEO　347
  2. MERRF　349
  3. MELAS（mitochondrial myopathy, encephalopathy, lactic acidosis, and stroke-like episodes）　349
  4. Leber遺伝性視神経萎縮症（Leber病）　349
  5. Leigh脳症　349
  6. 糖尿病/難聴　350
  7. アミノグリコシド感受性難聴　350
  8. 乳児致死型と乳児良性型　350

I. 脳神経疾患　351

1. Alzheimer病　＜柳澤勝彦＞　351
- A. Alzheimer病の病態生理　351
- B. Alzheimer病関連遺伝子　352
- C. 治療薬開発戦略のターゲット　353

2. Parkinson病　＜葛原茂樹　佐々木良元＞　355
- A. Parkinson病の疾患概念　355
- B. 孤発性Parkinson病の病態　355
- C. 家族性のParkinson病およびパーキンソニズムの分子遺伝学　357
- D. Parkinson病の治療　358

3. アミロイドーシス　＜前田秀一郎＞　360
- 遺伝性（家族性）アミロイドーシス　360

4. プリオン病　＜片峰　茂＞　368
- A. プリオン病（伝達性海綿状脳症）　368
- B. プリオン仮説　369
- C. プリオン蛋白質とその遺伝子　369
- D. プリオン病とプリオン増殖の分子機構　369
- E. 遺伝子改変動物を用いたプリオン仮説の検証　370
- F. ウシ海綿状脳症大流行と新型CJD　371

J. 精神病		372
1. 統合失調症，双極性気分障害		
	<岡崎祐士　三好　修　佐々木　司>	372
A. 統合失調症		372
B. 双極性気分障害（躁うつ病）		375
C. 精神疾患遺伝子研究の課題		376
K. 視覚異常症		378
1. 視覚異常症	<深田吉孝　岡野俊行>	378
A. 正常三色型色覚		378
B. 色盲と色弱		379
C. 色素性網膜炎		381
D. コロイデレミア病因遺伝子		382
L. 結合織蛋白異常症		385
1. 結合織蛋白異常症	<二宮善文>	385
A. 骨形成不全症		385
B. Ehlers-Danlos症候群		387
C. Marfan症候群		387
M. 代謝異常症		389
1. 核酸代謝異常	<鎌谷直之>	389
A. プリン代謝異常症		389
B. ピリミジン代謝異常症		392
2. アミノ酸代謝異常	<犬童康弘>	394
a. フェニルケトン尿症		396
A. 臨床症状		396
B. 検査所見		396
C. 遺伝と疫学		396
D. 治療		396
E. ヒトPAH遺伝子の構造と病因変異		396
F. 遺伝子診断		397
G. 遺伝子変異と生化学的表現型		398
H. 未治療患者の精神遅滞の程度と遺伝子型		399
I. テトラヒドロビオプテリン（BH_4）投与に反応するPKU患者		399
b. ホモシスチン尿症		400
A. 臨床症状		400
B. 診断		401
C. 治療		401
D. 責任遺伝子と病因変異		401
E. 遺伝子診断法		402
c. メープルシロップ尿症		403
A. 分岐鎖アミノ酸の代謝		403
B. 分岐鎖α-ケト酸脱水素酵素		403
C. メープルシロップ尿症		405
D. MSUDの分子生物学		407
E. MSUDの臨床分類とその病態		411
3. 糖質代謝異常；糖原病	<鈴木洋一>	413
A. グリコーゲン代謝		413
B. 解糖系と糖新生系		415
C. 糖原病		415
4. ムコ多糖・糖脂質・糖蛋白質代謝異常症（リソソーム病）	<栗山　勝>	419
A. リソソーム病の概念		419
B. リソソーム病の病因と病態生理		419
C. リソソーム病の臨床症状・診断		420
D. リソソーム病の治療		422
E. ムコ多糖症		423
F. 脂質蓄積症（リピドーシス）		424
G. 糖蛋白質代謝異常症		426
5. 重金属代謝異常；Wilson病	<青木継稔>	428
A. Wilson病の概要		429
B. Wilson病遺伝子と発現蛋白質		430
C. Wilson病の遺伝子異常と分子病態		432
D. Wilson病の治療原則		434
N. 免疫疾患		435
1. アレルギー反応と疾患	<山下直美>	435
A. アレルギーとは		435
B. アレルギー反応と遺伝		436
C. IgE産生とIgE受容体		436
2. 自己免疫疾患（膠原病）	<山本一彦>	438
A. 自己免疫疾患とは何か		438
B. 免疫系の多様性と自己の抗原に対する寛容（トレランス）		438
C. 自己免疫疾患発症のメカニズム		440
D. 多因子疾患である膠原病，その疾患感受性遺伝子		441

3. AIDS　　　　　　　　　＜満屋裕明＞　444
　A. HIVの分子生物学　　　　　　　　444
　B. AIDSの化学療法の進展と問題点　447

O. 感染症　　　　　　　　　　　　　450
1. ウイルス肝炎　　　　　＜井廻道夫＞　450
　A. 肝炎ウイルス　　　　　　　　　　450
　B. HAV　　　　　　　　　　　　　　450
　C. HBV　　　　　　　　　　　　　　450
　D. HCV　　　　　　　　　　　　　　451
　E. D型肝炎ウイルス　　　　　　　　453
　F. E型肝炎ウイルス　　　　　　　　453
2. MRSA　　　　　＜伊藤輝代　平松啓一＞　454
　A. methicillin-セフェム耐性の機構　　454
　B. methicillin耐性を運ぶ
　　　新しい動く遺伝因子: SCC*mec*　　455
　C. β-ラクタム薬剤耐性に関与する遺伝子と
　　　その制御　　　　　　　　　　　456
　D. MRSAの遺伝子診断　　　　　　　457

V. 疾患の原因遺伝子の染色体地図　459

略語一覧　473

索　引　487

I

分子病態学の新しい展開

1 ゲノム時代の分子病態学

◆まとめ
1. ヒトゲノムという生命の設計図は染色体DNAを構成する30億の塩基対の配列で記されている．2001年2月，ゲノムDNAのドラフトシーケンスの解読によって得られた「ヒトゲノム概要版」*が発表された[1]．
2. そこに記された成果は，すでにヒトという生物を理解するための基礎情報にとどまらず医学・医療の世界に大きなインパクトを与えている．
3. 特に疾患の原因の究明や発症の分子機構の解明が遺伝子レベルで急速に進展しており，今まさにゲノムの情報や技術を基盤にした分子病態学の黎明期を迎えているといえる．

A. ヒトゲノムの全体像

「ヒトゲノム概要版」*に記された情報の骨子はそれ以前の22番染色体[2-4]や21番染色体[5]の解読によって提示されたコンセプトに概ね準拠しているが，これら2つの染色体のシーケンス量の50倍以上の膨大なデータの解析から得られた成果には各染色体の特徴をはるかに超えたゲノムワイドの特徴が新たに見出されている．これらの知見は分子病態学の基盤をなすものであるからその要点を以下にまとめる．

①遺伝子の数はヒトゲノム全体で32000と算定された．しかし，この数字は暫定的であり，その後の解析により新たな遺伝子がいくつか発見されている．
②32000の遺伝子のほとんどは蛋白質をつくるためのものである．遺伝子が作りだす蛋白質の構造や機能はそのゲノムシーケンスからコンピュータープログラムである程度推定できる．その結果，蛋白質は限られた種類のドメインやモチーフを複雑に組み合わせて多様性を獲得している様子が明らかになった．
③オルタナティブスプライシングの機構により，1個の遺伝子から複数のmRNAがつくられ，複数の蛋白質が産生され，さらに修飾を受けて多様性を増している．遺伝子のコーディング領域に相当する塩基配列はゲノム全体のわずか5%にすぎない．
④ヒトゲノム概要版のデータベースを検索すれば，いくつかの似て非なる蛋白質をつくる類似遺伝子（パラローグ）を見出すことができる．
⑤RNAをつくる遺伝子は全体のほぼ5%に相当する．それらはアミノ酸を運ぶトランスファーRNAをつくる遺伝子が500〜1300個，リボソームを構築するリボソームRNAの遺伝子が150〜200個，mRNAのスプライシングのために働く核内低分子RNA（snRNA）の遺伝子が〜50個，リボソームRNAのプロセッシングのための核小体RNA（snoRNA）の遺伝子が〜100個である．
⑥バクテリアの遺伝子に酷似したものが200個ほど同定された．これらはヒトの進化の過程でバクテリアから水平移入を受けた結果であると推定されたが，この考えには異論も出されている．
⑦いわゆるMendel型の遺伝様式をとる単一遺伝子疾患は5000種類ほど知られているが，それらのうち1100種類に関して原因遺伝子が単離され，それぞれのゲノム構造が明らかにされている．
⑧ヒト染色体の特徴としては，たとえばGiemsa（G）分染法で濃く染まるGバンドはG＋C含量の低いDNA領域に相当する．その逆の淡く染まるバンドはG＋C含量が高く，そこには遺伝子が高い密度で存在した．G＋C含量，遺伝子，トランスポゾン，CpGアイランドなどの分布は極めて不均等である．
⑨ヒトゲノム30億塩基対の約45%が反復配列で占められている．すなわち300塩基〜7000塩基ほどの特徴的な塩基配列がゲノムワイドに繰り返し点在している．それらはLINE（LINE1, LINE2, LINE3），SINE（Alu, MIR, MIR3），LTR（ERV-1, 2, 3），トランスポゾンの4種類である．特に，Aluは300塩基ほどの特徴的な配列であるがゲノム全体では30万回も現れ，その分布は染色体DNAのG＋C含量の高い領域に呼応している．一方，LINEエレメントはG＋C含量の低い（A＋T含量の高い）DNA領域に分布している．これらのリピートはゲノムの再編成をうながし，遺伝子をシャッフリングしたり新たな遺伝子を創生することに貢献したと思

⑩興味深いことに，発生に重要なホメオボックス遺伝子（HOX遺伝子）は最もリピートの少ないDNA領域にクラスター（遺伝子群）をなして存在している．HOX遺伝子のきわめて複雑で協調的な制御を反映していると思われる．

⑪染色体の組み換え頻度は全体にわたっては不均一であり，末端部分（端から20Mbの領域）や短腕では高い傾向にある．その頻度は生殖細胞をつくる減数分裂の度ごとに少なくとも1回の交又が起こるほど著しく高い．

⑫ヒト染色体には特定DNAセグメントの重複が頻繁にみられ，特に染色体の中央部近傍（ペリセントロメリック領域）や末端近傍（サブテロメリック領域）は大きなDNAセグメントの重複によってできていることが多い．

⑬ヒトゲノムDNAの塩基配列は基本的には人類共通であるが，個人差がある．特に1塩基が異なるタイプの個人差（SNP）は1000塩基に1回くらいの高い頻度（0.1％）で検出される．SNPは個々人の薬剤感受性や罹病性の違いに関連しており，いわゆる生活習慣病の発症には複数の遺伝子のSNPの組み合わせが関与していると考えられている．

B. ヒトゲノム研究の分子病態学へのインパクト

「ヒトゲノム概要版」*で用いられたシーケンスは全体の90％をカバーしているとはいえ，22番，21番，20番[6]の3本の染色体を除いてはきわめてラフな解析状態であり，完璧な遺伝子探しはいまだできていない．遺伝子の並び順を示す染色体マップもきわめて不完全である．しかし，これまでのヒトゲノム解読によってまさにゲノムテクノロジー（GT）というべきさまざまな新規技術や方法論が開発されている．それらは枚挙に暇がないが，たとえば，リンケージ解析やフィジカルマッピングによる疾患の染色体上の位置情報からその原因遺伝子を単離するポジショナルクローニングの方法，PCRによる遺伝子変異の迅速な解析，FISH法やDNAチップを用いた遺伝子増幅・欠失の解析，BACクローンによるゲノム遺伝子断片の細胞内導入，DNAマイクロアレイによる遺伝子発現の組織特異性パターンの系統的解析などである（図1-1）．さらに，全てのmRNA（トランスクリプトーム）や全ての蛋白質（プロテオーム）を網羅的に解析するシステムの開発が進められている．また，ゲノム情報をすべて蓄積したデータベースや疾患に特化した遺伝子変異データベース[7]の構築も進んでいる．遺伝子破壊や組み換えによる疾患モデル動物の作製も盛んである．まさにGT革命の恩恵をうけて「ゲノム医科学」というべきライフサイエンスが生まれ育っており，それは分子病態学の分野にも着実に浸透している．今後，遺伝子の発現の分子制御などに関与するいわゆる調節領域の塩基配列情報の解読，染色体DNAの複製開始シグナルや細胞周期とともにダイナミックに構造変換するクロマチンDNAのトリガーなども新たな「ゲノム暗号」として解明されるであろう．さらには，胎児の発達段階での形態形成や成人の精神活動（情動）なども含めて，複数の遺伝子の相互作用が織りなす生体反応もより深く理解されていくであろう．

このような輝かしい先端的生命科学は21世紀の医療に革命を起こすであろうと期待されている[8]．しかし，夢の医療の実現は一朝一夕にはなされない．地道な基礎研究開発が必須であり分子病態学の発展が期待される所以でもある．これから50年を勝手に予測してみると，おそらく，今から10年かかって分子病態学に基づくDNA診断が本格的に普及し始め，ゲノム創薬への使用が開始されるであろう．それと同時にゲノムにもとづく差別を憂慮してそれを回避するための法律がいくつも施行されるであろう．20年くらい経てば，遺伝子と環境因子の関係が相当にわかり生活習慣病としての糖尿病・高血圧の治療薬が完成するかも知れないし，癌の遺伝子治療も画期的な効果を生んでいるかも知れない．ゲノム医科学によるオーダーメイド医療や予防医学の実現には30年はかかるであろう．もっと先にはヒト細胞の営みをまともにコンピューターシミュレーションできるようになるかも知れない．そして，21世紀の中頃には皮肉なことに，遺伝子医療への拒絶反応が生まれ反対運動が始まるような事態さえ生ずるかも知れない．

ヒトゲノム解読の本質は我々人間の生命の設計図の謎解きという科学的探求であり，知的好奇心の究極のテーマであるが，遺伝子に関する情報・技術の社会への貢献とは裏腹に個人の遺伝子情報のプライバシーを守るという倫理問題もすでに発生している．人間はDNAの塩基配列に個人差をもつゆえに一人一人違うということの意味をあらためて考え，生命の尊厳に関

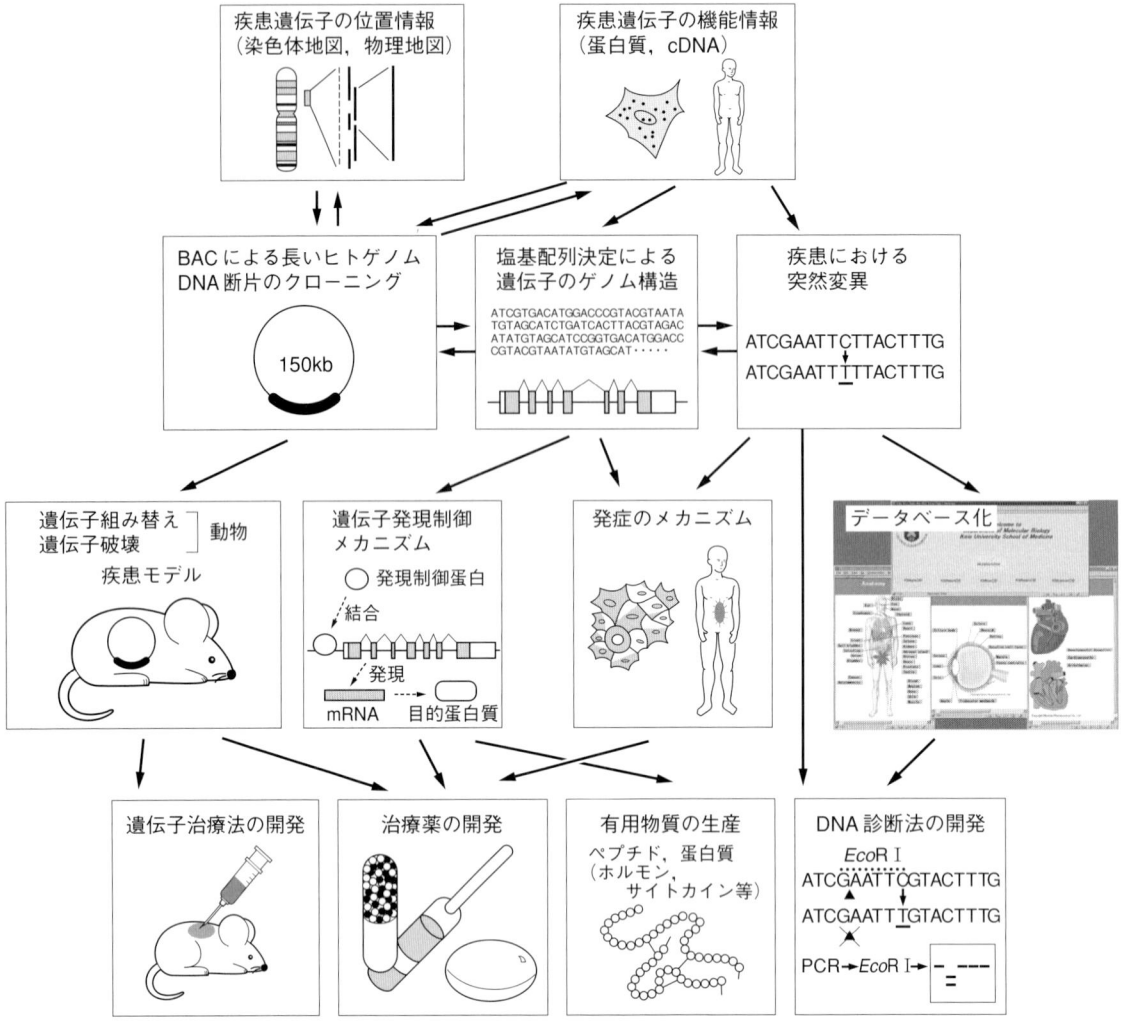

図1-1 ゲノム解読の分子病態学へのインパクト

して新しい価値観をもつ努力もせねばならない．人類の歴史の中で常にその時の最先端科学は両刃の剣であった．それを正しく育み恩恵を享受するには全ての人々が理解を深めることしかない．

*追記：

2003年4月，ヒトゲノムの全塩基配列の決定と解読完了宣言が関係各国でなされた．「概要版」は発表されたが，完全解読された染色体は現在までに，22，21，20，14，7番の5染色体であり，今後次々と公表される予定である．概要版と完了版の違いは，解析がユークロマチン全体の90％→99％に，シーケンシングの精度が99.9％→99.99％に高くなったことである．発見された遺伝子の算定総数は，まだ約32000のままで ある．詳細に関しては染色体毎のレポートに委ねるが，ヒトゲノムの特徴と概要版に示された以外のまだ大きな変更は見出されていない．残り18種類の染色体の完了版公開が待ち遠しい．

■ 文献

1) International Human Genome Sequencing Consortium. Initial sequencing and analysis of the human genome. Nature 2001; 409: 860-921.
2) Dunham I, Shimizu N, et al. The DNA sequence of human chromosome 22. Nature 1999; 402: 489-96.
3) 清水信義, 他. ヒトゲノムプロジェクトの最前線. ヒト22番染色体から学んだこと. 最新医学 2000; 6: 2-96.
4) 清水信義. ヒトゲノム＝生命の設計図を読む. 東京: 岩波書店; 2001.

5) The chromosome 21 mapping and sequencing consortium. The DNA Sequence of Human Chromosome 21. Nature 2000; 405: 311-9.
6) Deloukas P, et al. The DNA sequence and comparative analysis of human chromosome 20. Nature 2002; 414: 865-71.
7) Minoshima S, et al. Keio Mutation Database (KMDB) for Human Disease Gene Mutations. Nucl Acids Res 2000; 28: 364-8. （WEBサイトのURLはhttp://www.dmb.med.keio.ac.jpである.）
8) 清水信義. 図説ヒトゲノムワールド. 東京: PHP研究所; 2001.

<清水信義>

2 ゲノミクスと分子病態学

◆まとめ
1. 2003年4月のヒトゲノム全DNA配列の解読完了によって，今後のゲノミクス分野の飛躍的な発展が期待されるが，生命科学においてこの膨大な遺伝子情報を解析するテクノロジーとして，DNAチップ・マイクロアレイ技術に大きな期待が寄せられている．
2. このDNAチップ・マイクロアレイによって網羅的，体系的に生態系の遺伝子情報を解析し，遺伝子レベルにおける種々の病態解明のアプローチがいよいよ現実的となってくると思われるが，膨大かつ煩雑な生命情報を効率的，有効的に利用するためには，バイオインフォマティクス（生命情報学）との協力が不可欠であろう．

2003年4月にヒトゲノム全DNA配列の解読が完了した．その弾みを受けて現在，世界の研究者の関心は構造（塩基配列）からゲノムに記されている情報（遺伝子の機能）の読解（機能ゲノム科学 functional genomics）へとすでにポストゲノム（シークエンス）時代へ突入しつつある．このヒトゲノム計画によって大きく進展が期待されるのは，ヒトの病気の原因解明・診断・治療といった医療分野である．ヒトゲノム計画の成果により，診断から使用する薬の製造までのすべての過程は大きく影響を受け，近い将来には"ありふれた病気"に対しても個々の患者の遺伝的体質に合わせた処方，治療計画がなされる，いわゆるオーダーメイド医療が提供されるであろう．またそれに呼応するかのように，遺伝子解析技術も大きく革命のように動いている．

本稿では，分子病態学におけるゲノミクスの最前線ともいえるDNAチップ・マイクロアレイ技術とその応用を中心に解説する．

A. DNAチップ・マイクロアレイ技術

クリントン前大統領が1998年正月の全米年頭一般教書演説にて，DNAチップ技術は遺伝子機能解析を含むゲノムサイエンスを飛躍的に発展させるために不可欠な技術であり，それゆえに国にとっても戦略的な技術である，と強調して早3年が経過したが，DNAチップへの関心は日本でも非常に高まっており今後各方面での応用が期待される．

このDNAチップ技術というものは，いわゆる半導体革命の遺伝子バージョンであり一挙に数万・数十万の遺伝情報を体系的に解析することを実現可能にし，エレクトロニクス革命のようなものを生命科学の世界に巻き起こそうとしている．

2001年2月に国際ヒトゲノムプロジェクトと米国最大手企業セレラジェノミクス社の共同発表ではゲノム解読終了に伴い，ヒト遺伝子の数は，確実に遺伝子とみなせる配列は2万6383種類で，遺伝子の可能性がある配列である1万2731個を加えても4万種類に満たないことがわかった．実際の数は3万前後とみられていると報道されたが，そのヒト遺伝子情報全てを1インチのチップ上に搭載することが可能となってきた．

従来の発現遺伝子の解析方法としては，ノーザンブロット法，ディファレンシャルディスプレイ法などがあげられるが，その解析遺伝子数はせいぜい100前後が限界であった．DNAチップ・マイクロアレイ技術は，約1インチのチップ上で最大30万spot以上の遺伝子情報をわずか数分で解析が可能となってきた．このDNAチップ技術は，人間の全遺伝発現の出現消失を一網打尽に解析する強力な方法として世界中で大いに期待されている．

このDNAチップ・マイクロアレイ技術は大きく分けて2種類の方法に分類される．

1. プローブアレイ式（合成型DNAチップ）

1991年に，半導体技術の一つであるフォトリソグラフィ photolithographyテクノロジーの応用として基盤上にポリマーを合成する技術を開発して以来，オリゴヌクレオチドを基盤上で合成し，相補的DNA配列の結合を利用して塩基配列決定，遺伝子発現モニタリングに有効利用できることが次第に明らかとなった．このフォトリソグラフィではきわめて微細な加工技術が可能であり$10\mu m^2$/DNAサンプルを実現でき

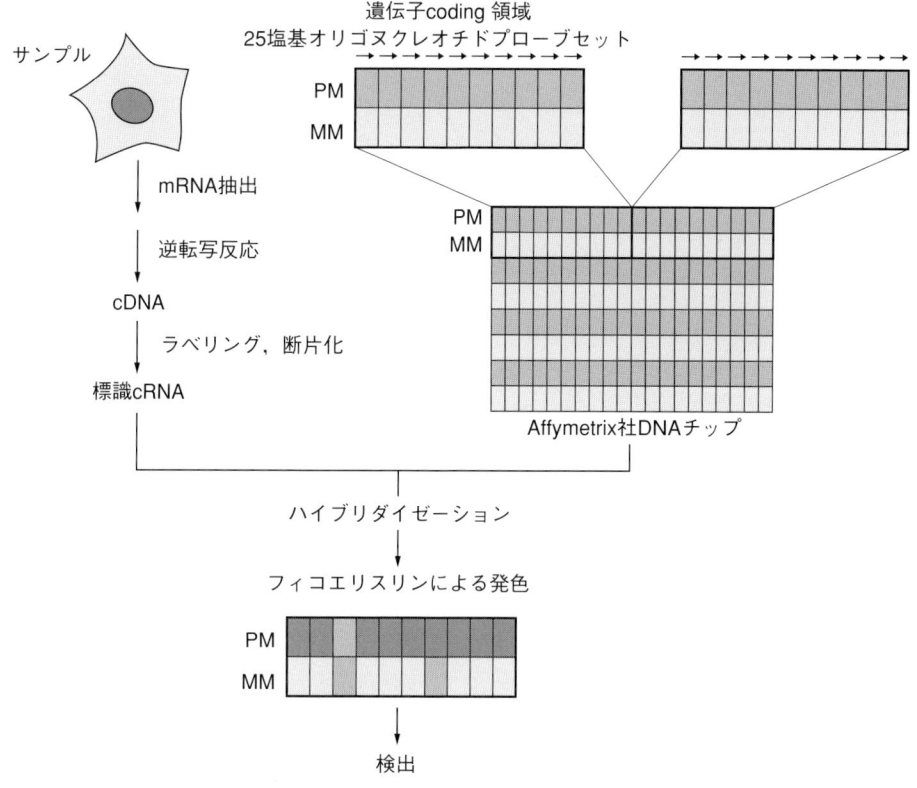

図1-2 DNAチップを用いた遺伝子発現モニタリング
　1つのcoding領域に対して25塩基のパーフェクトマッチ perfect matched（PM）オリゴヌクレオチドプローブが複数用意されている．また，PMプローブ配列中13塩基目を別の塩基に置換した1塩基ミスマッチ mismatched（MM）プローブがPMプローブの下に用意されている．PMプローブとMMプローブのハイブリダイゼーションの割合の差から発現パターンを検出する．MMプローブのシグナルがみられる場合は，有意なシグナルとは解釈しない．

る．基盤上のオリゴヌクレオチドは25塩基長前後にデザインされていることが多い（図1-2）．

2．DNAマイクロアレイ式（貼り付け型DNAチップ）

　一方，スライドグラス上にDNAを貼り付けるタイプの装置はスタンフォード大学のグループが考案している．これはスライドグラス上にcDNAを高密度にスポットするもので，プレートの溝におのおののcDNAを1種類ずつ合成したものを入れておき，スポッター装置のピン（針）でcDNA溶液を吸い上げて，ガラス板上に順番に並べて貼り付けていくといった原理に基づく．DNAの高密度化に関してはフォトリソグラフィ方式に劣るが，$1cm^2$に2500個のDNAをスポットすることが可能とされている（図1-3）．
　両者の大まかな違いについて表に示す（表1-1）．

この方法によって解析可能な最新技術は次の通りである．

B．網羅的大量遺伝子発現解析

　調べたい検体細胞のmRNAを調製して蛍光で標識しておき，DNAチップの各スポットに振りかける．配列が一致していればそこで結合するので，結合しないものを洗い流した後，レーザーを利用した検出装置でスキャンすると，その蛍光強度により遺伝子発現のレベルをモニタリングすることができる．さまざまな状況下における数万の遺伝子発現プロファイルを一度に比較することが可能であるため，細胞機能の発現・調節に関与する遺伝子群変化の全貌を明らかにすることができる．
　この技術を応用すれば，生命現象・分子病態に係わ

表1-1 合成型DNAチップと貼り付け型DNAマイクロアレイの比較

	合成型DNAチップ	貼り付け型DNAマイクロアレイ
開発機関	Affymetrix社	スタンフォード大学Brown研究室
作製法	基盤上でDNAを合成	基盤上にDNAを固定
技術	Fodorなどの方法による光リソグラフィ	DNAスポッター, ポリ$_L$-リシン, シラン化スライドガラス
DNA	一本鎖オリゴDNA（約25bp）	通常cDNA（PCR産物）（〜1kbp）
区画形状	正方形（20μm×20μm）	円形（直径100〜400μm）
集積度	〜300,000/チップ（現状）	〜10000/アレイ（現状）
プローブ	プローブの長さが限定される（〜30塩基）あらかじめ塩基配列が必要	プローブに制限はない 塩基配列は必要ではない
応用	変異・多型性の検出 遺伝子発現モニタリング	遺伝子発現モニタリング

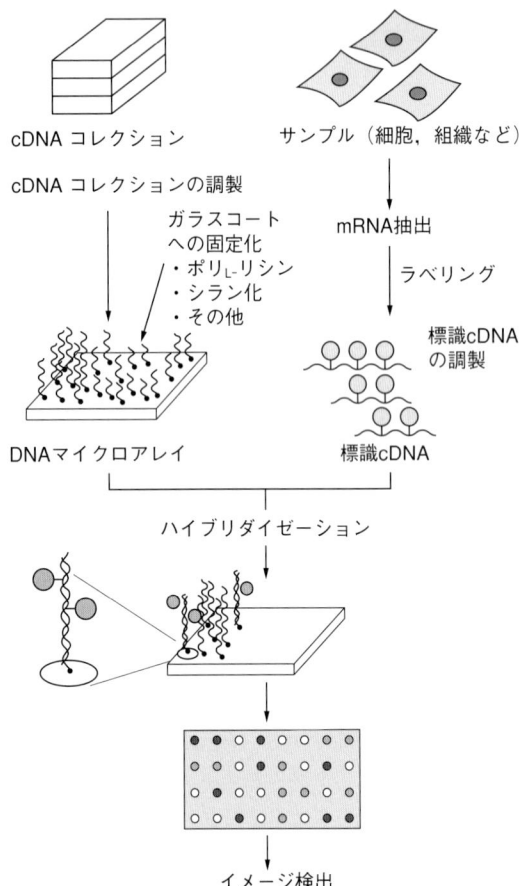

図1-3 貼り付け型DNAマイクロアレイ実験の流れの概略

るヒト全遺伝子の発現変化を，わずか数分のスキャンにて網羅的に解析することも夢ではなくなってきている．

［最近の報告例］
ヒトB細胞株であるJurkat cell lineにphorbol esterやheat shockを加えて発現変化を見たり，ヒト慢性肝炎・肝癌などにおける遺伝子発現変化を比較している報告がある．薬剤・ホルモン・毒性物質等の刺激前後における遺伝子発現変化や病態前後の細胞内遺伝子発現変化を数千〜数万種類の遺伝子において変化を比較するといったstrategyが多く見受けられる．

C. 網羅的大量遺伝子多型解析

またDNAチップを用いた技術の応用分野で注目されているのが高速大量多型解析技術である．前述したようにヒトの顔や身長・皮膚の色が違うように，遺伝子全塩基配列約30億対の中で，約1000塩基に1つは一塩基多型（SNPs）が存在するといわれている．最近では，遺伝子多型が多くの生活習慣病を含む疾病の「なりやすさ」の指標として大いに注目されている以外に，アルコール耐性の差やタバコによる毒性の出現頻度，抗癌剤を含む薬剤感受性の違いなどが遺伝子多型の影響を受けるとされている．染色体上にマップされた遺伝子多型情報を高密度に組み込んだSNPs解析チップセットは，今後強力な遺伝学の解析手段となると考えられており，そのデータ収集が競い合われているのが現状である．特に前述のように生活習慣病のような多因子が関連するような場合，まさにDNAチップ技術による大量解析の技術は重要かつ不可欠であろう．

最近，SNPsをターゲットにした解析ツールが市場に出廻っているが，この流れの延長線上，DNAチップによる網羅的遺伝子多型解析技術は，臨床医学においては，副作用のでやすさ，体質の把握，病気のなりやすさなどをあらかじめ知るうえで大変貴重な資料を

表1-2 DNAマイクロアレイによる情報収集関連ウェブサイトの例

ページタイトル	URL
Yeast cell cycle	http://genome-www.stanford.edu/cellcycle/
Sacharomyces	http://www.hsph.harvard.edu/geneexpression/
Genome-wide expression page	http://web.wi.mit.edu./young/expression/
日経バイオテク・DNAチップ専門ホームページ	http://biotech.nikkeibp.co.jp/SENMON/DNACHIP/index.html

提供できることが期待される．たとえば，酒は「百薬の長」といわれるが，ALDH（アセトアルデヒド脱水素酵素）2のエクソン12の1塩基に変化があり，「酒に弱い」体質の人は，いかに世間では「百薬」でも，そのヒトの体質では「毒」になりうることもある．遺伝的背景に基づく適切なオーダーメイドの指導・医療の重要性がますます高まっており，遺伝因子，体質とその迅速，正確かつ安価な診断技術を取り入れたオーダーメイド医療は21世紀医学には重要なテーマになるだろう．

［最近の報告例］

GeneChip™システムを用いたSNPs解析を含む多型解析報告に関して，最近の報告例をいくつかあげてみる．

Yoonらは，Korean subjectに対してmetoprolol代謝速度の違いによるグループ分類とparoxetine経口による体内動態，CYP450 2D6の多型との関連に対して，GeneChip™ CYP450チップを用いて検討している．

またWikmanらは，140例のbladder tumorサンプルに関して，p53遺伝子変異に関して，従来のシークエンス法とGeneChip™ p53チップを用いた方法を比較し，時間とコストにおいてGeneChip™を用いた方が従来の塩基配列解析法よりも優れていると結論している．

Salamonらは，GeneChip™システムによる多型解析は一塩基のみならずdeletion（欠失）の検索にも有効であると報告し，Wilsonらは，HIV PRT GeneChip assayは，臨床での適用に関して従来のDNAシークエンス法やHIV-1 RT Line Probe Assayとほぼ同様の解析能力を示したと結論している．

D. DNAチップ・マイクロアレイとバイオインフォマティクス

DNAチップ技術から得られる膨大な遺伝子データは，生命科学や分子病態学の領域において「宝の山」であることは間違いないが，DNAチップ技術の真価を発揮するためには，それに適した情報処理能力が不可欠である．近年特にポストゲノムシークエンス時代を迎えて，配列データ以外にも遺伝子発現データや多型データが急速に蓄積しつつある．大量のデータから新しい知識を得るには，様々な情報を統合したデータベースや新しい情報処理技術が必要であり，バイオインフォマティクスという学問が急速に発展しつつある．DNAチップによる遺伝子発現モニタリングのデータベースの試みやアレイデータベースのインターネットでの公開も始まっている（表1-2）．またシグナル伝達データベースとの連携により，複雑なネットワークから有効なパスウェイを抽出する試みもなされつつある．

最後に

21世紀には，ゲノム解読終了の成果として個性に応じた医療の実現が可能となり，DNAチップ技術はその実現に非常に重要なツールとなりうる．前述のように半導体革命の遺伝子バージョンとして，いかに先端的ゲノムテクノロジーを駆使して分子病態学の進展あるいは適切なオーダーメイド疾病予防研究のプランが立てられるかが重要な課題となってくるが，DNAチップ技術の出現によって爆発的にこれらの研究が進むことが予想される．この分野の進展が21世紀医療の発展に向けて重要な鍵を握っていると考えられ，分子病態学の飛躍的発展にも大いに期待されるだろう．

■ 文献

1) The Genome Sequencing Consortium. Initial sequencing and analysis of the human genome. Nature 2001; 409: 860-921.
2) Yoon YR, Cha IJ, Shon JH, Kim KA, Cha YN, Jang IJ, Park CW, Shin SG, Flockhart DA, Shin JG. Relationship of paroxetine disposition to metoprolol metabolic ratio and CYP2D6*10 genotype of Korean subjects. Clin Pharmacol Ther 2000; 67: 567-76.
3) Wikman FP, Lu ML, Thykjaer T, Olesen SH,

Andersen LD, Cordon-Cardo C, Orntoft TF. Evaluation of the performance of a p53 sequencing microarray chip using 140 previously sequenced bladder tumor samples. Clin Chem 2000; 46: 1555-61.

4) Salamon H, Kato-Maeda M, Small PM, Drenkow J, Gingeras TR. Detection of deleted genomic DNA using a semiautomated computational analysis of GeneChip data. Genome Res 2000; 10: 2044-54.

5) Ichiishi E, Yoshikawa T, Takai T, Tokuda H, Yoshida Y, Hanashiro K, Kaminuma T, Yoshida N, Nishino H. Effect of retinoic acid on cell proliferation-related gene expression in Raji cells induced by 12-O-tetra-decanoylphorbol-13-acetate. J Clin Biochem Nutr 2001; 30: 21-31.

〈吉川敏一　一石英一郎〉

3 プロテオミクスと病態解析

◆まとめ

1. 「プロテオーム」という造語は，細胞がもつ全ての遺伝子の集合体（ゲノム）にならって，細胞に発現している全ての蛋白質の集合を指す．ゲノムを対象とした研究をゲノミクスとよぶように，プロテオームを対象とした蛋白質の網羅的な研究をプロテオミクスとよぶ．
2. このような数千個以上の蛋白質を対象とする研究が可能となった背景には，ヒトをはじめとする多くの生物種でゲノム解析が進展したこと，さらに質量分析を中心とした蛋白質とゲノム配列を迅速に結びつける技術が急速に発展したことがあげられる．
3. 病態解析においても，多数の蛋白質の状態（発現量の変動や修飾の変化など）を同時にとらえるプロテオミクスによる研究が注目されている．

A. プロテオミクスとは何か？

ゲノム（genome = gene + ome）に対して，細胞に発現している全ての蛋白質を指してプロテオーム（proteome = protein + ome）とよぶ[1]．最近では，メッセンジャーRNAなどの翻訳産物の総体をトランスクリプトーム（transcriptome = transcript + ome），低分子の代謝物の総体を指してメタボローム（metabolome = metabolite + ome）とよんだりする（図1-4）．このような概念が生れ，それが急速に受入れられつつあるのは，ゲノム解析が進むことで遺伝子の全容が明らかになり，またその知識を生かしてそれぞれのレベル（RNA，蛋白質，代謝物）での網羅的な解析を可能とする技術が進歩し，従来の個別研究の枠を越えるような系統的・網羅的解析が現実のものになりつつあることが背景にある[2]．

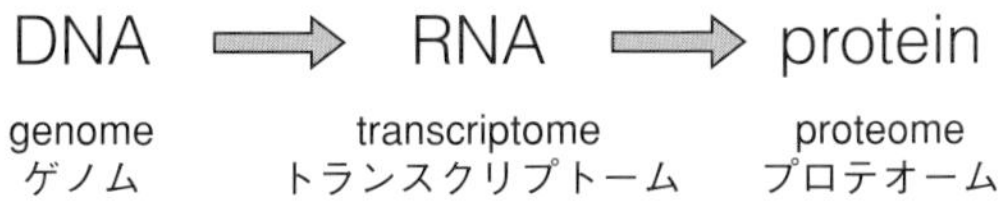

では，具体的にプロテオームとは何を指すのだろうか，またプロテオームの何を解析するのだろうか？二次元ゲル電気泳動の図（図1-5A）を見れば，「細胞に含まれる全ての蛋白質」というイメージがつかめるだろう．蛋白質を分子量によって分離する通常の一次元ゲル電気泳動（SDS-PAGE）では，図1-5Bで明らかなようにせいぜい100程度の蛋白質が分離できるだけである．O'Farrellらによって開発された二次元ゲル電気泳動法では，まず蛋白質を等電点に応じて分離して得られたチューブ状のゲルを，二次元目の平板ゲルにのせ，さらに分子量に応じて蛋白質を分離する[3]．このように2次元に展開することで，縦横のそれぞれの軸で100個の蛋白質が分離できれば，100 × 100 = 10000個の蛋白質が分離できるはずである．ヒトなど真核生物の細胞では5000から10000種類位の蛋白質が作られている（発現している）と考えられるので，原理的には細胞に含まれる全ての蛋白質を分離し，個々の蛋白質スポットの濃度から，それぞれの蛋白質

```
DNA  ⟹  RNA  ⟹  protein
genome   transcriptome   proteome
ゲノム   トランスクリプトーム   プロテオーム
```

図1-4 ゲノムとプロテオーム
細胞がもつ全ての遺伝子の集合をゲノムとよぶのに対し，ゲノムによりコードされた全ての蛋白質の集合をプロテオームとよぶ．

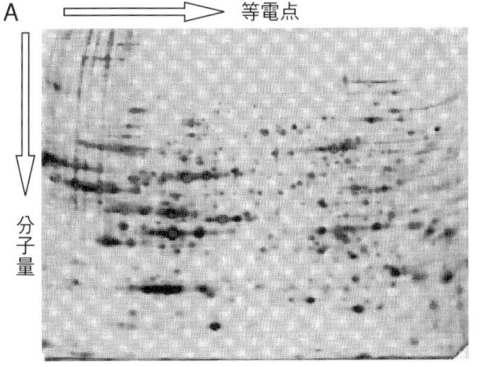

図1-5 二次元ゲル電気泳動法
細胞破砕液などの蛋白質混合物を一次元目に等電点電気泳動により等電点により分離し，二次元目にSDSゲル電気泳動による分子量による分離を行う．二次元に展開することで，1000個以上のスポットに分離できる（A）．通常の一次元のSDSゲル電気泳動では，100位のバンドにしか分離できない（B）．

の量(発現量)を解析できるはずである.

このようにして,特定の臓器や細胞に発現している蛋白質を明らかにし,それぞれの発現量とその変化を解析することが,プロテオミクスの重要なテーマである.病態解析という視点に立てば,健常者と患者由来の細胞を破砕し,それぞれに含まれる蛋白質を解析することで,病気に伴って発現量が変化する蛋白質をとらえることが可能となる.この場合,特定の疾患に関連して量が変化する蛋白質をみいだすことで,ひとつにはマーカー蛋白質を同定し,診断に用いるケースと,もうひとつには疾患の発病機構(メカニズム)を明らかにする研究が考えられる.

プロテオームという造語が作られて,それが一般化してからまだ数年にしかならないが,このような二次元ゲル電気泳動を用いて1個の細胞に含まれる蛋白質を網羅的にとらえようとする試みは,けっして新しいものではない.二次元ゲル電気泳動自体はすでに25年以上の歴史をもち,また病態解析への応用もそれと同じだけの歴史をもっている(http://www.expasy.ch/ch2d/2d-index.html).それでは,プロテオミクスという言葉が,ゲノム時代,あるいはポストゲノム時代の主要課題のひとつとして注目を浴びているのはなぜだろう.すでに述べたように,それはゲノム解析がヒトについても完成版が発表され,多くのモデル生物や病原性微生物などについてもゲノム解析がすでに終了し,あるいは進行していることがポイントのひとつである.仮に二次元ゲル電気泳動によって,1個の細胞に含まれる全ての蛋白質を分離でき,スポットの濃度により発現量の変化を追うことができても,個々のスポットがどの蛋白質,さらにどの遺伝子であるかがわからなければ,それ以上の解析(病態解析を含めて)は進まない.従来の研究では,スポットを切出し,アミノ酸配列を解析することで蛋白質を同定していた.未知の配列であればそこから遺伝子クローニングに持込み,それぞれの蛋白質の遺伝子配列を明らかにする.それに対して現在注目を浴びているプロテオミクス技術を用いることで,蛋白質スポットをゲノム上の遺伝子配列と迅速に対応させることができる.個々のスポットの解析に必要な時間が短縮され,さらに高感度になったことで,数千から1万個程度の蛋白質を解析対象とすることが現実的になった.これが第2の重要なポイントである.それでは現在のプロテオミクスでどのような技術が使用されるのだろうか.次にそれを解説しよう.

B. プロテオミクスの解析技術

二次元ゲル電気泳動で分離した蛋白質スポットを同定するために,現時点では質量分析法を基盤とした解析技術が中心に据えられている.蛋白質を質量分析することで得られる情報には3種類ある.①蛋白質全体の分子量,②蛋白質を特異性がはっきりしたプロテアーゼ(蛋白質分解酵素)で分解して得られる複数のペプチドの分子量,③それぞれのペプチドをMS/MSとよばれる方法で解析して得られる,個々のペプチドのアミノ酸配列情報(図1-6).現在では分子量10万を越える,大きな蛋白質を直接測定し,かなり正確にその質量を測定することが可能になっている.従って,質量分析で求められた蛋白質の分子量を,蛋白質配列データベース(たとえばSwissProtなどの,報告されている蛋白質のアミノ酸配列を収集し,整理したデータベース)中のそれぞれの蛋白質の分子量と比較することが考えられる.現実にはこの方法では不充分である.理論上同じ分子量をもつ蛋白質が複数存在しうることと,ヒトなどの真核生物では,特に翻訳後修飾とよばれる,さまざまな修飾による分子量の変化があるからである.このために②や③の方法が使用される(図1-6).

具体的には,二次元ゲル電気泳動で得られたスポットを切出し,直接ゲル片のままプロテアーゼ処理する.よく用いられるトリプシンであればリジンとアルギニンのC末端側で切断する.このプロセスをゲル内消化

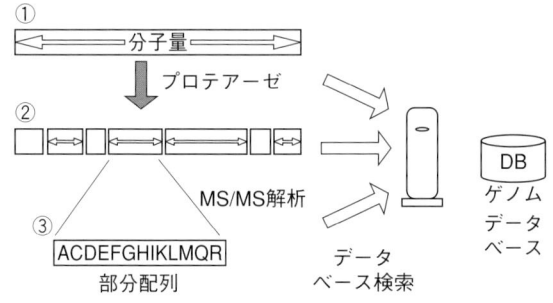

図1-6 質量分析による蛋白質同定法

蛋白質の分子量(①),蛋白質をプロテアーゼにより分解して得られる,個々のペプチドの分子量の組み合わせ(②),個々のペプチドをMS/MSとよばれる方法で解析し,部分アミノ酸配列などの情報(③)を得,それらをデータベースを検索,同定する.

in-gel digestion とよぶ．アミノ酸配列によるが，1 残基から数十残基程度の，さまざまな分子量をもつペプチドが 1 個の蛋白質から十個から数十個程度得られる．このペプチド混合物を質量分析計により解析することで，どのような質量をもつペプチドが含まれているかがわかる．一方蛋白質データベースに含まれる蛋白質のアミノ酸配列を，コンピューター上で，プロテアーゼ処理する．それぞれの蛋白質により，得られるペプチドの分子量の組合わせは異なるはずである．それを測定値と比較することで，蛋白質を同定する．これが②のペプチドマスフィンガープリンティング法 peptide mass fingerprinting（PMF 法）とよばれる方法である．③の方法は，シークエンスタグ法とよばれ，より同定精度が高く，最近ではこの方法が主流になりつつある．それは MS/MS とよばれる質量分析法を用いることで，ペプチドの部分アミノ酸配列が得られることを利用する．具体的な解析法は別の解説[2]を参照してほしいが，質量分析計の中で，数十本のペプチドから 1 本だけを選択し，そのアミノ酸配列を得ることができる．ペプチドのアミノ酸配列にもよるが，1 本のペプチドの情報だけで蛋白質を一義的に同定できることも多い．

以上に述べた解析技術は，当然ながらデータベースに目的蛋白質が登録されていなければ使えない．ゲノム解析が進展した現在では，全ての蛋白質の遺伝子がデータベース上に存在することを前提として解析することが多くの生物種で可能になった．さらに個々の蛋白質の解析＝同定にかかる時間が数分以下という高速な解析が可能になり，その結果，数千の蛋白質の同定を数日で行うことができるようになった（表 1-3）．このような解析技術の発展が「全ての蛋白質を網羅的に解析する」ことを可能としつつあるのが現状であり，プロテオミクスが注目を浴びている理由である．

C. プロテオミクスによる病態解析とその展望

では，以上に紹介した技術を用いてどのように病態解析を行うのだろうか．すでに述べたように，正常細胞とたとえば癌化した細胞の蛋白質発現パターンを比較することで，癌化に伴い特異的に発現する，あるいは消失する蛋白質を同定することができる（図 1-7A）．このような手法を用いて，膀胱癌の主要マーカー蛋白質を同定した Celis らの先駆的な仕事がよく知られている[4]．彼らは二次元ゲル電気泳動法が発表された直後からこの問題に取組み，いくつかのマーカー蛋白質の同定に成功している．このようにマーカーを探索する作業は，現在のプロテオミクス技術が強い点である．しかしながら，二次元ゲル電気泳動のスポットを同定することで，マーカー蛋白質や病態に直接関与する蛋白質を同定することの限界もこの数年で明らかになってきた．それは，二次元ゲル電気泳動では，発現量の多い蛋白質 1000 種類程度は検出できるが，少量しか発現していない蛋白質をとらえることが困難であることが認識されるようになったからである．実際に Celis らの結果を見ても，二次元ゲル電気泳動で比較して大きく発現量が変化する蛋白質はさまざまなケラチンのアイソフォームなど細胞骨格系蛋白質や，解糖系の酵素などが多く，期待されるような情報伝達系に属する蛋白質（受容体や蛋白質リン酸化酵素など）や転写因子などは発現量が低く，ほとんどみつかっていない．

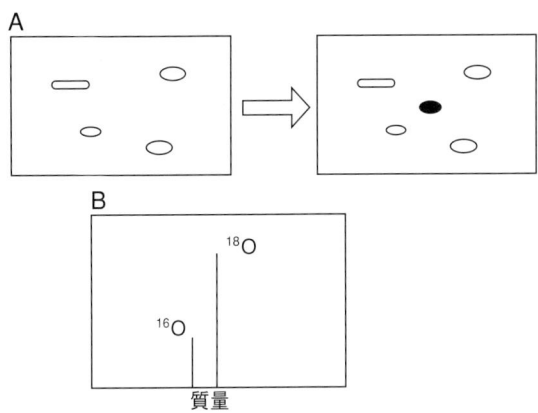

図 1-7 プロテオミクスによる病態解析
二次元ゲル電気泳動を用いて，発現量が変化する蛋白質をとらえる解析（A）は従来から行われてきたが，最近では質量分析を用いて，ペプチドピークの強度比から変化を検出するディファレンシャル解析が開発されている（B）．

表 1-3 従来法と質量分析法による蛋白質同定法の比較
感度や解析速度などの点において，細胞に含まれる全ての蛋白質を網羅的に同定する目標により近づいた．

解析法	アミノ酸シークエンサー	質量分析
感度	1pmol（0.1μg）	0.01〜0.1pmol
解析速度	5〜10hrs/protein	1〜2min/protein
ランニングコスト	〜10,000円/protein	〜100円/protein

このために現在は，二次元ゲル電気泳動をバイパスして，質量分析法のみで発現量の変化を解析する方向が模索されている．これは安定同位体によるラベル法を使用する方法である．たとえば水素（H）と重水素（D），酸素の安定同位体（通常の^{16}Oと^{18}O），窒素のそれ（^{14}Nと^{15}N）などを使用し，2種類の試料をそれぞれ異なる安定同位体で標識する．特定のペプチドに注目すると，質量以外の性質は同一だが，質量だけが異なる2本のピークが観測される（図1-7B）．こうすれば2本のピーク強度比から，その蛋白質の発現量の変化が解析できる[5]．細胞破砕液を直接プロテアーゼ処理し，質量分析により解析することで，二次元ゲル電気泳動によるよりも，より多くの蛋白質を同定できる技術も報告されている[6]．このようにして，より多くの蛋白質，特に病気を引き起こすメカニズムに直接関与する蛋白質を同定する技術を開発することが，現在のプロテオミクスを用いた病態解析の焦点になっている．

以上簡単に紹介したように，プロテオミクスは現在急激に進展している，しかも技術的に急速に進歩している分野である．二次元ゲル電気泳動を中心にした病態解析は数十年の歴史があり，病態マーカーの探索にはある程度の実績がある．しかしながら今後は「病気のメカニズム」に直接迫ることができるような，より網羅的なプロテオーム解析が可能となるだろう．さらに本稿では触れられなかったが，蛋白質リン酸化をはじめとする翻訳後修飾の問題も重要である．蛋白質は合成されてそのまま機能を発揮するわけではなく，多くの場合に修飾を受けて機能が発揮し，またより精密な調節が行われている．発癌であれ糖尿病などの様々な疾患であれ，その多くは細胞内の調節のバランスが崩れた状態ととらえることができる．このような調節の異常をとらえることができてはじめてメカニズムに迫ることができることはいうまでもない．遺伝子の発現とその変化に関しては，すでにDNAチップを用いた網羅的なトランスクリプトーム解析が実用的になっている．蛋白質に関しても同じような網羅的な解析が近い将来可能になるはずである．翻訳後修飾まで含めた解析が可能になれば，細胞が環境の変化にどのように応答し，発病することでどのように変化するか，が全体像の変化として捉えることができるはずである．全体を網羅的にとらえることで，病理学的には区別できないケースが判別できたり，メカニズムそのものを明らかにすることが容易になるだろう．5年先，10年先にはそのような病態解析が行われるようになるに違いない．

■ 文献

1) 谷口寿章．プロテオーム解析の現状と展望．医学のあゆみ 2000; 195: 927-30.
2) 伊藤隆司，谷口寿章，編．ポストシークエンスのゲノム科学．第3巻 プロテオミクス．東京: 中山書店; 2000.
3) O'Farrell PH. High resolution two-dimensional electrophoresis of proteins. J Biol Chem 1975; 250: 4007.
4) Østergaard M, Rasmussen HH, Nielsen HV, Vorum H, Ørntoft TF, Wolf H, Celis JE. Proteome profiling of bladder squamous cell carcinomas: Identification of markers that define their degree of differentiation. Cancer Res 1997; 57: 4111-7.
5) Gygi SP, Rist B, Gerber SA, Turecek F, Gelb MH, Aebersold R. Quantitative analysis of complex protein mixtures using isotope-coded affinity tags. Nature Biotechnol 1999; 10: 994.
6) Washburn MP, Wolters D, Yates JR 3rd. Large-scale analysis of the yeast proteome by multidimensional protein identification technology. Nature Biotechnol 2001; 19: 242.

〈谷口寿章〉

II

分子病態学の基礎知識

1 遺伝子の構造と発現調節機構

◆まとめ
1. 遺伝子DNAは，糖，リン酸，4種の塩基からなるポリマーで，立体的には特異的塩基対をもつ二重らせん構造をしている．
2. 真核細胞のDNAはクロマチンとして存在し，その単位はヌクレオソームである．クロマチンが細胞分裂中期に高度に凝縮した構造体が染色体である．
3. 遺伝子発現は，転写，プロセシング，翻訳の各ステップにおいて調節されている．
4. 転写調節は，シスエレメントと転写因子，およびクロマチンの構造変化によって行われる．

A. 遺伝子の本体はDNAである

1944年，Averyらは，動物に対する毒性をもたない肺炎双球菌が毒性をもつ肺炎双球菌から抽出したDNAの導入により，毒性を獲得すること（形質転換という）を示した．この実験は，動物に対する毒性が，DNAを介して継承されたことを意味し，遺伝子の本体がDNAであることの最初の証明となった．

B. DNAの基本構造

DNAは，2本のポリヌクレオチド鎖がらせん状に巻いた構造をしている．ポリヌクレオチドとは，ヌクレオチド nucleotideという単位（モノマー monomer）のポリマー polymerである．ヌクレオチドは図2-1に示すように，糖（デオキシリボース deoxyribose），塩基およびリン酸からなる．ヌクレオチドどうしが3′のOH基と5′のリン酸の間でリン酸ジエステル結合を形成することにより重合し，ポリヌクレオチド鎖が作られる（図2-2A）．したがって，図2-2Aにおいてポリヌクレオチドの上端は5′-リン酸で，下端は3′-OHであり，図2-2Aの上から下へ向かって方向性をもつ．見方を変えれば，ポリヌクレオチドの構造は糖-リン酸の骨格に異なる塩基が枝を出しているものに相当する．したがって，ポリヌクレオチドにおけるヌクレオチドの並び方（一次構造）は，塩基の並び方（塩基配列）のみで記載されるのが慣例であり，またそれで十分である．

DNAの立体構造は，1953年WatsonとCrickにより明らかにされた（図2-3）．そのモデルは二重らせんモデルとよばれ，次のようにまとめられる．①2本のポリヌクレオチド鎖の方向性は互いに逆である．②らせんは右巻きである．③2本のポリヌクレオチド鎖の塩基間で水素結合を作る．その際，アデニン（A）とチミン（T），またグアニン（G）とシトシン（C）との間で特異的な塩基対が作られる．塩基対を形成する

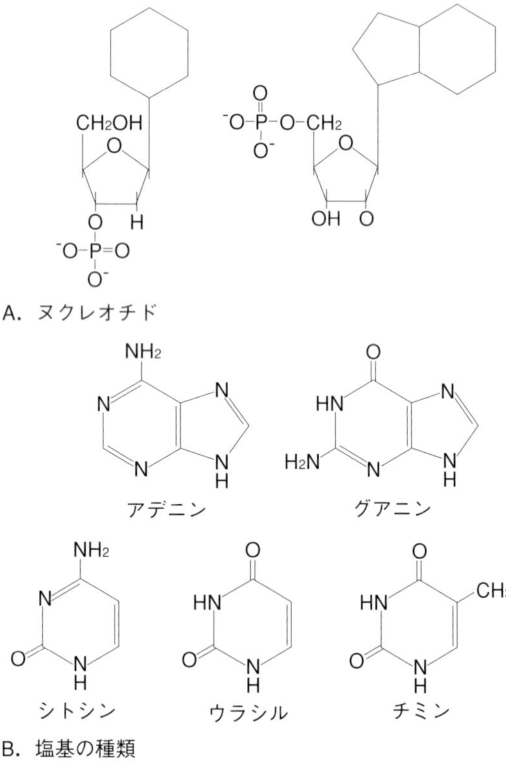

A. ヌクレオチド

アデニン　　　　グアニン

シトシン　　ウラシル　　チミン

B. 塩基の種類

図2-1　ヌクレオチドおよび塩基の構造
A: ヌクレオチドは糖，塩基およびリン酸からなる．塩基にはピリミジン塩基（左）とプリン塩基（右）がある．リン酸は糖の5′あるいは3′，あるいは両方に結合している．
B: アデニン（A），グアニン（G）はプリン塩基，シトシン（C），ウラシル（U），チミン（T）はピリミジン塩基である．チミンはDNAに，ウラシルはRNAに含まれる．

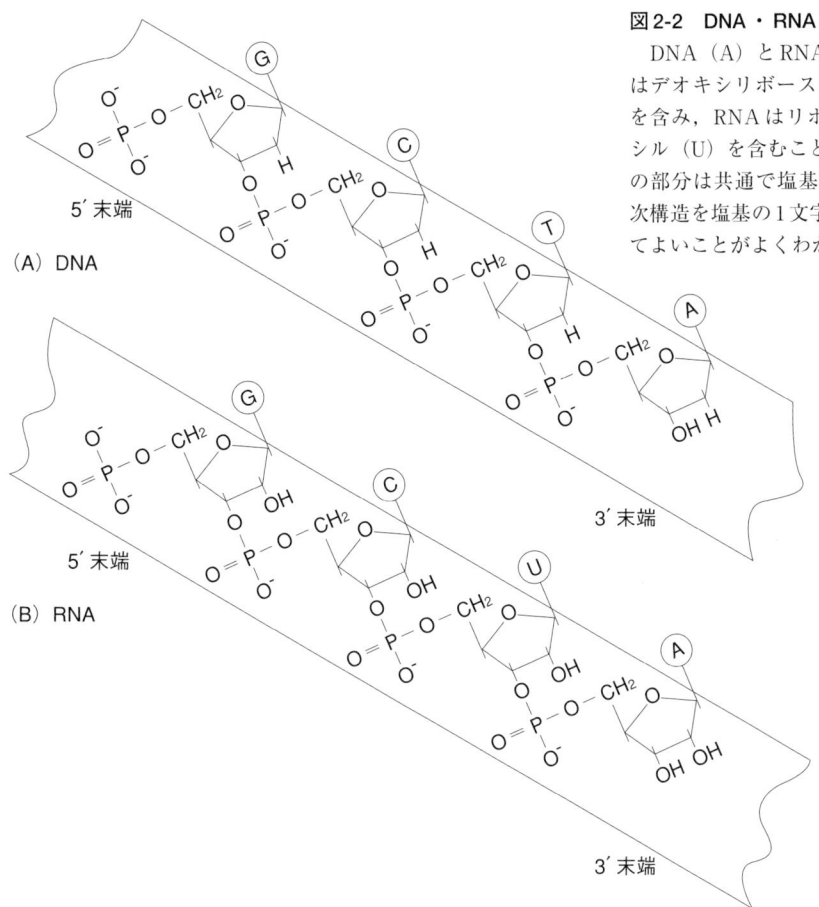

図2-2 DNA・RNAの構造

DNA（A）とRNA（B）の構造上の違いは，DNAはデオキシリボース（2′の位置がH）とチミン（T）を含み，RNAはリボース（2′の位置がOH）とウラシル（U）を含むことである．いずれも，糖とリン酸の部分は共通で塩基のみ異なる．DNA・RNAの一次構造を塩基の1文字のつながり（塩基配列）で表してよいことがよくわかる．

塩基はたがいに相補性 complementary をもつという．DNA全体では，A＋GとT＋Cの数が等しい．

DNAをはじめとする核酸の分子生物学において，DNAにみられるこの塩基対形成は次に述べるRNAとの間にもみられ，DNA複製，RNAへの転写，および翻訳などの諸過程で最も基本となる反応である．分子生物学の実験で頻繁に用いられるハイブリダイゼーションもこの原理に基づいている．

C. RNAの構造

RNAもヌクレオチドをモノマーとするポリマーであるが，ふつう1本鎖である．ヌクレオチドを構成する糖がリボースであることと，塩基としてチミンのかわりにウラシルが含まれている点でDNAと異なる（図2-2B）．DNAとRNA，あるいはRNAとRNAが二重鎖を作るとき，塩基対はアデニンとウラシル，グアニンとシトシンの間に形成される．

D. ゲノムサイズ

1つの細胞に含まれるDNA量をゲノムサイズといい，ふつう半数体に相当するDNA量（C値という）を，塩基対数，重さ（pg＝10^{-12}g）で表す．一般に複雑な体制をもつ生物ほど大きなゲノムサイズをもつ

表2-1 各種生物のゲノムサイズ

生物種	塩基対/半数体
大腸菌（E. coli）	4.2×10^6
酵母（S. cerevisiae）	1.0×10^7
粘菌（D. discoideum）	3.0×10^7
ショウジョウバエ（D. melanogaster）	1.8×10^8
ウニ（S. purpuratus）	8.0×10^8
肺魚（P. aethiopicus）	142×10^9
フグ（F. rubripes）	4×10^8
ツメガエル（X. laevis）	3.2×10^9
マウス（M. musculus）	2.7×10^9
ヒト（H. sapiens）	3.4×10^9

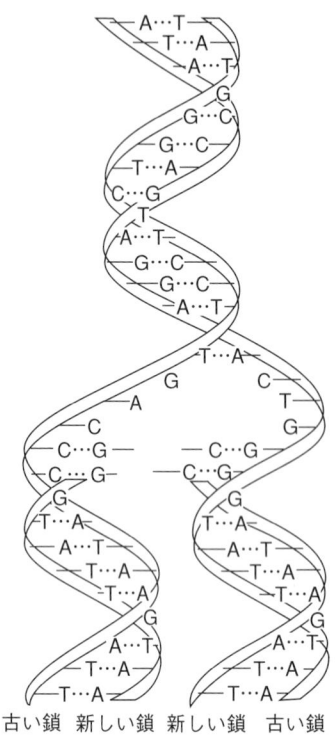

図 2-3　DNA の二重らせんモデルと DNA 複製
塩基対形成によりらせん構造が維持されるようすと，複製により作られる新しい DNA が古い DNA と同じ塩基配列をもつことが示されている．

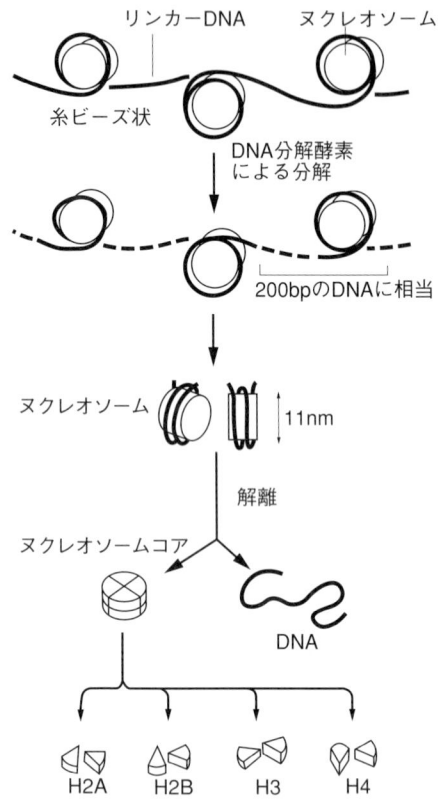

図 2-4　クロマチンの基本構造

が，例外もみられる（C 値のパラドックスという）（表 2-1）．

E．クロマチン

ヒトやマウスなど真核生物の細胞では，DNA は裸の状態ではなくクロマチンとよばれる核蛋白質複合体として存在する（図 2-4）．クロマチンは，DNA，ヒストン，非ヒストン蛋白質，それにわずかな RNA を含む．ヒストンは塩基性蛋白質で，H1，H2A，H2B，H3 および H4 の 5 種類がある．非ヒストン蛋白質とは，文字どおりヒストン以外のクロマチン蛋白質の総称で，種類はきわめて多く分子的性状のわかっているものは少ない．RNA は転写されてまだクロマチンから遊離していないものと見なされている．いろいろな組織のクロマチンを比べると，DNA とヒストンの量比はほぼ一定であることから DNA とヒストンがクロマチンの基本構造をなしていることが示唆される．

F．ヌクレオソーム

細胞核を低イオン強度溶液中でおだやかに壊して内容物を電子顕微鏡のグリッド上に広げると，クロマチン線維の多くは約 30nm 幅の紐状にみえる（30nm 線維，図 2-5）が，よく引き伸ばされた部分ではちょうどビーズを糸でつないだような構造が認められる（図 2-4）．また，クロマチンを DNA 分解酵素でゆるやかに処理し，分解産物の DNA の長さを調べると，約 200 塩基対とその整数倍の断片が認められる．これらの観察から，クロマチンはある規則的な単位からなることが示唆され，この単位にヌクレオソームという名がつけられた．

ヌクレオソームは，ヒストン H2A，H2B，H3，H4 おのおの 2 分子が結合して作られるヌクレオソームコア（ヒストン 8 量体）を DNA が 2 回巻いた構造をしている（図 2-4）．ヒストン H1 は，ヌクレオソームコア（ヒストン 8 量体）の外側に 1 分子結合しており，クロマチンの高次構造形成にあたっている．隣り合う

ヌクレオソームはリンカーとよばれヒストンが結合してないDNAでつながっている．前述のDNA分解酵素処理で得られた約200塩基対のDNA断片は，ヌクレオソームコアに巻き付いたDNAとこのリンカー部分のDNAの長さの和に相当する．

に富む領域（Gバンド）とGCに富む領域（Rバンド）が分染され，各染色体に特徴的なバンドパターンを示す．この方法で各染色体が識別される．中期染色体の全体像（数，サイズ，バンドパターンなど）を核型またはカリオタイプという．

G．染色体の構造

細胞分裂の中期ではクロマチンが凝縮して光学顕微鏡でもみえるような構造体を形成する．これを中期染色体あるいは単に染色体とよぶ．図2-5に典型的な染色体を示す．おのおのの染色体はDNA複製により倍加したDNA量（ふつう4C）をもち，染色分体のDNA量が間期細胞のDNA量（ふつう2C）に相当する．染色体は，ヌクレオソームがヒストンH1により30nm線維となり，それらが20kbから100kbごとにループを形成しつつ，さらに高度に凝縮されてコンパクトになったものである（図2-5）．凝縮はある種の規則性に基づいているようで，蛍光色素染色により，AT

H．遺伝子の発現調節機構

図2-6に真核生物における遺伝情報発現の各ステップを示す．その第一歩はDNAの鋳型鎖のヌクレオチド配列に相補的なヌクレオチドを重合によりつなぐ転写反応で，DNA，RNAポリメラーゼ，および種々の転写因子が関与する．転写されたRNA（第一次転写物）は，ついでプロセシングにおいてキャッピング，ポリA付加，切断，スプライシングなどの修飾を受け成熟RNA（mRNAなど）となる．mRNAは蛋白質のアミノ酸配列に翻訳され，rRNA（リボゾームRNA）や5S RNAはリボゾームの構成成分となり，tRNA（トランスファーRNA）はアミノ酸運搬体として翻訳にあたる．

図2-7において蛋白質をコードする遺伝子のひとつとしてβ-グロビン遺伝子の発現の各ステップを見てみよう．遺伝子は転写開始点に始まり，転写終結点で終わるひとつづきのDNA配列とみなされる．転写開始点に隣接する領域を5′隣接領域，または上流，転写終結点に隣接する領域を3′隣接領域，または下流という．遺伝子はふつうエクソンとイントロンからな

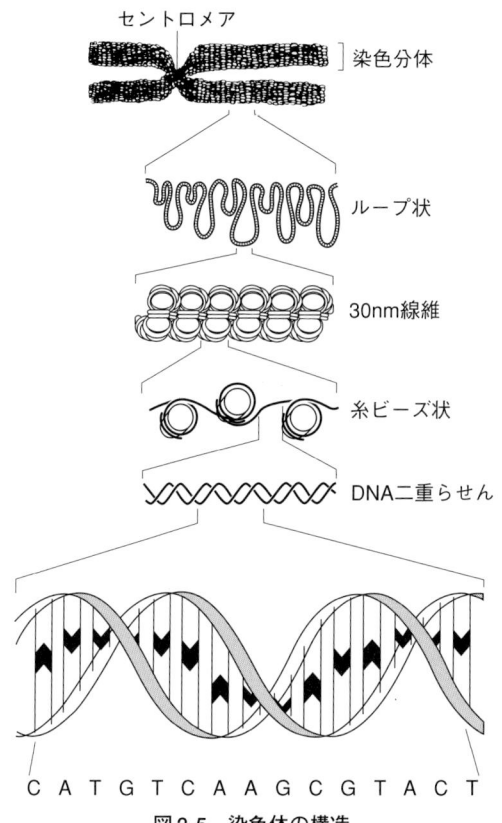

図2-5 染色体の構造
染色体はDNAがいくつかの段階を経て密に凝縮したものであることを示す．

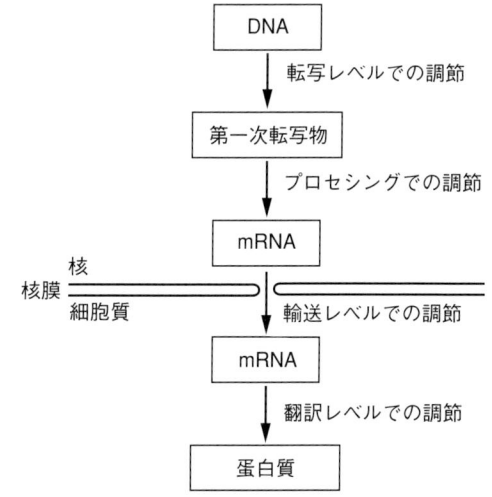

図2-6 真核生物における遺伝子発現調節の各ステップ
この図では，蛋白質をコードする遺伝子（II型遺伝子）の場合が示されている．

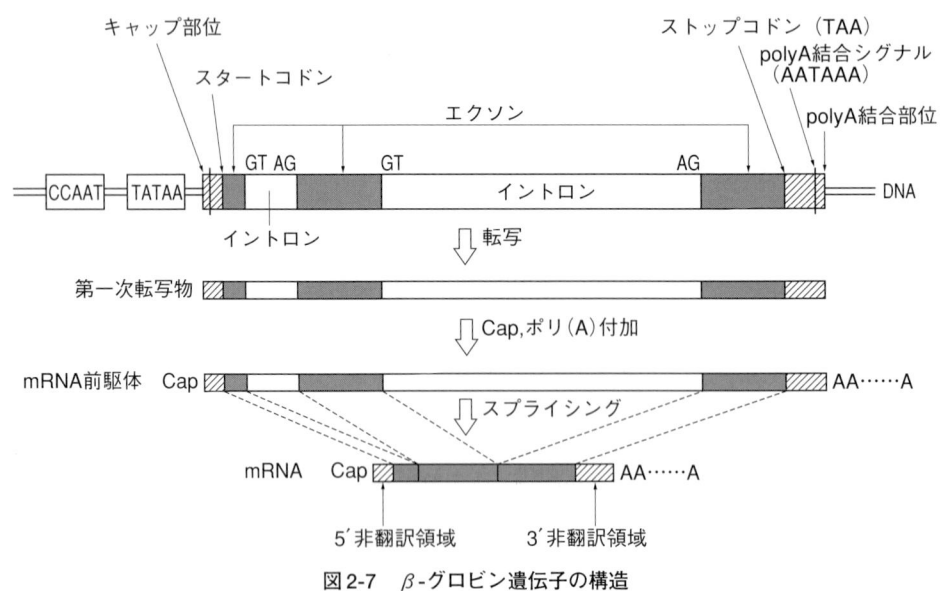

図2-7 β-グロビン遺伝子の構造

る．遺伝子から転写されたばかりのRNA（第一次転写物）の5′末端にキャップ構造が，またポリA付加シグナルの約30ヌクレオチド下流でポリAが付加される．ついで，イントロンに相当する部分が除かれ，エクソン相当部分どうしが結合し成熟メッセンジャーRNAとなる．この過程をスプライシング splicingとよぶ．イントロン除去のシグナルとして，イントロンの5′末端がGT，3′末端がAGという配列が保存されている．成熟RNAは，ついで翻訳されるが，そのシグナル（スタートコドン，ストップコドンなど）も図2-7に示すように遺伝子上に記されている．この遺伝子の例では，イントロンが2個であるが，オボアルブミン（イントロン7個），コラーゲン（イントロン50個）など多数のイントロンをもつ遺伝子も多い．

I. RNAポリメラーゼ

真核生物のRNAポリメラーゼはI型，II型，およびIII型の3種類に分類される．I型は核小体に局在してrRNAの合成に，II型とIII型は核質（核小体以外の核部分）に局在してII型はmRNAの合成に，III型は5S RNAやtRNAの合成にあたる．II型のRNAポリメラーゼはキノコ毒α-アマニチンで強く阻害されることによりI型およびIII型から区別される．各RNAポリメラーゼで転写される遺伝子をそれぞれI, II, III型遺伝子とよぶ．

J. 転写調節シスエレメント

遺伝子発現の調節において，遺伝子に連結した配列（シスエレメント）が重要な役割を果たしていることがわかった（図2-8）．

1. プロモーター promoter

遺伝子DNA上で転写が正しく開始するために必要な配列を指す．その存在状態や配列は遺伝子により異なる．II型遺伝子では転写開始点の上流にいくつかの短いDNA配列（ボックスとよぶ）がこの機能を果たす．上流約30bpのところにTATAを共通にもつ配列（TATAボックス），または，上流約80bpの位置にあるCAATボックス，GCボックスなどである（図2-8A）．III型遺伝子ではプロモーターは遺伝子の中央に存在する（図2-8B）．II型遺伝子やIII型遺伝子では遺伝子間で，また種を越えて保存された配列がプロモーターとして機能する．これに対してI型遺伝子では共通した配列が認められない．しかし，種内あるいは近縁種間では上流領域に保存された配列が認められる．

2. エンハンサー enhancer

プロモーターの活性を促進する働きをもつ．プロモーターが転写開始点から一定の距離に位置するのに対してエンハンサーの位置はさまざまで，転写開始点か

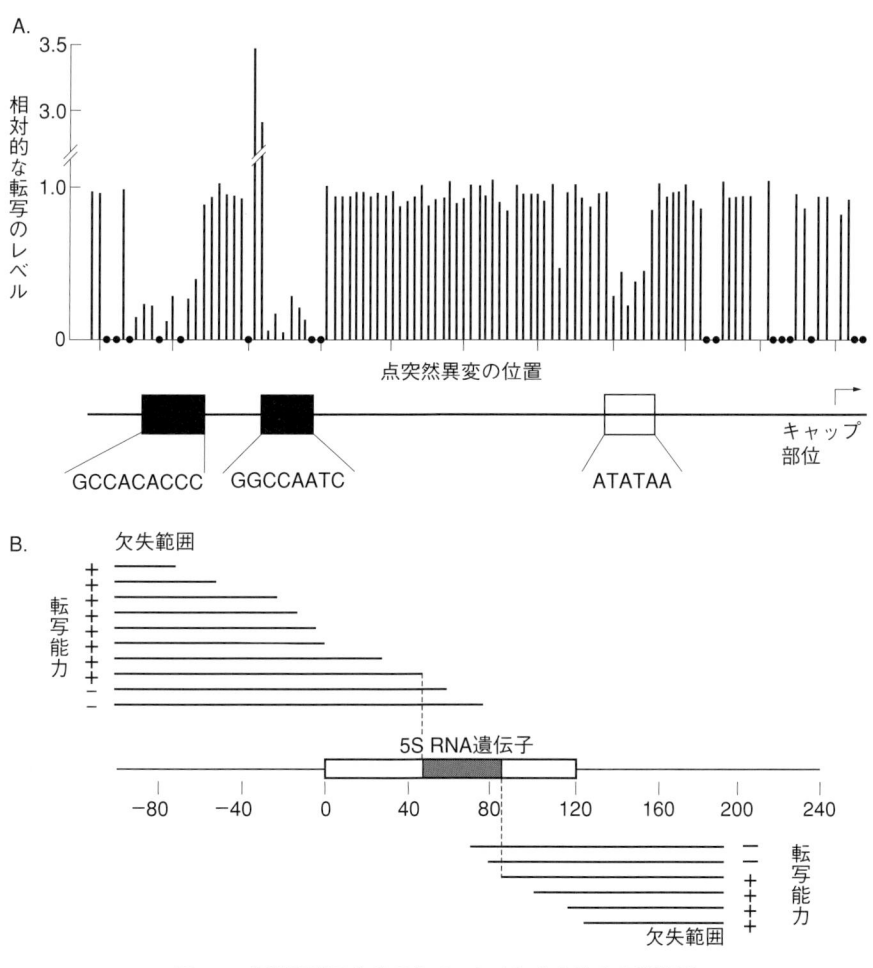

図2-8 転写調節のためのシスエレメントを決める実験例

図に示す実験では、クローン化したDNAに点変異や、欠失を加えたのち試験管内転写系により転写を行わせ、その効率から変化を加えた部分の転写における役割を判断している。

A: マウスβ-グロビン遺伝子の上流の点突然変異が転写に及ぼす効果。黒い点は変異を作らなかったヌクレオチドを示す。

B: アフリカツメガエルの5S RNA遺伝子の転写調節領域を決めた実験。水平な実線は欠失した部分を示す。プラス、マイナスはそれぞれ、正しい転写の有無を示す。この遺伝子の場合、シスエレメントは遺伝子の中央にあることがわかる（III型遺伝子）。

ら相当離れていても働く。イントロン内部や3′下流領域に存在することもある。また、エンハンサーは向きを変えても機能に変化はみられない。免疫グロブリン遺伝子転写の細胞特異性を制御するもの、発生の時期特異的に働くもの、組織特異的に働くもの（図2-9）、また、ホルモン感受性エンハンサーなどが知られている。エンハンサーはシスに位置するいかなるプロモーターに対しても転写促進を示す。たとえば、β-グロビン遺伝子をSV40ウイルスのエンハンサー配列につなぐと転写が200倍も促進される。酵母では、エンハンサーに似た機能をもつ配列として上流アクチベーター配列 upstream activator sequence（UAS）が知られている。他方、遺伝子内には転写を抑制する配列も存在し、これをサイレンサー silencer とよぶ。

3. 刺激応答エレメント

細胞が外界から刺激を受けるとそれに対応して特定の遺伝子の転写が活性化される。このような場合、遺

図2-9 エンハンサーの組織特異性

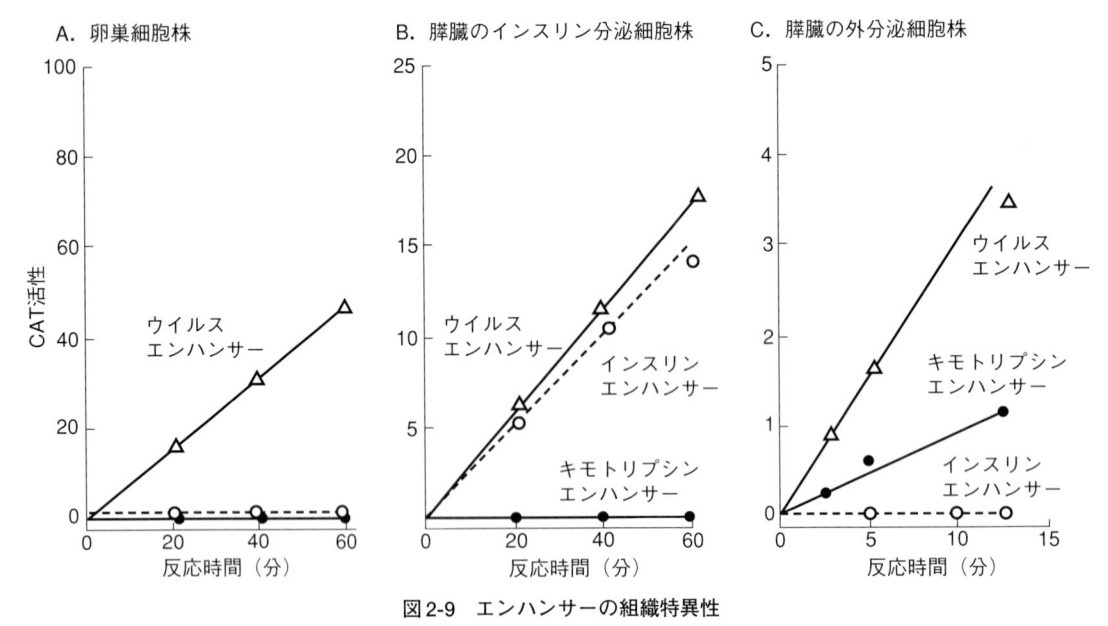

インスリン遺伝子（I）とキモトリプシン遺伝子（C）の5´上流領域をバクテリアのクロラムフェニコールアセチルトランスフェラーゼ（CAT）遺伝子につないだ．対照として，ラウス肉腫ウイルス（V）のエンハンサーをCAT遺伝子につないだ．これら3つのクローンを3つのタイプの細胞に導入し，細胞抽出物のCAT活性を測定した．図から明らかなように，卵巣細胞ではウイルス以外のエンハンサーはCATを合成させることはできなかったが，インスリン分泌細胞では，インスリン遺伝子の5´上流領域が，膵臓の外分泌細胞では，キモトリプシン遺伝子の5´上流領域が活性を示した．このように，膵臓の外分泌および内分泌細胞ではそれぞれ特異的なエンハンサーにより遺伝子発現が制御されている．

伝子の上流に特定の共通配列がみいだされており，刺激応答エレメントとよばれている．熱ショック応答エレメント heat shock element（HSE），グルココルチコイド応答エレメント glucocorticoid response element（GRE），金属応答エレメント metal response element（MRE）などがある．

4．LCR（locus control region，遺伝子座調節領域）

ある遺伝子座全体の転写調節を行う領域のことで，βグロビン遺伝子座において最初に同定された．βグロビン遺伝子座の場合，ε遺伝子の上流約20kbpにわたる領域で，4カ所のDNase高感受性部位をもつ．LCRは，この遺伝子座の遺伝子発現を周囲の影響から遮断する効果をもち，かつ，個々のグロビン遺伝子調節領域と協調して発現調節を行うとともに，発生におけるグロビン遺伝子変換にも機能している．αグロビン遺伝子座および他の少数の遺伝子座で同様のLCRが知られている．

K．転写因子

細胞内で正確な転写反応が進行するには遺伝子DNA側のシスエレメントとともに細胞内の種々の蛋白質が必要である．これらを転写因子（トランス因子）とよぶ．転写因子には2つの構造的要素が認められる．1つはDNAに結合性を示す部分であり，他はRNAポリメラーゼや他の転写因子と相互作用して遺伝子発現の調節機能を発揮する部分である．Zn-フィンガー構造はZnイオンにアミノ酸が図2-10のように配位することによりポリペプチド鎖が指状となりDNAに結合する．ヘリックス-ターン-ヘリックス構造はファージのレプレッサーからホメオボックス遺伝子産物にまで広くみいだされているDNA結合性ドメインである．ヘリックス-ループ-ヘリックス構造はDNA結合性と蛋白質の二量体化に働く．ロイシンジッパー構造は2つのポリペプチドをロイシン残基を介して結びつける．ステロイドレセプターとして分類される因子には，ステロイド結合領域，DNA結合ドメインおよび転写活性化ドメインの3つがモザイク状に並んでいる．図2-

ヘリックス-ターン-ヘリックス　　Cys-His Zn-フィンガー　　Cys-Cys Zn-フィンガー　　ロイシンジッパー

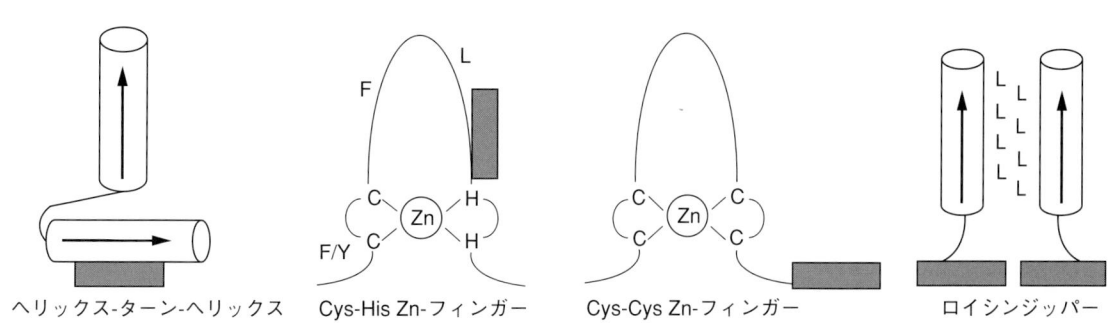

図2-10　転写調節因子（トランス因子）にみいだされる特徴的モチーフ
円筒はα-ヘリックスを，影のついたボックスはDNA結合部位を示す．保存されたアミノ酸は1文字表示で示してある．

11に示すように，転写開始においてはこれらの転写因子がRNAポリメラーゼとともに複雑な転写複合体を形成していると考えられている．

L．転写補助因子

転写因子に結合して，その作用を促進，あるいは抑制する核蛋白質である．

1．コアクチベーター

基本転写因子複合体と特異的転写調節因子を結びつけて転写を活性化する核蛋白質で，直接DNAに結合するのではなく，蛋白質-蛋白質間相互作用によって転写複合体の形成と安定化を図る．CBP（CREB-結合蛋白質）やPC4（positive cofactor 4）など，また，核内レセプターに働くNcoAがその例である．これらのあるものはHAT活性を有し，ヒストンのアセチル化を介して転写を活性化すると考えられている．

2．コリプレッサー

転写制御因子と共役して転写を抑制する核蛋白質のことで，典型的なものに，TR（甲状腺ホルモンレセプター）やRAR（レチノイン酸レセプター）などの核内レセプターに，リガンドのない時に結合して標的プロモーター活性を抑制するNcoR/SMRTがある．NcoR/SMRTはHDAC（ヒストンデアセチラーゼ）を作用部位に引き寄せることにより転写抑制を行っていると考えられる．

M．クロマチン構造と転写調節

真核生物のDNAは核内で蛋白質と結合してクロマチンとして存在する．したがって，転写において転写因子やRNAポリメラーゼがシスエレメントや転写開始DNA配列と接触するには，DNAがむきだしの状態にあることが必要である．転写されている遺伝子を含むクロマチン領域（活性クロマチン）はDNA分解酵素により分解されやすいことが知られている（図2-

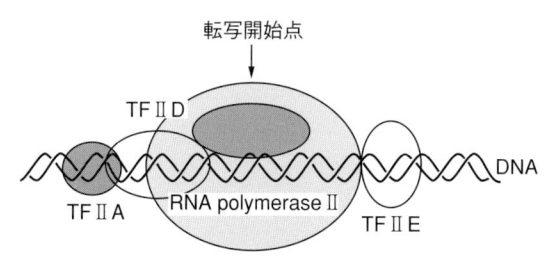

図2-11　II型遺伝子の転写開始複合体

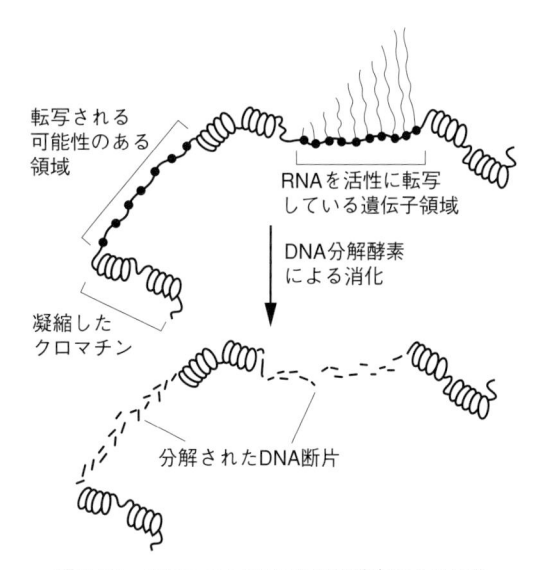

図2-12　クロマチンのDNA分解酵素による消化
いくつかの実験から，DNA分解酵素は活性に転写されているクロマチン領域と，転写される可能性のあるクロマチン領域のDNAを選択的に切断することがわかっている．

12).また,転写されている遺伝子の上流または下流領域にはごく微量のDNA分解酵素に感受性をもつ部位がある(DNase超感受性部位).このように,転写されている遺伝子のクロマチン構造はいわば"開いた"状態にあり,転写因子やRNAポリメラーゼが近づきやすくなっている.

N. DNAのメチル化と転写調節

動物細胞のDNA中のシトシンの一部は5'メチルシトシン(mC)の状態で存在し,その大部分はmCpGとしてみいだされる.ある特定の遺伝子についてメチル化状態を調べると,遺伝子が活性なときはメチル化はみられず,遺伝子が発現されていないときにメチル化されている.試験管内でメチル化したDNAを細胞に導入しても転写されないが,メチル化されていないDNAは転写されることから,転写開始にはメチル化のないDNA領域が必要と考えられている.

■ 文献

1) Avery OT, McLeod CM, MacCarty M. Studies on the chemical nature of the substance inducing transformation of pneumococcal types. J Exp Med 1944; 79: 137-58.
2) Watson JD, Crick FHC. Molecular structure of nucleic acids: a structure of deoxyribose nucleic acid. Nature 1953; 171: 737-8.
3) Kornberg RD, Klug A. The nucleosome. Sci Am 1981; 244: 52-64.
4) Ptashne M. How eukaryotic transcriptional activators work. Nature 1988; 335: 683-9.
5) Turner BM. Chromatin and Gene Regulation: Molecular Mechanisms in Epigenetics. Oxford: Blackwell Science; 2001.

<東中川　徹>

2 蛋白質の合成と輸送機構

◆まとめ
1. 蛋白質（アミノ酸配列）は遺伝子（塩基配列）上に，遺伝暗号としてコードされている．
2. 遺伝子（DNA）上の遺伝暗号はmRNAとしてコピーされる．
3. 蛋白質はmRNAを介してリボゾームによって合成され，その過程を「翻訳」という．その分子メカニズムが詳しく解っている．
4. リボゾームで合成された蛋白質はそれぞれ細胞内の適切な場所に運ばれる．また，さまざまな修飾を受けてはじめて成熟した機能分子となる．

A. 蛋白質合成の概要

すべての蛋白質は遺伝情報に基づいて合成される．この過程を理解するためには，少なくとも次の3つの問題を考える必要がある．まずはじめに，DNA上の遺伝情報（塩基配列）が蛋白質（ポリペプチド鎖）のアミノ酸配列に翻訳される原理である．もう1つは，蛋白質合成装置の構造と機能や蛋白質合成過程における複雑な分子反応である．最後に，合成終了後におけるポリペプチド鎖の細胞内の適切な場所への輸送，活性のある蛋白質に変換される過程でしばしば起こるポリペプチド鎖の修飾，最終的な三次構造を有する蛋白質への折りたたみなどの機構を考える必要がある．ポリペプチド鎖への翻訳 translationは，主に蛋白質合成装置として働くリボゾームとよばれる細胞内粒子上で進行するが，その全過程には多くの生体高分子が関与している．また，ポリペプチド鎖の細胞内輸送と適切な局在化および修飾過程には，リボゾームから解離した後の反応が含まれており，ここでも多くの蛋白質因子やリボゾーム以外の細胞内構造体（小胞体やGolgi体）が深く関与している．これら全過程を経ることにより機能をもった蛋白質の合成がはじめて完了する．

B. 遺伝暗号

ポリペプチド鎖中のアミノ酸配列は，DNA上の塩基配列により規定される．この対応は遺伝暗号 genetic code とよばれる．蛋白質中にみいだされるアミノ酸は20種類もあるが，塩基は4種類しかない．しかしこの問題は，3個の塩基の並び順が1個のアミノ酸を規定するというルールによって解決されている（トリプレット暗号）．3塩基の並び順によって決まる各暗号はコドン codon とよばれ，64通り考えられるので20種類のアミノ酸を規定するには充分である．多くの場合，いくつかのコドンは同じアミノ酸を規定しているし（遺伝暗号の縮重 degeneration），ペプチド鎖の伸長終止を規定するコドン（どのアミノ酸にも対応しない終止コドン）も複数含まれており，結果として64種類すべてのコドンが情報を担っている．コドンとアミノ酸の対応をまとめたものが遺伝暗号表である（表2-2）．これは，1960年代に行われた人工RNAを用いたペプチド合成実験などの結果に基づい

表2-2 遺伝暗号表

1番目の塩基	2番目の塩基				3番目の塩基
（5′末端）	U	C	A	G	（3′末端）
U	Phe	Ser	Tyr	Cys	U
	Phe	Ser	Tyr	Cys	C
	Leu	Ser	終止	終止	A
	Leu	Ser	終止	Trp	G
C	Leu	Pro	His	Arg	U
	Leu	Pro	His	Arg	C
	Leu	Pro	Gln	Arg	A
	Leu	Pro	Gln	Arg	G
A	Ile	Thr	Asn	Ser	U
	Ile	Thr	Asn	Ser	C
	Ile	Thr	Lys	Arg	A
	Met	Thr	Lys	Arg	G
G	Val	Ala	Asp	Gly	U
	Val	Ala	Asp	Gly	C
	Val	Ala	Glu	Gly	A
	Val	Ala	Glu	Gly	G

注: 四角で囲んだコドンは開始コドンである．GUGはきわめてまれに開始コドンとして用いられる．

て確立されたものである．遺伝暗号はDNAから転写されたmRNA（メッセンジャーRNA）上の決まったコドン（開始コドン）を基準にして5′から3′末端の方向に3塩基ずつ区切って読まれるので，一般的に遺伝暗号表もそのように作成されている．この遺伝暗号表は原核生物および真核生物を問わず普遍的である（ミトコンドリア遺伝子や細菌マイコプラズマなどで一部例外が知られている）．いずれにしろ，この遺伝暗号表を用いれば，ある特定のmRNAの塩基配列に基づいて，そこから翻訳される蛋白質のアミノ酸配列を正確に推定することができる．

C．遺伝暗号の解読機構とtRNA

遺伝暗号が解読されたことにより，遺伝子の塩基配列と蛋白質のアミノ酸配列との対応が明らかになった．しかし，遺伝暗号を担うmRNA上のコドンをアミノ酸自体が直接認識して結合するわけではない．コドン認識の解読過程では，もう1つのRNA分子種である一群のtRNA（トランスファーRNA）が重要な役割を担っている．tRNAは自らアミノ酸を結合して，mRNA上のコドンとアミノ酸との対応付けをしている．各tRNAにアミノ酸を正確に付加するアミノアシルtRNA合成酵素　amino acyl synthetaseも同様に重要である．tRNAは70から100塩基からなる比較的低分子量の一本鎖RNAであり，細胞内には各アミノ酸に対応して多数の異なる分子種が存在している．それらはすべて類似した構造をしており，分子内塩基対を形成して複雑な三次構造をとっている（図2-13，クローバー葉構造）．この構造中に，tRNAの機能を考える上で重要な少なくとも2つの機能領域がある．1つは，mRNA上のコドンと直接に水素結合によって塩基対を形成することのできる3個の塩基配列であり，アンチコドン　anticodonとよばれる．もう1つは，各tRNAに特異的なアミノ酸を共有結合できる部位であり，tRNAの3′末端にあってアミノ酸結合部位 amino acid attachment siteとよばれる．アミノ酸を結合したtRNAはアミノアシルtRNAとよばれるが，アンチコドンに対応したアミノ酸がアミノアシル合成酵素によりtRNA分子に付加される．こうしてできたアミノアシルtRNAは，リボゾーム上でmRNA中のコドンを正確に認識することにより，遺伝暗号の解読（アミノ酸の並び順の決定）過程で必須の役割を担っている．

D．蛋白質合成装置：リボゾーム

リボゾームは，蛋白質合成に必須な酵素活性をもつ複数の成分（蛋白質とRNA）から構成される粒子である．リボゾームの働きにより，mRNA上でアミノアシルtRNAが正確に配位し，遺伝情報がアミノ酸配列に翻訳されると同時にポリペプチド鎖が合成される．原核生物のリボゾームの構造と機能に関しては詳細な解析がなされており，その詳細な三次元構造も明らかになっている（図2-14）．最もよく解明されている大腸菌をモデルとして述べると，リボゾームは2つのサブユニットから構成されており，両サブユニットともに蛋白質とRNAの複合体粒子である．おのおののサブユニットは30Sおよび50Sと名づけられており，前者は20種以上の蛋白質と

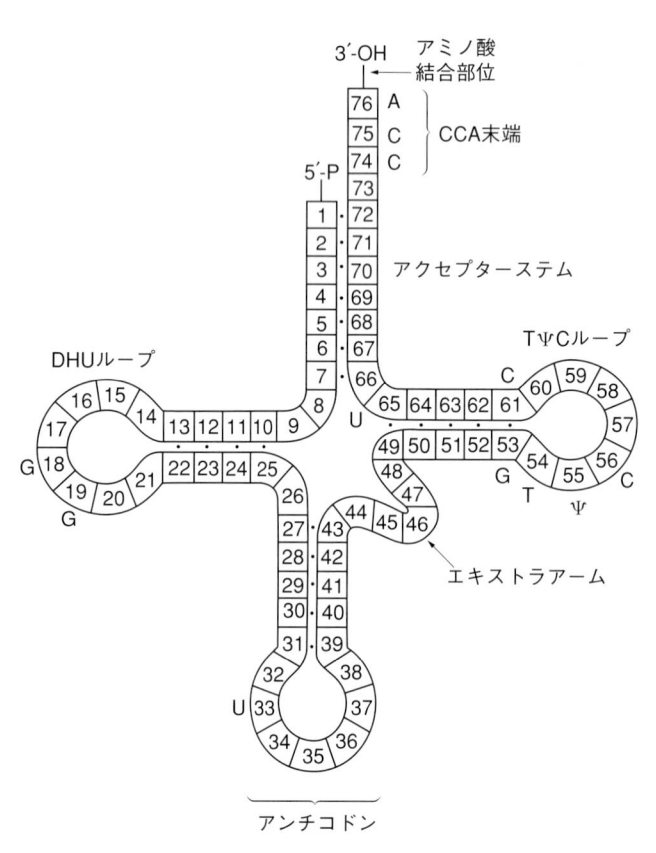

図2-13　典型的なtRNAのモデル構造
各塩基に5′末端から番号がつけてある．

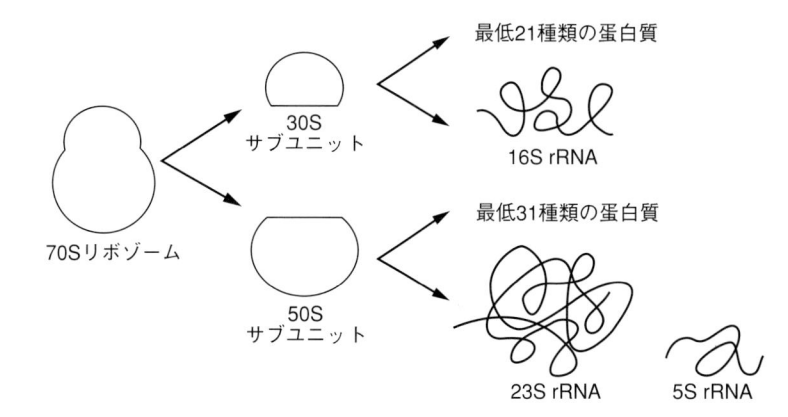

図2-14　原核生物のリボゾームの構造
詳しくは本文参照.

16SとよばれるrRNA（リボゾームRNA）から，後者は30種以上の蛋白質と23Sおよび5Sとよばれる最低2種類のrRNAから構成されている．両サブユニットがmRNA上で結合して，いわゆる70Sリボゾームを形成して蛋白質合成能を発揮する．真核生物のリボゾームに関しては不明な点も多いが，基本的な構造は原核生物のそれときわめて類似している．いずれにしてもリボゾームは，mRNAやtRNAを適切に配位したり，各種の蛋白質合成因子の結合部位を提供することにより，翻訳の開始，ペプチド鎖の伸長，翻訳の終止に伴う複雑な反応全般を司っている．これらの働きにはrRNAが中心的な役割を担っているというのが最近の考えである．

E. 蛋白質合成の分子機構

蛋白質合成の諸過程は，主に3つの段階に分けることができる．ポリペプチド鎖の読み始め（翻訳の開始 initiation），ポリペプチドの伸長 elongation，ポリペプチドの完成（翻訳の終止 termination）である．翻訳の開始段階では，リボゾームとmRNAの結合，開始コドンの選択，開始アミノアシルtRNAの配位などが起こる（図2-15）．伸長段階では，リボゾーム上に2つのtRNA分子が並ぶ（一方は合成途中のポリペプチド鎖を付加したペプチジルtRNAであり，他方は次のコドンに対応したアミノ酸を付加したアミノアシルtRNAである）．この2つのtRNA間でアミノ酸の受け渡しとペプチド結合の形成がなされ，同時に各コドンを連続して翻訳していくためにmRNAとリボゾームの相対的位置の移動が起こる（図2-16）．翻訳の終止段階では，終止コドンの認識とそれに伴う完成されたポリペプチド鎖のtRNAとリボゾームからの解離が起こる（図2-17）．その後リボゾームはmRNAから解離し，次の蛋白質合成サイクルに入る．このような蛋白質合成サイクルの各過程を概観する

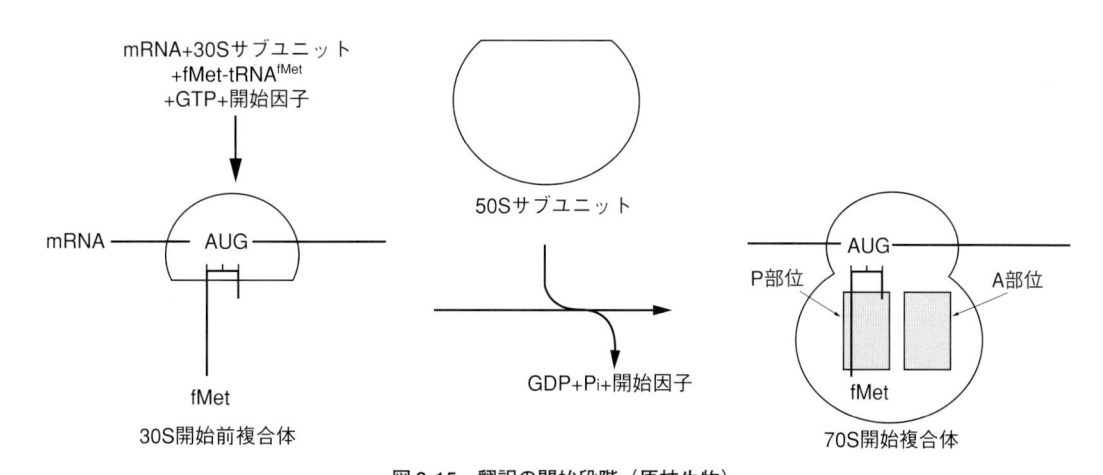

図2-15　翻訳の開始段階（原核生物）
詳しくは本文参照.

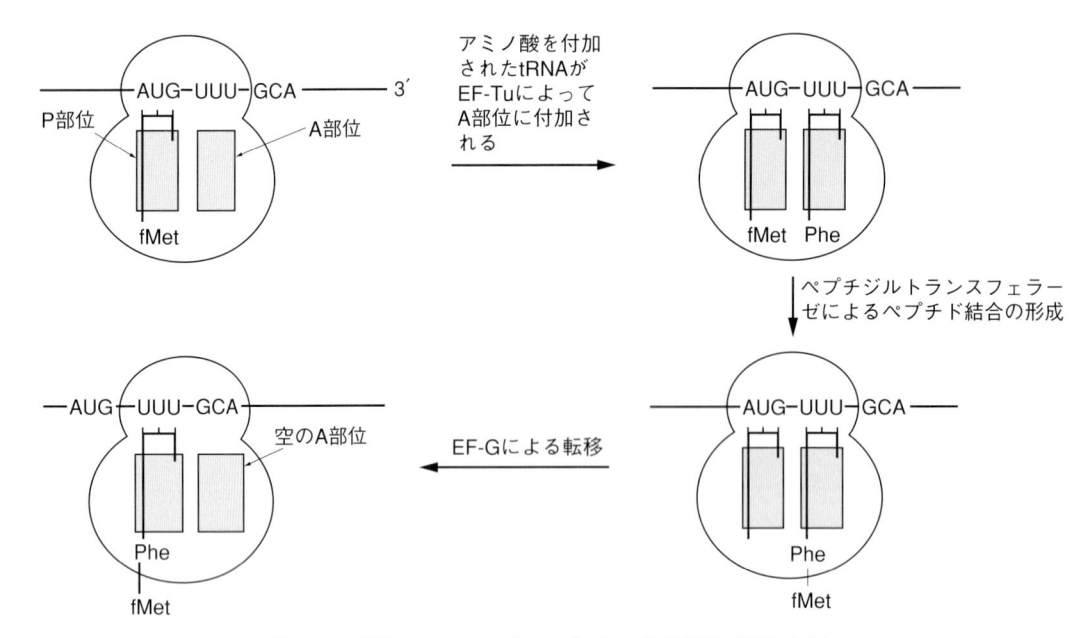

図 2-16 翻訳時におけるポリペプチドの伸長段階（原核生物）
詳しくは本文参照．

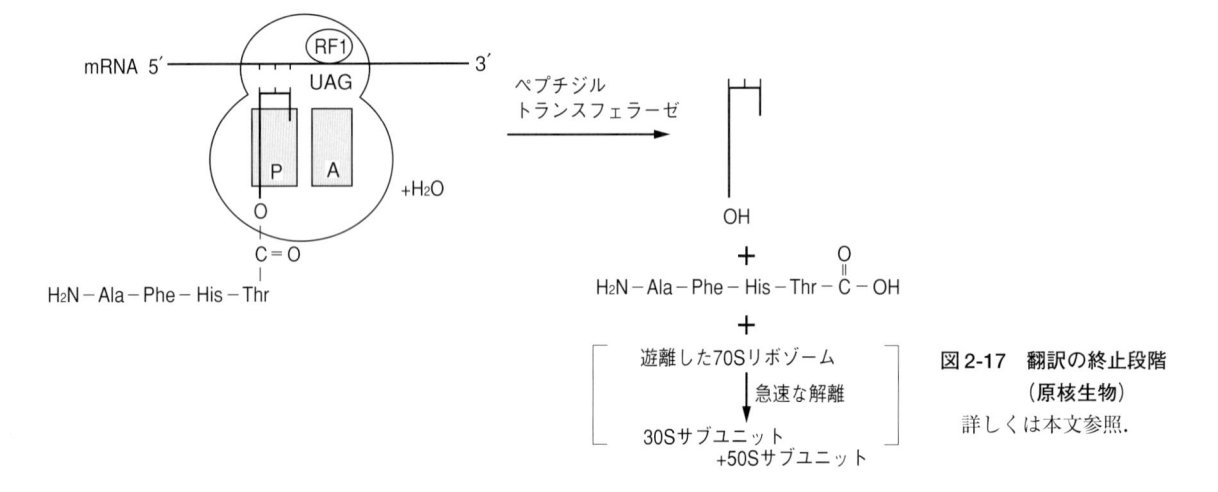

図 2-17 翻訳の終止段階（原核生物）
詳しくは本文参照．

前に，リボゾームによるmRNAの翻訳とポリペプチド鎖の伸長の方向性を理解しておく必要がある（図2-18）．mRNAの翻訳はその5′から3′末端の方向に向かって進行する．すなわち，リボゾームはmRNA上を5′から3′末端に向かって移動する．結果として合成されるポリペプチド鎖は，アミノ酸のアミノ（N）末端側からカルボキシル（C）末端側に向かって伸長される．これらの点は，蛋白質合成機構を理解する上でも，またある特定の遺伝子の塩基配列から翻訳される蛋白質の一次構造を推定する上でも特に重要である．

1. 翻訳の開始

まず30SサブユニットとmRNA分子，およびアミノアシルtRNA（原核生物では開始コドンを認識するtRNAに結合したメチオニンがホルミル化されたホルミルメチオニルtRNAが使われる）が30S開始前複合体を形成する（図2-15）．この段階には，少なくとも3種類の開始因子 initiation factor（IF1, IF2, IF3）が関与する．その後50Sサブユニットが結合し70S開始複合体が形成される．完成した複合体上には少なくとも2つのtRNA結合部位が形成される（P部位：ペプチジル部位，A部位：アミノアシル部位）．P部位に

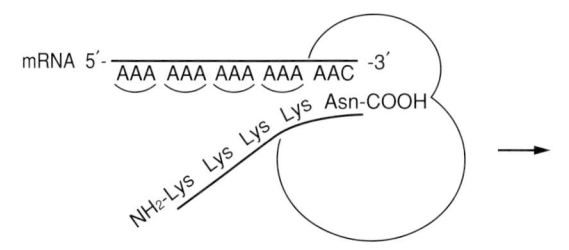

```
mRNA 5'-AAA AAA AAA AAA AAC-3'
        NH₂-Lys Lys Lys Lys Asn-COOH
```

図2-18 翻訳時におけるmRNAとポリペプチド鎖の方向性を示す概念図
詳しくは本文参照.

は開始コドンAUGを認識したホルミルメチオニルtRNAが固定され，mRNA上でのコドンの読み枠reading frameが決定される．蛋白質合成開始過程で問題となることは，いかにして開始コドンが選択されるかという点である（AUGという配列は開始コドンと通常のメチオニンコドンの両方に用いられているし，本来とは違った読み枠にもしばしば出現する）．原核生物mRNAの開始コドンの上流には特別な塩基配列が存在し，30Sサブユニットの成分である16S RNAと対合することによりリボゾーム開始複合体が正確に開始コドンを選択する過程を助けている．この配列はSD（Shine-Dalgarno）配列とよばれている.

2. ポリペプチド鎖の伸長

翻訳開始段階で形成されたA部位には，P部位に続くコドンに対応するアミノアシルtRNAが入るが，この過程には伸長因子 elongation factor（特にEF-Tu）とGTPの加水分解が必須である（EF-Tuの再利用にはEF-Tsが関与している）．このようにしてP部位とA部位に固定されたtRNA上のアミノ酸間でペプチド結合が形成され，アミノ酸1個分の伸長が起こる（図2-16）．この反応は，ペプチジルトランスフェラーゼ peptidyl transferaseにより促進され，この酵素活性は50Sサブユニット中のrRNAに担われていると考えられている．伸長途中のペプチド鎖を受け渡し終わったtRNAはP部位から解離する．新たに形成されたペプチジルtRNAはA部位からP部位へと移動して，新しいコドンがA部位にくるようにmRNAの移動が起こる．この過程にはもう1つの伸長因子EF-GとGTPの加水分解が必須である．このようにして空になったA部位に次のコドンに対応するアミノアシルtRNAが導入され，新たなペプチド伸長サイクルが繰り返される.

3. 翻訳の終止

ポリペプチド鎖の伸長が進み終止コドン（UAA, UAG, UGA）に到達すると，A部位を埋めるべきアミノアシルtRNAがないので伸長は停止する．こうして完成したポリペプチド鎖のtRNAおよびリボゾームからの解離には終止コドンを認識して働く終結因子 release factor（R因子，RF）が要求される（図2-17）．RF1はUAAあるいはUAGを認識し，RF2はUAAあるいはUGAを認識して働く．役目を終えた70Sリボゾームはリボゾーム解離因子の働きにより30Sと50Sのサブユニットに解離して，再び新たな蛋白質合成サイクルに入ることができる.

4. 真核生物の蛋白質合成

真核生物の蛋白質合成の基本様式は原核生物とよく似ているが，細かい点では多くの違いがある．原核生物にみられる開始因子，伸長因子，終結因子と似た働きをする各種因子の存在が知られているが，真核生物の蛋白質合成過程には原核生物の場合よりも多くの因子が関与していることは確かである（原核生物のそれと対比づけてeIF，eEF，eRFなどと表記される）．主な相違点を簡単に列挙する．真核生物の開始tRNAはメチオニルtRNAであり，ホルミル化されていない．真核生物のmRNAは5′末端が7-メチルグアノシンなどにより修飾されている場合が多く，いわゆるキャップ構造を有している．翻訳の開始過程においてリボゾームはキャップ構造の近傍に結合し，前もって結合していた開始tRNAのアンチコドンが最初に現れるAUGコドンと対合するまでmRNA上を移動することにより開始コドンが認識される．原核生物にみられた開始コドンを指定するSD配列は認められず，mRNAの5′末端に最も近いAUGコドンが開始コドンとして使われるのが普通である．他方，蛋白質合成機構とは別にも留意すべき重要な相違点がある．真核生物のmRNAは核内で合成された後に，スプライシングやポリA付加などのプロセシングを受けた後にリボゾームの存在する細胞質に転送される．原核生物で一般的にみられる転写と翻訳の共役は起きない．また，原核生物とくらべてmRNAも比較的に安定で，半減期は数時間であり，原核生物のmRNAが数分の半減期しかもたないのと対照的である.

F. 蛋白質合成後の細胞内輸送

細胞は蛋白質合成するだけでなく，合成した蛋白質を細胞内（あるいは外）の適当な場所に輸送しなくてはならない．原核生物においては，細胞質膜を透過して細胞外に分泌される蛋白質が幾種類も存在している．真核細胞の場合はさらに複雑であり，分泌型蛋白質に加え，それぞれの細胞内小器官（核やミトコンドリア，クロロプラストを含む）に適切に輸送されなければならない蛋白質が数多く存在する（図2-19）．原核生物において蛋白質が細胞質膜を透過する機構と，真核生物において分泌型蛋白質やリソゾーム蛋白質，あるいは膜蛋白質が細胞内膜系である小胞体膜 endoplasmic reticulum を透過する機構は比較的よく似ている．両者にみられる膜透過型の蛋白質は，シグナル配列 signal sequence とよばれる余分なペプチドをN末端にもった前駆体の形で合成される（図2-20）．シグナル配列は疎水性のアミノ酸に富んでおり，蛋白質合成過程で疎水領域が膜二重層に入り込んで膜透過へと導く．シグナル配列は，特異的なプロテアーゼ（シグナルペプチダーゼ）により膜透過後に切断除去される．膜透過には，リボゾームの他にも多くの因子が関与していることが知られており，原核生物の場合は5～6種類の分泌促進因子（Sec蛋白質）が同定されている．真核生物における小胞体膜透過においては，シグナル認識粒子 signal recognition particle（SRP）と名づけられたRNA-蛋白質の複合体が重要な役割を担っている．SRPは7SLRNA（約300塩基）に6種類の蛋白質が結合した複合体である．合成途中の膜透過型蛋白質はSRPと結合し，翻訳が停止する．その後，小胞体上のドッキング蛋白質 docking protein と相互作用してSRPが解離して，翻訳停止が解除されて小胞体内腔への蛋白質膜透過が進行する．このようにして小胞体で合成された分泌型蛋白質はGolgi体を経

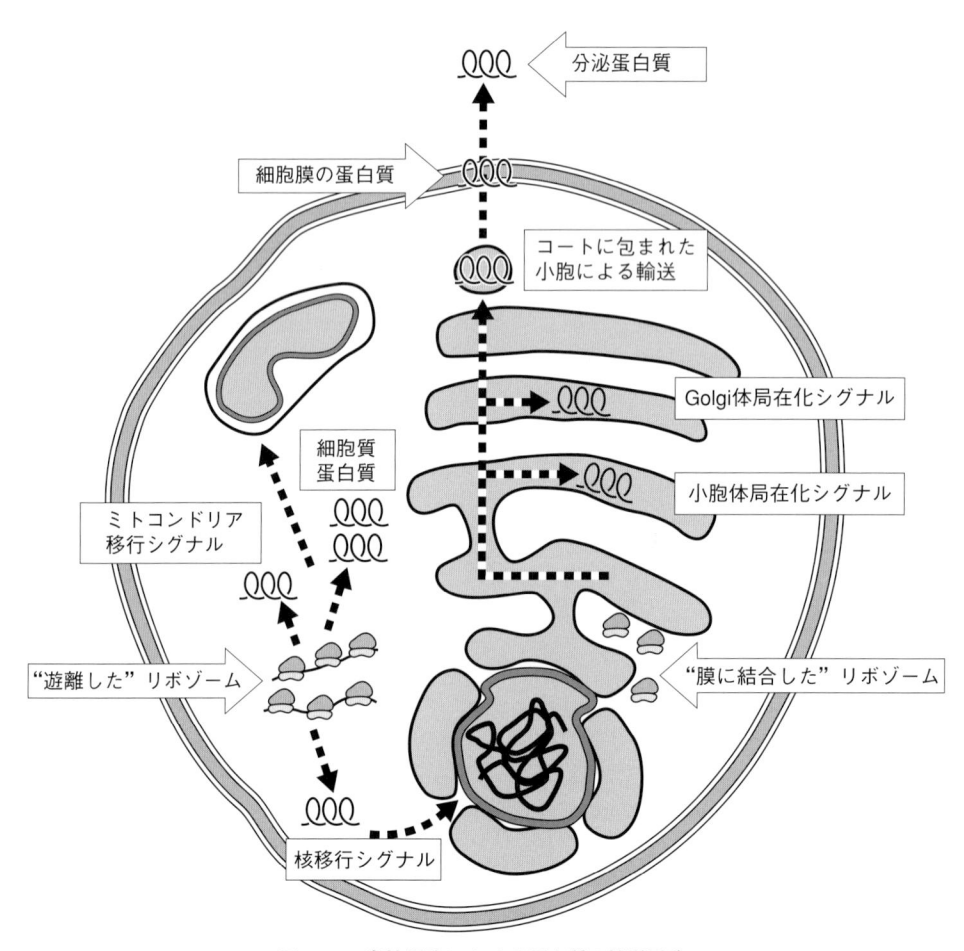

図2-19 真核細胞における蛋白質の輸送系[3)]

```
(1) ウシの成長ホルモンにみられる小胞体移行シグナル
    Met-Met-Ala-Ala-Gly-Pro-Arg-Thr-Ser-Leu-Leu-Leu-Ala-Phe-Ala-Leu-Leu-Cys-Leu-Pro-Trp-Thr-Gln-Val-Val-Gly-Ala
                              +  極性              疎水性領域                                                  切断点

(2) SV40ウイルスのT抗原にみられる核移行シグナル
    Pro-Lys-Lys-Lys-Arg-Lys-Val（蛋白質の内部にあり切断を受けない）
        +   +   +   +   +

(3) 酵母のシトクロムcオキシダーゼ（サブユニットV）のミトコンドリア移行シグナル
    Met-Leu-Ser-Leu-Arg-Gln-Ser-Ile-Arg-Phe-Phe-Lys-Pro-Ala-Thr-Arg-Thr-Leu-Cys-Ser-Ser-Arg-Tyr-Leu-Leu
                    +       +       +               +           +               +            切断点
```

図 2-20 真核細胞にみられる蛋白質局在化シグナルの例

て，分泌小胞の働きにより細胞膜に局在化したり細胞外に分泌されたりする（図 2-19）．小胞体にとどまる蛋白質も同様にして合成されるが，このような蛋白質はその C-末端に小胞体滞留シグナル（KDEL 配列，酵母では HDEL 配列）をもっており，Golgi 体に存在する KDEL 受容体の働きにより捕捉されて小胞体に送り返されるので，結果として小胞体に滞留する．

小胞体以外の小器官への蛋白質輸送の研究も進んでいる．その機構の詳細は小胞体における膜透過とは大きく異なるが，ミトコンドリアやクロロプラストへ輸送される蛋白質も余分な配列をもった前駆体として合成される（図 2-20）．このようなシグナル配列や各小器官に存在する特異的なシグナルペプチド受容体の働きにより，蛋白質は目的の小器官へ正確に局在化する．核内へ移行する蛋白質は一般には前駆体としては合成されず，成熟体の配列中に特殊な核移行シグナルが存在している（図 2-20）．また，核からの蛋白質の排出にも似たような機構が働いていることが知られている．いずれにしろ，蛋白質を細胞内外の適切な場所に輸送して配置するためには複雑で巧妙な機構が働いている．

G. 蛋白質翻訳後の修飾

細胞内で働く蛋白質は，合成直後の単純ポリペプチドとは異なっている場合もある．すなわち，ポリペプチド鎖は翻訳後に様々な修飾を受ける．N 末端アミノ酸がアセチル化やアシル化などにより修飾される．ポリペプチド鎖中のアミノ酸側鎖が修飾される場合も多い．代表的な例としては，セリン・スレオニン・チロシン残基のリン酸化である．また，種々の糖残基による複雑な修飾を受けて糖蛋白質 glycoprotein（GP）になる場合もある（小胞体と密接に関連した膜系である Golgi 体中を輸送される過程で複雑な糖鎖の付加が起きる）．N 末端あるいは C 末端が疎水的な脂質分子で修飾されることもある．この他に，システイン残基の SH 基の酸化に伴うジスルフィド結合の形成も一種の修飾と考えられる．さらに複雑な場合には，大きな前駆体ポリペプチド鎖が特異的部位で切断されて活性のある蛋白質に変換されることもある．いずれにせよ，細胞内で働く蛋白質が適切な機能をもつためには翻訳後に様々な修飾を施される必要がある場合も多く，翻訳のみならず，輸送，修飾などの全過程を経て成熟した蛋白質の合成がはじめて完了する．

■ 文献

1) Alberts B, Bray D, Lewis J, Raff M, Roberts K, Watson JD. 細胞の分子生物学. 3 版. 中村圭子, 松原謙一, 監訳. 東京: 教育社; 1996.
2) Voet D, Voet JG. 生化学. 田宮信雄, 他訳. 東京: 東京化学同人; 1996.
3) Lewin B. 遺伝子. 7 版. 榊 佳之, 他訳. 東京: 東京化学同人; 2002.

〈水野　猛〉

3 細胞の構造と分裂周期

◆まとめ
1. 生命の基本単位は細胞である．ほとんどの細胞は共通の内部構造から成り立っている．とりわけ重要なのが，遺伝情報を含んでいる核と，細胞内に様々なコンパートメントを作っている膜系と細胞骨格である．
2. 細胞は分裂により増えていくが，このプロセスは非常に秩序だった細胞分裂周期として捉えることができる．また，DNAの複製，染色体の分配，細胞の分裂といった各ステップごとに監視機構（チェックポイント）がもうけられており，細胞の基本的な構造，とくに染色体（DNA）に異常が生じないように制御されている．

A. 細胞の構造 （図2-21）

ほとんどの生物は最初1つの細胞（受精卵）にはじまり，それが何回も分裂してできた細胞の集合体として成り立っている．分裂を繰り返すにつれて，それぞれの細胞は，元とは違った性質の細胞に分化し，上皮，神経，筋，血球，骨，毛など様々な形態と機能を示すようになる．また，いろいろな組織から，細胞を単離し，適当な培養液中で増やすことが可能な場合がある．こうした培養細胞は，元の組織にあったものとかなり異なってはいても，細胞の最も基本的な構造と，分裂して増殖する性質は維持している．最近では，胚の幹細胞 embryonic stem cell（ES細胞）を培養し，これに遺伝子操作を施したのち初期胚に戻し，個体にまで生育させることもできる（transgenic mouse, knockout mouse）．

1. 細胞膜　cell membrane

細胞と外界をへだてているのは，脂質2重膜 lipid bilayer membraneに蛋白質や多糖類，コレステロールなどが会合した細胞膜である．細胞膜に囲まれた内側を細胞質 cytoplasmといい，内部には様々な細胞小器官 organellaが存在している．細胞小器官はそれぞれ独自の膜構造で囲まれていたり，あるいは多数の膜からなる複雑な層状構造を形成している．細胞膜には特にたくさんの蛋白質が組み込まれており，外側に向かっては，各種の受容体 receptor，細胞接着分子，免疫グロブリンスーパーファミリー蛋白質などがあり，細胞膜の内側には，これらの受容体が受けたシグナルを変換し，細胞質へ伝達するため，G蛋白質，様々なキナーゼ，ホスファターゼなどが存在している．

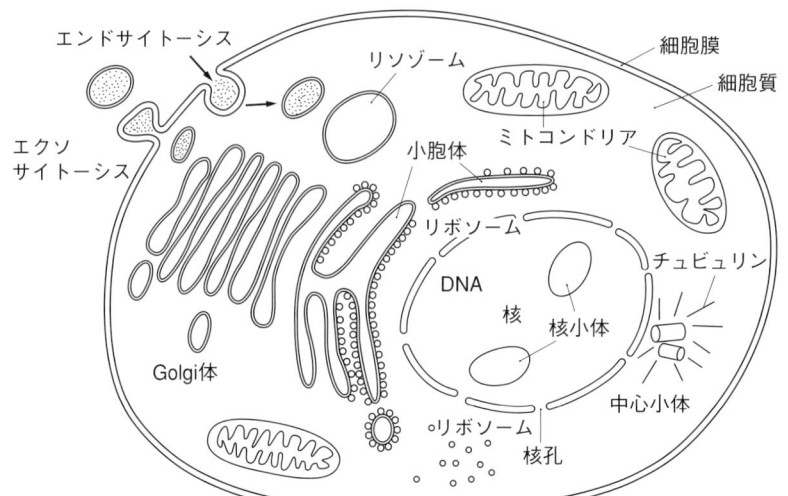

図2-21 細胞の構造

細胞膜はかなり流動的に変化し，その一部が小胞となり，細胞内の物質を外に放出，分泌したり（エクソサイトーシス exocytosis），あるいは外の物質を取り込んだり（エンドサイトーシス endocytosis）することもある．細胞膜と似た外被をもつC型ウイルスの感染やウイルス粒子の放出もこれと同じような経路をたどる．

2. 核　nucleus

細胞内で最大の構造体は核である．核もまた，核膜 nuclear membrane, nuclear envelopeで取り囲まれており，1つの独立した細胞内小器官である．核は遺伝子すなわちDNAを貯蔵しており，DNAの複製，ならびに遺伝情報の転写調節はすべて核の内部で行われる．転写されたRNAはスプライシング splicing, キャッピング capping, ポリA付加などを受けmRNAとして細胞質に送り出され，そこで蛋白質の合成にたずさわる．核内のDNAはヒストン histoneと会合しヌクレオソーム nucleosomeという基本単位を構成しており，それがさらにソレノイド状の高次構造の線維，クロマチン chromatinとなっている．クロマチンの一部には特に凝縮度の高い部分があり，ヘテロクロマチン hetero chromatinとよばれる．クロマチンはDNAにして50～200kbごとに，核マトリックス nuclear matrixと結合していると想定されている．後に詳細に述べるように，細胞分裂に際し，核膜は崩壊し，クロマチンはさらに凝縮度の高い分裂期の染色体 mitotic chromosomeを形成する．核内には核小体 nucleolusとよばれる密度の高い部分が数個みられ，リボソームRNA（rRNA）の合成やリボソームの構築に関わっている．細胞質から核内への蛋白質の運搬は主として核孔 nuclear poreを通って行われるが，蛋白質の中に特定の核移行シグナル（NLS: nuclear localization signal）が必要である．核内から細胞質への排出には排出シグナル（NES: nuclear export signal）が使われる．

3. ミトコンドリア　mitochondria

ミトコンドリアは細胞内の呼吸に関与している小器官である．いわゆるクエン酸回路 TCA cycle, 酸化的リン酸化 oxidative phosphorylation, 電子伝達系 electron transferはいずれもミトコンドリアの重要な機能であり，尿素回路 urea cycleも大部分はミトコンドリアで働いている．ミトコンドリアも膜で囲まれているために，この中で働く蛋白質は，特有のミトコンドリア移行シグナルをもっている．ミトコンドリアは通常，細胞内に多数存在し，分裂により増えている．ミトコンドリアには独自のDNAがあり，このDNAはミトコンドリア固有のRNAや蛋白質の一部をコードしている．しかし，蛋白質の大部分は核のDNAによりコードされている．普通，精子に由来するミトコンドリアは，卵細胞のものに較べるとごく少量なので，ミトコンドリアのDNAは母性遺伝をする．ミトコンドリアの遺伝子の変異による疾患，遺伝病も知られている．植物細胞ではミトコンドリアの他に葉緑体 chloroplastがあり，ここにも独自のDNAがある．

4. 小胞体　endoplasmic reticulum と Golgi体　Golgi apparatus

小胞体もGolgi体もともに膜状の構造体で，特に後者は何層にも重なった袋状をなしている．細胞内での蛋白質の輸送に関与し，特に蛋白質を分泌する細胞では著しく発達している．膜蛋白質や分泌蛋白質などが合成され始めるとリボソームはただちに小胞体に付着し蛋白質は小胞体内に取り込まれ，糖鎖が付加される．一部はそこで膜蛋白質として定着するが，他のものはGolgi体に移り，さらに糖鎖の付加や削除が行われ，その蛋白質の行き先が決まる．分泌される蛋白質は何層ものGolgi体の袋を移動しながら，最後に細胞外に放出される．分解酵素はGolgi体からリソゾーム lysosomeとよばれる小器官に移行し，ここで，細胞外から取り込まれた様々な物質の分解や，細胞内で不用となった物質や小器官の分解を行っている．

5. 細胞骨格　cytoskelton

細胞質には，細胞の形を保ったり，運動，あるいは細胞内の小器官の運搬をするために様々な線維がはりめぐらされている．代表的なものには，アクチン actin, ミオシン myosin, チュビュリン tubulin, ダイニン dynein, キネシン kinesin, 中間径線維 intermediate filamentsなどがある．チュビュリンは微小管 microtubuleを構成するが，細胞分裂の極となる中心小体 centrioleや，染色体の分離・分配にあずかっている紡錘糸 mitotic spindleの主成分である．細胞質の分割にはアクチン-ミオシン系が関わっている．また，アクチンや微小管に結合する蛋白質，

あるいは細胞膜の裏打ちをし，細胞骨格との連携を保つ蛋白質としてスペクトリン spectrin, アンキリン ankyrin, ビンキュリン vinculin, あるいは核膜の裏打ちをしているラミン laminなどがあり，膜系と細胞骨格系との機能の調整に関与している．

6. 細胞質 cytoplasm

細胞内で様々な物質を合成したり分解したりしている場所は細胞質である．細胞の粗抽出液から，膜や小器官を除いたあとの溶液状のもの（サイトゾル cytosol）で，解糖系や様々な物質代謝を行う酵素が含まれている．特にリボソーム（小胞体に付着しているものもある），トランスファー RNA（tRNA），アミノアシル tRNA合成酵素類，その他種々の因子の働きにより，蛋白質の合成が行われている場である．

B. 細胞分裂周期 cell division cycle（CDC）
（図2-22）

発生初期の受精卵あるいは培養細胞を観察していて，細胞が最もダイナミックな動きをみせるのは分裂するときである．細胞が形態的にも激しく変化し2つに分裂する期間を分裂期 mitotic phaseとよび，これをさらに前期 prophase, 中期 metaphase, 後期 anaphaseに分け，このあとに終期 telophaseを置く場合もある．それぞれの期には一応の特徴がある．細胞分裂の開始は，1対の中心小体のそれぞれが核の両極 poleに向かって移動を始めることでわかる．中心小体の周辺から紡錘糸の形成が始まり（前期），続いて染色体の凝縮 chromosome condensationが起こり，核膜が崩壊し，核小体は消失する（この時期は特に前中期 prometaphaseとよばれる）．凝縮した染色体は紡錘糸にあやつられて細胞の中央（赤道面）付近に並び（中期），ただちに両極方向に2つに分離される（後期）．両極に集まった娘染色体の周囲には核膜が構築され，染色体は脱凝縮し，核小体も形成される．最後に細胞がくびれて2つの細胞にわかれる（cytokinesis）．紡錘糸の名残り（midbody）がくびれの部分にしばらくみられるが，じきに消失し細胞分裂は終了する．このあと次の前期までの期間を間期 interphaseとよぶ．普通に増殖している細胞では間期24時間に対して，分裂期は30分と短かい．

このように分裂期-間期という形態的な見方ではなく，生化学的な知見も加えて，細胞分裂周期をみることができる．この場合は，まずDNA合成にかかわっているS（synthesis）期と，細胞分裂に要するM（mitosis）期に分け，その間の時期をG1期，G2期と名づける．つまりG1→S→G2→M→G1…という周期が構成される．普通，G1期に12時間，S期に6時間，G2期に6時間を要する．G1期，G2期では，それぞれS期・M期への進行の準備や調節が行われており，そこで起こる反応を明らかにすれば，細胞分裂全体を調節する機構を知ることができる．

1. CDC変異株

細胞分裂周期を明らかにしたのは，出芽酵母 budding yeast（*Saccharomyces cerevisiae*）を使った変異株の研究である．この酵母では細胞分裂周期の開始とともに娘細胞が出芽し，だんだん大きくなり母

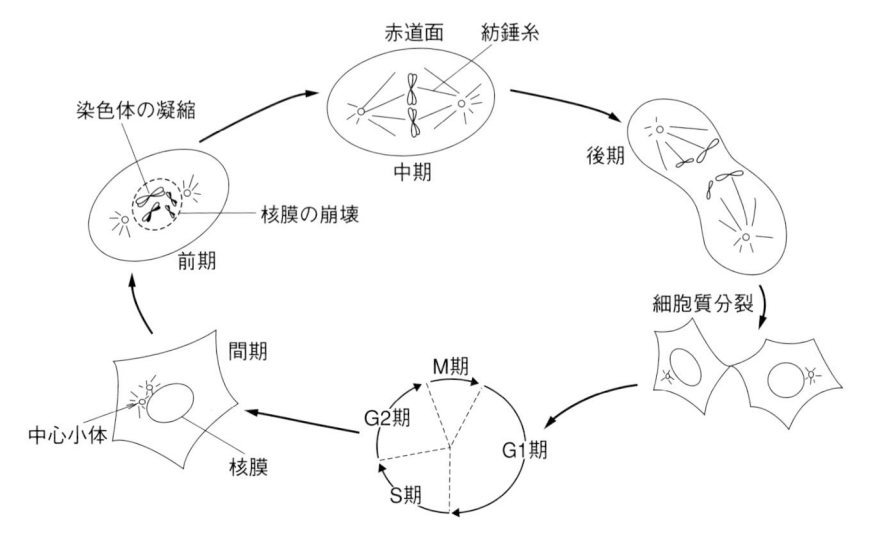

図2-22 細胞分裂周期

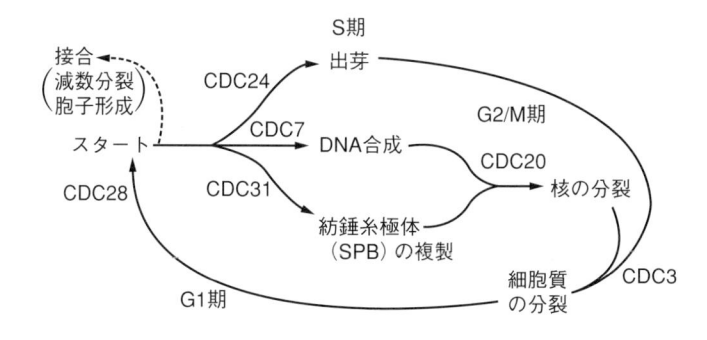

図2-23 酵母の細胞分裂に関わるCDC遺伝子
酵母では核膜は消失せず，核の分裂が起こる．また中心小体のかわりに紡錘糸極体 spindle pole body（SPB）がある．

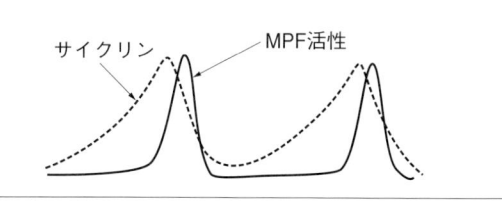

図2-24 MPF活性とサイクリン

細胞と同じ大きさになって分裂にはいるため，芽の大きさを細胞分裂周期進行の目安とすることができる．Hartwell Lは1970年代から細胞分裂に異常を起こす温度感受性変異株を多数解析し，いくつかの遺伝子産物が順序だって作用することによって細胞分裂周期が進行していることを示した．さらにこの周期にはスタート startとよばれる開始点があり，この点までに細胞が1回分裂するのに必要なすべての物質と栄養状態が確保されていれば，S→G2→M→G1という分裂周期が開始できることを示した．何かが不足している場合にはすべてG1期，スタートの前で止められており（G1アレスト），そこではCDC28とよばれる遺伝子の産物が重要な働きをしている（図2-23）．

培養細胞ではこのスタートに対応する点を限定点 restriction pointとよび，これは細胞の接触による増殖阻害（接触阻害 contact inhibition）や血清飢餓 serum starvationによるG1期で停止した状態にあたる．血清や成長因子を加えると同調した分裂周期を開始させることができる．

分裂酵母 fission yeast（Schizosaccharomyces pombe）は出芽酵母と異なり，分裂により増える．Nurse Pはこの酵母を材料にし，たくさんのcdc変異株を単離した．このうち，特にcdc2，cdc13という2つの変異株はG2で分裂周期が止まりM期にはいれないという表現型を示し，注目された．この状態は減数分裂 meiosisの第1分裂直前で停止しているカエルの卵母細胞とよく似ており，これにプロジェステロンのようなホルモンをかけると減数分裂が進行し成熟した卵になる．この卵母細胞に成熟した卵の細胞質を注入するとホルモンの助けなしに減数分裂を起こし成熟卵になる．この活性因子はMPF（成熟促進因子 maturation promoting factor）とよばれ，減数分裂ばかりでなく，通常の体細胞分裂 mitosisの際にも一過性に現れることが知られていた．つまりMPFは，細胞分裂の直前に出現し，分裂の終了とともに消滅し，まさに細胞分裂の引き金のような物質なのである．

ウニやハマグリの初期胚で，細胞分裂時の直前に現れ，分裂終了後ただちに消失する蛋白質がみつかった．蛋白質の出現が周期的であることからサイクリン cyclinと名づけられ，次のようなモデルが考えられた．間期に合成され蓄積したサイクリンはMPFを活性化する．活性化されたMPFは細胞分裂をうながし，同時にサイクリンは分解される．サイクリンが分解されるとMPFは失活し，再び間期に入り，次の分裂期に向けてサイクリンが蓄積される（図2-24）．

分裂酵母の遺伝子を解析した結果，cdc13はサイクリン，cdc2はサイクリン依存性のキナーゼをコードする遺伝子であった．さらに，cdc2と，出芽酵母のCDC28は同じ仲間であった．MPFはcdc2/CDC28キナーゼとサイクリンの複合体で，その活性化はサイクリンと結合したキナーゼのリン酸化の状態によるものであった．

2. ヒトの細胞での分裂周期

酵母での細胞分裂周期の研究をもとに，ヒトの細胞でも類似のサイクリン依存性キナーゼ（CDK）が発見された．G1期に最初に出現するCDK-サイクリン複合体はCDK4-cyclinDとCDK2-cyclinEで，これらの複合体はE2F蛋白質を阻害していたRB蛋白質をリン

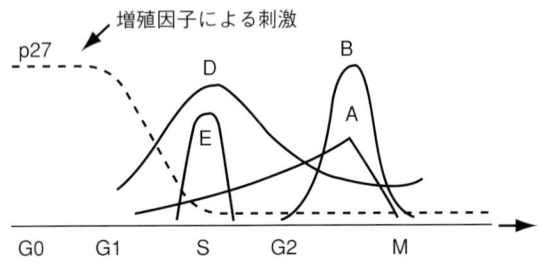

図2-25 培養細胞におけるサイクリンの消長
（文献9より改変）

酸化する．RB蛋白質のリン酸化によりE2F蛋白質は解放され，DNA複製に関連した遺伝子の転写を活性化する．DNA複製が始まるとサイクリンD, Eは分解され，新しくサイクリンAが合成され，S期が開始される．

ヒトの細胞でのG2-M期の調節は，分裂酵母の場合と同様にCDK2-cyclinBによって行われる．CDK2のチロシン残基のリン酸化によりCDK2-cyclinBはG2期では活性をもたないが，ホスファターゼによりリン酸が除かれると活性化され，ただちにM期が開始される（図2-25）．

3. ユビキチン化による細胞分裂周期の調節

サイクリン依存性キナーゼは，細胞周期を通じて一定の量を維持しているが，他のキナーゼ（CAK）によるリン酸化，ホスファターゼによる脱リン酸化，あるいはサイクリンの量やCdk阻害因子（Sic1, p21, p27, p57, p15, p16, p18, p19など）に応じて活性化される（図2-26）．

G1期，G2期に蓄積したサイクリンは，それぞれS期，M期への移行に伴って，ユビキチン化 ubiquitinationをうけ，プロテアソーム proteasomeにより速やかに分解され，Cdkはもとのレベルにもどる．G1期では，SCF〔SKP（suppressor of kinetochore protein）1, CDC（cell division cycle）53, F-box蛋白質複合体〕がユビキチンリガーゼとして働き，ポリユビキチン化される．G2サイクリンに対しては，D（destruction）-boxとよばれるアミノ酸配列に依存し，APC（分裂後期促進複合体 anaphase promoting complex）が作用し，ポリユビキチン化され，分解系路にはいる．APCは，同時にPds1, Cut2などの蛋白質も分解し，娘染色体の分離が促進される．SCF, APCともに多数の蛋白質からなる大きな複合体で，cdc変異として同定された遺伝子の産物が主成分となっている（図2-27）．

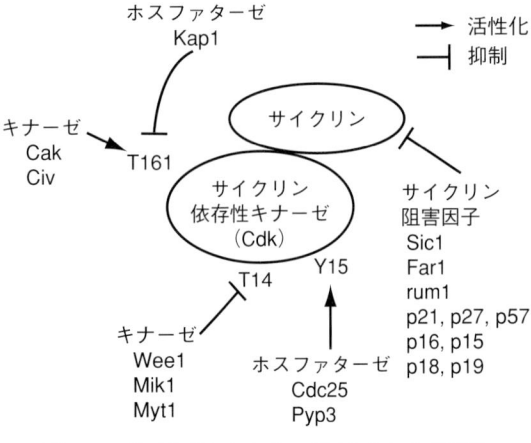

図2-26 サイクリンとキナーゼにかかわる因子群
（文献9より改変）
T14, Y15, T161はキナーゼ中のリン酸化されるアミノ酸．

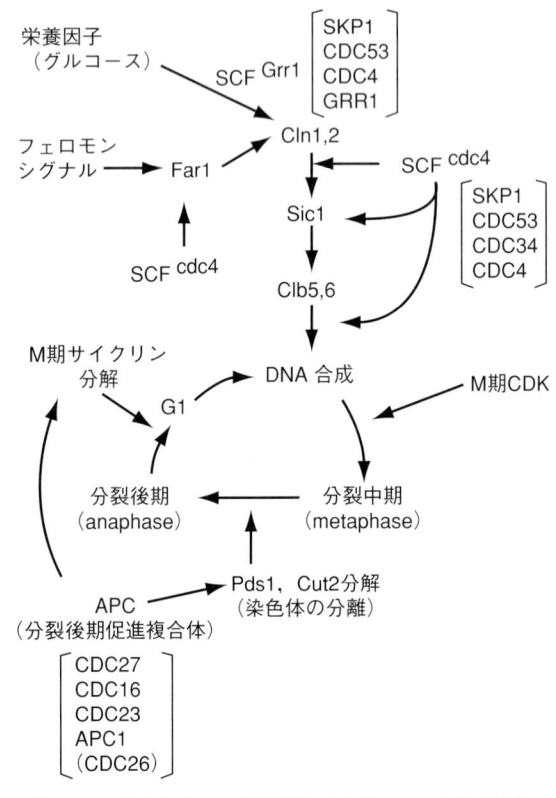

図2-27 サイクリンの分解系路 （文献9, 10より改変）

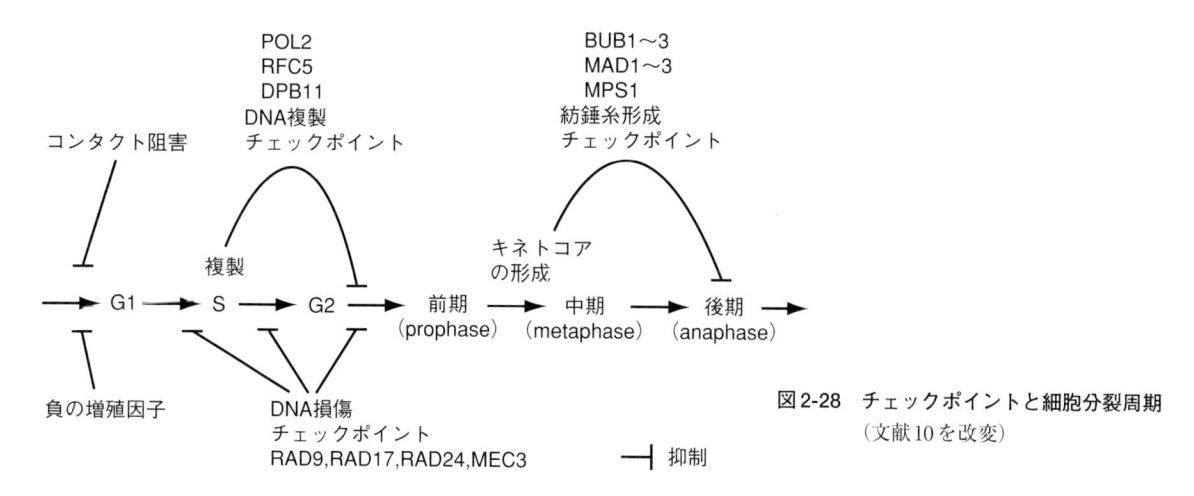

図2-28 チェックポイントと細胞分裂周期
（文献10を改変）

4. チェックポイント

　Hartwell Lは，細胞分裂周期が一定の順序でとどこおりなく行われていくのを保証するシステムが存在すると考え，そうした機能をチェックポイント check pointと名付けた．すなわち，DNAに損傷があるうちはS期にはいれず，DNA合成が完了しないうちはM期にはいれず，紡錘糸が完全に形成されないうちは，染色体の分離（分裂後期）にはいれないといった制御機構である（図2-28）．

　G1-S期へのチェックポイントは，DNAの損傷に応じて，転写活性化因子であるp53の活性化がひきがねになる．p53はDNA修復酵素と，CDK阻害因子p21の転写をうながす．p21は特にCDK4-cyclinDに結合し，S期の進行を抑制する．p53の変異株では，染色体の異常増幅 gene amplification，異数体 aneuploidの形成，あるいは染色体の転座 rearrangementなど様々な染色体異常が引き起こされる．一方，正常なp53をもった細胞では，染色体の損傷があまりに大きい場合にはアポトーシス apoptosisの誘導が起こる．

　G2-M期のチェックポイントはRAD9遺伝子をはじめとするDNA修復系の蛋白により行われる．野生株ではDNA損傷があれば，修復が完了するまでM期にははいれないが，RAD9変異株では数百にものぼるDNAの二重鎖切断をともなったままM期に突入し，細胞は死んでしまう．

　一方，M期のチェックポイントでは，DNAの凝縮，紡錘糸の形成を確認してからはじめて娘染色体の分離が行われるのを保障している．

文献

1) Hartwell L, Hood L, Goldberg ML, Reynolds AE, Silver LM, Veres RC. Genetics: From Genes to Genomes. New York: McGraw-Hill; 2000.
2) Murray A, Hunt T（岸本建雄, 山下 茂, 訳）. 細胞周期の分子生物学. 東京: メディカル・サイエンス・インターナショナル; 1995.
3) Hartwell LH. Twenty five years of cell cycle genetics. Genetics 1991; 129: 975.
4) Forsburg SL, Nurse P. Cell cycle regulation in the yeasts *Saccharomyces cerevisiae* and *Schizosaccharomyces pombe*. Ann Rev Cell Biol 1991; 7: 227.
5) Sherr CJ. Mammalian G1 cyclins. Cell 1993; 73: 1059.
6) Hartwell LH, Weinert TA. Check points; Controls that ensure the order of cell cycle events. Science 1989; 246: 629.
7) Murray AW. Creative blocks; Cell cycle checkpoints and feedback controls. Nature 1992; 359: 599.
8) Nasmyth K. At the heart of the budding yeast cell cycle. Trends In Genetics 1996; 12: 405.
9) Nasmyth K. Viewpoint: Putting the cell cycle in order（cell cycle 特集）. Science 1996; 274: 1643-77.
10) Hoyt MA. Eliminating all obstacles. Regulated proteolysis in the eukaryotic cell cycle. Cell 1997; 91: 149-51, 209-19, 221-30.

＜菊池韶彦　菊池淑子＞

4 蛋白質の構造と機能の関係

◆まとめ
1. 蛋白質の一次構造は，多様な高次構造と機能発現の基盤であり，1アミノ酸残基の置換が蛋白質の機能喪失につながる．
2. 蛋白質の特異な機能には，特異な修飾アミノ酸残基が寄与している．
3. 蛋白質は数十～二，三百アミノ酸残基ごとに立体構造上のひとかたまり（ドメイン）を形成している．
4. 蛋白質の機能単位はドメインであり，大きな蛋白質は複数個のドメインで構成されている．

A. 蛋白質の構造

1. 蛋白質の構造には一次構造から四次構造まである

蛋白質は，基本的には20種類のL-α-アミノ酸がペプチド結合によって鎖状につながった高分子（ポリペプチド）で，アミノ酸だけからなる単純蛋白質と糖，リン酸，色素（ヘム，フラビン等），金属，核酸，脂質などを含む複合蛋白質がある．蛋白質はそれぞれに固有の三次元構造をとってはじめてその機能を発揮できる．蛋白質の構造は，複雑で，かつ千差万別であるが，基本的には一次構造から四次構造までの4つの階層に分けて表される．

一次構造 primary structureとは，蛋白質中のアミノ酸残基の結合順序（アミノ酸配列 amino acid sequence）のことであるが，ジスルフィド結合（S-S結合）を含めて一次構造ということが多い．蛋白質の二次構造以上を高次構造とよぶが，この高次構造は一次構造によって規定されていると考えられており，一次構造は蛋白質の構造と機能を考える上で最も基本的で重要なものである．分子病態学で取り扱う先天性機能異常蛋白質の大半が1アミノ酸置換に起因するものであることからも，一次構造の重要性が理解できる．しかしながら，現時点ではまだ一次構造から三次元の立体構造を予測することはできない．蛋白質の一次構造は，もっぱらエドマン分解 Edman degradationによって決定される．最近では，cDNAの塩基配列の決定からの推定によるものが多いが，この場合は，蛋白質の機能発現に重要な翻訳後修飾によるアミノ酸残基の同定ができない．

二次構造 secondary structureとは，ペプチド結合に関与するカルボニル基（>C=O）の酸素原子とイミノ基（>NH）の水素原子との間の水素結合によって形成されるポリペプチド鎖の部分的な立体構造のことである．規則的な構造として，αヘリックス，β構造（βシート）とβターンがあり，不規則な構造部分はランダムコイルとよばれる．αヘリックスは3.6個のアミノ酸残基で1回転する5.4Åピッチのらせん構造のことで，n番目のアミノ酸残基のカルボニル（>C=O）酸素原子とn+4番目のアミノ酸残基のαイミノ基（-NH）の水素原子との間に水素結合を形成する．天然の蛋白質におけるαヘリックスは，すべて右巻きである．このヘリックス部分にはAla, Glu, Leu, Metなどのアミノ酸残基が高頻度に存在する．β構造は，平行に配置された2本のポリペプチド鎖が水素結合で安定化されてできる構造で，2本のポリペプチド鎖の方向が同じ場合は平行β構造，反対方向の場合は逆平行β構造とよばれる．β構造部分にはβ炭素で分枝しているIle, Thr, Valや芳香族のPhe, Tyr, Trpなどのアミノ酸残基が高頻度に存在する．連続した2つのβ構造のつなぎの部分は2～4アミノ酸残基によってU字型構造が形成され，βターンとよばれる．βターンは常に分子の表面に存在する．この領域にはPro, Gly, Asn, Asp, Serなどのアミノ酸残基が高頻度に存在する．

二次構造をもったポリペプチド鎖が，さらに折りたたまれて形成する蛋白質分子の三次元的立体構造を三次構造 tertiary structureという．蛋白質の三次構造は，上述の二次構造の種々の組み合わせによって形成されるが，典型的なパターンを図2-29に示した．ヘモグロビンやミオグロビンは主としてαヘリックスだけ（α-α型）で構成されており，レチノール結合蛋白質 retinol-binding proteinや免疫グロブリンは逆平行β構造だけ（β-β型）で構成されている．しかし，多くの蛋白質では，リゾチームのようにα+β型の構成であり，ポリペプチド鎖の約60%がこれらの規

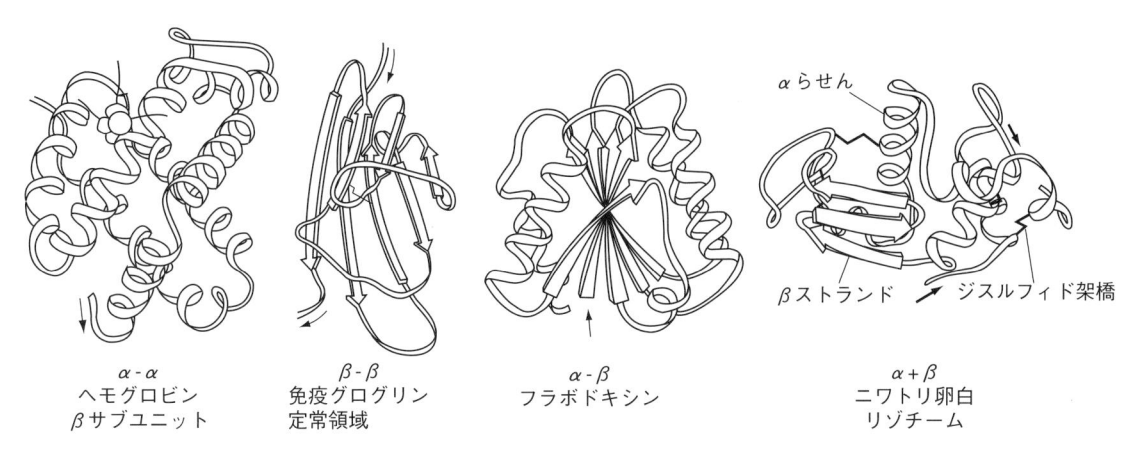

図2-29 蛋白質の4種の典型的な三次構造[2]
αヘリックスをリボンで，β構造を矢頭付きの板状で示す．矢印は，N末端側からのアミノ酸配列の方向を示す．

則的構造をとっている．

2. 三次構造と四次構造は蛋白質の形を表す

20種類のアミノ酸残基の長い鎖が織りなす蛋白質の三次元構造は，多様で不規則であり，蛋白質の機能的性質は，この三次構造によって決まる．蛋白質の三次構造は，構成アミノ酸残基の側鎖間のイオン結合，水素結合，ファンデルワールス力および疎水結合によって形成され，安定化される立体構造であるが，これによって1本のペプチド鎖は三次元空間的にいくつかの球状のコンパクトな固まりとして認識できるようになる．この固まりがドメイン domain（後述）である．蛋白質の三次元立体構造を眺めると蛋白質分子の表面とか内部（中心部）という見方ができるが，分子表面には，Asp, Glu, Arg, His, Lysなど，親水性の側鎖をもったアミノ酸残基が存在し，分子内部は，Leu, Ile, Met, Val, Pheなど，疎水性の側鎖をもったアミノ酸残基で占められている．すなわち，水溶性の蛋白質では，分子の内部は疎水性の空間（hydrophobic core）を形成し，分子表面は親水性（hydrophilic surface）となっている．このような高次構造を形成することが（特に，分子内部を形成する疎水的結合力が），水溶性蛋白質のポリペプチド鎖を折りたたむ原動力となっている．

蛋白質の中には，個々に固有の三次構造をもった複数個のポリペプチド鎖（サブユニットまたはプロトマーとよばれる）が，S-S結合で，または非共有結合的に会合し，特定の空間構造を形成することによってはじめて機能するものもあり，このような蛋白質の立体構造を四次構造 quaternary structureという．たとえば，ヘモグロビンは，α鎖とβ鎖の2種のサブユニット2個ずつ（α2β2）で形成される四次構造をもつ．

B. ポリペプチド鎖の折りたたみと分子シャペロン

新規に合成されたポリペプチドが機能蛋白質になるためには，そのポリペプチド鎖が正しく折りたたまれなければならないが，細胞内においてこれを効率よく行わせるために働いているのが分子シャペロン molecular chaperoneとよばれる一群の介添え役蛋白質である．したがって，分子シャペロンはあらゆる生物に存在する．小胞体中の分子シャペロンとしては，カルネキシン，カルレティキュリン，GRP94，BiP (immunoglobulin heavy-chain binding protein)，PDI (protein disulfide isomerase) などが知られている．

C. 蛋白質の機能

生体内のあらゆる機能は蛋白質によって営まれているといっても過言ではないくらいに蛋白質の機能は多岐にわたっている．2000年，ヒトゲノムの全塩基配列が決定され，ヒトの体を構成し，体内において機能する蛋白質は約4万種類であると推定されたが，蛋白質をその機能によって分類すると，構造蛋白質（ケラチン，コラーゲン，エラスチン，ミオシン等），運搬蛋白質（ヘモグロビン，トランスフェリン，リポ蛋白質等），貯蔵蛋白質（セルロプラスミン，ミオグロビン等），酵素蛋白質（酸化還元酵素，転移酵素，加水分解酵素，リン酸化酵素等），インヒビター蛋白

（プロテアーゼインヒビター，アミラーゼインヒビター等），収縮/運動蛋白質（アクチン，ミオシン，チュブリンなど）がある．

D. 蛋白質の構造と機能相関

1. 一次構造は構造と機能の基盤

蛋白質の多様な機能は，取りも直さずその多様な構造に依存しているが，共通の構造には，共通の機能が存在することも，真実である．蛋白質の正常な機能の発現には，厳密な高次構造の形成が必須であることはすでに述べたとおりであり，何百，何千という構成アミノ酸残基のうちのたった1残基が他のアミノ酸残基に変わるだけで，その蛋白質の機能発現には致命的になる場合があることもよく知られている．近年の蛋白質や遺伝子の構造解析技術の急速な進歩によって数多くの先天性機能異常蛋白質におけるアミノ酸置換が明らかにされ，それぞれの蛋白質の構造と機能相関を研究する上での貴重な情報が得られており，分子病態学では，この分野の研究も非常に大事である．

2. 特殊な修飾アミノ酸残基が特殊な機能に寄与している

蛋白質の多様な機能は，単に20種類のアミノ酸残基の多様な配列によって形成される高次構造の多様性に起因しているだけではなく，翻訳後の数多くの修飾（posttranslational modification）によって形成される修飾アミノ酸残基が重要な役割を果たしている．たとえば，コラーゲンにおけるヒドロキシプロリン残基（Hyp）やヒドロキシリジン残基（Hyl）は，強固なコラーゲン線維形成のために必須であり，ビタミンK依存性凝固因子（プロトロンビン，VII因子，IX因子，X因子など）におけるγ-カルボキシグルタミン酸残基（Gla）は，Caイオンの結合による立体構造の構築とそのリン脂質膜への結合に重要な役割を果たしている．また，金属イオンや補欠分子族などアミノ酸残基以外の蛋白質構成成分が，その蛋白質の機能発現に本質的な役割をしているものも多い．

3. 立体構造を知ることが重要

蛋白質の機能が，その固有の立体構造を形成してはじめて発揮されるものであることは，Anfinsen CB（1916～1995）による変性リボヌクレアーゼの再生実験によってよく知られている．特に，先天性の分子異常症の場合，多くは異常蛋白質が1アミノ酸置換によって正常な立体構造を形成できないために機能を喪失したことが原因である．したがって，蛋白質の機能を構造との関係において詳細に調べるためには，その立体構造が明らかでなければならない．蛋白質の立体構造は，これまでもっぱらX線結晶解析によって行われ，すでに16000を越える蛋白質の立体構造が，蛋白質データバンク（PDB）に登録されている（2003年4月現在）．さらに，最近では，2次元NMR（核磁気共鳴）法によって蛋白質の溶液状態における立体構造が決定されるようになってきたが，まだ分子量が2万程度までの小さい蛋白質に限られる．

E. 蛋白質の構造と機能の単位

1. 蛋白質はドメイン単位で機能する

一般に，大きな蛋白質はいくつかのドメインで構成されている．ドメインとは，1本のペプチド鎖内で，構造的または機能的にまとまった領域のことである．よく知られたドメインの例を図2-30に示した．1つのドメインの大きさは，小さなもので約50アミノ酸残基，大きなものでは200～300アミノ酸残基の単位からなる．分子量の大きな蛋白質は複数個のドメイン構造をもつが，凝固XIII因子b鎖（スシドメイン10個からなる），補体のH因子（スシドメイン20個からなる），フィブロネクチン（フィンガードメインタイプIが12個，フィンガードメインタイプIIが2個，フィンガードメインタイプIIIが15個からなる），アポリポプロテイン（a）（クリングルドメインが10～50個とセリンプロテアーゼ様領域からなる）などのように同類のドメイン構造がいくつも存在する場合もあれば，後述の凝固線溶系プロテアーゼのように異なる種類のドメインがいろいろに組み合わされた場合もある．ある小さな蛋白質分子全体に相当する部分が大きな蛋白質中の1つのドメインとして存在している場合も多い．たとえば，ウシ塩基性トリプシンインヒビター（BPTI, basic pancreatic trypsin inhibitor, aprotinin, 構成アミノ酸残基数58）のように小さな蛋白質では，全体が1つのドメインからなり，外因系凝固インヒビター（TFPI, tissue factor pathway inhibitor）は，1本のポリペプチド鎖中にBPTI様のドメインを3個もつ蛋白質である．このような構造ドメインは，多くの場合それ自体が，個々の独立した機能単位（機能ドメイン）となっている．すなわち，蛋白質の機能は各ド

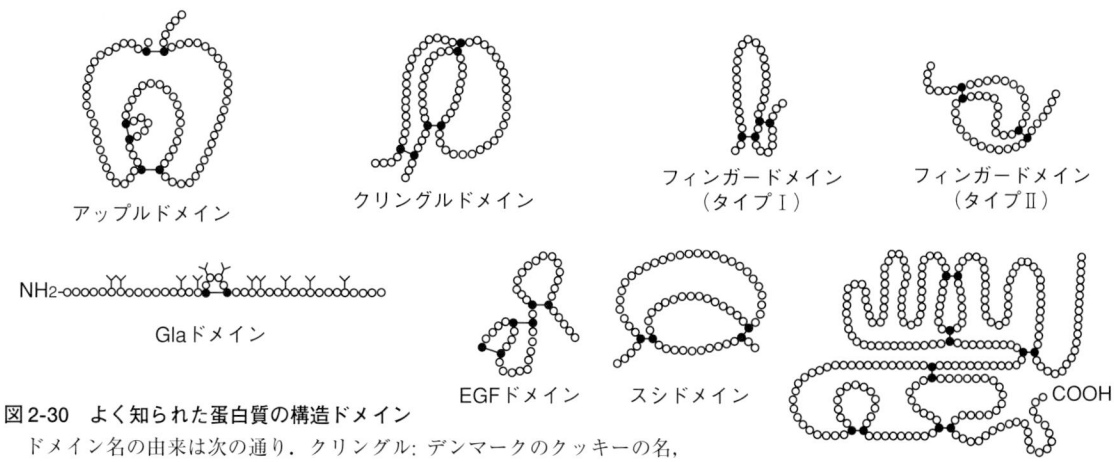

図2-30 よく知られた蛋白質の構造ドメイン
ドメイン名の由来は次の通り．クリングル：デンマークのクッキーの名，Gla: γ-カルボキシグルタミン酸，EGF：上皮成長因子，スシ：にぎり寿司．

メインのもつ機能を総合したものと考えてもよい．1つの蛋白質を構成する種々の異なるドメインがそれぞれ異なる機能を発揮する典型的な多機能蛋白質の例に高分子キニノゲンがある．高分子キニノゲンは，N末端側から3個のシスタチン（システインプロテアーゼインヒビター）様ドメイン，ブラジキニン領域，ヒスチジンリッチ領域（フラグメント1・2）およびC末端領域の6個のドメインからなるが，1番目のシスタチン様ドメインはCaイオン結合能を有し，2番目と3番目のシスタチン様ドメインはシステインプロテアーゼインヒビターとして機能している．また，カリクレインによって分子のほぼ中央部分から遊離されるアミノ酸9残基からなるブラジキニンは強力な血圧降下作用や血管透過性昂進作用を示す生理活性ペプチドとして機能し，ヒスチジンリッチ領域（フラグメント1・2）とC末端領域は，血液凝固の開始反応において，それぞれ陰性荷電体との結合部位とXI因子およびプレカリクレインとの結合部位として機能している．

ドメインがモジュール module とよばれるさらに小さな単位に分解される場合もある*．アミノ酸数残基〜数十残基からなるユニークな配列が，数回〜数十回繰り返されている場合，明らかに，その繰り返し単位は1つのモジュールであり，繰り返し領域全体は1つのドメインとよばれる．コラーゲンに特有の（Gly-Pro-X）n配列は，明らかにGly-Pro-Xモジュールの繰り返しであり，血漿ヒスチジンリッチ糖蛋白質

(HRG) にみられる（Gly-His-His-Pro-His)$_{12-15}$もモジュールの繰り返しによって形成されたドメインである．一方，モジュールもそれ自体で重要な機能単位となる場合もある．たとえば，Arg-Gly-Asp（RGD）配列は細胞接着のシグナルとなるモジュールであり，Asn-X-Ser（またはThr）配列はAsn残基に結合するGlcNAc型糖鎖の認識配列となっている．

蛋白質のドメイン間は，遺伝子上ではイントロン（介在配列）で分断されている場合が多いことから，蛋白質のドメイン構造は，蛋白質の進化と関係づけて論じられることも多い．

2．蛋白質の個性を示すドメイン構造

何万，何十万と存在する蛋白質も，その機能単位となるドメインの種類は約1000と推定されている．すなわち，あらゆる蛋白質のあらゆる機能は，わずか1000種類の機能単位の種々の組み合わせによるものであると考えられる．

異なる種類のドメインがいろいろに組み合わされた蛋白質の例として，血液凝固・線溶系プロテアーゼ前駆体のドメイン構造を図2-31に示した．各凝固・線溶因子プロテアーゼは，触媒機能を担うプロテアーゼドメインをペプチド鎖のC末端部に共通に有するが，そのN末端側には，種々のドメインの組み合わせによる特異的な「分子認識」と「分子間相互作用」のための領域を有する．線溶系プロテアーゼは，共通してクリングルドメインを有するのに対して，凝固系プロテアーゼは，アップルドメインやEGF（epidermal growth factor，上皮成長因子）ドメインを有し

---

*モジュールはしばしばドメインと同義に使用されるが，本稿では本文のように区別した．

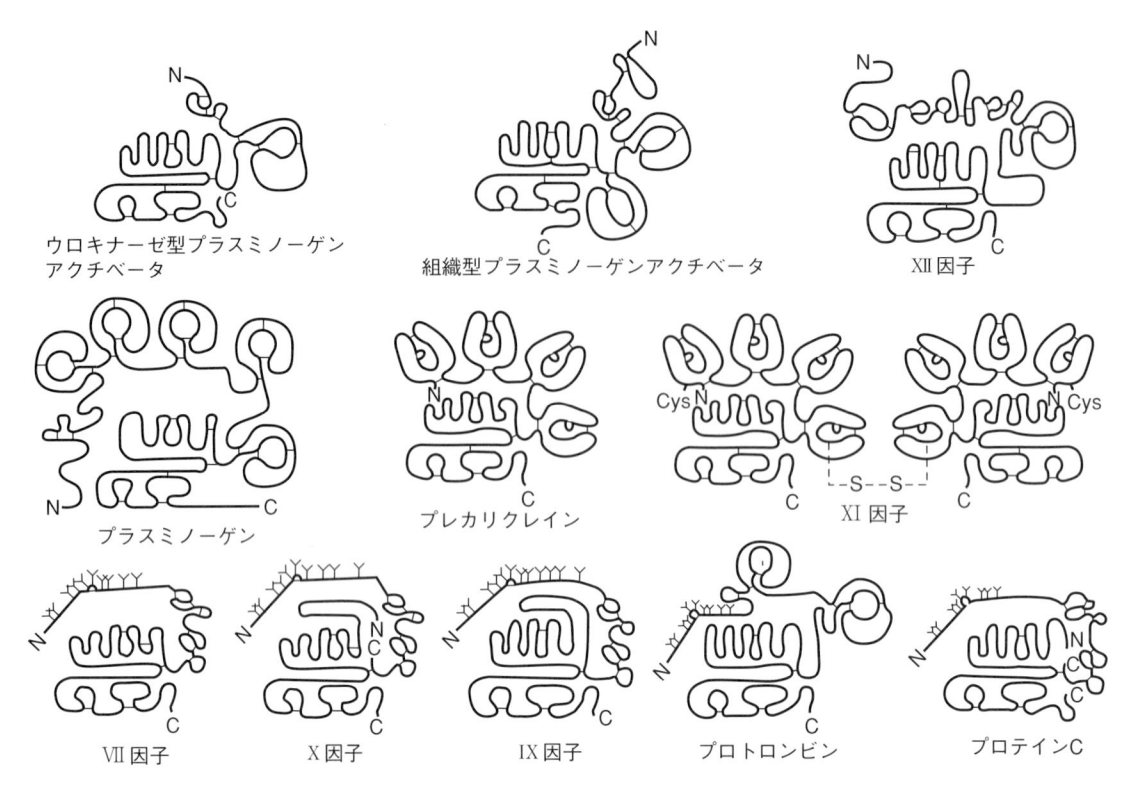

図2-31 血液凝固・線溶系プロテアーゼ前駆体のドメイン構造（各ドメインの名称は図2-30を参照）

（プロトロンビンの分子構成はこの点では例外的である），さらに，ビタミンK依存性因子の蛋白質群は，N末端にGlaドメインを有する．血液凝固・線溶反応は，基本的には，トリプシン様の基質特異性を有する種々のセリンプロテアーゼによる連続的な活性化機構であるが，各プロテアーゼは，このようなN末端領域での分子認識によって，きわめて厳密な基質特異性を発揮している．クリングルドメインは，関連因子上の特異なリジン残基との結合部位として機能し，アップルドメインやEGFドメインは，それぞれの補助因子との結合に関与している．また，GlaドメインはCaイオンを結合して構造形成し，リン脂質膜への結合に機能している．

F. 蛋白質ファミリーとスーパーファミリー

蛋白質の構成アミノ酸の数は，1本のペプチド鎖あたり数十のものから数千のものまでさまざまであり，各蛋白質のアミノ酸配列はすべて異なっている．しかし，共通の機能を有する蛋白質間には，アミノ酸配列上の類似性　sequence homologyが認められる．このような構造上の類似性から，多くの蛋白質は，ファミリー（アミノ酸配列の≧50%が同じもの）とスーパーファミリー（アミノ酸配列の25〜50%が同じもの）にグループ化できる．同じスーパーファミリーに属する蛋白質は，アミノ酸配列の相同性が25%程度のものでも，その立体構造はきわめてよく類似しており，アミノ酸配列上の相同性（同一性）は，機能未知の蛋白質の機能を予測することにも役立っている．

このようなファミリーやスーパーファミリーは，各蛋白質間の分子進化の面でも共通性（共通の祖先蛋白質からの進化）を推論する根拠となるものであり，生物進化を分子レベルで研究する上でも重要である．

■ 文献

1) Branden C, Tooze J. タンパク質の構造入門. 2版. 勝部幸輝, 竹中章郎, 福山恵一, 松原　央, 監訳. 東京: ニュートンプレス; 2000.
2) Campbell PN, Smith AD. Biochemistry Illustrated. 4th ed. Edinburgh, London: Churchill Livingstone; 2000.
3) 長澤滋治, 編著. 廣川タンパク質化学 第5巻 血漿タンパク質I & II. 東京: 廣川書店; 2001 & 2002.

<小出武比古>

5 細胞内シグナル伝達機構

◆まとめ
1. 細胞は，ホルモンや増殖因子など種々の外来刺激（リガンド）を特異的に結合する受容体（レセプター）で受けとめ，その情報を細胞内へ伝達する．
2. 形質膜不透過性のペプチド性リガンドの受容体は形質膜表面に存在し，蛋白質複合体形成や蛋白質リン酸化カスケード等を介して細胞機能が発揮される．
3. 膜透過性で脂溶性のステロイドホルモンやビタミンA・Dなどの受容体は細胞質あるいは核に存在し，転写因子として機能する．

A. 形質膜受容体

形質膜表面に存在する受容体には，受容体自身がイオンチャンネルを形成するもの，G蛋白質とカップルするもの，内在性にチロシンキナーゼを有するものなどがあるが，これらは膜をそれぞれ2～4回，7回，1回貫通することが知られている（図2-32）．

1. チャンネル形成型受容体

ニコチン性アセチルコリン受容体は膜4回貫通型サブユニットのヘテロオリゴマーがチャンネルを形成し，αサブユニットへのリガンド結合がチャンネルを開口し，またリン酸化による調節も受ける．GABA・グリシン・グルタミン酸などの受容体もNa^+，K^+，Cl^-などを通すイオンチャンネルを形成する．

2. G蛋白質共役型受容体

形質膜を7回貫通する受容体は，三量体型G蛋白質とカップルして効果器のアデニル酸シクラーゼやホスホリパーゼCを活性化し，セカンドメッセンジャーを生成する．このグループに属するものにアドレナリン・ブラジキニン・セロトニン・エンドセリン・TSH・LHなどの受容体がある．

3. 酵素内蔵型受容体

種々の細胞増殖因子受容体は，形質膜1回貫通型で，その細胞内領域にチロシンキナーゼ活性を有し，リガンドの結合は受容体を自己リン酸化する．この自己リン酸化は，活性化や脱感作等受容体の活性調節に関与する．インスリン，表皮増殖因子（EGF），血小板由来増殖因子（PDGF）などの増殖因子受容体は内在性チロシンキナーゼを有する．

チロシンキナーゼ以外の酵素活性を示す受容体には，セリン/スレオニンキナーゼ活性（TGF-β，アクチビン），ホスファターゼ活性（CD45），グアニル酸シクラーゼ活性〔心房性ナトリウム利尿ペプチド（ANP），一酸化窒素（NO）〕を有するものがある．

4. 酵素共役型受容体

受容体が明らかな酵素活性は示さないが，細胞内キナーゼなどを介して情報を伝達する受容体がある．T細胞抗原受容体は*src*型チロシンキナーゼと，インターロイキンやインターフェロンなどのサイトカイン受容体はJAKとカップルする．

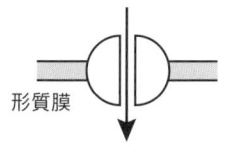

a. チャンネル形成型　　b. G蛋白質共役型　　c. 酵素内蔵型　　d. 酵素共役型

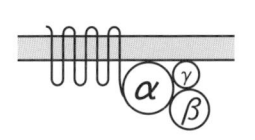

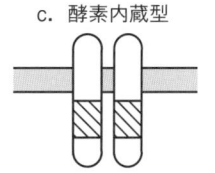

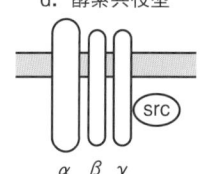

形質膜

　：形質膜　　　：チロシンキナーゼ領域

図2-32　受容体の種類

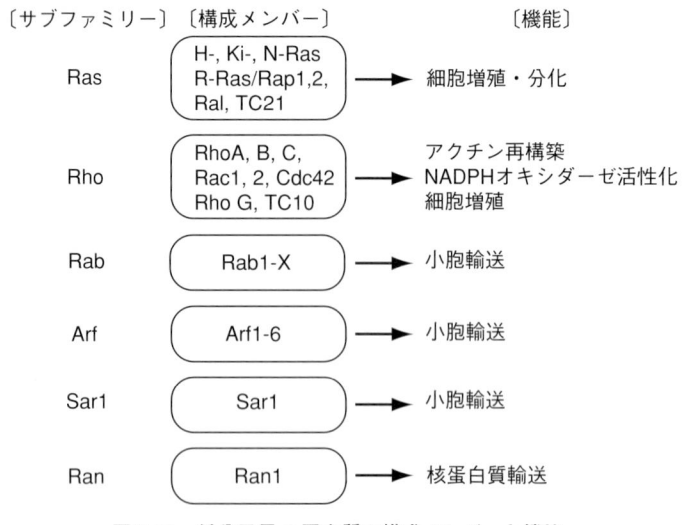

[サブファミリー]	[構成メンバー]	[機能]
Ras	H-, Ki-, N-Ras R-Ras/Rap1,2, Ral, TC21	→ 細胞増殖・分化
Rho	RhoA, B, C, Rac1, 2, Cdc42 Rho G, TC10	→ アクチン再構築 NADPHオキシダーゼ活性化 細胞増殖
Rab	Rab1-X	→ 小胞輸送
Arf	Arf1-6	→ 小胞輸送
Sar1	Sar1	→ 小胞輸送
Ran	Ran1	→ 核蛋白質輸送

図2-33 低分子量G蛋白質の構成メンバーと機能

B. GTP結合蛋白質

GTP結合蛋白質（G蛋白質）はシグナルのON-OFFの制御を行っている。$\alpha\beta\gamma$の3種類のサブユニットからなる三量体型G蛋白質は，形質膜7回貫通型の受容体により活性化される．このG蛋白質は細胞外の情報を細胞内に伝える伝達器（トランスデューサー）として機能する．一方，癌遺伝子 ras 蛋白質に代表される分子量2～3万の一群の低分子量GTP結合蛋白質（低分子G蛋白質）は，現在までに50種類以上が同定されている．大別するとRas，Rho，Rab，Arf，Sar，Ranの6つのサブファミリーに分類され，各ファミリーとも相同性の高い多くのメンバーから構成される（図2-33）．

C. セカンドメッセンジャー

G蛋白質共役型受容体の下流などでは，サイクリックヌクレオチドなどの低分子の細胞内シグナル伝達分子（セカンドメッセンジャー）が産生され，それらがAキナーゼ（cAMP依存性キナーゼ），Gキナーゼ（cGMP依存性キナーゼ），Cキナーゼ（Ca^{2+}，リン脂質依存性キナーゼ）等のキナーゼの活性化を惹起する．膜リン脂質からも様々な情報伝達分子が生成される．ホスホリパーゼによる分解経路と脂質に直接キナーゼやホスファターゼが働いてセカンドメッセンジャーが生成される経路がある（表2-3）．たとえば，ホスファチジルイノシトール4,5-ビスリン酸（PIP_2）がPI-PLCにより分解されると，脂溶性のDG（PKC活性化因子）と水溶性のIP_3（Ca^{2+}動員因子）の2つのセカンドメッセンジャーが生成する．

D. 蛋白質リン酸化カスケード

多くのシグナル伝達に関与する蛋白質がリン酸化・脱リン酸化により活性制御を受けており，それを担う多様なキナーゼ・ホスファターゼおよびその調節因子が知られている．

1. MAPキナーゼカスケード

MAPキナーゼ（mitogen-activated protein kinase; MAPK または extracellular signal-regulated kinase; ERK）は，増殖因子で活性化されるセリン・スレオニンキナーゼとして同定された．その後，酵母からヒトにいたるまで，増殖のみならず分化，卵成熟，初期発生などの多様なシグナル伝達経路において重要な役割を担うことが明らかになった．MAPKの活性化因子としてMAP kinase kinase（MAPKK）が，MAPKKの活性化因子としてMAP kinase kinase kinase（MAPKKK）が存在し，図2-34に示すようなキナーゼカスケードを形成している．最近新たに，MAPKスーパーファミリーに属する他のキナーゼ群（c-Jun N-terminal kinase/JNK，別名stress-activated protein kinase/SAPKおよびp38/HOG）が同定された．これらのキナーゼは，外来のストレス（紫外線，高熱，高浸透圧など）やある種のサイトカインで活性

表2-3 脂質に由来するセカンドメッセンジャーの多様性

酵素	基質	セカンドメッセンジャー
1) 情報変換ホスホリパーゼ		
ホスホリパーゼC（PLC）		
PI特異性PLC	ホスファチジルイノシトール4,5-ビスリン酸（PIP$_2$）	イノシトール1,4,5-トリスリン酸〔I(1,4,5)P$_3$〕
		1,2-ジアシルグリセロール（DG）
	ホスファチジルイノシトール（PI）	1,2-ジアシルグリセロール（DG）
PC特異性PLC	ホスファチジルコリン（PC）	1,2-ジアシルグリセロール（DG）
ホスホリパーゼD（PLD）	ホスファチジルコリン（PC）	ホスファチジン酸（PA）
	ホスファチジルエタノールアミン（PE）	ホスファチジン酸（PA）
ホスホリパーゼA$_2$（PLA$_2$）	ホスファチジルコリン（PC）	アラキドン酸（AA）
細胞質型（85kDa）	ホスファチジルエタノールアミン（PE）	アラキドン酸（AA）
	ホスファチジルイノシトール（PI）	アラキドン酸（AA）
	ホスファチジン酸（PA）	リゾホスファチジン酸（LPA）
スフィンゴミエリナーゼ（SMase）	スフィンゴミエリン（SM）	セラミド（Cer），スフィンゴシン（Sph）
2) 脂質キナーゼ・ホスファターゼ		
DGキナーゼ（DGK）	1,2-ジアシルグリセロール（DG）	ホスファチジン酸（PA）
PI3-キナーゼ（PI3-K）	ホスファチジルイノシトール4,5-ビスリン酸（PIP$_2$）	ホスファチジルイノシトール3,4,5-トリスリン酸〔PI(3,4,5)P$_3$〕
スフィンゴシン1-キナーゼ	スフィンゴシン（Sph）	スフィンゴシン1-リン酸（Sph-1-P）
PAホスホヒドラーゼ（PAP）	ホスファチジン酸（PA）	1,2-ジアシルグリセロール（DG）

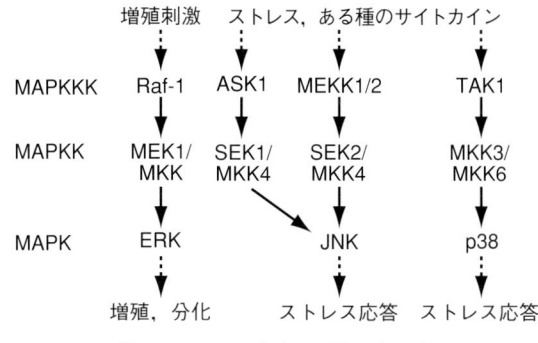

図2-34 MAPキナーゼカスケード

MAPK: mitogen-activated protein kinase, MAPKK/MKK: MAP kinase kinase, MAPKKK/MEKK: MAP kinase kinase kinase, ERK: extracellular signal-regulated kinase, ASK: apoptosis signal regulating kinase, MEK: MAPK/ERK kinase, JNK: c-Jun N-terminal kinase, SEK: SAPK/ERK kinase, TAK: transforming growth factor β-activated kinase

化されるが，その活性化機構はMAPK（ERK）と同様なキナーゼカスケードによる（図2-34）．

2. JAK/STAT系

インターロイキンやインターフェロンなどのサイトカインシグナルの伝達にJAK/STAT系が関与する．JAK（Janus kinase, Just another kinase）は，src型よりは分子量の大きなチロシンキナーゼであり，もう1つキナーゼ様領域をあわせもつことにその名が由来する．JAK1～3とTyk2の4種類があり，それぞれとカップルする各種受容体の組み合わせが知られている．受容体の活性化に伴ってJAKはそのN末側部分で受容体の膜貫通部分直下に会合し，細胞内シグナルの開始・増幅に寄与する．JAKは受容体以外にShcやSTAT（signal transducers and activators of transcription）もリン酸化する．

STATは8つの分子種が知られており，中央部にDNA結合部位，NおよびC末側に転写因子との相互作用部位，さらにSH2, SH3領域をもつが，SH2領域を介して二量体を形成して転写を調節する．

E. 蛋白質の会合と情報伝達

多様な分子が存在する細胞内で，情報を迅速に，しかも的確に伝えるために，シグナル伝達分子は組織化されている場合が多い．つまり，シグナル伝達に関与する蛋白質を集合させ，複合体・ネットワークを形成し，特異性を高めている．このように，ネットワーク形成に関わるアダプター，ドッキング，アンカー，ス

表2-4 シグナル伝達複合体形成に関わる蛋白質ドメイン

ドメイン名	認識部位
PDZ	逆平行βシート (E-S/T-D-V)
PH	$PI(3,4,5)P_3$
PTB	リン酸化チロシン (N-P-X-pY)
PX	$PI(3)P$, $PI(3,4)P_2$
SH2	リン酸化チロシン
SH3	プロリンリッチモチーフ (P-X-X-P)
WW	プロリンリッチモチーフ (P-P-X-Y, P-P-L-P)

表2-5 キナーゼ系による転写調節

キナーゼ系	Aキナーゼ	MAPK	JAK	Cキナーゼ
転写制御因子	CREB	Elk1	STAT	IκB/NF-κB
認識配列	CRE	SRE	GAS	κB

CRE(B): cyclic AMP response element (binding protein), SRE: serum response element, STAT: signal transducers and activators of transcription, GAS: γ-interferon activated sequence, NF-κB: nuclear factor-κB

カフォールド蛋白質等があり，結合に関わる特異的蛋白質ドメインが同定されている（表2-4）．たとえば，srcファミリー間で相同性の高いSH2（*src* homology 2）およびSH3とよばれる非キナーゼドメインは，それぞれリン酸化チロシン，プロリンに富む領域との相互作用（会合）に重要な役割を果たす．また，脂質分子と結合するドメインも知られており，PH（pleckstrin-homology）ドメインは$PI(3,4,5)P_3$と結合する．

F. 蛋白質分解とシグナル伝達

シグナル伝達に関わる蛋白質が，蛋白質分解系を介して細胞内で量的な調節を受けている場合もある．Wnt系のカテニンやp53は恒常的にユビキチン・プロテアソーム系による分解を受けている．これらの蛋白質は刺激により分解系からのがれて，細胞内で安定化されることにより，機能を発揮する．逆に，アポトーシスシグナルで働くカスパーゼは，プロカスパーゼが分解を受けることにより活性化される．

G. 細胞質から核へのシグナル移行

遺伝子発現を介する細胞応答の場合は転写因子などが核内へ移行しシグナルを伝える．種々のキナーゼはそのカスケードやアダプター分子を通してシグナルを伝達し，対応する転写制御因子のリン酸化を介して転写を調節する（表2-5）．また，蛋白質の核への移行を規定するアミノ酸配列として，核内移行シグナル（NLS），核外移行シグナル（NES）が知られている．

H. 核内受容体

細胞質あるいは核に存在する各種ステロイドホルモン，甲状腺ホルモン，ビタミンA・Dなどの受容体は，ホルモンとの結合部位の他に，特異的なDNA配列に結合する領域を有しており，転写因子として働き，蛋白質合成を介して機能を発揮する．

■ 文献

1) 荻田喜代一，米田幸雄，他．受容体 1997．生体の科学 1997; 48: 328-516.
2) Pellegrini S, Dusanter-Fourt I. The structure, regulation and function of the Janus kinases (JAKs) and the signal transducers and activators of transcription (STATs). Eur J Biochem 1997; 248: 615-33.
3) 竹縄忠臣，編．シグナル伝達 総集編．実験医学増刊 1999; 17: 1708-924.
4) 井上圭三，西島正弘，編．脂質の分子生物学と病態生化学．蛋白質核酸酵素増刊 1999; 44: 931-1345.

<中島 茂 岡野幸雄>

6 細胞の増殖・分化と再生医学

◆まとめ
1. 細胞分裂によって2個の娘細胞に分かれた時，細胞は内蔵されているプログラムと外部環境（増殖因子の有無，細胞間接触など）に応じて，①細胞分裂周期を再び繰り返す（幹細胞など），②増殖を停止して休止期（G0期）に入る（肝細胞など），あるいは③最終分化して二度と細胞分裂周期に入らない（顆粒球，表皮細胞，上皮細胞など），のいずれかを選択する．癌細胞は①と似ているが，外部環境に応じて細胞増殖を停止する機能が失われている．
2. 成体における分化細胞には，一生分裂せず新しい細胞に置き換わることのない非再生系細胞（心筋細胞など）と新しい細胞に置き換えられる再生系細胞（肝細胞など）がある．しかし，成体の骨髄には造血細胞だけでなく，血管，骨，骨格筋，肝，心筋，神経などに分化できる幹細胞が発見されており，再生医学の分野で注目されている．

A. 増殖と分化の連続性

細胞の増殖 cell proliferation とは，細胞分裂によって細胞の数が増えることおよびそのプロセスを意味する．細胞の分化 cell differentiation は，細胞の機能に多様化が起こること，いいかえれば質の増加（または変化）のプロセスをいう．多細胞生物では，細胞の数と質の増加はランダムに起こるのではなく，決められたプログラムにしたがって進行する．つまり，細胞の増殖と分化は，①時間の経過に伴って数の増加した細胞が，②空間的に配置され，③そこで細胞の機能の多様化が起こり，④やがて細胞死に至る"細胞のライフサイクル"である．この現象は生物学では発生 development とよばれる．発生は卵から誕生までの発生途上の胚 embryo が発展する過程だけを意味するのではなく，誕生後成体になっても終了しない．生きているかぎり骨髄で毎日約2000億個の赤血球や700億個の白血球が新しく作られるのはこの例である．発生は，個体の死によって一応の幕は下ろされるが，生殖 reproduction によってその個体の配偶子 gamate は受精を経て次世代の発生を開始する（個体のライフサイクル）．

B. 選択的遺伝子発現

ヒト成人の全細胞数は約60兆個（60×10^{12}個）で，分業する細胞の職種は細胞の形態や機能を基に約200種と計算されている．ヒトの遺伝子の数はどの細胞でも3〜4万個で，発生における細胞の分化の過程で遺伝子そのものは受精卵のそれと違いはない（免疫グロブリン遺伝子などの例外を除く）．細胞の分化は遺伝子組成の不可逆的な欠損や変化なしに進行できる．したがって，分化という過程は，共通の遺伝的組成の中からある部分を選択的に発現すること（differential gene expression）を意味する．いいかえれば，3〜4万個ある遺伝子のうち，必要なもの以外の遺伝子の発現を抑えていることのほうに意味があるように思われる．無駄な遺伝子を残したまま分化するのは一見すると不経済に思われるが，下等な生物では危急存亡のときこれらの遺伝子は動員されて別の細胞に変り得る（発生のシステムにおける生物体のしなやかさ flexibility）．これは化生 metaplasia とよばれ，サンショウウオの紅彩細胞からレンズが再生されるのはこの一例である．ヒトなどの哺乳類ではこのような能力は著しく低下しているが，完全に失われているわけではない（肝および腎尿細管の急性壊死後の再生など）．

C. 遺伝子発現の抑制と解除

分化した細胞の核は受精卵の遺伝子をほぼ完全に保持しているので，不活性化されている遺伝子を適当な条件下で発現させることができる．哺乳類DNAではそのシトシンの約5%が5-メチルシトシンに変えられている．この変換は，シトシンのあとにグアニンのあるとき（CpG）にのみ起こる．このDNAのメチル化 DNA methylation は遺伝子の構造を変え，それにより遺伝子の活性を調節する（図2-35）．たとえば，発生初期にヘモグロビンを作る胎児の肝臓では，胎児型ヘモグロビンを作る遺伝子はメチル化されていない

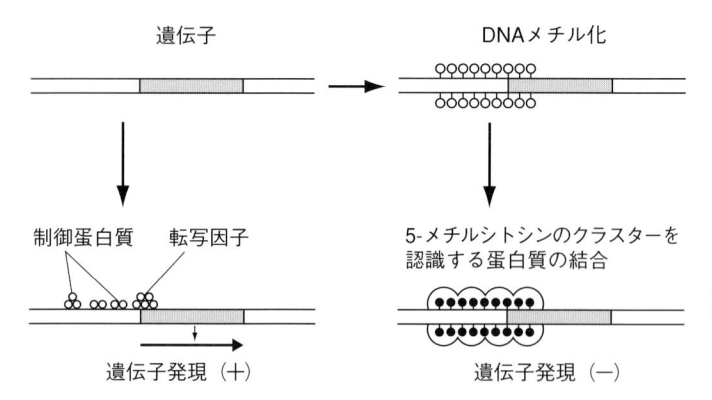

図 2-35 DNA メチル化による遺伝子発現の抑制
（文献 1 より改変）

が，成体組織ではこれらの遺伝子はメチル化されており，その遺伝子発現は抑制されている．5-アザシチジン 5-azacytidine はメチルトランスフェラーゼを阻害し，メチル化されるはずのDNAにメチル基が入らないようにする．5-アザシチジンをマウス線維芽細胞のコロニーに加えるとこの細胞はしばしば筋細胞，脂肪細胞あるいは軟骨細胞に転換する．転換により生じた表現形質は安定であることから，細胞分裂を繰り返してもメチル化パターンは伝達されると考えられる．実際に，シトシンのメチル化と脱メチル化のパターンは細胞分裂を重ねても安定に継承され，生殖細胞で抹消されることが知られている．低メチル化状態にある始原生殖細胞から高メチル化状態の精子と卵子が作られるとき，ある特定の遺伝子のメチル化パターンは精子と卵子で異なることが知られている．この現象はインプリンティング imprinting（刷り込み）とよばれる．この父系および母系のインプリンティングは，受け継がれたゲノムにとって付加的な情報となる（例: 対立遺伝子の一方のみの発現）．

D. 増殖と分化の様式

成体の心筋細胞や光・音の感覚受容器細胞などには幹細胞がなく，一生分裂せず新しい細胞に置き換わることはない（非再生系細胞）．神経細胞も基本的には非再生系細胞であるがわずかながら幹細胞が存在する．一方，通常の分化した細胞は一定の期間その役割を果たしたあと，あるいは損傷を受けた場合に新しい細胞に置き換えられる（再生系細胞）．再生系細胞は，①成体中に幹細胞がなく，分化した細胞が分裂能を取り戻して数を増やす細胞（肝細胞，腎上皮細胞など）と，②幹細胞が分裂して数を増やす細胞の2つに大別される（図2-36）．幹細胞は次のように定義される．①それ自身は最終分化をしない．②個体の一生を通じて細胞分裂を行う．③細胞分裂の後，どちらかの細胞は幹細胞としてとどまり，他方は分化の道を歩む．角質化表皮細胞の供給源となる表皮の基底細胞や精子の供給源となる精原細胞などは1つのタイプの分化細胞しか産みださない．この

図 2-36 成人における細胞の増殖・分化様式と幹細胞

成人における肝臓の再生は肝細胞自身あるいは肝前駆細胞の増殖による再生であるが，骨髄由来の肝幹細胞も存在することが報告されている．成人の中枢神経は再生しないとされてきたが，脳に神経幹細胞が存在し，そこからニューロンが新生することが報告されている．成人の心筋細胞では心筋幹細胞の存在は確認されていない．これに対し，骨格筋には心筋にはない筋芽細胞が存在し，常に再生と修復を繰り返す．

ような幹細胞は単能性幹細胞 unipotent stem cell とよばれる．これに対して赤血球，白血球，リンパ球および血小板を作りだす造血幹細胞やPaneth細胞，腸管内分泌細胞，粘液細胞および円柱細胞を作りだす小腸のクリプトの基底細胞などは多能性幹細胞 pluripotent stem cellとよばれる．自己複製能を失い，分化の方向づけが決定された細胞は各細胞系列の前駆細胞 comitted progenitor cellとよばれる．成体においては，血液細胞，皮膚の表皮細胞，小腸や胃の上皮細胞などの終末分化細胞はアポトーシスの機構によって新しい細胞に置き換えられる．分化した細胞の核でも個体を構成するすべての種類の細胞を発生する能力（全能性）を人為的に回復させることは可能である（クローン動物の作製）．しかし，自然状態の体細胞では個体の死を保証するためのプログラムが最優先されていると考えられる．

E．増殖因子

細胞の増殖と分化の主な目的は，胚では形態形成を行うためであり，成体では消耗や損傷を修復するためである．ある最初の細胞（幹細胞）がどのような細胞に分化するかの系図は細胞の系譜あるいは系列 cell lineage とよばれる．幹細胞の増殖から終末分化細胞に至るまでには数多くの増殖・成長因子 growth factorが関与している．増殖因子の定義に明確なものはないが，次の4項目をその指標とすることができる．①細胞の増殖・成長および分化を促進するポリペプチドで，②細胞が産生して分泌する．③細胞表面受容体と結合して相手にシグナルを伝え，④主に局所的に作用する．したがって，代表的な細胞の分化誘導物質であるレチノイン酸（ビタミンAの一種）は増殖因子に含まれない．増殖因子という名称は主に細胞生物学の分野で使用される用語で，他の分野でサイトカイン，造血因子，コロニー刺激因子，インターフェロン，神経成長因子とよばれる物質もすべて増殖因子に含まれる．増殖因子の名称は発見された時点での事情が反映しているため同じ増殖因子が複数の名称をもっている．たとえばPDGFは9，IL-2は約20，IL-3は約40の

表2-6 代表的な増殖因子とその作用

因子	関連ファミリー	特異性	作用
PDGF （血小板由来増殖因子）	VEGF	広い	結合組織細胞，グリア細胞の増殖 平滑筋細胞の発達を促進
EGF （上皮増殖因子）	TGF-α	広い	上皮の増殖，ケラチン化促進 多くの上皮系・間葉系細胞の増殖 胎児の発育
IGF-I （インスリン様増殖因子）	IGF-II インスリン	広い	骨成長促進，他の増殖因子や成長ホルモンとの相乗作用で種々の細胞の増殖を促進
TGF-β （トランスフォーミング増殖因子）	アクチビン 骨形成因子 Müller管抑制因子	広い	上皮系細胞の増殖抑制 細胞外マトリックスの産生 TGF-βスーパーファミリーは胎生期の形態形成に重要
FGF （線維芽細胞増殖因子）	FGFは23種類以上のサブタイプからなる総称	広い	血管新生，創傷治癒，中胚葉誘導 神経栄養因子作用
HGF （肝細胞増殖因子）		広い	肝，腎臓，肺などの器官再生因子，血管新生 上皮細胞の増殖・運動・形態形成
NGF （神経成長因子）	脳由来神経栄養因子 ニューロトロフィン3	狭い	未分化ニューロンの分化促進 成熟ニューロンの生存維持
IL-3		狭い	multi-CSFともよばれ，造血系の各前駆細胞の増殖を支持
IL-2		狭い	抗原刺激を受けたTリンパ球の増殖
エリスロポエチン		狭い	赤血球前駆細胞の増殖・分化 巨核球の増殖・分化
トロンボポエチン		狭い	巨核球からの血小板産生

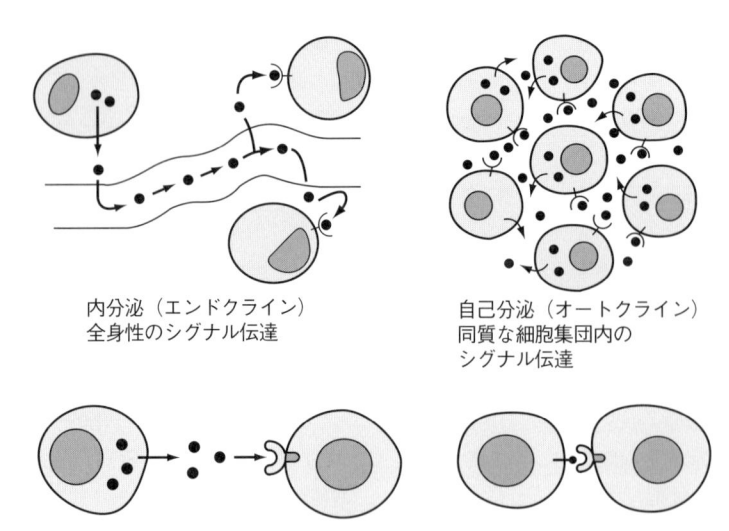

内分泌（エンドクライン）
全身性のシグナル伝達

自己分泌（オートクライン）
同質な細胞集団内の
シグナル伝達

傍分泌（パラクライン）
局所性のシグナル伝達

ジャクスタクライン
近接細胞へのシグナル伝達

図2-37　増殖因子の作用様式

異なる名称の代表あるいは統一されたもので，その名称と作用の実態とはかけ離れている．増殖因子は特異性（あるいはスペクトラム）の弱いものと強いものとに分けられる（表2-6）．血小板由来増殖因子（PDGF）や上皮増殖因子（EGF）は多くの異なるタイプの細胞に作用する．一方，エリスロポエチンerythropoietinは赤血球の前駆細胞と巨核球などの限られた細胞に増殖と分化を誘導する．トランスフォーミング増殖因子（TGF-β）は細胞増殖にも働くがその主要な作用は増殖抑制である．ほとんどの種類の細胞の増殖は，たった1つの増殖因子に依存することはまれで，いくつかの特異的な増殖因子の組み合わせに依存している．増殖因子はインスリンのように全身を循環する血中に存在する場合もある（内分泌 endocrine）が，多くは増殖因子が作用する細胞の近く（傍分泌 paracrine）あるいは作用を受ける細胞自身（自己分泌 autocrine）で産生される．増殖因子の大部分は細胞から分泌されるが，膜蛋白質として細胞表面に局在しているものもある．この場合は隣接する細胞の細胞膜上のレセプターと結合して作用する．このように非拡散物質として作用する仕方をジャクスタクライン juxtacrineとよぶ．この例としては，マクロファージ刺激因子（M-CSF）や造血細胞の幹細胞因子（SCF）などがある（図2-37）．

F. 再生医学

再生医学が今注目されている．これを実現可能にした要因としては，①幹細胞および細胞の増殖・分化に関する研究が進んだこと，および②細胞増殖因子や分化誘導因子が多数同定され，その利用が可能になったことがあげられる．これまでは，胚性幹細胞（ES細胞）が唯一の全能性幹細胞と考えられてきたが，成体の骨髄には造血細胞だけでなく，血管，骨，骨格筋，肝，心筋，神経などに分化できる幹細胞が存在することが明らかにされている．この分野の研究はすでに医療に応用されており，今後の急速な発展が期待されている．

■ 文献

1) Alberts B, Bray D, Lewis J, Raff M, et al. Cell-division controls in multicellular animals. In: Molecular Biology of the Cell. 3rd ed. New York: Garland Publishing Inc; 1994. p.893.
2) 宮沢恵二, 横手幸太郎, 宮園浩平. 新・細胞増殖因子のバイオロジー. ＜実験医学バイオサイエンス 34＞ 東京: 羊土社; 2001.
3) Cytokines Online Pathfinder Encyclopaedia. URL: http://www.copewithcytokines.de/

＜守内哲也＞

7 老化の分子生物学

◆まとめ
1. 老化は加齢に伴う生理機能の減退に伴う複合的な過程である．
2. 適応進化が老化過程にまで及ぶのは困難であり，遺伝形質のなかに生殖後の老化を副次的に規定する遺伝子が潜んでいることが示唆されている．
3. 細胞分裂によりテロメア長が短縮し，一定以下になると細胞分裂が停止することを体細胞老化といい，ヒトの老化・寿命を規定する要因と推定されている．
4. 1～5%の酸素分子が活性酸素として漏出され，蛋白質，脂質，核酸などに酸化的損傷を与え，老化，あるいは寿命を規定する要因となっている．
5. 早期老化症（RecQ型DNAヘリカーゼファミリー），線虫の長寿命変異（インスリンシグナル分子），Alzheimer病（プレセニリン1，2），早期老化マウス（klotho）などの原因遺伝子が分離同定され，機能解析が進展している．
6. 哺乳類の寿命を延ばす方法として唯一知られていることはカロリー制限である．カロリー制限は代謝の低下，活性酸素の発生減少をもたらし，細胞傷害，蛋白質，脂肪への変異の蓄積とDNA損傷を低下させ，老化を抑え，長寿をもたらすと考えられている．

有史以来，老化を免れることは人類の夢であり，加齢に伴い，我々の体にどのような変化が現れるかについては多くの知識を蓄積してきた．その記載によれば，老化は加齢に伴う生理機能の減退に伴う複合的な過程であると捉えられている．とはいえ，老化研究は長らく，混迷の中にあった．そして，今なお，老化のメカニズムは依然として多くの謎に包まれている．しかし，幸いなことに，最近の生物学の進歩は老化研究に新たな視点を与え，老化研究の最近の進歩は著しく，老化仮説についても，共通の理解が得られつつあるものが登場してきた[1]．共通の基盤を生み出すことに貢献し

た研究のいくつかを拾ってみると，「細胞の分裂寿命，テロメアの機能，細胞周期，ヘリカーゼ，酸化ストレス，Alzheimer病」などのキーワードが浮かぶ．重要なことはこれらが生物学の基本的な課題そのものと深く関わっていることであり，生物学の共通言語で語られていることである．そして，近い将来，相互に作用しあって，それぞれの研究を深化させ，共通のコンセプトに到達する可能性を秘めていることである．この事実は生物学の基本課題の解明が老化研究の発展をうながし，老化研究の発展が生物の基本課題の理解に貢献するであろうことを推定させる．

A. 発生，成熟，老化，進化

生物のあり方は地球における生物の歴史を反映している．たとえば，大気中の酸素濃度の上昇が強い細胞障害性をもつ活性酸素の産生を引き起こしたが，生物は酸素を水に変換し，同時に好気的にATPを産生することによって酸素分圧を下げる作戦に成功し，今日に至っている．また，海から陸上への進出は呼吸機能，腎臓の機能，カルシウム制御など，生体恒常性の維持機構の飛躍的発展なしにはなしえなかった．すなわち，進化をとおして生物は限られた遺伝子情報を用いて発生・成熟・個体維持のプログラムと次の子孫へ遺伝子を伝える優れたメカニズムを獲得してきた．しかし，過去の議論で明らかなように，この適応進化が老化過程にまでおよび，老化を制御する遺伝子プログラムが

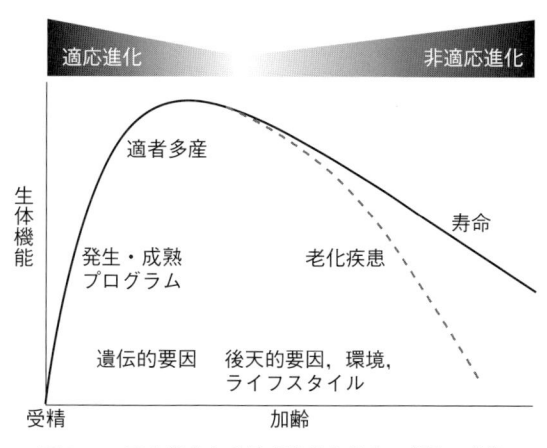

図2-38 適応進化と非適応進化と発生，成熟，老化

作り出されたと考えるのは困難である（図2-38）．確かに，発生過程に比べて老化過程，特に個々の老化症状の現れ方は個体による差異が大きいようにみえる．この多様な現象をどのように捉えるかを巡る議論は尽きないが，ヒトは一定期間に老化し，死を迎える．また，たとえ個体による差異があるとはいえそれぞれの種に固有の寿命と老化過程があり，老化が遺伝的に規定されていることを示唆する多くの証拠がある．この事実は進化の過程で獲得した遺伝形質，発生と成熟と個体生存の遺伝子システムのなかに生殖後の老化を副次的に規定する遺伝子が潜んでいることを示唆している．この考えを老化の非適応的進化といい，この理論は1個の遺伝子が多岐に及ぶ作用を有していることを基盤としている．この理論ではある遺伝子の性質には生存に有利な作用と不利な作用があり，発生，成熟過程では有利に作用することによって遺伝子進化をとげたが，生殖年齢以後にたとえ不利に作用したとしても進化圧を受けないために保持されてきたと考えるとわかりやすく，これをantagonistic pleiotropismと称する．Williamsの antagonistic pleiotropic mechanismでは生殖効率を増加させるために進化過程で形成されてきた遺伝子の作用の副次的な pleiotropic effectにより，生殖年齢を過ぎた後に老化現象が生ずると論じられている[2]．

老化の非適応的進化論の立場に立つと老化は発生，成熟，個体生存に作用する多数の遺伝子の副次的効果によって生ずると考えられ，全ての老化過程を一元的に説明するセオリー，あるいは一元的に老化を制御する遺伝子を追い求めることに意義がないことがわかる．また，老化が遺伝子の副次的な作用とすると，このプログラムには進化の淘汰圧が直接かからないので，プログラムの時系列に伴う進行やタイミング，その起こり方がそもそもそれほど厳密に規定されていない可能性があり，さらに様々な環境要因や生活歴などの遺伝子に書き込まれていない要因が影響を与えると推定され，ここに同じ種であっても老化過程に様々な形で個体差が現れる理由がある．

B. ヒトの老化と統合システムの破綻

ヒトの老化を考える上で重要な指摘がある．それは「生体の統合メカニズムの機能的減退がヒトの老化の第一義的要因である」とのボルチモア縦断研究の指摘である．動物は進化の過程で高度に発達した統合システムを獲得してきたが，同時に，この進化過程は構造上，機能上の脆弱性を生みだしている．たとえば，直立歩行のもたらした腰痛は身近な例であり，海から陸上への進出は飛躍的な発展と引き替えにカルシウム制御などの生体の恒常性維持のために大きなエネルギーを割くことを余儀なくした．すなわち，この高度に発達した統合システムを維持する機構は人類に大きな優位性をもたらしたが，一方で，その破綻は重大な身体機能の低下・破綻をもたらす．とりわけ，生殖年齢以後の過程では，統合メカニズムを含めて，生存の遺伝子プログラムの機能低下や破綻が進行しても不思議ではなく，結果としてヒト老化と多彩な加齢に伴う疾患をもたらす要因となったと思われる．この統合機能を維持する機構の重要性については，いくたびかの長期的，かつ広範なヒトの老化に関する縦断的研究により「生命機能を維持する統合機能」の解明こそがヒトの老化と加齢に伴う疾病を理解し，解決する方途を探る最も重要な課題であるとの報告に示されているとおりである．しかし，私が思うには，この議論は「ヒトはいかにして健康な状態を維持しているか」の説明としては受け入れられても，「いかにしてヒトは老化するか」の説明として受け入れられるであろうか．

1. 細胞老化とテロメラーゼ遺伝子

細胞はどのようにして分裂回数を数えているか，一定の分裂回数を過ぎるとどのようにして細胞は分裂を停止するのかを巡って議論が展開されてきたが，テロメア構造の発見とその伸展酵素システムの解明により，第1の疑問については共通の理解に到達しつつある．第2の問題については細胞周期制御と関連して新たな展開が始まったところである．

染色体の末端にはTTAGGGの繰り返し配列からなるテロメアが存在し，このDNAに結合する分子が機能的なテロメア構造をとることによって，染色体の安定性が保たれている．ところが，この染色体末端は複製メカニズムの特性により分裂ごとに必ず，短くなる（約100bp/分裂程度）．よって，ヒトの多くの体細胞では年齢とともに細胞分裂回数を反映してテロメア長が短縮する[3]．問題はテロメア長が一定以下（約5000bp）になると何らかのシグナルにより細胞分裂が停止することであり，この現象からHayflickは「正常細胞の分裂限界」の概念を提唱し，ヒトの老化・寿命は細胞の分裂限界によって規定されるとの仮

7. 老化の分子生物学

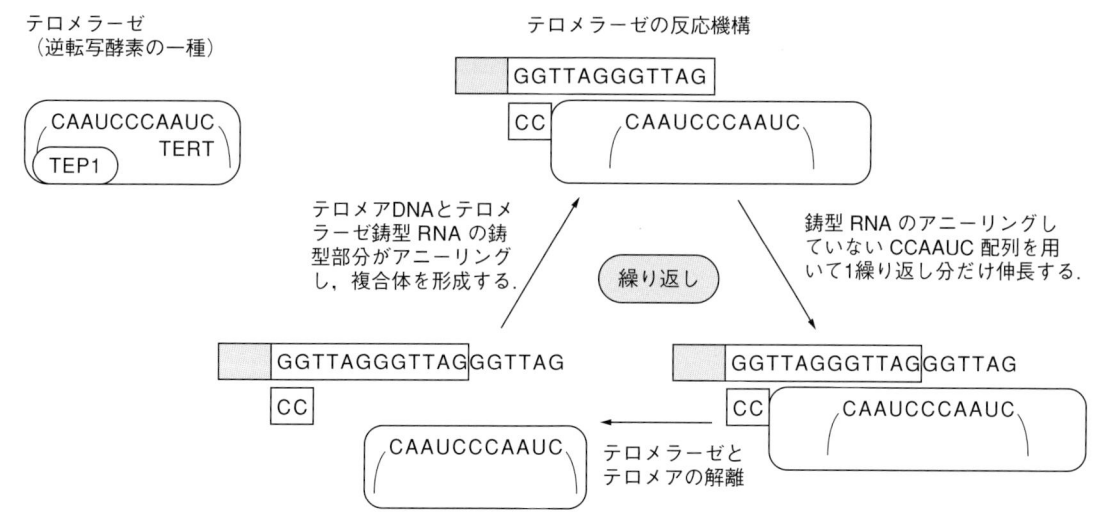

図2-39 テロメアと末端複製問題，テロメラーゼによるテロメアの伸長反応

説を提唱した[4]．しかし，神経細胞や筋肉細胞のように一生にわたってほとんど分裂することのない細胞の老化は有限分裂寿命では説明できないことは明白であり，現在では個別臓器による老化，すなわち分裂を繰り返す臓器と，ほとんど分裂しない臓器に分けて老化メカニズムを考える仮説が唱えられている．

一方，生殖細胞や癌細胞では分裂を繰り返しながら，テロメア長を維持している．この短くなったテロメアを伸長させるテロメラーゼはRNAを鋳型にDNAを合成する蛋白-RNA複合体（図2-39）であり，生殖細胞，癌細胞，受精卵を含む発生の初期段階で発現しているが，多くのヒト正常体細胞では発現していないことが体細胞の有限分裂寿命をもたらしていると考えられている．事実，体細胞にテロメラーゼを発現させると，有限分裂寿命が伸びること[5]，無限に分裂可能な胚性幹細胞（ES細胞）のテロメラーゼ遺伝子をノックアウトすると，ついにはテロメア長が閾値以下になり，染色体の不安定性，細胞分裂の停止が誘導される．

個体におけるテロメラーゼの機能を解析するためにテロメラーゼ遺伝子をノックアウトしたマウスが作成された[6]．マウスのテロメア長は非常に長いために第1世代では何ら異常は観察されなかったが，世代を追うに従って，テロメア長が短縮し，5,6世代では生育の間にテロメア長が閾値以下になり，生殖細胞や分裂を繰り返す細胞の増殖阻害，染色体の融合などが観察されるようになる．また，世代が進んだ欠損マウスでは寿命の短縮，脱毛，白髪化，癌の発生率の増加など，ヒト老化に類似の症状が観察されるようになる．

この結果はテロメア長の維持にとってテロメラーゼが必須であること，マウスでは分裂回数や寿命に比してテロメア長が充分長いために変異症状が現れないことを示すと同時に，テロメア長が短く，寿命の長いヒトでは分裂を繰り返す細胞が分裂寿命を迎え，老化症状の発症や寿命の決定要因になる可能性を示唆するものである．

2. エラーカタストルフ説
a）早老症とヘリカーゼ遺伝子

老化の分子機構解明の突破口として早期老化症の原因遺伝子の同定が進められ，Bloom症候群（BS），Werner症候群（WS），Rothmund-Thomson症候群（RTS）の原因遺伝子は，それぞれ*BLM*，*WRN*，*RTS*と名付けられたRecQ型DNAヘリカーゼファミリー（図2-40）に属することが明らかとなった．RecQ型DNAヘリカーゼファミリーは種を越えて普遍的に存在しており，大腸菌，酵母では1種類（RecQ遺伝子），ショウジョウバエでは2種類，線虫で4種類，ヒトで5種類が同定されているが，ヘリカーゼドメイン，RecQ遺伝子のC端と相同のドメインを共通にもっている．ヒトの5種類のRecQ型DNAヘリカーゼのうち，3種類のヘリカーゼはそれぞれ，早老症候群の原因遺伝子として同定されているが，ヒトRecQ・ヒトRecQ5bの異常に基づく遺伝的早老症は知られていない．また，小児期より顕著な老化症状を示すHutchinson-Gilford（HG）症候群患者の細胞では5種類のRecQ型DNAヘリカーゼが正常に存在し

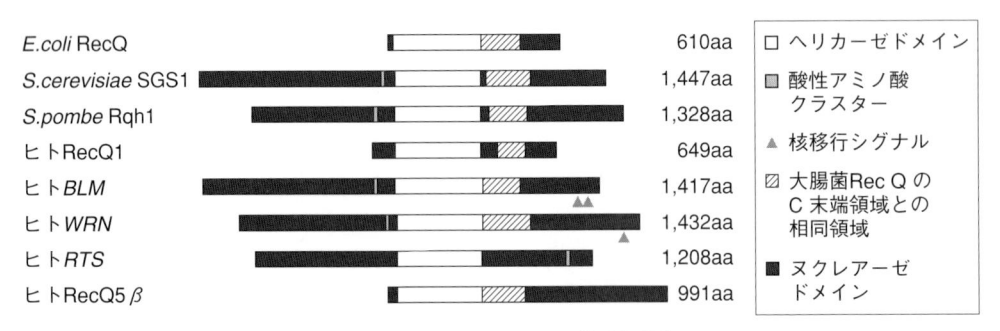

| | | | | | | | | 610aa | □ ヘリカーゼドメイン |
E.coli RecQ、S.cerevisiae SGS1 (1,447aa)、S.pombe Rqh1 (1,328aa)、ヒトRecQ1 (649aa)、ヒトBLM (1,417aa)、ヒトWRN (1,432aa)、ヒトRTS (1,208aa)、ヒトRecQ5β (991aa)

凡例：□ ヘリカーゼドメイン／□ 酸性アミノ酸クラスター／▲ 核移行シグナル／▨ 大腸菌RecQのC末端領域との相同領域／■ ヌクレアーゼドメイン

図2-40　RecQ型DNAヘリカーゼの構造と機能ドメイン
嶋本，古市（ジーンケア研究所）の報告にもとづいている．

ており，HGはヘリカーゼ病でない可能性が高い．BS，WS，RTSの3種の早老症では，低身長，白内障，色素沈着，性機能障害，癌の多発，染色体異常などの共通の症状とWSの糖尿病やBS・RTSの日光過敏症・血管拡張症のように，それぞれの疾患を特徴付ける症状をもっている（表2-7）．

一般にDNAヘリカーゼはATP依存的に二本鎖DNAを一本鎖DNAに巻き戻す機能をもっている．この一本鎖DNAへの巻き戻しはDNAの複製，エラーの修復，組み替え，転写などの遺伝子の構造維持と機能発現に必須のプロセスである．RecQ型DNAヘリカーゼの機能は多くの謎に包まれているが，早期老化症から分離した細胞では染色体が不安定であること，悪性腫瘍の発症率が顕著に高いことから染色体の安定性の維持に重要な役割を担っていると推定されている[7]．実際，WRN蛋白にPCNA，RPA，DNAポリメラーゼ，トポイソメラーゼIなどの複製関連蛋白や修復中のDNAやテロメアに結合するKuが結合することが報告されており，この仮説を支持している．

b）酸化ストレスと老化

強い細胞障害性をもつ活性酸素としてスーパーオキサイド，過酸化水素，ヒドロキシラジカルが知られている．太古の藻類による光合成が大量の酸素を生みだし，大気中の酸素濃度が上昇し，地球生物の細胞内酸素分圧の上昇をもたらし，強い細胞障害性をもつ活性酸素の産生を引き起こした．生物は細胞内の酸素を水に変換し，同時に好気的にATPを産生する細胞内小器官，ミトコンドリアを発達させることによって酸素分圧を下げる作戦（酸化的リン酸化）に成功し，今日に至っているが，生理的酸素濃度においては1〜5%の酸素分子が活性酸素として漏出され，蛋白質，脂質，核酸などに酸化的損傷を与えることは回避できない．

活性酸素は老化のみならず，癌化，炎症など多彩な病態との関与が報告されているが，最初にHarman[8]が提唱して以来，常に老化の重要問題として位置付けられてきていたが，最近の知見により好気的生物の宿命として活性酸素の発生と障害が細胞・個体の老化・寿命を決める重要な要因であるとの認識がますます深まっている．

活性酸素が細胞・個体の老化をもたらす機構として活性酸素による生体成分の障害が報告されている．活性酸素によってDNAの障害が起こり，その蓄積によって細胞の機能が障害され，細胞の老化，細胞死が起こるとの考えである．確かにDNAの酸化産物である

表2-7　早老症（RecQ型ヘリカーゼ病）の臨床症状の比較（古市，北尾らの報告にもとづいている）

	低身長	白内障	薄髪・脱毛症	日光過敏症	毛細血管拡張症	色素沈着	糖尿病	免疫力低下	性機能不全	知能障害	高頻度の異所性癌	染色体異常
Bloom症候群	+	+	−	+	+	+	8%	+	+	−	+	+
Werner症候群	+	+	+	−	−	+	44%	−	+	−	+	+
Rothmund-Thomson症候群	+	+	+	+	+	+	−	?	+	−	+	+

症状あり（+），症状なし（−）および発症頻度をパーセントで示した．

8-ヒドロキシ-2′-デオキシグアニン（8-OHdG）は老化に伴って増加することが知られている[9]．しかし，8-OHdGの増加が細胞老化を引き起こす機構については未解明の部分が多く，細胞老化における意義が明らかではない．また，活性酸素が蛋白質を断片化，あるいは異常な架橋形成をもたらすことはよく知られており[10]，さらに，リジン残基のε-アミノ基やヒスチジン残基のイミダゾール基がカルボニル基に酸化されるが，カルボニル基がWerner症候群の患者細胞やAlzheimer病の脳で増加しているとの報告がある．

もし，活性酸素が老化や寿命に関わるならば，活性酸素の発生を抑える物質，あるいは発生した活性酸素を体外へと放出してしまう分子も老化や寿命に関わることになる．代表的な活性酸素であるスーパーオキサイドはSODで消去されるが，Tolmasoffら[11]は各種動物の心・肝・脳のSODの比活性と比代謝速度の比を縦軸にとり，横軸に各動物の最長寿命をとると正の相関関係にあると報告している．代謝速度に比較してSOD活性が高いほど寿命が長いことを意味している（図2-41）[12]．抗酸化物質としてはSODの他にカタラーゼ，グルタチオンペルオキシダーゼ，グルタチオン，ビタミンE，アスコルビン酸なども知られているが，これらの活性や濃度と寿命が正に相関するとは限らず，負に相関する例が多い．確かにCu/Zn SOD，カタラーゼを高発現させたショウジョウバエの寿命が1.34倍になることが報告されているが，一方で，glutatione peroxidase，SOD1，SOD3をノックアウトしたマウスの寿命は短くならない．この違いをもたらす理由は明らかではないが，線虫やショウジョウバエの成虫細胞はpost-mitoticであり，細胞分裂能を維持した細胞に比べて活性酸素の蓄積による障害が顕著に現れやすいと推定される．また，進化の過程では活性酸素の発生量の増加に伴って，抗酸化物質の活性・濃度が増加してきた可能性が考えられ，一概に抗酸化物質が多ければ寿命が長いと考えるのは早計である．さらに，活性酸素の発生が少なくなるような制御システムが発達した生物は抗酸化物質が少なくてもよいともいえる．

細胞内で最も多量に活性酸素を産生する場はミトコンドリアである．ミトコンドリアではSODなど抗酸化酵素の活性も高く，活性酸素の産生と消去のバランスが保たれている間は問題ないが，加齢に伴い，処理仕切れなくなった活性酸素が漏れだし，細胞を障害することが問題となっており，ミトコンドリアの活性酸素生成量と各動物種の寿命には負の相関がみられ，老化のミトコンドリア説の根拠となっている．また，活性酸素がミトコンドリアDNAに損傷を与える確率は核内のDNAの損傷より高く，しかもミトコンドリアDNAのほとんどの配列が重要な機能を担う配列であることから，損傷の影響も現れやすい．ただ，ミトコンドリアは1個の細胞に相当数存在しており，損傷したDNAの割合がある閾値を超えることが細胞障害をもたらすと思われる．最近，ミトコンドリアの呼吸鎖のComplex IIに属するコハク酸デヒドロゲナーゼの変異体（線虫）の寿命が短縮すると報告され，活性酸素の産生と消去のバランスが個体の寿命に関連することが示された．

c）カロリー制限と寿命の延長

哺乳類の寿命を延ばす方法として唯一知られていることはカロリー制限である．カロリー制限は代謝を低下させ，活性酸素の発生が減少し，細胞傷害，蛋白質，脂肪への変異の蓄積，DNAの損傷が低下し，老化が抑えられ，結果として長寿をもたらすと考えられている（図2-42）．実際，代謝率の低い動物ほど長寿であり[13]，マウスのカロリー摂取量を60％程度に抑えると確かに寿命が延長する（図2-43）．しかし，ヒトでは60％にまでカロリー制限すると活動性を保ちながら

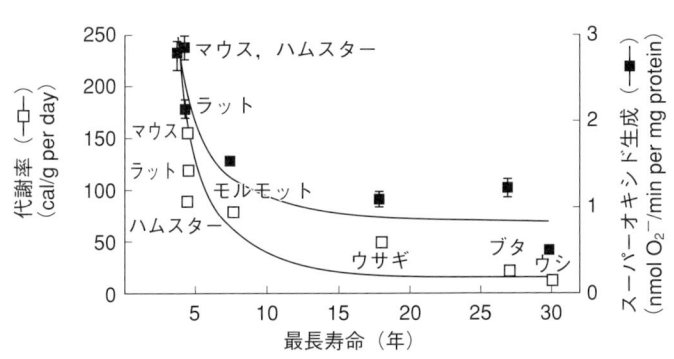

図2-41 動物種間の代謝率，スーパーオキシドの生成と最長寿命[13]

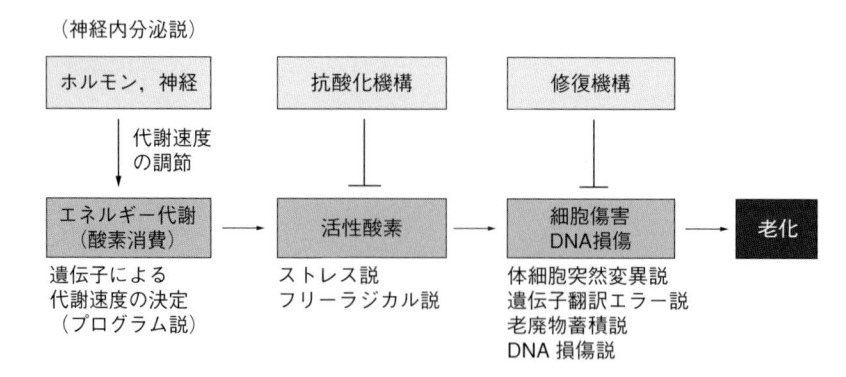

図2-42 エラーカタストルフ説に関連する老化諸説

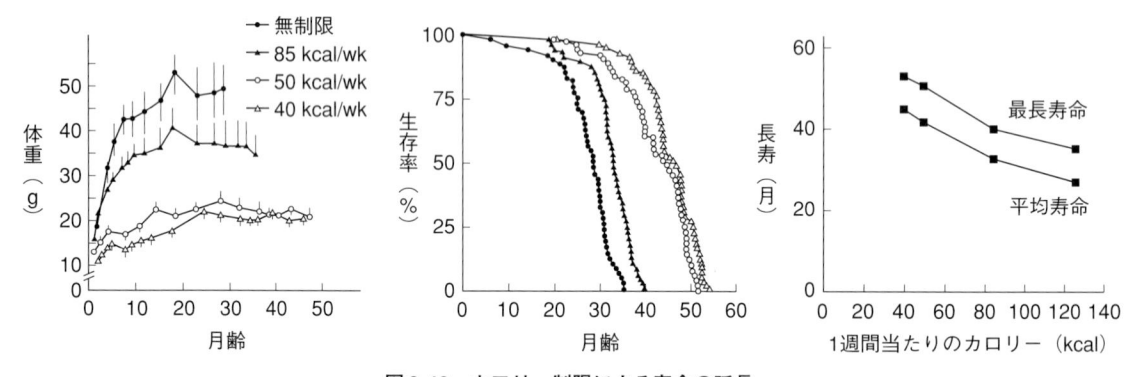

図2-43 カロリー制限による寿命の延長
マウスにおけるカロリー摂取と体重・生存率・寿命の変化.

健康状態を維持することが困難であることから，アメリカの国立老化研究所（NIA）ではサルを用いたカロリー制限の実験が続けられており，カロリー制限が種を越えた寿命決定要因であるかどうかの結論をだそうとしている．

d）線虫の長寿命変異とインスリンシグナル

線虫は生育環境が悪化すると3齢幼虫から活動を停止し，脂肪を蓄え，いわば休眠状態に入り，生育環境の改善を待ち，再び，活性を取り戻し，生育を続けることができる．この現象をDauer formationといい，Dauer formationの変異体（Daf変異体）が分離された．ところが，温度感受性のDaf変異体の解析により，長寿命となる変異体が発見され，注目を浴びることとなった．Dauer formationはTGFβシグナル経路とインスリン様シグナル経路によって制御されており，事実，この2つの経路の変異体がDaf変異体として分離され，2つの経路のDaf変異体では脂肪の蓄積とDauer formationの異常が観察される．ところが，Daf変異体の温度感受性株を用いて，4齢幼虫から成虫において機能変異を誘導したところ（3齢幼虫まで低温で飼育し，機能変異を誘導せず，Dauer formationを起こさせない），インスリン様シグナル経路の変異体の寿命が平均42日まで延長した（野生型の平均寿命は18日）．原因遺伝子はDAF-2（インスリン受容体の相同分子）[14]，AGE-1（PI-3 kinaseの相同分子）[15]，DAF-16（fork head/HNF-3）[16]をコードしていた．DAF-16遺伝子を欠失すると寿命の延長は起こらない．図2-44に示すようにこれらの分子はインスリンシグナル伝達経路を構成していると考えられ，インスリン様リガンドがDAF-2（インスリン受容体）に結合し，AGE-1（PI-3 kinase）にシグナルが伝達され，AKT-1，AKT-2（セリンリン酸化酵素）を介して転写因子であるDAF-16（fork head/HNF-3）の活性を調節している（図2-44）．インスリンシグナル伝達経路はDAF-16遺伝子を負に制御しており，変異体ではDAF-16遺伝子の機能が亢進することになり，その結果としてSOD遺伝子の発現が誘導されていることが示唆されている．DAF-16が制御する遺伝子は多

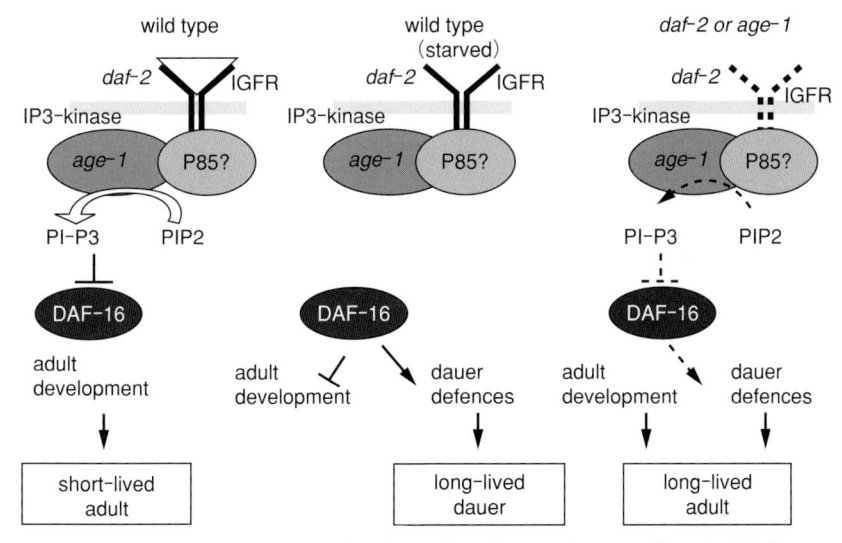

図2-44 線虫の寿命延長突然変異体の解析で明らかにされたシグナル伝達経路

岐に及ぶ可能性が高く，SOD遺伝子の他にも寿命に関与する遺伝子が制御されている可能性があるが，酸化ストレスの除去能力の向上が寿命の延長をもたらすことを支持する結果である．また，インスリンシグナル伝達経路はグルコースの細胞への取り込みやエネルギー代謝に重要な役割を担っていると推定され，これらの変異体ではエネルギー消費の低下，エラーの蓄積の低下がもたらされ，寿命の延長につながったと考えることも可能である．

3. 脳の老化，Alzheimer病をモデルとして

人口の高齢化により老人性痴呆は増加傾向にあり，深刻な問題となっている．その中でも，従来，主因であった血管性痴呆に対する治療・予防法の発達により，Alzheimer病（AD）が老年期痴呆の中心になりつつある．家族性Alzheimer病に関連する遺伝子として，APP遺伝子，アポリポ蛋白E遺伝子の多型，プレセニリン遺伝子1, 2が報告されている．

Alzheimer病の脳には組織学的解析により老人斑，神経原線維変化という2つの特徴的な所見が観察される．この老人斑，神経原線維変化はアミロイドβ蛋白（Aβ），タウ蛋白（tau）が異常に凝集してできた蓄積産物である．Aβ・tauの病態における位置付けを巡って論争が続けられてきたが，アミロイドβ蛋白（Aβ）の沈着が最も早期にみられる病理的所見であることが知られており，アミロイド前駆体蛋白遺伝子（APP）に点突然変異があるAlzheimer家系がみつかったことから[17]，APP蛋白からAβが切り出され，その蓄積が神経細胞死をもたらすことがADの病態と考えるようになり，ついで，家族性ADの原因遺伝子として同定されたプレセニリン遺伝子がAβの切り出しに係わる蛋白分解酵素として作用すること（γ-secretase）が明らかになり，さらにAD患者にみられるプレセニリン遺伝子の遺伝子変異がAβの切り出しを増加させることが報告され，アミロイドβ蛋白（Aβ）沈着の重要性が確認された．

a）APP遺伝子

1991年イギリスのHardyら[17]はAPP717位に点突然変異を有する家族性ADを発見した．ついで，Mullanら[18]によりAPP670, 671位に変異をもつ家族性ADが発見された．これらの点突然変異の位置はAPP蛋白から切り出されるAβのN末端とC末端近傍にあることから，APP蛋白からAβが切り出される反応に影響を与えているものと推定された．APP717位に変異を導入した遺伝子を導入した細胞の解析により，細胞外アミロイドの主要成分であるAβ42の細胞外排出が増加することが報告されており，一方，APP670, 671位に変異を導入することによっても，Aβの分泌が増加すると報告されている．

b）プレセニリン遺伝子

家族性ADのなかで最も頻度の高い原因遺伝子が14番染色体上にあると報告され，その同定を目指して，熾烈な競争が展開されたが，1995年にSt. George-Hyslopら[19]が発見し，S182と命名した．その後，1

番染色体上の未同定のもう一つの家族性ADの原因遺伝子も同定され，STN2と名付けられた[20]．S182とSTN2は互いに相同性が高く1つの遺伝子ファミリーのメンバーと考えられ，初老期痴呆 presenile dementiaにちなんでプレセニリン presenilin 1, 2と称されることとなった．プレセニリンは主に小胞体，Golgi体に存在し，膜貫通ドメインを8個もつ蛋白と推定されている（図2-45）．生理機能，遺伝子異常がADを発症する機構が次の課題となり，プレセニリンのノックアウトマウスが作成され，その変異表現型が解析されたが，脊椎骨形成異常，脳出血などが観察されたものの，AD病に関連するような変異は観察されなかった．一方，Spe-4，sel-12などの線虫の細胞内の小胞輸送やシグナル伝達に関わる遺伝子と高い相同性をもつことから，これらに類した機能が推定され，特にADの病態の中心をなすと考えられているアミロイドの沈着にいたるカスケードとのプレセニリン1，2関連について解析が進められ，その役割の一端が明らかにされている．

プレセニリンは8個の膜貫通ドメインをもっているが，膜貫通ドメイン6と7の間に長い細胞内ドメインがあり，その膜貫通ドメイン6に近い部位が膜に接着，あるいは膜内に埋め込まれていると推定されており，その部位で切断が起こり，活性化フォームとなると考えられている（図2-45）．一方，プレセニリンは巨大な複合体の一部を構成しており，APP蛋白が構成要素の一つとなっているか，あるいは何らかの機構でリクルートされることによって活性化プレセニリンの複合体の中に取り込まれると考えられている．APP蛋白が切断される部位としてα，β，γの3カ所が同定されている．α，βはAPP蛋白膜貫通ドメインのN端側で，すなわち，小胞体，Golgi体膜の内腔側にあり，それぞれ，TACE（TNF-α cleaving enzyme，α-secretase），BACE（β site APP cleaving enzyme，memapsin2，β-secretase）が切断酵素として同定されている（図2-46の説明文を参照）．まず，APP蛋白がα-secretaseあるいはβ-secretaseによって切断される．切断されたAPP蛋白はプレセニリン複合体の中にリクルートされ，γ部位を切断する酵素，活性化プレセニリンによって膜貫通ドメインの中で切断される[21]（図2-46）．α，γ部位の切断によって作られた分子はP3といわれており，神経細胞にとって無害であると考えられているが，β，γ部位の切断によってAβ40，42が作り出され，神経細胞死を誘導すると考えられている（図2-46）．家族性ADではプレセニリン遺伝子に多数の点突然変異がみいだされており，何らかの機構でAβ40，42の産生増加に結びついている．プレセニリンは巨大な複合体を構成しており，様々なシグナルの制御のもとに機能していると考えられ，それらの解明が次の課題である．また，プレセニリンは体の至るところで発現しているが，点突然変異の影響が神経系に特異的に現れる機構や，なぜ，40歳くらいまで発症しないのかについては未解決で興味ある課題といえる．

c）アポリポ蛋白E遺伝子の多型

晩期発症型の家族性ADの原因遺伝子を探索する過程で，Rosesら[22]は患者群においてアポリポ蛋白E遺伝子（ApoE）のε4の頻度が高いことをみいだした．ApoEの遺伝子型には3種（ε2，ε3，ε4）が知られているが，正常人ではε4の頻度が最も低く，白人で15％，日本人で10％程度であるが，晩期発症型の家族性ADでは50％を越えていた（表2-8）．また，孤

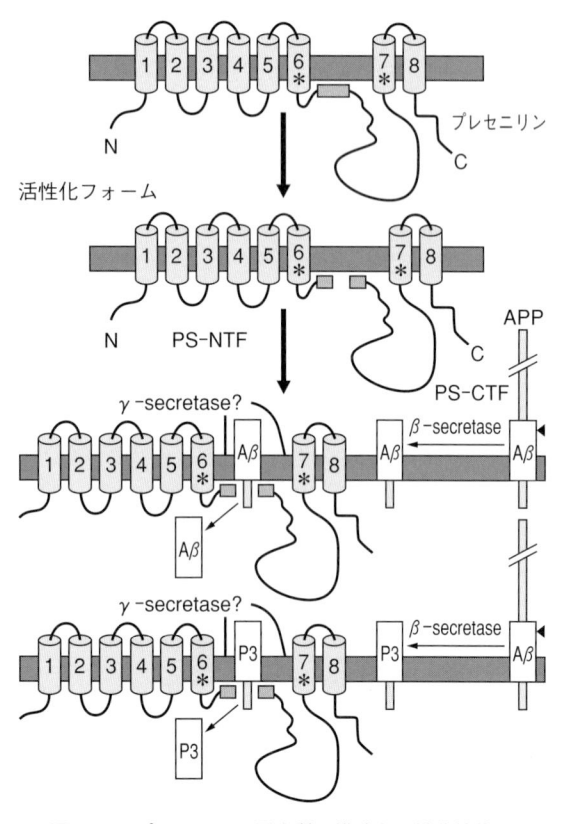

図2-45　プレセニリン蛋白質の構造と活性化機構，APPの切断機構

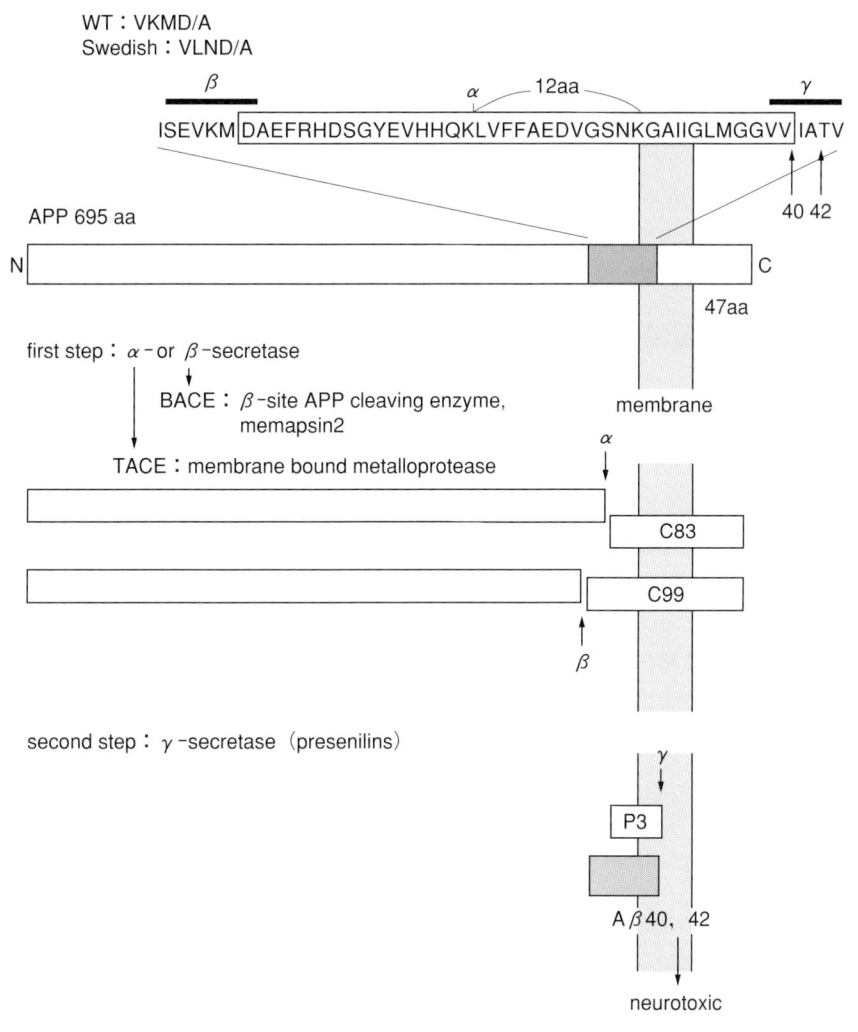

図2-46 α, β, γ secretase による APP の切断と Aβ 40, 42 の生成

TACE: TNF-α cleaving enzyme として同定された細胞膜上に存在するメタロプロテアーゼで，同時に APP から Aβ 40 が切り出される際の α サイトの切断活性をもつことから，APP 切断の際には α-secretase とよばれている．

BACE: β-site APP cleaving enzyme (memapsin2) として同定され，APP から Aβ 42 が切り出される際の β サイトの切断活性をもつことから，β-secretase とよばれている．

プレセニリン: APP から Aβ 40, 42 が切り出される際の γ サイトの切断活性をもつことから γ-secretase ともよばれるようになった．

表2-8 ApoE 対立遺伝子の頻度と晩発性 Alzheimer 病の発症頻度[34]

対立遺伝子	晩発性 Alzheimer 病 (n = 166)	対照 (n = 182)
ε2	0.04	0.10
ε3	0.44	0.73
ε4	0.52	0.16

発性 AD においても有意に高いことが明らかとなった．しかし，ε4 以外の遺伝子型をもつ AD 患者が存在することや，遺伝子型が ε4 であっても発症しない例があることから，ε4 をもつことが AD 発症の直接的な原因と考えるのは困難であり，おそらく，発症率を高めること，あるいは，発症年齢を下げることに関与している危険因子と考えるのが妥当である．

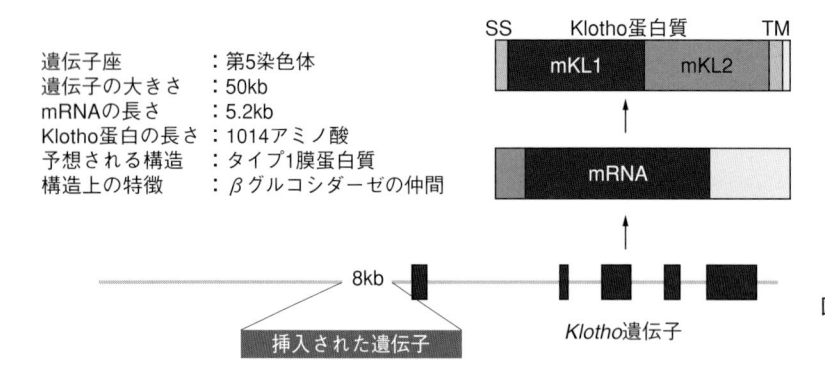

遺伝子座　　　　：第5染色体
遺伝子の大きさ　　：50kb
mRNAの長さ　　　：5.2kb
Klotho蛋白の長さ　：1014アミノ酸
予想される構造　　：タイプ1膜蛋白質
構造上の特徴　　　：βグルコシダーゼの仲間

図2-47　マウスklotho遺伝子の構造

4．Klothoと生体恒常性の維持，加齢疾患

a）klotho遺伝子

我々はヒトの多彩な老化症状によく似た変異表現型をもつマウスを発見し，その原因遺伝子，klothoを同定した[23]．klotho遺伝子の発見により多彩な症状が一つの制御システムの破綻によって引き起こされることが示され，ヒトの老化を解き明かす一つの「手掛かり」と「解析の場」である動物モデルを提供することとなった．

klotho mRNAはN端にシグナル配列，C端に膜貫通ドメイン構造をもつ1014アミノ酸からなる新規の1型膜蛋白質をコードしていた．細胞外の配列はβ-glucosidaseに相同性をもつ2つのドメインより構成されており，N端側のドメインをmKL1，C端側のドメインをmKL2と名付けた（図2-47）．klotho遺伝子は腎尿細管，副甲状腺の主細胞（PTHを発現する），脳の脈絡膜，心臓の一部で発現していた．Klotho蛋白はER，Golgi体に存在する細胞内タイプ，細胞膜上に存在するタイプ，膜貫通ドメインのN端側でプロセスされる全長に近い130kd分泌型からなる．RT-PCRにより卵巣，精巣などでも極微量の発現が確認されたが，肺，骨，胃壁，皮膚などの激しい変異が観察される組織での発現は認められなかった．また，ホモ・ヘテロ・野生型マウスのmRNAの解析により，ホモではほとんど発現しておらず，変異マウスはnullに近いhypomorphであることが確認された．得られたcDNAが原因遺伝子であることを確認するためにklotho cDNAを異所性に発現するトランスジェニックマウスを作成し，突然変異マウスと掛け合わせ，レスキューできるかどうかを解析した．その結果，たとえklotho−/−であっても外来のklotho cDNAの発現があれば変異表現型が回復することを確認した．この結果は今回得られたklotho遺伝子が原因遺伝子であること，klotho遺伝子の変異により上記のすべての変異症状がもたらされることを示している．ヒトの相同遺伝子を分離したところ，同様の1型膜蛋白質をコードするmRNA（hKL1，hKL2より構成されている）とスプライシングの制御により，蛋白中央にストップが入るmRNA，すなわち，分泌型蛋白質をコードするmRNA（hKL1のみを含む）が同定された．しかし，70kd分泌型は血清中に同定することはできず，また，その機能を確認できていない．

b）カルシウムホメオスタシス

klotho遺伝子の変異により多彩なヒト老化に類似の

表2-9　Klothoマウスの変異表現型

klotho変異マウスで観察される老化症状
1. 寿命の短縮
2. 成長障害
3. Mönckeberg型類似の動脈硬化
4. 低回転性の骨密度の低下
5. 全身に異所性の石灰化
6. カルシウム・リン酸代謝異常
7. 皮膚の萎縮・老化
8. 生殖細胞の成熟障害
9. 肺気腫
10. 難聴
11. 胸腺の萎縮
12. 運動機能障害，歩行異常
13. 活動性の低下
14. ホルモンの産生細胞の異常
15. B細胞の分化障害
16. 循環機能障害

klotho変異マウスで観察されない老化症状
1. 腫瘍
2. 白内障
3. 老人斑，アミロイド沈着

症状が生ずることから[23,24]（表2-9），遺伝的な現象からみれば，*klotho*を老化抑制遺伝子と捉えることができる．また，生体にあって，*klotho*遺伝子が機能することによって，老化症状を抑える方向で作用している可能性を示唆するものである．しかし，これらの議論とKlotho蛋白の分子機能と混同してはいけない．Klotho蛋白の動物個体における真の役割についてはいまだ明らかではないがいくつかのことが推定されている．*klotho*遺伝子はカルシウムホメオスタシスの中枢である腎尿細管，脳の脈絡膜，副甲状腺ホルモンを産生する副甲状腺の主細胞で強く発現しており，カルシウム・リン酸代謝異常に基づく顕著な変異表現型が観察されており，カルシウムホメオスタシスの異常は*klotho*マウスの中心的な病態である．*klotho*変異マウスでは血清中のカルシウム，リンが亢進している[25]．血清中のカルシウム・リンの制御は個体の維持にとってきわめて重要なシステムで，これまで多くの研究が積み重ねられており，副甲状腺ホルモン（PTH），甲状腺より分泌されるカルチトニン（CT），活性型ビタミンD，カルシウムによって制御されると報告されており，また，最近，リンの役割についても興味ある報告が相次いでいる．そこで，*klotho*変異マウスにおけるPTH，CT，活性型ビタミンDの血清濃度を測定したところ，PTHは野生型に比して*klotho*変異マウスでは減少しており，CTはやや亢進していたが，これらは血清カルシウムの亢進を反映した現象として説明することができる．しかし，血清カルシウム濃度が高いにもかかわらず活性型ビタミンDの血清値が顕著に亢進していた[25]．通常は，血清カルシウム値が亢進すると正常値にもどすために活性型ビタミンDが減少し，非活性型ビタミンDが増加するように制御されており，*klotho*変異マウスで観察された現象はこの制御原則から明らかに逸脱している．これまでの知見では血清ビタミンDの亢進は1α-hydroxylaseの発現を抑制し，一方，24-hydroxylaseの発現を増加させることによってビタミンDの合成を抑制している．また，血清ビタミンDの亢進はビタミンD受容体（VDR）の合成を促進することが知られている．そこで，1α-hydroxylase・24-hydroxylase・VDRの発現を調べたところ，*klotho*変異マウスにおいて，1α-hydroxylaseの発現が顕著に増加しており，しかも，24-hydroxylaseの発現が野生型に比してやや増加していた．また，VDRの発現は減少していた[39]．これらの結果は*klotho*変異マウスでは血清ビタミンDの亢進が1α-hydroxylase，VDR遺伝子の発現抑制に反映していないことを示唆している．*klotho*変異マウスでは，何らかの要因により1α-hydroxylaseの機能亢進により活性型ビタミンDの合成亢進と血清濃度の亢進が起こり，その結果としてカルシウム，リンホメオスタシスが破綻し，多彩な変異症状が引き起こされると推定された[25]（図2-48）．Klotho蛋白の作用点の一つとして，ビタミンDシグナル伝達経路が浮かび上がり，最も単純な仮説はビタミンDのシグナルを伝える分子のいずれかとKlotho蛋白が結合し，その機能を修飾しているとの考えである．しかし，他の臓器におけるビタミンDの作用や，ビタミンDによって制御を受ける他の遺伝子の発現，PTH・CTによる1α-hydroxylaseの発現誘導のビタミンDによる抑制効果などを考慮すると，単純にビタミンDシグナル経路が遮断されていると結論することはできず，特に1α-hydroxylase転写抑制に関わる未知のシグナル伝達経路，転写抑制におけるKlotho蛋白の役割を考慮しつつ解析を進めなければならない状況にある．

Klothoの機能解析は腎尿細管におけるビタミンD合成の制御に新たな役者を登場させた．1α-hydroxylaseの発現上昇により血清中のビタミンD濃度が上昇し，上昇したビタミンDは1α-hydroxylaseの発現を抑制することにより，local negative circuitが成り立っていると考えられてきたが，そうではないらしい．この制御回路に新たな役者，Klothoが必要であるらしい．このサーキットにおけるKlotho蛋白の占める位置，その占め方はどのようなものであるかは次の課

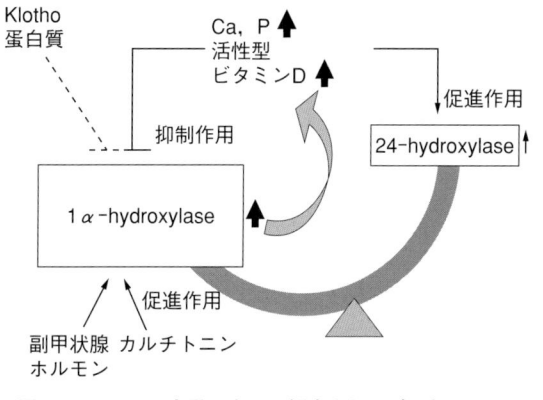

図2-48 Klotho変異マウスで観察されるビタミンD・カルシウム・リン代謝異常

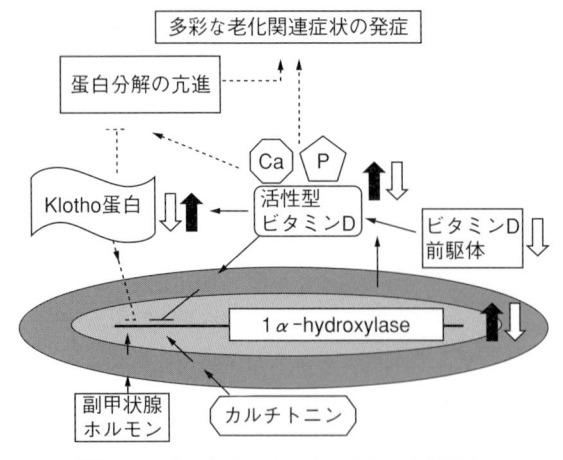

図2-49 カルシウムホメオスタシスの異常と多彩な老化症状の発症

題である．一方，1α-hydroxylaseの発現はPTH，CTを介した臓器を越えたフィードバック機構によっても制御されている．PTH，CTは1α-hydroxylaseの発現を正に制御しているが，結果として上昇したビタミンD，およびカルシウムはPTHの発現を抑え，上昇したカルシウムがCTの発現を上昇させる．すなわち，この両者のバランスによって1α-hydroxylaseの発現量の正の調節が行われている．この2つの制御回路の作用点は1α-hydroxylase遺伝子であり，2つのシステムに働きかける鍵を握る分子はビタミンDである．また，カルシウムは多彩な生命現象に深く関わっており，その代謝異常は多彩な疾患の発症に結びつくと推定される（図2-49）．klotho変異マウスは顕著な例であるが，加齢に伴い，恒常性を維持する機構の機能低下やアンバランスが生じても不思議ではない．

c）蛋白分解システムの活性化と細胞死

klotho変異マウスではカルシウムに依存した蛋白分解が亢進している．腎臓，肺，心筋などでμカルパインが活性化されている．活性化されたμカルパインはインヒビターであるカルパスタチンを分解するが，ついで，細胞膜の裏打ち骨格蛋白であるα-IIスペクトリンを分解する．α-IIスペクトリンは細胞の維持にとって重要な蛋白であり，この分解は細胞の崩壊を引き起こす（萬屋，遠藤ら，未発表）．klotho変異マウスでは肺胞壁の崩壊や，腎臓細胞の崩壊，皮下脂肪の消失，軟部組織の石灰化などが観察され，細胞の崩壊が顕著に起こっていることが推定されており，μカルパインの活性化はその重要な要因と推定される（図2-49）．

試験管内のμカルパインの活性化には10μmolを越えるカルシウムが必要とされるが，細胞内のカルシウム濃度は1μmol程度で，簡単には増加しないと考えられている．確かにklotho変異マウスでは血清中のカルシウム濃度が亢進しているが，この結果から細胞内のカルシウム濃度が上昇すると考えるのは早計である．μカルパインの動物個体における活性化はほとんど解析されておらず，不明であるが，おそらく，klotho変異マウスでは細胞内へのシグナルが誤って伝えられ，細胞内のμカルパインのカルシウムに対する感受性が亢進し，活性化が引き起こされたと推定している．興味深いことにμカルパインの活性化とklotho遺伝子の発現低下が見事に相関しており，また，マウスが老化すると，klotho遺伝子の発現低下とともに同様のμカルパインの活性化が起こり，細胞の崩壊が引き起こされることが観察されている．

d）疾患モデルとしてのklotho変異マウス

klotho変異マウスの解析によりklotho遺伝子がヒト疾患，とりわけ老化関連疾患の発症において重要な意義をもつ可能性が推定される．その可能性を示唆する事柄について記載する．

ヒトklotho遺伝子座が13q12にマップされていることから，この領域に変異をもつ遺伝病について検討したが，現時点では13q12にマップされる遺伝病はみいだされていない．次に遺伝子多型と老化関連疾患の連鎖解析を目的として，ヒトklotho遺伝子座の遺伝子多型を検討し，ヒトklotho遺伝子座に9カ所の遺伝子多型（SNP's）を同定した．これらのうち，7カ所は空腹時血糖値，肥満，骨密度，肺機能，カルシウム代謝，皮膚老化など，klothoマウスで観察された変異症状と関連すると考えられるデータと連鎖していた．どの疾患と連鎖するかが次の課題であり，糖尿病，骨密度の低下，肺気腫，動脈硬化などとこれらの遺伝子多型との関連についての解析が待たれる．

ヒト疾患の病態には主要な疾患遺伝子に加えて多数の修飾遺伝子が関与しており，病態のより深い理解にとって，主要疾患遺伝子と修飾遺伝子間の相互作用の解明は不可欠である．同様にマウス突然変異の表現型は，その変異がどのような系統の遺伝的背景にあるかによって大きく変化する．とりわけ，老化関連疾患の発症には多数の因子が関係していることから，klotho遺伝子変異を修飾する遺伝子の同定を目的として遺伝子背景の異なるMSMマウスと掛け合わせを行い，遺

伝的背景の影響を解析した．*klotho*ホモ個体は，成熟前に発症し，生後100日以内に全て死亡する．しかし，興味深いことに，標準的近交系と大きな遺伝的距離を有する日本産野生マウス由来のMSM系統に*klotho*変異を導入した戻し交配第6世代（MSMバックグラウンドに変換されている）において*klotho*ホモ個体を作製したところ，全ての個体が100日以上生存し，生殖能を示すようになる．しかも，2, 3カ月の経過で死亡する．この結果は，MSM系統には*klotho*遺伝子変異を抑制する遺伝子が存在することを示している．なお，修飾遺伝子を同定するために，MSMとB6のコンソミック系統との掛け合わせを行っており，最終的には遺伝子座の特定，修飾遺伝子の分離へと研究を進める．この実験によって得られたマウス系統は，成熟後に多彩な症状が進行することから，あまりに早期に多彩な老化症状を発症し，短期間に死亡してしまう*klotho*マウスの老化モデルマウスとしての短所を補うものであり，よりよいモデルマウスが誕生したことを意味する．

C. 展望

老化研究は長らく混迷の中にあった．ところが，近年の進歩により，線虫，ショウジョウバエからマウス，ヒトにいたるまで，各種の生物に共通する寿命を決定する機構があることが議論され始めており，老化の基本的なメカニズムを解析するモデルとして線虫，ショウジョウバエをはじめ，各種の実験動物が研究対象となる可能性が示されている．我々が研究している*kloth*マウスについても，Klotho蛋白のような分子が恒常性維持機構に深く関わっていることはこれまで全く知られておらず，これまで考えられてきたシステムとは明らかに異なる新しい制御機構の存在が推定され，全く異なる視点から生体の恒常性維持機構が解明されると期待される．また，動物個体におけるμカルパインの活性化はほとんど解析されておらず，蛋白分解の新たな役割が浮かび上がると期待される．これまでの老化研究は様々な事象と老化，寿命との相関関係から論じられてきたが，その分子機構について論じる時がきた．また，老化の基本的なメカニズムの解析から老化疾患の病態を議論し，老化疾患の克服に立ち向かう日が来ることを念じている．

老化とともに特徴的に変化する遺伝子のネットワーク，カスケードはあるだろうか？　この老化に特徴的な変化は各臓器で共通であろうか？　それとも，臓器ごとに特徴的な変化があるのであろうか？　共通の変化があるとすれば，それは種を越えて保存されているであろうか？　幾多の疑問にチャレンジする時を迎えたといえる．

■ 文献

1) Ricklets RE, Finch CE. Aging. Scientific American Library. Chicago: University of Chicago Press; 1995.
2) 鍋島陽一, 石川冬木, 北　徹, 編. 老化のバイオロジー. 東京: メディカル・サイエンス・インターナショナル; 2000. p.99-141.
3) Greider CW. Telomere length regulation. Annu Rev Biochem 1996; 65: 337-65.
4) Hayflick L. The limited in vitro lifetime of human diploid cell strains. Exp Cell Res 1965; 37: 614-36.
5) Bodnar AG, Ouellette M, Frolkis M, et al. Extension of life-span by introduction of telomerase into normal human cells. Science 1998; 279: 349-52.
6) Blasco MA, Lee HW, Hande MP, et al. Telomere shortening and tumor formation by mouse cells lacking telomerase RNA. Cell 1997; 91: 25-34.
7) Ellis NA. Mutation-causing mutations. Nature 1996; 381: 110-1.
8) Harman D. Aging: A theory based on free radical and radiation chemistry. J Gerontol 1956; 2: 298-300.
9) Fraga CG, et al. Oxidative damage to DNA during aging: 8-hydroxy-2´-deoxyguanosine in rat organ DNA and urine. Proc Natl Acad Sci USA 1990; 87: 4533-7.
10) Berlett BS, Stadtman ER. Protein oxidation in aging, disease and oxidative stress. J Biol Chem 1997; 272: 20313-6.
11) Tolmasoff JM, et al. Superoxide dismutase: Correlation with life-span and specific metablic rate in primate species. Proc Natl Acad Sci USA 1980; 77: 2777-81.
12) Perez-Campo R, et al. The rate of free radical production as a determinant of the rate of aging: evidence from the comparative approach. J Comp Pysiol 1998; 168: 149-58.
13) Sohal RS, Weindruch R. Oxidative stress, calolic restriction and aging. Science 1996; 273: 59-63.
14) Kimura K, et al. daf-2, an insulin receptor like gene that regulates longevity and diapause in caenorhaditis elegans. Science 1997; 277: 942-6.
15) Morris JZ, et al. A phosphatidyl inositol 3-OH kinase

family member regulating longevity and diapause in caenorhaditis elegans. Nature 1996; 382: 536-9.
16) Kenyon C, et al. A C. elegans mutant that lives twice as long as wild type. Nature 1993; 366: 461-4.
17) Goate A, Chartier-Harlin MC, Mullan M, et al. Segregation of a missense mutation in the amyloid precursor protein gene with familial Alxheimer's disease. Nature 1991; 349: 704-6.
18) Mullan M, Crawfold F, Axelman K, et al. A pathogenic mutation for probable Alzheimer's disease in the APP gene at the N-terminus of β-amyloid. Nature Genet 1992; 1: 345-7.
19) Sherrington T, Rogaev EI, Liang Y, et al. Cloning of a gene bearing missense mutations in early-onset familial Alzheimer's disease. Nature 1995; 375: 754-60.
20) Levy-Lahad E, Wasco W, Poorkaj P, et al. Candidate gene for the chromosome 1 familial Alzheimer's disease locus. Science 1995; 269: 973-7.
21) De Strooper B, et al. Deficiency of presenilin 1 inhibits the normal cleavage of amyloid precursor protein. Nature 1998; 391: 387-90.
22) Strittmatter WJ, Saunders AM, Schmechel D, et al. Apolipoprotein E-high avidity binding to β-amyloid and increased frequency of type 4 allele in late-onset familial Alzheimer's disease. Proc Natl Acad Sci 1993; 90: 1977-81.
23) Kuro-o M, Matsumura Y, Aizawa H, et al. Mutation of the mouse *Klotho* gene leads to a syndrome resembling ageing. Nature 1997; 390: 45-51.
24) Martin GM. Gentic syndromes in man with potential relevance to the pathobiology of aging. Birth Defects 1978; 14: 5-39.
25) Yoshida T, Fujimori T, Nabeshima Y. Mediation of unusually high concentrations of 1, 25-dihydroxy-vitamin D3 in homozygous klotho mutant mice by increased expression of renal 1alpha-hydroxylase gene. Endocrinology 2002; 146: 683-9.

<鍋島陽一>

8 アポトーシスと疾患

◆まとめ
1. アポトーシスは能動的な細胞死で不必要な細胞や有害となる細胞を排除する役割がある．
2. アポトーシスは細胞の縮小，核の濃縮と断片化，細胞の断片化という形態の特徴がある．
3. 様々な要因のシグナルはミトコンドリアに集約され，細胞死の決定と制御が行われる．アポトーシスを実行するのは主にカスパーゼとよばれる一群の蛋白切断酵素である．
4. アポトーシス異常による疾患はアポトーシスの抑制により不必要な細胞が除去されないために生じる疾患とアポトーシスの亢進によって正常な細胞が減少してしまったことにより生じる疾患に分類できる．

A. アポトーシスとその役割

細胞には恒常性を保ちながら増殖したり分化したりする「生きる」という機能がある一方，細胞には自ら「死ぬ」機構が備わっている．この能動的な細胞死（細胞自滅）がアポトーシス apoptosis である．能動的な死であるアポトーシスに対し，いわば事故死は壊死（ネクローシス necrosis）である．アポトーシスとネクローシスの違いは形態によって判別される（図2-50）．アポトーシスでは，細胞の縮小，核の濃縮と断片化が起こり，細胞も細胞小体とよばれる細胞に断片化される．そのアポトーシス小体はマクロファージや近隣細胞の貪食作用によってアポトーシス小体ごと除去されるので，細胞の中味が放出されない．ネクローシスは，細胞は膨潤して細胞の中味が放出される．その放出物を処理しようとする過程が炎症である．すなわち，アポトーシスは炎症を生じさせない細胞死である．

アポトーシスの役割は個体から不必要となった細胞や有害となりうる細胞を除去することである．発生期では形態形成や神経回路の成立，成体においては正常な細胞交替，内分泌系による恒常性の維持，免疫系の成立においてアポトーシスによる細胞死が必要である．また，癌細胞やウイルス感染細胞を排除する防御機構としての働きも重要である．

B. アポトーシスの誘因

アポトーシスを引き起こす誘因は様々で，ホルモン，死のシグナル（death factor）とよばれるFasリガンドやTNF-α（tumor necrosis factor α，腫瘍壊死因子α）などのサイトカイン，DNAの過度の傷害，細胞増殖因子の除去，ウイルス感染，酸化ストレスや熱などのストレスがある（表2-10）．腫瘍壊死因子の発見当時は，アポトーシスの概念がなかったので

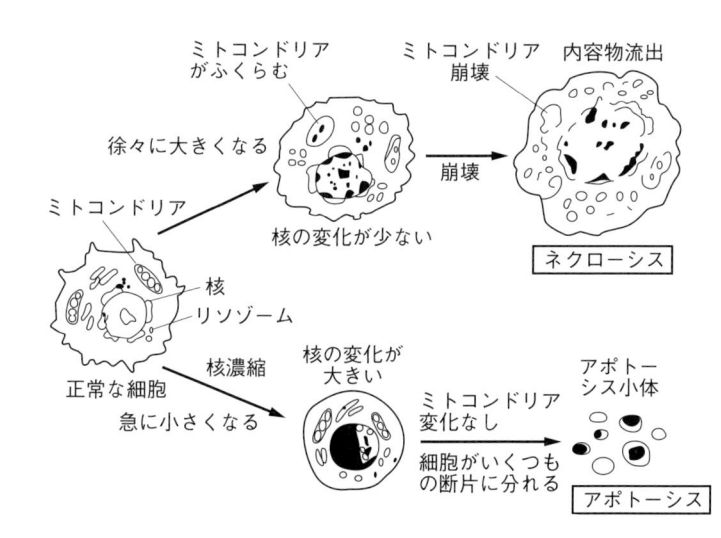

図2-50 アポトーシスとネクローシスの形態の違い

表2-10 アポトーシスとネクローシスの比較

	アポトーシス	ネクローシス
要因	生理的要因と病理的要因 DNAの過度の障害 増殖因子の除去 ホルモン異常 死のシグナル 酸化ストレス 熱 など	病的・事故的要因 火傷 毒物 酸素欠乏 栄養枯渇 補体攻撃 など
過程	細胞の縮小 細胞膜の平滑化 DNAの断片化 クロマチンの凝集 細胞の縮小断片化	エネルギーの枯渇 イオン輸送系の崩壊 細胞の膨化 細胞の溶解 細胞内容物の流出
特性	細胞群の中で散発的 短時間に進行 エネルギー必要	細胞群の中の集団 漸次進行 エネルギー不要

細胞死を起こす因子は壊死を誘導因子として命名されてしまった. 当時は, 細胞死=壊死と判断されてしまったわけである.

アポトーシスのシグナル伝達経路は単一ではなく, 様々な経路がある. しかし, 基本的にはアポトーシスのシグナルはミトコンドリアへ伝えられ, アポトーシスの生死の決定とその制御が厳密に行われる.

C. ミトコンドリアによるアポトーシスの決定と制御

様々なアポトーシスを誘導する経路はミトコンドリアへ集約され以下のような因子の動きによってアポトーシスが進行する (図2-51).

①Bax (Bcl-2 associated factor x) がアポトーシスのシグナルをうけて, ミトコンドリアへ移行する.
②電子伝達の媒体のヘムが結合したシトクロムcがミトコンドリアから細胞質ゾルへ放出される.
③酵素活性のないカスパーゼ caspase 3前駆体やカスパーゼ9前駆体がミトコンドリアから放出される.
④シトクロムc, Apaf-1 (apoptotic protease activating factor 1) とカスパーゼ9が複合体を形成し, カスパーゼ9前駆体を1カ所切断し, カスパーゼ9を活性化する.
⑤活性化されたカスパーゼ9は活性のないカスパーゼ3前駆体を切断し, カスパーゼ3を活性化する.
⑥カスパーゼ3にはIAP (アポトーシス阻害因子 inhibitor of apoptosis protein) が結合し, カスパーゼ3の活性を一時停止させ, アポトーシスの進行を停止させる.
⑦Smac (second mitochondria-derived activator of caspase) がミトコンドリアから放出され,

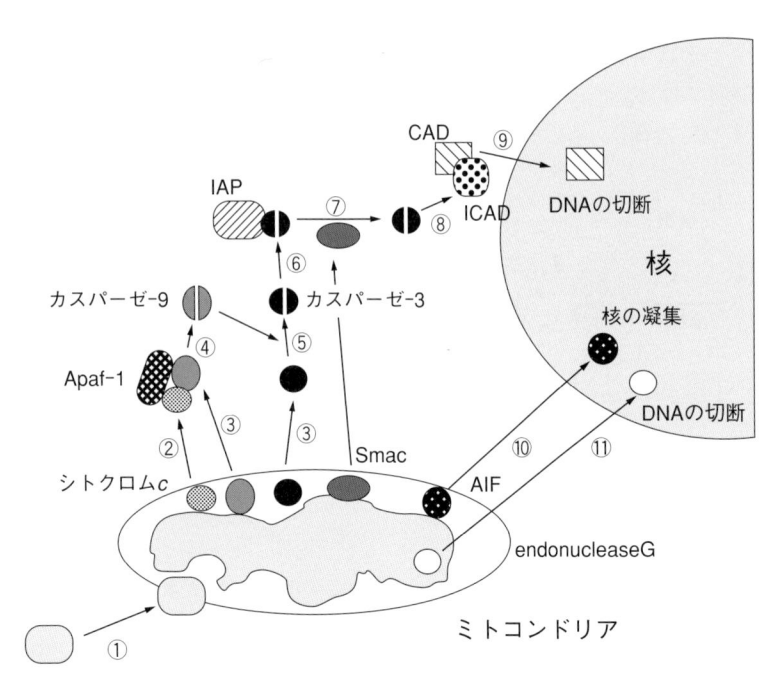

図2-51 アポトーシスにおけるミトコンドリアの役割
各々の段階は本文と対応させてある.

カスパーゼ3からIAPを引き離す．これで，カスパーゼ3の活性が回復する．

⑧カスパーゼ3はDNA分解酵素（CAD, caspase-activated DNase）の阻害蛋白（ICAD, inhibitor of caspase-activated DNase）を切断して，CADを活性化する．

⑨CADは核へ移行し，DNAを切断してアポトーシスを進行させる．

⑩AIF（アポトーシス誘導因子 apoptosis inducing factor）がミトコンドリアから放出され核を凝集させる．

⑪endonucleaseGがミトコンドリアから核へ移行して，DNAを切断する．

D. 死の因子によるアポトーシスのシグナルの伝達とカスパーゼによるアポトーシスの実行

FasリガンドやTNF-αは死の因子 death factorとよばれ，細胞の外側から作用する．それぞれ，Fas膜蛋白やTNF-α受容体と結合すると，FasやTNF-α受容体は三量体に構成され，三量体にのみ結合するアポトーシスを媒介する因子が結合し，カスパーゼ8を活性化する．カスパーゼ8はBidを切断してBidをミトコンドリアへ移行させるので，死の因子のシグナルもミトコンドリアへ伝えられることになる．

別の経路では，カスパーゼ8は直接カスパーゼ3前駆体を切断してカスパーゼ3を活性化する．カスパーゼ3はCADIやその他のアポトーシスを実行する因子を切断してアポトーシスが進行する．ただし，図2-51の⑩⑪はカスパーゼに無関係に作用する．

E. アポトーシス異常による疾患

アポトーシスは細胞の生死を制御するので，それが異常をきたした時には様々な疾患を引き起こす（表2-11）．アポトーシス異常による疾患は，(i) アポトーシスの抑制により不必要な細胞，あるいは有毒となりうる細胞が除去されないために生じる疾患と，(ii) アポトーシスの加速により必要な細胞が除去されてしまうために生じる疾患に分類できる．

1. アポトーシス抑制による疾患

(i) の例としては癌があげられる．細胞は放射線などによってDNAにひどい損傷が起きると癌遺伝子

表2-11 アポトーシス異常による疾患

造血組織	骨髄異形成症候群
	再生不良性貧血
	自己免疫性溶血性貧血
	真性多血症
循環器	心大動脈奇形
	虚血性心疾患
	伝導障害
消化器	潰瘍性大腸炎
	Crohn病
指趾	合指症
顎，顔面	口蓋裂
	嚢胞
免疫組織	免疫不全症
	自己免疫疾患
神経組織	神経発達障害
	神経変性疾患
内分泌組織	内分泌異常
	萎縮
	過形成
生殖器	半陰陽
	停留睾丸
	奇形種
泌尿器	多発性嚢胞腎

が変化する確率が高くなり癌化しやすくなる．そこで癌になる可能性の高い細胞をアポトーシスで排除しようとする機構がある．癌抑制因子p53は，DNAの損傷が著しい時は，アポトーシス誘導因子p53AIP1（p53-regulated apoptosis inducing protein 1）やNoxa, Puma（p53 upregualed modulator of apoptosis）を発現させてアポトーシスを誘導する．これらの因子はミトコンドリア上でシトクロムcを放出させてアポトーシスを誘導する．また，細胞増殖因子である癌遺伝子が過剰発現した時もアポトーシスが誘導される．また，抗癌剤の多くはアポトーシス誘導薬である．逆にアポトーシスをのがれた癌細胞ではアポトーシス抑制因子が高発現してアポトーシスが抑制されている例が多い．

ウイルス感染では感染した細胞がそのまま生存していては，ウイルスが増殖して感染が拡大することになる．ウイルスが感染した場合，キラーT細胞がアポトーシス誘導因子を放出して被感染細胞にアポトーシスを誘導し排除する．一方，ウイルス側にはアポトーシス抑制因子の遺伝子をもつ例が多く宿主のアポトーシスを阻止してウイルスが増殖しようとする．キラー

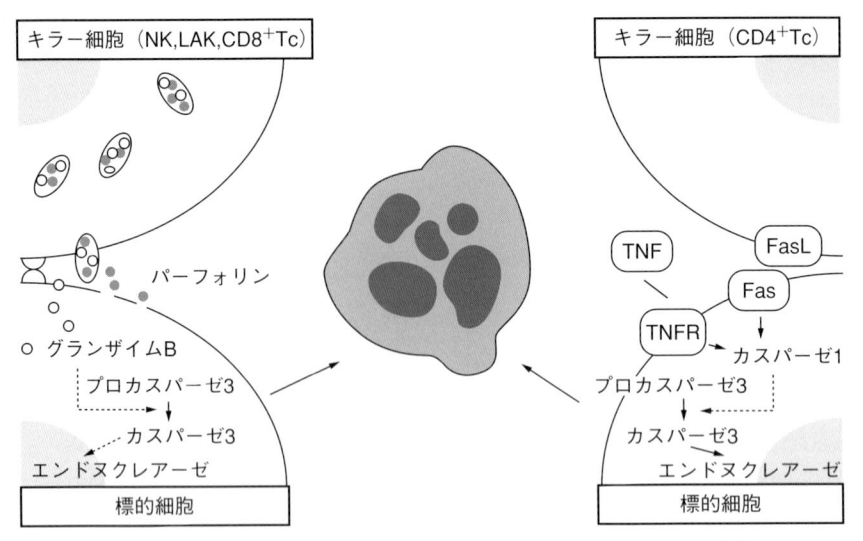

図2-52 キラー細胞（リンパ球）による標的細胞のアポトーシス誘導

細胞がアポトーシスを誘導するには図2-52のような機構がある．

自己免疫疾患は，自分自身の蛋白質と結合するレセプターをもつT細胞がアポトーシスで完全に死滅しなかったために免疫機能が正常に機能せず，自己を攻撃してしまう疾患である．

2. アポトーシスが加速されたために生じる疾患

神経変性疾患はアポトーシスが加速されたために生じた神経細胞の減少が少なくとも原因のひとつである．Alzheimer病，Parkinson病，プリオン病，Huntington舞踏病のようなトリプレットリピート病にはアポトーシスが生じている．不明な点も多いが，基本的にはアポトーシスにより神経細胞が死滅するために生じる疾患ととらえてよいだろう．脊髄性筋萎縮症（SMA, spinal muscular atrophy）ではアポトーシス阻害因子NAIP（neuronal apoptosis inhibitory protein）の変異が原因遺伝子変異の一つである．もう一つの原因遺伝子SMN（survival motor neuron）はアポトーシス抑制因子であるBcl-2との相乗効果によってアポトーシスを抑制するので，変異によってアポトーシスを誘導してしまうことになる．

エイズもアポトーシスが過剰に起きた例である．エイズはHIV（human immunodeficiency virus）によってTリンパ球が減少して免疫不全に陥る．しかし，大部分の死滅したTリンパ球にはHIVが感染していない．すなわち，HIVに感染したTリンパ球が死滅するのではなく，その細胞から放出されたアポトーシス誘導因子によって他のTリンパ球がアポトーシスを引き起こしてしまうのである．

F. アポトーシスの検出

アポトーシスは開始すると数時間内に終了してしまうので，アポトーシスの途中経過を形態によって検出し，証明することはむずかしい．また，アポトーシスが生じる細胞は散発的であり，アポトーシスによる細胞死は貪食作用によって痕跡を留めないので，アポトーシスが実際に起きたのかどうかを証明するのは実際には不可能な場合が多い．そこで，培養細胞や実験動物を用いてアポトーシスが起きるかどうかを証明し，推測する場合が多くなる．人体においてはアポトーシスに関与する因子の作用の変動によってアポトーシスの有無を推定するのが妥当であると思われる．

■ 文献

原著論文や総説は多いので単行本を文献として示す．
1) 橋本嘉幸, 山田 武, 編. 新アポトーシスの分子医学. 東京: 羊土社; 1999.
2) 田沼靖一, 編. アポトーシスがわかる. 東京: 羊土社; 2001.
3) 瀬名秀明, 太田成男. ミトコンドリアと生きる. 東京: 角川書店; 2000.

＜太田成男＞

9 生体防御機構

a. 免疫応答の分子機構

◆まとめ
1. 免疫系は自然免疫系と獲得免疫系（または適応免疫系ともいう）という2つの機構から構成されており，実に様々な細胞（Tリンパ球，Bリンパ球，NK細胞，マクロファージ，樹状細胞，白血球など），様々な分子（抗体，補体，サイトカイン，ケモカイン等）によってその反応が担われている．しかもそれらの細胞・分子群が相互に密接に連携しながら調和のとれた免疫反応を引き起こし，異物を排除し，生体の恒常性を維持している．
2. 免疫系は機能上，2つの多様性をもつ．ありとあらゆる抗原を特異的に識別し応答する（「多様性」）が自己抗原には反応しない（「自己-非自己識別」）という機構である．もう1つは，非自己と認識した異物を排除するために活動する細胞・分子の多様性と発揮される免疫反応の多様性である．
3. この機構に破綻をきたすと，先天性あるいは後天性の免疫不全症を，さらに免疫系は自己の個体自身にアレルギーなどの有害な反応を引き起こす．また，自己組織を攻撃して自己免疫病などの重篤な病気が生じ個体を死に至らしめる．

A. 免疫系のしくみと特徴

我々は免疫系によって多くの感染症による死から免れている．免疫系に欠陥が生じると，致命的な危険にさらされる．免疫系は体内に侵入してくる細菌・ウイルスなどの病原体のみならず，生体内に生じた腫瘍なども異物として認識し，免疫応答を行い，それらを特異的に排除する．免疫系は生体にとって最も重要な防御機構であり生体監視機構である．

我々の免疫系は自然免疫系と獲得免疫系という2つの異なった機構から構成されており，さらに2つの機構は密に連携して最適の免疫反応を誘導する．免疫系は実に様々な細胞（Tリンパ球，Bリンパ球，NK細胞，マクロファージ，樹状細胞，白血球など），様々な分子（抗体，補体，サイトカイン，ケモカイン等）によってその反応が担われている．しかもそれらの細胞・分子群が相互に密接に連携しながら調和のとれた免疫反応を引き起こし，異物を排除し，生体の恒常性を維持している．

免疫系のもつ生体防御機構は，通常は破壊的なものである．その個体が異物と認識した物質（「非自己」分子）に対しては強力に破壊排除しようとする．しかし，「自己」と認識した分子に対しては決して反応しないという仕組みを我々の免疫系は内在している．この自己と非自己分子の違いを厳密に識別し，非自己分子のみを排除するというのが免疫系のもつ特徴の1つであり，獲得免疫系のみならず，自然免疫系においても機構は異なるが保証されている．この機構に破綻をきたすと，免疫系は自己の個体自身をも破壊し，重篤な病気（自己免疫病）が生じ，個体を死に至らしめる．したがって免疫学的な自己とは何かを分子レベルで明確にすることは非常に重要である．また，たとえ異物に対してでも過剰に反応が起こると，その反応が破壊的ゆえに，やはり個体を傷害し種々の病気（アレルギーなど）の原因となる．もちろん，その機能の低下は重篤な感染症を引き起こす．

免疫系が応答する物質を「抗原」という．我々の免疫系は抗原間のわずかな違いを鋭敏に正確に識別して，応答する機構を内在している．つまり免疫応答は高度に特異的である．我々の免疫系が識別できる抗原の種類は，少なくとも10^8～10^{10}種類あるいはそれ以上であると想像されている．我々の免疫系はこれら一つ一つを厳密に識別し，抗原特異的に反応する．このように，膨大な数の多様な抗原に対して正しく反応する機能をもつようになることを「多様性の獲得」とよぶ．

免疫系は機能上，2つの大きな特徴をもつ．1つは，上に述べたように，ありとあらゆる抗原を特異的に識別し応答する（「多様性」）が自己抗原には反応しない

(「自己-非自己識別」)という機構である．もう1つの特徴は，非自己と認識した異物を排除するために発揮される免疫反応の多様性である．免疫系は実に様々な細胞・物質（抗体，補体，サイトカイン等）・機構を駆使して異物排除を行う．免疫反応の多様性は一方では異物排除を効率的に行うのに役立つが，他方では生体にとって逆に過剰で有害な反応となり，「アレルギー」とよばれる一連の反応を引き起こす原因ともなる．

B. 自然免疫機構

我々は常に種々の病原微生物による感染あるいは異物の侵入の危険にさらされている．しかし，実際に病気になることは通常それほど多くはなく健康な状態が維持される．これは，自然免疫 innate immunity という宿主の生体防御機構によって，抗原「非」特異的にしかも迅速に病原微生物が生体内から排除されるからである．この自然免疫機構はこのような感染初期の防御だけでなく，自然免疫系を突破して拡大する感染症に対して引き起こされる病原微生物に対する「抗原特異的」な免疫応答（「多様性」を特徴とする「獲得免疫」あるいは「適応免疫」）の強さや種類，性状，および免疫記憶の獲得などの制御においても重要な働きをする．

1. 自然免疫に関わる細胞・分子

自然免疫系が存在するという認識は，今から120年も前（1884年）に，Elie Metchnikoff がショウジョウバエの体液中に貪食細胞（マクロファージ）を発見したことに始まる．自然免疫はマクロファージ，樹状細胞，好中球，好酸球，肥満細胞などの細胞群，インターフェロンや種々の炎症性サイトカイン，ケモカインおよび補体，さらにデフェンシン，カテリシジンなどの抗菌ペプチド，コレクチンなどのC型レクチン等，様々な分子によって担われている．これらの分子の原型，類似の分子は昆虫などの無脊椎動物，さらに植物においても保持されている．

2. 自然免疫における認識機構

リポポリサッカライド（LPS），リポ蛋白，ペプチドグリカン，リポタイコ酸など細菌が産生する特有の分子が知られている．これらの分子は真核細胞ではほとんど作られない．また，細菌ではメチル化されていないCpG DNAが多く含まれているが真核細胞ではCpG DNAの多くはメチル化されている．これらの分子は病原微生物によって構成成分に異なりはあるが，共通のパターン（病原微生物関連分子パターン）を有していると考えられている．自然免疫に関わる細胞は，これらのパターンを病原微生物の分子マーカーとして認識する受容体，TLR（Toll like receptor），をもっている．ショウジョウバエにはTLRsの原型である「Toll」という受容体を細胞表面にもつ細胞がある．Toll受容体に微生物が結合するとシグナルが伝達され

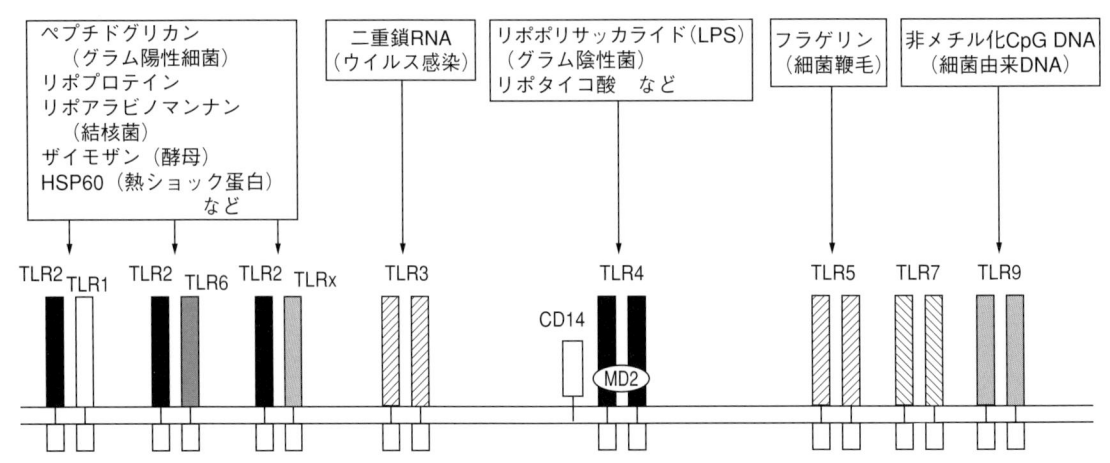

図2-53 自然免疫系とTLR（Medzhitov R. Nature Reviews. Immunology 2001; 1: 135-45 より改変）

自然免疫系を担う細胞では，TLRという受容体を用いて病原微生物が共通にもっている分子パターンを認識する．現在までに，それぞれの特徴的な分子パターンを認識するTLRとして10種類ぐらいが知られている．
TLR2は他のTLRとヘテロダイマーを，TLR3, 4, 5, 7, 9はホモダイマーを形成している．

NF-κBが活性化される．その結果，抗菌ペプチドの産生が誘導される．哺乳動物においてもTLRが同様の機能を発揮する（図2-53）．TLRはマクロファージ，樹状細胞などの細胞上に発現しており，それぞれ異なった病原微生物を抗原としてではなく，パターンとして認識する．TLRからの情報はNF-κBなどの活性化に引き続いて，これらの細胞の活性化，成熟，IL-12やIL-6などのサイトカインの産生・分泌が誘導される．これらの応答は，もう1つの免疫系—獲得免疫系—の制御においても重要な役割を果たす．

C. 獲得免疫系におけるリンパ球クローンと抗原認識の多様性

免疫系は胸腺，骨髄という中枢性リンパ臓器と脾臓，全身のリンパ節などからなる末梢性リンパ臓器から構成されている．免疫系を担っている細胞群は，リンパ球（T細胞，B細胞），マクロファージ，白血球などである．特に抗原に特異的な免疫反応（獲得免疫）を引き起こすのは，リンパ球の働きによる．ヒトの体内には約2×10^{12}個のリンパ球があり，細胞の量は，一塊りにすると肝臓や脳の大きさに匹敵する．これらのリンパ球は，血液とリンパ液，胸腺，リンパ節，脾臓，虫垂のようなリンパ組織など全身に分布するとともに血流を介して全身を循環している．リンパ球は，その細胞表面に抗原を特異的に識別する受容体をもっており，1個のリンパ球は1種類の抗原とのみ反応し得る1種類の抗原特異性をもつ受容体（抗原受容体）を細胞表面に発現している．したがって，1個のリンパ球が2種類以上の異なった抗原と反応することは原則としてあり得ない．同一種類の抗原受容体を有し抗原特異性が全く同じリンパ球の細胞集団を「クローン」という．すなわち，同一クローンに属する細胞群は，同一の抗原受容体をもつ．免疫系は何千万，何億あるいはそれ以上の数のリンパ球クローンの集団によって構成されている．驚くべきことに，我々の生体は，抗原と遭遇する以前に，全ての抗原に特異的に反応し得るリンパ球クローンをすでに準備しており，抗原が体内に入ってくると，その抗原に反応すべく運命付けられたクローンのみが，その細胞表面の抗原受容体を介して抗原と結合した後，刺激され活性化されて増殖し，抗原特異的な免疫反応を引き起こす．すなわち，抗原により特異的クローンが「選択」され活性化されることにより免疫反応が開始される．

D. T細胞とB細胞

リンパ球は「T細胞（Tリンパ球）」と「B細胞（Bリンパ球）」という2種類の細胞群に大きく分けられる．リンパ球は白血球，赤血球，血小板などの造血系細胞の元でもある「多能性造血幹細胞」から分化してくる．幹細胞は胎児期には胎児肝に存在し，成人では主として骨髄に存在する．幹細胞から生じたリンパ球前駆細胞の一部は胸腺に移動して分化増殖しT細胞となる．一方，前駆細胞の一部は骨髄（鳥類ではFabricius嚢）で分化してB細胞となる．こうして分化成熟したリンパ球は，脾臓や全身のリンパ節あるいは血球中に分布する．胎児肝，胸腺，骨髄，トリのFabricius嚢を「中枢免疫系組織」，脾臓と全身のリンパ節，消化管付属リンパ組織など（虫垂，小腸Peyer板，扁桃，アデノイドなど）を「末梢免疫系組織」とよぶ．中枢免疫系組織では，免疫細胞の多様性の獲得，つまりあらゆる抗原に対応し得るT細胞クローン・B細胞クローンの誕生と同時に，自己抗原成分に反応するリンパ球クローンの除去あるいは不活性化が生じ，ありとあらゆる抗原に対して免疫反応するが，自己の生体成分に対しては決して反応しないという免疫系が確立される．

B細胞はその細胞表面に抗原を認識するための受容体（B細胞抗原受容体 B cell receptor, BCR）として，「抗体分子」をもっている．1個のB細胞クローンは，1種類の抗原（抗原決定基）と結合する1種類の抗体分子からなるレセプターを有し，抗原刺激およびT細胞からのシグナルを受けて，その抗原に対応した特定のクローンが選択的に増殖し分化し，抗体産生細胞（形質細胞）となる．形質細胞が産生分泌する抗体分子は，そのB細胞クローンがレセプターとして細胞表面に発現していたのと同じ抗原特異性をもつ抗体分子である．つまり，B細胞は，抗原に反応してそれに特異的な抗体分子を作り出す細胞群なのである．

一方，T細胞には大きく分けて2種類の亜群が存在する．1つはB細胞の分化を促進したりする免疫調節に関与するT細胞群（ヘルパーT細胞，T_H）であり，もう1つは，直接に抗原である標的細胞に接触して細胞傷害活性を発揮するT細胞群（キラーT細胞，T_C）である．T細胞はその細胞表面にT細胞抗原受容体 T cell receptor（TCR）という分子をもち，TCR分子で抗原認識を行う．ヘルパーT細胞群のリンパ球

は，抗原刺激によってクローン性増殖をするとともに，細胞間情報伝達物質である種々のサイトカイン（後述）を産生分泌する．

E. 多様性の獲得

1. 抗体分子の構造

抗体分子は「免疫グロブリン（Ig）」とよばれる蛋白質分子である．その基本構造はY字型で，Y字の腕の先に1つずつ，同一の抗原結合部位をもっている．つまり，1個の抗体分子は，2つの抗原結合部位をもつ．Y字型の抗体分子は2本の重鎖（H鎖）と2本の軽鎖（L鎖）の計4本のポリペプチド鎖から構成されている（図2-54）．H鎖のN末端の110個ほどのアミノ酸から構成される領域，L鎖のN末端の110個のアミノ酸で構成される領域は，抗体分子によってそのアミノ酸配列が著しく異なっており，非常に多様である．ここを「可変領域（V領域）」という．可変領域の中でも特に抗原特異性の異なる抗体間でアミノ酸配列が著しく異なっているところがあり，「超可変領域」という．通常，可変領域には3カ所ほどの超可変領域が存在する．可変領域のアミノ酸配列が抗体分子間で異なるのは，この領域が抗原結合部位だからである．アミノ酸の一次配列が異なると，H鎖の可変領域とL鎖の可変領域にはさまれた凹みの立体構造が抗体分子間で異なることになり，この凹みにはまりこめる抗原分子の立体構造が規定されることになる．このことにより個々の抗体分子は最大の親和性を示す1種類の抗原分子とのみ強い結合を示すことになる．一方，H鎖の残りの部位（330〜440個のアミノ酸からなる）とL鎖のC末側半分（110個のアミノ酸からなる）のアミノ酸配列は比較的抗体間で保存されている．この領域を「定常領域（C領域）」という．H鎖の定常領域は，その一次構造の違いから，μ，δ，γ，α，ε（それぞれ免疫グロブリンIgM, IgD, IgG, IgA, IgEに対

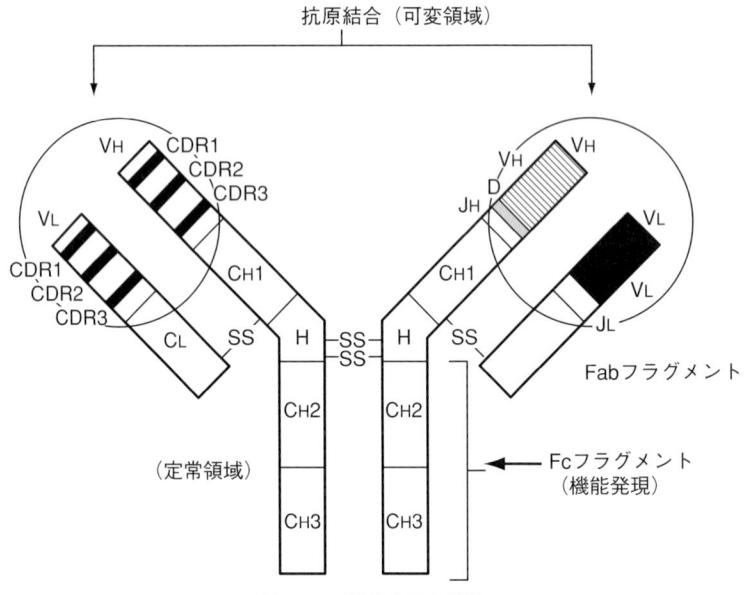

図2-54 抗体分子の構造

IgG分子は2本のH鎖と2本のL鎖より構成されている．L鎖とH鎖は，ジスルフィド結合によりCLとCH1の間で結合している．H鎖同士はヒンジ領域（H）にあるジスルフィド結合によりペアを形成している．1分子のIgG抗体は2個の抗原結合部位をもつ．CDRとVH, D, JH, CDRとVL, JLの大体の関係も図に示してある．免疫グロブリン分子を蛋白分解酵素パパインで分解すると2個のFabと1個のFcフラグメントを生じる．Fabは抗原結合部位を有し，Fcは抗体分子の生物活性を発揮する領域である．ペプシンで分解すると1個のF（ab'）2分子と，Fcの小さな分画が生じる．パパインとペプシンは，それぞれ切断部位がH鎖ヒンジ領域のジスルフィド結合のN端末側かC端末側かのちがいにより，前者はFabとFcフラグメントを，後者はF（ab'）2フラグメントを生じる．

応する）の5つのクラスに分けられる．定常領域は抗原の結合には関係しないが，抗体分子のもつ生物活性に深く関わっている．L鎖にはその定常領域の違いからκ鎖，λ鎖がある．

2. 抗体遺伝子の構造と遺伝子再構成

このように抗体分子は，分子間でアミノ酸配列が異なる可変領域と，抗体分子間でアミノ酸配列が共通の定常領域を1個の蛋白質分子内に共存した形で有している．このことにより，多様な抗原に特異的に対応するとともに，抗原の種類に関わりなく，共通の免疫反応を引き起こすことができる．このような構造を取り得る秘密は，抗体遺伝子の構造と「遺伝子再構成」という特異な分子機構にある（図2-55, 56）．それによって，最小の遺伝子数で，ほぼ無限と思われる抗原の種類に対応することのできるV領域遺伝子を構成することが可能となり，無限数のリンパ球クローンの生成すなわち免疫系の多様性の獲得が確立される．H鎖の可変領域は，実は同じ染色体上に不連続にそれぞれ独立して存在する3つの遺伝子群によってコードされている．すなわち，V遺伝子群（100〜300個のV遺伝子からなる），D遺伝子群（マウスでは10個以上，ヒトでは20個以上），J遺伝子群（マウスでは4個，ヒトでは6個）という3つの遺伝子群によってコードされ，定常領域遺伝子群の上流に存在する．生殖細胞あるいは非リンパ球系の細胞では，これら遺伝子群は

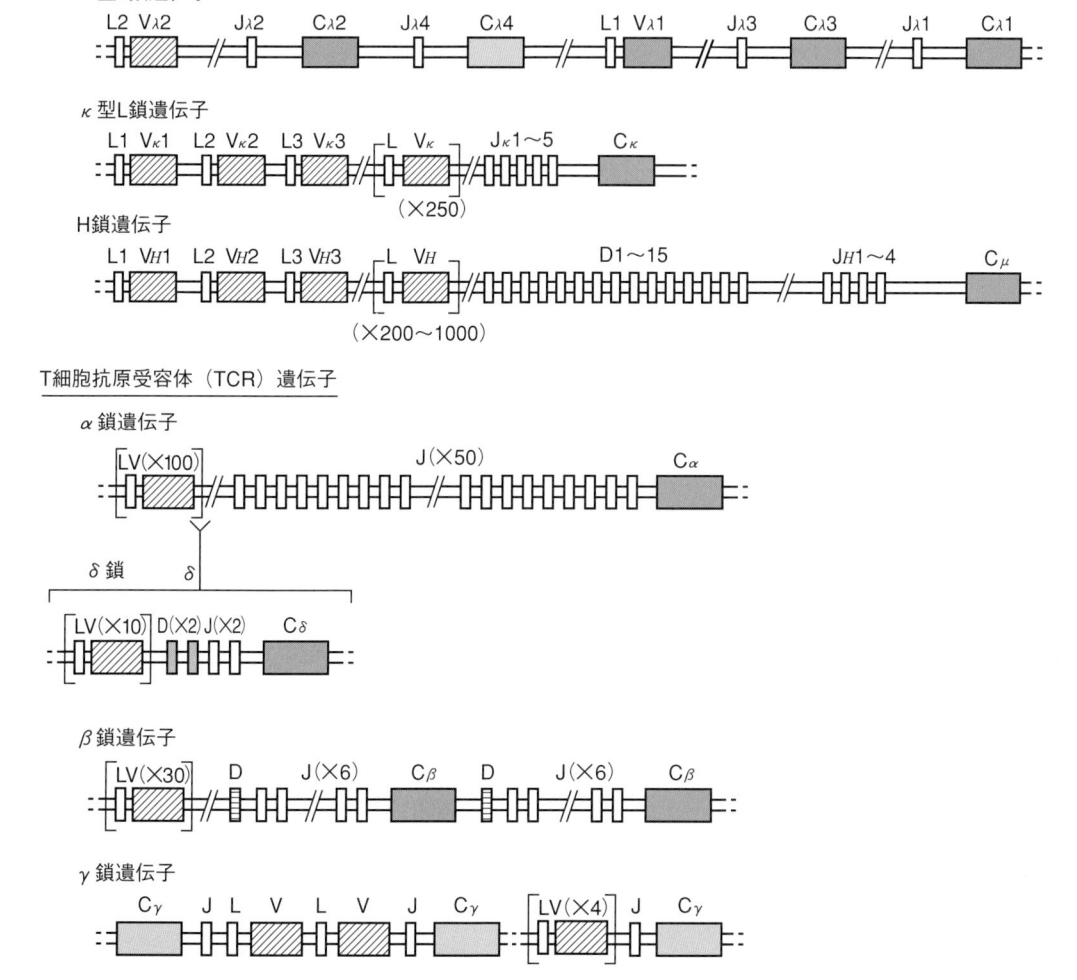

図2-55　遺伝子再配列以前の胚細胞型免疫グロブリン遺伝子およびT細胞抗原受容体遺伝子の構造

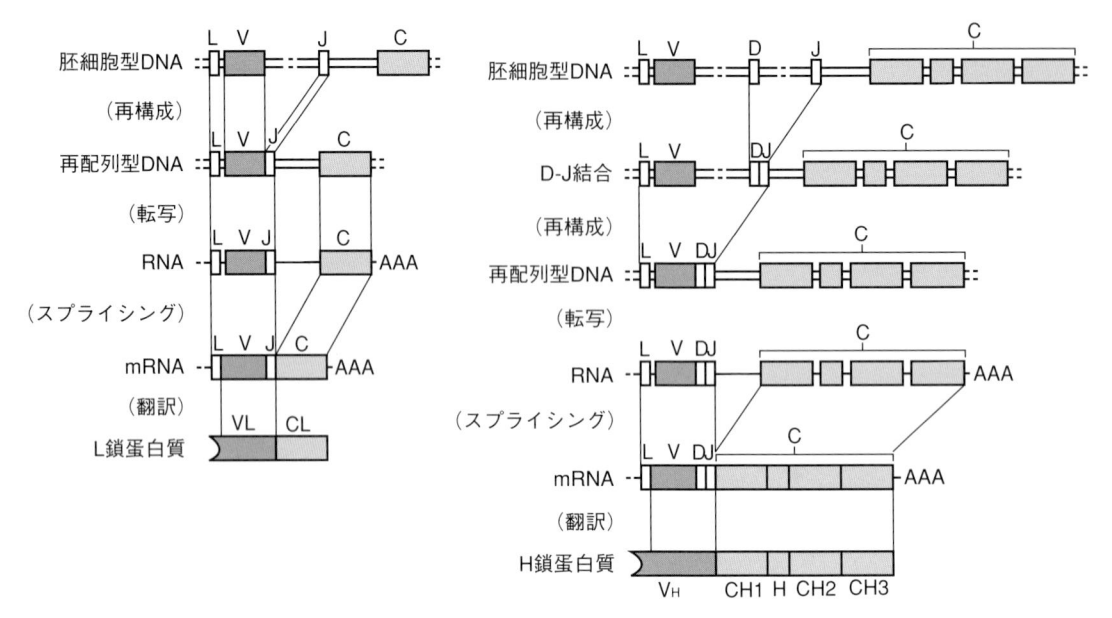

図2-56 免疫グロブリン遺伝子の体細胞再構成

同じ染色体上, 全くかけ離れて位置している. L鎖の可変領域もまた, 約100～300個のV遺伝子群と, 同じ染色体上にあるがV遺伝子群とは不連続にかけ離れて存在する5個のJ遺伝子群（L鎖定常領域遺伝子の上流に位置する）によってコードされている. 幹細胞からB細胞へと分化するに従って1個1個のB細胞で, H鎖では1組のV-D-J遺伝子の組み合わせ（D-J, V-DJの順で組み合わせが起こる）, L鎖でも1組のV-J遺伝子の組み合わせが選ばれて結合する. その結合に際しては, 中間に存在するDNAの欠失が生じる. このような遺伝子の組み換えを抗体遺伝子の「再構成」とよぶ. この遺伝子再構成反応は「RAG遺伝子」産物によって引き起こされる. さらにこのH鎖遺伝子の「再構成」の際に, TdT（terminal deoxynucleotidyl transferase）という酵素が働く. この酵素は再構成の時にDとJ, VとDのそれぞれのDNA末端の一本鎖として突出している3′末端に任意のヌクレオチドを任意の数だけ添加していく働きをする. こうして生じる新規の塩基配列によって新たに加えられた配列を「Nシークエンス」という. Nシークエンスの付加によりVDJの多様性は膨大な数となる. B細胞は他の体細胞と同じく2倍体であるから, 各細胞には抗体をコードする遺伝子群はH鎖, L鎖について父親由来のものと母親由来のものとがそれぞれ対をなして存在する. 1個のB細胞では, このような対立遺伝子の一方で再構成が生じると, もう一方の対立遺伝子での再構成は阻止される. これを「対立遺伝子排除」という. このことにより, 1個のクローンでは, 1種類の機能的なVDJ再構成のみが生じるようになっている. また, L鎖にはκ鎖遺伝子群とλ鎖遺伝子群が存在するが, κ鎖の再構成を生じた細胞では, λ鎖の再構成は起こらないようになっており, 逆にκ鎖の再構成が正しく生じなかった細胞では, λ鎖の再構成が生じる.

このようにして, 1個のB細胞では, ただ1組のH鎖のV-D-J, ただ1組のκ鎖またはλ鎖のV-Jの組み合わせが生じる. こうして1個のB細胞リンパ球クローンは全て単一の抗原特異性を示し得るようになる. このような遺伝子再構成反応により, わずか数百個の遺伝子の組み換えにより, 10万通り以上の異なるH鎖可変領域（V_H）と1000通り以上のL鎖可変（V_L）領域を作ることが可能であり, さらに抗体の抗原結合部位はV_HとV_Lとの組み合わせによって構成されるから, 1億通り以上の異なる抗原受容体をもつ細胞, つまりB細胞クローンを作ることができる. さらに, 再構成時での新たな塩基の付加, Nシークエンスの付加, 抗原刺激後にV領域遺伝子に限局して生じる高頻度の体細胞突然変異などが加わることにより, 抗体分子の多様性（すなわちB細胞クローンの種類）はさらに1000～100000倍あるいはそれ以上に増大する.

3. T細胞抗原受容体（TCR）の構造とその遺伝子再構成

T細胞上には抗原を認識するT細胞抗原受容体（TCR）が発現されている．大部分の成熟T細胞のTCRは，α鎖，β鎖という2本のポリペプチドのヘテロダイマーで構成されている（図2-57）．胸腺内の未熟なT細胞の一部や皮膚，腸管粘膜などの組織に分布するT細胞では，αβ鎖ではなく，γ鎖δ鎖をTCRとして発現しているものが存在する．TCR遺伝子もまた抗体遺伝子と同様にT細胞分化に従ってRAG遺伝子産物により遺伝子の再構成が誘導され，TCRの抗原認識の多様性が獲得される．

TCRα鎖遺伝子は，V遺伝子群（50～100個のVα），J遺伝子群（Jαの数は約60個と非常に多い）から構成され，TCRβ鎖遺伝子は，Vβ，Dβ，Jβ遺伝子群からなる（図2-55）．胸腺内でのT細胞分化に従って，Vα，JαあるいはVβ，Dβ，Jβの各グループから1個ずつの遺伝子のみが取り出されて遺伝子の再構成が生じ，一続きのTCRαおよびTCRβ遺伝子が作られ，その間のDNAは全て欠失する．その組み合わせはランダムに生じ，さらにその結合に際して，V-J，V-DJ間にNシークエンスという新たな配列が挿入されるため，VαとVβの膨大な数の組み合わせ（10の10乗以上といわれている）が生じ，αβ型TCRの多様性が形成される．特に，T細胞での多様性の形成にはNシークエンスの挿入が大きな役割を果たしている．このようにして外界のあらゆる抗原に対応できるT細胞のレパートリーが準備される．

しかしながら一方，B細胞抗原受容体（抗体分子）およびTCRにおけるこのような多様性獲得の機構は必ずしも機能的な受容体蛋白をコードする遺伝子を常に生み出すとは限らない．実際は，その99%は機能を持たない受容体を発現し，あるいは自己抗原と反応する受容体を発現する．そのようなT細胞あるいはB細胞は分化の過程で死滅してしまうため成熟して機能することはない．さらに，こうして完成される抗原への多様性も，一生の間に実際に役立つのは数%にもならないだろう．この一見ムダともいえる膨大な多様性獲得の機構によって，いかなる抗原にも的確に反応し，それを排除して生体を防御する我々の免疫系が保証されている．

F. 主要組織適合系複合体遺伝子群と組織適合抗原の多型性

同種間で遺伝子背景の異なる2つの個体間で臓器移植を行うと，一般に移植された臓器は非自己と認識されて排除（拒絶）される．このような拒絶反応は，主としてT細胞によって引き起こされるが，T細胞はこの場合，MHC（major histocompatibility complex）抗原（主要組織適合系複合体抗原）を「標的抗原」として認識し，移植臓器を非自己とみなし攻撃排除する．MHC抗原の特異性は，染色体上（ヒトでは第6染色体短腕上，マウスでは第17染色体）の組織適合系複合体抗原遺伝子座に存在する遺伝子群によってコードされ，MHC抗原型はMendelの法則に従って親から子へと遺伝する．MHC抗原型はヒトならヒトという同じ種の異個体間で唯一例外的に高度の変異（すなわち，個体間での多様性，これを「多型性」という）を示す．抗体分子やTCR分子は，個体内でリンパ球のクローン間あるいは分子間で高い多様性を示すのに対し，MHC抗原は個体間では高度の多様性を示すが，一個体内では全ての細胞は同じタイプのMHC抗原をもつ．MHC抗原系は，ヒトでは「HLA」，マウスでは「H-2」とよばれる．MHC遺伝子領域には非常に多くの遺伝子座が存在するが大きく3つの領域（クラス）に分けられ，各領域の遺伝子産物はそれぞれ異なった免疫学的役割を発揮する．すなわち，クラスI領域はMHCクラスI抗原群を，クラスII領域はMHC

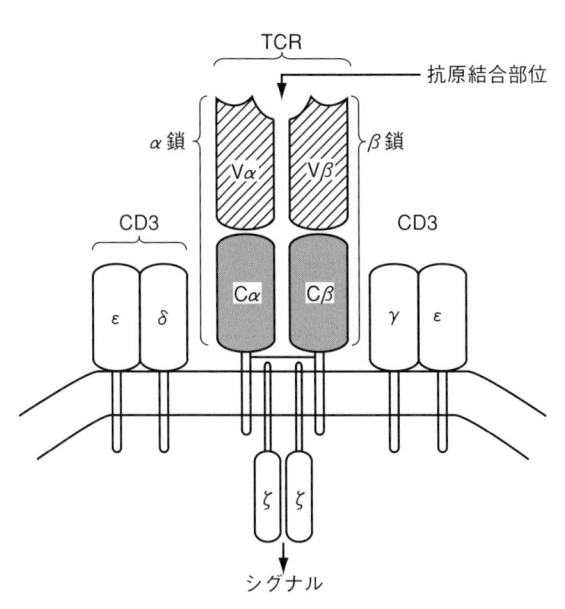

図2-57 T細胞抗原受容体（TCR）の構造
α/β型TCRとCD3の複合体がT細胞上に存在する．

クラスII抗原群コードする遺伝子が存在し，クラスIII領域には，主として補体等の血清成分をコードする遺伝子が分布している．ヒトのHLA抗原系は，クラスIのA座，B座，C座，クラスII（D領域）のDR座，DP座，DQ座等を含む互いに近接して存在する遺伝子複合体によりコードされている．1個体には2本の相同染色体があるので，上記の遺伝子座それぞれに1種類（ホモ接合体）または2種類（ヘテロ接合体）の対立遺伝子が存在する．その発現はともに優性であるので2つの対立遺伝子のコードする抗原特異性が細胞表面に両方とも表現される．各遺伝子座の抗原特異性はそれぞれ数十種類あるので，その組み合わせによって構成される各個体が表現しているHLA複合体の種類（表現型），すなわち，その多型性は膨大な数となる．HLA表現型は個体内では全ての細胞で同じであり，したがってそれは非常に特異性の高い個体のマーカーとなる．以上の理由から，同じHLA表現型をもつ個体の出現頻度は著しく低くなり，このことが腎移植や骨髄移植の際，ドナーを決める場合の問題点となる．

G. 主要組織適合系複合体抗原と抗原提示

TCRによる抗原認識は，抗体分子のそれと異なって，抗原のみでは抗原認識が起こらず，自己のMHC分子に抗原が結合した形でのみ抗原認識が可能となる．これを「抗原認識のMHC拘束性」という．同じ抗原でも非自己のMHCに結合した形ではT細胞は抗原認識ができない．H-2，HLAともに，MHCクラスI抗原は45kDのα鎖と，β2ミクログロブリン（β2M）が非共有結合して構成されている．α鎖はα1，α2，α3の3つのドメインから構成され，さらに膜貫通部と細胞内ドメインからなっている．クラスI抗原特異性はα1，α2ドメインによって担われており，特異性の異なるクラスI分子ではα1，α2領域のアミノ酸配列が著しく異なっている．結晶化されたHLA-A分子のX線解析から，α1，α2ドメインはβシートの底部とαヘリックス構造によって形成される側壁を両側にもつポケット状の構造をしており，この部分に抗原ペプチドが結合すると考えられている．すなわち，MHCクラスI抗原は，抗原提示細胞上に発現されており，TCRは，α1，α2ドメインのαヘリックス構造によって作られる壁の上面と，βシート構造を底面とするポケット構造にはまりこんだペプチド抗原を同時に認識する．成熟T細胞上には，TCR複合体とは別にCD4またはCD8分子という補助分子が発現されている．CD4を発現している成熟T細胞（CD4陽性T細胞）はCD8を発現していない．逆にCD8陽性成熟T細胞はCD4を発現していない．CD8陽性T細胞上のCD8分子は，クラスI抗原に結合する性質をもっており，CD8分子とクラスI抗原の結合はTCRと抗原間の結合力を高める（図2-58）．

クラスII抗原は，35kDのα鎖と28kDのβ鎖が非共有結合したヘテロダイマーで構成されている．α鎖はα1，α2，β鎖はβ1，β2ドメインからなっているが，α2，β2は多様性に乏しい．一方，α1ドメイン，β1ドメインは個体間で多様性に富み，クラスII抗原の抗原特異性を決定している．α鎖のα1ドメインと，β鎖のβ2ドメインから構成される立体構造は，

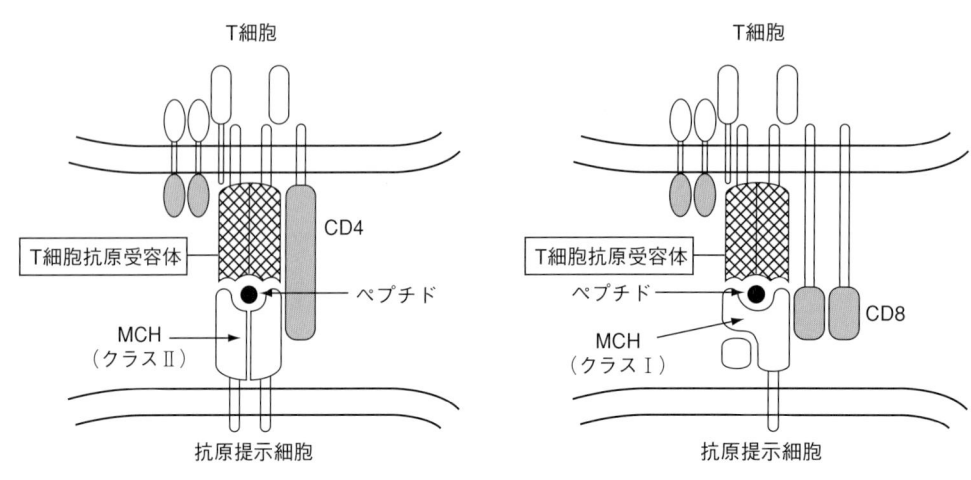

図2-58 ペプチド-MHC複合物はT細胞抗原受容体（TCR）によって認識される

クラスI分子で述べたのと類似のポケット構造を形成し、ここに抗原ペプチドがはまりこんで結合し、T細胞への抗原提示を行う．CD4陽性T細胞では、CD4分子はクラスII抗原に結合する性質をもっており、このことにより、CD4陽性T細胞はMHCクラスII抗原に結合した外来抗原を認識するようになる．クラスI抗原-ペプチド複合体は主として、キラーT細胞（TC）上のTCRによって、クラスII抗原-ペプチド複合体はヘルパーT細胞（TH）上のTCRによって認識される．すなわち、CD4陽性T細胞は主としてTH細胞、CD8陽性T細胞はTC細胞ということになる．

T細胞への抗原提示には、抗原提示細胞という専門の細胞がその役割を果たす．外から入ってきた蛋白質抗原は抗原提示細胞内に取り込まれ、分解処理（プロセッシング）されて適当なサイズのペプチドとなる．こうして生じたペプチドのうち、自己MHCクラスII分子のポケット内にはまりこんで結合できたペプチドがMHC分子とともに抗原提示細胞表面上に発現され、TCRにより認識される．また、ウイルス蛋白質など内因性蛋白抗原は、細胞質内プロテアーゼによって処理されて一定の大きさのペプチドとなった後、小胞体内へ輸送され、そこでMHCクラスI分子に結合する．その後に細胞表面に発現され、TCRによって認識される．代表的なプロフェッショナルな抗原提示細胞としては、樹状細胞、B細胞、マクロファージの3種類がある．

H. 正の選択，負の選択

TCRは、自己MHC抗原分子のポケット構造内に結合している抗原ペプチドを自己MHC抗原をも含めた形で認識する．T細胞の抗原認識に際して、このような自己MHC拘束性が存在するのは、胸腺内でT細胞が成熟する際に生じる「正の選択」の結果と考えられている．胸腺内でT細胞が分化する過程でTCR遺伝子の再構成により膨大な数のT細胞クローンが生じる．その中で、胸腺内に存在する抗原提示細胞上の自己MHCとそれに結合した自己ペプチド複合体に適度な親和性を有するTCRをもつT細胞は刺激されて生き残り分化増殖する．その場合、胸腺内T細胞は細胞表面上にCD4、CD8の2種類の補助分子を同時に発現しているが、自己MHCクラスI抗原と反応したものはCD8分子のみを、クラスII抗原と反応したものはCD4分子のみを表現するようになる．こうして、自己MHCに対して適度の親和性をもったCD4陽性T細胞、CD8陽性T細胞が出現してくる．これを「正の選択」という．胸腺内で自己MHCを認識できないTCRをもったT細胞は全て死滅する（胸腺内T細胞の80％以上はこうして死滅する）．しかし、逆に自己ペプチド抗原と強い親和性、結合力をもつTCRをもった自己抗原反応性T細胞クローンは胸腺内におい

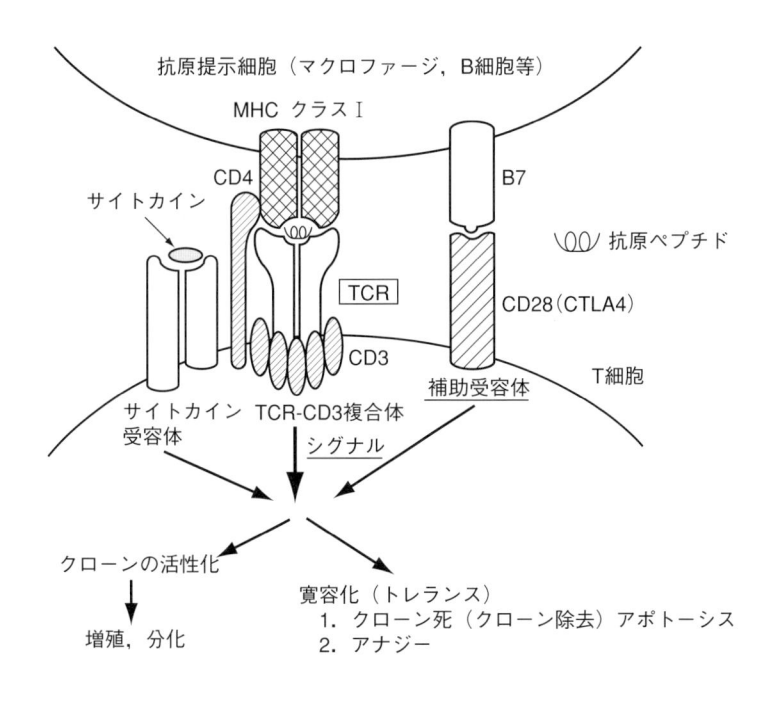

図2-59 T細胞の活性化には抗原受容体（TCR）、補助受容体、サイトカイン受容体からの刺激が必要

抗原受容体からの抗原刺激による情報は、免疫細胞の活性化、細胞増殖あるいは逆に免疫細胞のプログラム死（アポトーシス）あるいは無反応性（アナジー）を誘導する．

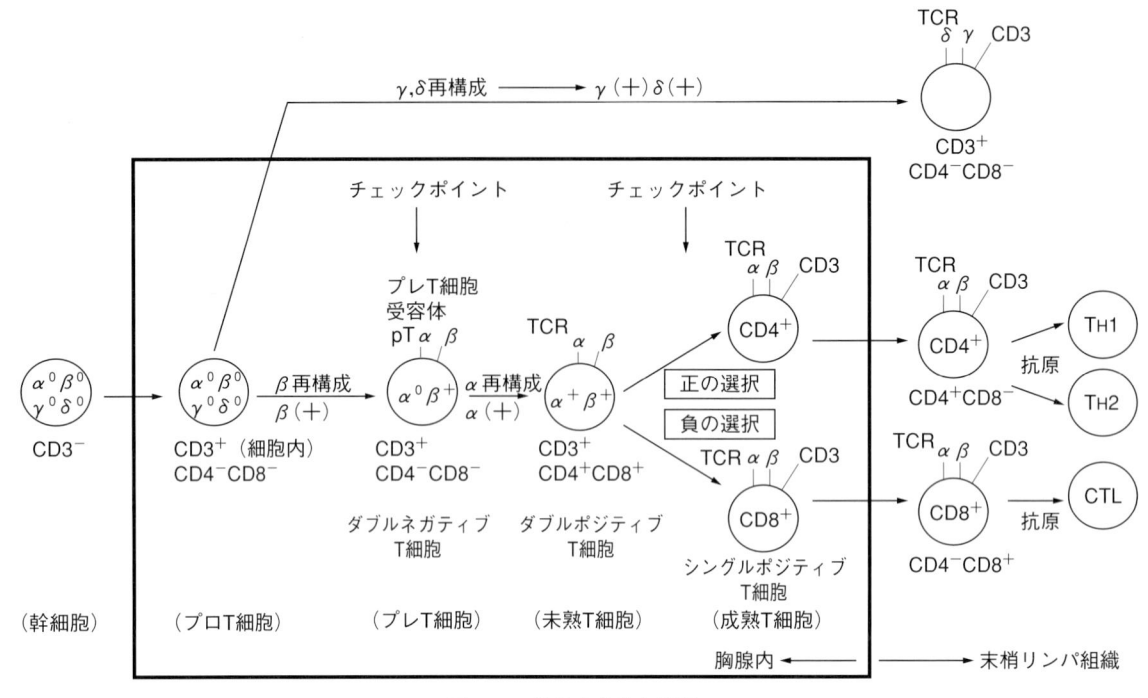

図2-60 胸腺内分化と選択

て，抗原提示細胞上のMHC抗原-自己ペプチド複合体と反応した後，細胞死にいたり消滅する．これを「負の選択」という．胸腺内で正の選択と負の選択を受けることにより初めて，自己成分（Self）には反応しないがありとあらゆる外来抗原に対して，自己MHC拘束性に抗原認識を起こすT細胞群が完成される（図2-59，60）．

I. 免疫細胞の活性化と補助刺激分子

適応免疫反応の第一段階は，抗原提示細胞によるナイーブT細胞（抗原とはじめて出会うT細胞）の活性化である．ナイーブT細胞の活性化にはT細胞抗原受容体からの抗原結合によるシグナル（およびCD4分子とMHCクラスII，CD8とMHCクラスI）に加えて，抗原提示細胞が発現する補助刺激分子からのシグナルが必要である（図2-61）．そのような補助刺激分子として「B7」分子がある．T細胞上にはリガンドであるB7に結合する受容体として「CD28」「CTLA4」が発現されている．抗原提示細胞のうち，マクロファージは病原体を貪食するとその病原体の成分によってMHCクラスII分子とB7のような補助刺激分子を発現する．樹状細胞は常にMHCクラスII分

子と補助分子を発現しており，B細胞は抗原受容体である表面免疫グロブリン分子で微生物などの抗原を特異的に結合して細胞内に取り込みプロセスした後，T細胞に提示する．この時，補助刺激分子B7を発現してT細胞上のCD28分子と相互反応することによってT細胞ははじめて活性化される．このような補助刺激分子とその受容体を介するシグナルは，T細胞のみならず，B細胞の活性化，抗体産生細胞への分化，クラススイッチにも必須である．すなわち，B細胞の活性化には抗原からのシグナルに加えて，T細胞上の補助刺激分子であるCD40リガンド（CD40L）がB細胞上のCD40受容体と結合することが必要である（図2-62）．同時にT細胞もCD40リガンド（CD40L）からシグナルを受けることが知られている．この他，種々の接着因子（たとえば，LFA-1とICAM-1，2，3）が抗原提示細胞とT細胞，T細胞とB細胞間の相互作用に重要な働きをしている．

J. 免疫反応の多様性

抗体分子にはそのH鎖の定常領域の構造の違いから，ヒトではIgM，IgD，IgG，IgA，IgEの5つのクラスに分かれる．それぞれの免疫グロブリンのクラス

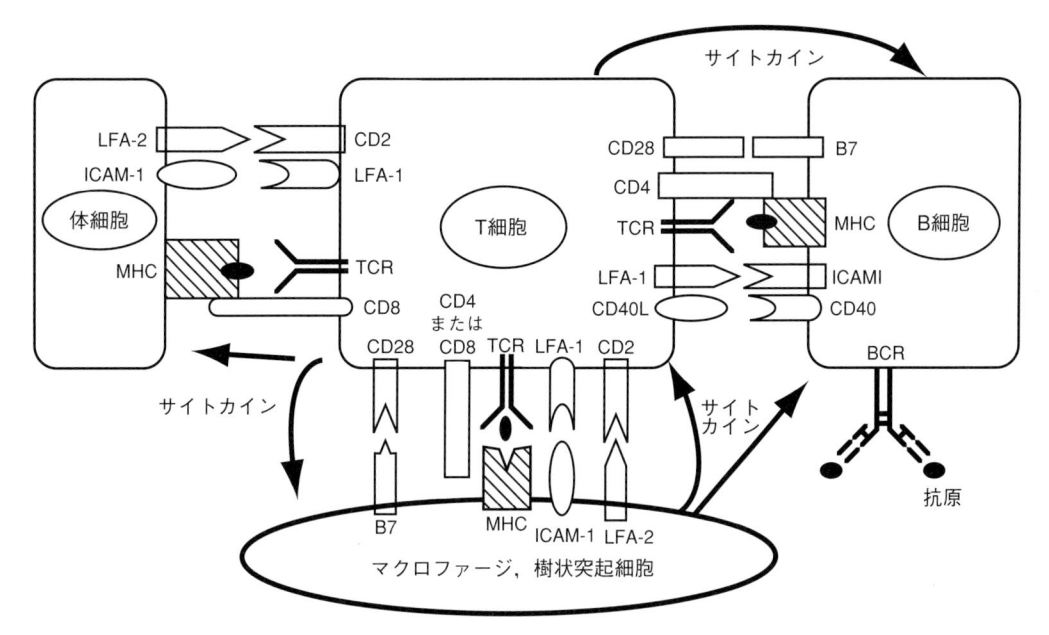

図2-61 T細胞の活性化，B細胞の活性化と細胞間協同作用
抗原受容体（TCR）とMHC-ペプチド複合体との抗原特異的な結合の他に種々の補助分子間の相互作用がT細胞の活性化，B細胞の活性化に必要である．

をコードする定常領域遺伝子は同一染色体上にVDJ遺伝子群の下流にμ，δ，ω，ε，αの順に不連続に並んでいるが，抗原刺激後に，中間のDNA断片が欠失して，特定の定常領域遺伝子がVDJ遺伝子に近づいて連結する．この組み換えにより，同じ可変領域をもつ（すなわち，同じ抗原特異性をもつ）が，異な

る定常領域をもつH鎖分子が発現される．これをクラススイッチ再構成（定常領域遺伝子再構成）という．最近になって，このクラススイッチ再構成反応に重要な役割を果たす分子として「AID」が発見された．AIDはまた，抗体遺伝子の体細胞超突然変異の導入においても中心的役割を果たす．これにより同一

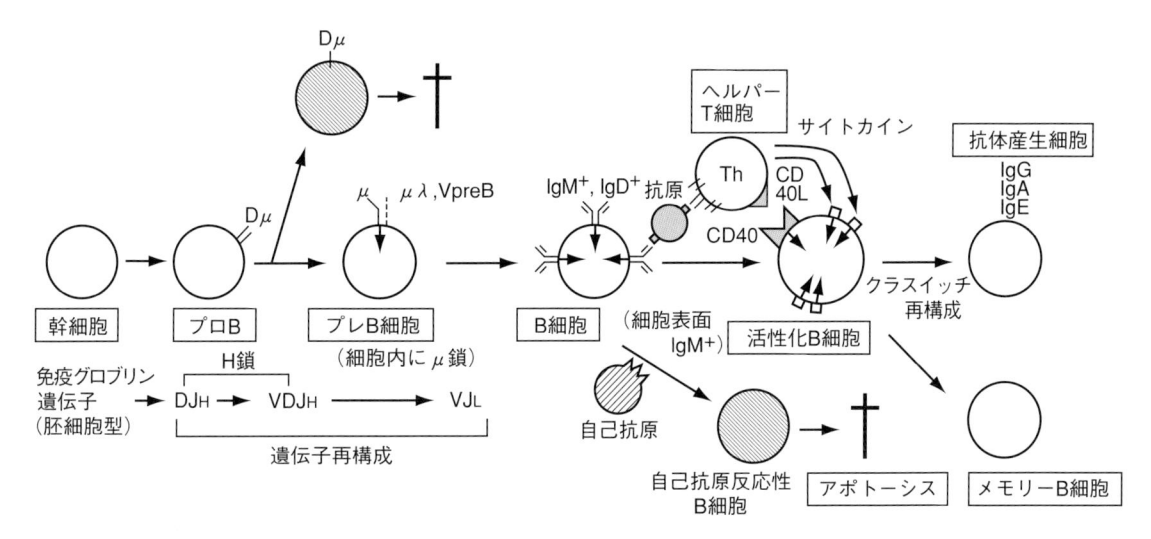

図2-62 B細胞分化と活性化
B細胞の分化はB細胞上の種々の受容体（抗原受容体，サイトカイン受容体，補助受容体など）からのシグナルによって誘導される．

抗原に反応する異なったクラスの抗体分子が産生される．クラススイッチ再構成はCD40などの補助受容体からのシグナルと種々のサイトカインの働きによって制御されている．IgMクラスの抗体は主として免疫反応の初期に出現する．IgM分子は最大10個の抗原結合部位を有するので，効率的に抗原に結合し得る．また補体活性能も強い．免疫反応が進むとクラススイッチ再構成が生じ，やがてIgGクラスの抗体が産生され，免疫抗体の主流となる．IgGは血清免疫グロブリンの75%を占める．IgG抗体が産生されるようになると抗原に対して親和性の高い抗体が作られるようになる．IgAは主として唾液，鼻汁，涙，初乳，腸管分泌液などの粘液中に多く含まれ，粘膜における感染防御に重要な役割を果たす．IgEは血清中には微量にしか存在しないが，好塩基球，肥満細胞上のFc ε（IgE分子のFc領域）レセプターに結合し，抗原（アレルゲン）がIgE分子に結合するとヒスタミン等を放出させて即時型アレルギーを起こす．

抗体分子の生物活性は，主としてH鎖定常領域から構成されるFc部分を介して起こる．Fc部分を介して補体を活性化する．IgGのFcは白血球等のFcレセプターに結合することにより生物活性を発揮する．また，IgGのFc部分はIgG分子の胎盤通過に重要な役割を果たす．

補体系は，一連の血清蛋白質である補体成分が連鎖的な蛋白限定分解反応を経て活性化される．補体は溶菌などにより病原体の除去に重要な働きをする．補体の活性化は抗原-抗体結合によって誘導される場合と抗体非依存性に生じる場合がある．一連のカスケード反応によって活性型補体成分C3b分子が生じる．病原体に結合したC3b分子は，補体受容体をもつ貪食細胞によって認識され菌は貪食される．このように，補体は，貪食細胞による病原体などの異物のオプソニン化，炎症局所への貪食細胞をはじめとする炎症細胞の遊走，細胞膜への穴形成による溶菌などにより，感染防御に重要な働きをする．

K. サイトカインと免疫応答の多様性

従来より免疫反応には，抗体分子が主として働いて異物排除を行う「液性免疫」と，T細胞が主として関与する「細胞性免疫」があるとされてきた．しかし，近年サイトカイン研究の急速な進展により，リンパ球をはじめとする多くの細胞が多種多様なサイトカインを産生分泌し，免疫反応を多様な形で発動させること

表2-12 主なサイトカインの産生細胞とその働き

サイトカイン	主な産生細胞	主な作用
IL-1	単球，好中球，リンパ球，マクロファージ，NK，線維芽細胞，その他多様な細胞	マクロファージT・B細胞の活性化，発熱物質
IL-2	T細胞（TH1, CTL）	T・B細胞増殖，NK細胞の増殖促進
IL-3	T細胞	多くの造血細胞など種々の細胞の分化増殖
IL-4	T細胞（TH2）	B細胞活性化，IgG1, IgE抗体産生，T細胞増殖，マスト細胞増殖，TH1抑制
IL-5	T細胞（TH2）	B細胞分化，好酸球の分化増殖
IL-6	T細胞（TH2）	B細胞分化・増殖，肝臓での急性期蛋白の分泌，造血細胞刺激
IL-7	T細胞（TH2）	初期B細胞・初期T細胞の分化
IL-8	T細胞	好中球・単球の遊走，炎症
IL-10	T細胞（TH2）	TH1細胞の抑制，マクロファージからのサイトカイン分泌抑制
IL-12	T細胞，B細胞	T細胞・NK細胞の活性化，TH2細胞の抑制
IL-13	T細胞（TH2）	IL-4と類似
IL-18	T細胞（TH1, CD8），NK細胞	IFNγの産生誘導（IL-12と共に）
IFNα	多くの細胞	抗ウイルス作用，MHCクラスI発現
IFNγ	T細胞，NK細胞	抗ウイルス作用，マクロファージ活性化，MHCクラスIIの発現
TNFα	マクロファージ，T細胞	マクロファージ活性化，炎症，発熱，ショック
TNFβ（LT）	T細胞（TH1, CTL）	炎症，発熱，ショック，B・T細胞阻害
TGFβ	T細胞，マクロファージ	T細胞活性抑制，好中球活性化，IgAへのスイッチ，細胞増殖の促進・抑制
GM-CSF	T細胞，単球，他	骨髄球の分化増殖
G-CSF	単球	顆粒球の分化増殖

により，抗原排除や免疫反応の制御さらには全身のホメオスターシスの維持を行っていることが明らかとなった．したがって免疫現象を正しく理解するには，それら全てを抱合した形で捉えなければならない．

　サイトカインは，免疫細胞などの細胞により産生される可溶性の低分子蛋白質で，他の細胞の活性・機能・性状などを微量で変化させる性質をもつ分子の総称である．免疫系以外の細胞でも種々のサイトカインを産生分泌する．リンパ球が産生するサイトカインは，リンホカインともいう．T細胞が産生するサイトカインは，T細胞あるいはB細胞の分化，活性化の誘導・制御に必須である．このようなサイトカインの多くは，インターロイキン（IL）とそれに続く数字で命名されている．サイトカインはそれに対する受容体を発現している細胞に作用し，様々な免疫活性・生物活性を発揮する．受容体を発現している細胞は多岐にわたることがしばしばなので，一つのサイトカインの生物活性も多様なものとなる．CD4陽性のヘルパーT細胞（TH2）の機能は主として，それが分泌するサイトカインによるが，CD4陽性のヘルパーT細胞が産生するIL-2はT細胞の増殖，キラーT細胞の活性化などの機能を有し，IL-4, Il-5, IL-6, IL-10などのサイトカインはB細胞に働きその分化成熟をうながす．CD4陽性炎症性T細胞（TH1）が分泌するインターフェロンγ（IFNγ）はマクロファージの活性化を誘導する．また，CD4陽性T細胞が分泌するIL-3, GM-CSFなどのサイトカインは遠隔の造血細胞に作用し，それらの分化・増殖をうながす（表2-12）．

　種々多様なサイトカインの発見とその分離および遺伝子の同定，さらにはサイトカインレセプターの研究の急速な進展は，免疫学を一変させたといっても過言ではない．免疫反応の方向は，サイトカインによって大きく影響を受ける．たとえば，IL-4, IL-5, IL-6等のサイトカインはB細胞の分化増殖を促進し，IL-7はB前駆細胞，T前駆細胞の分化増殖に関与する．IL-4はIgEへのクラススイッチに必須であり，IL-5はIgAへのクラススイッチ，好酸球の分化を促進する．IL-2, IL-4はT細胞の増殖に重要である．またTNFα, IL-1, IL-6, IL-8などのサイトカインは炎症惹起に関与する．GM-CSFやIL-3, IL-6等は幹細胞から造血系細胞への分化に重要な働きをする．このようにサイトカインは免疫反応の制御，炎症の惹起と進展，細胞の分化増殖の制御など多方面に関係している．

L. CD4陽性ヘルパーT細胞（TH）のサブセット（TH1とTH2）とその機能 （図2-63）

　CD4陽性TヘルパーT細胞（TH）は抗原によって活性化され，免疫反応の調節や効果細胞として働く．近年，TH細胞はサイトカインの産生パターンに基づき少なくとも3種類のサブセット（TH1, TH2, TH0）

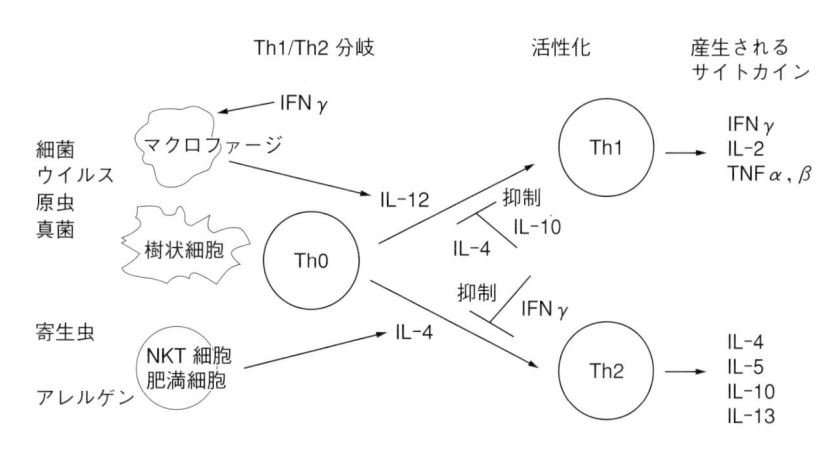

図2-63　ヘルパーT細胞（TH）のサブセット，TH1細胞とTH2細胞

　TH1はマクロファージ等を活性化して細胞性免疫あるいはIgG産生を介して感染防御などに関与し，TH2は主として液性免疫やIgEの産生，好酸球の分化増殖あるいはメディエーターを介した免疫炎症反応に関与している．さらにTH1とTH2はサイトカインを介してお互いに抑制的に制御し合っている．TH1細胞からのIFNγはTH2への分極を抑制する．一方，TH2が産生するIL-10, IL-4はTH1への分極を抑制する．したがって，特定のTHサブセットの過剰反応あるいはTH1/TH2のバランスの偏りが免疫病の要因となる．

に分けられると考えられるようになった．TH1細胞はIL-2，ガンマーインターフェロン（IFNγ）を産生分泌する．TH1細胞はナイーブなヘルパーT細胞（TH0）からIL-12，IFNγにより誘導される．一方，TH2細胞は，IL-4，IL-13などにより誘導され，IL-4，IL-5，IL-6，IL-10等のサイトカインを産生する．TH1，TH2細胞は産生されるサイトカインの作用に従って異なった調節機能を示す．TH1はマクロファージ等を活性化して細胞性免疫あるいはIgG産生を介して感染防御などに関与し，TH2は主として液性免疫やIgEの産生，好酸球の分化増殖あるいはメディエーターを介した免疫炎症反応に関与している．さらにTH1とTH2はこれらが産生分泌するサイトカインを介してお互いに抑制的に制御し合っていることも示されている．TH1細胞からのIFNγはTH2への分極を抑制する．一方，TH2が産生するIL-10，IL-4はTH1への分極を抑制する．したがって，特定のTHサブセットの過剰反応あるいはTH1/TH2のバランスの偏りが免疫病の要因となると考えられている．このような多種多様なサイトカインの作用を正しく理解することにより，免疫反応や炎症を人為的にコントロールすることも可能となるであろう（図2-63）．

M. キラーT細胞による生体防御

CD8陽性キラーT細胞は，ウイルスのように細胞内で増殖する微生物感染の場合，感染細胞内に生じた微生物由来の抗原ペプチドをMHCクラスI分子とともに抗原認識し感染細胞を殺す．あるいは，体内に生じた癌細胞を殺す．このキラーT細胞の細胞傷害作用は，キラーT細胞がもっているパーフォリン，グランザイムという分泌顆粒を放出することにより標的細胞にプログラム細胞死（アポトーシス）が誘導された結果である．また，キラーT細胞上のFasリガンドを介するアポトーシスも関与していると考えられている．

CD8細胞はまたIFNγを分泌してクラスI抗原の発現を促進し，マクロファージを活性化する．CD4陽性のTH1細胞は炎症性T細胞としてIFNγ，TNFα，リンフォトキシンなどの炎症性サイトカイン，ケモカインを分泌してマクロファージなどを活性化する．活性化マクロファージにより細胞内病原体が殺される．活性化されたTH1細胞はFasリガンドを発現し，Fas陽性の細胞にアポトーシスを誘導する．

免疫系とそれを構成する細胞・分子について概説した．本稿では，免疫系による抗原の特異的認識機構と，その結果引き起こされる免疫反応，いわゆる適応免疫系について主として述べた．免疫系のもつ認識と機能の多様性について充分理解を深めて欲しい．

■ 文献

1) Tonegawa S. Somatic generation of antibody diversity. Nature 1983; 302: 575.
2) Davis MM. T cell receptor gene diversity and selection. Ann Rev Immunol 1990; 10: 359.
3) Janeway C, Travers P. Immunobiology. 5th ed. London: Current Biology Ltd; 2001.

<渡邊　武>

b. 炎症の分子機構

◆まとめ
1. 炎症反応は組織が異物によって傷害された際に起こる生体防御反応である．
2. 異物排除に働くエフェクター細胞は白血球であり，その局所への浸潤は微小循環系の拡張と充血から始まり，血管透過性亢進，白血球の血管内皮への接着，血管外への遊出，局所への遊走を経て起こる．一連の反応は，様々な炎症メディエーターや関連分子の密接な協調下に行われる．
3. 炎症システムは発動系と抑制系に分けられ，そのバランスにより炎症反応は制御される．このバランスが発動系に傾くと，病的な炎症反応が引き起こされる．

炎症反応は生体に内的または外的な有害刺激が加わった場合に発動される反応で，古くから，発赤 rubor，腫脹 tumor，局所熱感 calor，疼痛 dorol を4主徴とする生体反応として記載されている．炎症反応は一連の反応経路が順を追って展開されるだけでなく，各ステップが密接に関連し炎症系を増幅・制御する仕組みになっており，生体侵襲，特に微生物侵入に対する生体防御系として機能している．生体に異物が侵入すると，微小循環系の拡張と充血（発赤，熱感），血管透過性亢進による血漿成分の漏出（腫脹），白血球の血管内皮細胞への接着，血管外への遊走が起こり，白血球は局所に動員される．局所に浸潤した白血球は異物を貪食，消化し，役目を終えた白血球は速やかに局所から消失する．異物およびその排除反応の余波によって破壊された組織は，肉芽組織形成を経て修復される．

A. 微小循環系の変化と血管透過性亢進

通常，微小循環系は大部分が閉じた状態にあり，主要通路 throughfare channel とよばれる部分だけに充分な血流がみられる．しかし，異物が侵入するとその刺激により数秒間で神経終末での軸索反応 axon reflex が起こり，細動脈部の一過性の収縮，つづいて拡張が起こり微小循環系は充血状態になる．微小循環系の変化により毛細血管，細静脈を中心として血流は緩徐となり内圧が上昇し，白血球（特に好中球）は血管内皮にそって血流の周辺部を流れはじめる．一方，異物刺激により肥満細胞から放出されたヒスタミン histamine やセロトニン serotonine は細静脈部分の内皮細胞を収縮し，内皮細胞間の間隙を開いて血漿成分は血管外に滲出する（図2-64）．この反応は即時相

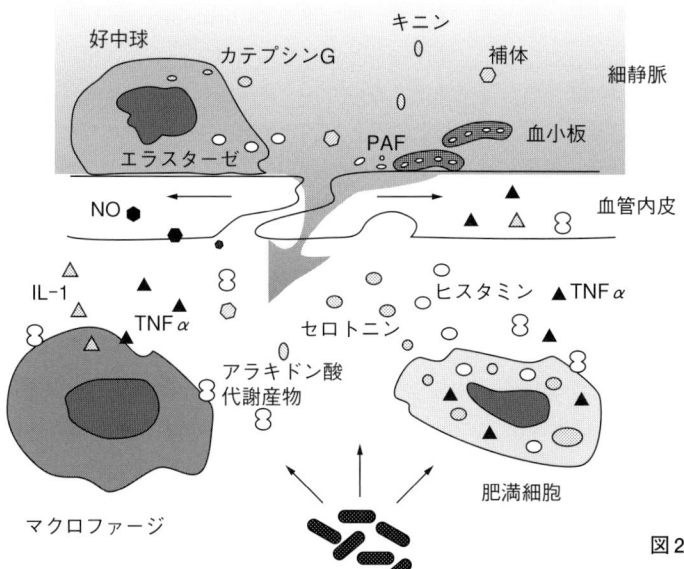

図2-64 血管透過性亢進の分子機構

immediate phaseの血管透過性亢進 increased vascular permeabilityとよばれ，炎症刺激直後から約1〜5分でピークに達し30分で終息する反応であり，その持続も強度も弱い．即時相につづいて，通常2〜5時間でピークとなり8時間頃までには終息する強い血管透過性亢進が起こり，炎症時の血漿成分の主要な滲出が起こる．この反応は遅延相 delayed phaseの血管透過性亢進とよばれ，キニン kinin，アラキドン酸代謝産物〔プロスタグランジン prostaglandin（PG）E2/ロイコトリエン leukotriene（LT）C4/LTD4/LTE4〕，補体（C3b/C3a/C5a），血小板活性化因子 platelet activating factor（PAF）が微小循環の拡張，内圧亢進等の準備状態に関与し，血管透過性亢進は増幅されると考えられる．最近，腫瘍壊死因子 tumor necrosis factor α（TNFα），インターロイキン1 interleukin-1（IL-1）やIL-8も遅延相の血管透過性亢進に関与することが明らかになった．これらのサイトカイン cytokineは異物侵入を感知した肥満細胞，在住マクロファージ，血管内皮細胞によって産生され，前述のメディエーターや一酸化窒素 nitric oxide（NO）産生を介して血管透過性亢進を誘導すると考えられる．特に肥満細胞は，未刺激でその細胞内顆粒にTNFαを貯蔵しており，炎症発動における意義は大きい．また，遅延型血管透過性亢進には好中球も関与する．内皮細胞の接触により好中球が活性化され，活性化好中球から放出されるエラスターゼ elastaseおよびカテプシンG cathepsin Gが働くとされるが，その詳細は不明である（図2-64）．

B. 白血球の血管内皮細胞への接着・遊出

　白血球は定常状態の微小循環においては，血流の中心部である軸流 axial stream中を流れている．刺激が加わり軸索反応により微小循環の拡大，血流速度の低下，内圧の亢進が起こると，白血球は辺縁流 marginal streamに移行し，白血球は内皮細胞と接触して内皮細胞の表面を転がるように動く（rolling）（図2-65）．この現象は，白血球および内皮細胞上に発現されるセレクチン selectinとシアロムチン sialomucinとの接触による．セレクチンファミリーではその発現様式に差異がある．すなわち，L-selectinは常時白血球上に発現されるが，P-selectinはサイトカインなどの刺激により細胞内顆粒から細胞表面に移行し，さらに新たな合成により白血球表面の発現量は増加する．E-selectinはサイトカインなどの刺激により新たに合成され細胞表面に発現される．この時期までの白血球-内皮間の接着は弱く，白血球はその場を離れて再び血流に戻ることも多い．しかし，炎症刺激により産生されたケモカイン chemokineが血管内皮細胞上のヘパラン硫酸プロテオグリカン heparan sulfate proteoglycanと結合して白血球上のインテグリン integrinを活性化（triggering）し，サイトカイン刺激によって内皮上に発現される接着分子 adhesion moleculeと強固に接着すると（adhesion），強い血流下でも安定な接着を示す．内皮細胞に接着した白血球は，次第に内皮細胞間隙に向けて偽足をのばす．一方，内皮細胞も細胞突起をのばして白血球を包み込むような変化を示し，白血球は内皮下腔へ移動し外皮細胞の間を通り抜け，内皮および外皮細胞にそれぞれ付随した2重の基底膜をこえて組織へと遊出 emigrationする．この過程にはplatelet endothelial cell adhesion molecule-1（PECAM-1）が重要な役割を果たしている．その後，白血球は炎症局所へ遊走 migrationする（図2-65）．

C. 白血球の遊走・活性化

　組織に出た白血球は，ケモタキシス chemotaxisとよばれる現象により組織内を遊走する．ケモタキシス因子としては古くより，細菌のシグナルペプチドである folmyl-methionyl-leucin-phenylalanin（fMLP），補体分解産物のC5a/C3a，フィブリン分解産物のフィブリノペプチド fibrinopeptide，アラキドン酸代謝産物のLTB4が知られている．近年，ケモタキシス活性をもつサイトカインであるケモカインが次々に発見されている．ケモカインは白血球のサブセットを選択的に遊走する点で前述のケモタキシス因子と根本的な違いがある．ケモカインは，現在50を越えるスーパーファミリーからなり，アミノ酸構造上のシステイン配列の特徴から4つのサブファミリーに分類される．そのレセプターもケモカインのサブファミリーに対応して4つのサブファミリーに分類されている（表2-13）．炎症に関わる代表的なケモカインはCXCおよびCCケモカインサブファミリーに含まれ，CXCケモカインは主に好中球の，CCケモカインは単球・好酸球・リンパ球・ナチュラルキラー細胞の遊走に働く．これまでの臨床データおよび抗体あるいはノックアウトマウスを用いた動物実験の結果から，様々な炎症時

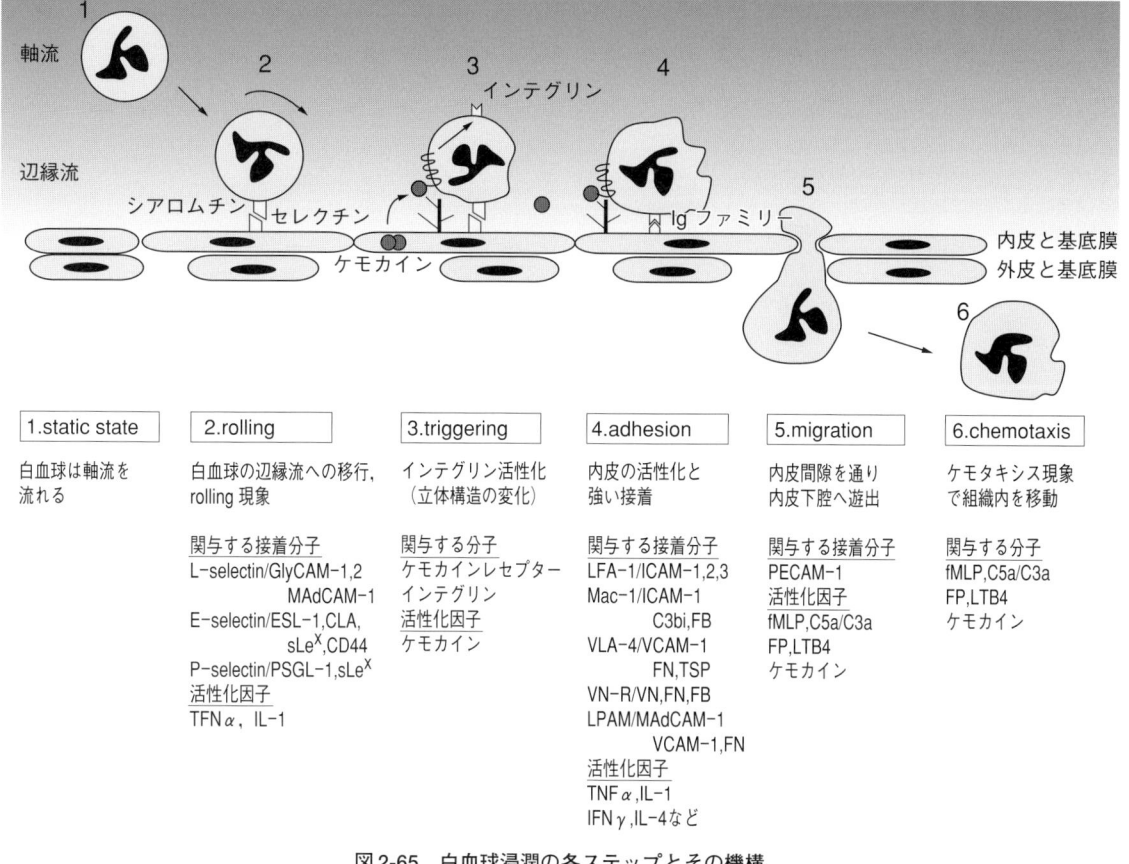

図2-65 白血球浸潤の各ステップとその機構

1.static state	2.rolling	3.triggering	4.adhesion	5.migration	6.chemotaxis
白血球は軸流を流れる	白血球の辺縁流への移行，rolling現象	インテグリン活性化（立体構造の変化）	内皮の活性化と強い接着	内皮間隙を通り内皮下腔へ遊出	ケモタキシス現象で組織内を移動
	関与する接着分子 L-selectin/GlyCAM-1,2 　　　　　MAdCAM-1 E-selectin/ESL-1,CLA, 　　　　　sLe^x,CD44 P-selectin/PSGL-1,sLe^x 活性化因子 TFNα，IL-1	関与する分子 ケモカインレセプター インテグリン 活性化因子 ケモカイン	関与する接着分子 LFA-1/ICAM-1,2,3 Mac-1/ICAM-1 　　　C3bi,FB VLA-4/VCAM-1 　　　FN,TSP VN-R/VN,FN,FB LPAM/MAdCAM-1 　　　VCAM-1,FN 活性化因子 TNFα,IL-1 IFNγ,IL-4など	関与する接着分子 PECAM-1 活性化因子 fMLP,C5a/C3a FP,LTB4 ケモカイン	関与する分子 fMLP,C5a/C3a FP,LTB4 ケモカイン

Ig: immunoglobulin, GlyCAM: glycosylation-dependent cell adhesion molecule, MAdCAM: mucosal addressin cell adhesion molecule, ESL: E-selectin ligand, CLA: cutaneous lymphocyte-associated antigen, sLe^x: sialyl-Lewis X, PSGL: p-selectin glycoprotein ligand, LFA: leukocyte function-associated antigen, Mac: macrophage antigen, ICAM: intercellular adhesion molecule, FB: fibrinogen, VLA: very late antigen, VCAM: vascular cell adhesion molecule, FN: fibronectin, TSP: thrombospondin, VN-R: vitronectin receptor, LPAM: lymphocyte Peyer's patch adhesion molecule, PECAM: platelet-endothelial cell adhesion molecule, FP: fibrinopeptide.

の白血球浸潤にケモカインが中心的な働きをすることが判明している．炎症反応（自然免疫）は獲得免疫と密接に関連しているが，CCケモカインの一つmonocyte chemoattractant protein-1（MCP-1）は抗原提示，T細胞活性化の増幅を通じて獲得免疫の形成に影響をおよぼし，慢性炎症の制御に役割を果たしている．これらのケモカインは，TNFαやIL-1の刺激により局所のマクロファージや好中球から産生されるだけでなく，TNFαやIL-1非依存性に炎症早期から在住マクロファージ系細胞や血管内皮細胞から産生されることが判明している．炎症局所に遊走した白血球は，局所に存在するサイトカイン〔TNFα，IL-1，インターフェロン interferon（IFN）γ，IL-12など〕，ケモカインや補体などにより活性化される．活性化白血球は炎症メディエーターを産生し，炎症反応は増幅される．こうして白血球は局所に滲出し異物に出会う．微生物は，補体でオプソニン化 opsonizedされたり，抗体の吸着によって白血球に認識されやすくなり，C3bレセプター，Fcレセプターあるいはスカベンジャーレセプター scavenger receptorなどの非特異レセプターを介して白血球に貪食される．食胞（ファゴゾーム phagosome）は白血球内の特殊顆粒 specific granuleやアズール顆粒 azurophilic granule と癒合し，酸素依存性および非依存性の殺菌機構により微生物は消化分解される（図2-66）．酸素非依存性に殺菌作用を発揮するのはライソソーム酵素 lysosomal

表2-13 ケモカイン，ケモカインレセプター

nomenclature		common name/popular name	target cells	receptors
CC chemokines				
CCL1		TCA-3/I-309	T	CCR8
CCL2		MCP-1/MCAF	M, T, NK, DC, N, SM, BA	CCR2, 10, 11
CCL3		MIP-1α/LD78α	M, T, NK, E, DC, BA	CCR1, 5
CCL4		MIP-1β/Act-2/HC21	M, T, NK, DC	CCR5, 8, 10
CCL5		RANTES	T, E, NK, BA, NK	CCR1, 3, 5
CCL6		C10/MPR-1 (murine)	M	
CCL7		MCP-3	M, T, NK, DC, E, SM, BA	CCR1, 2, 3, 10, 11
CCL8		MCP-2	M, T, NK, DC, E, SM, BA	CCR2, 3, 11
CCL9/10		MIP-1γ/MPR-2/CCF-18 (murine)	DC, T	CCR1
CCL11		Eotaxin-1	E, BA	CCR3
CCL12		MCP-5 (murine)	M, E	CCR2
CCL13		MCP-4/CKβ10	M, T, E, BA	CCR2, 3, 11
CCL14		HCC-1	M, myeloid progenitor	CCR1
CCL15		HCC-2/MIP-1δ/LKN-1/MIP-5	M, T	CCR1
CCL16		HCC-4/LEC/NCC-4/LMC	M	CCR1, 8
CCL17		TARC	DC, Th2	CCR4, 8
CCL18		MIP-4/PARC/DC-CK1/AMAC-1	T	
CCL19		MIP-3β/ELC/Exodus-3	T, B, NK	CCR7, 11
CCL20		MIP-3α/LARC/Exodus-1	DC, T, NK	CCR6
CCL21		6Ckine/SLC/TCA-4/Exodus-2/CKβ9	T, NK	CCR7, 11
CCL22		MDC/STCP-1/ABCD-1	DC, Th2, NK	CCR4
CCL23		MPIF-1/CKβ8	M, T	CCR1
CCL24		Eotaxin-2/MPIF-2/CKβ6	E, BA	CCR3
CCL25		TECK	T, thymocyte	CCR9, 11
CCL26		Eotaxin-3	E, BA	CCR3
CCL27		CTACK/ILC, ESkine (murine)	T	CCR10
CCL28			T	CCR10
CXC chemokines	ELR-motif			
CXCL1	+	GROα/MGSA-α	N, MC	CXCR2 > R1
CXCL2	+	GROβ/MGSA-β	N	CXCR2
CXCL3	+	GROγ/MGSA-γ	N	CXCR2
CXCL4	−	PF4	M, EC	CXCR2
CXCL5	+	ENA-78	N, MC	CXCR2
CXCL6	+	GCP-2	N	CXCR1, 2
CXCL7	+	NAP-2/CTAP-III	N, MC	CXCR2
CXCL8	+	IL-8/NAP-1/MDNCF	N, MC, E, NK	CXCR1, 2
CXCL9	−	MIG	T, NK, EC	CXCR3
CXCL10	−	IP-10/CRG-2	T, NK, EC	CXCR3
CXCL11	−	I-TAC/beta-R1/H174/IP-9	T, NK	CXCR3
CXCL12	−	SDF-1/PBSF	T, M, DC, NK	CXCR4
CXCL13	−	BLC/BCA-1	B, T, M	CXCR5
CXCL14	−	BRAK/bolekine	M	
CXCL15	+	Lungkine (murine)	N	
CXCL16	−		T	STRL33/BONZO
C chemokines				
XCL1		Lymphotactin-α/SCM-1α	T, NK	XCR1
XCL2		Lymphotactin-β/SCM-1β	T	XCR1
CX3C chemokine				
CX3CL1		Fractalkine/Neurotactin	M, DC, T, NK	CX3CR1

cell abbreviation: AS: astrocyte, B: B cell, BA: basophil, DC: dendritic cell, EC: endothelial cell, EP: epithelial cell, E: eosinophil, F: fibroblast, G: glioblastoma, H: hepatocyte, K: keratinocyte, L: lymphocyte, M: monocyte/macrophage, MC: mast cell, ME: mesangial cell, N: neutrophil, P: platelet, SM: smooth muscle cell, T: T cell

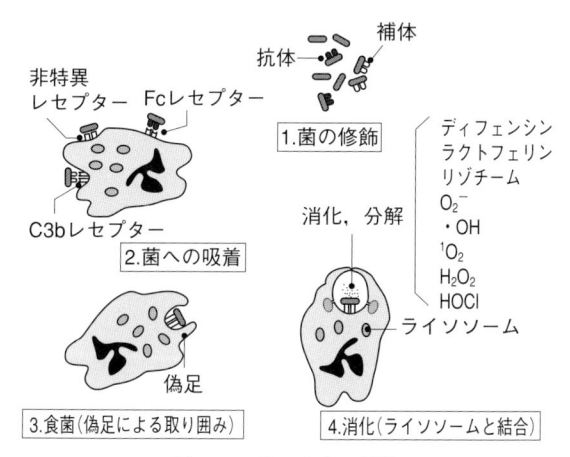

図2-66 菌の貪食・消化

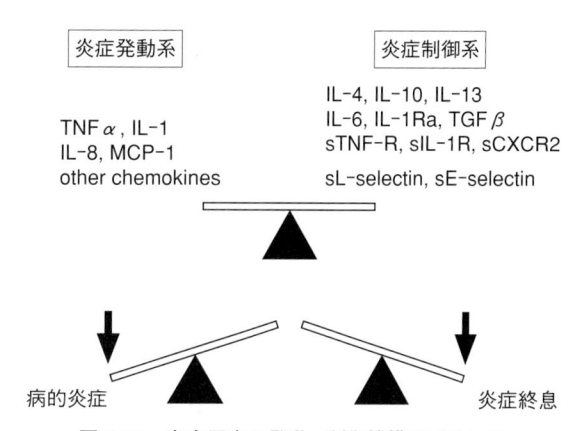

図2-67 炎症反応の発動・制御機構のバランス

enzymeであるディフェンシン群 defensins, ラクトフェリン lactoferrin およびリゾチーム lysozyme である．酸素依存性の機構としてはNADPH oxidase により酸素が還元されて生じる活性酸素 superoxide, 活性酸素中間体（・OH, $^1O_2$, H_2O_2）やミエロペルオキシダーゼ myeloperoxidase (MPO) 依存性のHOClが重要である．

炎症局所では，エフェクター細胞の滲出をより効果的にするため血管新生 vascularization が起こる．血管新生に働く代表的な因子は上皮成長因子 epidermal growth factor (EGF), 血管内皮細胞増殖因子 vascular endothelial growth factor (VEGF) である．これらはTNFα, IL-1などの刺激や低酸素により内皮細胞で誘導される．ヒスタミン，脂質代謝物，PAF, NO等にも血管新生作用がある．最近，ケモカインにも血管新生調節作用があることが明らかになった．CXCケモカインは5′側にグルタミン（E）-ロイシン（L）-アルギニン（R）をもつもの（ELR-CXCケモカイン）ともたないもの（nonELR-CXCケモカイン）に分けられるが，前者は血管新生に促進的に，後者は抑制的に作用する．

D．炎症の終息

局所で異物排除が進むと炎症刺激が減少し，炎症メディエーター産生は減弱して炎症は終息へ向かう．炎症の極期に多量に放出されたメディエーターはどれも不安定で分解されやすい．活性酸素やプロテアーゼはそれぞれスーパーオキシドジスムターゼ superoxide dismutase (SOD) やカタラーゼ catalase, α1アン チトリプシン α1-antitrypsin およびα2マクログロブリン α2-macroglobulin により速やかに不活化される．また，生体は抗炎症作用のある種々の因子を産生し，炎症を制御している．抗炎症性サイトカインとよばれるIL-1 receptor antagonist (IL-1Ra), IL-4, IL-10, IL-13, 形質転換増殖因子 transforming growth factor (TGF) βがこの範疇に入る．IL-1RaはIL-1のレセプターへの結合を競合阻害することで，IL-4, IL-10, IL-13, TGFβは炎症性サイトカインの産生抑制により抗炎症作用を発揮する．IL-6にも抗炎症作用があることが知られている．TNFα, IL-1およびIL-8レセプター（TNF-R, IL-1R II, CXCR2）は細胞表面から遊離し可溶性レセプター soluble receptor となって本来のレセプターと競合的に働く．L-およびE-セレクチンは白血球あるいは内皮細胞から遊離され競合的に働くことで白血球接着の抑制に働いている．このように，炎症システムは発動系と抑制系に分けられ，その巧妙なバランスにより制御されている．このバランスが発動系に傾くと，過度のあるいは長期にわたる炎症メディエーター産生が引き起こされ生体に不利益な—時として致死性の—結果をもたらす（図2-67）．

異物排除に働き役目を終えた好中球はアポトーシス apoptosis に陥り，胞体内の起炎性あるいは免疫原性の物質が周囲組織に漏出する前にマクロファージに貪食処理される．アポトーシスに陥ると好中球の細胞膜に変化が起こり，通常脂質二重層の内層に存在するホスファチジルセリン phosphatidylserine (PS) が外層に現れる．マンノース mannose などの糖鎖，intercellular adhesion molecule (ICAM) -3, 酸化リ

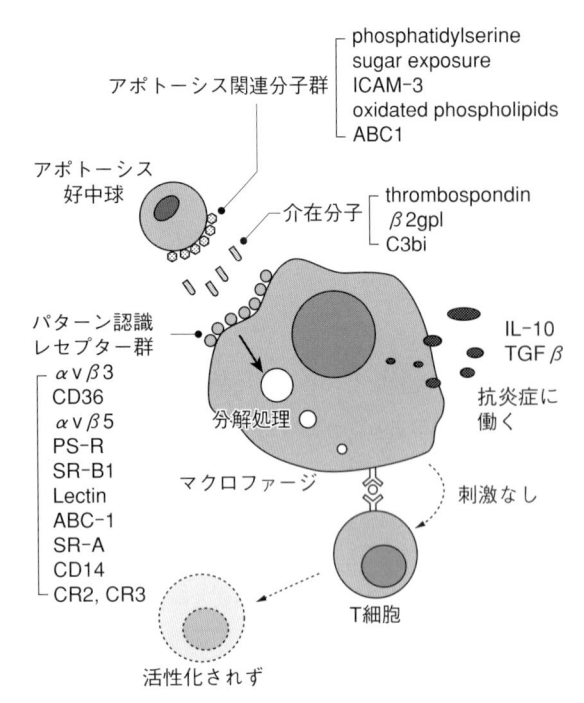

図2-68 アポトーシス細胞の排除（文献5より改変）

ン脂質 oxidated phospholipids, ATP-binding cassette transporter 1 (ABC1) などもその細胞表面上に現れる．これらのアポトーシス関連分子群 apoptotic-cell-associated molecular patterns (ACAMP) は，マクロファージ上に発現するパターン認識レセプター群 phagocyte pattern-recognition receptors (PPRs) に認識され，好中球はマクロファージに貪食される．トロンボスポンジン thrombospondin (TSP)，β2gpl, C3biなどは両者の橋渡しの役目を担う（図2-68）．マクロファージに取り込まれた好中球は分解され，胞体内の起炎性あるいは免疫原性の物質は消化される．通常マクロファージは炎症メディエーターの主たる産生源となるが，アポトーシス細胞を貪食したマクロファージはIL-10やTGFβを分泌し，抗炎症性に働く．マクロファージは処理した抗原情報をT細胞に提示するが，T細胞はマクロファージからの刺激がないため活性化されない．最近，PPRsとして機能する分子の一つとしてCD14が同定された．CD14はLPSのレセプターでもあり，炎症性サイトカインの発動に必須の分子とされてきたが，一方で非炎症あるいは抗炎症性に作用するアポトーシス細胞の認識にも関与することが知られている．LPS結合時にはLPS結合蛋白 LPS binding protein (LBP) およびシグナリングパートナーであるToll-likeレセプター（TLR）が必要であるが，アポトーシス細胞の認識時には異なるシグナル伝達系が働くと考えられる．マクロファージは，その後所属リンパ節に移動することが知られているが，その際のメカニズムについては全く解明されていない．

異物およびその排除反応の余波によって破壊された組織は，線維芽細胞と毛細血管新生からなる肉芽組織形成を経て修復される．塩基性線維芽細胞増殖因子 basic fibroblast growth factor (bFGF), TGFβ, 血小板由来増殖因子 platelet-derived growth factor (PDGF) などが線維芽細胞増生，毛細血管増生に中心的な役割を果たす．前述のELR-CXCケモカインも創傷治癒時の血管新生にも働くことが判明している．

炎症反応は生体が感染などの危急にさらされた場合に起こる生体防御反応である．しかし，感染性微生物の排除機構は正常組織に対しても働き，炎症の程度が質的，量的に過度になると生体にとってはかえって危険な状態を生じることになる．治療においては，感染時の初期免疫力を高める一方，必要以上の炎症反応を制御することが肝要である．

■ 文献

1) Ley K, editor. Physiology of inflammation. New York: Oxford University Press; 2001.
2) Bellingan G. Leukocytes: friend or foe. Intensive Care Med 2000; 26: S111-S118.
3) Matsukawa A, Hogaboam CM, Lukacs NW, Kunkel SL. Chemokines and innate immunity. Rev Immunogenetics 2000; 2: 339-58.
4) 室田誠逸, 柏崎禎夫, 編. 炎症と抗炎症戦略. 大阪: 医薬ジャーナル社; 1997.
5) Gregory CD. CD14-dependent clearance of apoptotic cells: relevance to the immune system. Curr Opin Immunol 2000; 12: 27-34.

＜松川昭博＞

C. 補体系の分子機構

> ◆まとめ
> 1. 補体系は，第3成分（C3）を活性化する古典的経路，レクチン経路および第二経路と後半の膜傷害複合体（MAC），および制御因子，補体レセプターから形成される．
> 2. 古典的経路は抗体を認識分子として，また，レクチン経路はマンノース結合レクチンを認識分子として，生体内に侵入した多くの微生物を認識し，一連の連鎖的な活性化反応を引き起こす．
> 3. 補体活性化によって生じる補体フラグメントは炎症を引き起こし，食細胞の動員・活性化を引き起こし，病原体を処理し，最終的に破壊する．これらの反応には，C3の病原体への結合とC3レセプターによる認識が関与している．
> 4. 抗原に結合したC3フラグメントは，アジュバントとして機能し，抗体産生を高める．

A. 補体系の概説

　補体とは，生体に侵入した微生物を排除するための重要なエフェクターとして生体防御に機能している一群の蛋白の総称である．補体は，約30種以上の血清蛋白質と膜蛋白質によって構成され，補体系を形成している．補体系は，生体に病原体が侵入すると，それを認識し，一連の連鎖的な活性化反応の結果，病原体を処理し，最終的に破壊する．補体系は，認識機構と反応開始後第3成分（C3）が限定分解に至るまでの補体活性化経路と病原体を破壊する後半の膜傷害複合体 membrane attack complex（MAC）と，さらに，補体制御因子と補体レセプターによって構成される．補体系の活性化経路には，抗原抗体反応により特異的に活性化される古典的経路と，細菌やウイルス上の糖鎖を認識するマンノース結合レクチンによって活性化されるレクチン経路と，非特異的にC3を結合させる第二経路が知られている．

　補体蛋白は主として肝臓で産生分泌される血清蛋白で，生体内では酵素前駆体，チモーゲン zymogen として存在する．補体活性化に伴い，活性型の酵素となる．古典的経路と膜障害複合体の場合，C1q，C1r，C1s，C4，C2，C3，C5，C6，C7，C8，C9の順序で反応するが，酵素反応はC5までである．C1r，C1s，MASPの場合は一本鎖の前駆体で存在し，二本鎖の酵素活性型に変化する．第二経路のD因子は唯一，活性型で血液中に存在する．他の補体蛋白C4，C2，C3，C5とB因子は，部分分解を受けて大きな分子と小さな分子に切断される．通常，切断された小さなフラグメントに"a"を，大きなフラグメントに"b"を付す．たとえば，C3aとC3bやBaとBbのごとくであるが，例外として，歴史的な背景から，C2の場合，酵素活性をもつ大きなフラグメントがC2aであり，遊離する小さなフラグメントがC2bである．また，C1r，C1s，MASPなどの場合，通常の酵素と同じに基質認識部分と酵素活性部分が同一分子内に存在するが，C3転換酵素，C4b2aの場合，新たに生成したC4bが次に反応するC3分子を認識し，C2aに酵素活性が存在する．このようなカスケード反応は，補体系に特有であり，遺伝子重複とエクソンシャフリングの結果生じたと考えられている（表2-14）．

　補体系は，抗体を認識分子として機能する古典的経路が先に発見されたため，抗体を補うという意味で補体と名付けられた．最近初期免疫における補体の重要性が明らかになりつつある．まず，初回感染において，病原微生物が生体に侵入した場合の補体の働きについて考えてみよう．侵入した病原体に対する自然抗体が存在すると，自然抗体はIgM抗体なので古典的経路を活性化する．自然抗体がない場合でも，パターン認識分子として補体系蛋白のマンノース結合レクチンが，微生物上の糖鎖を認識してレクチン経路を活性化する．また，微生物上の特有の構造によって第二経路が活性化される場合もある．いずれの経路が活性化されても，活性化された補体第3成分（C3b）が，侵入した病原微生物上に結合する．この補体活性化に伴い，アナフィラトキシンとよばれる補体フラグメントができ，炎症を引き起こす（炎症のメディエーターの放出）．アナフィラトキシンのなかでC5aは，走化性因子としての活性をもち，食細胞を平時のリザーバーである血管から，感染局所に動員させる．動員された食細胞は，補体レセプターを介して微生物を貪食し（オプソニン反応），食細胞に処理される．さらに，補体後半成分

表2-14 補体系血漿蛋白質の性質

名称	分子量(k)	サブユニット鎖(数)と分子量(k)		機能と特徴
A. 活性化経路の因子				
a. 古典的経路				
C1q	460	A (×6)	26	抗体のFcと結合
		B (×6)	26	A-B-Cの3本鎖構造
		C (×6)	24	
C1r	83	H鎖	56	自己触媒的に活性型C1rになり，C1sを活性化
		L鎖	27	
				酵素活性部位
C1s	83	H鎖	56	C1rにより活性化され，C4，C2を切断し，C3転換酵素を形成
		L鎖	27	
				酵素活性部位
C2	102			
C2a	70			C3/C5転換酵素の活性部位
C2b	30			C4b結合部位
C3	185	α	110	C3転換酵素により，C3aとC3bに切断
		β	75	
C3a	8			アナフィラトキシン
C3b	180			異物標識，第二経路のC3転換酵素の形成
C4	205	α	97	
		β	75	
		γ	33	
C4a	9			
C4b	190			古典的経路のC3転換酵素の形成
b. 第二経路				
B因子	90			Dにより，BaとBbに切断
Ba	30			C3b結合部位
Bb	60			C3/C5転換酵素の活性部位
D因子	24			トリプシン型酵素
c. レクチン経路				
MBL	40〜60	32 (×12〜18)		マンノース結合性のレクチン
MASP-1	94			C3分解活性
MASP-2	76			C4，C2を切断し，C3転換酵素を形成
B. 膜傷害複合体（MAC）				
C5	190	α	115	C5転換酵素により，C5aとC5bに切断
		β	75	
C5a	11			アナフィラトキシン
C5b	180			MAC形成
C6	120			
C7	110			
C8	150	α	64	
		β	64	
		γ	22	
C9	71			

9. 生体防御機構　　91

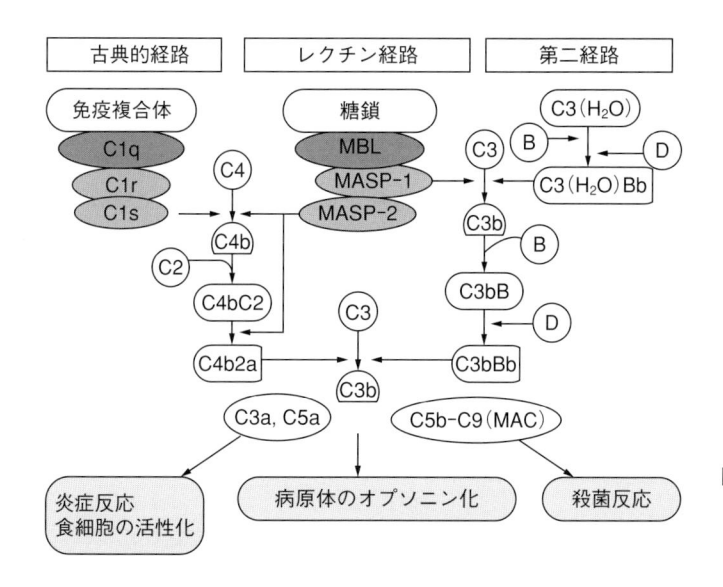

図2-69　補体活性化経路と補体系の主要三大活性

のC5b-C9は，膜傷害複合体（MAC）として，生体内に侵入した微生物を殺すことができる（殺菌作用）．このように生体に侵入した病原体は処理されるが，その後に，C3フラグメント（C3d）の結合した抗原に対する抗体産生が増強することが明らかになり，補体系はアジュバントとしても機能する．IgG抗体が産生されると古典的経路が活性化され，IgG抗体とC3によってオプソニン化された病原体は，食細胞上のFcレセプターと補体レセプターの共同作用により，速やかに処理されると考えられている．また，補体系は，種々の制御因子によって，補体の活性化と無駄な消費をコントロールされており，細胞膜上には，強力な補体制御因子が存在し，自己補体による傷害から，自己細胞を保護している．このような補体の活性化経路と生物学的活性を図2-69に示した．

B. 補体系の活性化経路と膜傷害複合体の形成

1. 古典的経路

古典的経路の活性化は，抗体が認識分子として機能し，抗原に結合しその形状が変化した抗体分子にC1が結合することによって始まる．ヒトにおいては，C1はIgM，IgG1とIgG3に強く結合し，IgG2には弱く，IgG4と他の免疫グロブリンには結合できない．C1分子は，C1q1分子とC1rとC1sが2分子ずつ結合した複合体で，C1q分子は免疫グロブリンへの認識と結合をつかさどっている．C1q分子は3種類のポリペプチドからなるの6本のサブユニットで構成され（合計18ポリペプチド），N末端はコラーゲン様構造を有

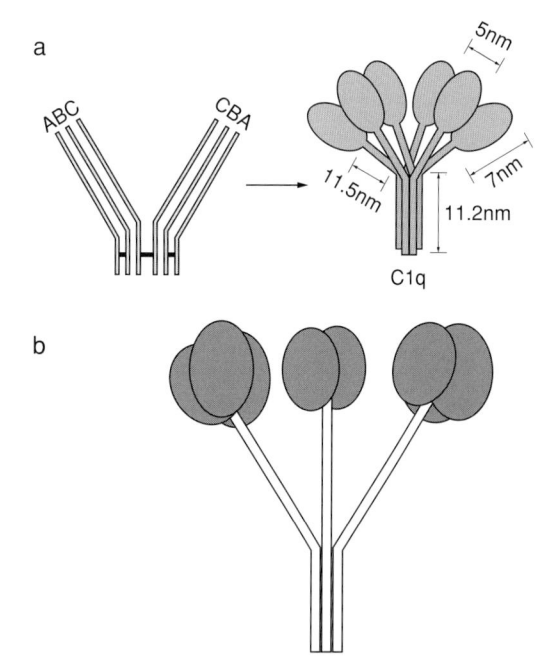

図2-70　C1q（a）とMBL（b）の分子モデル

C1q分子は3種類のポリペプチドからなる6本のサブユニットで構成され（合計18ポリペプチド），N末端はコラーゲン様構造を有し，C末端は球状となっている．C1q分子の球状部分が，抗原に結合しその構造変化を起こした抗体のFc部分を認識するとC1rとC1sが活性化される．

MBL分子は32kDのサブユニットの3本のポリペプチドがジスルフィド結合で架橋して1つの構成単位となり，各サブユニットはN末端のコラーゲン様構造，C末端の球状の糖鎖認識ドメイン（CRD）から構成されている．図には三本鎖のMBLを示しているが，生体内には三～六本鎖のMBLが存在し，MASPと複合体を形成している．

し，C末端は球状となっている（図2-70a）．C1の酵素活性は，酵素前駆体として存在するC1rとC1sの活性化によって生じる．C1rとC1sはともにセリンプロテアーゼで，一本鎖の前駆体が切断されることで活性型になる．さらに生体内ではC1分子はC1インヒビターと非可逆的に結合しており，C1rの自己活性化を防いでいる．しかし，C1qの球状部分が免疫グロブリンのFc部分に多価結合すると，C1インヒビターを分子外に追い出し，C1r前駆体が自己活性化し，活性化されたC1rは前駆体C1sを活性化する．

C1sはC4をC4bとC4aに限定分解する．C4bはその分子内に存在するチオエステル結合部位の反応性が高まり，細胞膜上の水酸基やアミノ基に共有結合する．このように結合したC4bは，C2を結合し，C1sによって分解されたC2aと新たな分子集合体C4b2aを形成する．この複合体がC3転換酵素とよばれC3をC3bとC3aに分解する．C3の分解，すなわち活性化によって補体系の種々の生物活性が発来し，補体活性化にとって最も重要なできごとである．

C3分子は，C4分子と同様に分子内にチオエステル部位をもち，C3転換酵素によってC3a断片が切断されると，エステル交換反応を起こして細胞膜上の水酸基やアミノ基に結合する（図2-71）．食細胞上の補体レセプターはC3分子が結合した微生物を認識し貪食する．C3分子の一部は，近傍に存在するC4b分子にも共有結合し，C5転換酵素を形成する．C3とC5を限定分解する酵素活性はC2aに存在する．

2．レクチン経路

血清中には，マンノースとN-アセチルグルコサミン（GlcNAc）をカルシウム依存性に認識するマンノース結合レクチン mannose-binding lectin（MBL）とよばれるC型動物レクチンが存在する．MBLは32kDのサブユニットの3本のポリペプチドがジスルフィド結合で架橋して1つの構成単位となりさらに構成単位間で架橋したホモポリマーである．各サブユニットはN末端のシステインに富む領域，コラーゲン様構造，C末端の糖鎖認識ドメイン（CRD）から構成されている（図2-70b）．MBLは多くの細菌・酵母・ウイルスに結合し補体系を活性化することが判明している．その機序は，C1r/C1s様の2種類のセリンプロテアーゼ，MASP-1（MBL-associated serine protease-1）とMASP-2を介して活性化されると考えられている．両MASPは，血清中では一本鎖の未活性型の形態をしてMBLと結合しており，MBLがリガンドに結合すると，二本鎖の活性型に変換する．活性型のMASP-2が古典的経路と同様にC4とC2を分解し，C3転換酵素を生成する．一方，MASP-1には直接C3を分解する活性があり，第二経路を活性化する．MBLとC1q，MASP-1/MASP-2とC1r/C1sはそれぞれ構造的にも相同性があり，MBL-MASP複合体は，C1複合体と機能的にも類似しているが，その詳細な機構は，今後の研究の成果を待たなければならない．古典的経路においては，免疫グロブリンが認識分子として機能し，C1qを介してセリンプロテアーゼのC1rとC1sを活性化するが，レクチン経路では，MBLが認識分子として働き，MASPが活性化され，抗体の関与なしに感染初期で働く重要な経路と考えられる．

上述のようにMBLはマンノースやGlcNAcを表面にもつ細菌，ウイルス，マイコバクテリア等に結合する．これらのうち，細菌では大腸菌，サルモネラ菌，リステリア菌，髄膜炎菌，インフルエンザ菌，抗酸菌等，ウイルスではHIV-1，HIV-2，インフルエンザA等，真菌ではカンジダやクリプトコッカス等にMBLが結合して，レクチン経路の活性化が起こると考えられている．レクチン経路は，これらの病原体が生体内に侵入したとき，最前線で感染防御に働くと考えることができる．

3．第二経路の活性化

第二経路の活性化機構は，古典的経路やレクチン経路と異なり，認識機構をもたず，C3分子の特異的な性質が関与している．第二経路はC3，B因子（B），D因子（D），プロパジン（P），H因子（H），I因子（I）によって構成されている．C3は，前述のように分子内にチオエステルをもっていて，わずかずつで水分子と反応し，チオエステルが開裂してC3（H_2O）になる（図2-71）．H_2O分子と反応して，チオエステル部位が加水分解を受けたC3分子は，B因子を結合し，セリンプロテアーゼのD因子の作用を受けて，初期C3転換酵素C3（H_2O）Bbを形成する．この初期C3転換酵素は，C3をC3aとC3bに分解し，上述のようにエステル結合活性をもつC3bができ，細胞膜上に結合することができる．このことは第二経路は，常に少しずつ活性化の状態にあることを示している．このように生成したC3bは，通常，血中の制御因子，H因

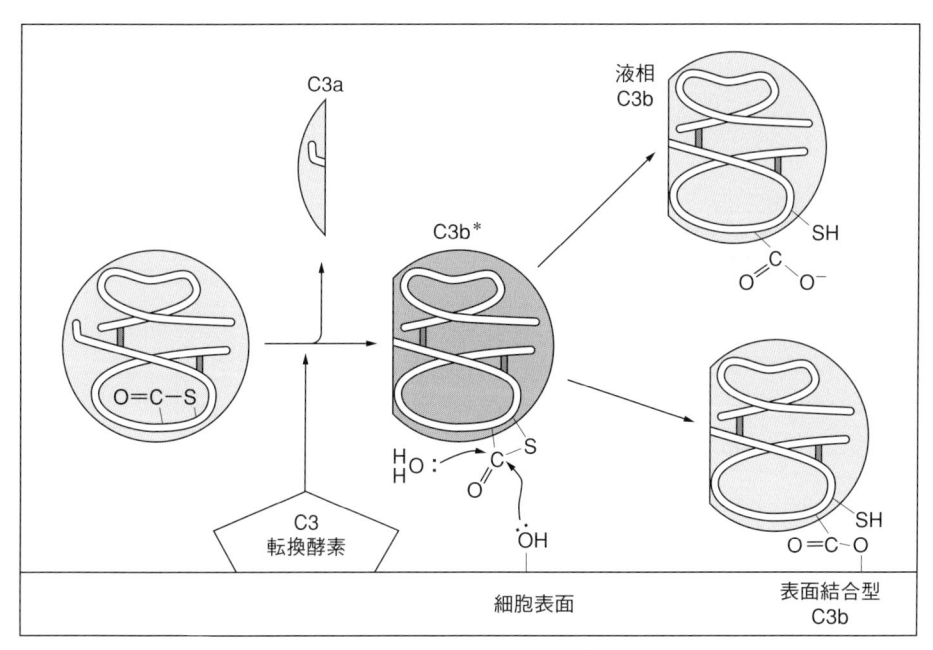

図 2-71　C3 分子の活性化[1]

C3 の活性化に伴い，C3a が遊離し，C3b の構造が変化し，チオエステル基の反応性が増す．多くは水分子と反応し，不活化されるが，一部は微生物表面の水酸基とエステル結合を行う．図には示さないが，アミノ基とアミド結合する場合もある．

子と I 因子によって不活化されるが，第二経路の活性化物質である微生物の細胞表層の多糖類などに結合すると，これら制御因子の反応を受けず，さらに B 因子と D 因子が反応して，細胞膜上に第二経路の C3 転換酵素，C3bBb 複合体が形成される．C3bBb 複合体は，C3 を C3a と C3b に分解し，その結果生じた C3b が，C3bBb 複合体中の C3b にエステル結合し C3b ダイマーとなり，C5 転換酵素を形成する．C3 と C5 を限定分解する酵素活性は Bb に存在する．このように第二経路の C3 転換酵素は，細胞膜上に結合した C3b によって形成されるので，古典的経路とレクチン経路が活性化されても同様の反応が起こり，増幅経路ともよばれる．

4．C3 の活性化と膜傷害複合体の形成

いずれの補体経路が活性化されても，C3 の段階で合流するので，C3 は補体のなかで最も重要な位置を占めている．C3 の活性化は C3 転換酵素が C3 分子を C3a と C3b に分解することによって起こる．C3a はアナフィラトキシンで炎症のメディエーターとして機能し，C3b はオプソニンとして機能する．C3 分子はシステインとグルタミン酸の側鎖間で形成された分子内チオエステルをもっている．このチオエステルは C3 では分子内部に存在し，水分子による攻撃を受けにくく比較的安定である．C3 の活性化の結果，C3 から C3a が切り取られると，C3b 分子全体の立体構造変化が起こり，チオエステルが分子表面に露出する．このように露出したチオエステル基はきわめて反応性が高く，水分子や細胞膜上に存在する水酸基やアミノ基と求核置換反応を起こす．水酸基とはエステル結合，アミノ基とはアミド結合し，ともに共有結合である．細胞膜上には，豊富に存在する水酸基が存在するので，生体に侵入した微生物上に，C3b とのエステル結合が形成される（図 2-71）．このような反応は分子構築上きわめて珍しく，また，活性化された C3b は，基本的にはどんな生物学的な表面にも結合できることを示す．C3b がすべての異物に結合できることは望ましいことであるが，自己の細胞に結合してはならない．実際には，後述するように自己細胞に結合した C3b は，補体制御因子の作用を受け速やかに不活化される．このような分子内チオエステルは，C4 にも存在し，C3 と同じように機能している．

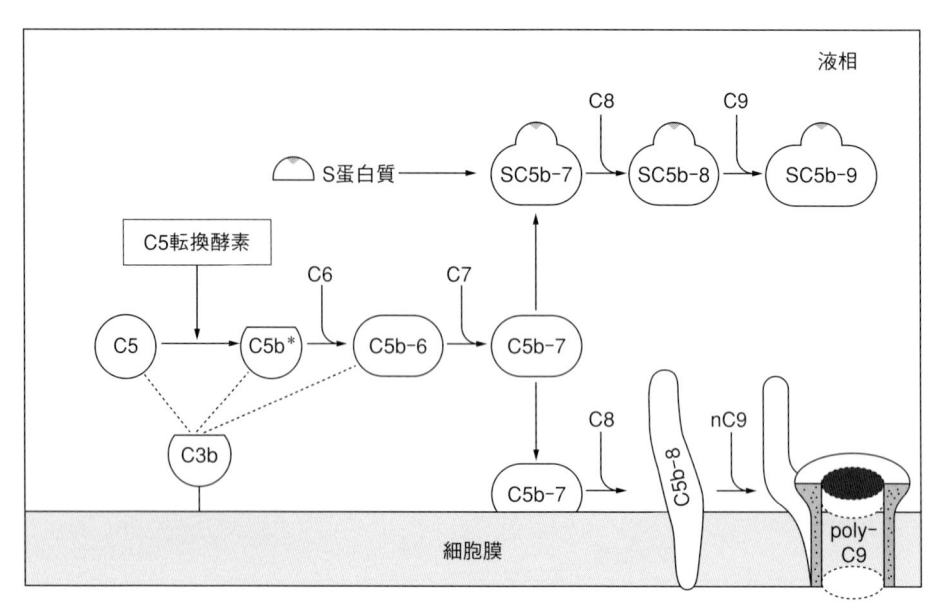

図2-72 膜傷害複合体（MAC）の形成[1]

　C3の活性化によって生じたC3bは，C5転換酵素を形成する．C5の分解で生じた大きなC5b断片は，C6とC7と反応し，C5b67複合体となる．この複合体は疎水的な構造をもち，両親媒となり，初めて膜に結合することができる．液相中の複合体は，血清中のS-蛋白質（ビトロネクチン）と結合し，活性を失う．C5b67複合体はついでC8を結合すると，細胞膜に陥入し，C9分子の重合を促進し，膜傷害複合体（MAC）とよばれる円筒上構造体を形成する．

　C5は，C4，C3と同族の分子であるが，分子内にチオエステル基をもたない．C5転換酵素は，酵素作用を有する最後の分子集合体で，C5をC5aとC5bに分解する．小さなC5aの断片は後述するようにアナフィラトキシンの活性を有する炎症のメディエーターである．大きなC5b断片は，C6と結合すると，C5b6複合体となり，C7と反応性を獲得し，C5b67複合体となる．この複合体は疎水的な構造をもち，両親媒となり，初めて膜に結合することができる．液相中の複合体は，血清中のS-protein（ビトロネクチン）と結合し，活性を失う．C5b67複合体はついでC8を結合すると，細胞膜に陥入し，C9分子の重合を促進し，膜傷害複合体（MAC）とよばれる円筒上構造体を形成し，細胞膜を傷害する（図2-72）．これらの反応は，前半の酵素的な反応と異なり，物理的な反応と考えられる．なお，C5b67複合体は，単独でC8，C9を結合し溶血を起こすことができ，reactive lysisとよぶ．

C. 補体系の制御

　血清中および細胞膜上には種々の補体系制御因子が存在し，補体系の活性化を制御している．血清中の補体制御因子は，補体成分の液相での無制限な消費を防ぎ，侵入した病原体上に反応を集中させ，炎症を局所にとどめる．細胞膜上の制御因子は，自己補体による傷害から，自己組織を保護している．

　血清中に存在する制御因子としては，C1インヒビター，C4-binding protein（C4bp），I因子，H因子，P因子，S-protein，クラスタリンが知られている．細胞膜上の制御因子としてDAF（decay-accelerating factor: CD55），MCP（membrane cofactor protein: CD46），補体レセプター，CR1（complement receptor type 1: CD35），CD59が存在している（表2-15）．

1. C1インヒビター

　C1インヒビターは，セリンプロテアーゼインヒビターで，前述のように前駆体のC1r/C1sと可逆的に結合し，C1rの自己活性化を防いでいる．しかし，抗原抗体反応によるC1の活性化を防ぐことはできない．C1インヒビターは活性化したC1rとC1sに非可逆的に共有結合することによりそのエステラーゼ活性を阻害し，C1複合体からC1r/C1sを遊離させる．同様に，MASP-1/MASP-2の活性も阻害することが明らかに

表2-15 補体制御因子

名称	分子量(k)	サブユニット鎖(数)と分子量(k)		機能と特徴
血漿蛋白				
C1INH	110			C1r・C1sの活性阻害
C4bp	500	α (×7)	70	I因子のコファクター，C3転換酵素の解離失活促進
		β	45	凝固制御因子プロテインSの結合部位
H因子	155			I因子のコファクター，C3転換酵素の解離失活促進
I因子	88	A	50	
		B	38	C3b，C4b分解活性部位
プロパジン	220	3量体と4量体	56	第二経路のC3転換酵素の安定化
Sプロテイン	83			C5, 6, 7の膜結合阻害，ビトロネクチンと同じ
	80	2量体	40	MAC形成阻害
膜蛋白				
DAF (CD55)	70			C3転換酵素の解離失活
MCP (CD46)	45〜70			I因子によるC4b/C3bの分解のコファクター
CR1 (CD35)	160〜250			C3転換酵素の解離失活
				I因子によるC4b/C3bの分解のコファクター
CD59	20			MAC形成阻害，MACIF

なっている．このインヒビターが欠損すると遺伝性血管神経浮腫（HANE）という病気になることが知られている．

2. C3/C5転換酵素の制御

補体活性化経路のC3転換酵素C4b2a，C3bBbは自然に解離失活（decay）するという性質をもっている．C4bpはC4b2a複合体からC2aの解離失活を促進させる一方，I因子がC4bを分解するとき，コファクターとして働き，血中に存在するC2によって再びC4b2aが形成されるのを阻害している．C1インヒビター欠損症の遺伝性血管神経浮腫においてC1の活性化が起こり，C4，C2がほとんど消費されるが，C3が正常に保たれるのはC4bpの機能と考えられている．

H因子は第二経路のC3転換酵素C3bBbからBbの解離失活を促進させ，I因子によるC3b分解のコファクターとして働く．このH因子とI因子の機能は，第二経路の活性化に必須の作用でC3の沈着を侵入した病原体に向かわせる．I因子は，セリンプロテアーゼの一種で，単独で機能することはなく，コファクターとして，C4bp，H因子，CR1，MCPの存在下でC4bとC3bを分解する．逆に第二経路に働くプロパジン（P因子）は，第二経路のC3転換酵素C3bBbからのBbの失活を抑制し，C3転換酵素を安定化している唯一のポジティブに働く制御因子である．

C3転換酵素に働く細胞膜上の制御因子としては，DAF，MCP，CR1が明らかにされている．DAFは，C3転換酵素の解離失活を促進する活性のみを保有しており，C4b2aおよびC3bBb複合体からC2aとBbの解離を促進させる．MCPはI因子のコファクターとしての活性のみをもち，細胞上結合したC4bとC3bを分解する．CR1はC3bレセプターともよばれ，C4bpとH因子の機能を兼ね備えており，両経路のC3転換酵素の解離失活を促進するとともに，I因子のコファクターとしてC4b，C3bの分解に作用する．なお，DAFはGPIアンカー型蛋白で，エコーウイルスのレセプターとしても機能する．また，MCPは麻疹ウイルスのレセプターとしても機能することが知られている．

3. 膜傷害複合体の制御

血清中のS-proteinは，細胞膜に結合できなかったC5b67複合体と結合し，その活性を阻害している．このことは，reactive lysisが周囲の細胞に及ぶことを防いでいる．S-proteinは，細胞接着因子のビトロネクチンと同一の物質であり，最近，クラスタリン（ClusterinまたはSP40）とよばれる血漿蛋白にも同様の活性があることが明らかになった．

CD59は，C5b-9複合体（MAC）による膜傷害機構を阻害する．CD59はMAC中のC8とC9に結合する

ことができ，C8に結合したCD59は，C8へのC9の結合とC9の分子集合を阻害する．CD59は多くの細胞膜上に存在し，自己補体による傷害から自己の細胞を最終段階で保護している．CD59は，DAFと同様にGPIアンカー型蛋白で，夜間血色素尿症（PNH）の病態に関わっている．

D. 補体レセプター

生体防御における補体系の最も重要な役割は食細胞の貪食機能を増強するオプソニン活性である．最近，この自然免疫の中心的役割に加えて，抗原に結合したC3フラグメントが，抗体産生を増強し，獲得免疫に作用することが明らかになり，注目を浴びている．補体系は生体に侵入したウイルス，細菌等の表面にC3D をエステル結合するが，制御因子によって分解を受ける．活性化され細胞膜上にエステル結合したC3bは，コファクターの存在下でI因子によって，2カ所切断され，分子量3kDのフラグメント（C3f）を放出しiC3bとなる．iC3bは，さらにI因子によって，C3cとC3dgに分解され，C3dgはエステル結合により細胞膜と結合している．この反応にもCR1がコファクターとして関与していることが明らかになっているが，他の血清中の酵素の関与も否定できない．C3dgは，さらにC3dに分解される．

補体レセプターには，結合するリガンドによりC3bレセプター，C3dレセプターとよばれていたが，その後の詳細な研究により，特定のC3フラグメントとのみ反応しないことが判明し，その発見順序により，CR1（CD35），CR2（CD21），CR3（CD11b/CD18），CR4（CD11c/CD18）と名付けられた．その構造上の特徴および生体内分布については，表2-16に示す．その他の補体レセプターとしてC1qとMBLのコラーゲン部分を認識するC1qレセプターが知られており，アナフィラトキシンに対するC3aレセプター，C5aレセプターの構造が明らかにされた．

1. CR1（CD35）

IA（immune adherent）レセプターとして，免疫粘着現象を引き起こすことが古くから知られており，C3bレセプターあるいは，C4b/C3bレセプターとよばれていた．その生体内分布は，赤血球，Bリンパ球，単球/マクロファージ，樹状細網細胞，腎糸球体上皮細胞，ある種のT細胞である．赤血球膜上のCR1は，50〜1400/cellと報告されており，Bリンパ球や食細胞上より数としては，はるかに少ないが，生体内のCR1の90%は，赤血球上に存在する．

CR1は，分子量約20万の糖蛋白として精製されたが，その後分子量の違いによる，4つのアロタイプの

表2-16 補体レセプター

名称	別称	CD分類	構造	分布細胞	機能
CR1	IAレセプター C3bレセプター C4b/C3bレセプター	CD35	一本鎖糖蛋白 4つのアロタイプ A: 190kD B: 220kD C: 160kD D: 250kD	赤血球，好中球，単球/マクロファージ，B細胞，ある種のT細胞，腎上皮細胞	貪食 補体制御活性 免疫複合体の輸送
CR2	C3dレセプター EBウイルスレセプター	CD21	一本鎖糖蛋白 140kD	B細胞，樹状細網細胞	B細胞の活性化
CR3	iC3bレセプター C3biレセプター Mac-1抗原	CD11b/CD18	二本鎖糖蛋白 α鎖 165kD β鎖 95kD	好中球，単球/マクロファージ，NK細胞	貪食接着分子
CR4	gp150/95	CD11c/CD18	二本鎖糖蛋白 α鎖 150kD β鎖 95kD	好中球，単球/マクロファージ，NK細胞	貪食接着分子
C1qR	C1qレセプター		?	好中球，単球/マクロファージ	貪食（?）
C3aR	C3aレセプター		7回貫通型膜蛋白	マスト細胞，好酸球	炎症のメディエーター
C5aR	C5aレセプター	CD88	7回貫通型膜蛋白	マスト細胞，好中球，好酸球，好塩基球，単球/マクロファージ	炎症のメディエーター

存在することが判明した．CR1の生理的な機能として，次の3つをあげることができる．①好中球や単球/マクロファージのCR1は，C3bが結合した（オプソニン化された）細菌・ウイルスを貪食するレセプターとして働く．②上述のようにCR1はC3転換酵素の解離失活を促進し，I因子のコファクターとして，C3b，C4bを分解する．③赤血球上のCR1は，C3bが結合した細菌・ウイルス・免疫複合体を結合し，マクファージ系の処理機構に輸送する．このようにCR1は，存在する細胞膜上で異なった機能を有する生体防御に重要な役割を果たしている膜蛋白である．

2. CR2（CD21）

CR2は，以前は，C3dレセプターとよばれ，Bリンパ球上にみいだされる分子量14万の一本鎖糖蛋白で，樹状細網細胞にも存在し，少量ながら一部のT細胞上に存在する．CR2は，C3分子のC3d部分に結合し，そのリガンドとしては，C3dgとC3dで，iC3b，C3bにも弱いながら反応しうる．B細胞上のEBウイルスのレセプターと同一であることが判明している．CR2の生理学的な役割はB細胞を活性化し，抗体産生を増強していると考えられている．すなわち，抗原に結合したC3dと抗原は，CR2と膜型IgM（BCR）を介してB細胞を活性化すると思われる．実際に，C3dを結合した抗原（卵白アルブミン）では，その抗体産生は，1万倍に増強すると報告されている．この場合，CR2はCD19，CD81と会合し，その下流に情報を伝達する．これらの結果は，C3とCR2のノックアウトマウスを用いて得られたものであり，T細胞依存性の抗原に対する免疫応答（抗体産生）はわずかながら存在するので，補体は抗体産生に必須ではなく，2次応答を制御していると考えられている．このことは自然免疫で機能する補体系がアジュバントとして機能し，獲得免疫と連携していることを示す．

3. CR3（CD11b/CD18）

CR3は，iC3bレセプターともよばれ，好中球，単球/マクロファージ，NK細胞上に存在する．このレセプターのリガンドはiC3bであるが，iC3bはCR1，CR2とも反応する．CR3はそのリガンドの結合に二価イオンが必要であるという特徴をもっており，iC3bの他にレクチンやある種の糖質，特に細菌の多糖類に結合することが知られている．CR3は，分子量16.5万のα鎖（CD11b）と9.5万のβ鎖（CD18）が非共有結合している二本鎖の糖蛋白であり，LFA-1（CD11a/CD18）とCR4（CD11c/CD18）と共通のβ鎖をもっており，機能的にも共通の部分が多く，この3つの分子は，接着分子のなかで1つのファミリーを形成している．ファイブロネクチンを結合するVLAなどとともにインテグリンファミリーを形成し，CR3とCR4はβ2インテグリンに属する．CR3の機能としては，好中球の血管内皮細胞への接着とともに，食細胞上の食機能に関与している重要なレセプターと考えられている（表2-16）．

4. CR4（CD11c/CD18）

好中球と単球/マクロファージ系細胞に強く表現されており，iC3bをその結合のリガンドとするが，他の補体レセプターのモノクロナル抗体では，その結合を阻害できないことより，このレセプターの存在が示された．CR4は，分子量15万のα鎖（CD11c）と共通の9.5万のβ鎖（CD18）が非共有結合している二本鎖の糖蛋白であり，CR3と同じように，β2インテグリンファミリーを形成しているが，その機能に関してはいまだ不明な点が多い．流血中よりは，組織内で，iC3bを結合して微生物の排除に関与していると考えられている．組織内マクロファージ，特に肺胞マクロファージ上に多く発現し，局所で貪食に関与していると考えられている．このレセプターの結合には，CR3とともに二価イオンが必要で生体防御に重要な働きをしている可能性が強い．

5. C1qレセプター（C1qR）

以前より，C1qを介した貪食と食細胞の活性化が報告され，C1qのコラーゲン部分を認識するレセプターの存在が推定されており，コラーゲンを認識するcC1qRやグロブリン部分を認識するgC1qR，貪食に関与するC1qRpなどが報告されているが，いずれも本体ではないことが判明している．また，最近，CR1にその活性があるとの報告もあるが，いまだその本体が解明されていない．

6. C3aレセプター，C5aレセプター（CD88）

アナフィラトキシンレセプターとよばれるC3aレセプター（C3aR）とC5aレセプター（C5aR）はともに7回細胞膜を貫通するG蛋白結合のレセプターで，ロ

ドプシン rhodopsin ファミリーに属する．G蛋白を介して，レセプターはリン酸化され，下流に情報が伝達される．fMLP，トロンボキサンB2，IL-8のレセプターも基本的な構造がよく似ており，食細胞の動員に働く．C3aレセプターは，マスト細胞と好塩基球に強く発現し，好中球と単球／マクロファージには弱く発現しているため，アナフィラトキシンとしての活性が強いと考えられる．C5aレセプターは骨髄由来の好中球，マスト細胞，好酸球，好塩基球，単球／マクロファージに広範に発現しており，このレセプターの欠損マウスの解析により，最も重要な働きは，貪食のための好中球の活性化にあると考えられている．

E．補体系の生体防御における役割

1．炎症のメディエーター

生体内に病原微生物が侵入し補体が活性化されるとC3bが微生物表面に結合するとともに，C3aとC5aが生成される．C3a，C5aは，アナフィラトキシンとよばれ，ともにC末端にArgをもち，炎症のメディエーターとして働く．アナフィラトキシンは，それぞれのレセプターを介して，マスト細胞からヒスタミン等の炎症のメディエーターを遊離させ，毛細血管の透過性の亢進，平滑筋の収縮等の生理的作用を示し，局所に炎症を発来させる．C5aには，走化性因子 chemotactic factor とよばれる白血球を動員する活性も保持している．アナフィラトキシンは，組織傷害を起こすので，血清中のカルボペプチダーゼNによって，C末端Arg残基が切断され，アナフィラトキシンとしての活性を失うが，C5aは走化性因子としての活性は保持している．このことは炎症を局所に限定する重要な働きとみなされる．C5aは周囲に拡散し血管に到達すると，血管内皮細胞表面に接着因子であるセレクチンが発現するようになり，好中球は細胞表面にセレクチンリガンドを発言し，ローリング現象を起こす．ついで，白血球インテグリンファミリーの接着因子の働きにより血管内皮に接着し，血管透過性の亢進によって内皮細胞間を通って血管外に出てくる．C5aの濃度勾配に向かって好中球が移動し，ついには標識された細菌の存在する部位に到達して補体レセプターを介して貪食を行う．

2．オプソニン効果

C3bが生体に侵入したウイルス・細菌等の表面に上述のようにエステル結合すると（図2-71），補体レセプターを介して，好中球やマクロファージの食作用を増進するオプソニン効果をもつ．補体レセプターには，CR1，CR2，CR3，CR4が同定されており，食細胞上のCR1，CR3，CR4は，食作用に関与しており，Fcレセプターとともに細菌やウイルスを生体から排除する重要な役割を果たしている．特にC5aによって食細胞上のCR3，CR4の発現が増強され，貪食に作用させるため，アナフィラトキシンとオプソニン活性は密接な関係にある．

3．細胞傷害活性（C5b-C9の活性）

前述のようにC5転換酵素により，C5bが生成されると，C6とC7が結合し，疎水的なC5b67複合体が形成され，細胞膜上に結合する．さらに，C8を結合したC5b678複合体は，C9のacceptorとして働き，C9の重合体（poly C9）を形成する．これらの反応は，赤血球を用いたモデルから推察されている．微生物では，グラム陽性菌は厚いペプチドグリカン層がC5b-C9の接近を防げており，すべて補体抵抗性である．グラム陰性菌でも正常より長い多糖側鎖をもつものはC5b-C9が外膜に到達できないため補体抵抗性である．

一般的に，有核細胞では，脂質二重層の修復機構が働き，補体に対して比較的抵抗性である．Ⅱ型アレルギーでの溶血反応などは，膜傷害複合体が関与している．最近，少量の膜傷害複合体が，血管内皮細胞に作用し，種々の炎症性サイトカインを放出し，血管炎の成因に関与していると考えられている．

F．補体欠損症

先天性の補体欠損症は，先天的免疫不全症のひとつとされるが，欠損者の多くは健常者と何ら変わりなく生活している．これは他の生体防御系が補っていると考えられているが，一方，補体欠損者の一部には明らかな障害を示す人がおり，そのような症例を検討することによって補体の生体内での機能を明らかにすることができる．

補体欠損症患者は，一般的に易感染性を示すが，多くはナイセリア感染症を示す．通常の細菌は白血球によって殺菌されるが，ナイセリアはMACによって細胞外で破壊される必要があるためと考えられている．古典的経路の欠損症は，SLE様の免疫複合体病の発生が増加する．

先天性補体欠損症は比較的まれであり，その頻度は先天的免疫不全症の1％前後であるが，MBL欠損症やC9欠損症の発生頻度は高い．また，遺伝性血管神経浮腫（HANE）と夜間血色素尿症（PNH）という特異な病気は，補体欠損症の結果と考えられている．

1．C1インヒビター欠損症

C1インヒビターはプロテアーゼインヒビターで，その欠損症は遺伝性血管神経浮腫（HANE）という病気になることが知られている．皮膚や粘膜の突発性の血管性浮腫を特徴とし，気管切開や開腹手術が必要となることがある．この病気は，常染色体優性遺伝で，片方のC1インヒビター遺伝子の異常によって起こる．すなわち，一方の遺伝子は正常で，C1インヒビターの血中濃度が35％以下の場合発病する可能性があり，発作時はC1インヒビターがゼロになる．C1インヒビターは，多くのセリンプロテアーゼに共有結合するため，外傷や感染によってC1インヒビターが消費され発作となると考えられている．浮腫は，分解されたC2のフラグメントによって起こると考えられている．

2．古典的経路の欠損症

古典的経路の補体成分の欠損症は，SLE様の免疫複合体病を発症する．その理由は明確ではないが，最近，C1q欠損マウス（ノックアウトマウス）もSLEを発症するので，補体欠損がその原因と考えられている．すなわち，古典的経路はアポトーシスを起こした細胞の処理に関与しており，その欠陥のためにSLEが発症すると考えられている．

C1欠損の大部分はC1q欠損症で，C1rとC1sの単独欠損症は比較的稀であり，C1r/C1s欠損症も報告されているが，遺伝子レベル解析されているのは，C1q欠損症とC1s欠損症である．C1欠損症は，何らかの病気を発症し，SLEの発病が最も多い．

MHC領域には，C4AとC4Bのアイソタイプをコードする2つの遺伝子が存在する．C4遺伝子の欠損（機能的産物を産生しない遺伝子：C4AQ0とC4B0）はしばしば発見され，人種によってその発現は異なっている．2種4個いずれの遺伝子も正常なヒトは約70％と報告されている．1個のC4A0をもつヒトと1個のC4B0をもつヒトはそれぞれ10〜15％である．どちらの遺伝子も欠損（C4AQ0〜C4B0）した例も非常に稀ながら報告されており，必ず何らかの病気を発病する．注目すべき点は，白人でC4A0をヘテロにもつヒトにSLEが多発することである．

C2遺伝子もMHC内存在し，白人ではその欠損の頻度は高く（1万人に1人），一部にSLEが発症するが，日本人に欠損の報告はない．

3．レクチン経路の欠損症

細菌や酵母と反応させるとオプソニン化が不充分で食細胞が貪食しないような血清をもち，易感染性傾向のある免疫不全の幼児の症例が以前から多く報告されていた．このオプソニン化不全に関与する血清成分はMBLであり，オプソニン化不全の血清中のMBLは欠損または異常低値を示す．このようなMBL欠損と易感染性の関係は，免疫機構が未発達な幼児のみでなく成人でも症例がみられる．MBL欠損はMBL遺伝子のコドン52（Arg→Cys），54（Gly→Asp），57（Gly→Glu）において，括弧内のアミノ酸置換へつながる変異をもつ対立遺伝子で起こることが知られている．これらのコドンはいずれもコラーゲン様ドメイン内にあり，合成されるMBLはホモポリマーが正常に形成されないと考えられている．コドン54変異のリコンビナントMBLはオプソニン活性は示したものの，MASPとの結合性が損なわれているためにレクチン経路活性化能はなかった．構造遺伝子上の変異の他に，プロモーター領域にある多型性も血清MBL量を規定している．血清MBLの欠損や低値を伴うMBL遺伝子の変異は細菌感染を起こしやすいのみでなく，HIV，慢性B型肝炎などのウイルス感染や，SLEのリスクファクターであるとの報告がある．

4．C3と第二経路の欠損症

C3欠損症は比較的稀で，反復する化膿性の感染症を示す．C3のオプソニンとしての重要性をうかがわせるが，SLE様の免疫複合体病を示す症例もある．C3bの分解には制御因子のH因子とI因子が関与するので，両因子の欠損は，C3の活性化と増幅経路によって，C3は消費されC3欠損症と同様の症状を呈する．

第二経路のP，B，D因子の欠損症は，比較的稀で，易感染性を示す．P因子の欠損は，重篤な感染症を示すため，第二経路の重要性が強調されたが，B因子の欠損症例とB因子の欠損マウスはともに正常であった．D因子の欠損はナイセリア感染症を起こす．現在では，第二経路の欠損症は，再度の感染に際して抗体

5. MAC欠損

C5-9は膜傷害複合体（MAC）を形成し，細胞溶解に関与する補体成分なので，いずれかの欠損でも，補体による殺菌作用が起こらない．MAC欠損ではナイセリア感染症，特に淋菌による髄膜炎を多発する．ナイセリアは，白血球に貪食されても細胞内での殺菌処理に抵抗性であるのでMACによる殺菌が必要である．日本人ではC7，C9欠損者が多く，高頻度に発見されるC9欠損者は正常と報告されたが，その後の研究では，髄膜炎にかかる危険率はC7欠損症で5000倍，C9欠損症で700倍と報告されている．この危険率の違いは，C5-8まででゆっくりと溶菌が起こるというin vitroの成績で説明されている．

6. 補体膜蛋白の欠損症

CR3とCR4は，β鎖（CD18）を共有しており，このβ鎖（CD18）の欠損症が報告されている．非常に稀な疾患でleucocyte adhesion deficiency（LAD）とよばれ，白血球の走化と貪食能が著しく低下し，重症の免疫不全症となる．

夜間血色素尿症 paroxysmal nocternal hemoglobinuria（PNH）は，夜間に異常な溶血が起こり，翌朝，真っ赤な尿を見るという後天的な溶血性疾患である．この異常な溶血は補体膜制御因子として機能するDAFとCD59の欠損で起こることが明らかにされたが，その病因は，この2つの制御因子がGPIアンカー蛋白であることに関係することが明確になった．すなわち，GPIアンカー蛋白の生合成に働くPIG-A遺伝子の変異により，GPIアンカー蛋白が合成されず，その結果としてDAFとCD59が欠損する．PIG-A遺伝子とは，phosphatidylinositol glycan of complementation class Aの略で，GPIアンカーの合成のはじめの段階で糖鎖を結合させる酵素の遺伝子である．DAF欠損の赤血球の存在が知られており，異常がないことより，最終的に機能するCD59の欠損が病態を形作っている．

■ 文献

1) Law SKA, Reid KBM. 藤田禎三, 訳. 補体の分子生物学－生体防御における役割－. 東京: 南江堂; 1990.
2) Walport MJ. Complement. N Engl J Med 2001; 344: 1058.
3) Turner MW. Mannose-binding lectin: the pluripotent molecule of the innate immune system. Immunol Today 1996; 17: 532.
4) Volanakis JE, Frank MM. The human complement system in health and diseases. New York: Marcel & Dekker; 1998.

<藤田禎三>

10 遺伝子病の概念と分子機構

◆まとめ
1. 遺伝子病とはその発症に程度の差はあれ遺伝子が関与している疾患の総称である．単一遺伝子病，多因子病，染色体異常，体細胞遺伝子病など多くの疾患からなり，必ずしも遺伝性がみられる疾患のみではない．単一遺伝子病は遺伝様式からさらに常染色体劣性遺伝病，常染色体優性遺伝病，X連鎖劣性遺伝病，X連鎖優性遺伝病，ミトコンドリア遺伝病に分けられる．
2. 遺伝子病の分子機構として，大きく分けて機能喪失変異，機能獲得変異および優性阻害変異による場合がある．前者は主に劣性遺伝病に，後2者は主に優性遺伝病にみられる．また遺伝子重複，分散型反復配列の挿入や，直列型反復配列のリピート数の伸張，ゲノムインプリンティングが関与する場合も知られている．
3. 多因子病は複数の遺伝子と環境因子との相互作用により起き，この解明は今後の課題である．

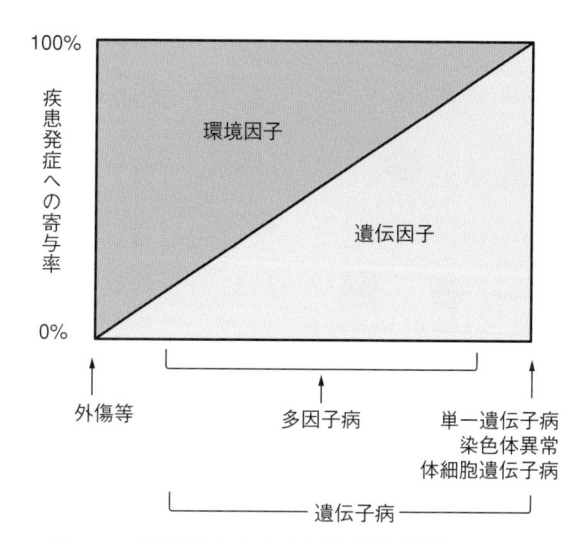

図2-73 疾患発症における遺伝因子と環境因子の関与

A. 遺伝子病

その発症に遺伝子が程度の差はあれ関与している疾患を遺伝子病という（図2-73）．

1. 単一遺伝子病（単因子病）[1]

1個の遺伝子の異常により発症する疾患である．遺伝様式に応じて5つに分けられる．

a）常染色体優性遺伝病

病気の原因となる遺伝子（疾患原因遺伝子）が常染色体上にあり，両親から由来する2個の遺伝子のうち一方に異常があり発症する．このように相同染色体の対応する部位にある遺伝子を対立遺伝子（アレル）とよんでいる．両アレルに異常がある場合をホモ接合型，それをもつヒトをホモ接合体とよび，一方のアレルに異常がある場合をそれぞれヘテロ接合型およびヘテロ接合体とよんでいる．これによると常染色体優性遺伝病はヘテロ接合体で発症することになる．Huntington舞踏病や家族性アミロイドポリニューロパチーなどがこれに入る．常染色体優性遺伝病の遺伝様式の特徴としては，①家系に毎世代毎に出現する傾向があること，②患者の子が罹患する確率は50%，つまり分離比が健常者：罹患者＝1：1であること，③患者の性差はないことである．しかしある優性形質のヘテロ接合体のうち，その形質を示す個体の率を浸透率と定義するが，優性遺伝病によっては浸透率が低いものもあり，その場合は上記条件が必ずしも満されないことになる（図2-74）．

b）常染色体劣性遺伝病

常染色体上にある遺伝子の両アレルに異常があり発症する．つまりホモ接合体や両アレルの変異が互いに異なる複合ヘテロ接合体で発症する．一方ヘテロ接合体では発症せず保因者とよばれる．フェニルケトン尿症や後述するサラセミアなどがこれに入る．常染色体劣性遺伝病の遺伝様式の特徴としては，①同胞にのみ出現し両親や子には現れない傾向があること，②発端者の同胞に出現する確率は25%であり，分離比は健常者：罹患者＝3：1であること，③性差はないこと，④近親婚における出現率が高いことである（図2-74）．

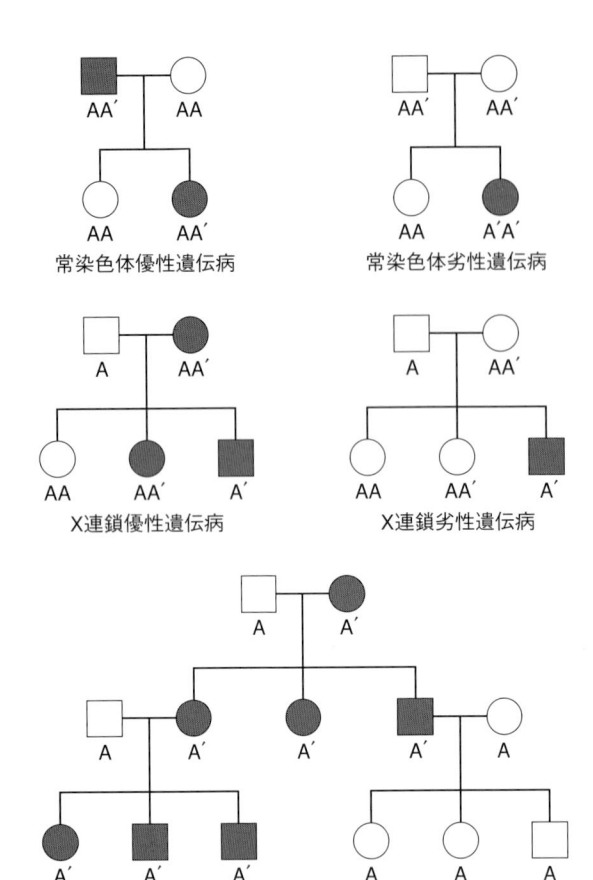

図2-74 遺伝子病の遺伝形式
各遺伝子病における典型的な家系を示している．黒塗りは罹患者を示す．Aは正常遺伝子型，A′は変異遺伝子型．ミトコンドリア遺伝病でヘテロプラスミーの場合は必ずしも図のようにならない場合がある．

c）X連鎖優性遺伝病
　疾患原因遺伝子がX染色体上にあり，ヘミ接合体である男性では必ず，女性ではヘテロ接合体で発症する疾患である．ビタミンD抵抗性くる病などが知られている．X連鎖優性遺伝病の遺伝様式の特徴としては，①患者は毎世代出現する傾向にあること，②女性患者の子は男女を問わず50%が発病し，分離比は健常者：罹患者＝1：1であること，③男性患者の女児は全て発病するが，男児は発病しないことである（図2-74）．

d）X連鎖劣性遺伝病
　疾患原因遺伝子がX染色体上にあり男性で発症し，女性ではホモ接合体で初めて発症する遺伝病である．ヘテロ接合体では保因者となる．血友病や脆弱X症候群はこれに属する．X連鎖劣性遺伝病の遺伝様式の特徴としては，①男性の患者からは罹患児は生まれないが，女児は保因者となること，②保因者の女児からの子は，男児の半数が罹患し，女児の半数が保因者となること，つまり発端者の男性の叔父と甥に出現することになることである（図2-74）．しかし女性のX染色体では受精卵の胞胚期の頃からランダムに一方のX染色体が異常凝集して遺伝的に不活化されるライオニゼーションが起きる．このためたとえばX染色体に位置するG6PD（グルコース-6-リン酸脱水素酵素）遺伝子の異常で起きるG6PD欠損症やジストロフィン遺伝子の異常で起きるDuchenne筋ジストロフィー症では，それぞれ個々の赤芽球や筋原細胞において不活化を受けるX染色体が変異型遺伝子をもつか正常型遺伝子をもつかによりその細胞の機能が決まり，その割合により症状の程度が左右されることになる．従ってたまたま正常型遺伝子をもつ染色体が不活化された細胞の割合が多くなると，女性の保因者でありながら症状をきたすことになる（図2-75）．

e）ミトコンドリア遺伝病
　ミトコンドリアは16,569塩基対からなる独自のゲノムをもっており，13個の蛋白質をはじめ2個のrRNA，22個のtRNAをコードする全部で37個の遺伝子が同定されている．これらの遺伝子上の変異で起きる遺伝病で，MELAS（mitochondrial myopathy, encephalopathy, lactic acidosis and stroke-like episodes）をはじめとしたミトコンドリア脳筋症等が知られている．遺伝様式の特徴としては，①ミトコンドリアは母性遺伝をするためMendel遺伝形式には従わないこと，女性患者の子には全て出現し，男性患者の子には出現しないこと，しかし1つの細胞には約1000個のミトコンドリアDNAが含まれており，正常型と変異型とが混在する場合があり（ヘテロプラスミー）その程度により症状に差が生じることである（図2-74）．

2．多因子病
　複数の遺伝子と環境因子との相互作用により発症する疾患である．単一遺伝子病のように発症の有無が明確ないわゆる不連続な形質と異なり，病気への罹りやすさ（易病度）が身長や血圧など正規分布を示すような量的な連続した形質（量的形質）と考え，これがある閾値を超えた時発症するとすれば多因子病における罹患率を理解できる．従って，Mendelの遺伝様式に

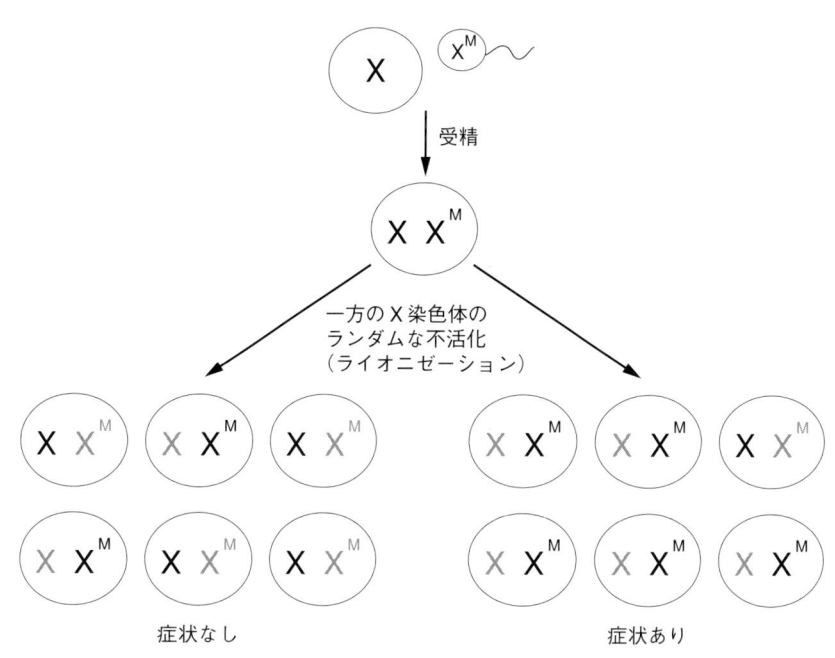

図 2-75 X連鎖劣性遺伝病でのライオニゼーションの影響
Xは正常型，X^Mは変異型遺伝子をもつX染色体を示す．薄い表示は不活化を受けた染色体を示す．発生の初期に女性の細胞では2本のX染色体のいずれかがランダムに不活化をうける．不活化がたまたま正常型遺伝子をもつX染色体に偏ると，保因者でありながら症状をきたすことになる（右の場合）．

よらない．これはFalconerのしきいモデルとよばれ，発症リスクにかかわらず易病度の分布の形は変わらないが，患者血縁者などの罹患リスクの高い人の集団ではこれが右側にずれることにより罹患率が高くなることになる（図2-76）．多因子病の病因となる遺伝子は，これ1個では病気の原因とはならないが，その病気へのかかりやすさを規定しているため，疾患感受性遺伝子とよばれる．高血圧，糖尿病などの生活習慣病，喘息などの自己免疫疾患，統合失調症をはじめとした精神疾患など多くのありふれた疾患がこれに分類される．特徴としては，①罹患率が単一遺伝子病より高く，一般に人口あたり0.1％以上であること，②家系内集積性が認められるが，分離比は先の単一遺伝子病に比べてきわめて低いこと，③発端者と血縁関係が深くなるほど罹患率は高くなり，罹患家系の第1度の近親における罹患率は一般集団の罹患率の平方根で近似できること，④より重症の患者の血縁者ほど罹患率が高いこと，⑤集団頻度に性差があれば，頻度の低い方の性の患者の血縁者では，より罹患率の高い性の患者の血縁者よりは罹患率が高いことが挙げられる．

3. 染色体異常
染色体の数や構造の異常により起きる疾患である．

a）数的異常
特定の染色体数が本来の2本ではなく，増加もしくは減少した状態を異数性とよぶ．1本増加して3本になった状態がトリソミー（三染色体数性）であり，21番染色体のトリソミーはDown症候群を起こす．また1本少ない場合はモノソミー（一染色体数性）とよばれ，女性X染色体のモノソミーはTurner症候群の原因となる．異数性の機序としては成熟分裂の過程で2組の相同染色体が分離せずに娘細胞に入ってしまう染色体不分離が考えられている．ところでモザイクやキメラという現象が知られており，いずれも一個体を形成する体細胞の遺伝子型や染色体構成が異なる場合であり，前者は形成する細胞群が同一の接合体由来であるのに対し，後者はそれが異なる接合体に由来する場合である．発生過程での染色体不分離などでモザイクが起きることがあり，この結果一部の細胞でのみトリソミーがみられるモザイク型Down症候群が出現する．

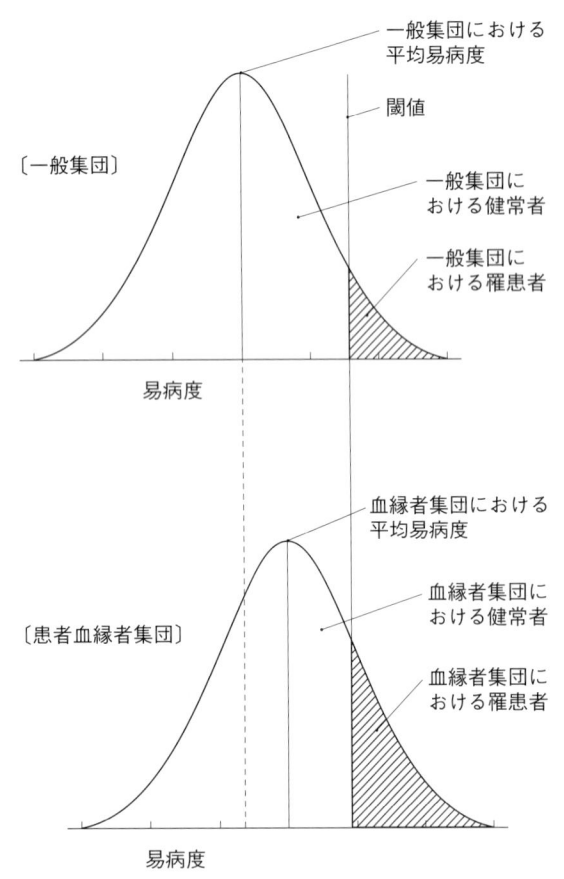

図2-76 多因子病のしきいモデル
縦軸は人数，横軸は易病度を示す．罹患者の血縁者では平均易病度が右にずれており，罹患率が高くなる．

b）構造異常

染色体一部の欠失や挿入，切断した染色体の断端が他の染色体の一部に付着する転座，染色体の2カ所で切断が起こり，切断断片が180°回転して再付着する逆位，染色体の一部が既存の部分と二重になる重複などが知られている．また染色体の短腕や長腕だけからなる染色体をイソ染色体とよぶ．たとえばTurner症候群のX染色体のイソ染色体が知られている．同一染色体の短腕と長腕の2カ所で切断し互いの切断端同士が付着してリング状になった環状染色体も構造異常として知られる．

染色体転座に関しては切断した領域が他の染色体に付着する単純転座と，2個の染色体が互いに切断した領域を交換する相互転座がある．また2個の末端動原体染色体がそれぞれ動原体が向き合う形で付着したものをRobertson転座という．Robertson転座の保因者と正常型染色体のヒトの間からは図に示すように，正常型，均衡型保因者，トリソミー，モノソミーの子が生まれる可能性がある（図2-77）．

なお染色体の一部の欠失や重複では複数の遺伝子の異常をきたすため一群の症状をきたし疾患単位として認められる場合があり，これを隣接遺伝子症候群とよぶ．

4. 体細胞遺伝子病

体細胞の遺伝子に起きた変異のために発症する疾患である．たとえば癌は体細胞における複数の遺伝子に起きた変異により発症する．また夜間性血色素尿症は補体制御因子を血球膜につなぎ止める役目をもつGPIアンカーの合成に関わる酵素，PIG-Aの遺伝子に血液幹細胞レベルで変異が生じ発症する．

B. 遺伝子病の分子機構

1. 機能喪失変異　loss of function による場合

遺伝子産物の機能低下ないしは喪失をきたす変異による場合である．常染色体上の遺伝子は二倍体当たり2個存在し通常両アレルとも発現している．従って一方のアレルが全く働かなくとも生体の機能が保たれる場合が多く病気になることはない．つまりこのような遺伝子は劣性遺伝病の原因となる．しかし遺伝子によっては両アレルが働いてはじめて機能を保っている場合があり，この場合一方のアレルの障害で機能不全をきたし発症する．これをハプロ不全 haploinsufficiencyとよび，このような遺伝子の変異は優性遺伝病の原因となる．

ところで遺伝子産物の機能喪失には，遺伝子産物が機能不全をきたす質的な異常と，減少ないしは消失する量的な異常とがある．変異がどのようにして遺伝子発現に影響を与えるかを，単一遺伝子病の中で最も頻度が高く，その変異が多彩なβグロビン遺伝子の発現低下のために貧血を生じるβサラセミア[3]を主に例に取り説明する．

a）遺伝子産物の質的変化をきたす場合

1) アミノ酸置換

塩基1個の変化による変異を単一塩基置換とよんでいるが，これがコドンの1番や2番目の位置に起きるとアミノ酸置換をきたすことが多い．たとえば鎌状赤血球ヘモグロビン sickle cell hemoglobin（HbS）では，正常なβ鎖をコードするDNA塩基配列のうちT

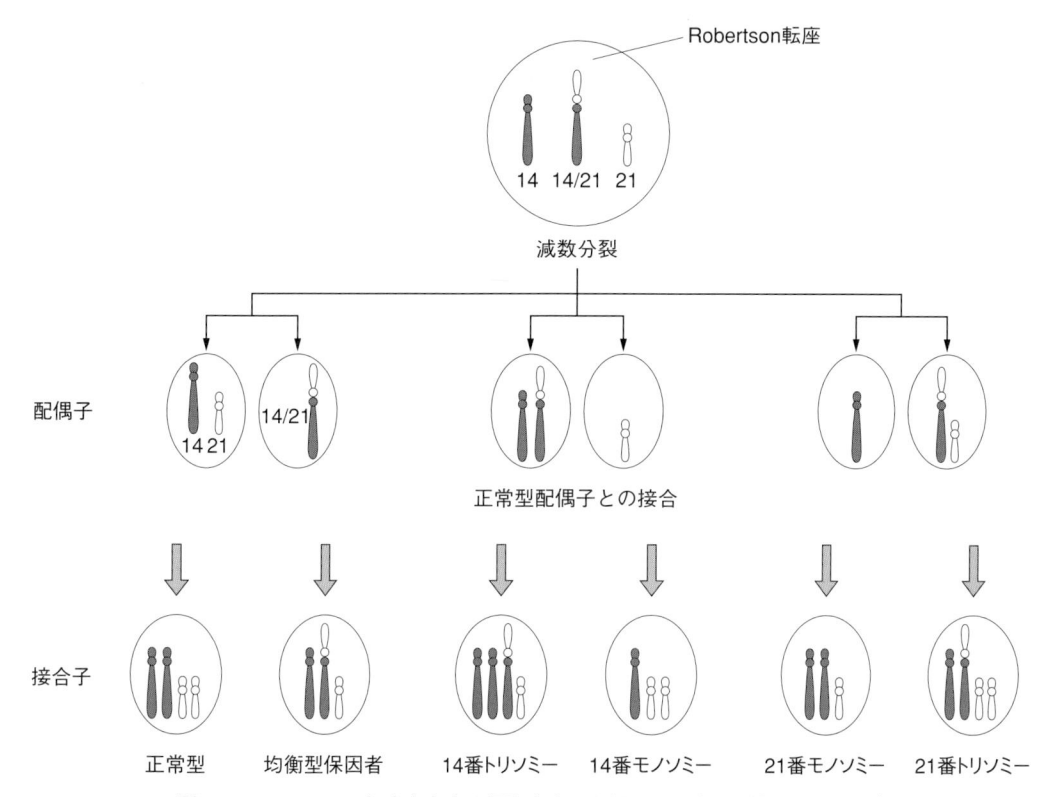

図2-77 Robertson転座を有する細胞由来の配偶子から生じる接合子の種類[2]

14番と21番のRobertson転座をもつ細胞が減数分裂により種々の配偶子を形成し，これと正常型の配偶子との接合の結果，正常型，Robertson転座の保因者，14番のトリソミーおよびモノソミー，21番のトリソミーおよびモノソミーが生じることになる．

がAに変化しているために（GAG→GTG），β鎖のN末端から6番目のアミノ酸であるグルタミン酸がバリンに置き換わっている（ミスセンス変異）．またコーディング領域の3塩基の倍数でない欠失や付加では読み枠がずれ複数のアミノ酸の置換を伴うことになる（フレームシフト変異）．

2）遺伝子間の組換えにより生じる変異

隣接している相同性の高い遺伝子間で不等交叉が起きると，2つの遺伝子が融合し融合蛋白質が産生されることがある．たとえば，βおよびδグロビン遺伝子は11番染色体の短腕上に約6 kbを隔てて連鎖しており，減数分裂の過程でδとβグロビン遺伝子との間で不均等かつ対称性の組換えが起こると，δβ融合遺伝子とβδ融合遺伝子とが生じる．その結果，δβ融合ペプチドであるレポアヘモグロビンとβδ融合ペプチドである逆レポアヘモグロビンが形成される（図2-78）．また一方の領域が対応する領域の一部で置き換わる遺伝子変換が起こることも知られており，これが疾患の原因となった例として，先天性副腎過形成症を呈する21-水酸化酵素欠損症がある．21-水酸化酵素

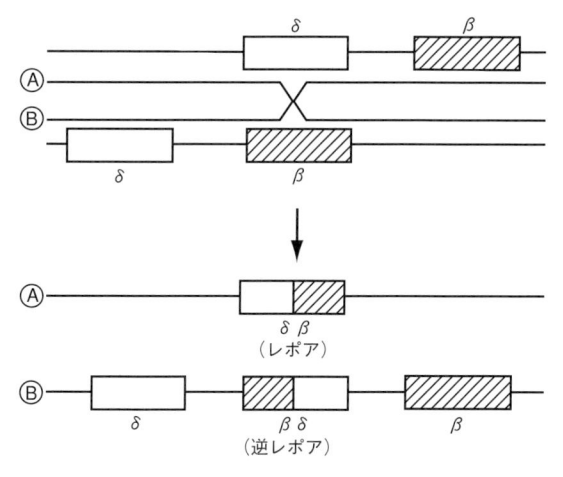

図2-78 遺伝子間の組換えによる融合遺伝子の例

相同性の高いδとβグロビン遺伝子間での不等交叉によりLeporeとanti-Lepore遺伝子が形成される．またⒶでは遺伝子が1個欠失し，Ⓑでは遺伝子が3個に増加している．

遺伝子は相同性の高い偽遺伝子とともにHLAIII領域に隣接して存在するが，患者においては偽遺伝子の機能喪失変異を含む領域により本来機能すべき遺伝子が遺伝子変換を受け不活化している．

b）遺伝子産物の量的変化をきたす場合

1) 遺伝子の欠失

遺伝子内や遺伝子周辺にある相同性の高い領域での不等交叉（相同組換え）や（図2-78のⒶ），明らかな相同領域の関与がみられない，いわゆる非相同組換えにより，遺伝子の一部や全てが欠失する場合がある．

2) 転写の障害

プロモーター領域の変異により転写効率が低下し，遺伝子産物の減少をきたす場合がある．βグロビン遺伝子の変異によりヘモグロビン合成量の低下をきたすβサラセミアでは，TATAボックス内および上流プロモーター要素の一つであるCACボックス内の塩基置換が報告されている．またβグロビン遺伝子の転写開始点はAであるが，これがCに変化したために転写の開始が障害を受けるサラセミアも知られている．

3) RNAプロセッシングの障害

遺伝子の転写により生じるmRNA前駆体は，核内で5′末端へのcap構造の形成，RNAの3′端切断後のポリAの付加，そしてスプライシングというRNAプロセッシングの過程を経てmRNAへと成熟する．3′非翻訳領域に存在するポリA付加シグナルであるAATAAAがAACAAAに変化したためにβサラセミアが起きる例が知られている．この場合，本来のシグナルの約900塩基下流に存在するAATAAAを認識して3′端切断とポリAの付加が起きる．しかし効率が悪いためmRNA量が低下してサラセミアをきたす．

スプライシングが障害される変異として，本来のスプライスサイトに異常がみられる場合がある．供与部位に必須なGTが，受容部位ではAGが変化すると正常なスプライシングは起こらない．たとえば第1イントロン1位のG→A変異では，本来のスプライシングは全く起きず，代わりに第1エクソンや第1イントロン内に存在する供与部位に類似した配列（潜在スプライス部位 cryptic splice site）が使われて異常なスプライシングが起こる（図2-79）．このようなスプライシングにより生じたmRNAは不安定で崩壊しやすく，また翻訳されてもフレームシフトにより正常なグロビン鎖は合成されない．またイントロンやエクソン内の

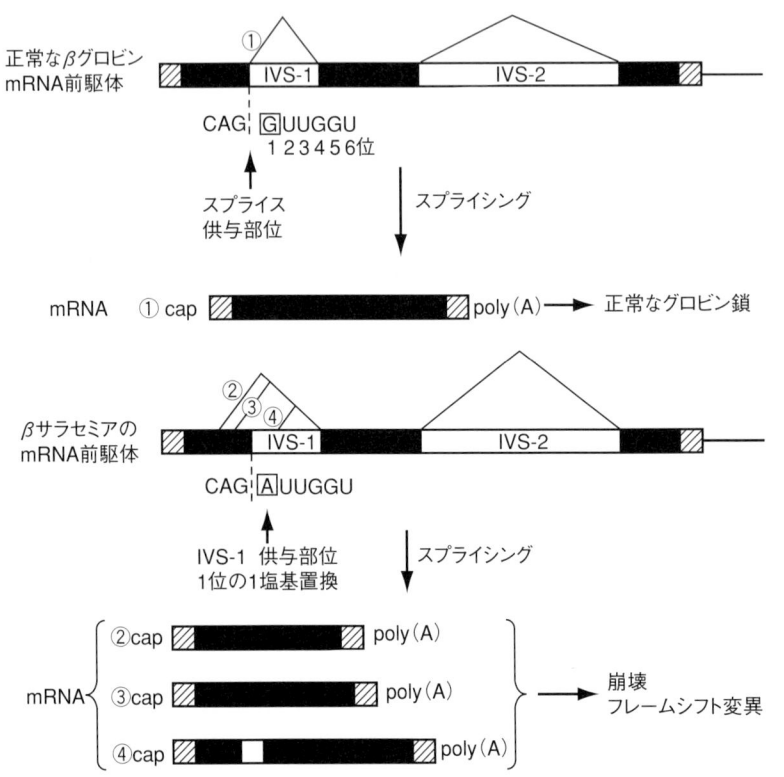

図2-79 スプライシングの異常の例
βグロビン遺伝子の第1イントロン（IVS-1）の供与部位の1位にある塩基GのAへの変異によるβサラセミアの例を示した．この変異のために正常なスプライシング①は全く起きず，第1エクソンの中の2カ所の潜在スプライス部位を用いたスプライシング②，③や第1イントロン内の潜在スプライス部位を用いたスプライシング④が起きる，このため異常な構造をもつmRNAが生じ，これらは容易に崩壊するか，翻訳されてもフレームシフト変異のため翻訳終止コドンが新たに生じ正常なグロビン鎖は合成されない．

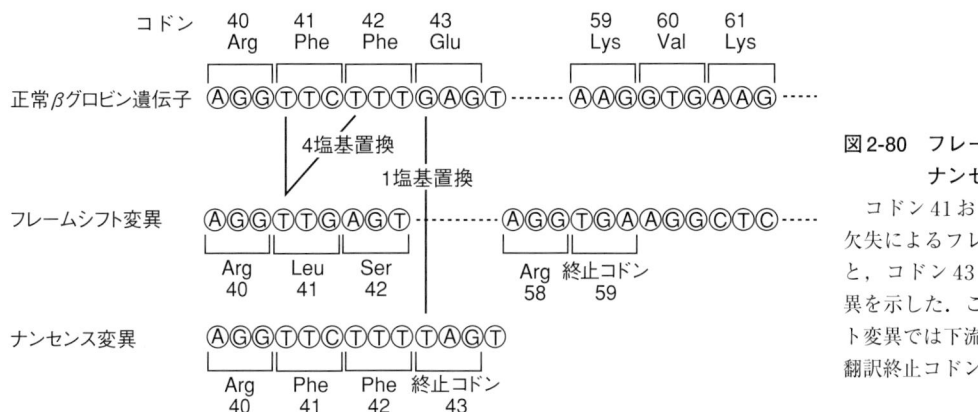

```
コドン         40  41  42  43        59  60  61
              Arg Phe Phe Glu       Lys Val Lys
正常βグロビン遺伝子 AGG TTC TTT GAG T ---- AAG GTG AAG ----
                  ＼4塩基置換／
                     1塩基置換
フレームシフト変異 AGG TTG AGT ---- AGG TGA AGG CTC
               Arg Leu Ser        Arg 終止コドン
               40  41  42         58   59

ナンセンス変異   AGG TTC TTT TAG T
               Arg Phe Phe 終止コドン
               40  41  42   43
```

図2-80 フレームシフト変異とナンセンス変異の例
コドン41および42の4塩基欠失によるフレームシフト変異と，コドン43のナンセンス変異を示した．このフレームシフト変異では下流（コドン59）に翻訳終止コドンが生じている．

塩基置換によりスプライス部位が形成されるため，正常なスプライシングが障害される場合も知られている．

4）翻訳の障害

エクソン内の塩基変化によって翻訳終止コドンが新たに生じたナンセンス変異と，塩基付加や欠失によるフレームシフト変異のため変異部位より下流に翻訳終止コドンが生じる場合がある（図2-80）．正常より短いペプチドが合成されることになるが，βサラセミアではこのような異常グロビン鎖は翻訳後速やかに崩壊されるらしく，患者赤血球中にはみいだされていない．

2．機能獲得変異　gain of functionによる場合

変異により遺伝子産物の物性が変わったり，異常な作用をきたすようになったため病気を引き起こす場合で，主に優性遺伝病にみられる．家族性アミロイドポリニューロパチーI型では，サイロキシンやレチノール結合蛋白質を運搬する127個のアミノ酸からなるトランスサイレチンの30番目のアミノ酸残基がバリンからメチオニンに変化している．このため安定性が低下してアミロイドを形成し，神経組織をはじめ種々の臓器に蓄積することにより，末梢神経障害を引き起こすと考えられている．

3．優性阻害変異　dominant negative effectによる場合

ある特定の遺伝子の変異により生じる遺伝子産物が，正常型の遺伝子産物に障害を与え機能不全を引き起こす場合であり，優性遺伝形式をとる．例として骨脆弱性を主徴とする骨形成不全症におけるコラーゲン遺伝子の変異が知られている．骨の主成分であるI型コラーゲンでは2本のプロコラーゲンα1鎖と1本のプロコラーゲンα2鎖とがトリプルヘリックス構造を形成している．このトリプルヘリックス構造の形成に必要なアミノ酸（Gly-X-Y）の繰り返し配列に変異をきたすと，変異プロコラーゲン鎖が正常なプロコラーゲン鎖と不完全なコラーゲンを形成するために分解される．特にI型コラーゲンC末側のGly→Cys置換では致死性の骨形成不全症（II型）をきたす．

4．遺伝子重複による場合

遺伝子重複の例はグロビン遺伝子群をはじめ知られており，通常これで病気が起きることはない．しかし特定の遺伝子が重複したために発症する疾患が明らかにされている．末梢神経系におけるミエリン形成障害による脱髄性疾患であるCharcot-Marie-Tooth病の1A型は末梢のミエリン構成蛋白質PMP22（peripheral myelin protein 22）の遺伝子内のミスセンス変異でも生じるが，約80％の症例は本遺伝子の重複によって発症する．同様に中枢神経のミエリン構成蛋白質であるPLP（proteolipidprotein）の遺伝子の重複により中枢神経系脱髄性疾患であるPelizaeus-Merzbacher病が起きる．遺伝子重複により発現量の増加が起きるが，なぜ発症するのかは不明である．

5．反復配列による場合

ヒトのゲノムDNAには分散して存在するAlu配列やL1配列のような分散型反復配列と，CAGなどのような単純な配列の繰り返しからなる直列型反復配列とがあるが，これらが発症にかかわることがある．

a）分散型反復配列の関与する場合[4]

L1配列はそれ自身逆転写酵素をコードしているいわゆるレトロトランスポゾンの一種であり，転写物がcDNAとなりゲノム上に分散するが，この過程で遺伝

子内に入り込み疾患の原因となることがある．たとえば，血友病Aは第VIII因子の異常により起きるが，この遺伝子の第14エクソン内にL1配列の一部が挿入され，発症する例が知られている．また同様にcDNAを介してゲノム上に分散すると考えられているAlu配列についても，von Recklinghausen病の疾患原因遺伝子であるNF1 (Neurofibromatosis type 1) 遺伝子のイントロン内へ挿入しスプライシングに異常をきたした例などが報告されている．

b) 直接型反復配列の関与する場合

直列型反復配列のリピート数の違いが発症にかかわっている遺伝子病が明らかにされている．このような疾患で最初に明らかにされた脆弱X症候群ではX染色体長腕のq27.3領域に脆弱な領域があり，精神遅滞，特徴的な顔貌の変化を伴う．疾患原因遺伝子であるFMR-1遺伝子の5′領域にトリプレット（トリヌクレオチド）リピートとよばれるCGGからなる反復配列が存在しているが，正常者ではこのリピート数が6〜54個であり，患者ではこれが200から2000リピートにも達する（triplet expansion）．このリピート数の増加により遺伝子の5′領域のメチル化が亢進し，遺伝子の発現低下をきたすと考えられているが詳細は不明である．特にリピート数が60個以上であればそれが世代を経るに従い増加する．従ってリピート数が60〜200個の無症状の保因者を介して遺伝することがあり，特にリピート数の増加は母親由来のアレルで起きやすい．このようにトリプレットリピートによれば世代を経るに従い症状が悪化する表現促進や家族内での症状の多様性など複雑な遺伝形式を示すいわゆるSherman paradoxがうまく説明できる．

一方Huntington舞踏病の疾患原因遺伝子（IT15遺伝子）では，コーディング領域にある（CAG）反復配列のリピート数の増加が発症と関連しており，この場合はその遺伝子産物であるhuntintinのなかのグルタミンのストレッチが長くなることになる．このような疾患は他にも脊髄小脳変性症等でも知られており，ポリグルタミン病とよばれることもある．一方，筋緊張性ジストロフィーではミオトニンキナーゼをコードするDM-1遺伝子の3′非翻訳領域にCTG配列があるが，これが伸張して発症する．以上のいずれの疾患においても，なぜリピート数の増加により発症するのかは議論の分かれるところである．リピート数の増加や減少の機構も不明であるが，DNA複製時のスリップ・ミスペアリングや遺伝子変換の関与が考えられている．なおトリプレットリピートの伸長を動的突然変異 dynamic mutationとよび[5]，またこれが関与する疾患をトリプレットリピート病としてまとめることもある．

6. ゲノムインプリンティングが関与する場合[6]

ゲノムインプリンティング genomic imprinting（ゲノム刷り込み，略してインプリンティング）とは，常染色体上のある特定のアレルの発現が，それが由来する親の性に依存しているという現象である．この分子機構はなお不明であるが，メチル化やアセチル化，クロマチンの凝集度，またDNA複製時期などがアレル間で異なることが指摘されている．このようなゲノムインプリンティングは両アレルを片親由来のみにすると（片親性ダイソミー uniparental disomy）発生が障害されることから発生と深く関わっていると考えられるが，最近疾患との関わりも明らかになってきた．たとえば隣接遺伝子症候群の一つであるPrader-Willi症候群では精神発育遅滞，性腺発育不全，筋緊張低下，肥満などの特徴がみられるが，父親由来の15番染色体の長腕上の15q11-q13の領域が欠失したり，2個の15番染色体ともが母親由来である母性ダイソミーであることが知られている．一方重度の精神発育遅滞，失調様歩行，痙笑，小頭，突出した顎など特異顔貌がみられるAngelman症候群では，逆に母親由来の15q11-q13領域が欠失したり，15番染色体が父性ダイソミーである場合がある．このことからPrader-Willi症候群の遺伝子座は母親由来の染色体でインプリンティングを受けており，発現のみられる父親由来の領域が存在しないために発症したものと推測される．これに対しAngelman症候群では，欠失やダイソミーをきたす領域に父親由来の染色体上でインプリンティングを受ける遺伝子群が存在するものと考えられる（図2-81）．

7. 複数の遺伝子や環境因子が関与する場合

単一遺伝子病にもかかわらず，重症度に疾患原因遺伝子以外の遺伝子の関与がみられる場合がある．たとえばβサラセミアでは胎生型のヘモグロビンであるHbFの産生亢進（γグロビン遺伝子の発現亢進）がみられる患者ではHbFが成体型のHbAの働きを補うため軽症になる．このように，疾患の原因にはならないが，重症度に影響を与える遺伝子を変更遺伝子 modifierとよんでいる．

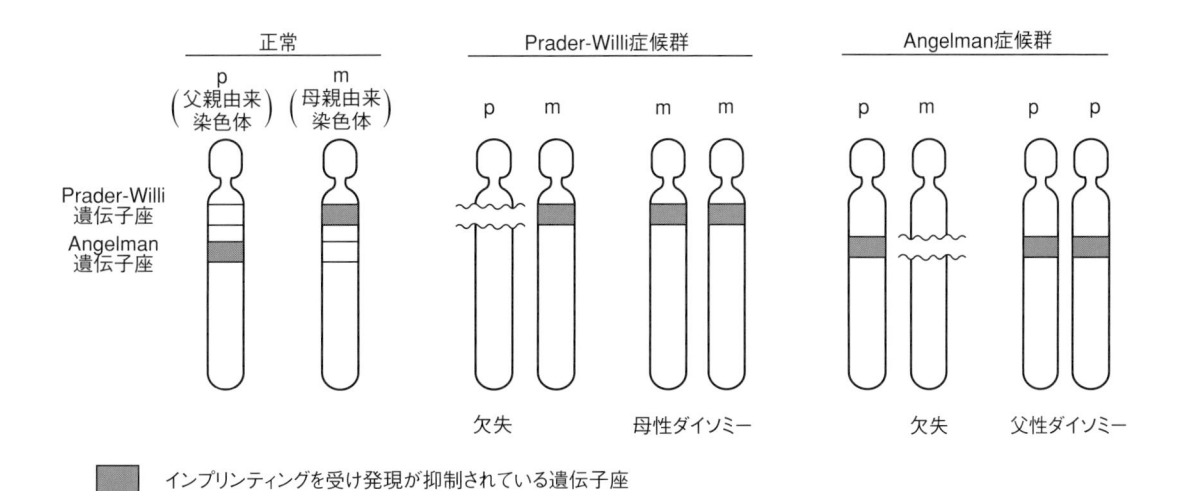

図2-81 ゲノムインプリンティングが関与する遺伝子病の例
Prader-Willi症候群とAngelman症候群の発症機構のモデル．

　多因子病は複数の遺伝子と環境因子の相互作用によって起きる．事実，近年先進諸国で高血圧や肥満そして糖尿病の頻度が増加している．多くは食料事情の変化や交通網の発達による運動不足によるものと考えられている．ヒトは本来進化の過程で貧困な環境で生存するため飢餓に強い，脂肪を蓄えやすい遺伝子型（倹約遺伝子型　thrifty genotype）を保持してきた．しかし，急激な食生活をふくめた生活習慣の変化のためにそれがかえって肥満や糖尿病の発症の原因となったと考えられている．倹約遺伝子型の候補としてインスリンレセプター遺伝子などのインスリンシグナル経路や，レプチンシグナル経路そして脂質代謝に関する遺伝子の多型が考えられているが，環境因子との相互作用などを含め今後明らかにされるべき問題である．

■ 文献

1) Scriver CR, Beaudet AL, Sly WS, Valle D, editors. The Metabolic and Molecular Bases of Inherited Disease. 8th ed. New York: McGraw Hill; 2001.
2) Strachan T, Andrew PR. Human Molecular Genetics. 2nd ed. New York: Wiley-Liss; 1999.
3) Olivier NF. The β-thalassemias. N Engl J Med 1999; 341: 99-109.
4) Kazazian HH Jr. Mobile elements and disease. Current Opinion in Genetics & Development 1998; 8: 343-50.
5) Richards RI, Sutherland GR. Dynamic mutations: A new class of mutations causing human disease. Cell 1992; 70: 709-12.
6) Lalande M. Parental imprinting and human disease. Annual Review of Genetics 1996; 30: 173.

〈服巻保幸〉

11 遺伝子変異の機構

◆まとめ
1. 突然変異は塩基配列に生じた変化であるが，その変化の大きさから点突然変異と再構成に分類される．
2. 点突然変異は，塩基の互変異性や異常ヌクレオチド，さらに酸化などの自然発生的なDNAの傷がもとで間違った塩基対が形成されることで生じる．
3. DNAの再構成はトランスポゾンなどの転移能をもつDNAエレメントによって引き起こされる場合と，短い繰り返し配列等を介した非相同組換えによる場合とがある．
4. 化学物質や物理的作用によりDNAは，化学的に修飾されその機能が障害される．生物は，場合によってはDNA複製の精度を低下させて突然変異を高頻度に生じる「誤りがちの複製」を進めながら，このような障害に対応している．

生物の種々の表現形質は，遺伝子すなわちDNA分子中の塩基配列によって規定される．このDNAの塩基配列に変化が生じると，突然変異として遺伝子産物の機能，あるいは発現に影響を及ぼし，結果として種々の病的な状態を引き起こす場合がある．このような突然変異が体細胞で生じた場合，子孫に伝えられることはなく個体レベルでの発病にとどまる．たとえば，ほとんどの癌はこのような体細胞レベルの突然変異が原因である．一方，生殖細胞に生じた突然変異は子孫に代々受け継がれるため，いわゆる遺伝病の原因となる．

A. 遺伝子変異の種類

DNA中にはアデニン（A），チミン（T），グアニン（G）そしてシトシン（C）の4塩基の配列により遺伝情報が保持されている．この塩基配列に生じた変化が突然変異であるが，その変化の大きさから点突然変異 point mutationと再構成 rearrangementに分類される．

1. 点突然変異

点突然変異は，1塩基もしくは2～3塩基のごく限定された領域における塩基の置換・欠失あるいは挿入を指す．

塩基置換は，2つのタイプに大きく分けられる（図2-82）．DNA中のプリン（AあるいはG）が他のプリンに，あるいはピリミジン（TあるいはC）が他のピリミジンに変化する場合をトランジション transitionとよぶ．一方，プリンがピリミジンに変化するかその逆の変化をトランスバージョン transversionとよぶ．塩基置換は蛋白質コーディング領域に生じると対応するコドンを変化させるため，その変異の効果に基づいて，①アミノ酸の置換をもたらすミスセンス変異 missense mutation，②終止コドンへの変化から蛋白質合成を停止させるナンセンス変異 nonsense mutation，③コドンが変化しても対応するアミノ酸が変化しないサイレント変異 silent mutation，④アミノ酸は変化しても機能上の変化をもたらさないニュートラル変異 neutral mutationに分類される．

DNA中の既存の塩基がなくなることを欠失変異 deletion，新たに塩基が追加されることを挿入変異 insertionとよぶ．このような変異が蛋白質コーディング領域に起こると，変異点の下流ではコドンの読み枠 reading frameが欠失あるいは挿入された塩基分だけずれて，本来の読み枠と異なる読み枠が翻訳され，結果として異常な蛋白質が合成される．このような変異は特にフレームシフト変異 frameshift mutationとよぶ（図2-83）．

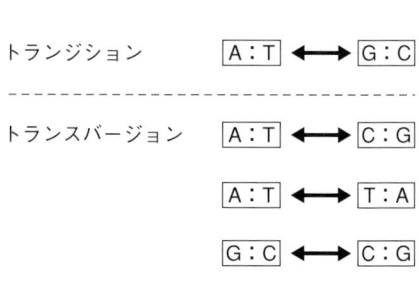

図2-82 塩基置換変異の種類

```
                Met Phe Leu Arg Ala Lys Gln  —
                ATG TTC CTA CGA GCG AAG CAG TGA AC        ─1フレームシフト
                                    ↑
一塩基欠失（−A）
                Met Phe Leu Thr Ser Glu Ala Val Asn
                ATG TTC CTA ACG AGC GAA GCA GTG AAC       正常な読み枠
                                    ↓
一塩基挿入（＋A）
                Met Phe Leu Asn Glu Arg Ser Ser Glu
                ATG TTC CTA AAC GAG CGA AGC AGT GAA C     ＋1フレームシフト
```

図2-83　塩基欠失あるいは挿入とフレームシフト変異

2. 再構成

数十塩基から数千塩基，あるいは1つの遺伝子から複数の遺伝子，さらには染色体全体に及ぶような欠失，あるいは非常に大きなDNAセグメントの挿入など広い領域にわたるような変化を，再構成とよぶ（図2-84）．再構成の中で，特定の領域が反復して挿入されたような変化は重複 duplication とよばれ，さらにその反復の程度が著しいものは増幅 amplification とよぶ．ある染色体の一部が欠失しそのまま他の染色体に挿入された場合は，染色体転座 chromosome translocation とよばれる．

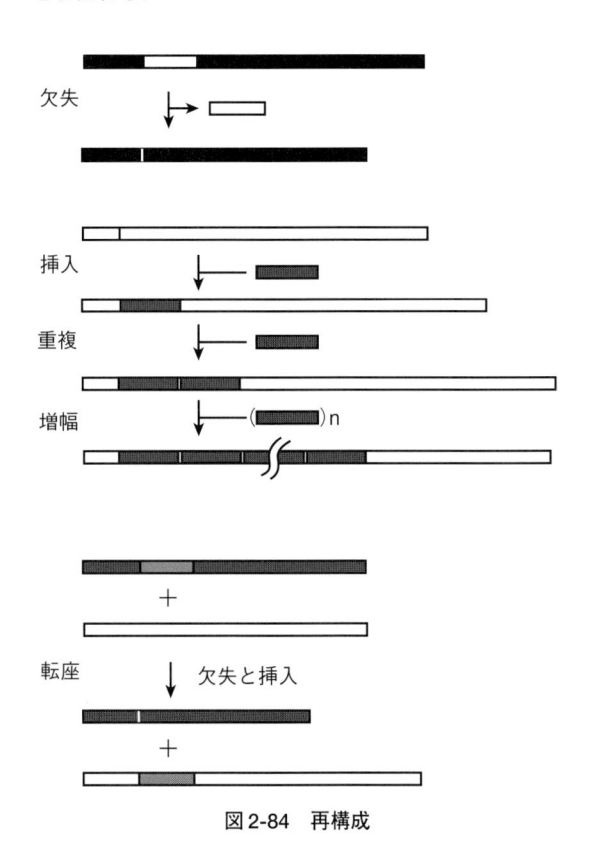

図2-84　再構成

B. 突然変異生成の経路

突然変異は，その生成原因の由来から自然突然変異と誘発突然変異に分けられる．

1. 自然突然変異

a）正常な塩基の互変異性による誤塩基対の形成

DNA複製の正確さを維持する上で基本的に重要な役割を果たしているのは，相補的な塩基の対合である．$A:T$ と $G:C$ の間の水素結合の形成に従い，DNAポリメラーゼが鋳型DNA鎖と相補的な新しい娘DNA鎖を複製する（図2-85A）．しかし，塩基は非常に低い頻度ではあるが互変異性を有し，ケト型のチミンとグアニンはエノール型に，アミノ型のアデニンとシトシンはイミノ型になる可能性がある．図2-85B,Cに示すように，互変異性体は $G \cdot T$ あるいは $A \cdot C$ 対合を生じ得る．たとえば，DNAポリメラーゼが間違って鋳型DNA中のアデニンに対してシトシンのイミノ型を取り込み，$A \cdot C$ 誤塩基対が形成されたとしよう．次の複製の際，ほとんどの場合AはTと，CはGとそれぞれ正しく塩基対合を形成する．その結果，2つの娘DNA分子の一方には $A:T \rightarrow G:C$ トランジションを生じることになる（図2-85E）．このような互変異性体による誤塩基対の生じる頻度は生理的条件下で 10^{-4}/塩基対/世代程度である．この他に $G \cdot A$ や $A \cdot A$ の誤塩基対が形成される可能性もあり，この場合にはトランスバージョンが生じる．図2-85Dに示すように，プリン・プリンの誤塩基対が形成される際，一方のプリン塩基は正常なアンチ配置に，もう1つはシン配置になる必要があり，互変異性による $G \cdot T$ と $A \cdot C$ 誤塩基対形成よりまれである．

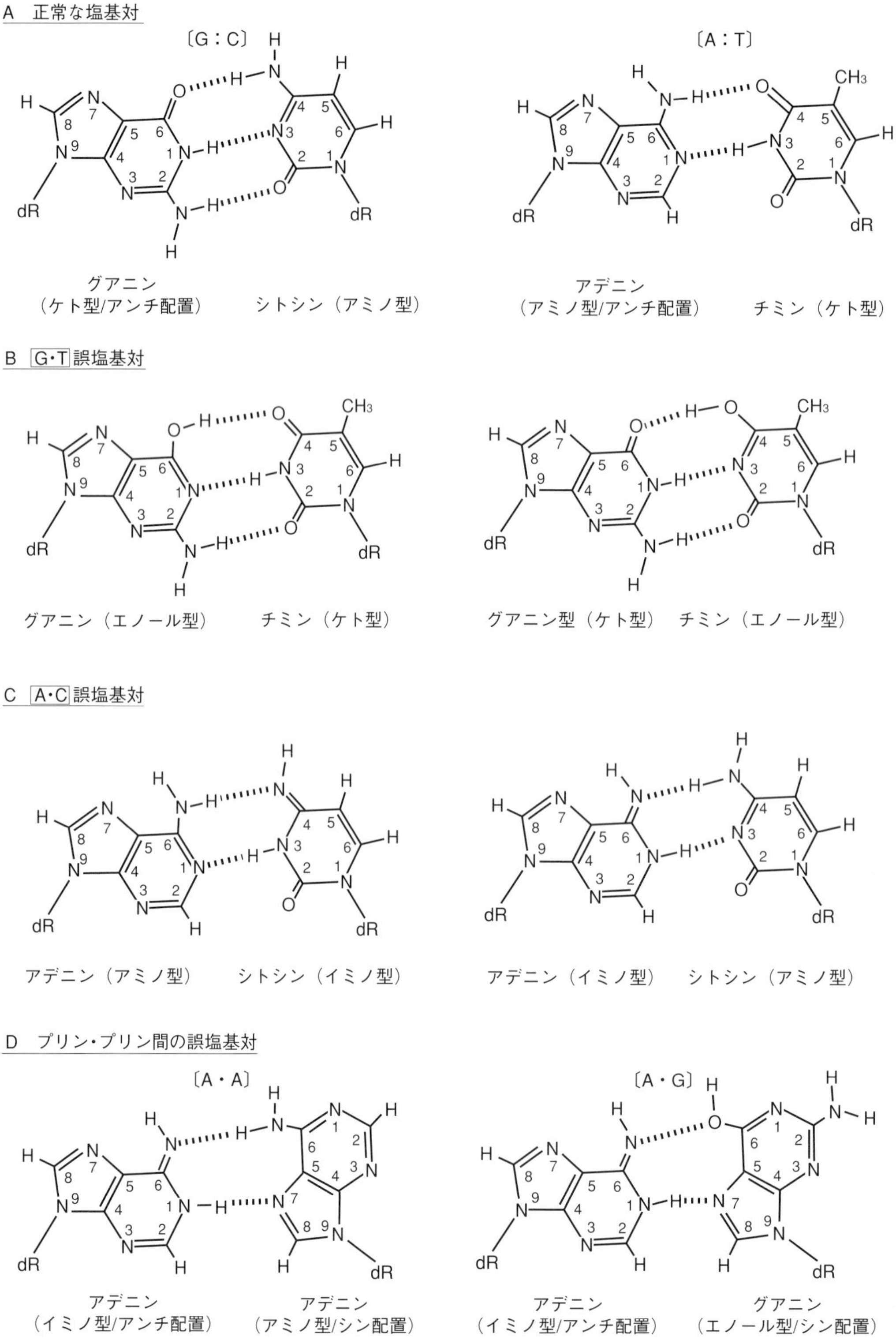

A 正常な塩基対

[G：C]　　　　　　　　　　　　　　　　　　　[A：T]

グアニン　　　　　　シトシン（アミノ型）　　　　アデニン　　　　　　チミン（ケト型）
（ケト型/アンチ配置）　　　　　　　　　　　　（アミノ型/アンチ配置）

B G・T 誤塩基対

グアニン（エノール型）　チミン（ケト型）　　　　グアニン型（ケト型）　チミン（エノール型）

C A・C 誤塩基対

アデニン（アミノ型）　　シトシン（イミノ型）　　アデニン（イミノ型）　シトシン（アミノ型）

D プリン・プリン間の誤塩基対

[A・A]　　　　　　　　　　　　　　　　　　　[A・G]

アデニン　　　　　　アデニン　　　　　　　　アデニン　　　　　　グアニン
（イミノ型/アンチ配置）（アミノ型/シン配置）　　（イミノ型/アンチ配置）（エノール型/シン配置）

図 2-85　塩基互変異性体と誤塩基対の形成
〔X：Y〕は正常な対合を，〔X・Y〕は異常な対合を示す．

E：A・C 誤塩基対形成と A:T → G:C トランジション

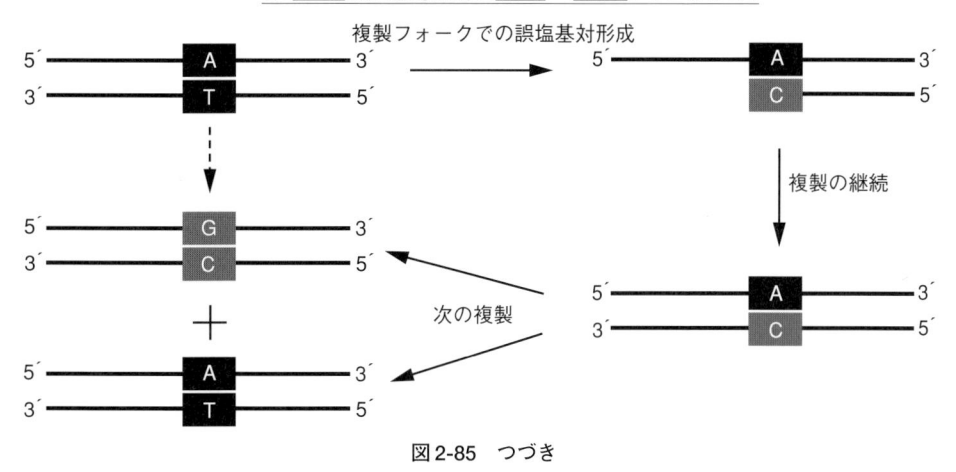

図 2-85 つづき

b) 自然に生成される異常ヌクレオチドによる誤塩基対形成

DNA ポリメラーゼは，鋳型 DNA の塩基配列に従って 4 種のデオキシリボヌクレオシド三リン酸を重合し，娘 DNA 鎖を複製していく．通常は dATP，dTTP，dCTP，dGTP の 4 種類のみが DNA 合成の基質として DNA に取り込まれるが，細胞にはこれらの他にも DNA 複製の基質となりうる異常ヌクレオチドが存在する．酸素呼吸に依存してその生命を維持している好気性生物は，常に酸素呼吸の過程で生ずる酸素ラジカルに曝されており，この酸素ラジカルは生体を構成する高分子（蛋白質，脂質，核酸）を酸化することが明らかにされている．ヌクレオチドもこのような酸化を受けることが知られている．なかでもグアニンの酸化によって生じる 8-オキソグアニン（8-oxo-G, 図 2-86A）は，シトシンとアデニンに対してほぼ同程度の効率で対合する性質をもつことから，自然突然変異の大きな原因の 1 つと考えられる（図 2-86B）．すなわち，ヌクレオチドプール中の dGTP の自然酸化によって生じた 8-oxo-dGTP は DNA 複製の

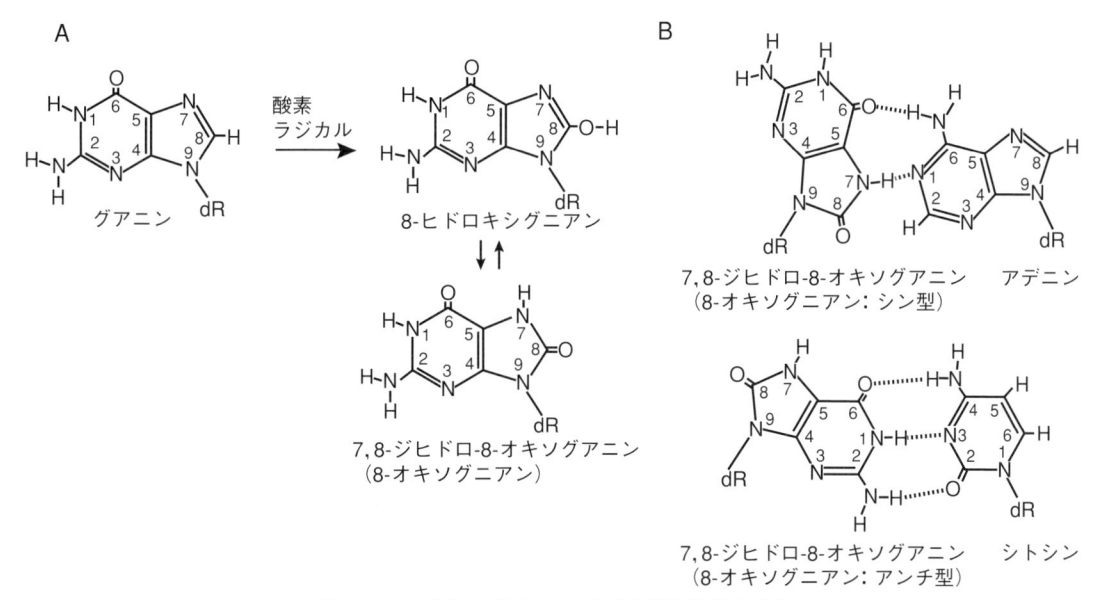

図 2-86 8-オキソグアニンの生成と誤塩基対の形成
A: 酸素ラジカルによる 8-オキソグアニンの生成
B: 8-オキソグアニンによる誤塩基対の形成

際に，鋳型DNA鎖のシトシンあるいはアデニンと塩基対を形成して娘DNA鎖中に取り込まれていく．次の複製の際には，鋳型DNA鎖中の8-oxo-Gに対してdATPあるいはdCTPが同程度に対合して娘DNA鎖に取り込まれていく．その結果，$A:T \rightarrow C:G$あるいは$G:C \rightarrow T:A$トランスバージョンが生ずる．

dGTP以外にdATP，dCTPも酸化されて2-ヒドロキシdATP，5-ヒドロキシdCTPになるとDNAに誤って取り込まれ，それぞれ$G:C \rightarrow T:A$，$C:G \rightarrow T:A$といった変異を引き起こすことが報告されている．

c）DNAの自然発生的損傷

自然突然変異の第三の原因として考えられるのは，自然に生じたDNA中の損傷のなかで修復されずに残ったものである．脱プリン化と脱アミノ化は，自然に生じるDNA損傷のなかでも最も頻繁に起こるものである（図2-87）．

DNA中の4つの塩基はある頻度でN-グリコシド結合の自然開裂を受け，遊離の塩基として放出される．プリンはピリミジンよりもかなり不安定で，DNAからのプリンの放出を脱プリン化とよぶ．脱プリン化によって塩基のない脱塩基部位がDNA配列中に残されることになる．このような脱塩基部位が鋳型DNA中に存在した場合，複製装置は脱塩基部位に対して塩基を選択することができずDNA合成の進行が阻害される．しかし，生物は，このような場合にも適当な塩基を挿入しDNA複製を継続させることがあるが，結果として塩基置換やフレームシフト変異を生じることに

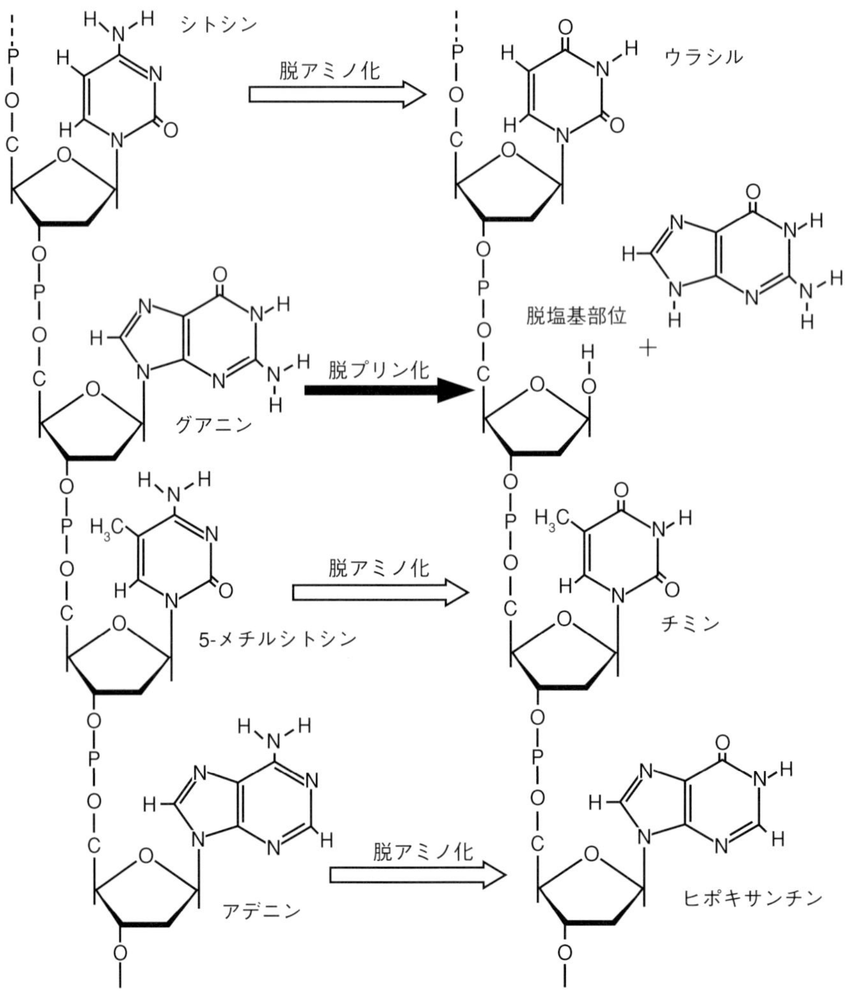

図2-87 塩基の脱プリン化と脱アミノ化

なる．

　DNA中のシトシンやアデニンは脱アミノ化を受けると，それぞれウラシル，ヒポキサンチンに変化する．脱アミノ化で生じた塩基はその塩基対合能が本来の塩基とは異なるため，次の複製でウラシルはアデニンと対合し，$\boxed{C:G} \rightarrow \boxed{T:A}$ トランジションを引き起こす．一方，ヒポキサンチンはチミン，シトシンそしてアデニンとも塩基対を形成し得るため，$\boxed{A:T} \rightarrow \boxed{G:C}$ あるいは $\boxed{A:T} \rightarrow \boxed{T:A}$ といった塩基置換を引き起こす．

　自然突然変異の原因としては，DNA中のグアニンが直接酸化されて生じる8-オキソグアニンも重要である．DNA中の8-オキソグアニンは次の複製でアデニンと対合し，$\boxed{G:C} \rightarrow \boxed{T:A}$ トランスバージョンを引き起こす．このようなDNAの自然酸化はかなり頻繁に起こっているようで，ヌクレオチドプール中のdGTPの酸化とあわせて自然突然変異の原因のかなりの部分を占めるようである（図2-86参照）．

d）複製フォークのミスアラインメント misalignment による欠失や挿入変異の生成

　前節までの自然突然変異の生成経路は，ほとんど塩基置換に関するものであったが，DNA複製中のエラーによって塩基の欠失や挿入が起こることがある（図2-88）．塩基の欠失あるいは挿入といった突然変異は，塩基置換に比べてDNA中のかなり限定された部位に頻発する．このような部位はホットスポット hot spot とよばれ，欠失や挿入を起こしやすい原因がその塩基配列に存在する．伸長中のDNA鎖は，ときおりその伸長末端で鋳型DNAから剥がれてしまうことがある．このような伸長末端は再度鋳型DNAと対合し，これを複製装置が認識して伸長反応が続くと期待される．しかし，同じ塩基が繰り返し存在するような部位では，再度鋳型と対合する際に1ないし2塩基スリップしても比較的安定な塩基対が形成され得る．そのままDNA合成が継続すれば，1塩基あるいは2塩基長くなったDNAが合成される．このようなDNAが次の複製の鋳型となれば，1ないし2塩基の挿入変

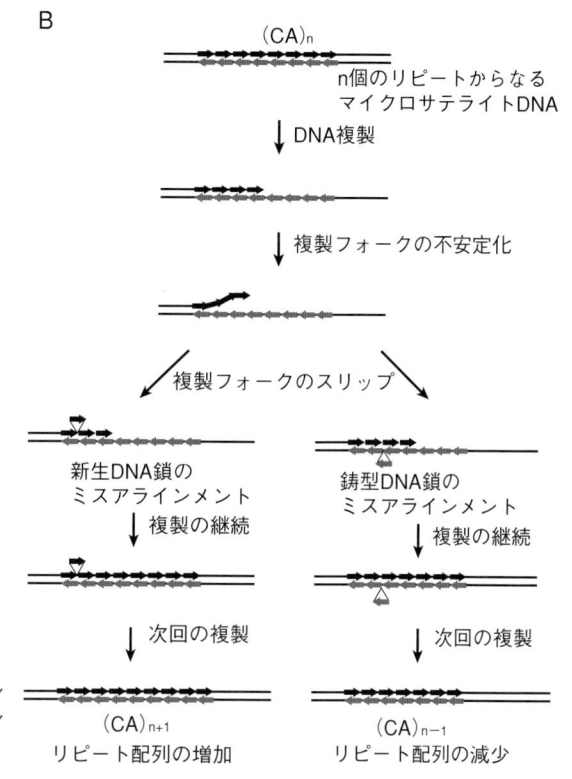

図2-88 複製エラーによる挿入あるいは欠失変異
A: 同じ塩基の並びで起こる複製エラーと変異
B: 単純な繰り返し配列で起こる複製エラーと変異

異が生じることになる．また，鋳型DNAの方がスリップすれば，欠失変異が生じる．このような複製エラーによる突然変異は，遺伝性非腺腫症性大腸癌 hereditary nonpolyposis colorectal cancer（HNPCC）患者のゲノム中の（CA）nジヌクレオチドリピートでよく検出されている（図2-88B）．

e）再構成

DNAの再構成はトランスポゾンなどの転移能をもつDNAエレメントによって引き起こされ得るが，このようなエレメントの関与しない再構成も起こっている．自然突然変異においてもこのようなタイプの再構成がかなりの部分を占めている．再構成の多くは，短い繰り返し配列で起こることが知られている．10塩基から20塩基程度の繰り返し配列に挟まれた領域で欠失や重複あるいは反復が観察されている．このような再構成も，前述の複製フォークのスリップとミスアラインメントが原因と考えられる場合が多い．また，生物は相同なDNAの間で組み換えを起こす機構を備えもっており，このような組み換え装置が再構成の生成に積極的に関与する場合も考えられる．

遺伝子の再構成は必ずしも突然変異として偶然に生じるだけではない．生物は，その遺伝的多様性を保証するために特定の遺伝子の組み換えや増幅を行っている．哺乳動物では，イムノグロブリン遺伝子の再構成がよく知られている．このような再構成は精密なプログラムにしたがって制御される．

2. 誘発突然変異

自然突然変異が本来DNAがもつ化学的特性に起因するとすれば，誘発突然変異はこのようなDNAの特性が外来の化学物質や物理的要因にさらされて変化した結果と考えることができる．このような外的要因は突然変異原とよばれるが，大きく3つのグループに大別できる．

a）塩基アナログ

第1のグループは，正常な塩基と同じようにDNA中に取り込まれ得るが，より誤塩基対を形成しやすい塩基アナログである．図2-89に代表的な2-アミノプリン 2-aminopurine（2AP）と5-ブロモウラシル 5-bromouracil（5BU）を示す．2APはアデニンアナログとしてチミンと対合するが，シトシンとも対合が可能であり，A:T→G:CあるいはG:C→A:Tトランジションを引き起こす．5BUはチミンアナログとしてアデニンと対合する他に，グアニンとも対合でき，2APと同様の突然変異を誘発する．いずれの場合にも塩基のイオン化型が誤塩基対の原因となる．

b）誤塩基対の原因となるDNA修飾を生じる突然変異原

第2の変異原のグループは，DNAを修飾して特異的な誤塩基対を生じさせるものである．エチルメタン

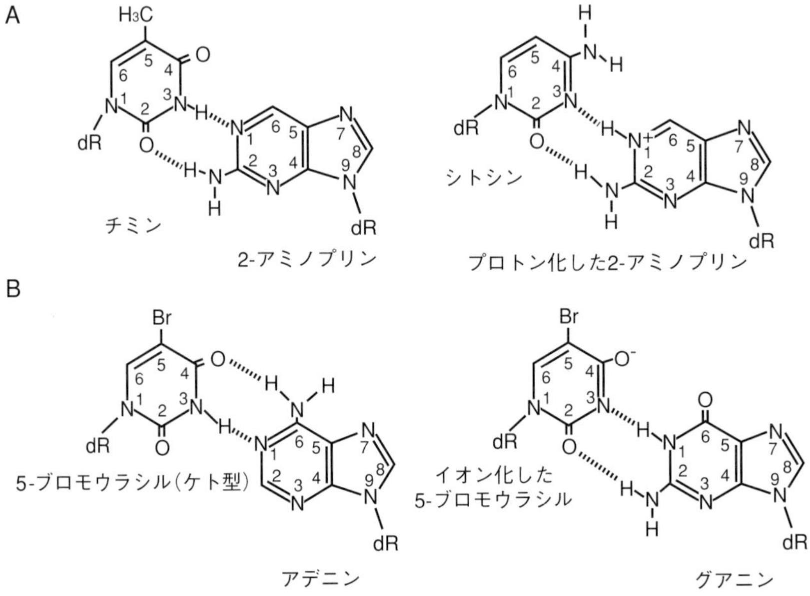

図2-89 塩基アナログと誤塩基対形成

図2-90 アルキル化塩基と誤塩基対形成

スルホン酸 ethyl methanesulfonate（EMS）やN-メチル-N'-ニトロ-N-ニトロソグアニジン N-methyl-N'-nitro-N-nitrosoguanidine（MNNG）などのアルキル化剤がこのグループに属する．このようなアルキル化剤は，DNA中のいろいろな塩基や反応基にアルキル基を付加する．突然変異の誘発にはグアニンのO^6位とチミンのO^4位のアルキル化が最も関係している．図2-90に示すように，O^6-メチルグアニンはチミンとO^4-メチルチミンはグアニンと誤塩基対を形成できることから，それぞれ G:C→A:T と T:A→C:G トランジションを誘発する．

c）塩基対の形成を阻害するような損傷を引き起こす突然変異原

第3のグループは，もはや塩基対の形成ができないようなDNA損傷を引き起こす変異原である．塩基対合不可能な損傷が存在するとDNA複製装置はそれ以上複製を継続できなくなる（図2-91）．多くの細菌では，このような状況下でSOSシステムとよばれる特殊な機構が誘導され，DNA合成を継続させる．しかし，このような状況下で複製されたDNAには，多くの突然変異が生じている．大腸菌では，SOS応答時に誘導されるDinBおよびUmuCなど複製忠実度の低いポリメラーゼが，鋳型DNA鎖中の損傷部位に対して適当なヌクレオチドを挿入し，損傷部位を乗り越えてDNA複製を継続させる．このようなDNA複製は，損傷乗り越え複製 translesional synthesis（TLS）と

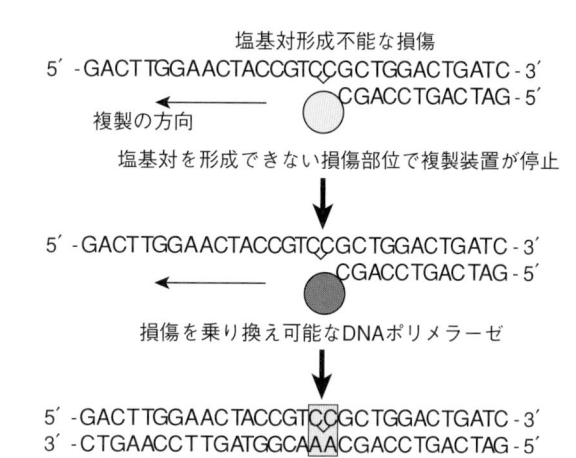

図2-91 損傷乗り越え複製による塩基対形成不能なDNA損傷のバイパス

よばれている．TLSに際しては，損傷の種類とDNAポリメラーゼの種類により，突然変異を生じる誤りがち複製と忠実度の高い複製を行い変異を生じない場合とが存在する．このような忠実度の低いDNAポリメラーゼが酵母やヒト細胞でも複数存在することが明らかにされており，ヒト細胞でもこのようなTLSが誘発突然変異の発生に関わると考えられている．

このようなTLSを引き起こす突然変異原としては，アフラトキシンB1，ベンゾ[a]ピレン，ジオールエポキシド，アセトアミノフルオレンなどかなり大きな

DNA付加体を形成するものがあげられるが，これらは強力な発癌物質でもある．これらはグアニンの付加体を形成することが多く，まずグアニンの脱プリン化を引き起こし，その後TLSによって突然変異を引き起こすものがほとんどである．グアニンの脱プリン化による突然変異は $G:C$ → $A:T$ トランジションや欠失，挿入変異が主である．さらに付加体そのものが，TLSでバイパスされ突然変異を誘発する可能性もある．紫外線はピリミジンダイマーや6-4フォトプロダクトなどをDNA中に生じ，これがTLSでバイパスされ突然変異を誘発すると考えられている（図2-91）．

■ 文献

1) Friedberg C. DNA Repair. New York: W. H. Freeman and Co; 1985.
2) Lindahl T, Sedgwick B, Sekiguchi M, Nakabeppu Y. Regulation and expression of the adaptive response to alkylating agents. Annu Rev Biochem 1988; 57: 133.
3) Kornberg A, Baker TA. DNA Peplication. New York: W. H. Freeman and Co; 1991.
4) Ames BN, Gold LN. Endogeneous mutagens and the causes of aging and cancer. Mutation Res 1991; 250: 3.
5) Michels ML, Miller JH. The GO system protects organisms from the mutagenic effects of the spontaneous lesion 8-hydroxyguanine (7, 8-dihydro-8-oxoguanine). J Bacteriol 1992; 174: 6321.
6) Sekiguchi M. MutT-related error avoidance mechanism for DNA synthesis. Genes to Cells 1996; 1: 139-45.
7) Sekiguchi M, Nakabeppu Y, Sakumi K, Tsuzuki T. DNA repair methyltransferase as a molecular device for preventing mutation and cancer. J Cancer Res Oncol Clin 1996; 122: 199-206.
8) DNA修復ネットワークとその破綻の分子病態. 蛋白質 核酸 酵素 2001; 46.
9) Baynton K, Fuchs RPP. Lesions in DNA: hurdles for polymerases. TIBS 2000; 25: 74-9.

<中別府雄作>

12 遺伝子修復機構とその異常

◆まとめ
1. 自己の遺伝情報を正しく子孫に伝えるために生物に備わっている遺伝子修復機構にはヌクレオチド除去修復，塩基除去修復，損傷乗り越え機構，ミスマッチ修復がある．
2. これらの機構は独立した機構でなく，1つの遺伝子が複数の修復機構，あるいは転写機構で機能し，複製とも密接に関わることが明らかにされつつある．
3. ヌクレオチド除去修復は紫外線によって生じるDNA損傷の修復に働く．この機構に障害があると色素性乾皮症となり，光線過敏症状，露光部に皮膚癌を多発する．
4. ミスマッチ修復の障害は遺伝性非腺腫性大腸癌などの原因となるがこの修復遺伝子の異常は非遺伝性の大腸癌の原因にもなりうる．

A. 遺伝子修復機構

遺伝子は，環境中の放射線，紫外線など種々の外因性物質により損傷を生じるだけでなく，細胞内代謝により生じる酸化ストレスなどの内因性の物質によっても損傷が生じている．遺伝子に生じた傷がそのまま複製されると誤った遺伝情報が伝えられ，細胞死，突然変異といった障害が起こる．自己の遺伝情報を正しく子孫に伝えるために生物には，遺伝子に生じた傷を修復する多様な機構が備わっている．その修復機構として，ヌクレオチド除去修復 nucleotide excision repair（NER），塩基除去修復，O^6-アルキルグアニン除去修復，損傷乗り越え機構，相同組換え，非相同末端結合，ミスマッチ修復 mismatch repair（MMR）が知られている．修復遺伝子のクローニングが進んだ結果これらの機構は独立した機構でなく，1つの遺伝子が複数の修復機構，あるいは転写機構で機能することが明らかにされつつある．ノックアウトを用いた研究などからこれら修復遺伝子のうち生命維持に必須なものはこれらの遺伝子異常が致死的であるが，致死的でなく誕生するとNERもしくは損傷乗り越え機構の障害があると色素性乾皮症 xeroderma pigmentosum（XP），MMRの障害である遺伝性非腺腫性大腸癌などを発症する．修復，転写，複製などのステップの障害が原因と考えられている疾患を表2-17にまとめた．

B. ヌクレオチド除去修復（NER）

NERは紫外線（UV）によって生じるシクロブタン型ピリミジンダイマー（CPD），（6-4）光産物，あるいはシスプラチンなどによるDNA鎖内架橋などDNAの二重鎖構造にゆがみを起こすような傷に対して働く（図2-92）．NERはゲノム全体で働く修復系（global genome repair: GGR）と転写活性の高い遺伝子の優先的修復（転写共役修復 transcription coupled repair: TCR）の2種の機構がある．TCRとは転写の鋳型となるDNA鎖上の損傷部位で転写の停止したRNAポリメラーゼを認識し，RNAポリメラーゼと転写産物を解離させ，転写活性の高い遺伝子の損傷を優先的に修復する機構で細胞の生存と機能維持に重要な役割を有している．NERはXP A～G群の責任遺伝子を含む多くの遺伝子が共同して行う[1]．XPA蛋白はDNAの傷を認識し，XPF蛋白，ERCC1およびRPA（replication protein A）と複合体を形成し，DNAの損傷部位に結合する．XPC遺伝子産物はGGRにおいてXPC-HR23B複合体を形成してDNA傷害に転写因子TFIIHをよび寄せることに関与する．XPBとXPD蛋白（TFIIHのサブユニット）はDNAのらせんを巻きもどすヘリカーゼ活性をもっており，この複合体もXPA-XPF-ERCC1-RPA複合体が結合した損傷部DNAに結合し，損傷DNAの二重らせんがまき戻され，構造的にゆるみが生じる．この構造変化に伴いヌクレアーゼ活性を有するXPGとXPF蛋白がそれぞれ損傷の3′側と5′側に切れ目を入れる．両側に切れ目の入った損傷を含む24-32のオリゴマーがゲノムDNAより放出され残ったギャップはDNAポリメラーゼδとεより最終的にDNAリガーゼに埋められる．

表2-17 修復・転写・複製に関与する遺伝子の異常が疑われている疾患

疾患名	臨床症状	細胞学的特性	染色体不安定性	高発癌性（多い癌の種類）	原因遺伝子とその染色体上の座位（遺伝子産物の大きさ）	修復の異常
XP A〜G群	光線過敏 脳神経障害	UV高感受性 UV照射後のUDS低下	−	＋（露光部皮膚癌）	XPA 9q34.1（31kD） XPB 2q21（89kD） XPC 3p25（106kD） XPD 19q13.2（87kD） XPE 11q12-p11.2（48kD） XPF 16p13.13（126kD） XPG 13q33（133kD）	ヌクレオチド除去修復
XP V群	光線過敏	UV軽度感受性〜正常 UV照射後のUDS正常			XPV 6p21.1-6p12	損傷乗り越え機構
CS	小人症，精神発達遅延，小頭症 運動失調 光線過敏 網膜色素変性症	UV高感受性 UV照射後のUDSは正常 UV照射後のDNA合成能低下の回復が遅延	−	−	CSA 5（44kD） CSB 10q11.2（168kD）	転写活性の高い遺伝子の選択的修復
遺伝性非腺腫性大腸癌	大腸癌				MLH1 3 MSH2 2 MSH6 2 PMS（マルチ遺伝子）	ミスマッチ修復
AT	小脳性失調 皮膚・眼球の毛細血管拡張 易感染性	電離放射線に高感受性 放射線照射後のDNA合成能の低下がみられない	＋	＋＋（リンパ系悪性腫瘍）	ATM 11q22.3（350kD）	PI-3キナーゼドメインを有し，チェックポイントに関与 相同組換え 非相同DNA末端再結合
FA	先天性再生不良性貧血 多発奇形（骨奇形・腎奇形）	MMC高感受性	＋	＋（白血病，肝癌）	FANCA 16q24.3 FANCB 13q12.3 FANCC 9q22.3 FANCD 3p26 FANCE 6p22-p21 FANCF 11p15	鎖間架橋の修復？
BS	低身長・低体重 日光過敏性血管拡張性紅斑 易感染性	MMC・ENU・EMSに高感受性	＋	＋＋（造血器腫瘍・固形癌）	15q26.1 1417 aa	Rec Qヘリカーゼ
WS	早老症	細胞倍加時間の延長	＋	＋＋（肉腫が多い）	WRN 8p12-p11.2	Rec Qヘリカーゼ

MMC: mitomycin C
ENU: ethylnitrosourea
EMS: ethylmethansulfonate
UDS: unscheduled DNA synthesis
BS: Bloom syndrome
WS: Werner syndrome
FA: Fanconi anemia
AT: ataxia telangiectasia

C. 色素性乾皮症 xeroderma pigmentosum（XP）

XPは日光露出部に皮膚癌を高率に発生する遺伝疾患で日光照射後の急性の激しい日光皮膚炎にひき続き多数の色素斑，脱色素斑を生じ，次第に露光部に皮膚癌を多発する．紫外線照射後の不定期DNA合成 unscheduled DNA synthesis（UDS）の回復を指標と

12. 遺伝子修復機構とその異常

した相補性テストでXPのNER欠損型はA〜G群の7つの相補性群に分けられNERが正常であるバリアント型（XPV）を合わせて8つの相補性群が知られている．各相補性群により修復能，皮膚症状の程度，皮膚癌の発症時期，神経症状の有無などに特徴がある．日本人ではA群とバリアント群が多い．A群遺伝子の遺伝子異常と臨床症状の関係は日本の症例で詳しく調べられておりある程度の関連性がみられる[2]．A群は，皮膚症状も重症で神経症状を伴う型であるが，皮膚・眼の光線過敏症状は生後まもなくより気付かれ，聴力障害・皮膚癌の発生は10歳までに起こることが多い．10歳頃には，腱反射低下，小脳失調，神経伝導速度の遅延が現れ，CT上脳萎縮を指摘される例もある．20歳前後で突然死や，肺炎などで死に至ることが多い．UDSも多くの場合5%以下で，紫外線致死感受性も正常人の約10倍高感受性で細胞レベルでも修復能も低い．このような皮膚・神経症状とも重症な典型的なA群は日本の症例ではイントロン3のスプライス受容部位のagAGA→acagA異常で起こることが多く，ほぼ80%がこの部位の全く同じタイプの遺伝子変異のホモ接合体である．このタイプの変異はPCR-RFLPによって検出することができ，迅速な診断に有用である（図2-93）．このタイプの異常があると修復機能の遂行に必須である*XPA*遺伝子のZnフィンガーモチーフを含むエクソン3を欠いた短縮XPA蛋白がつくられたり，XPAmRNAの不安定性が生じることがわかっており，臨床症状が重症であることとよく符合する．欧米ではこのタイプの異常はまったくみられず，創始者効果がみられる例である．

一方日本人XPA患者で2番目に頻度の高いエクソン6のコドン228のナンセンス変異のホモ接合体ではC末側が欠けたXPA蛋白が作られているがZnフィンガーモチーフなどの重要な部分が残っているために修復も少しは温存されていると考えられる．事実このタイプでは平均発癌年齢もイントロン3のスプライス異常のホモ接合体と比べると高齢（20歳前後）である[3]．XPC群はUDSが低い割に症状がA群ほど重くないが，これはGGRのみが低下しているので，転写活性の高い遺伝子を選択的に修復する系は保たれているからと考えられている．F群はUDSが低い割に発症も遅く臨床症状が軽症であることが特徴で，F群患者での*XPF*遺伝子の変異は調べられた7例については，A群と異なり遺伝子の変異の箇所と臨床症状に特定の関

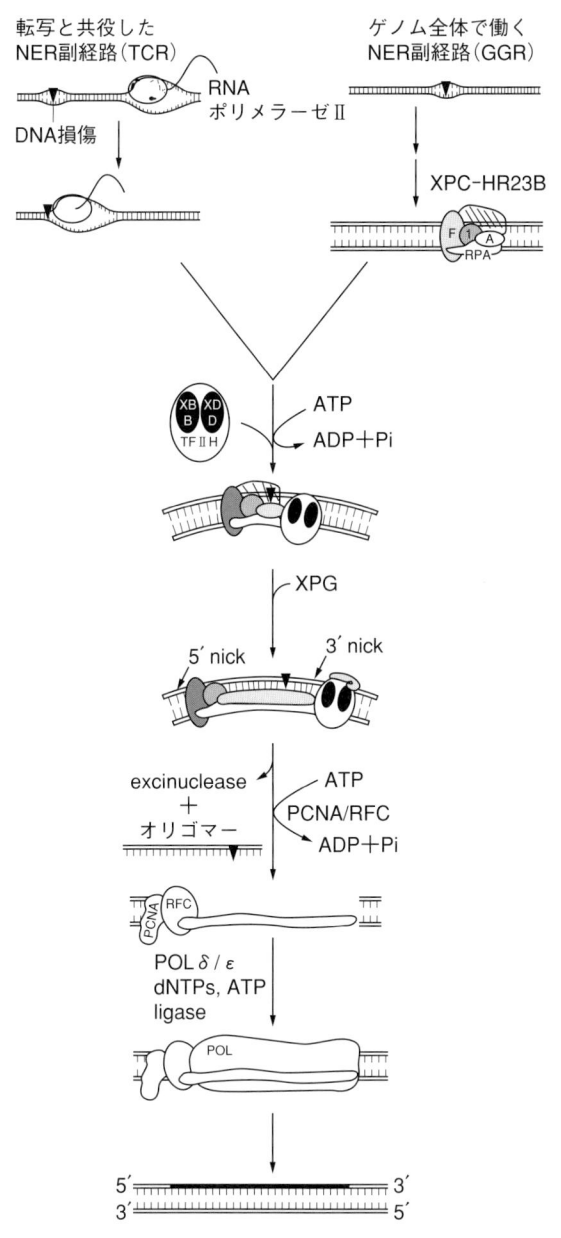

図2-92 ヒトにおけるヌクレオチド除去修復機構
（文献2より改変）

XPA蛋白はXPF蛋白，ERCCIおよびRPA（replication protein A）と複合体を形成し，DNAの損傷部位に結合する．DNAヘリカーゼを有するXPBとXPD蛋白（転写因子TFIIHのサブユニット）もXPA-XPF-ERCCI-RPA複合体が結合した損傷部DNAに結合し，同部はヘリカーゼ活性によりまき戻され，この構造変化に伴いヌクレアーゼ活性を有するXPGとXPF蛋白がそれぞれ損傷の3'側と5'側に切れ目と入れる．両側に切れ目の入った損傷を含む24-32ヌクレオチドのオリゴマーがゲノムDNAより放出され残ったギャップはDNAポリメラーゼδとεにより最終的にDNAリガーゼに埋められる．

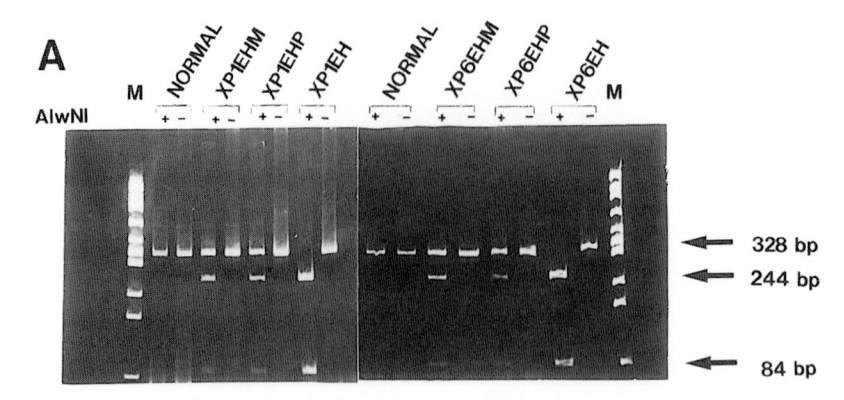

図2-93A　XPA群患者（XP1EH, XP6EH）および両親（XP1EHP, XP1EHM, XP6EHP, XP6EHM）における制限酵素 AlwNI を用いた PCR-RFLP の例

（＋）は AlwNI で消化していることを，（－）は消化していないことを示す．XP1EH ではイントロン3の突然変異によって制限酵素 AlwNI で認識される塩基配列が生じるために AlwNI で消化すると完全に切断されて244bpと84bpの2つのフラグメントに分かれる．患者の両親では，328，244，84bpの3本のフラグメントがみられることより，一方のアリルが突然変異をもち一方のアリルは突然変異をもたないヘテロ接合体であることがわかる．

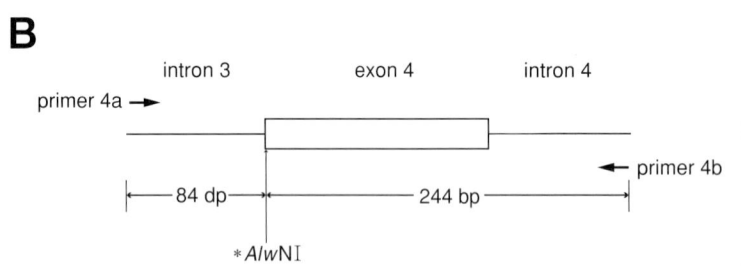

図2-93B　制限酵素 AlwNI を用いた PCR-RFLP の模式図

＊印はイントロン3のグアニン（G）→シトシン（C）の突然変異が起こると AlwNI で新しく切断される部位を示す．

連性は見だされていない[4]．

XPE群の原因は DDB（damaged DNA binding protein）の2つのサブユニット（p127とp48）のうちの p48 であるが DDB は NER に直接は関与しないが，損傷 DNA に特異的に結合することで間接的に修復に寄与する．XPE 遺伝子は（6-4）光産物との結合は強固であるが，シクロブタン型ピリミジンダイマー（CPD）との結合は弱い．XPE 群患者の UDS は正常の約50％で，臨床症状は軽症である[5]．

XPバリアント群は臨床的には光線過敏症，露光部の皮膚癌発症など NER 欠損型の XP と同様症状を示すが UDS は正常である．原因遺伝子はチミンダイマーなどの紫外線 DNA 損傷を含む DNA 鎖の損傷を乗り越えて DNA 複製を続けるポリメラーゼηである．ポリメラーゼηはピリミジン二量体に対しては正確な損傷乗り越え DNA 合成を行うが，損傷のない鋳型に対しては不正確な DNA 合成しかできない[5,6]．

D．転写異常症候群

XPB, XPD 群の原因遺伝子は TFIIH のサブユニットであり，G群原因遺伝子も TFIIH と一緒に働く．このように修復遺伝子は転写にも密接に関与していることが知られるようになった．

Cockayne 症候群（CS）は，精神発達遅延，発育異常，神経異常とともに光線過敏症を主徴とする常染色体劣性の遺伝性疾患で，TCR に問題があると考えられている．GGR の指標である UDS は正常であるが，紫外線致死感受性は高い．しかし XP のように高発癌性ではない．いままでにみつかった XPB 群の患者はいずれも CS を合併しており，XPD 群，XPG 群にも CS を合併している症例がある．

硫黄欠乏性毛髪発育異常症　trichothiodystrophy（TTD）はもろい毛，尋常性魚鱗癬，精神発達遅延を伴う症候群で光線過敏症状を伴うことがある．TFIIH

のmicroinjectionで修復異常が回復する．TTDにおいてXPB，XPD遺伝子に異常があることが複数の症例で明らかにされており，転写の異常により神経組織あるいは外胚葉組織の初期の発達を阻害することが病態ではないかと推測されている．

XPB，XPD，XPG群，CS，TTDに伴う修復能の異常と神経症状等の臨床症状を基本転写機構に欠陥がある転写異常症候群という概念でまとめる試みもなされている．

E．ミスマッチ修復（MMR）

MMRは下等生物から高等生物まで高度に保存された生命維持にとって重要な機構で，これに傷害があると複製エラーが起こりやすくなる．ミスマッチ修復機構を担う遺伝子は常染色体性優性遺伝疾患である遺伝性非腺腫性大腸癌 hereditary nonpolyposis colorectal cancer（NHPCC）の責任遺伝子である．遺伝性非腺腫性大腸癌は常染色体優性の遺伝性疾患で，若年で発症することが特徴である．癌が大腸にのみに発症する型と子宮内膜や胃癌などの多臓器の癌も合併するタイプの2型に分類される．

F．アタキシアテランギエクタシア

アタキシアテランギエクタシアは小脳失調，皮膚・眼球などの毛細血管拡張，易感染症を主徴とする．血清IgA・IgG・IgEの低下，胸腺低形成，遅延型過敏反応で代表される細胞性免疫不全がある．常染色体劣性遺伝，男女差はない．AT患者の末梢血リンパ球，培養線維芽細胞では高頻度に染色体異常が観察される．特に14q11-12，7q33-35，7q14，14q32といった部位での異常の頻度が高く，これはTCR-α，β，γ鎖および免疫グロブリンH鎖の遺伝子座と一致しており遺伝子組み替えの欠陥が示唆されていた．責任遺伝子ATMはPI3キナーゼドメインを有し，p53をはじめ種々の遺伝子のリン酸化活性化を引き起こすことによりG1期チェックポイントと相同組換え，非相同末端結合を制御している．ATに類似する症状，細胞生物学的特徴を示すNijmegen症候群の責任遺伝子NBS1は出芽酵母のDNA修復蛋白質Xrs2とホモロジーがあり，ATMはNBS1を介してDNA修復に関与するため，原因遺伝子は異なるが，症状は同じとなる．

■ 文献

1) Wood RD. DNA repair in eukaryotes. Annu Rev Biochem 1996; 65: 135-67.
2) 錦織千佳子．色素性乾皮症．MB Derma 1999; 21（光線過敏症診断治療マニュアル）: 9-18.
3) Nishigori C, Zghal M, Yagi T, et al. High prevalence of a point mutation in exon 6 of XPAC gene in xeroderma pigmentosum group A patients in Tunisia. Am J Human Genet 1993; 53: 1001.
4) Matsumura Y, Nishigori C, Yagi T, et al. Characterization of molecular defects in xeroderma pigmentosum group F in relation to its clinically mild symptoms. Human Mol Genetics 1998; 7: 969-74.
5) Shiyanov P, Hayeo SA, Donepudi M, et al. The naturally occurring mutants of DDB are impaired in stimulating nuclear import of the P125 subunit and E2F-1 activated transcription. Mol Cell Biol 1999; 19: 4935-43.
6) Masutain C, Kusunan R, Yamada A, et al. The XPV (xeroderma pigmentosum variant) gene enades human DNA polymerase η. Nature 1999; 399: 639-40.

<錦織千佳子>

13 遺伝子治療

◆まとめ
1. 高い効率で遺伝子を導入できるウイルスベクターが開発され，遺伝子治療の臨床研究が開始された．
2. 遺伝病，癌，エイズ，生活習慣病を対象に，すでに3000人以上の患者に対する遺伝子治療が行われている．
3. 技術的にはまだ多くの問題があり，臨床効果が確認できた例は少ない．今後の基礎研究の発展が期待されている．

分子生物学の進歩に伴い，遺伝子レベルでの病因解析や遺伝子診断が可能になり，さらに遺伝子を使って病気の治療を行おうとする遺伝子治療が開始されている．遺伝子治療は，本来は遺伝病の治療法として考え出されたものであり，遺伝子の本態が明らかになった1950年代頃から未来の夢の治療法として期待されていた．遺伝子治療が現実の治療法として考えられるようになったのは，1980年代に入り遺伝子操作技術や遺伝子導入技術が急速に発展してからである．ヒトの遺伝子操作に対する安全性や倫理性が大きな問題となっていたが，次第に社会的コンセンサスが確立され，1990年には遺伝病の少女に対する遺伝子治療の臨床実験が開始された．

その後，遺伝子治療の対象疾患は遺伝病だけでなく，癌やエイズなどの後天性疾患にも広がり，世界中ですでに3000人以上の患者に対する臨床試験が行われている．しかし，技術的にはまだ多くの問題があり，有効性が確認できた例は少ない．今後，遺伝子治療を発展させていくためには，まだ多くの基礎研究が必要である．

A. 遺伝子治療の方法論

遺伝子治療は歴史的には，遺伝病を遺伝子レベルで治療する方法として考え出されたものである．遺伝病は遺伝子の異常が原因であり，遺伝子異常を修復することができれば病気の治療になるはずである．このよ

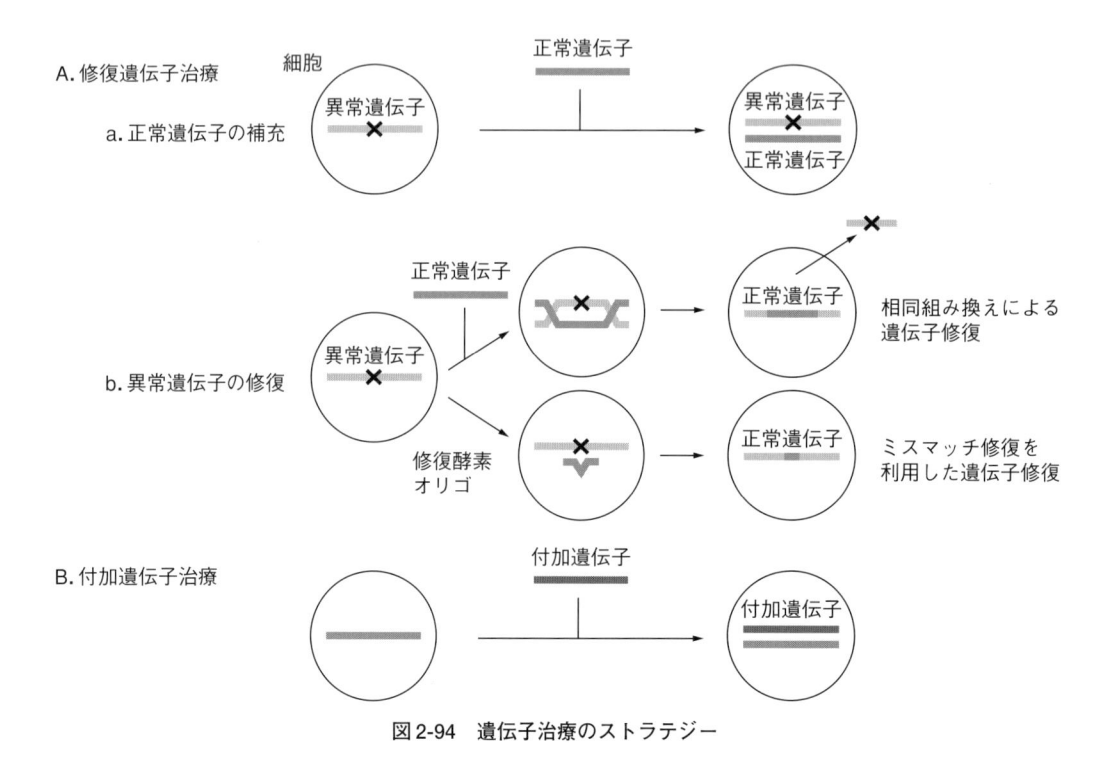

図2-94 遺伝子治療のストラテジー

うに遺伝子そのものを治療することを目的とする遺伝子治療は修復遺伝子治療とよばれ，理論的には異常部分を直接修復する遺伝子修復 repair や，異常遺伝子を正常遺伝子で組み換える遺伝子置換 recombination が考えられる．しかし，現状ではまだこのような技術は実用化されていない．現在，可能な方法として，異常遺伝子には手を加えず，正常遺伝子を外部から導入して，細胞を機能レベルで修復しようとする遺伝子補充 replacement が行われている（図2-94）．

最近では，遺伝子を導入して行う治療を広く遺伝子治療とよぶようになっている．たとえば，導入遺伝子を発現させて細胞に新たな機能を付加したり，蛋白質を分泌させるような治療が考えられている．このような遺伝子治療は付加遺伝子治療とよばれ，遺伝子異常の有無には関係なく，多くの疾患の治療法となると考えられている（図2-94）．

遺伝子の投与方法としては，患者から遺伝子を導入したい細胞（標的細胞）を取り出し，体外 ex vivo で，遺伝子を導入し，その細胞を再び患者に自家移植する体外遺伝子治療法と，遺伝子を患者に直接投与して体内 in vivo で標的細胞に導入する体内遺伝子治療法がある（図2-95）．

体外遺伝子治療は，遺伝子導入効率や導入遺伝子の発現を体外で確認したり，あらかじめ遺伝子が導入された細胞のみを選択してから患者に戻すことができる．しかし，治療できる細胞が血液系細胞や癌細胞など，体外での培養や移植ができる細胞に限られる．

体内遺伝子治療としては，遺伝子を注射，経口，吸入などにより投与することが考えられている．遺伝子の全身投与では，標的細胞以外の細胞，特に生殖細胞への遺伝子導入を防ぐために，特定の標的細胞にのみ遺伝子を導入する工夫が必要である．

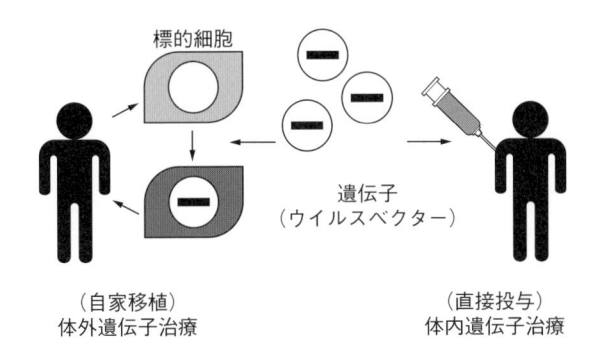

図2-95　遺伝子治療の遺伝子投与法

B. 遺伝子導入技術

遺伝子治療を行うためには，遺伝子を標的細胞に導入し発現させる必要がある．遺伝子を細胞に導入する方法としては，電気穿孔（エレクトロポレーション）やマイクロインジェクションによる物理的方法，リン酸カルシウムや脂質を担体とする化学的方法が試みられていたが，導入効率や細胞傷害性の問題で遺伝子治療技術としては問題があった．

1980年代に，組換えウイルスを使って生物学的に遺伝子を導入する技術が開発され，遺伝子治療が大きく進展した．ここで使われる組換えウイルスはウイルスベクターとよばれ，ウイルス遺伝子の中に組み込まれた外来遺伝子を細胞に運ぶことはできるが，自分自身は増殖できないように改変したものである．高い効率で遺伝子導入できるウイルスベクターが開発されたことで，初めて遺伝子治療の臨床研究が可能になった．これまでに多くの種類のウイルスを改変したウイルスベクターが開発されている（表2-18）．

1. レトロウイルスベクター

レトロウイルスベクターは，最初に実用化されたウイルスベクターで，RNAをゲノムとしてもつレトロウイルスの一種であるマウス白血病ウイルス（Moloney murine leukemic virus）の粒子の中に，外来遺伝子を組み込んだ組換えウイルスである．空のウイルス粒子を持続的に発現しているパッケージング細胞を使って，大量のウイルスベクターを作る技術が開発されている．

レトロウイルスの特徴は，RNAゲノムがDNAに逆転写された後，プロウイルスとして染色体に組み込まれる点である．このプロウイルスゲノムは安定に細胞内に存在し，細胞分裂が起こってもそのままの形で子孫に伝えられる．ウイルスベクターのゲノムも，同様の機構で染色体に組み込まれるため，長期間の遺伝子発現が期待できる．この点がレトロウイルスベクターの最大の長所となっている（図2-96）．

レトロウイルスベクターの安全性の問題として，ベクターゲノムは染色体の任意の場所に組み込まれてしまうため，挿入変異により癌遺伝子の活性化や，癌抑制遺伝子の不活性化が起こる可能性が危惧されている．

また，レトロウイルスベクターの作製過程で相同組

II. 分子病態学の基礎知識

表2-18 遺伝子導入法の特徴

遺伝子導入法	長所	短所
レトロウイルスベクター	・染色体に組み込まれる（長期発現） ・大量生産が容易	・安全性（挿入変異/RCR） ・非分裂細胞に導入できない ・力価が低い
アデノウイルスベクター	・高力価 ・非分裂細胞に導入できる	・発現が一時的 ・抗原性（2回使えない） ・細胞傷害性（免疫原性）
AAVベクター	・非病原性 ・染色体に組み込まれる ・非分裂細胞に導入できる	・大量生産が難しい ・大きさの制限 ・力価が低い
HIVベクター	・リンパ球への特異的導入 ・非分裂細胞の染色体に組み込まれる（長期発現）	・病原性 ・大量生産が難しい
リポソーム	・非ウイルス性	・細胞傷害性 ・導入効率が低い

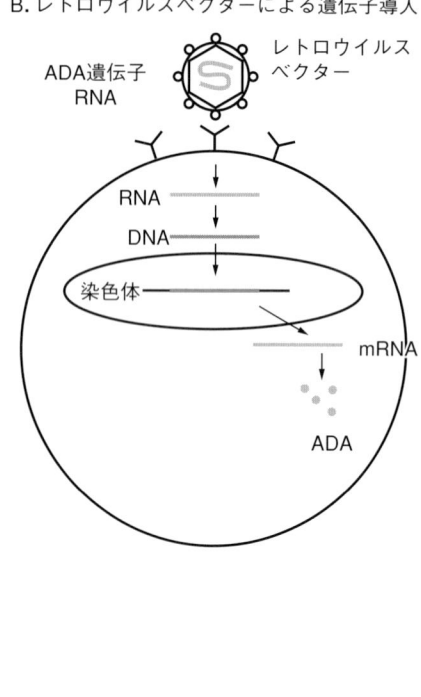

図2-96 レトロウイルスベクターによる遺伝子導入
A: 野生型レトロウイルスの感染では，染色体に組み込まれたプロウイルスゲノムから，ウイルス蛋白とウイルスゲノムが作られ，新たなウイルス粒子が組み立てられ細胞外に放出される．
B: ADA遺伝子をもつレトロウイルスベクターは野生型ウイルスの感染と同様に染色体に組み込まれるが，ADA蛋白を発現するだけで，新たなウイルスは作られない．

換えにより出現してしまった増殖性レトロウイルス（RCR: replication competent retrovirus）が原因でサルにリンパ腫が発生した例が報告されている．最近ではRCRの出現頻度の低い安全なパッケージング細胞が開発されている．また臨床応用されるベクターについてはRCRの厳密なテストが行われている．

2. その他の遺伝子導入法

アデノウイルスベクターは，発現は一時的であるが非常に高い効率で体内遺伝子導入できることから癌の遺伝子治療で使われている．最近，アデノウイルスベクターが原因と考えられる死亡事故があり，ベクターの改良や投与法の検討が行われている．

アデノ随伴ウイルス adeno associated virus（AAV）ベクターは病原性や細胞傷害性が少ない安全なベクターとして注目されており，特に神経細胞や筋肉細胞を標的とする遺伝子治療への応用が検討されている．

エイズの原因ウイルスを改変したHIV（human immunodeficiency virus）ベクターは，$CD4^+$リンパ球への細胞特異的遺伝子導入や，神経細胞や造血幹細胞などの分裂していない細胞への遺伝子導入ベクターとして期待されている．病原性ウイルス由来であるため，安全性が最大の問題である．

ウイルスを使わない遺伝子導入法の中ではリポソーム法が最も研究されている．リポソームはリン脂質の小胞で，この中にDNAを封入し細胞内に送り込むことができる．しかし，リポソームそのものの細胞毒性や，導入された遺伝子が核に移行せず，ほとんどリソゾームで分解されてしまうなどの問題がある．

また，ウイルスベクターやリポソームなどを使わずに，プラスミドDNAを直接組織に注射しても低い効率ながら短期間遺伝子の発現が起こることがわかってきた．高い導入効率を必要としないワクチン療法や血管新生療法で試みられている．

C. 遺伝子治療の臨床研究

ヒトへの遺伝子導入は，遺伝子標識（マーキング）実験として1989年に最初に行われた．これは当時注目されていた癌組織に浸潤しているリンパ球（tumor infltrating T cells: TIL）の抗癌作用を検討するため，患者から取り出したTILに体外でレトロウイルスベクターによりマーカー遺伝子を導入し患者に戻す研究であった．遺伝子による治療を目的としたものではないが，この臨床研究によりレトロウイルスベクターの安全性が確認された．1990年には遺伝病であるADA欠損症に対し，治療を目的とした遺伝子導入が最初の遺伝子治療として行われた．その後は，癌やエイズに対する遺伝子治療が盛んに行われるようになり，さらに最近では生活習慣病に対する治療も開始されている．

最近の集計では，遺伝子治療を受けた患者3464人の内訳は，遺伝病が8.9％，癌が69％，エイズが11.8％，その他の疾患が2.3％，遺伝子標識が7.9％となっている．

1. 遺伝病の遺伝子治療

遺伝子治療は遺伝病の治療法として考え出されたものであり，単一遺伝子病（いわゆる遺伝病）は最も重要な対象疾患である．遺伝病の遺伝子治療法では，欠損している遺伝子を，その蛋白を必要としている標的細胞に補充する修復遺伝子治療が基本的な戦略である．

世界最初の遺伝子治療はアデノシンデアミナーゼ（ADA）が欠損しているためリンパ球が正常に機能せず重篤な先天性重症複合型免疫不全症（SCID）を引き起こすADA欠損症に対し行われた．患者から取り出した末梢血中のリンパ球にレトロウイルスベクターで正常のADA遺伝子を導入し，これを患者に戻すことが繰り返し行われた結果，免疫機能が回復し，感染症に罹患する頻度も減少したことが報告されている．

ADA欠損症の治療では，末梢のリンパ球に寿命があるため繰り返し治療することが必要である．最近，別の免疫不全症のX連鎖免疫不全症（XSCID）に対して造血幹細胞を標的とする遺伝子治療が行われ有効性が確認されている．造血幹細胞は自己複製能をもち，全ての血球系細胞に分化できる前駆細胞で，この細胞に遺伝子が導入できれば1回の治療で長期の効果が期待できる．これらの免疫不全症では遺伝子を導入され治療された細胞が，未治療の細胞より高い増殖性を獲得するため（selective growth advantage）一部の細胞に対する治療で，効果が上がったと考えられている．

2002年に遺伝子治療を受けていたXSCIDの患者に白血病が発症した例が報告された．原因として造血幹細胞の染色体に組み込まれたレトロウイルスベクターにより癌遺伝子が活性化された可能性が考えられており，現在その詳しい発症機構の検討が行われている．

その他にも，呼吸器症状を治療するために嚢胞性線維症の責任遺伝子を肺胞上皮に導入したり，遺伝性の肝臓代謝疾患である家族性コレステロール血症やOTC欠損症に対して肝臓に正常遺伝子を導入するこ

とが行われているが有効性は確認されていない．

2. 癌の遺伝子治療

癌は後天的に複数の癌遺伝子や癌抑制遺伝子の変異が起こり発生することが明らかになり後天的な遺伝子病といわれている．これらの遺伝子変異を修復できれば，癌細胞を正常化（脱癌化）できると考えられる．全ての遺伝子変異を修復することは難しいが，培養細胞を使った実験では，特定の癌遺伝子の発現を抑制したり，癌抑制遺伝子を導入するだけでも癌細胞の増殖を抑制できることが示されている．癌の修復遺伝子治療の問題は全ての癌細胞に遺伝子を導入する必要がある点である．これは癌の本質的な問題であるが，一部に遺伝子が導入できていない，すなわち治療できていない細胞が残ってしまうと，これらの癌細胞がまた増殖してしまうため治療効果はあがらない．現在の遺伝子導入技術では，遠隔転移も含めた100%の癌細胞に遺伝子を導入することは不可能である．最近，局所的な効果を期待して，癌抑制遺伝子であるp53遺伝子を癌組織に直接注射することが行われている．

癌の修復遺伝子治療には多くの問題があるため，最近では遺伝子を使って直接あるいは間接に癌細胞を殺傷する方法が数多く提案されている（表2-19）．

自殺遺伝子治療は，ある条件で殺傷効果をもつ遺伝子（自殺遺伝子とよばれる）を細胞に導入しておいて，癌細胞を自殺させようとする方法である．単純ヘルペスウイルスのチミジンキナーゼ（HSV-TK）遺伝子は代表的な自殺遺伝子であり，抗ウイルス薬であるganciclovir（GCV）が投与されると，HSV-TKの作用により強力なDNA合成阻害作用をもつGCV三リン酸（GCV-TP）が合成されるため，HSV-TK遺伝子を導入された癌細胞を特異的に自殺させることができる．この方法ではGCV-TPが周囲の癌細胞にも移行し増殖を抑制する隣接効果 bystander effectが認められており，全ての癌細胞にHSV-TK遺伝子を導入しなくても臨床効果が期待できるといわれている．

現在，最も行われている癌の遺伝子治療は免疫遺伝子治療とよばれるもので，種々の遺伝子を使って生体の免疫力を増強し間接的に癌細胞を除去することを目的としている．免疫活性化作用があると考えられている種々のサイトカイン遺伝子（IL-2, IL-4, IL-12, TNF, IFN-γ, GM-CSF遺伝子など）や細胞膜蛋白質遺伝子（MHCクラスI, B7遺伝子など）を癌細胞に導入し，遺伝子で修飾した癌細胞をワクチンとして患者に接種する癌ワクチン療法が多くの癌に対し行われている．新しい試みとしては，抗原提示細胞である樹状細胞に直接抗原遺伝子を発現させることが行われている．

その他に，癌組織の血管の増殖を阻害して栄養供給を遮断して，癌細胞を間接的に殺傷する方法が最近注目されている．

3. その他の疾患の遺伝子治療

遺伝病，癌に続いてエイズの遺伝子治療も開始された．エイズの遺伝子治療法としては，アンチセンスやリボザイムを使ってエイズウイルス（HIV）の遺伝子発現を抑制しようとする方法，自殺遺伝子を使ってHIV感染細胞を殺傷する方法，HIV蛋白の発現ベクターを使ったワクチン療法などが行われている．

最近では，循環器疾患や慢性関節リウマチなどの生活習慣病に対する遺伝子治療も開始されている．特に，末梢血管の狭窄に対し，血管増殖因子（VEGF）遺伝

表2-19 癌の遺伝子治療

I. 癌細胞の脱癌化
 1）癌遺伝子の発現抑制（アンチセンス遺伝子→癌細胞）
 2）癌抑制遺伝子の修復（癌抑制遺伝子→癌細胞）
II. 細胞死の誘導
 1）直接細胞死（自殺遺伝子，アポトーシス誘導遺伝子→癌細胞）
 2）間接細胞死（血管新生抑制遺伝子→癌細胞）
III. 癌免疫の誘導増強（免疫遺伝子治療）
 1）リンパ球の作用の増強（サイトカイン遺伝子→リンパ球）
 2）癌細胞の免疫原性の増強・癌ワクチン
  （サイトカイン遺伝子→癌細胞）
  （癌特異抗原遺伝子→抗原提示細胞）
IV. 抗癌剤の副作用軽減（薬剤耐性遺伝子→造血幹細胞）

子を使った治療が注目されている．

D. 遺伝子治療の課題

1. 倫理的課題

ヒトの遺伝子を操作する遺伝子治療では，その有効性や安全性だけでなく，倫理的問題についての配慮も重要である．現在，生殖細胞の遺伝子操作と，治療目的以外の遺伝子操作が問題となっている．

遺伝子治療は標的細胞の種類により生殖細胞遺伝子治療 germline cell gene therapy〔生殖細胞（精子，卵子）や授精卵を標的とする〕と，体細胞遺伝子治療 somatic cell gene therapy（生殖細胞以外の体細胞を標的とする）に分類することができる．生殖細胞遺伝子治療は，その影響が子孫にまで及ぶ可能性があること，また，神経細胞も含めた全ての細胞に対する遺伝子操作になるため，精神活動にも影響を与える可能性がある等の理由で，倫理的問題が大きい．一方，体細胞の遺伝子操作では，問題が起こった場合でもその影響は患者本人に限られるため，倫理的問題は少ない．現在，行われている遺伝子治療は全て体細胞遺伝子治療であり，生殖細胞遺伝子治療は禁止されている．

また，遺伝子治療技術の発達により，治療目的以外の遺伝子操作，たとえば筋力を強くしたり，知能を高めることを目的としたような方法も将来的には可能になるかもしれない．しかし，このような遺伝子操作は人間の選別を行う優生政策に結びつく危険性をもっており，いかなる状況下においても許されるべきでない．

2. 技術的課題

これまでの遺伝子治療臨床研究から明らかになった最大の技術的問題は，遺伝子の導入や発現の効率がまだきわめて不充分な点である．今後，遺伝子治療を発展させるためには，効率の高いベクター開発や遺伝子の発現調節についての基礎的研究の進歩が不可欠である．

マウスを使った前臨床試験の結果が，ヒトの臨床試験で反映されていないことも問題になっている．特に癌の免疫遺伝子治療では，マウスの実験で示された著明な治療効果が，ヒトではほとんど認められていない．この原因を明らかにして，適当なモデル動物を開発する必要がある．しかし，最終的にはヒトでの慎重な臨床研究が不可欠であると考えられている．

将来の遺伝子治療技術としては細胞ターゲティングや遺伝子ターゲティング技術の開発が期待されている．細胞ターゲティングは特定の細胞にだけ遺伝子を導入する技術で，生殖細胞の遺伝子改変を防ぎ，標的細胞以外への遺伝子導入によるベクターの浪費を減らすために不可欠な技術である．任意の細胞をターゲットする方法として，ベクターの表面に標的細胞に親和性をもつ分子や抗体を組み込んだ標的ベクターが作られている．また，特定の細胞にだけ前もってベクターの受容体を発現させて，ターゲティングを行う方法も開発されている．いずれの方法もまだ研究段階であるが，細胞ターゲティングが実用化されればベクターを全身投与して特定の細胞だけを治療することが可能になると考えられている．

さらに，究極の遺伝子治療としては，特定の遺伝子部位を標的として遺伝子を操作する遺伝子ターゲティング技術が必要である．これまでは遺伝子異常を直接修復することは無理だと考えられてきたが，最近，相同組換えを利用したり，細胞のもつミスマッチ修復系を利用して染色体のDNA配列を変化させる研究が開始されている．まだ実用化には時間がかかるものと思われるが，もし異常遺伝子だけを修復することができるようになれば，多くの安全性や倫理的な問題が解決されることになり，遺伝子治療の適応範囲は飛躍的に広がると考えられる．

これまでに行われた遺伝子治療臨床研究で有効性が明らかになった例は少ない．現在のプロトコールはほとんどが安全性の確認も目的にした第I相から第II相の臨床試験であり，まだその有効性を科学的に評価する段階にはいたっていない．しかし遺伝子治療は大きな可能性をもった治療法であり21世紀においては重要な医療技術の一つになることは間違いないと考えられる．今後は基礎研究の推進と，臨床研究の慎重な評価を積み重ねることで，遺伝子治療が真に有効な治療法として発展していくことが期待されている．

<島田　隆>

III

疾患の分子病態学的解析法

1 遺伝子解析に用いる酵素とベクター

a. 酵素

◆まとめ
1. 遺伝子解析には，組織や細胞からの目的の遺伝子（mRNA，ゲノムDNAなど）の抽出，mRNAのcDNAへの変換，DNAのベクターへの挿入，遺伝子ライブラリーの作成，目的遺伝子のスクリーニングと単離（クローニング），塩基配列の解析などの操作があり，全ての操作に酵素は不可欠である．
2. これらの操作には機能特異的な酵素，たとえば，遺伝子の増幅にはDNAポリメラーゼ，mRNAのcDNAへの変換には逆転写酵素，遺伝子の切断には制限酵素，遺伝子の接続にはDNAリガーゼが用いられる．
3. その他にも，遺伝子断片の大きさの調整や塩基の修飾，混入RNAの除去などに，様々な酵素が用いられる．

A. 遺伝子解析の流れと各種酵素

疾患の原因を分子レベルで解明するためには，遺伝子解析技術の修得が不可欠である．遺伝子解析技術には基盤となるいくつかの「道具」と「手法」があり，それらは異種の遺伝子断片を大腸菌内で増殖させる酵素やベクター，DNA塩基配列決定法，DNA断片の化学合成，PCR法などである．ここでは，DNAを目的にそって自由に切断したり連結したりする各種酵素について述べる．

図3-1は遺伝子のクローニングを例としたおおまかな遺伝子解析の流れを示すが，まずこの流れの各ステップで使われる酵素について，次項でそれぞれの酵素の性質について述べる．遺伝子のクローニングには染色体ゲノムDNAのクローニング（狭義の遺伝子クローニング）とmRNAから逆転写した相補的DNA complementary DNA（cDNA）のクローニングがある．

ゲノムDNAクローニングでは，まず白血球などから抽出したゲノムDNAを適当に切断して，ベクター（ファージ，プラスミドなど）に組み込んだゲノムDNAライブラリーを作製する．この際，DNAの断片化に制限酵素が使われ，またベクターへの組み込みにDNA鎖を連結するDNAリガーゼが用いられる．他方，cDNAクローニングには，特定の組織（または細胞）から抽出した全mRNAを鋳型として作製したcDNAをベクター（プラスミドやファージ）に組み込んだcDNAライブラリーを作成する（図3-2）．このcDNAの作製過程で必須の酵素が逆転写酵素であり，またDNAポリメラーゼやリボヌクレアーゼH（RNaseH），ヌクレアーゼS1，メチラーゼなどが用い

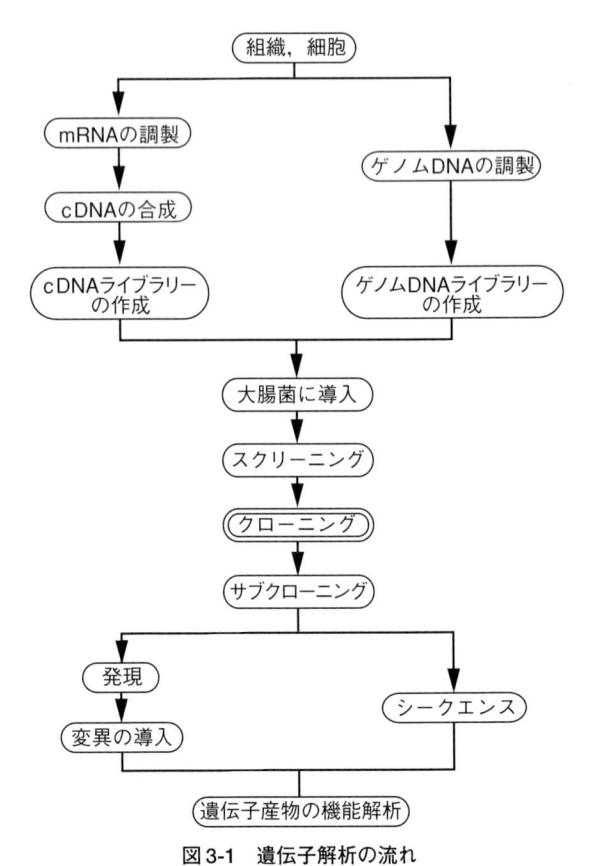

図3-1 遺伝子解析の流れ
遺伝子解析のおおまかなステップを示す．各ステップで様々な酵素を用いる（図3-2および本文参照）．

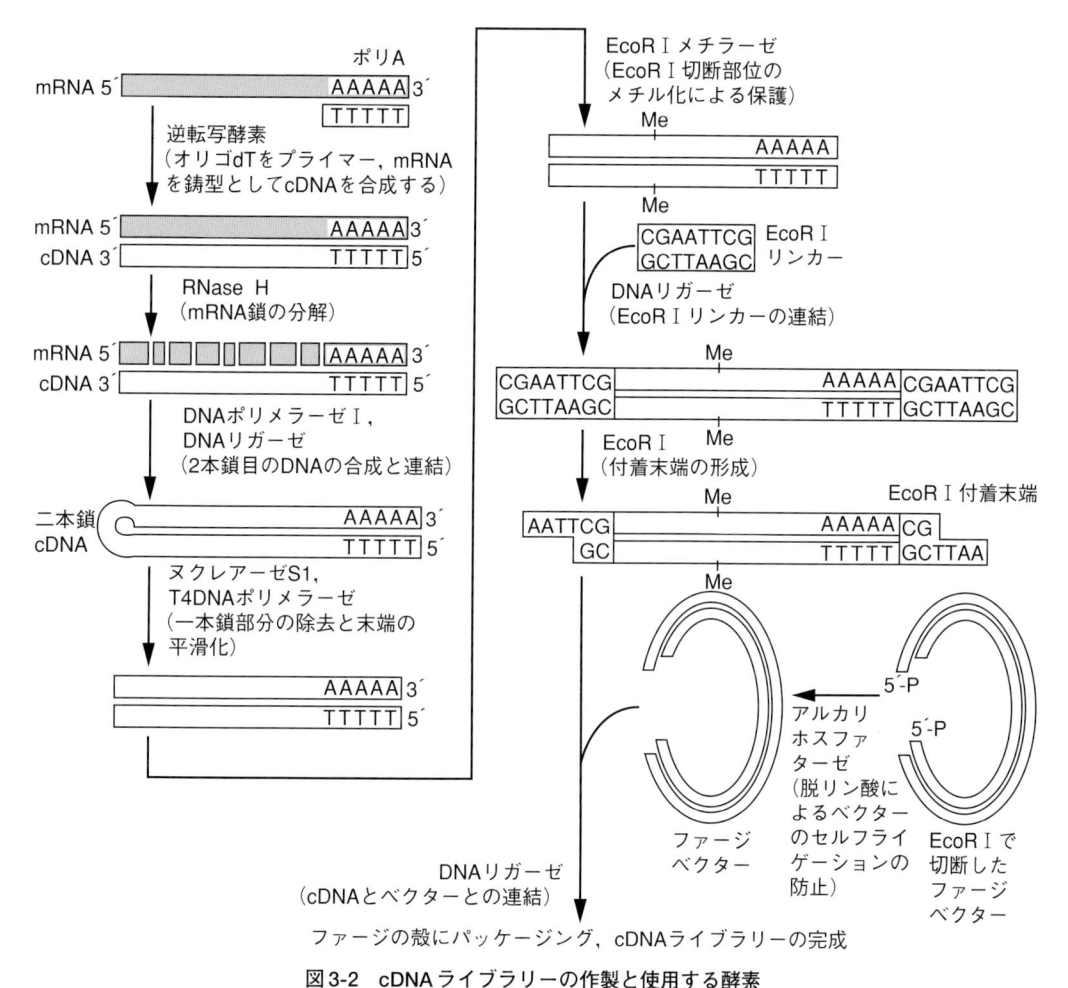

図3-2 cDNAライブラリーの作製と使用する酵素
cDNAライブラリーの作製の各段階で使用する酵素と使用目的を示す．

られる．

次に，ゲノムDNAライブラリーやcDNAライブラリーから目的のDNAを含むクローンを選別（スクリーニング）するが，この時にプローブ（探針）として用いる合成オリゴヌクレオチドやDNA断片をアイソトープで標識する際に，ポリヌクレオチドキナーゼ，DNAポリメラーゼ，DNase Iが用いられる．

こうして得られたクローン化DNAについて塩基配列を解析し，また必要に応じて，そのDNAを鋳型として作製した遺伝子産物（組み換え蛋白質）の機能の解析が行われる．この過程ではDNA断片を塩基配列決定用あるいは蛋白質発現用のプラスミドに入れ直したり（サブクローニング），DNAの部分的欠失や部位特異的変異の導入操作が行われる．このためにはDNAの再断片化や末端の処理，標識，修飾，構造変換などが必要であり，ここでも制限酵素，リガーゼ，ポリメラーゼ，ヌクレアーゼなどの様々な酵素が用いられる．

現在は，試薬メーカーが高純度の酵素標品を販売しており，詳細な使用説明書と反応緩衝液を配布しているので，実際の酵素の使用にあたっては，その指示に従えばほとんど失敗はない．次に各酵素の特徴と用途について述べる．

B. 制限酵素

外来のファージDNAは宿主の大腸菌内での増殖が特異的に阻害（制限）されるが，これは外来DNAが宿主のもつDNA分解酵素によって切断，分解されるためであり，このDNA分解酵素を制限酵素とよぶ．他方，制限酵素によって分解されないDNAも存在し，

このDNAはメチラーゼの働きによりメチル化されている（これを"修飾"という）．

1960年代後半から修飾されていないDNAを非特異的に切断する制限酵素（I型酵素）が大腸菌K12株やB株に多数同定されていたが，1970年特異的な塩基配列を認識し切断する酵素が*Haemophilus influenzae* Rd株にみいだされ（表3-1），それ以後，現在までに180種類以上の認識配列に特異的に作用する制限酵素が単離されている．これらの酵素はII型酵素と分類され，I型酵素と比較して分子量が小さく，Mg^{2+}を必要とし，ATPとS-アデノシルメチオニンを必要とせず，メチラーゼ活性をもたない．現在，遺伝子操作に用いられる制限酵素のほとんどはII型酵素である．

制限酵素の命名法は，由来する生物の学名からの3字（属名の1字と種名の2字）と株名の頭文字をつけ，必要ならばそれに番号をつける．たとえば前述の*Haemophilus influenzae* Rd株由来の酵素はHind II，大腸菌（*Escerichia coli*）のRプラスミドに支配される酵素の1つはEcoR Iとよばれる．なお，*Haemophilus influenzae* Rd株由来でHind IIと同じ塩基配列を認識する修飾メチラーゼが単離されているが，これはHind Iとよばれている．

代表的なII型制限酵素とその切断部位を表3-1に示す．特徴的なことは，認識配列が2回転対称になっていることである．また，Hae IIIやHind II，EcoR Vのように切断末端が平滑末端 blunt endになるものと，他の多くの制限酵素のように付着末端 cohesive endまたは粘着末端 sticky endになるものがある．Mbo IIなどは切断部位が離れたところに存在する特定の塩基配列を認識する．同じ制限酵素で切断した2つのDNA断片は付着末端部分が相補的であり，適当な条件下では再び連結される．これはDNA断片をベクターに組み込むときに利用され，遺伝子組換え実験の基礎となっている．計算上，ある特定の4塩基配列は256塩基対に1回の割合で現れ，6塩基配列は4096塩基対に1回の割合で現れる．近年単離されたNot Iなどの8塩基配列を認識する制限酵素はきわめて大きなDNA断片をつくるので，ゲノムDNA解析などに

表3-1 代表的な制限酵素の切断部位（文献1を改変）

酵素名	由来微生物	認識部位および切断部位	備考
Hae III	*Haemophilus aegytius*	GGCC	4塩基認識
		CCGG	切断面は平滑末端
Taq I	*Thermus aquaticus*	TCGA	4塩基認識
		AGCT	5′突出末端
Hha I	*Haemophilus haemolyticus*	GCGC	4塩基認識
		CGCG	3′突出末端
Dde I	*Desulfovibrio desulfuricans*	CTNAG	5塩基認識
		GANTC	Nはすべての塩基が可能
Mbo II	*Moraxella bovis*	GAAGA(N)8	5塩基認識
		CTTCT(N)7	認識部位の8塩基
			3′側を切断
Hind II	*Haemophilus influenzae*	GTPyPuAC	6塩基認識
		CAPuPyAG	Pyはピリミジン塩基
			Puはプリン塩基
EcoR V	*Escherichia coli*	GATATC	6塩基認識
		CTATAG	切断面は平滑末端
EcoR I	*Escherichia coli*	GAATTC	6塩基認識
		CTTAAG	5′突出末端
Pst I	*Providencia stuarti*	CTGCAG	6塩基認識
		GACGTC	3′突出末端
Mst II	*Microcoleus*	CCTNAGG	7塩基認識
		GGANTCC	Nはすべての塩基が可能
Not I	*Nocardia otitidis-caviarum*	GCGGCCGC	8塩基認識
		CGCCGGCG	

有用である.

制限酵素の使用に際しては，塩濃度，反応温度，安定性（希釈により失活），爽雑物（RNAや多糖類）などに注意する必要がある．

C. 逆転写酵素

1970年，Temin HらとBaltimore Dらはそれぞれ，RNA腫瘍ウイルスがRNAゲノムからDNAを逆転写し，その後自身を複製することをみいだした．この発見は，それまでのセントラルドグマ（DNA→mRNA→蛋白質という一方向の情報の流れ）に反する例として画期的なものであった．この反応を触媒する逆転写酵素は，cDNA合成（図3-2）や逆転写PCR（RT-PCR）（III-7-c-B項を参照）に必要不可欠の酵素である．現在，ニワトリ骨髄芽球症ウイルス（AMV）とマウス白血病ウイルスモロニー株（M-MuLV）由来の酵素が市販されている．これらの酵素はRNAまたはDNAを鋳型とする5′→3′DNAポリメラーゼ活性とともに，RNA-DNAハイブリッド鎖を認識してRNA鎖を特異的に分解するRNase H活性をもつ．RNase H活性はmRNAを鋳型としてcDNAを合成する際には邪魔になるため，RNase H活性の低いM-MuLV由来酵素からRNase H活性を完全に欠損させた変異体が作成され，市販されている．

D. DNAポリメラーゼ

一本鎖のポリヌクレオチドDNA鎖を鋳型として，その相補的なヌクレオチド鎖をヌクレオチドの脱水縮合反応により重合していく酵素をDNAポリメラーゼとよぶ．遺伝子操作に用いられるDNAポリメラーゼの特性を表3-2に示す．大腸菌DNAポリメラーゼⅠ（Pol I）は鋳型DNAとプライマー（DNA合成の出発点となるヌクレオチド鎖）を必要とし，5′側から3′側に相補鎖を伸張していく．本酵素はまた二本鎖特異的5′→3′エキソヌクレアーゼ活性を有し，cDNA合成の際の二本鎖目のDNA鎖合成や（図3-2），DNase I（後述）のニック（切れ目）を入れる活性を組み合わせることで，5′→3′エキソヌクレアーゼと5′→3′DNAポリメラーゼの作用を同時に進行させ（ニックトランスレーション），プローブのラジオアイソトープ標識などに用いることができる．

5′→3′エキソヌクレアーゼ活性はプライマーをも5′末端から分解するので，ジデオキシ法による塩基配列の解析（III-3. 遺伝子クローニングと塩基配列決定法の項を参照）やDNA末端の平滑化などには不向きであり，これらの用途にはクレノウ酵素（またはKlenow fragment）を用いる．クレノウ酵素は Pol IをDNA共存化でズブチリシン（蛋白質分解酵素）で処理したときに得られるPol IのC末端側断片で，5′→3′エキソヌクレアーゼ活性を欠く．現在は遺伝子工学的にクレノウ酵素部分だけを大腸菌に生産させたものが市販されている．

T4DNAポリメラーゼ は ポリメラーゼ活性の他に強い3′→5′エキソヌクレアーゼ活性をもつため，DNAの3′末端のアイソトープ標識やDNA末端の平滑化に利用される．

表3-2 各種DNAポリメラーゼ

	DNAポリメラーゼI (E. coli)	クレノウ酵素	T4DNAポリメラーゼ	TaqDNAポリメラーゼ
活性				
DNAポリメラーゼ活性				
5′→3′	+	+	+	+
エキソヌクレアーゼ活性				
二本鎖DNA　5′→3′	+	−	−	+
二本鎖DNA　3′→5′	+	+	+	−
一本鎖DNA　3′→5′	+	+	+	+
RNaseH活性	+	−	−	不明
鋳型				
一本鎖DNA	+	+	+	+
一本鎖RNA	+	+	−	不明
合成 elongation 速度	20〜30塩基/s	20〜30塩基/s	100塩基/s	35〜100塩基/s
連続移動性 processivity	10〜50塩基	10〜50塩基	不明	7600塩基以上

好熱菌のDNAポリメラーゼであるTaqポリメラーゼは耐熱性であり，PCR法で一般的に用いられる．また，耐熱性ポリメラーゼは反応温度が高いため，塩基配列解析の際に鋳型DNAが二次構造をとりにくく解析が進みやすいというメリットがあり，専用キットが販売されている（Bca BEST DNAポリメラーゼなど）．

この他にT7DNAポリメラーゼはDNA合成速度が速く，また連続移動性（プロセッシビティー）が高いため，長いDNA鎖の塩基配列解析に適しており，3′→5′エクソヌクレアーゼ活性を欠失させたものがシーケネースの商品名で市販されている．

E. DNAリガーゼ

DNAリガーゼは最初，λファージの付着末端を結合する酵素としてみいだされ，その後二本鎖DNAの一方にニックがある場合の修復酵素として広く生物界に分布することが示された．遺伝子操作実験では，制限酵素切断により生じたDNAの付着末端の3′-OHと5′-Pをリン酸ジエステル結合で連結する酵素として繁用され，T4リガーゼと大腸菌リガーゼが市販されている（表3-3）．両者の性質はいくつかの点で異なり，大腸菌リガーゼが付着末端のみを結合するのに対して，T4DNAリガーゼは平滑末端も結合することができる点で重要である．すなわち，DNAの付着末端をDNAポリメラーゼや後述の一本鎖特異的ヌクレアーゼで平滑末端にすれば，違った付着末端をもつどんなDNA断片でもT4リガーゼで結合できるからである．逆に大腸菌リガーゼを用いれば，平滑末端同士の結合を防げる．RNA同士を結合させるT4RNAリガーゼも市販されている．

F. その他の重要な酵素

遺伝子解析を進めていくには上記の酵素の他にも，DNA断片の切断末端の処理や逆転写酵素でcDNAを合成した後のRNAや一本鎖DNA部分の除去，さらに塩基配列の決定や部位特異的変異の導入などに以下に示す様々な酵素が必要となる．

1. ポリヌクレオチドキナーゼ

DNAまたはRNAの5′-OH末端をリン酸化する酵素で，T4ポリヌクレオチドキナーゼが市販されている．この酵素はγ-^{32}P-ATPを用いてDNAの5′末端を特異的にアイソトープで標識することができるので，スクリーニングの際のオリゴヌクレオチドプローブの標識などに利用される．

2. アルカリホスファターゼ

アルカリホスファターゼは核酸の5′末端のリン酸基を除去する酵素である．DNA断片をベクターに組込む際に，本酵素を用いてベクター側の5′末端リン酸を除去しておけば，ベクターだけの自己連結（セルフライゲーション）を防ぐことができる（図3-2）．またポリヌクレオチドキナーゼによる5′末端のアイソトープ標識の際，核酸の5′末端のリン酸を除去して5′-OH末端を形成させる場合などに用いる．大腸菌由来の酵素（BAP: bacterial alkaline phosphatase）と仔牛小腸由来の酵素（CIAP: calf intestinal alkaline phosphatase）が市販されている．

3. ターミナルデオキシヌクレオチジルトランスフェラーゼ（TdT）

DNAポリメラーゼやTaqポリメラーゼ，逆転写酵

表3-3 DNAリガーゼの性質

	T4DNAリガーゼ	大腸菌DNAリガーゼ
補酵素	ATP	ニコチンアミドアデニンジヌクレオチド
還元剤（ジチオスレイトール）	必要	不要
至適pH	7.2〜7.8	7.5〜8.0
結合活性		
平滑末端	可能	不可能
DNAの5′-P末端とRNAの3′-OH末端	可能	可能
RNAの5′-P末端とDNAの3′-OH末端	可能	不可能
RNAどうし	わずかに可能	不可能

素などのポリメラーゼはすべて鋳型核酸を要求するのに対して，仔牛胸腺から分離されたTdTは一本鎖または二本鎖のDNAの3′-OH末端に鋳型なしにヌクレオチドを付加することができる．通常は1種類のデオキシヌクレオチド3リン酸を加えて反応させ，単一塩基からなるホモポリマーを付加するのに用いられる．

4. エンドヌクレアーゼ

核酸の加水分解を触媒する酵素を総称してヌクレアーゼとよび，その作用部位によってエンドヌクレアーゼとエキソヌクレアーゼに分けられる．エンドヌクレアーゼはDNA鎖やRNA鎖の途中のヌクレオチド間を切断する酵素を指し，次に述べるエキソヌクレアーゼは末端のヌクレオチドから順に加水分解していく酵素を指す．

ウシ膵臓由来のDNase Iは一本鎖または二本鎖のDNAを切断するエンドヌクレアーゼであり，3′-OHと5′-Pを生じる．RNA試料や蛋白質試料からのDNAの除去やニックトランスレーションなどに用いる．

一本鎖DNAのみに特異的な酵素にはSl ヌクレアーゼ，マグビーン mung bean（ナタマメ）ヌクレアーゼがあり，DNA末端の平滑化やS1マッピング（III-4. 遺伝子の発現調節機構の解析の項を参照），cDNA合成の際の一本鎖部分の除去（図3-2）などに使用される．

5. エキソヌクレアーゼ

多種類のエキソヌクレアーゼの中で最もよく利用されるのは大腸菌のエキソヌクレアーゼIIIであり，二本鎖DNAに特異性が高く3′末端から順に分解する．Sl ヌクレアーゼまたはマグビーンヌクレアーゼとの組み合わせで，DNAのdeletion mutant（欠失変異体）の作製に利用される．

6. リボヌクレアーゼ

RNA特異的な分解酵素で，RNase Aは一本鎖RNAに特異的であり，DNA精製の過程でDNA標品からRNAを除去したり，RNase protection assay（mRNAの定量法の一種）に用いられる．また，DNA-RNAハイブリッドからRNAを分解し一本鎖DNAを調製する際に使用されるRNase Hがある（図3-2）．

■ 文献

1) Watson JD, Gilman M, Witkowski J, Zoller M, editors. Recombinant DNA. 2nd ed. New York: Scientific American Books; 1992.
2) 村松正實, 編. ラボマニュアル遺伝子工学. 3版. 東京: 丸善; 1996.
3) 東京大学医科学研究所 制癌研究部, 編, 豊島久真男, 山本 雅, 監修. 新細胞工学実験プロトコール. 東京: 秀潤社; 1993.
4) その他, バイオ実験イラストレイテッドシリーズ（秀潤社），バイオマニュアルシリーズ（羊土社），分子生物学実験プロトコール（Current Protocolsの日本語版）（丸善），遺伝子工学実験ノート（羊土社）など，数々の日本語実験書が出版されている．

<武谷浩之　鈴木宏治>

b. ベクター

◆まとめ
1. ベクターには主として遺伝子DNAのクローニングあるいは塩基配列の決定等の用途に用いるサブクローニングベクターとそのDNAがコードする蛋白質を作製するための発現ベクターがある．
2. 大腸菌を宿主として増幅するベクターは，大腸菌における複製開始点，薬剤耐性遺伝子，マルチプルクローニング部位を含む．
3. 現在では，種々の発現ベクターのうちレトロウイルスベクターおよびアデノウイルスベクターが遺伝子治療のためのベクターとして用いられている．

A. ベクターとは

ベクターとは，組換えDNA技術において，特定のDNA断片を宿主細胞に運ぶ自己複製DNA分子のことである．その歴史は1973年，Boyer, Cohenらが動物の遺伝子断片を大腸菌のプラスミドに組込み，大腸菌内に導入させ増殖させたことに始まり，その後，λバクテリオファージがベクターとして用いられ，遺伝子工学の発展に大きく貢献してきた．現在，主なベクターとしては，ファージベクター，プラスミドベクター（原核細胞および真核細胞用発現ベクターも含む），コスミドベクター，酵母ベクター，バキュロウイルスベクター，レトロウイルスベクター，アデノウイルスベクターなどがある．

B. ファージベクター

1974年にλファージがDNA組換え実験のベクターに使えることが報告されて以来，大腸菌を宿主とする遺伝子操作にはλファージ由来ベクターが広く使用されている．λファージは大腸菌へ感染後に増殖し，大腸菌を溶菌させて菌外に放出され，さらに別の大腸菌で増殖を継続する．λファージDNAは増殖に不可欠な遺伝子群と必要でない遺伝子群（中央の1/3程度の詰物DNA）からなるため，不要なDNAを制限酵素処理により除き，代わりに種々の異種DNAを挿入できる．λファージベクターの特徴は，①宿主菌の生育に有害な情報をもつDNA断片も挿入できる．② $in\ vitro$ パッケージングにより効率よくクローンを回収できる，③挿入したDNAをファージ粒子として安定に保存できる，④cDNAなどをプローブとしたハイブリダイゼーション法あるいは抗体を用いたイムノブロット法で目的とするクローンを容易にスクリーニングできる，などである．しかし，ファージ粒子内に組込まれる異種DNAのサイズには限度があり，サイズの大きいDNAの単離には適さない．

以下に主なλファージベクターをあげる．

λgt10およびλgt11　この2種のλファージベクターは主にcDNAクローニングに用いられる．ファージベクターDNAを制限酵素のEcoRIで切断し，そこに異種DNAを挿入するλgt10ベクターでは，溶原性を維持するレプレッサー（cI）遺伝子内にEcoRI部位があり，異種DNAが挿入されるとそれが破壊され透明なプラークを作る．λgt10ベクターは大腸菌で蛋白質の合成を誘導できないため，cDNAクローニングの際には標識DNAをプローブとして用いる．他方，λgt11ベクターへの異種DNAの挿入には，ベクター内のβ-ガラクトシダーゼ遺伝子（lacZ）内にEcoRI部位があり，この中に異種DNAを挿入してβ-ガラクトシダーゼとの融合蛋白質を発現するため，目的蛋白質に特異的な抗体を用いてcDNAクローニングができる（図3-3）．

λZAPII　λZAPIIは多数のクローニング部位をもち，約10kbまでのcDNA断片のクローニングが可能なベクターで，λgt11と同様に目的蛋白質の抗体によるスクリーニングが可能である．最大の特徴は挿入されたDNA断片を $in\ vivo$ excisionによりプラスミドベクターのpBluescriptSKII（−）にサブクローニングできることである．

Charon 4A　Charon 4Aは7.3～19.3kbの比較的大きなEcoRI切断断片を挿入できるので遺伝子ライブラリーの作製に広く用いられる．ベクターに異種DNAが挿入された場合はlac5マーカー遺伝子が破壊されるため，β-ガラクトシダーゼ活性の消失で確認できる．

EMBL 3およびEMBL 4　これらのベクターは9～23kbの大きさのDNA断片を挿入でき，特に遺伝子ライブラリーの作製に適した次の性質を備えてい

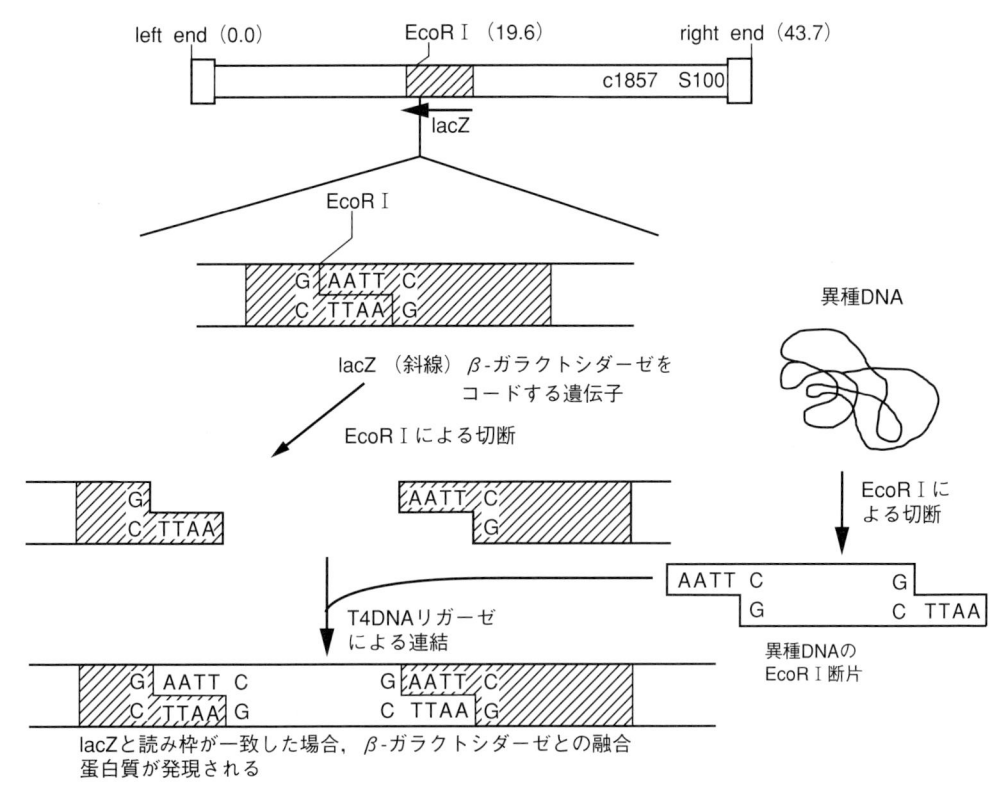

図3-3 λgt11の構造と異種DNAの挿入法

る。①異種DNAの挿入の際に前もってベクター上の不要な詰物DNA断片を除く必要がない，②特定の溶原菌を利用して組換えDNAのでき具合を確認できる，③左右のアームDNAと詰物DNAとの間にSal I，BamH I，EcoR Iなどの複数の制限酵素部位を有し，挿入あるいは切り出しに便利，などである．EMBL 3を用いた遺伝子DNAライブラリーの作製原理を図3-4に示す．

C. プラスミドベクター

プラスミドベクターは宿主細胞の中で自立増殖が可能で，導入された細胞の選択に有用な薬剤耐性マーカー（抗生物質のampicillinあるいはkanamycin耐性）をもち，また種々のDNAを導入するための制限酵素切断部位を有し，サブクローニングや塩基配列解析，導入細胞での蛋白質発現などの広い用途がある．プラスミドベクターは，基本的にレプリコンと選択マーカーからなる．プラスミドのほとんどはColE 1をレプリコンとするColE 1プラスミドである．このため選択マーカー（薬剤耐性遺伝子およびβ-ガラクトシダーゼ）の

違いによって，組換えプラスミドの選別方法は次の2種類に大別される．ここでは，便宜的に大腸菌を宿主とするサブクローニングやシークエンスに有用なサブクローニングベクターと，大腸菌および哺乳動物細胞による蛋白質発現の用途に用いる発現ベクターとを記述し，酵母ベクター，バキュロウイルスベクター，レトロウイルスベクターおよびアデノウイルスベクターに関しては，全てが大腸菌を宿主として増幅可能なシャトルベクターではあるが，それぞれ個別に記述する．

1. 薬剤耐性遺伝子の失活による組換えプラスミドの選別法

ベクターにchloramphenicol, tetracycline, ampicillin, kanamycinなどの薬剤耐性決定遺伝子を複数連結しておき，そのいずれかをクローニング部位として設定する方法で，その薬剤耐性が消失することでDNA断片の挿入が判定できる．代表的なpBR322ベクターは，レプリコンとしてColE 1をもち，選択マーカーとしてampicillin耐性遺伝子（β-ラクタマーゼ）とtetracycline耐性遺伝子を有する．

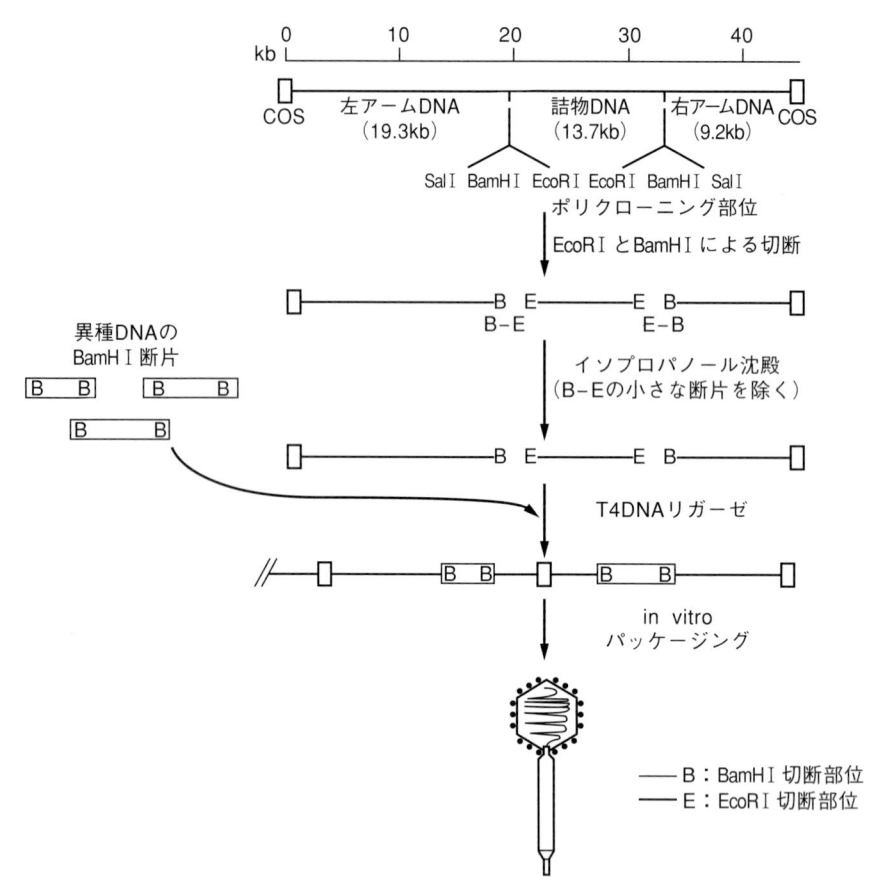

図3-4 λEMBL 3 を用いた異種DNAの挿入法
EMBL 3 を EcoR Ⅰ と BamH Ⅰ で切断し，イソプロパノール沈殿させると 2 個の小さな EcoR Ⅰ-BamH Ⅰ 断片が除かれ，詰物DNAと左右のアームが直接連結できなくなる．そこで，BamH Ⅰで切断した異種DNAをT4DNAリガーゼで連結し，*in vitro* パッケージングの系を利用して，大腸菌に感染させることができる．

2. β-ガラクトシダーゼ遺伝子の失活による組換えプラスミドの選別法

β-ガラクトシダーゼの α 領域遺伝子に異種DNAを挿入し，それによる失活を利用する方法である．β-ガラクトシダーゼの α 領域（N末端側ドメイン：3～92アミノ酸）は他の活性ドメインと相補的に働いて酵素活性を示す．α 領域をコードするDNA断片（lacZ）に，読み枠が変わらないように制限酵素切断部位（クローニング部位）を導入したものがベクターとして使われる（図3-5, 3-6）．本来，このベクターだけを α 領域を欠損した β-ガラクトシダーゼ遺伝子をもつ宿主大腸菌に導入すると酵素活性が現れ，無色の指示薬（5-ブロモ-4-クロロ-3-インドリル-β-D-ガラクトシド：X-Gal）を分解して青色の5-ブロモ-4-クロロインジゴが生成される．しかし，クローニング部位に異種DNA断片が挿入されて読み枠が変わったものでは β-ガラクトシダーゼ活性は現れず，白色のコロニーとして検出される．以下に一般的なサブクローニングベクターの例として pUC と pBluescript を，最近頻繁に行われるようになったPCR産物のサブクローニングベクターの例として pCRII を，発現ベクターの例としてグルタチオンSトランスフェラーゼとの融合蛋白質として回収する原核細胞（大腸菌）用発現ベクターの pGEX，および真核細胞（哺乳動物細胞）用発現ベクターの pcDNA を紹介する．

a）サブクローニングベクター

pUC　　レプリコンとしてColE 1 を，選択マーカーとして ampicillin 耐性を有する．α 領域を欠損した

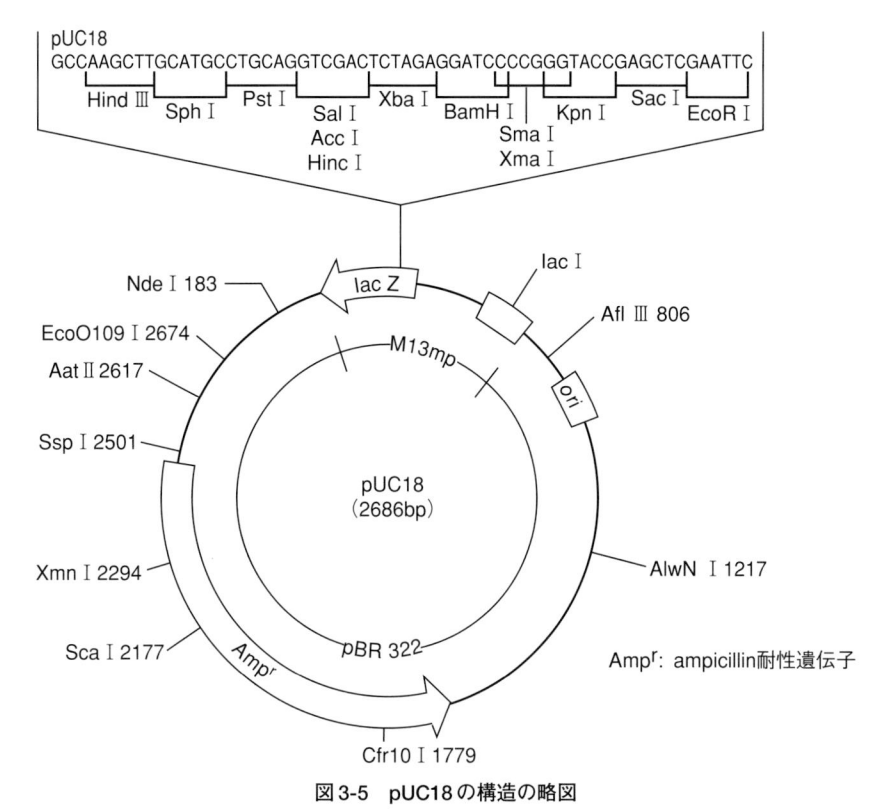

1. 遺伝子解析に用いる酵素とベクター 141

```
pUC18
GCCAAGCTTGCATGCCTGCAGGTCGACTCTAGAGGATCCCCGGGTACCGAGCTCGAATTC
  Hind III  Sph I  Pst I  Sal I  Xba I  BamH I   Kpn I   Sac I  EcoR I
                         Acc I         Sma I
                         Hinc I        Xma I
```

図3-5 pUC18の構造の略図

lacZ上のHind III〜EcoR Iまでの酵素を異種DNAの挿入のために使った場合，lacZが失活し，β-ガラクトシダーゼの基質を分解できなくなる．

pUC18 (2686bp) の主な制限酵素部位:
- Nde I 183
- EcoO109 I 2674
- Aat II 2617
- Ssp I 2501
- Xmn I 2294
- Sca I 2177
- Cfr10 I 1779
- AlwN I 1217
- Afl III 806
- lac Z, lac I, ori, M13mp, pBR 322, Amp^r

Amp^r: ampicillin耐性遺伝子

pBluescript SK II (＋) (2961bp) の主な制限酵素部位:
- Ssp I 2850
- Ssp I 19
- Xmn I 2645
- Sca I 2526
- Nae I 330
- BssH II 619
- Kpn I 657
- Sac I 759
- BssH II 792
- f1 (＋) IG, Lac Z, SK (MCS), Amp^r, ColE 1 ori

MCS内制限酵素（上から）:
BssH II, T3, Sac I, BstX I, Sac II, Not I, Eag I, Xba I, Spe I, BamH I, Sma I, Pst I, EcoR I, EcoR V, Hind III, Ban II, Hinc II, Acc I, Sal I, Xho I, Dra II, Apa I, Kpn I, T7, BssH II

IG: intergenic region
MCS: multiple cloning site
Amp^r: ampicillin耐性遺伝子

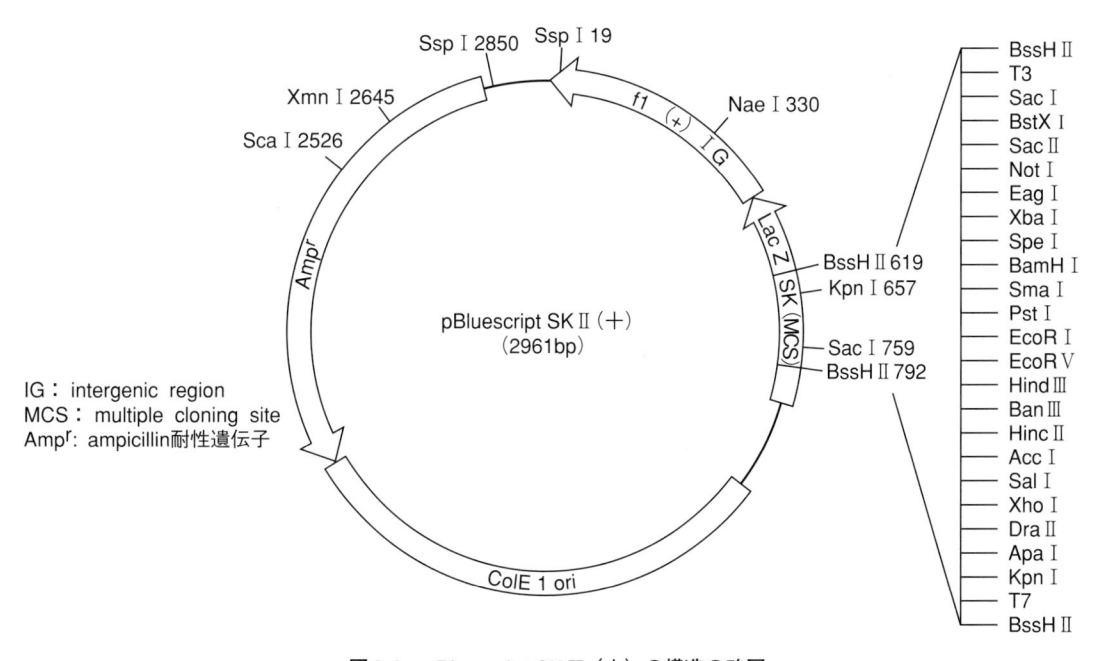

図3-6 pBluescript SK II (＋) の構造の略図

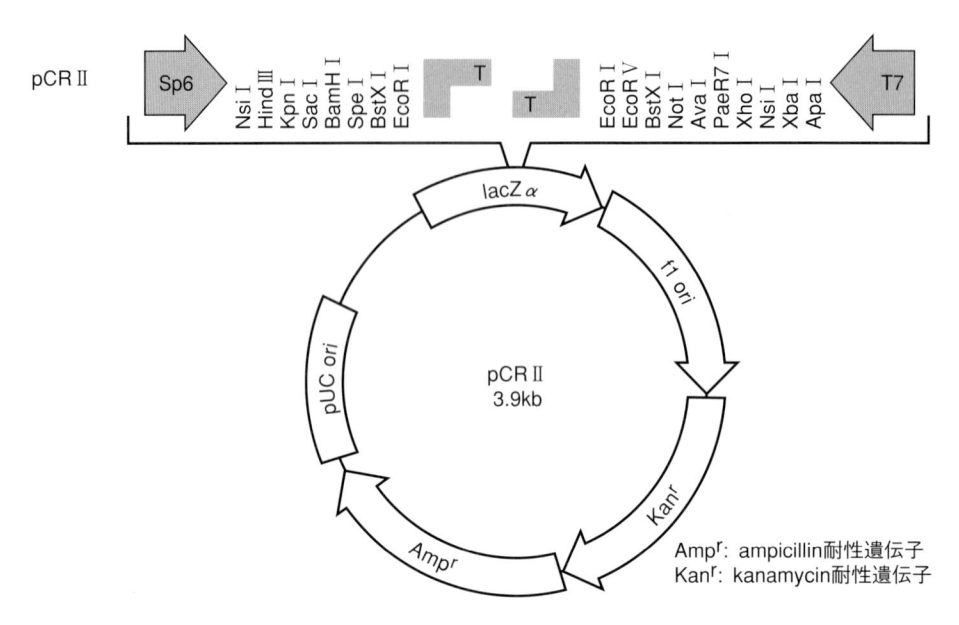

図3-7　pCRIIベクターの構造の略図

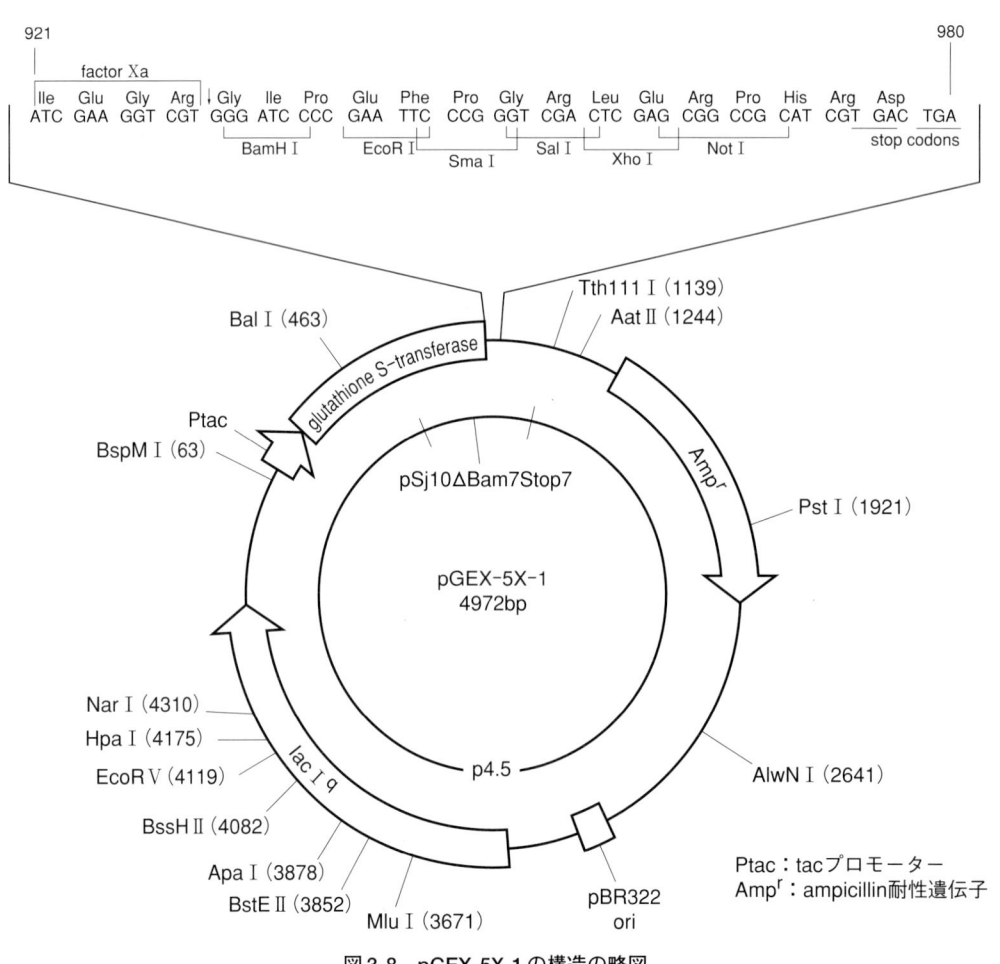

図3-8　pGEX-5X-1の構造の略図

β-ガラクトシダーゼ遺伝子をもつ宿主細胞を用いることにより組換え体を直接選別できる．(図3-5)．

pBluescript SKII, KSII DNA断片の挿入操作やシークエンス操作を簡単にするために開発された多機能ベクターである（図3-6）．選択マーカーとしてampicillin耐性を有する．ベクター内にM13ファージDNAの内部領域 intergenic region (IG) が挿入されており，ヘルパーファージを感染させるとファージ粒子中に特異的に一本鎖DNAが包み込まれ，ファージから簡単に一本鎖DNAを調製できる．さらに，マルチプルクローニング部位中の21種類の酵素による切断部位は，uni-directional deletion法を用いたシークエンスにも適している．また，T7/T3RNAポリメラーゼのプロモーターを有するため，riboprobe作製をはじめとする in vitro transcription も可能である．

pCRII PCR断片を簡便に挿入するために作製されたベクターである（図3-7）．Taqポリメラーゼが1個の3'-A突出末端をPCR産物の各末端に付加するターミナルトランスフェラーゼ活性を有することを利用し，pCRIIベクターにはTaqポリメラーゼにより増幅したPCR産物を直接挿入できるように3'-T突出末端が含まれており，種々の類似のベクターが開発されている．ampicillin以外にkanamycin耐性遺伝子もベクター内に存在する．さらには，Sp6/T7RNAポリメラーゼのプロモーターを有するため，riboprobe作製をはじめとする in vitro transcription も可能である．

b) 発現ベクター

pGEX 古典的な大腸菌における発現ベクターとしてはpKK223-3があるが，最近では，発現蛋白質の精製を容易にするため，目的蛋白質をヒスチジンタグあるいはグルタチオンS-トランスフェラーゼなどの種々の融合蛋白質として発現させるベクターが汎用されている．pGEXは目的蛋白質をグルタチオンS-トランスフェラーゼとの融合蛋白質として発現させるベクターで，pKK223-3と同様に薬剤（ampicillin）耐性遺伝子および大腸菌における複製開始点とともに原核細胞における遺伝子発現に必要な基本構造，すなわち，プロモーター領域，リボゾーム結合部位（Shine-Dalgarno: SD配列），および転写終結領域を含む．さらに，発現された融合蛋白質から目的蛋白質を切り出すためのプロテアーゼ（トロンビンや凝固第Xa因子など）切断部位も，ベクター中のグルタチオンS-トランスフェラーゼのコード領域とDNA挿入部位との間

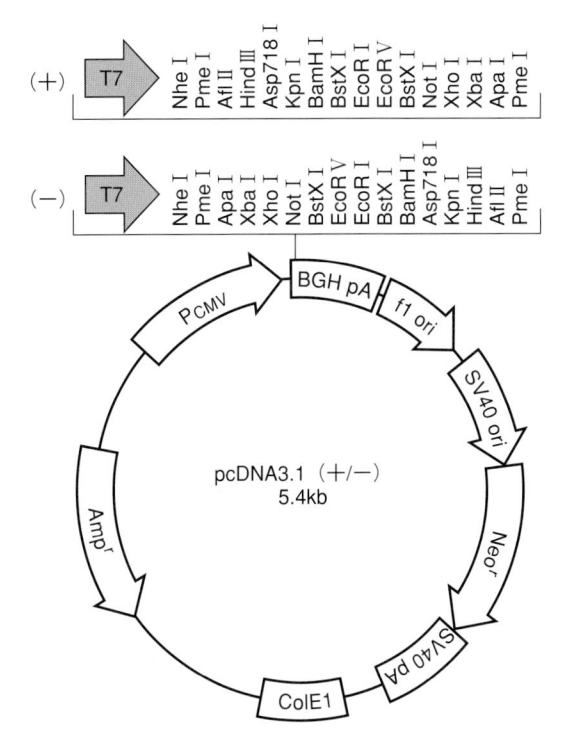

P_{CMV}：サイトメガロウイルスプロモーター
BGH pA：ウシ成長ホルモンポリAシグナル
SV40 pA：SV40ポリAシグナル
Amp^r：ampicillin耐性遺伝子
Neo^r：neomycin耐性遺伝子

図3-9 pcDNAの構造の略図

に組み込まれている．一例としてpGEX-5X-1を図3-8に示す．現在では発現量を上昇させるため種々のプロモーターを含む発現ベクターも開発されている．

pcDNA3.1 サイトメガロウイルス（CMV）プロモーターおよびウシ成長ホルモン（GH）ターミネーターを有する真核細胞用の発現ベクターである．大腸菌で増殖可能なシャトルベクターであり，ベクター中には薬剤（ampicillin）耐性遺伝子および大腸菌における複製開始点が含まれる．真核細胞における選択マーカーとしては，neomycin耐性遺伝子が含まれる（図3-9）．最近では，発現細胞の選択および発現蛋白質の精製を容易にするため，ポリヒスチジンなどの種々のタグ付き蛋白質として発現させるベクターが開発され，汎用されている．

D. 酵母ベクター

酵母ベクターには，大腸菌ベクターと同様にクローニングベクターと発現ベクターの両者がある．酵母の

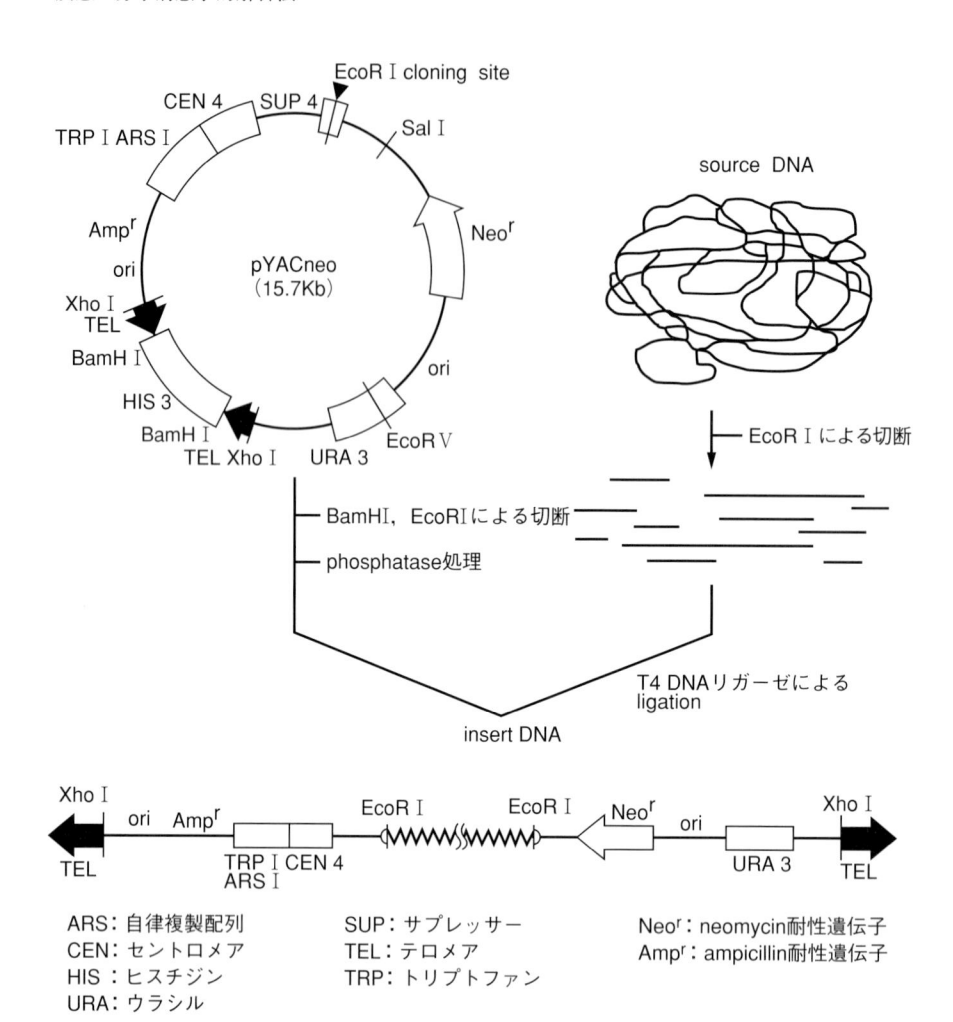

図3-10 pYACneoベクターの構造の略図

ARS：自律複製配列
CEN：セントロメア
HIS：ヒスチジン
URA：ウラシル
SUP：サプレッサー
TEL：テロメア
TRP：トリプトファン
Neo^r：neomycin耐性遺伝子
Amp^r：ampicillin耐性遺伝子

宿主-ベクター系は，真核生物の系であることから大腸菌の宿主-ベクター系にはない大きな特徴を有している．その一つとして，人工染色体の利用をあげることができる．酵母の人工染色体（YAC: yeast artificial chromosome）には，ARS（自律複製配列），セントロメアおよびテロメアという染色体の機能上必要な最小限の因子が含まれ，テロメアを両端にしてこれらを直線上に配置すると，この分子は染色体と同じように酵母核内で複製，分配される．この染色体分子をベクターとして利用した場合，大腸菌を宿主とする系におけるDNAのクローニングの限界が50kbであったのに対し，数百kbの遺伝子のクローニングが可能である（図3-10）．

酵母における発現ベクターは大腸菌および酵母内で増殖可能なシャトルベクターであり，大腸菌における複製開始点，大腸菌における選択マーカー（ampicillinやtetracycline耐性）とともに，宿主酵母の栄養要求性変異を相補する選択マーカー（Leu2, Ura3, His3, Trp1）からなり，酵母における複製機構の違いから，pYE, pYC, pYRおよびpYIに大別される（表3-4）．発現ベクターとしては，体細胞分裂の際の安定性からpYEおよびpYCが用いられ，宿主としてはSaccharomyces cerevisiaeが一般的に使われる．図3-11に汎用されるpYE発現ベクターの一例としてpYEUra3を示す．最近では，Pichia pastorisおよびメタノールを用いて蛋白発現の誘導が可能なPichia methanolicaを宿主とした発現ベクターも開発されている．これらの発現ベクターも，発現蛋白質の精製を容易にするため，ポリヒスチジンなどの種々のタグ付き蛋白質として発現させるベクターが開発され，汎用

表3-4 酵母ベクターの種類とその性質

ベクターの種類	酵母内複製起点の由来	体細胞分裂時の安定性	一倍体細胞当りのコピー数
pYE型	2μm DNA	安定	50〜100
pYC型	染色体	安定	1
pYR型	染色体	不安定	10〜150
pYI型	無	染色体に組み込まれて存在	

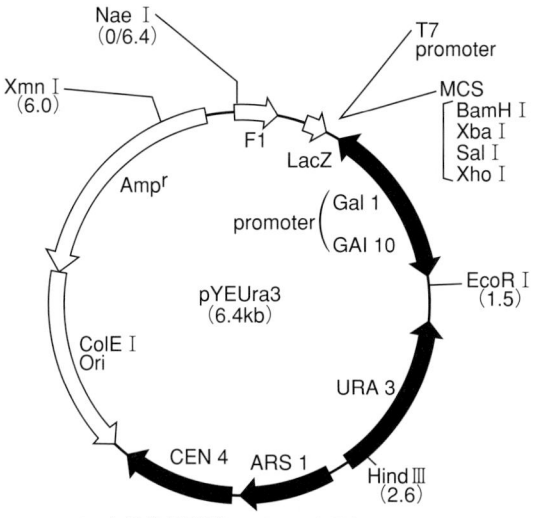

ARS：自律複製配列　URA：ウラシル
CEN：セントロメア　MCS：multiple cloning site
Amp^r：ampicillin耐性遺伝子

図3-11　pYEUra3ベクターの構造の略図

　MCS（multiple cloning site，マルチプルクローニングサイト）のBamH I〜Xho Iに目的のDNA断片を挿入し，大腸菌ではampicillinを含む培地で，酵母ではウラシルを含まない培地で，リコンビナントを選別する．

されている．

E．バキュロウイルスベクター

　バキュロウイルスは昆虫感染ウイルスの一種で，環状二本鎖DNAをゲノムにもち，感染細胞内の核内に多角体 polyhedrinとよばれる核封入体構成蛋白質を大量に作る性質がある．多角体遺伝子は，ウイルスの増殖には必須でないため，この強力なプロモーターを利用して，昆虫細胞内で蛋白質を大量に発現させることができる．汎用される系として，夜盗蛾科のバキュロウイルスである*Autographa californica* nuclear polyhedrosis virus（AcNPV）と夜蛾科の細胞*Spodoptera frugiperda*（Sf-9 cell）がある．この系では，多角体遺伝子のゲノムDNAが大きすぎ（約130kb），そのプロモーターの下流に目的遺伝子を直接挿入することは不可能なため，多角体をコードする遺伝子を除いて多角体遺伝子の上流と下流領域および人工的なクローニング部位を導入した発現ベクターが構築されている（図3-12）．このトランスファーベクターをウイルスDNAとともに昆虫細胞に導入し，相同組換えを利用して組換えウイルスを作製し，得られた組換えウイルスを精製，増幅後，昆虫細胞に感染させて目的蛋白質を発現させる．

F．レトロウイルスベクター

　レトロウイルスの多くは動物の発癌ウイルスとして発見され，このウイルスゲノムを利用して開発されたレトロウイルスベクターは遺伝子導入効率が高く，先天性遺伝性疾患の遺伝子治療に用いられている．この高い導入効率はレトロウイルスの特異な生活環による．レトロウイルスは，①細胞への取り込み，②核への移行，③染色体DNAへの組込みという遺伝子導入に必要な過程が非常に効率よく進行する．組換えレトロウイルスは，基本的にはパッケージングシグナル（W1領域）を有するレトロウイルスベクターをパッケージング細胞〔ウイルス粒子の形成およびウイルスゲノムの複製に必要なgag, pol, envは存在するが，パッケージングシグナル（W1領域）を欠くため，空のウイルス粒子だけが産生される〕に導入することにより作製する（図3-13）．レトロウイルスベクターのpLNCXはサイトメガロウイルスプロモーターを，pLNSNはSV40プロモーターを有する（図3-14）．これらのベクターはアデノシンデアミネース（ADA）欠損症，AIDS，種々の癌，家族性高コレステロール血症，血液凝固異常症（血友病B）などの治療のための基礎的・臨床的研究に用いられてきたが，分裂細胞の染色体のみにしか導入されない難点がある．

G．アデノウイルスベクター

　アデノウイルスの多くは動物の発癌ウイルスとして発見され，このウイルスゲノムを利用して開発されたアデノウイルスベクターは，多くの種類の哺乳動物細胞に導入できるため，現存する遺伝子治療用のベクターの中では最も遺伝子導入効率が高く，先天性遺伝性疾患の遺伝子治療のみならず基礎研究の分野においても広く用いられている．一般的には，ウイルスのE1（ウイルスの複製と転写に必須の蛋白質をコードする）

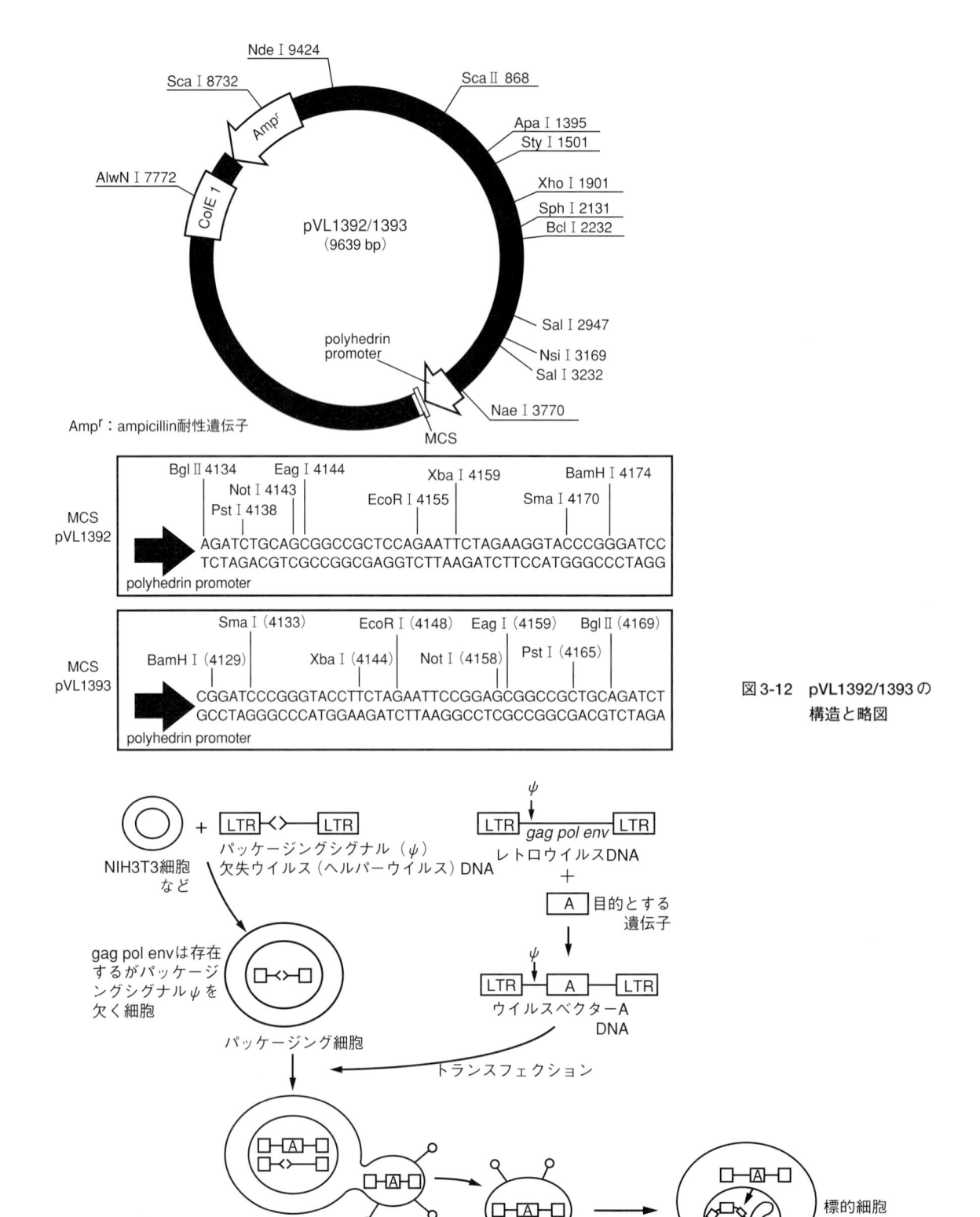

図3-12 pVL1392/1393の構造と略図

図3-13 レトロウイルスを用いた遺伝子導入法の概略

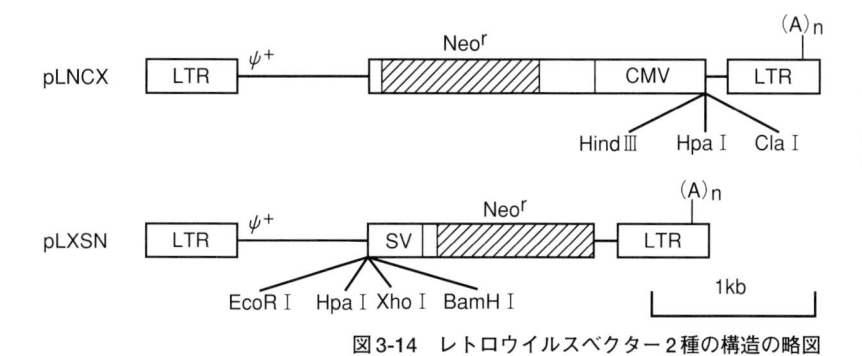

pLNCX の構造図

pLXSN の構造図

ψ^+：パッケージングシグナル
Neo^r：neomycin 耐性遺伝子
LTR：long-terminal-repeat
SV：SV40 プロモーター
CMV：サイトメガロウイルス
　　　プロモーター

図 3-14　レトロウイルスベクター 2 種の構造の略図

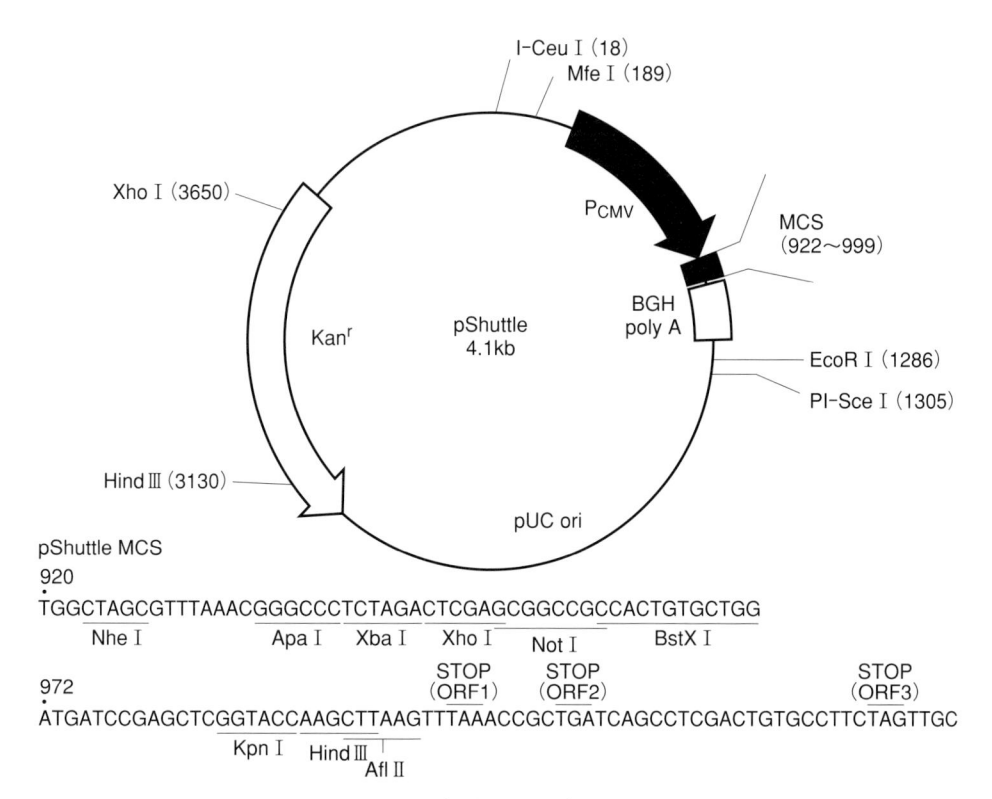

pShuttle プラスミドマップ（4.1 kb）

I-Ceu I (18)
Mfe I (189)
Xho I (3650)
P$_{CMV}$
MCS (922〜999)
BGH poly A
EcoR I (1286)
PI-Sce I (1305)
Kan^r
Hind III (3130)
pUC ori

pShuttle MCS
920
TGGCTAGCGTTTAAACGGGCCCTCTAGACTCGAGCGGCCGCCACTGTGCTGG
　　Nhe I　　　　Apa I　　Xba I　　Xho I　　Not I　　　BstX I
　　　　　　　　　　　　　　　　　STOP　　STOP　　　　　　　　　STOP
　　　　　　　　　　　　　　　　　(ORF1) (ORF2)　　　　　　　　 (ORF3)
972
ATGATCCGAGCTCGGTACCAAGCTTAAGTTTAAACCGCTGATCAGCCTCGACTGTGCCTTCTAGTTGC
　　　　　　　　　Kpn I　Hind III
　　　　　　　　　　　　Afl II

P$_{CMV}$：サイトメガロウイルスプロモーター
BGH poly A：ウシ成長ホルモンポリ A シグナル
Kan^r：kanamycin 耐性遺伝子

図 3-15　pShuttle の構造の略図

欠損部位へ目的遺伝子を挿入し構築するが，アデノウイルスは約 36 kb と大きなゲノムを有しているため，ユニークな制限酵素部位は少なく，これまで in vitro での外来遺伝子のウイルスゲノムへの挿入は困難であった．最近，9〜12 bp 以上の塩基配列を認識する制限酵素である I-Ceu I および PI-Sce I を利用することでこの問題を解決し，ウイルスゲノムへの外来遺伝子の挿入法が開発された．この系では，kanamycin 耐性を有するシャトルベクター（pShuttle）（図 3-15）に目的遺伝子をクローニングした後，シャトルベクター中のマルチプルクローニング部位の両端に存在する I-Ceu I および PI-Sce I でシャトルベクターから目的遺伝子を切り出し，ampicillin 耐性を有し，E1 および E3（細胞培養でのウイルスの生育と増殖には必要と

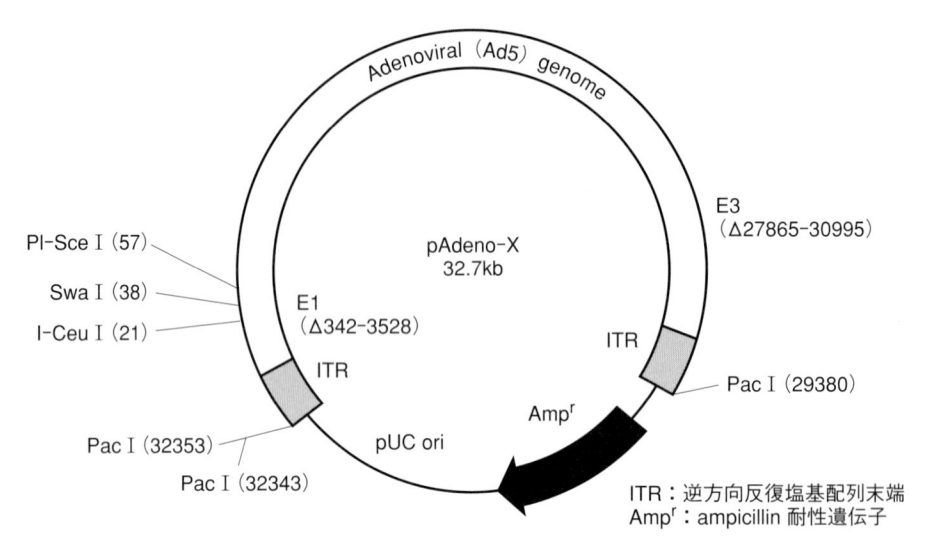

図3-16 pAdeno-Xベクターの構造の略図

されない）を部分的に欠失したアデノウイルスベクター（Adeno-X Viral DNA）（図3-16）のI-Ceu IおよびPI-Sce Iに組み込むことにより組換えアデノウイルスDNAを構築し，HEK293細胞（E1遺伝子を安定に発現する）に導入して組換えアデノウイルスを作製するもので，従来法に比較して組換えアデノウイルスの産生が早く，高収率である．こうして得られた組換えアデノウイルスを哺乳動物細胞に感染させ，組換え蛋白質を発現させる．アデノウイルスベクターは，心筋梗塞や閉塞性動脈硬化症などの種々の循環器疾患の治療のための臨床試験にも用いられているが，アデノウイルス遺伝子が染色体に組み込まれるための機構をもたないため，発現が一過性なのが欠点である．

■ 文献

1) Watson JD, Gilman M, Witkowski J, Zoller M, editors. Recombinant DNA. 2nd ed, New York: Scientific American Books; 1992.
2) Sambrook J, Fritsh FF, Maniatis T, editors. Molecular Cloning. New York: Cold Spring Harbor Labolatory Press; 1989.
3) 細胞工学的技術. 新生化学実験講座2. 核酸 V. 日本生化学会, 編. 東京: 東京化学同人; 1992.
4) 村松正實, 編. ラボマニュアル遺伝子工学. 3版, 東京: 丸善; 1996.
5) 水口裕之, 早川堯夫. in vitroライゲーションに基づいた簡便なアデノウィルスベクター作製法. 細胞工学 1999; 18: 1824-7.

<林　辰弥　鈴木宏治>

2 ブロッティング法

◆まとめ
1. Southern blotting法，Northern blotting法，Western blotting法などのブロッティング法は，分子病態学的研究の遂行において重要な基本的技術の一つである．
2. Southern blotting法ではDNA試料を，Northern blotting法ではRNA試料を用いて，それぞれ，目的の遺伝子DNAプローブ（探針）の配列と相補性のあるDNA鎖およびRNA鎖の定性・定量を行うことができる．
3. Western blotting法では特異的な抗体を用いて，目的の蛋白質の定性・定量を行うことができる．アクリルアミドゲル内で蛋白質の酵素活性を測定する方法として，活性ゲル内リン酸化法等などのゲル内活性酵素測定法（zymography）がある．また，DNA結合蛋白質を同定するSouth-Western blotting法や蛋白質間の相互作用を検討するWest-Western blotting法は，蛋白質をクローニングする方法としても利用される．

A. Southern blotting法[1]

a) 基本的概念

一本鎖DNAやRNAは相補的な塩基配列をもつDNA，RNAとハイブリッドを形成する性質がある．1975年アメリカのSouthern博士は，DNAのこの性質を利用して目的とするDNAを簡単に同定する方法を開発した．すなわち，細胞から抽出したDNAを制限酵素で消化し，得られた種々の長さのDNA断片をアガロースゲル電気泳動により分離した後，アルカリ処理により一本鎖とし，ニトロセルロース膜に転写後，DNAプローブとハイブリダイズすることによって目的の遺伝子を同定するというものである．それ以後，この技術は考案者の名前にちなんでSouthern blotting法と命名され，遺伝子工学の中心的技術として汎用されている．

b) 原理

Southern blotting法は目的とするDNAを同定する方法であるが，プローブとして用いる一本鎖DNAまたはRNAが，それと相補的な塩基配列をもつDNA分子を認識して，安定な二本鎖を形成する性質を利用している．この操作により，DNA分子間の類似性やDNA分子の定量が可能となる．具体的には，①DNAプローブと相補性のあるDNA配列が存在するか否か，②ゲノム当たり何コピーの遺伝子が存在するのか，③種々の制限酵素で切断されたDNAの長さはどの程度か，④DNAプローブとの相同性はどの程度かなどの情報を得ることができる．一般にある蛋白質のcDNAを単離すると，その塩基配列を解析するだけでなく，遺伝子DNAのエクソン-イントロン構成，プロモーターの構造など遺伝子の詳細な構造や全体像を明らかにする必要がある．また，細胞の種類や異なる生物種などからのDNAと比較・検討することにより，より多くの情報を得ることができる．こうした研究において本法は不可欠な技術である．

c) 手技

Southern blotting法には大きく分けて3つのステップが含まれる．①試料中のDNA断片のアガロースゲル電気泳動による分離，②フィルター膜（ニトロセルロース膜またはナイロン膜）へのDNA断片の転写，③標識化DNAプローブとフィルター膜上のDNA断片のハイブリダイゼーション，である（図3-17）．まずDNA鎖を適当な制限酵素で切断し，電気泳動によりDNA断片を分離する．DNA断片はそのサイズに応じて低分子量のものがより速く泳動される（図3-17）．通常，100bp～50kbpのDNA断片の場合はアガロースゲル電気泳動を行う．さらに数百kbpにもなる大きなサイズのDNAの分離にはパルスフィールド電気泳動法などを行う．逆に，200bp以下の小さなDNA断片の分離にはポリアクリルアミドゲル電気泳動を行う．電気泳動後，DNAをアルカリ変性することにより一本鎖とし，中和後，図3-18に示すような装置で毛細管現象を利用して，アガロースゲルからニトロセルロースまたはナイロン膜にDNAを転写する．ポリアクリルアミドゲルの場合は電気泳動的に転

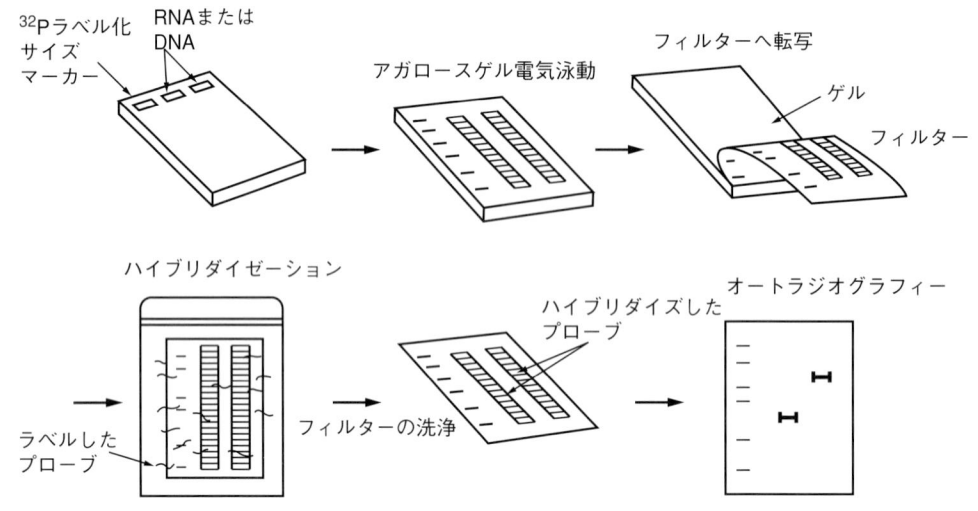

図3-17 Southern blotting法の原理

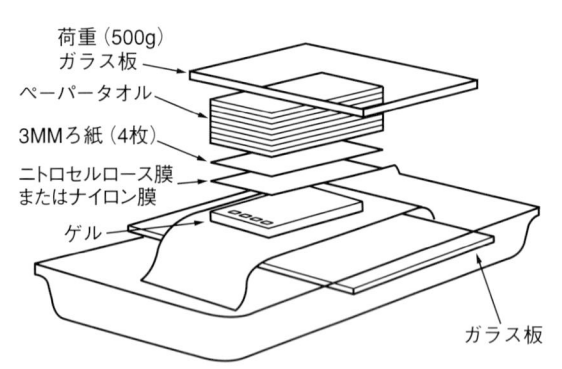

図3-18 Blotting法におけるゲル内DNAのフィルター膜への転写の実例

写する．次に，放射性同位元素などで標識したDNAプローブとハイブリダイゼーションを行うが，これはSouthern blotting法のみならずNorthern blotting法，コロニーハイブリダイゼーション法，プラークハイブリダイゼーション法などにも共通する基本的技術である．ハイブリダイゼーションには反応時の温度，塩濃度，反応時間，プローブの塩基配列や濃度などが影響を及ぼすため，実施にあたっては，実験者の経験と充分な予備検討が必要である．

B. Northern blotting法[2]

a) 基本的概念

DNAを試料とするSouthern blotting法に対して，試料中のRNAを定性，定量する方法を，Southern（南部）blotting法と対比させて比喩的に命名したものがNorthern（北部）blotting法である．一般にmRNAの大きさや発現量は細胞の種類や状態により異なるが，Northern blotting法ではこうしたmRNAの種類・大きさ・発現量などを解析することができ，遺伝子研究に不可欠な手技の1つとなっている．

b) 原理と手技

Northern blotting法の測定原理はSouthern blotting法と同様であり，手技は3つのステップからなる．①試料中のRNA断片のアガロースゲル電気泳動による分離，②ニトロセルロースあるいはナイロンフィルター膜へのRNA断片の転写，③標識化DNA（あるいはRNA）プローブと膜上のRNA断片のハイブリダイゼーション，である．しかし，詳細な手技ではSouthern blotting法と異なる点がある．①RNAは電気泳動中，ホルムアルデヒド法，水酸化メチル水銀法，グリオキサール法などの方法で変性させておくため，電気泳動後にSouthern blotting法のようなアルカリ変性処理を必要としない．②RNAは天然に存在するRNA分解酵素（RNase）の混入によりきわめて容易に分解されるため，試料に触れるすべての機器と溶液中に存在するRNaseを完全に不活化する必要がある．また，ハイブリダイゼーションには反応時の温度，塩濃度，反応時間，プローブの塩基配列や濃度などが影響を与えるため，実施においては，経験豊かな実験者の意見を参考にした充分な予備検討が必要である．

C. Western blotting法[3]

a) 基本的概念

多くの蛋白質を含む試料をSDSゲル電気泳動，等

電点電気泳動，あるいは二次元電気泳動などにより分離した後，その多数の分離バンド（スポット）の中から目的の蛋白質を特異的な抗体を用いて同定する方法である．この方法は，同じくアメリカで開発されたDNAを同定するSouthern（南部）blotting法やRNAを同定するNorthern（北部）blotting法に対比させて，比喩的にWestern（西部）blotting法と命名された．

b）原理

Southern blotting法やNorthern blotting法では標識したDNAやRNAプローブを用いてそれぞれと相補的な塩基配列をもつDNAやRNAを定性，定量できるが，Western blotting法ではSDSポリアクリルアミドゲル電気泳動や二次元電気泳動により分離された蛋白質バンドやスポットの中から特異的な抗体と反応する蛋白質を同定する．その場合，抗体をゲルと直接反応させても，抗体の分子量が大きくてゲル内への拡散が障害されるため，抗体による蛋白質の検出効率はきわめて悪い．そこで電気泳動後に蛋白質と強く結合するニトロセルロース膜などにゲルを重ね合わせ，ゲル面と垂直に電気泳動を行い，蛋白質を強制的に膜上に転写する．蛋白質は膜の疎水性線維と結合し，また線維間の距離は抗体分子の大きさに較べて充分に大きいため，抗体は目的蛋白質と容易に結合することができる．抗体を放射性同位元素やPOD（peroxidase：過酸化酵素）などであらかじめ標識しておくことにより，その後のオートラジオグラフィーや酵素の基質との反応により，抗体の検出，すなわち抗原蛋白質の高感度な同定が可能になる．

c）手技

検出したい抗原の量によって方法は若干異なるが，基本的手技は以下のようである．①蛋白質含有試料のSDSゲル電気泳動，②泳動ゲルからの抗原蛋白質の疎水性ニトロセルロース膜などへの電気泳動による転写，③疎水性膜と抗体の非特異的結合を防ぐための非特異的蛋白質溶液（ウシアルブミン，牛乳蛋白質など）による膜面のブロッキング操作，④放射性同位元素や酵素で標識した抗体（一次抗体）の膜上の抗原への結合操作，⑤オートラジオグラフィーあるいは発色性基質を用いた一次抗体の可視化，などからなる（図3-19）．また，検出感度をさらに高めるために必要に応じて，二次抗体を用いることがある．すなわち，一次抗体処理のみで抗原が検出できないときは，一次抗体に対する異種抗体にPODなどの酵素を標識した二次抗体を

用いて発色性基質により同定する．また，アビジン-ビオチン反応を利用して，一次抗体にビオチン化抗体を，二次抗体の代わりに標識アビジンを用いて検出感

図3-19 Western blotting法の原理

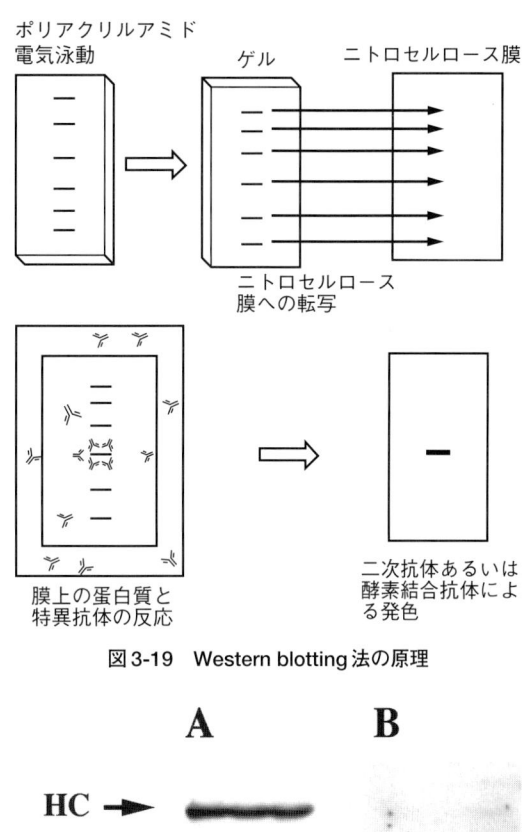

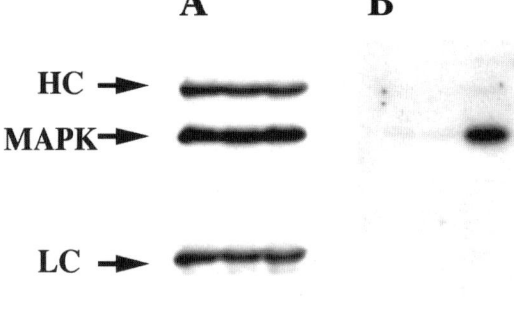

図3-20 A: 抗MAPキナーゼ抗体を用いたWestern blotting法，B: ミエリン塩基性蛋白質を用いた活性ゲル内リン酸化法の実例

（A）骨髄性白血病細胞Kasumi-1を無刺激（レーン1），腫瘍壊死因子（レーン2），GM-CSF（レーン3）で刺激し，それぞれ抗MAPキナーゼ抗体を用いた免疫沈降法によりMAPキナーゼを分離した．MAPキナーゼの発現量には変化がみられないが，（B）ミエリン塩基性蛋白を用いた活性ゲル内リン酸化法で分析すると，GM-CSF（レーン3）刺激によりMAPキナーゼ活性の増加が観察された．

MAPK: MAPキナーゼ，HC: 免疫グロブリン重鎖，LC: 免疫グロブリン軽鎖

度を高める方法もある．図3-20Aに試料中のMAPキナーゼを抗MAPキナーゼ抗体を用いて同定したWestern blottingの実験例を示す．

D．ゲル内活性酵素測定法（zymography）

a）基本的概念

Western blottingでは蛋白質を特異的な抗体を用いて抗原量として定量することができるが，その蛋白質の生理活性を測定することはできない．そこで，泳動ゲル内の活性酵素を直接的に定性，定量する方法（zymography）が開発されており，あらかじめゲル内に含ませる基質の種類を変えることにより，種々の酵素の活性を測定することができる．すなわち，DNAを基質に用いることによりDNAse活性を，基質蛋白質を用いることによりプロテアーゼ活性を，被リン酸化蛋白質を基質に用いることによりリン酸化酵素 kinase活性を，リン酸化された蛋白質を基質に用いることにより脱リン酸化酵素 phosphatase活性の測定が可能になる．

b）原理

ここでは，一例として活性ゲル内リン酸化法を紹介する．一般に蛋白質はSDSなどの変性剤の存在下では，立体構造が壊れ，生物活性は消失する．しかし，変性剤を除くと，蛋白質はアミノ酸配列の情報に従って立体構造とその活性を回復する．このことを利用して，基質（被リン酸化蛋白質）を含ませたアクリルアミドゲルを用いて試料溶液中の酵素をSDSゲル電気泳動や二次元電気泳動で分離した後に変性処理，続いて変性剤の除去による活性回復処理を行い，最後にゲルごとリン酸化反応を行わせる．ゲル上のバンドやスポットがリン酸化酵素活性を示せば，ゲル内の泳動部位から目的とする酵素の定性・定量が可能になる．

c）手技

基本的操作は，①特定の基質蛋白質を含ませたゲルの作製，②酵素含有試料のSDSゲル電気泳動，③SDSの除去と6Mグアニジンによる酵素の変性処理，④変性剤の除去による活性の回復処理，⑤リン酸化反応，⑥オートラジオグラフィー，からなる．

図3-20Bはミエリン塩基性蛋白質をゲル内基質に用いて，試料中のリン酸化酵素を同定した活性ゲル内リン酸化法の実験例を示す．

E．South-Western blotting

a）基本的概念

South-Western blotting法は遺伝子の発現を制御しているプロモーター領域などに特異的に結合する転写調節因子のクローニングなどに用いられる．

b）原理

Western blottingでは試料中の蛋白質をSDSゲル電気泳動により分離し，ニトロセルロース膜に転写後，特異的な抗体などを用いて同定するが，South-Western blotting法は泳動ゲル内の蛋白質を標識化した特定の二本鎖DNAと反応性させて，転写因子などのDNA結合蛋白質を同定するため，DNAを同定するSouthern（南部）blotting法と蛋白質を同定するWestern（西部）blotting法を組み合わせて命名された．

c）手技

基本的操作は，①大腸菌の発現ベクターλgt11に組み込んだcDNAライブラリーをβ-ガラクトシダーゼとの融合蛋白質として発現させ，②その試料をSDSゲル電気泳動した後，③泳動ゲル内蛋白質をニトロセルロース膜に転写し，④ラベルした特定の転写調節配列を含む二本鎖DNAをプローブとして用いて，DNA結合活性をもつ融合蛋白質を産生するファージを選択する，というものである．

F．West-Western blotting（Far-Western blotting）

a）基本的概念

一般に蛋白質の相互作用を物理化学的に解析するには，ゲル濾過クロマトグラフィー，ショ糖密度勾配遠心分離法，架橋剤結合法，酵素免疫学的解析法などがあるが，既知の蛋白質と複合体を形成する未知の機能蛋白質を検出する方法，さらにその蛋白質をコードする遺伝子を直接クローニングする方法などとしてWest-Western blotting法が開発されている．

b）原理

Western blottingでは目的の蛋白質を特異的な抗体を用いて検出するが，West-Western blottingでは電気泳動後のゲル内蛋白質をニトロセルロース膜に転写した後，放射性同位元素やPOD酵素などで標識化した既知の蛋白質をリガンド（プローブ）として用いて，この標識リガンドと特異的に複合体を形成する機能蛋

白質を同定する．同様に，cDNA発現ライブラリーで産生された多数の蛋白質の中から，標識リガンド蛋白質と特異的に結合する蛋白質を直接クローニングする方法にも利用される．

c）手技

基本的操作は，①複数の未知蛋白質を含む試料のSDSゲル電気泳動，②ゲル内蛋白質のニトロセルロース膜等の疎水性膜への転写（そのままではリガンド蛋白質と結合しない場合は変性処理，再生処理を行う），③疎水性膜とリガンド蛋白質の非特異的結合を防ぐための非特異的蛋白質溶液（ウシアルブミン，牛乳蛋白質など）による膜面のブロッキング操作，④標識化リガンド蛋白質とニトロセルロース膜上の未知蛋白質との結合操作，⑤オートラジオグラフィー，または発色性酵素で標識したリガンド蛋白質と結合した未知蛋白質の可視化操作からなる．リガンド蛋白質の検出感度をさらに高めるためには，Western blotting法のところで記載したような種々の工夫をこらす必要がある．

■ 文献

1) Southern EM. Detection of specific sequences among DNA fragments separated by gel electrophoresis. J Mol Biol 1975; 98: 503-17.

2) Alwine JC, Kemp DJ, Stark GR. Method for detection of specific RNAs in agarose gels by transfer to diazobenzyloxymethyl-paper and hybridization with DNA probes. Proc Natl Acad Sci USA 1977; 74: 5350-4.

3) Timmons TM, Dunbar BS. Protein blotting and immunodetection. Methods Enzymol 1990; 182: 679-88.

4) Ido M, Hayashi K, Kato S, Ogawa H, Komada Y, Zhau YW, Zhang XL, Sakurai M, Suzuki K. Isolation and characterization of Kasumi-1 human myeloid leukemia cell line resistant to tumour necrosis factor α-induced apoptosis. Br J Cancer 1996; 73: 360-5.

＜井戸正流　鈴木宏治＞

3 遺伝子クローニングと塩基配列決定法

◆まとめ
1. 約30億塩基対からなるヒトのゲノムDNA上には，3万数千種類の遺伝子が存在する．これらの遺伝子を含む膨大な種類のDNA断片の中から，目的とする遺伝子のDNA断片を選別して，単一化するのが遺伝子クローニングである．
2. 実際には，ゲノムDNAの断片やcDNAをファージやプラスミドなどのベクターに挿入して作成したライブラリーを大腸菌に形質転換し，オリゴヌクレオチドやcDNAあるいは抗体を用いて検出する．
3. 得られたクローンの塩基配列を決定するためには，ベクターの一部に相補的なプライマーを対象となるDNAに結合させてDNAポリメラーゼを用いて伸長させ，取り込まれた塩基GATCそれぞれに異なる蛍光色素のシグナルをキャピラリー電気泳動装置で読み取る．

A. 遺伝子クローニング

約30億塩基対からなるヒトのゲノムDNA上には，3万数千種類の遺伝子が存在する．おのおのの遺伝子の塩基配列を決定し，コードする蛋白質の構造・機能や発現調節機構を分子生物学的に調べる上で，目的の遺伝子（領域）を単一なDNA断片として得ることが第一歩となる．膨大な種類のDNA断片の中から，目的とする遺伝子のDNA断片を選別して，単一化するのが遺伝子クローニングである．

1. cDNAライブラリとゲノムDNAライブラリ

ゲノムDNA上では，1つの蛋白質の遺伝情報が複数のエクソンに分かれて不連続にコードされているため，蛋白質の構造をゲノムDNAから解析するのは困難である．その点，mRNAは蛋白質の直接の設計図であり，蛋白質の構造を調べる上で有利である．一方，各遺伝子の転写を制御するプロモーターは，ゲノムDNA上の個々の遺伝子の5′上流に近接して存在する．従って，遺伝子のエクソン-イントロン構造や発現調節機構を調べたい場合には，ゲノムDNAを解析する必要がある．

mRNA分子は微量（全RNAの数%）かつ不安定であるため，目的のmRNAだけを組織（細胞）から直接単離して解析することはきわめて難しい．一方，ゲノムDNAはRNAに比べて安定であり，組織や細胞からの抽出は比較的容易であるが，巨大分子であるために，特定の領域だけを直接解析するのは困難である．遺伝子クローニングでは，組織や細胞から抽出したすべてのmRNAあるいはゲノムDNAをDNA断片化し，分離かつ増幅を可能にするベクターにそれらを組み込んだ遺伝子プールを作成して，目的とする遺伝子のDNA断片を含んだクローンを単離していく（III-1項を参照）．この遺伝子プールをライブラリとよぶ．

mRNAは逆転写酵素を用いてDNAに置換することができる．mRNAを鋳型として逆転写反応により合成されるDNAをcomplementary DNA（cDNA）という．ある特定の組織（細胞）から抽出したすべてのmRNAをcDNA化して作成されるライブラリがcDNAライブラリであり，cDNAライブラリは，おおむねその組織（細胞）のmRNAプールと理解すればよい．mRNAプールは細胞の種類で異なるため，cDNAライブラリの内容物は，作成した組織・細胞により大きく異なる．ある特定の組織にのみ，あるいは特定の時期にのみ発現する遺伝子も多く，特定のcDNAを効率よくクローニングするためには，目的の遺伝子を発現している組織からcDNAライブラリを作成する必要がある．一方，ゲノムDNAを制限酵素で消化してできる全てのDNA断片をベクターに組み込んだものの集合体をゲノムDNAライブラリとよぶ．ゲノムDNAは同一個体内のほぼすべての細胞で均一であるため，特殊な場合を除いてはライブラリを作成する組織を選ぶ必要はない．

2. λファージベクターによるクローニング

遺伝子クローニングで最もよく使われているのは，大腸菌に容易に感染するバクテリアウイルスであるλファージ系のベクターである．cDNAもしくはゲノム

DNA断片をファージDNA内に挿入して，ライブラリを作成する（III-1項を参照）．λファージの生活環を図3-21に示す．大腸菌（宿主）にλファージが感染すると，宿主内で何十〜何百倍にもλファージが増殖し，大腸菌を溶菌させる．寒天培地上でファージを大腸菌に感染させた場合，一次感染後に放出された子ファージ粒子は周辺の大腸菌に次々に感染し，溶菌と感染を繰り返して，やがて1個のファージ感染に対して1個のプラーク（溶菌でできたスポット）が形成される．異なるDNAコピーをもつ複数のファージクローン（ライブラリ）を，ファージ数に対して大過剰の大腸菌に感染させれば，1個の大腸菌に感染するファージは1個以下となり，おのおののクローンがそれぞれ単独の，別々のプラークとして分離される．

多数のプラークの中から，目的の遺伝子コピーをもつクローンを選別する過程をスクリーニングといい，目的遺伝子クローンを同定するための道具をプローブとよぶ．スクリーニングは，寒天培地上でのプラーク形成，プラークからフィルター（ニトロセルロース膜，ナイロン膜）へのDNAもしくは蛋白質のブロット（移し取ること），プローブを用いたフィルター上での標的クローン（陽性プラーク）の検出，寒天培地からの陽性プラークの単離，の手順で行われる（図3-22）．標的クローンの検出には，①既知の塩基配列を指標とする方法と，②宿主細胞内で発現させた蛋白質を検出していく方法がある．cDNAをクローニングする場合には，λgt11ベクター（III-1-b項を参照）を用いるとcDNAから蛋白質を発現させることが可能であり，①，②いずれの方法とも適用できる．一方，ゲノムDNAクローニングは，もっぱら，塩基配列を指標としたスクリーニングによる．

a）塩基配列を指標としたスクリーニング

すでに目的遺伝子の配列の一部が判明している場合，あるいは目的遺伝子産物（蛋白質）の部分アミノ

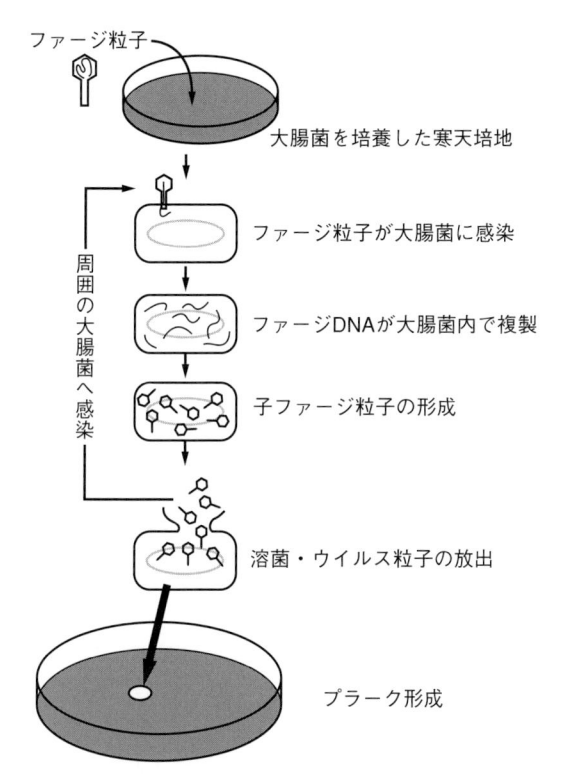

図3-21　大腸菌を培養した寒天培地上でのバクテリアファージの感染によるプラークの形成

バクテリアファージは大腸菌に感染すると宿主細胞内で増殖し，溶菌を伴って細胞外に放出される．放出された子ファージは周辺の大腸菌へ感染し，増殖，放出，感染を繰り返す．その結果寒天培地上にプラークが生じる．

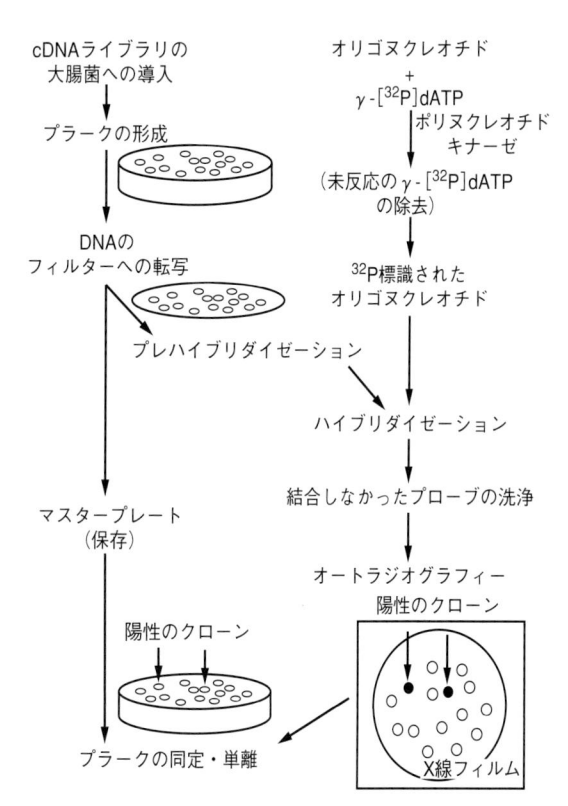

図3-22　ハイブリダイゼーション法によるスクリーニングの手順（^{32}Pの場合）

ラベルした合成オリゴヌクレオチドをプローブにして目的のcDNAとハイブリダイズさせ，陽性のクローンを同定，単離する．

酸配列から塩基配列を推定できる場合，その配列をもつオリゴヌクレオチドあるいはDNA断片を放射性同位体で標識したものをプローブとして用いる．フィルター上での目的DNAクローンの同定は，サザンブロッティング法（III-2項を参照）と同様，プローブと目的DNAとの特異的（相補的）DNA-DNAハイブリッド形成によるもので，オートラジオグラフィー上の黒い斑点として検出される（図3-22）．

ゲノムDNA上ではおのおのの遺伝子が巨大であるため，1つの遺伝子が複数のゲノムDNAクローンに分断されている場合が多い．一度目的遺伝子の一部を含むクローンを得れば，その5′側（セントロメア側）あるいは3′側（テロメア側）のDNA断片をプローブにしてスクリーニングを繰り返し，最終的に1つの遺伝子の構造が決定される（これを遺伝子歩行とよぶ）．

b）発現蛋白質を指標としたスクリーニング

λgt11ベクターは，lacZ遺伝子（βガラクトシダーゼをコードする遺伝子）の内部に挿入された外来cDNAをβガラクトシダーゼとの融合蛋白質として感染宿主細胞内で発現させる．したがって，目的cDNAクローンのプラークには，標的となる蛋白質が（雑種融合蛋白質の形で）合成されている．標的蛋白質に対する特異抗体がある場合には，抗体をプローブとして，フィルターに移し取った標的蛋白質をウエスタンブロッティング法と同様の手技で同定できる（III-2項を参照）．

λgt11ベクターを利用したcDNAクローニングでは，標的蛋白質の性質（機能）を指標としたスクリーニングも可能である．ある特定の塩基配列のDNAに結合する能力をもつ蛋白質（転写制御因子など）を標的とする場合，その配列のDNAをプローブとしてフィルター上の蛋白質と結合させることで，目的クローンが同定される（サウスウエスタンブロッティング法）．また，標的蛋白質がある既知の蛋白質と複合体を形成する場合には，標識した既知の蛋白質をプローブとして目的クローンを検出できる（ファーウエスタンブロッティング法）．

3. 機能相補クローニング

上述のように，蛋白質をcDNAから発現させることが可能であることから，目的蛋白質の性質を利用したさまざまなcDNAクローニング法が開発されている．λgt11ベクターによるクローニングでは，もっぱら目的蛋白質の他分子（抗体，DNA，蛋白質など）との結合能を指標とする．一方，細胞の増殖や生育などの生物学的な機能を指標に目的遺伝子を同定する手法として，機能相補クローニングがある．機能相補クローニングは主に分裂酵母を用いて行われ，その原理は，ある遺伝子の変異によって特定の機能に障害をもつ変異酵母株（低温条件下で生育できない，特定の栄養源が枯渇した環境では生育できない，など）に正常な遺伝子を導入することで，その機能が回復する（相補する）ことによる．

機能相補クローニングでは，正常酵母株（あるいは哺乳動物細胞）から調製したcDNAを酵母発現プラスミドベクターのプロモーター下流に挿入して，ライブラリを作成する．プラスミドベクターは，低pHの酢酸リチウムで処理した酵母にポリエチレングリコールとともに加えて熱ショックを与えることで，容易に酵母細胞内に導入される（形質転換）．たとえば，必須アミノ酸であるヒスチジンの合成に働く遺伝子に異常がある変異酵母株にcDNAライブラリを導入して，ヒスチジンを含まない寒天培地上で培養した場合，ヒスチジン合成に関わる遺伝子（cDNA）で形質転換された酵母のみが生育可能となってコロニーを形成し，その他の遺伝子の形質転換体および非形質転換体は死滅する．このように，本法では生育条件によるスクリーニングが可能であり，特定の細胞機能に働く未知の遺伝子が，形質転換体コロニーとしてクローニングされる．

4. two-hybrid法によるクローニング

蛋白質には，他の蛋白質と複合体を形成して，相手蛋白質の活性の制御や新たな機能の付加等に働くものも多く存在する．ある蛋白質の機能の解析において他の蛋白質との協調が強く疑われる場合，その相手となる蛋白質を同定する必要がある．two-hybrid法は，細胞内での蛋白質分子間相互作用を指標にして，ある特定の蛋白質と相互作用する未知の蛋白質を同定するのに有効なクローニング法である．

酵母Gal4は，N末端側のDNA結合ドメイン（DBD）とC末端側の転写活性化ドメイン（AD）からなる転写制御因子である．DBDは単独でもDNAと結合するが，ADと相互作用しない限り転写を活性化することができない．相互作用する2種類の蛋白質AとXに，それぞれDBD，ADを融合させた蛋白質を作成した

場合，蛋白質AとXとの複合体形成を介してDBDとADの相互作用が起こり，転写活性化因子としてのGal4が再構成される（図3-23）．したがって，cDNAをAD配列の下流に挿入して作成した酵母発現ベクターライブラリを，DBD配列の下流に特定のcDNA（おとり遺伝子）を連結した酵母発現ベクターとともにGal4欠損酵母株に同時導入すれば，機能相補クローニングと同様の原理で，Gal4の機能発現を指標として標的蛋白質を同定できる．

スクリーニングでは，Gal4欠損と同時にヒスチジンおよびアデニン要求性の表現型をもち，これに，それぞれGal4結合配列下流に連結した *HIS3*（ヒスチジン生成に機能する遺伝子）と *ADE2* 遺伝子（アデニン生成に働く遺伝子）を形質転換した酵母株が用いられる．この酵母株では，Gal4の機能発現によって *HIS3* および *ADE2* 遺伝子の転写が開始されるため，おとり遺伝子とともに標的遺伝子が導入された細胞のみが，ヒスチジンとアデニンを含まない培地上で選別される（図3-23）．

5. PCR法

PCR法は，組織から調製したゲノムDNAやcDNA化したmRNAから，直接，既知の遺伝子を迅速にクローニングできる有効な手段であり，疾患の遺伝子変異解析に特に大きな威力を発揮している（III-7-c項を参照）．

B. 塩基配列決定法

目的とする遺伝子をクローニングできたら，その塩基配列を決定することが可能になる．塩基配列決定法は，1977年のMaxam & Gilbertによる化学試薬による核酸の部分分解による方法と，同年のSangerらによる一本鎖DNAとDNAポリメラーゼを用いた試験管内でのDNA合成による方法に大別できる．現在では後者の方法がより一般化しており，ここではSanger法についてのみ述べる．

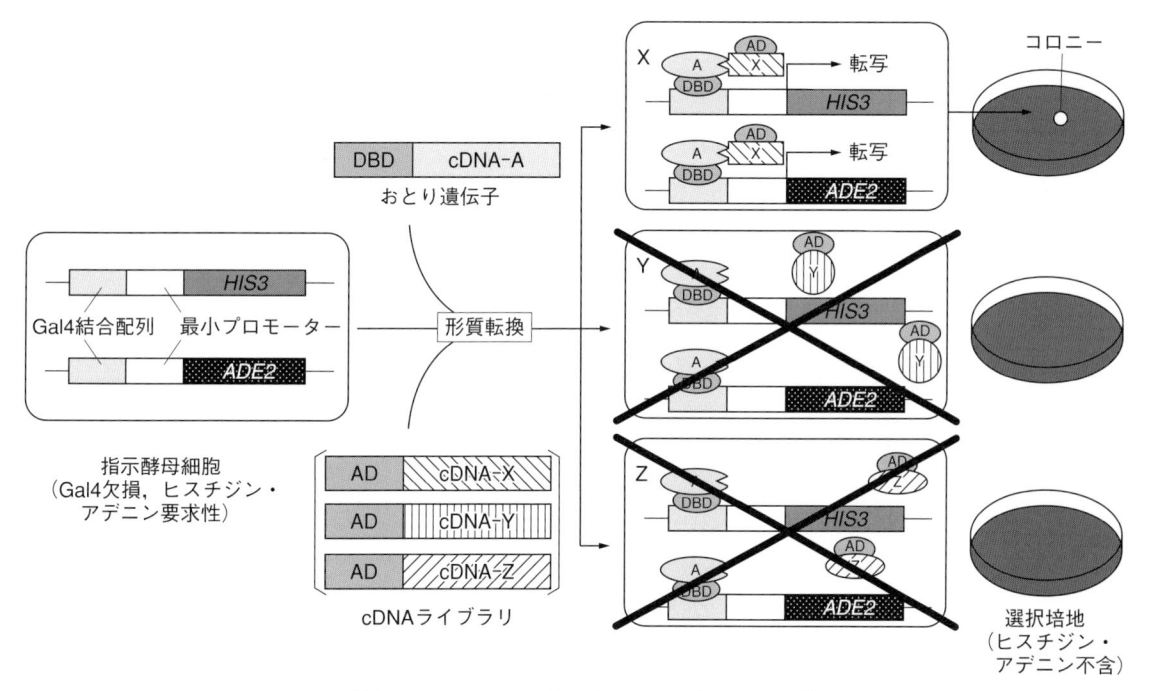

図3-23 two-hybrid系によるcDNAクローニング
Gal4結合配列の下流に連結した *HIS3*，*ADE2* 遺伝子をもつ，Gal4欠損およびヒスチジン・アデニン要求性の指示酵母細胞に，Gal4のDNA結合ドメイン（DBD）と融合させたおとり遺伝子Aと，Gal4の活性化ドメイン（AD）との融合体として作成したcDNAライブラリとを同時に導入する．ADとの融合蛋白質Xは，DBDとの融合蛋白質Aと複合体を形成して転写活性化因子Gal4を再構成し，*HIS3* および *ADE2* 遺伝子の転写を開始させる．このようにしてcDNA-Xの形質転換体はヒスチジン・アデニン生成能を獲得し，ヒスチジン・アデニン不含の選択培地上にコロニーを形成する．一方，蛋白質Aと相互作用しない蛋白質Y，Zの形質転換体はヒスチジン・アデニン要求性のままであり，選択培地上で生育することができない．

1. Sanger法の原理

Sanger法による塩基配列決定は，a) 鋳型一本鎖DNAの調製，b) DNA相補鎖合成反応，c) 電気泳動による合成DNA断片の分離および検出という流れで行われる．

a) 鋳型一本鎖DNAの調製

Sanger法においてはまず塩基配列を決定したいDNAを一本鎖に調製する必要がある（DNAの相補鎖合成のため，後述）．IG配列を含有したプラスミドベクターにクローニングしたDNAを適当な制限酵素を用いて挿入し，ヘルパーファージを感染させることにより一本鎖DNAを調製できる（III-1-b項を参照）．

b) DNA相補鎖合成反応

ここで中心的役割を果たすのがDNAポリメラーゼである．DNAポリメラーゼはDNA鎖3′末端のOH基とデオキシリボヌクレオシド三リン酸（dNTP）の一リン酸基との結合（ホスホジエステル結合）反応を触媒し，一本鎖DNAを鋳型として相補的なDNA鎖を合成する．また，DNA伸長反応を開始する際，鋳型DNAと相補的な短いヌクレオチド鎖（プライマー）を必要とする．ジデオキシリボヌクレオシド三リン酸（ddNTP）は3′位のOH基を欠いたdNTPのアナログで，DNA伸長反応の阻害剤として用いられる（図3-24）．4種類のdNTPとddGTPの混合物を用いてDNA合成を行うと，dGTPとddGTPはGの位置にランダムに取り込まれる．dGTPが取り込まれた場合はDNAはさらに伸長するが，ddGTPが取り込まれた場合は3′OH基がないためにDNA合成がそこで停止する．同一の鋳型DNA，プライマーを用いて，ddCTP，ddGTP，ddATP，ddTTPをそれぞれdNTPとともに混合してDNA合成を行うことにより，3′末端の位置のみが一塩基ずつ異なる様々なDNA断片が得られる（図3-24, 25）．

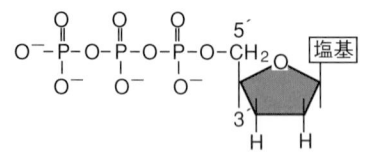

c) 電気泳動による合成DNA断片の分離と検出

DNA相補鎖合成反応時にプライマー，dNTP，ddNTPのいずれかを放射性同位体で標識したものを

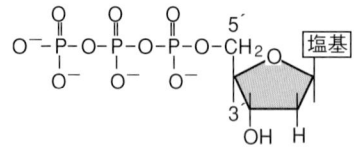

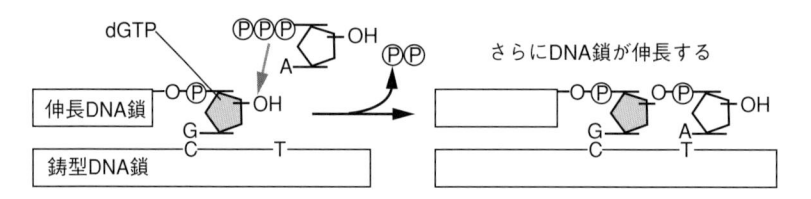

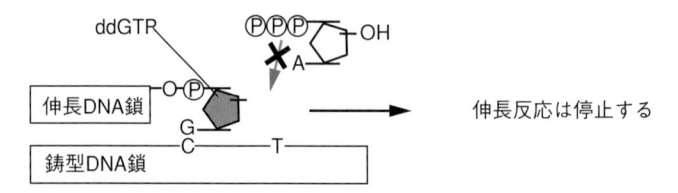

図3-24 ジデオキシリボヌクレオシド三リン酸（ddNTP）の構造とDNA鎖伸長反応への影響

DNA鎖の伸長はDNAポリメラーゼの作用によりDNA鎖3′末端のOH基とdNTPの一リン酸基とがホスホジエステル結合することによって起こる．ddNTPは3′位にOH基をもたないため，伸長DNA鎖に取り込まれると伸長反応が停止する．

用いれば，新たに合成されたDNAが放射性同位体で標識される．DNA分子は中性〜弱アルカリ条件で負の電荷を帯びており，電気泳動で陽極側に移動する．変性尿素ポリアクリルアミドゲルを用いて電気泳動すると，短いDNA断片ほど速く移動し，長くなるにしたがって移動が遅くなるため，数百merまでのDNA断片を一塩基ずつの違いで分離できる．4つのレーンにA，T，G，Cそれぞれについて反応させたサンプルを同時に電気泳動し，オートラジオグラフィーを行うと，X線フィルム上におのおののDNA断片がバンドとして検出される．これらを移動度の順に読み取ることにより，塩基配列が決定される．

2．サイクルシークエンシング（図3-25）

従来のSanger法では，一本鎖の目的DNAを事前に調製しなければならなかった．しかし，耐熱性DNAポリメラーゼ（Taq DNA polymerase）が発見され，PCR技術が発達したことにより，より簡便か

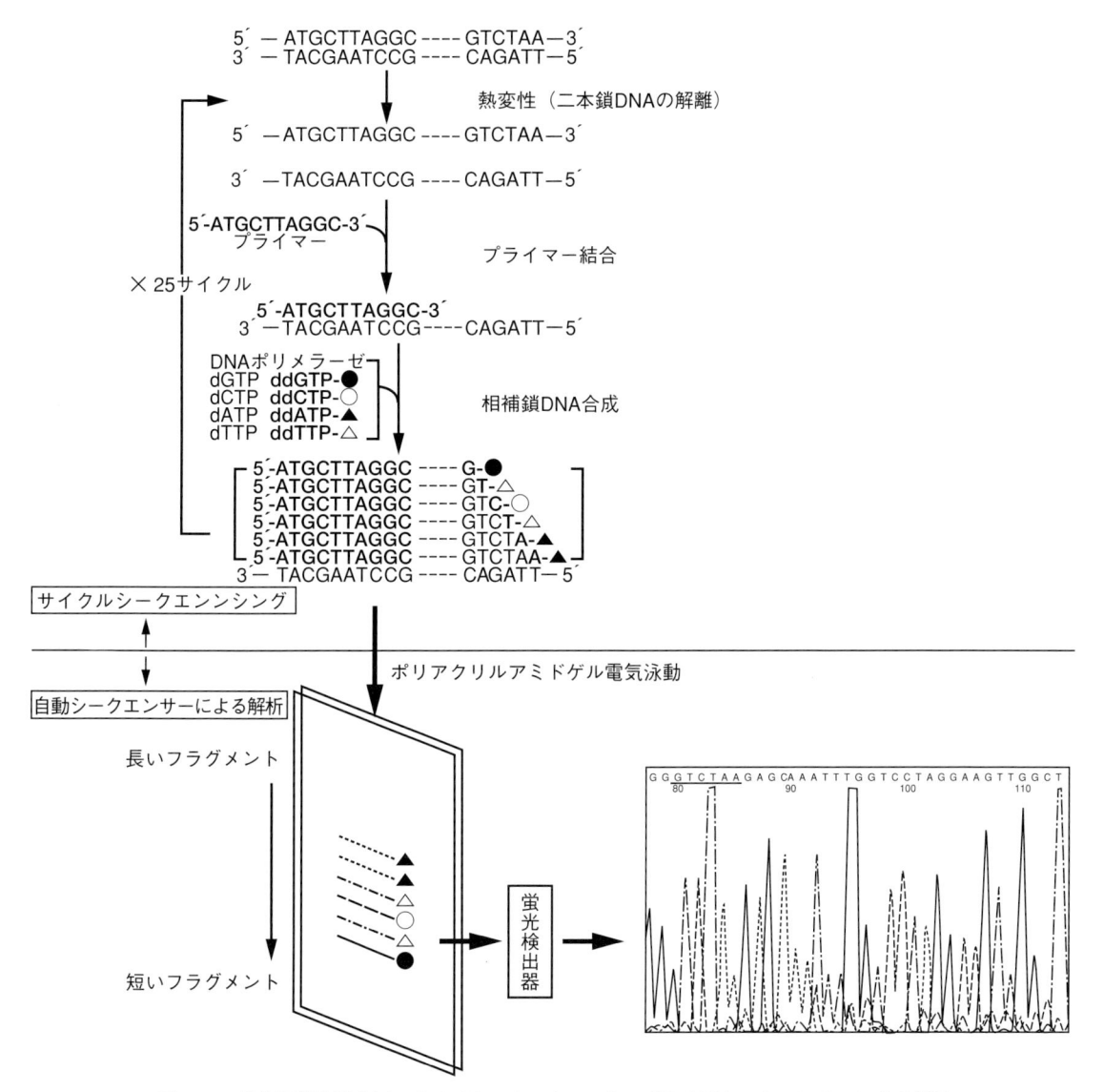

図3-25 蛍光標識核酸を用いたサイクルシークエンシングと自動シークエンサーによる解析
●，○，▲，△はそれぞれ異なる蛍光色素を表わす．サイクルシークエンシングで合成される，異なる蛍光色素で標識された様々な長さのDNA断片を自動シークエンサーで解析すると，おのおのの波長の蛍光強度のピークとして塩基配列が示される．

つ効率よくシークエンス反応を行えるようになった．

サイクルシークエンシングでは，熱変性による二本鎖DNAの解離，プライマー結合反応，相補鎖DNA合成反応の3段階を繰り返し行う．このため，二本鎖DNAを直接鋳型として用いることができ，サイクル数に応じてDNA合成（増幅）が行われるため，感度に関しても有利である．この方法は直接PCR産物を塩基配列決定に用いることができるため，特に遺伝子変異解析に大きな威力を発揮している．

3．自動シークエンサーによる塩基配列解析

電気泳動，DNAの検出および塩基配列の解析を自動的に行う自動シークエンサーが現在急速に普及している．自動シークエンサーでは放射性同位体の代わりに蛍光色素を用いてDNAを標識する（図3-25）．相補鎖DNA合成反応時にそれぞれ異なる蛍光色素で標識したddCTP，ddGTP，ddATP，ddTTPを用いれば，1つのチューブ内で反応し1つのレーンで泳動することができる．自動シークエンサーには蛍光検出器がゲルの一部を検出するように設置されており，泳動中，通過していく順にDNAの蛍光を読み取って，コンピューターが自動的に塩基配列を解析する．

現在では，平板ポリアクリルアミドゲルのかわりに特殊なポリマーを用いたキャピラリー式の自動シークエンサーが普及している．キャピラリー電気泳動では，泳動中のジュール熱の発生が小さく分離能が向上している，ゲルを作成する必要がなくポリマーの充填が自動化されている，泳動バッファーなどが少量でよいなどの利点があげられる．最近，96本のキャピラリーを使って96検体を同時に処理する多チャンネル自動シークエンサーが登場し，ゲノム解析プロジェクトの完成を大いに促進している．

■ 文献

1) Sambrook J, Fritsh FF, Maniatis T. Molecular Cloning. New York: Cold Spring Harbor Laboratory Press; 1989.

<惣宇利正善　一瀬白帝>

4 遺伝子の発現調節機構の解析

◆まとめ
1. 遺伝子の発現調節機構の中で最も重要なのは，転写段階の調節であり，遺伝子の5′上流領域にあるプロモーターとエンハンサーとよばれる塩基配列に多数の転写因子が結合して特異的にmRNAが作られる．
2. この領域を解析するためには，まずプライマー伸長法，S1マッピング，5′RACE法などにより転写開始点を決定し，それを含む領域をCATやLuc遺伝子レポーターベクターに挿入して，これらを発現させる活性の有無・強弱を調べることによりプロモーターとエンハンサーの存在する部位を探す．
3. 次にそれらの部位を含むDNA断片と細胞核抽出液を混合して，DNAフットプリント法により転写因子が結合する部位を特定する．
4. また，ゲルシフトアッセイによりDNA断片が転写因子と複合体を形成することを確かめたり，転写因子に対する抗体を混合することによって転写因子を同定する．

遺伝子発現は，DNAからRNAへの転写レベルでの調節，成熟mRNAへのスプライシングなどの転写後の調節，mRNAの細胞質への輸送レベルでの調節，蛋白質への翻訳レベルでの調節，蛋白質のリン酸化などの翻訳後調節といった種々の段階で制御されている．中でも，遺伝子の発現レベルに大きく影響するのは，転写段階での調節である．転写は，酵素であるRNAポリメラーゼが，①鋳型となるDNAの転写開始部位に結合し，②rNTP（リボヌクレオチド3リン酸）を基質としてmRNAを伸長した後，③鋳型鎖より離れて終結する3つの過程からなる．転写の効率は，RNAポリメラーゼが遺伝子の5′上流領域の転写開始部位へ，いかに効率よく結合するかに依存する．RNAポリメラーゼの転写開始部位への結合は，多くの蛋白質の助けを借りてより効率よくなされる．転写に関わるこれらの蛋白質を転写因子（トランス因子）とよぶ．転写因子には，転写開始部位近傍あるいは遠く離れた部位に結合して働くものもある．その結合の特異性は，シスエレメントとよばれるDNA配列に依存する．これまでに種々の転写因子の結合部位が同定されており，そこに結合し得る転写因子を塩基配列から推定することも可能である．基本的転写メカニズムの研究は，シスエレメントの同定と，そこへ直接あるいは他の蛋白質を介して間接的に結合する転写因子の同定および機能解析によってなされる．

転写開始部位とその近傍にある，基本レベルの転写に必要なDNA領域をプロモーターとよび，プロモーター以外で，転写に促進的に働く領域をエンハンサー，逆に抑制的に働く領域をサイレンサーとよぶ．通常，エンハンサーやサイレンサーは転写開始部位から離れて存在し，時期特異的・組織特異的発現などの転写の特異性を規定する．転写調節領域の研究は，大まかに，転写開始部位の同定，プロモーターやエンハンサー／サイレンサー領域の同定，さらに，これらの領域に存在するシスエレメントの同定などからなる．組織特異的に発現する遺伝子では，ノーザンブロットなどで発現レベルを調べ，高発現する組織や細胞を選択して以下の実験に用いる．

A. 転写開始部位の同定法

1. プライマー伸長法（図3-26）

転写開始部位より下流に存在する塩基配列を基にして，転写されるRNAと相補性をもつように一本鎖DNAを作製する（一般には合成DNAを用いる）．目的の遺伝子の発現臓器/組織/細胞より抽出したRNAと5′末端を^{32}Pなどで標識した一本鎖DNAをハイブリッド形成させ，つぎに逆転写酵素 reverse transcriptaseによりRNAの5′末端まで伸長させる．この合成DNA断片を，尿素を含むポリアクリルアミドゲルで電気泳動し，同時に泳動したサイズマーカーの位置からその断片の大きさ（塩基数）を調べる．この実験により，デザインした一本鎖DNAの末端から何塩基上流に転写開始部位が存在するかを知ることができる．

図3-26 プライマー伸長法

転写開始点（+1）
遺伝子DNA
mRNA 5′ ―――――――――――― 3′

(1) プライマーとのハイブリッド形成

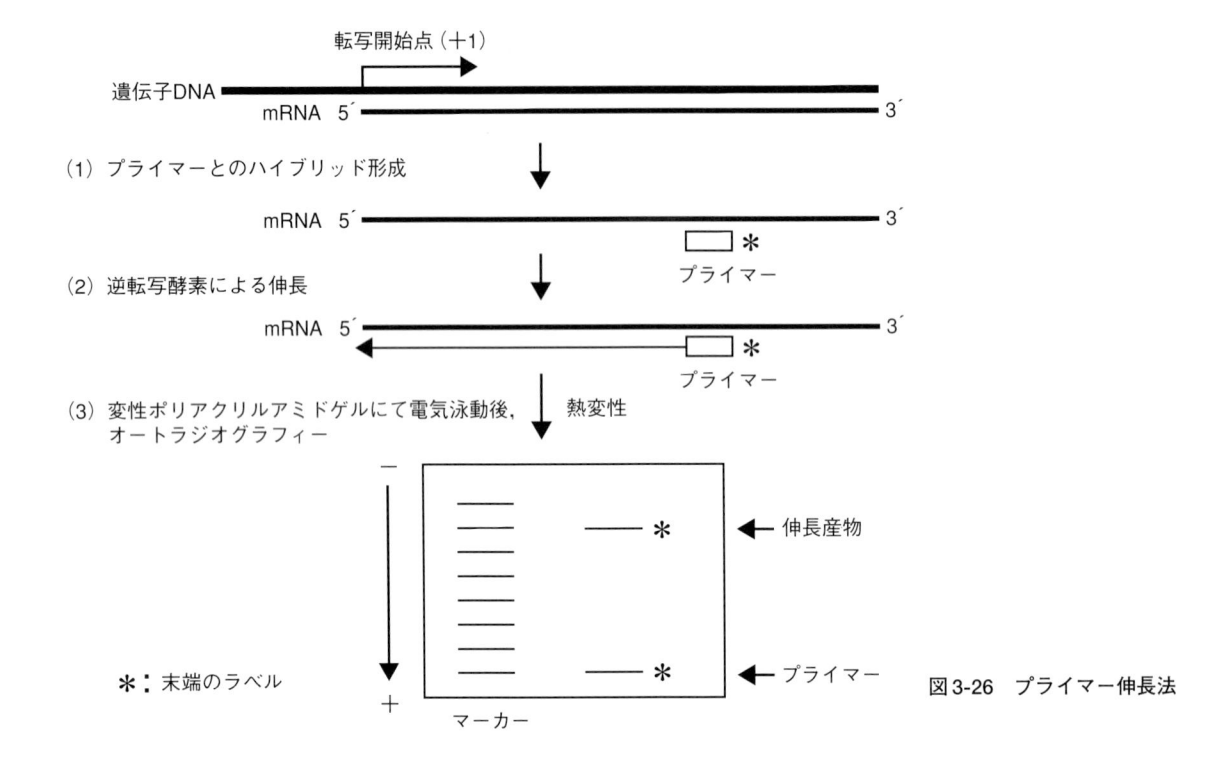

mRNA 5′ ―――――――――――― 3′
　　　　　　　　　　□＊
　　　　　　　　プライマー

(2) 逆転写酵素による伸長

mRNA 5′ ―――――――――――― 3′
　　　←―――――――□＊
　　　　　　　　プライマー

(3) 変性ポリアクリルアミドゲルにて電気泳動後，オートラジオグラフィー　熱変性

＊：末端のラベル

← 伸長産物
← プライマー
マーカー

2. S1マッピング

目的とするmRNAの5′末端領域とさらに上流の配列を含む（より長い）相補的な一本鎖DNAをアイソトープで末端標識し，mRNAとハイブリダイズさせる．つぎに，一本鎖部分を特異的に消化するS1ヌクレアーゼで処理し，その検体を尿素を含むポリアクリルアミドゲルで電気泳動し，S1ヌクレアーゼで消化されなかった（保護された）DNA断片の大きさを調べることによって転写開始部位を同定する．

3. 5′RACE（5′-rapid amplification of cDNA ends）法（図3-27）

これは，アイソトープを用いずに，感度よく簡便に転写開始部位を同定する方法である．プライマー伸長法同様，目的のmRNAにハイブリッド形成させた合成一本鎖DNAを逆転写酵素によってmRNAの5′末端まで伸長させ，その末端に特定の配列を付加した後この配列に対するプライマーと，伸長反応に用いたプライマーより上流に設けたプライマーにてPCR増幅する．このPCR産物の塩基配列を調べることによって，転写開始部位を同定することができる．

B. シス領域の同定

目的とする遺伝子の転写開始部位を含んだ，解析に必要充分な領域（たとえば，第1エクソンの上流数kb）を用意する．つぎに，制限酵素などを用いて，そのDNA断片中の上流もしくは下流部分を段階的に欠失させた，いくつかのより短いDNA断片を作製する．これらのDNA断片の転写活性を測定すれば，欠失部位と活性の増減の関係から転写に必須な領域や，転写に促進的あるいは抑制的に作用する領域を知ることができる．転写活性は，導入する細胞に内在しない遺伝子をレポーターとして，その上流に転写調節（候補）領域を連結したプラスミドを調製し，これを導入した細胞内でのレポーター遺伝子の発現量を調べればよい（レポーターアッセイ）．転写活性が高いほど，レポーター遺伝子の発現量が増加することになる．用いるレポーター遺伝子の違いによって種々のものがある．

以前はクロラムフェニコールアセチルトランスフェラーゼ（CAT）アッセイが用いられたが，実験操作が煩雑で定量的結果を得るのに長時間を要する．また，反応の酵素量と活性値の直線的関係 linearityの範囲が狭いため，充分な予備実験が必要である．最近では，

(1) 逆転写酵素によるcDNAの合成

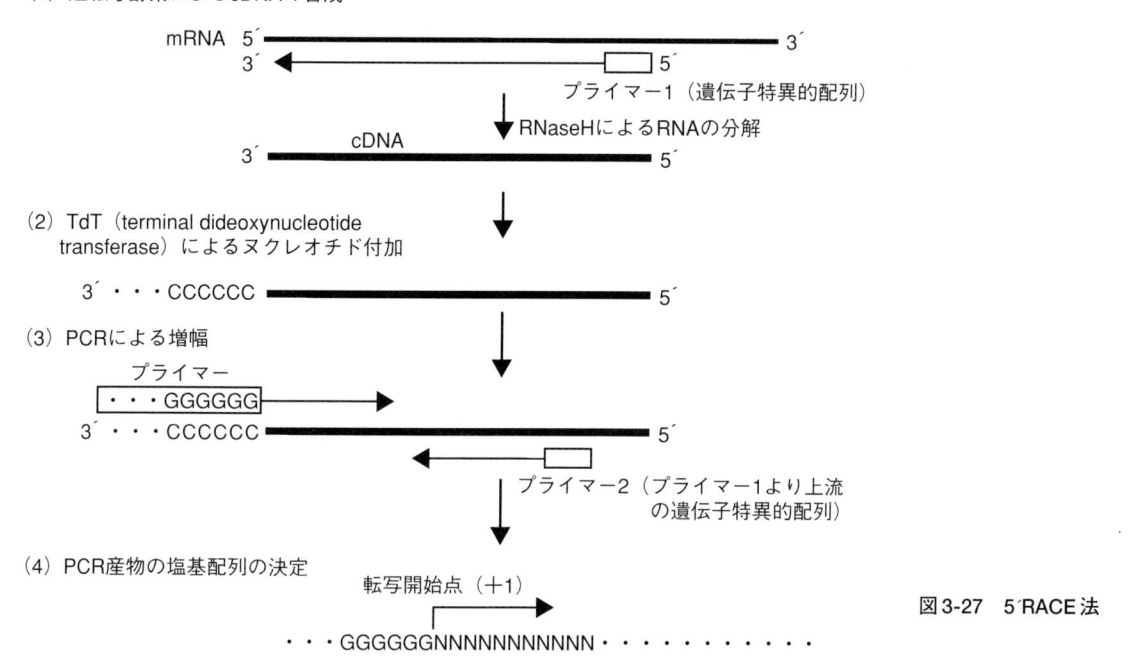

mRNA 5′ ―――――――――――――――――― 3′
　　　3′ ←―――――――――□ 5′
　　　　　　　　　プライマー1（遺伝子特異的配列）

↓ RNaseHによるRNAの分解

　　　3′ ――――― cDNA ――――――― 5′

(2) TdT（terminal dideoxynucleotide transferase）によるヌクレオチド付加

　　　3′・・・CCCCCC ――――――――――― 5′

(3) PCRによる増幅

　　　プライマー
　　　・・・GGGGGG ――――→
　　　3′・・・CCCCCC ――――――――――― 5′
　　　　　　　　　　　　　←―――□
　　　　　　　　　　　プライマー2（プライマー1より上流の遺伝子特異的配列）

(4) PCR産物の塩基配列の決定

　　　転写開始点（＋1）
　　　・・・GGGGGGNNNNNNNNNN・・・・・・

図3-27　5′RACE法

CATより感度がよく，またアイソトープを使わず簡便に測定でき，定量もごく短時間で可能なルシフェラーゼアッセイが繁用されるようになった．そこで，本稿ではルシフェラーゼアッセイについて概説する．

ルシフェラーゼアッセイ（図3-28）
レポーター遺伝子に用いるルシフェラーゼは，ホタルの発光器官より分離された酵素蛋白質で，ルシフェリンを基質とした発光反応を触媒する．ルシフェラーゼアッセイはこの反応によって放出される波長560nmの光を検出，定量する方法である．まず最初に，目的とする遺伝子の転写調節領域をルシフェラーゼ発現ベクターに挿入してプラスミドを構築し，大腸菌を用いてプラスミドの大量精製を行う．次に精製したプラスミドを培養細胞に導入（トランスフェクション）する．導入方法としては，エンドサイトーシスに

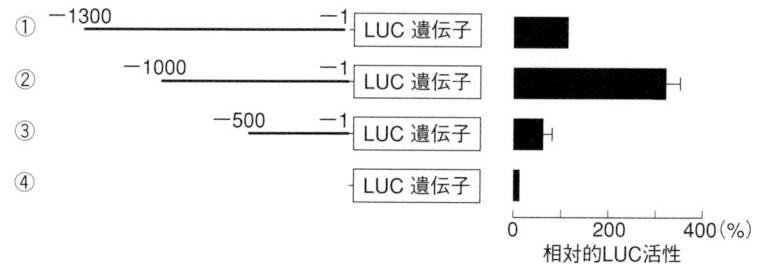

　　　　　　　　転写調節領域
　　　　　　　（＋1が転写開始部位）
　①　－1300 ――――――― －1 [LUC 遺伝子]
　②　　　　－1000 ―――― －1 [LUC 遺伝子]
　③　　　　　　　－500 ― －1 [LUC 遺伝子]
　④　　　　　　　　　　　　 [LUC 遺伝子]

　　　　　　　　　　　0　200　400(%)
　　　　　　　　　　　相対的LUC活性

図3-28　ルシフェラーゼアッセイの例
左：ある遺伝子の転写調節領域を組み込んだルシフェラーゼ（LUC）プラスミド（①②③）および何も組み込まないルシフェラーゼプラスミド（④）を，それぞれ培養細胞にトランスフェクションした．
右：それぞれのルシフェラーゼ活性を，①を100％として相対的に示した．①と②の結果から－1300～－1001にはサイレンサーの存在が考えられ，また，②と③の結果から－1000と－501にはエンハンサーの存在が考えられる．

よりDNAとリン酸カルシウムの沈澱を細胞に取り込ませるリン酸カルシウム法や，電気ショックにより細胞膜に小孔をあけるエレクトロポレーション法，さらにはDEAE-デキストラン法などがあり，付着細胞と浮遊細胞では用いる方法が異なる．リン酸カルシウム法の場合，導入効率を上げるために，リン酸カルシウムと培養細胞を培養する時間を18～24時間と長めにし，さらにやや低めのバッファのpH（6.95）とCO_2濃度（3％）を用いるChen & Okayama法やグリセロール処理などが行われる．最近では，操作が簡便で導入効率もよいリポフェクション法もよく用いられる．

培養後，細胞を回収して得た細胞抽出液と基質液（ルシフェリン）を混合してルミノメーターにて発光量を測定する．こうして得られたルシフェラーゼ活性は検体ごとの細胞への導入効率や細胞数が異なるために補正が必要である．そこで，β-ガラクトシダーゼ遺伝子を組み込んだプラスミドをルシフェラーゼプラスミドと一緒に導入し，発現したβ-ガラクトシダーゼ活性にて補正を行う．また，発光強度が高過ぎると測定限界に達して測定値が頭打ちになってしまうので，あらかじめルシフェラーゼ標品でルシフェラーゼ活性の検量線を作成し，linearityが得られる濃度範囲を確認しておく必要がある．

後述するDNase Iフットプリントやゲルシフトアッセイにより同定された転写因子の結合配列に関して，変異配列をもつオリゴヌクレオチドを用いてPCR法などで塩基置換，欠失，挿入などの変異を導入したCATベクターを作成し，変異をもたないものとCAT活性を比べることで，そのシスエレメントの転写への影響を知ることができる．

C. シスエレメントの同定

転写因子は，DNAの特定の配列（シスエレメント）に特異的に結合する．目的とする遺伝子の転写調節領域に存在する転写因子の結合部位を同定するため，以下の実験法がよく用いられる．

1. DNase Iフットプリントアッセイ（図3-29）

レポーターアッセイなどで転写に重要な領域が同定されている場合，その領域のどの塩基配列に転写因子が結合するのかを知る上で有用な方法である．転写因子を含む核抽出液の調製には，試料の種類（培養細胞，組織）により様々な方法がある．いずれの方法も低張液中で細胞を破砕し，低速遠心にて核画分を集め，高張液中で核蛋白質を抽出する．目的の転写因子によっては，各種蛋白質分解酵素阻害剤を添加したり，さら

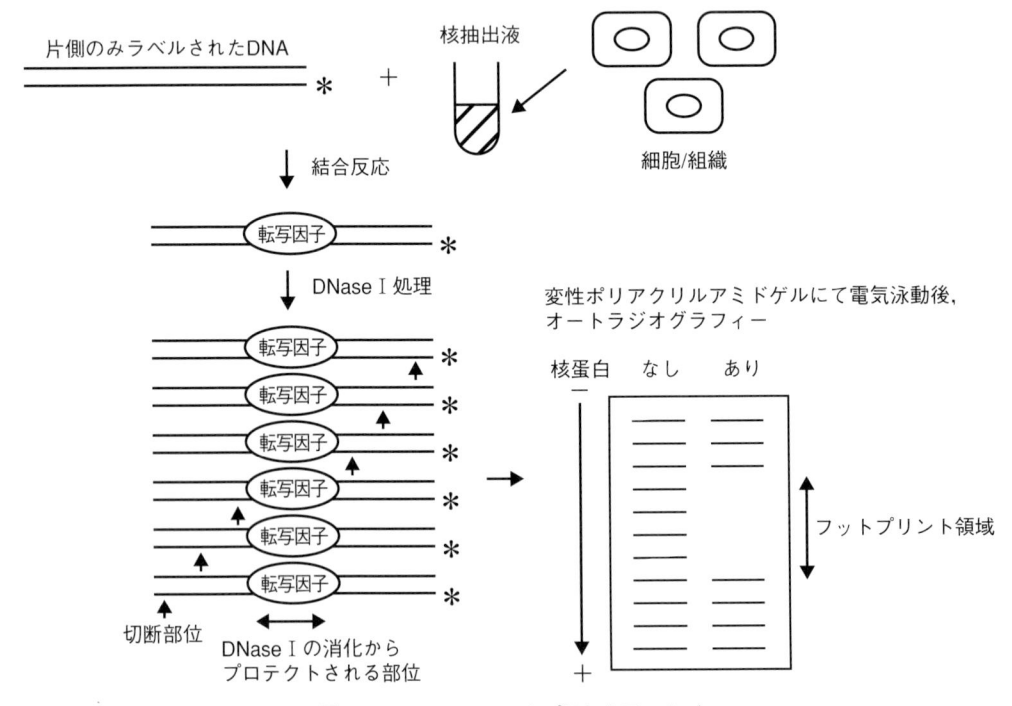

図3-29 DNase Iフットプリントアッセイ

現れる．核蛋白質存在下では，核蛋白質の結合した領域が，DNase I による消化から保護されるため，その長さに相当するバンドは現れず，あたかも蛋白質が足跡（フットプリント）を残すように抜けてみえる（図3-30）．核蛋白質非存在下でのバンドパターンとの比較や，同時に泳動する Maxam & Gilbert で作製したシークエンスマーカーを基準にして転写因子の結合部位を同定する．また，これまでに分っている転写因子のコンセンサス配列との比較により，そこへ結合する転写因子のおおよその推定が可能である．

2．ゲルシフトアッセイ（図3-31）

これは，ゲルリタデーションアッセイ，EMSA（electrophoresis mobility shift assay）ともよばれる．^{32}P などで標識した二本鎖 DNA 断片と核抽出液を反応させ，非変性ポリアクリルアミドゲルで電気泳動すると，核蛋白質が結合した DNA 断片は遊離の DNA 断片より遅く移動することを利用する解析法である．本法は感度がよく，迅速で簡便な手技であることから転写調節の研究に広く用いられている．DNA 断片は，長くなるほど結合する蛋白質が多くなり，バンドパターンも複雑になり解析が困難となる．従って，あらかじめ DNase I フットプリント法により核蛋白質の結合部位を調べた後で，短い DNA 断片を用いて個々の部位について調べることが望ましい．最初に，^{32}P で末端標識した二本鎖 DNA を核抽出液と反応させる．氷上または，室温で約30分反応させた後，低イオン強度の非変性ポリアクリルアミドゲルで電気泳動し，オートラジオグラフィーにて DNA-蛋白質複合体形成により移動度が遅くなったバンドを識別する．DNA-蛋白質複合体の移動度は，蛋白質の分子量，等電点，立体構造や，結合する蛋白質の数により異なる．また，結合反応の際に，未標識の同一の DNA 断片や，予想される転写因子の結合部位をもつ DNA 断片を過剰量加えて競合させることで，結合の特異性を調べることができる．

ゲルシフトアッセイでは，抗体を用いて結合する蛋白質を同定することができる．DNA 断片と核抽出液の反応系へ予想される核蛋白質に対する特異的抗体を加えて電気泳動を行うと，目的の蛋白質でない場合には何も変化が起こらないが，目的の蛋白質である場合は，DNA と蛋白質の結合が抗体により阻害されてバンドが消失したり，DNA-蛋白質-抗体複合体が形成さ

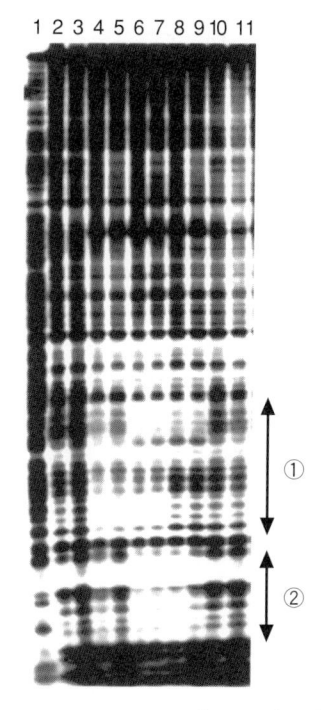

図3-30　DNase I フットプリント法の実験例

レーン1：CとT特異的シークエンスマーカー，レーン2，3：核抽出液を加えていないコントロール，レーン4，5：U937細胞の核抽出液を加えた，レーン6，7：MEG-01細胞の核抽出液を加えた，レーン8，9：HepG2細胞の核抽出液を加えた，レーン10，11：HEK293細胞の核抽出液を加えた．単球系のU937細胞と，巨核球系のMEG-01細胞で①および②の領域が核蛋白によりプロテクトされ抜けてみえる．肝癌由来HepG2細胞でも部分的にプロテクトされているが，腎臓由来の293細胞では，コントロールと変わらない．

なる精製を加えたりする必要がある．核抽出液は，できるだけ新鮮なうちに実験に用いるのが望ましいが，-80℃で凍結保存して用いることもある．つぎに，片側の末端のみアイソトープ（^{32}P）で標識した二本鎖 DNA 断片を準備する．片側標識 DNA 断片と核抽出液を混合して氷上もしくは室温にて結合反応を行い，そこへ DNA の部分分解を起こすようなきわめて少量の DNase I を加える（DNA1分子あたり1回切断する程度）．短時間で反応を止め，蛋白質を除いた後，DNA シークエンス用ゲルにて電気泳動する．泳動後，ゲルは乾燥させオートラジオグラフィーを行う．DNase I 処理で切断された片側標識 DNA は，標識末端から切断部位までの長さに応じて電気泳動で分離され，フィルム上に1塩基ごとの梯子状のバンドとして

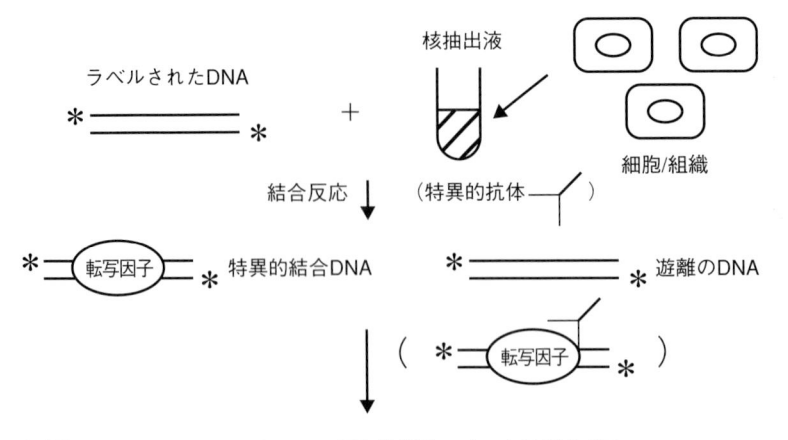

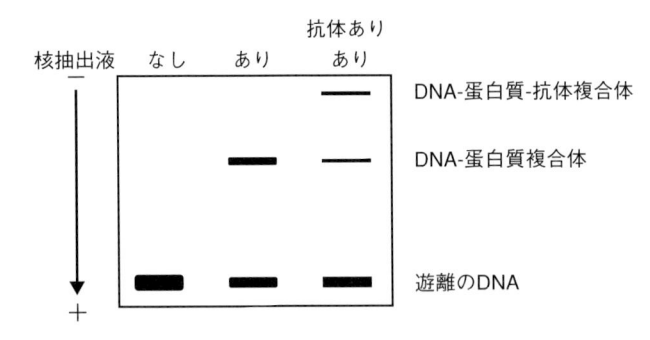

図3-31 ゲルシフトアッセイ（およびスーパーシフトアッセイ）

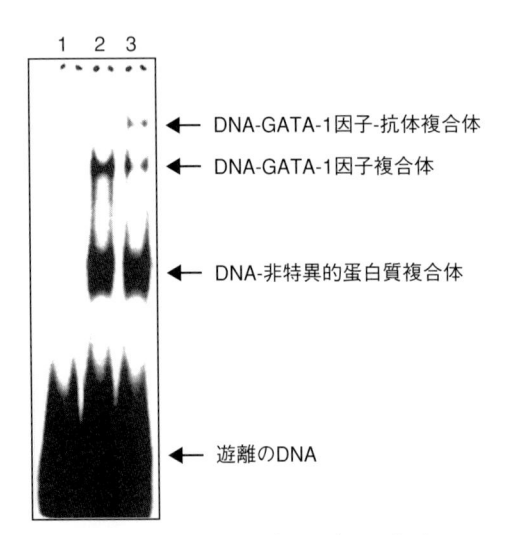

図3-32 ゲルシフトアッセイ（およびスーパーシフトアッセイ）の実験例

^{32}Pで標識したGATA-1因子の結合配列をもつ合成DNAとMEL細胞（マウス赤芽球性白血病細胞）からの核抽出液を反応させた後，ゲル電気泳動を行った．レーン1: 核抽出液を加えていない，レーン2: 核抽出液を加えた，レーン3: 核抽出液とGATA-1に対する特異的抗体を加えた．

れてDNA-蛋白質複合体のバンドよりもさらに遅く移動するバンドが現れたりする．これをスーパーシフトアッセイとよぶ（図3-32）．

転写調節領域の研究に用いられる基本的な実験法について概説した．これらの実験でシスエレメントを同定した後には，そこへ結合する転写因子の解析を進めることとなる．たとえば，サウスウエスタン法による転写因子のcDNAのクローニングや，蛋白質-蛋白質間ないし，蛋白質-DNA間の相互作用の研究である．

これまでの転写研究は，in vitroでの研究が主であった．ここで説明した実験法は，転写調節領域のせいぜい十数kbを解析できるにすぎない．実際には，他の遺伝子のエンハンサーがより遠方から作用したり，転写開始部位の下流のイントロン内にエンハンサーが存在したり，DNAのメチル化やクロマチンにより調節されるなど，転写は複雑に制御されている．また，複数の遺伝子や遺伝子群，広大な領域の転写を制御するlocus control region（LCR）も存在する．最近はin vitroでの解析の結果をもとに，生体を用いた実験

法（トランスジェニック，ジーンターゲッティングなど）にて転写の研究がなされるようになっている．

■ 文献

1) Sambrook J, Fritsh EF, Maniatis T. Molecular cloning: A Laboratory Manual. Cold Spring Harbor Laboratory Press; 1989.
2) Hames BD, Higgins SJ（堀越正美，訳）. Gene Transcription: A Practical Approach（遺伝子発現と転写因子）. 東京: メディカル・サイエンス・インターナショナル; 1991.
3) Faisst S, Meyer S. Compilation of vertebrate-encoded transcription factors. Nuc Acids Res 1992; 20: 3-26.
4) Kida M, Wakabayashi K, Ichinose A. Expression and induction by IL-6 of the normal and variant genes for human plasminogen. Biochem Biophys Res Commun 1997; 230: 129-32.

<奥村太郎　一瀬白帝>

5 人工的遺伝子変異導入と発現解析

◆まとめ
1. 変異部位を導入した合成オリゴヌクレオチドを，一本鎖にした野生型のプラスミドに結合させ，伸長させて二本鎖にしたり，そのオリゴヌクレオチドを変異プライマーとしてPCR法に用いたりすることによって，標的とする部位に目的とする遺伝子変異を導入する方法（部位特異的遺伝子変異導入法　site-directed mutagenesis）が頻用されている．
2. これを用いて人工的に変異を導入した遺伝子を，大腸菌，酵母，動物細胞，または昆虫細胞などで発現させることにより，その変異がもたらす遺伝子産物（変異蛋白質）の構造・機能および代謝などへの影響を知ることができる．また，遺伝子発現調節領域の解析や野生型蛋白質の性質を改良した製剤の作製にも有用である．

A. プラスミドを用いた部位特異的変異導入法[1]（図3-33）

標的遺伝子をプラスミドにサブクローニングして一本鎖DNAを調製した後，変異を導入する部位に約20塩基の変異オリゴヌクレオチドを結合させる．ここにDNAポリメラーゼを作用させ伸張反応を行うと一本鎖プラスミドDNAを鋳型にして二本鎖プラスミドDNAが合成される．これを大腸菌に感染させて複製，増幅すると変異をもつプラスミドともたないプラスミドが1：1の比で得られる．

現在は，変異オリゴヌクレオチドだけでなくもうひとつオリゴヌクレオチドを用いて，変異をもつプラスミドのみを選択的に複製，増幅する方法が汎用されている．詳細は成書を参照されたい[2]．

B. PCR法を用いた部位特異的変異導入法[3]
（図3-34）

相補的かつ変異を保持したオリゴヌクレオチド（変異プライマー）を用いて，標的遺伝子をPCR法にて増幅する．2つに分割してPCR増幅されたそれぞれのDNA断片を混合して，アニール，伸長反応を繰り返して増幅を行うと，最終的には標的遺伝子全体を得ることができる（図3-35）．

この方法は前出のプラスミドを用いた部位特異的変異導入法に比べて比較的短時間で実験操作が終了し，目的とする遺伝子変異の導入効率も非常に高いという利点がある．しかし，PCR法では数百塩基に1つ程度の確率で予期せぬ変異が偶然に導入されてしまうことが多いので，これらを除外するために増幅した範囲すべての塩基配列を確認することが不可欠

標的遺伝子

→ 標的遺伝子をプラスミドにサブクローニングする

→ 熱処理により一本鎖DNAにする

→ 変異オリゴヌクレオチドを結合（アニール）させる

→ DNAポリメラーゼを作用させ伸長反応を行う

→ 導入した変異部位がミスマッチした二本鎖DNAができる

→ 大腸菌に感染させる

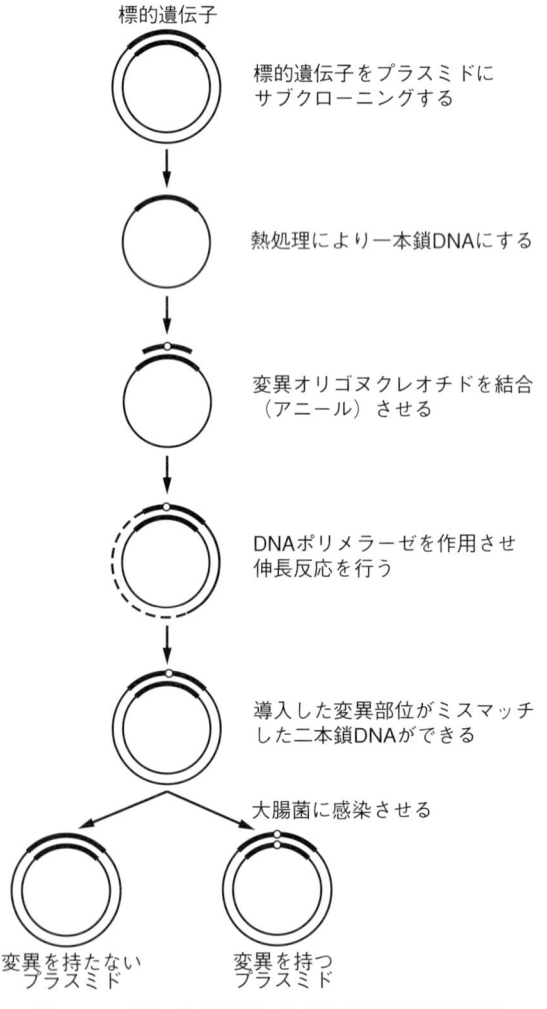

変異を持たないプラスミド　　変異を持つプラスミド

図3-33　プラスミドを用いた部位特異的変異導入法

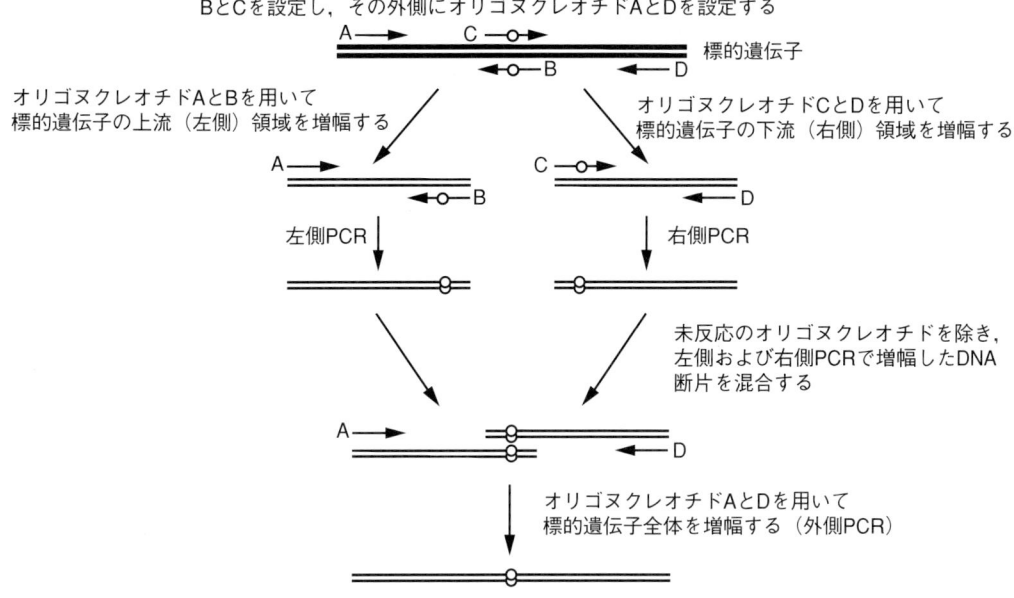

図3-34 PCR法を用いた部位特異的変異導入法

である．

C. 部位特異的変異導入法の応用

部位特異的変異導入は多彩な目的に利用されるが，以下に述べるものが主な応用例である．

1. 変異蛋白質の解析

ヒトの各種遺伝性疾患の責任遺伝子，腫瘍性疾患の癌遺伝子や癌抑制遺伝子の解析で同定された変異が，その遺伝子産物である変異蛋白質の構造や機能にどのような影響を与えるかを観察し，それぞれの病態を理解することが目的である．部位特異的変異導入で作製した変異をもつcDNAを用途に応じて選択した細胞に導入し，蛋白質化学的に構造/機能を解析したり，パルスチェイス法で安定性や分解/変性のようすを観察したり，免疫組織化学的染色法で細胞内での局在部位などを調べたりする．

大腸菌は培養が容易で増殖が早いので，予備実験や大まかなスクリーニング，比較的低分子の蛋白質やS-S結合のない蛋白質を大量産生して蛋白質化学的解析を行う場合になどに適している．組換え蛋白質が菌体の全蛋白質の数分の1を占めるほど高発現させることも可能で，細胞内封入体として濃縮されることも少なくない．酵母細胞は大腸菌よりはやや増殖が遅いが，培養技術の歴史的蓄積もあるので組換え蛋白質の大量産生にしばしば利用される．

複雑で多段階の翻訳後修飾が不可欠な蛋白質の発現には哺乳類細胞をはじめとする動物細胞を用い，特に組織特異的に発現され，翻訳後修飾される蛋白質には生体で当該蛋白質を産生する細胞自身，その組織由来の腫瘍細胞株あるいはそれに類似した細胞株を使用する．ただし，その細胞が内因性に産生する正常蛋白質が変異体と混在して解析の障害となることもあるので，当該蛋白質を産生しない細胞を選択する場合もある．細菌の混入を防止するためのクリーンベンチなどの設備，酸素や二酸化炭素濃度，体温に近い温度に保つためのインキュベーターが必要である．これに比べると温度などの培養条件が厳格でなくて済む昆虫細胞も発現実験にしばしば利用される．

cDNAを含むプラスミドの細胞への導入は，DNAを炭酸カルシウムとともに沈殿させてエンドサイトーシスを利用したり，リポソームに内包させて細胞膜に癒合させたり，電気刺激により細胞膜を一時的に穿孔したりして取り込ませて行う．実験に用いる細胞の種類に応じて最適の方法，至適条件を選択する．

2. 有用な生理的活性をもつ蛋白質の作製

生体で正常に産生される野生型の蛋白質が急速に代

170 III. 疾患の分子病態学的解析法

野生型XIII BサブユニットcDNAと，部位特異的変異導入法によりExon IXに
1塩基欠失（delG）を導入した変異型cDNAを，発現ベクターにクローニング

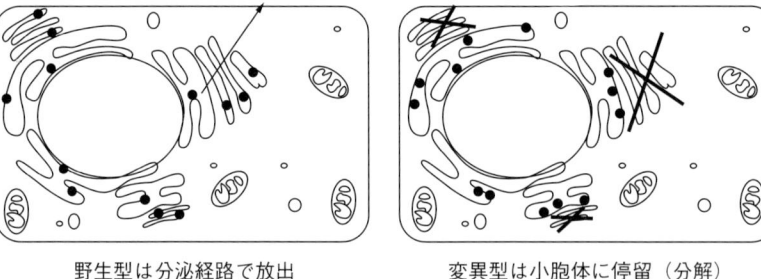

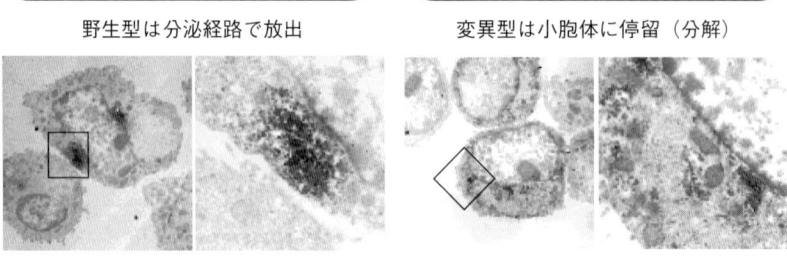

野生型　　　　　　　　　　　変異型

野生型および変異型cDNAを持つ発現ベクターを哺乳類細胞に導入

細胞内で強制的に野生型および変異型XIIIサブユニットを合成させる

野生型は分泌経路で放出　　　　変異型は小胞体に停留（分解）

野生型XIII BサブユニットはGolgi体に，変異型は小胞体に検出される
（免疫電顕写真：それぞれの左×3000，右×12000）

図3-35 部位特異的変異導入法を用いた変異蛋白質の発現解析

謝/分解されたり，阻害因子に不活性化されたりして，有効な血中濃度を維持するのが難しい場合には，部位特異的変異導入によって糖鎖結合部位，酵素による切断部位，阻害因子の結合部位などのアミノ酸を置換して当該蛋白質の半減期を延長させた蛋白質を作成することがある．また，部位特異的変異導入によって別の蛋白質の活性化酵素による切断部位のアミノ酸，別の蛋白質の受容体や結合蛋白質との結合部位などを新たに作成して，有用な生理的活性をもつ変異型組み換え蛋白質を創出することもある．

3. 遺伝子発現調節領域の解析

III-4. 遺伝子の発現調節機構の解析の項を参照．

D. 先天性XIII因子欠損症の解析（自験例）

血液凝固第XIII因子は凝固カスケードの最終段階においてフィブリン同士の架橋結合反応を行う酵素である（IV-B-3-B-4. XIII因子欠損症の項を参照）．この酵素はAとB，2つのサブユニットから形成されるが，酵素本体はAサブユニットである．先天性XIII因子欠損症は何れかのサブユニット遺伝子上の変異に起因する出血性疾患である．当教室で，ある症例の遺伝子解析を行ったところ，Bサブユニット遺伝子のエクソンIXに1塩基の欠失（delG）が同定された．この欠失変異は読み取り枠のズレによりすぐ下流に終止コドンを生じるので，短縮型変異体が合成されること

になる．そこで，この変異が先天性XIII因子欠損症の原因であることを実証するため，変異型Bサブユニット遺伝子を用いて発現実験を行った．

まず，部位特異的変異導入法を用いて作成したDNA断片（Bサブユニット遺伝子の一部分に相当）を変異導入部位以外を含むcDNAにリガーゼを用いて結合させ，変異型cDNAを得た．野生型，変異型それぞれのBサブユニットcDNAを発現ベクターに挿入し，動物細胞に導入した．変異型cDNAから合成された産物は，野生型cDNAから合成されるものより分子量が小さく，細胞外に全く分泌されなかった．これらの蛋白質の細胞内局在について免疫組織染色ならびに免疫電顕法で解析すると，野生型Bサブユニットの大部分はGolgi体に検出されるのに対し，変異型は小胞体に滞留していることが確認された（図3-35）．

健常人では，肝臓で合成されるXIIIBサブユニットは，細胞外へ分泌されて血漿中でXIIIAサブユニットと会合する．上述した発現実験の結果によると，変異体の細胞内輸送の異常（小胞体からGolgi体へ移行しない）に起因するXIIIBサブユニットの分泌障害により，血漿中の酵素本体Aサブユニットが安定化されず，二次的なAサブユニット欠乏を生じたものと考えられる．

■ 文献

1) Kunkel TA. Rapid and efficient site-specific mutagenesis without phenotypic selection. Proc Natl Acad Sci USA 1985; 82: 488.
2) Deng WP, Nickoloff JA. Site-directed mutagenesis of virtually any plasmid by eliminating a unique site. Analytical Biochemistry 1992; 200: 81.
3) Higuchi R. Recombinant PCR. Innis MA, Gelfand DH, Sninsky JJ, White TJ, editors. PCR protocols. San Diego: Academic Press; 1989. p.177.
4) Koseki S, Souri M, Ichinose A. Truncated mutant B subunit for Factor XIII causes its deficiency due to impaired transportation. Blood 2001; 73: 1868.

<小関-久野しおり　一瀬白帝>

6 トランスジェニック動物とジーンターゲッティング

◆まとめ
1. 遺伝子の機能解析，ヒト疾患モデルマウス作製のために，トランスジェニックマウスはきわめて有効な方法であり，現在ではルーチン化した．
2. ES細胞を用いた相同組換え法により，遺伝子を破壊したマウスを作製できるが，最近網羅的に遺伝子破壊マウスを作製することが要求される時代となり，遺伝子トラップ法が活用されはじめている．
3. 種々のマウスのゲノム(http://www.jax.org/)，トランスジェニックマウスおよび遺伝子破壊マウスに関するデータベースが整備され（http://tbase.jax.org/），簡単に検索できるようになった．

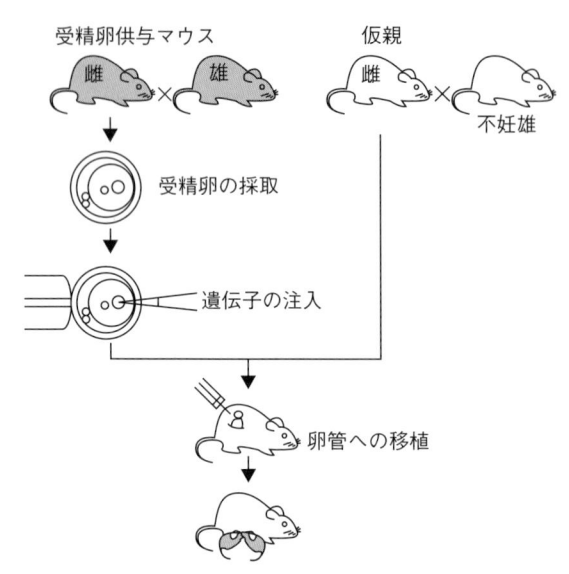

図3-36 トランスジェニックマウスの作製法
雄と交配した雌マウスから卵管を取りだし，卵管の膨大部中にある受精卵を体外に取りだす．受精卵の前核中にDNA溶液を注入し，生き残った受精卵を，不妊雄と交尾した雌の卵管中に移植する．20日後にマウスが生まれるが，この一部がトランスジェニックマウスである．

ヒト疾患の病因・病態解析において，ヒトを直接研究材料として取り扱えないので，ヒト疾患モデル動物による解析は必須である．1980年にGordonらにより，単離した遺伝子をマウス受精卵の前核に注入することにより，トランスジェニックマウスが作製され，2年後の成長ホルモン遺伝子の発現によるスーパーマウス（体重が正常の2倍あるマウスのこと）の作製で，この方法の有用性が実証された．また，1970年代後半から進められていた多分化能を有する細胞の研究が，ES細胞の樹立とそれを用いた標的遺伝子組換え技術として発展し，1989年に最初の遺伝子破壊マウスも作製された．これらは，遺伝子機能の解析だけでなく，ヒト疾患の真のモデルとなり，病態解析に威力を発揮することが期待されている．本稿では，最近の進歩も含めこれらの方法とその応用について概説したい．

A. トランスジェニックマウス作製（図3-36）

トランスジェニックマウス作製はほぼルーチン化したといってよく，熊本大学動物資源開発研究センター（責任者: 鈴木操，電話/Fax: 096-373-5352）において外部からの委託をうけトランスジェニックマウスあるいはキメラマウスを作製している．利用法については，ホームページ（http://card.medic.kumamoto-u.ac.jp/）を参照していただきたい．

B. トランスジェニックマウス作製の進歩

従来のトランスジェニックマウス作製法では，せいぜい50kbの大きさのDNA断片しかマウス受精卵に導入できなかった．しかし，最近細菌人工染色体を用いれば数百kbのDNAを単離できるようになった（図3-37）．そして，この人工染色体をまるごと受精卵にマイクロインジェクションすることも可能となった．この方法は3つの利点を有している．第1は，巨大DNA断片を導入するため，導入した遺伝子は比較的正常な発現パターンを示し，従来のように組み込まれた場所により発現レベルや組織特異性が変化するといった位置効果を受けにくいことである．第2は，既存の変異マウスの原因遺伝子の単離の際に，機能的なアッセイ系として用いうることである．たとえば，候補遺伝子が含まれると思われるDNA断片

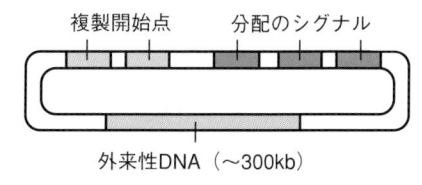

図3-37 細菌人工染色体の模式図
真核生物において染色体としての成立要件は3つあり、テロメア、セントロメア、複製開始点である。人工酵母染色体はこれらを含んでいる。原核生物は、環状DNAであるので、テロメアは必要がなく、複製開始点とセントロメアに当たる分配シグナルである。

を含む人工染色体を導入して、表現系がレスキューされれば、導入したDNA断片の中に遺伝子は必ずあるはずで、確信して遺伝子の単離に向かうことができる。第3は、酵母等の中で、遺伝子に点突然変異を導入できるので、正常な遺伝子さえあれば、わざわざ患者から遺伝子を単離する必要はなくなる。

C. トランスジェニックマウスの応用

トランスジェニックマウスの方法論は種々の分野で利用されているが、基本的には3つのことに応用可能である。第1は、種々の異なった構造をもつ遺伝子を導入し、遺伝子発現の組織特異性や時期特異性に関与するシスエレメントの同定が行えることである。培養細胞系に比し、個体を構成するすべての細胞のそれも同一染色体上に遺伝子が組み込まれているのでこの解析にきわめて有効である。この情報の収集は、後述する条件的遺伝子破壊においても、Creリコンビナーゼを組織特異的に発現させる必要があるため重要になってきている。第2は、遺伝子の生理機能の解析とヒト疾患モデルマウスの作製と病態解析への応用である。これは、正常または変異をもつ遺伝子を本来発現していない場所で、すなわち異所的に発現させるか、もしくは多量に発現させヒト疾患モデルマウスを作製することをねらったものである。変異といっても、機能が喪失するような劣性変異では効果を期待できない。変異遺伝子産物が害を及ぼす作用を有する優性変異のときにきわめて有効な方法である。第3は、家畜のような大動物を用いた場合でありマウスではあまり意味がないが生理活性物質の生産系としての利用である。ただこれと関連してSV40 large T抗原遺伝子を発現させるか、p53を欠失させた場合、マウスにおける種々の細胞のセルラインの樹立が可能で、これを用いれば物質生産につながりうるといえる。

D. 標的遺伝子組換え法の概要

標的遺伝子組換え gene targetingには既知遺伝子への標的組換えである相同遺伝子組換え法 homologous recombinationと未知遺伝子に対する標的組換えである遺伝子タギング法 gene taggingとがある。前者は相同遺伝子組換えを用いて遺伝子の機能を失わせ表現型との関連を解析する方法である。遺伝子を破壊した時にどのような表現型が出現するかの解析が主として行われている。しかし、最近では単なる遺伝子の破壊のみならず点突然変異等の小さな変異の導入やプロモーター領域の改変、さらには遺伝子の置換、たとえばマウスの遺伝子をヒトの遺伝子で完全に置換してしまうことも可能であり、これらの研究も進展しつつある。一方、遺伝子タギングは遺伝子の単離解析とその破壊を同時に行うことを意図したもので、未知の遺伝子の解析に応用することができる。

E. 相同遺伝子組換え法

相同遺伝子組換えは大きく分けると2つのステップからなる。第1は、in vitroにおけるES細胞への相同組換えである（図3-38）。第2は、このES細胞を用いて生殖キメラマウスを作製することである（図3-39）。

基本的には相同遺伝子部分（少なくとも6kb以上が必要）と選択マーカー遺伝子（通常ネオ耐性遺伝子）部分よりなる組換え体を構築し、電気穿孔法にてES細胞に導入する。ある確率で相同組換えが起こるが、他の遺伝子内に組込まれた場合もG418耐性となるので、相同組換えのESクローンをサザンブロット法かPCR法によって区別する。キメラマウスの作製はES細胞の種類によって8細胞期胚または胚盤胞中にES細胞を注入することによって行う。

F. 条件的遺伝子破壊

ES細胞で遺伝子を破壊し、それを用いてキメラマウスを作成すると、その子孫では受精卵の段階で遺伝子は破壊されている。その遺伝子が発生段階で重要な働きをする場合、2つの遺伝子とも破壊された場合は、胚性致死となり、それ以降のステージでその遺伝子が機能をもっていたとしても解析できない。そこで、特定の組織のみ、あるいは発生のある時期以降にのみ、遺伝子を破壊できるシステムが必要となった。そこで

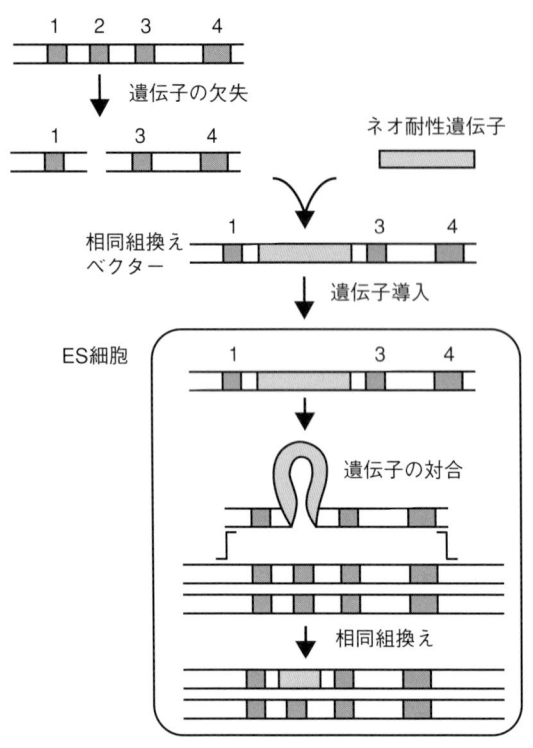

図 3-38 相同遺伝子組換え

原理のみを示した．ES 細胞で発現していない場合は，いわゆる positive-negative 法を使う必要がある．相同組換えベクターを導入すると，ランダムな挿入と相同組換えが起こる．それらの中から相同組換えのものを選択する必要がある．

利用されたのが，バクテリオファージの Cre-loxP 組換えシステムである．Cre というのはリコンビナーゼで，これは loxP という配列を認識しこの部分で組換えを起こす（図 3-40）．原理的には，挿入と切り出しと両方を行うが，哺乳類で使うときには切り出しを目的に行うことが多い．一般的には，loxP 配列をあら

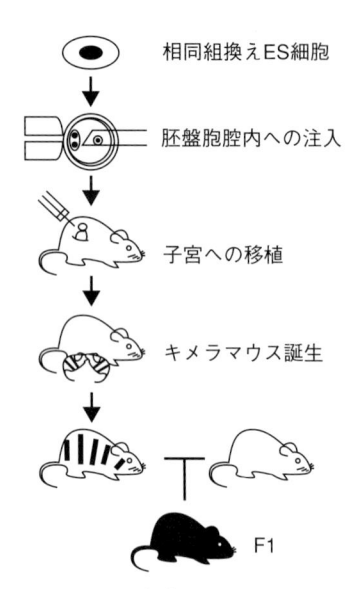

図 3-39 生殖キメラマウス作製

F1 マウスは片側の遺伝子座のみで遺伝子が破壊されているヘテロ接合体である．F1 どうしの交配により，ホモマウスが得られる．

かじめ異なった 2 カ所に挿入したベクターを用いて，ES 細胞への相同組換えを行う．この ES 細胞を用いてキメラマウス作製を行っておく．一方で，Cre を組織特異的に発現するトランスジェニックマウスを作製しておき，両者を交配する．そうすると Cre が発現する組織のみで遺伝子を破壊できることになる．Cre トランスジェニックマウスはいったん作製すれば，種々の loxP マウスに応用できるので，このマウスに関してデータベース化が望まれていた．幸いにも，トロントの Andras Nagy 博士が中心となって現在集計が行われつつあり，すでに 60 以上のトランスジェニックマウスの作製が行われつつある．詳細は，http://www.

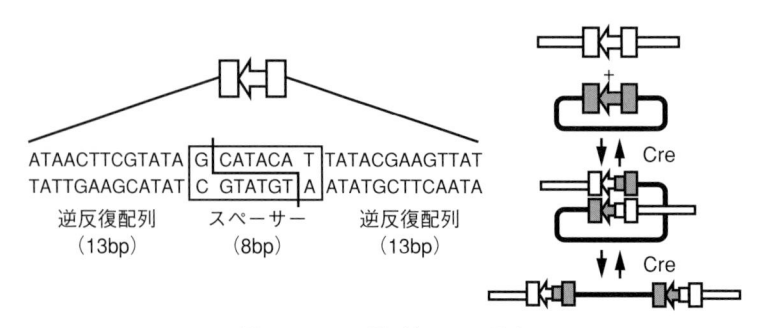

図 3-40 loxP 配列と Cre の反応

Cre は，loxP 配列のスペーサー部分を切断し，挿入または切り出しを行う．
右の図は，反応をわかりやすくするため，loxP 配列の色を違えてある．

mshri.on.ca/nagy/にあるCre transgenic databaseを参照されたい．

G. 相同遺伝子組換え法を用いた研究

現在までに約3000種類の遺伝子破壊マウスが作製されていると思われる．もはやそれらを列挙できないが，「http://tbase.jax.org/」にアクセスして各自で調べられたい．

H. 遺伝子タギング法を用いた解析

遺伝子タギングはマウス内在性遺伝子座位へのトランスジーンのランダムな組込みと定義される．従って，通常のトランスジェニックマウスの作製過程でも起こり，この結果，いわゆる挿入突然変異 insertional mutationを引き起こす．しかし，この方法では偶然を利用するに過ぎず，効率が悪い．そこで遺伝子トラップ法 gene trapが1989年にGosslerらにより開発された（図3-41）．この方法では，マウス内在性遺伝子の下流に組み込まれた時にのみレポーター遺伝子であるlacZが発現できるように，プロモーターのかわりにスプライスアクセプターの配列のみをつけてある．また彼らは，トランスジェニックマウスの系では効率が悪いことからES細胞にトラップベクターを導入し，ES細胞の段階でトラップクローンを選別する方法を開発した．この方法により未知遺伝子への効率よい標的組換えが可能となった．従来法の欠点は，点突然変異等の小さな変異を導入できないことであった．筆者らはいったんトラップによりマウス遺伝子を破壊後に，その部位に遺伝子を挿入する技術，可変型遺伝子トラップ法を開発したので，現在多数のトラップマウスを作製中であり，今後は相同組換えを一つ一つ行うのではなく，すでに作製された遺伝子トラップマウスを利用する時代になると思われる．

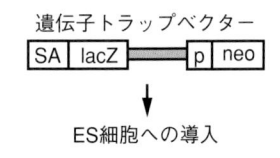

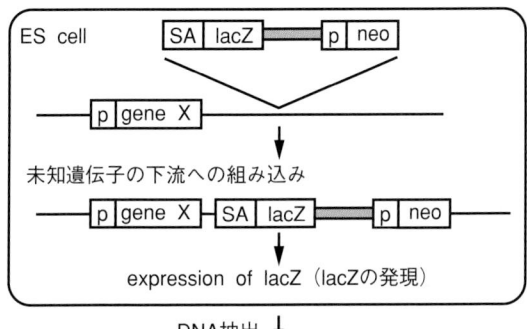

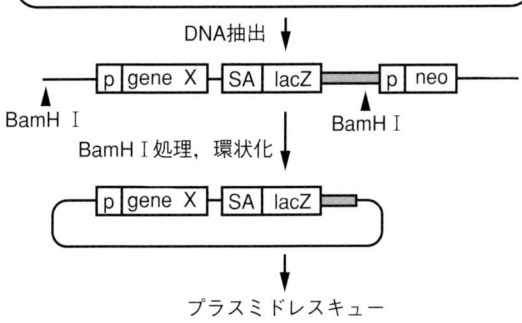

図3-41 遺伝子トラップ法
遺伝子トラップベクターは，ES細胞に導入され，マウス内在性遺伝子の下流に組み込まれたときに，マーカー遺伝子が発現するようにデザインされている．ベクターはプラスミドレスキューに必要な配列も含んでいるので，簡単にマウス遺伝子の一部を単離できる．

I. 疾患モデルの作製は最初のステップ

個体レベルの遺伝子操作を用いて疾患モデルマウスを作製するにあたって，取り違えて認識されていることがあるので，ここでそれを力説しておきたい．すなわち，最終目標は作製した疾患モデル動物を用いて病態解析や新しい治療法の開発を行うことであり，疾患モデル動物の作製は最初のステップにすぎないということである．ことに遺伝学的解析結果から，疾患の発症には遺伝要因と環境要因が関与することは明白で，モデル動物を用いての環境要因等の解析が今後の重要課題となる．

J. 問題点

マウスは必ずしもヒトのモデルとはなりえないことは明らかである．たとえば，HGPRT（hypoxanthine-guanine phosphoribosyltransferase）の欠損によりヒトではLesch-Nyhan症候群という病気になるが，マウスではこの酵素が欠損しても正常である．これはヒトには存在しない尿酸を分解する酵素であるウリカーゼをマウスがもっているためである．しかし，ヒト患者においてキサンチンオキシダーゼ阻害薬であるallopurinol投与によって尿酸を減少させても自虐症といった神経症状は改善されない．このことは，尿酸の上昇が神経症状の原因ではないこと，したがってウリカーゼの存在がHGPRT欠損マウスにおける無症状の

理由ではないことを示唆している．そこで第2の可能性としてヒトとマウスやラット等の齧歯類におけるヌクレオチドプールの違いが考えられた．すなわち，ヒトではHGPRTの酵素活性の方がもう一つのプリン回収経路であるAPRT（adenine phosphoribosyl transferase）よりも圧倒的に高い．しかし，マウスではヒポキサンチンがHGPRTによってもう一度再利用される割合がきわめて低く，APRTの方が重要な役割をはたしていること，したがって，APRT阻害薬である9-ethyladenineをHGPRT欠損マウスに投与することにより神経症状も出ることが報告された．上記以外にもいくつか例があるが，いずれにせよ，ヒトとマウスの違いがかえって本質を理解するのに役立つことを示唆している．

■ 文献

1) 山村研一．マウスからみた分子医学．東京: 南江堂; 1993.
2) Joyner AL. Gene Targeting. Oxford: IRL Press; 1993.
3) Robertson EJ. Teratocarcinoma and embryonic stem cells — a practical approach. Oxford: IRL Press; 1987.
4) 相澤慎一．ジーンターゲティング．東京: 羊土社; 1995.

<山村研一>

7 病因遺伝子の解析

a. 遺伝子マッピング

◆まとめ
1. 疾患感受性の遺伝子をマッピングするためには遺伝マーカーが必須である．様々な遺伝マーカーが開発されてきたが，現在ではSNPおよびマイクロサテライトマーカーが主流であり，それぞれ利点ならびに欠点をもつ．
2. 遺伝性疾患の感受性遺伝子マッピングには，対象となる疾患の遺伝様式を含む疫学データの解析が必要となる．
3. 遺伝マーカーを利用したマッピング方法には連鎖解析，罹患同胞対解析，相関解析などがある．これらは対象とする疾患の遺伝様式，収集するもしくは収集されたサンプルの構造などにより，慎重に判断される．

遺伝学研究に関しヒトをその対象とすることは他の生物よりも明らかに不利である．基本的に実験は不可能であり，夫婦あたりの子の数が少ないなどの理由もある．Morganによりショウジョウバエの染色体地図が初めて作製されたが，これは自由な交配実験があってこそである．これに対し，秀でた遺伝学者達によりその道は開かれつつあった．ある形質，ある遺伝子を染色体上にマッピングするために必須である遺伝マーカーが整備され，これを運用する連鎖解析・罹患同胞対解析などの手法も開発されてきた．そしてその後，疾患に関与する遺伝子が同定されるに至った．

1つの遺伝子座が発症にすべて，もしくは大部分において寄与し，浸透率がきわめて高く，さらに環境要因がほとんど影響しない単一遺伝子疾患の原因遺伝子を同定することは現在ではそれほど困難ではない（患者家系を充分収集できればではあるが）．そのような疾患の多くは罹患率が低く「まれな疾患」であり，またMendel遺伝性を示す場合が多い．一方，多遺伝子座や遺伝的異質性を想定され，さらに浸透率が低く環境要因も寄与する複合遺伝性疾患 complex disease の感受性遺伝子の同定は現在でも困難である．また「ありふれた疾患 common disease」のほとんどはこの複合遺伝性疾患である．単純なMendel遺伝性を示さない「ありふれた疾患」の感受性遺伝子同定への明解なストラテジーは現在でも存在しない．今後は患者数も多く，社会的にも問題視される，この複合遺伝性疾患の感受性遺伝子マッピングが注目されていくと考えられる．

ヒトゲノムの全塩基配列決定の完了が間近にせまった現在，今後の「ポストゲノムシークエンシング」としての大きな課題の一つは，同定された遺伝子の機能解析であることは間違いない．そのための有力なアプローチである，ある遺伝的多型とヒトでみられる個性的な生物現象との相関を追及することは，遺伝子とヒトがしめす表現型の機能的因果関係，たとえば疾患についてはその遺伝要因を解明することが可能となると考えられる．したがって，多大な労力・時間を投入して獲得したヒトゲノム配列をいかに疾患感受性遺伝子のマッピングに利用するかが大きな問題となる．

A. 遺伝マーカー

ヒトの遺伝マーカーは古くは血液型に代表される蛋白質多型が用いられていた．しかしながら，表現型から遺伝子型が推定できない場合もあり，全染色体に配置することが実質的に不可能である．また，白血球型抗原も遺伝マーカーとして利用され，多型性にきわめて富むことから優秀な遺伝マーカーではあるが，染色体位置が限定されてしまうため，特定の位置（第6染色体短腕部）しか検定できない致命的な欠点をもつ．

DNAマーカーとして初めて設定された遺伝マーカーは制限断片長多型 restriction fragment length polymorphism（RFLP）である．これはゲノムDNA上に存在する微細な塩基変化を制限酵素による切断と標識DNA（プローブ）との相補的結合（サザンブロッティング法）で検出するものである．しかしこのサザンブロッティング法は，個体ごとに必要となるDNA量が膨大であったが，現在ではPCR法を応用しているためその問題は解決された．しかし，マーカー

としての情報量が限られ（基本的に2対立遺伝子），RFLPプローブを用いて作製されたヒトゲノム地図はその解像度が平均10cMもあり，遺伝子をマッピングするには不充分であった．

その後のマーカー開発はマーカーの多型性およびヘテロ接合率が高いこと（1個の遺伝子座に多くの対立遺伝子が存在し，それらが多くの個体でヘテロ接合になっていること），またこれを検出する方法が簡便であることという遺伝学的および技術的な2つの条件に照らして爆発的な勢いで進められてきた．

現在では遺伝子のマッピングに関し主に利用されているのはマイクロサテライトマーカーとSNP（single nucleotide polymorphism）マーカーである．

1. マイクロサテライトマーカー

ゲノム中には短い縦列反復配列が存在することが知られ，これらの中で1bp～13bp程度の最も短い反復配列をマイクロサテライト配列とよぶ．このマイクロサテライト配列には高度な多型性を示し，ゲノム中に約3%含まれ，比較的偏りなく散在する．さらにこの多型を検出するにはPCR法を利用することが可能であり，またプライマーを蛍光標識することにより，シークエンサーで簡便でかつハイスループットな解析が可能であることから，現在では遺伝子マッピングに汎用されている（図3-42）．

2. SNPマーカー

SNPマーカーはマーカー開発の中で最後に登場したものであるが，SNPマーカーで観察しているものは1塩基置換であるので，解析方法は異なっても遺伝学的理論はRFLPと同様である．しかしこのマーカーには古典的なRFLPマーカーも含まれるが，塩基の置換だけではなく欠失および挿入も含まれている．このSNPマーカーが注目されている理由のひとつは，ゲノムDNA中に最も豊富に存在すると期待されているからであった．一方，マイクロアレイによる解析は目的のDNAを微細にスポットするという技術によって実現される．1個のスポットが数十μmと微小であることから大量のサンプルDNAをアレイ上にスポットでき，かつそれを集積して扱えることから，SNPを安価かつ簡便，迅速に検出することが可能となる．

B. 疾患のタイプ

遺伝性疾患を大別すると，Mendel・非Mendel遺伝性疾患となるが，その特性を分類すると図3-43のようになる．もちろん，様々な疾患が明確に2種に分類できるわけではなく，各パラメーターにおいて連続的である．

この両者の差は本質的には原因遺伝子の数と疾患に対するその効果の強さに依存する．まれな疾患の場合，原因遺伝子の数が少なくまた強い効果をもつために，マーカー遺伝子型と疾患表現型の分離と伝達のパターンがMendel遺伝性に漸近し，その特性を利用して特定の染色体部分に原因を帰結しやすい（Mendel遺伝性疾患）．逆の見方をすれば，疾患表現型を目印として，家系内でそれと共伝達される特定のマーカー遺伝子型をみつけることが比較的たやすいとも考えることができる．

一方で，非Mendel遺伝性疾患の場合には，原因遺伝子の種類が多くその効果も弱いために，家系内で充分な疾患表現型を得られず，また多くのマーカーとの対応付けが必要となって，追跡が困難になる．疾患表現型と原因遺伝子の対応が一意ではないことから，こ

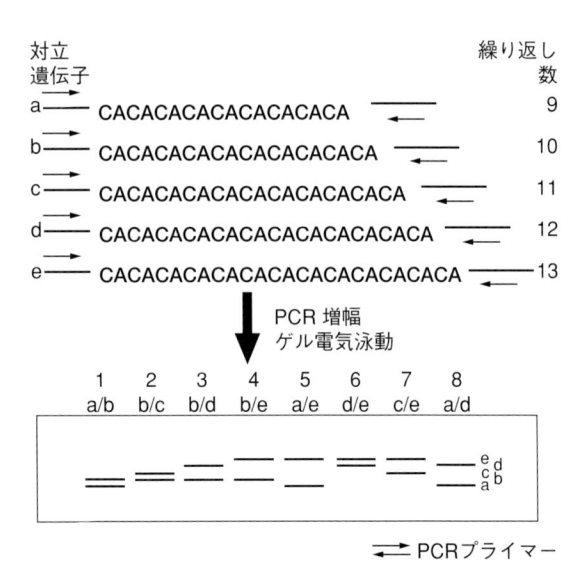

図3-42 マイクロサテライトマーカーの対立遺伝子タイピングの原理

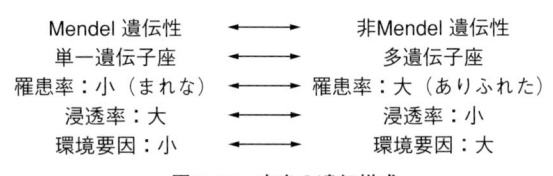

図3-43 疾患の遺伝様式

のような遺伝子を原因遺伝子とはよばず，疾患の感受性を規定するという意味で感受性遺伝子とよぶ．

では，この非Mendel遺伝性疾患が実際に遺伝性を示すか否かを判断する場合に，その疾患の疫学データを調査する必要がある．この疫学データとして重要なものは，集団での発症率と家系内での発症率であり，この両発症率を比較することによって遺伝性の有無が推定される．疾患が遺伝性をもつならば，疾患を遺伝する家系内での発症率は，集団全体での発症率よりも高くなると期待されるからである．さらに家系内集積性と並んで重要となる疫学データに，一卵性双生児と二卵性双生児における各ペアでの発症一致率（双生児がともに罹患する率）がある．対象とする疾患に遺伝性がない場合，両ペアの一致率はほぼ同程度の低い値になるが，遺伝性が強まるほど両双生児における一致率が高くなり，特に一卵性双生児における一致率が高くなる．これは，一卵性双生児では遺伝的背景が二卵性双生児よりも均質であるという経験則から期待される．

C．遺伝子マッピング法

1．連鎖解析

Mendel遺伝性を示す疾患の原因遺伝子検索にはこの連鎖解析が威力を発揮する．DNA多型を用いて最初に原因遺伝子を突き止めたのは連鎖解析によるHuntington舞踏病の解析であった．その後，囊胞性線維症など様々なMendel遺伝性疾患の原因遺伝子が同定された．連鎖解析は対象とする疾患とマーカー対立遺伝子の共伝達率および分離比を観察し，その相対位置と遺伝的距離を計測する方法である．疾患の原因遺伝子座とマーカー遺伝子座とが染色体上で近くに存在していれば，共伝達率は偶然に期待されるよりも高い頻度となる．逆に高率に共伝達されていた両遺伝子座が染色体組換えによって分離すれば，その分離比から相対距離が計測できる．これらは2つの遺伝子座が連鎖している尤度を用いた最大尤度法にて解析される．また連鎖および非連鎖でそれぞれ仮定した場合での観察された遺伝子型の尤度の比の対数を取った値（lodスコア）を連鎖の基準とすることが多い．

この方法は少数の疾患家系を用いることで解析が可能なため，他の解析方法よりサンプル収集の労力が少ない利点がある．しかし疾患の遺伝モデル（Mendel遺伝様式，疾患原因遺伝子頻度，浸透率など）が必要となるため，非Mendel遺伝性疾患は遺伝モデルを仮定することがきわめて困難であるため，連鎖解析には不向きである．またサンプル内での減数分裂をそれほど多く観察するわけではないため，マッピング可能な領域は1Mb程度が限界で，この手法単独ではこれ以上原因遺伝子に近づくことができない．

2．罹患同胞対解析

非Mendel遺伝性疾患ではマーカー遺伝子型と疾患表現型の関係が崩れやすく，少数の大家系内で遺伝子型と表現型の対応を追跡する連鎖解析では適用が困難である．そこで罹患同胞対 affected sib pair を巧妙に用いた，必ずしもMendel遺伝様式を事前に必要としないノンパラメトリックな連鎖解析法が開発された．罹患同胞対法では，疾患を発症した多数の同胞対におけるマーカー対立遺伝子（あるいはハプロタイプ）共有の期待値からの偏差を指標にする．すなわち，疾患と連鎖しない染色体領域に存在するマーカーでは，同胞対内で母親もしくは父親由来の対立遺伝子を2個，1個，0個共有する確立は25%，50%，25%であるが，疾患感受性遺伝子座と連鎖するマーカーについては，同じ対立遺伝子を共有する確率が連鎖のない場合よりも高く偏るという期待にもとづく．このような偏差を多数の同胞対間で検査し，連鎖の尤度を検定する（図3-44）．

この方法では，すでに疾患表現型をもつ同胞対内でのマーカー対立遺伝子の挙動を独立に観察するので，ゲノム全体に配置した多数のマーカーで同時に複数の遺伝子座を対象にして観察を行うことができる．この利点をもって，近年，非Mendel遺伝性疾患の遺伝子マッピングの主流になっている．しかしながら，その欠点として，2世代での減数分裂しか観察できないので解像度が低く（通常10cM），感受性領域のさらなる絞り込みに労力を要する．また2世代での組換えに依存したわずかな偏差を指標にするので検出力もそれ程高く維持できない．この検出力の低さは，遺伝子効果の低い疾患感受性遺伝子座の多くを取り逃してしまう可能性があることを意味している．検出力を高めるには，多数の同胞対を集める必要があるが，両親と罹患同胞対というサンプル構造をもった家系を集めることは困難である．

```
対立遺伝子数≧4，両親はいずれもヘテロ接合で互いに同じ遺伝子は共有しないと仮定

                  a, b, c, d（対立遺伝子）
                  ab X cd（交配型）

          ac, ad, bc, bd（遺伝子型）―組み合わせは16通り

    両親の遺伝子2個共有：（ac, ac），（ad, ad），（bc, bc），（bd, bd）
    両親の遺伝子0個共有：（ac, bd），（ad, bc），（bc, ad），（bd, ac）
          両親の遺伝子1個共有：上記以外8通り

2，1，0個同祖遺伝子を共有する確率：1/4，1/2，1/4共有する同祖遺伝子の数を同胞
対毎に数えて，集めた同胞対を

          X：Y：Z＝0.25：0.5：0.25の比に分類できる．

対象の疾患感受性遺伝子がマーカーと連鎖していなければ，共有する同祖遺伝子の数
による同胞対の比は
                  X：Y：Z＝0.25：0.5：0.25
であることが期待される．

しかし，密に連鎖している場合はこの比が異なってくる．
稀な優性遺伝であれば  X：Y：Z＝0.5：0.5：0，
稀な劣勢遺伝であれば  X：Y：Z＝1：0：0，
であることが期待される．
```

図3-44　罹患同胞対解析の原理

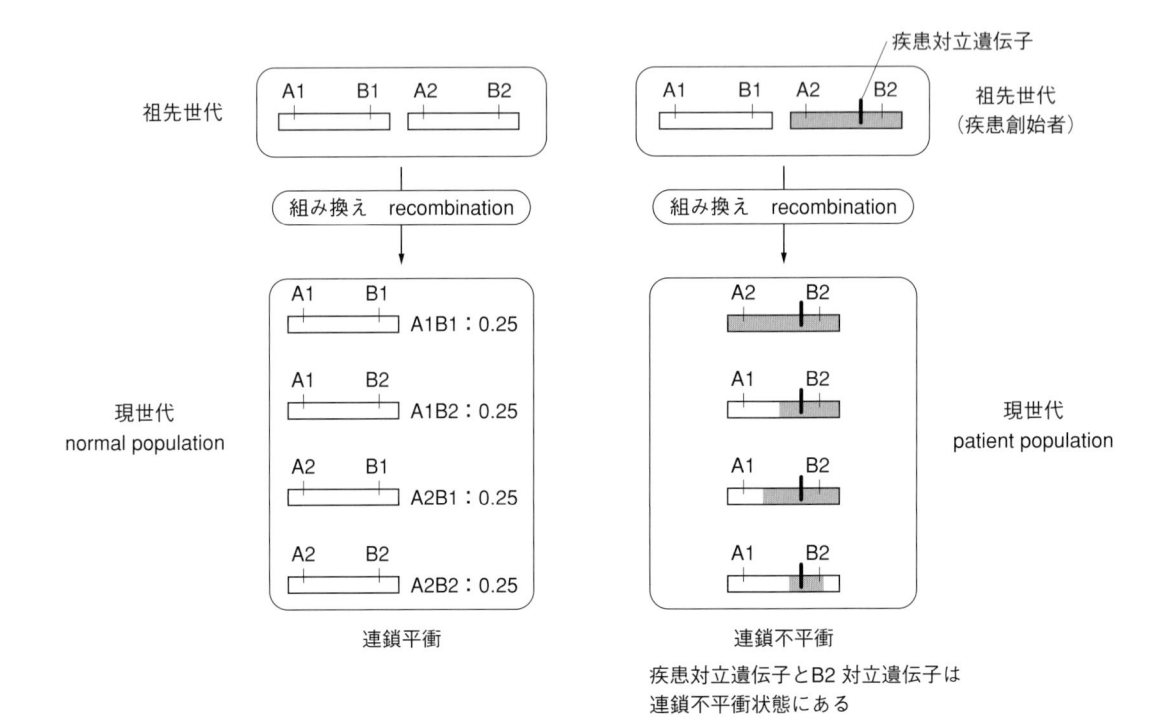

図3-45　連鎖不平衡概念図

3. 相関解析

　非Mendel遺伝性疾患の遺伝学的解析で，罹患同胞対解析に代わる方法として提唱されたのは，相関解析であった．この方法自体は目新しい方法ではなく，連鎖解析よりも古くから利用されてきた．相関解析は疾患遺伝子と近傍のマーカー対立遺伝子が，両遺伝子座の距離に依存して集団中で共伝達されやすくなることを期待している．異なる遺伝子座の対立遺伝子の相引関係が手段中で平衡に達しているとする仮定からの偏り（不平衡状態）を検定するので，連鎖不平衡解析ともよばれている．

　図3-45にその原理を示す．連鎖平衡を健常者集団，連鎖不平衡を患者集団とする．健常者集団の祖先世代においてA1，B1の対立遺伝子をもつ染色体，A2，B2の対立遺伝子をもつ染色体しか存在しないとする．しかし，世代を経るごとに組み換えが生じ，A1B1/A1B2/A2B1/A2B2それぞれの染色体が発生する．またここでこの集団が充分に大きく，すべての突然変異が起きた後に充分に時間が経ち，さらに対立遺伝子頻度に変化がなければ連鎖平衡が達成できると予想される．ここで疾患集団中で祖先世代に疾患対立遺伝子が突然変異にて生じ，健常者集団と同様に時間が経過し，またこの疾患対立遺伝子が組み換えが発生しても分離しにくいほどB遺伝子座の近傍にあったと仮定する．現世代においてA遺伝子座およびB遺伝子座を両集団で検査し，両遺伝子座の対立遺伝子頻度を両集団間で比較すれば，患者集団中におけるB2対立遺伝子の頻度が有意に健常者集団より高いはずである．

　この方法は行程が簡便で，解像度と検出力が高いことから好んで用いられているが，一方で，行った検定数に依存して偽陽性が生じやすく，多くのマーカーを用いて確実な結果を得ることは不可能であると考えられていた．しかしながら，近年になりゲノム中に多くの遺伝マーカーを配置して相関解析を行うモデルが提唱された．とりわけ，弱い効果しかもたないと予想される非Mendel遺伝性疾患の感受性遺伝子のマッピングは，罹患同胞対解析では充分な検出力を維持するには不可能なほど多くのサンプル数を必要とし，サンプル数が少なければほとんどの感受性遺伝子を取り逃してしまうが，相関解析では妥当なサンプル数でこれを行えると試算されている．しかしながら，対象とする集団の遺伝的背景が異なっているなど，サンプル集団の構造に起因する偽陽性の問題など，まだクリアしなければならない点も多い．

■ 文献

1) Risch N, et al. The future of genetic studies of complex human diseases. Science 1996; 273: 1516-7.
2) 岡本浩一，他．ゲノムワイド相関解析による乾癬感受性遺伝子の探索．In: 鎌谷直之，編．ポストゲノム時代の遺伝統計学．東京：羊土社；2001. p.47-57.
3) Muller-Myhsok B, et al. Genetic analysis of complex diseases. Science 1997; 275: 1328-9.
4) Collins FS, et al. Variations on a theme: cataloging human DNA sequence variation. Science 1997; 278: 1580-1.
5) Abel L, et al. Maximum-likelihood expression of the transmission/disequilibrium test and power considerations. Am J Hum Genet 1998; 63: 664-7.

<岡　晃　猪子英俊>

b. ポジショナルクローニングとファンクショナルクローニング

◆まとめ
1. 病因遺伝子を単離する方法にはPCとFCの2つのアプローチがあり，最近はPCの変法であるポジショナル候補遺伝子クローニングの報告が多い．
2. PCの流れは，患者家系収集，多型マーカーの遺伝子型決定，連鎖分析，座位決定，候補遺伝子単離，患者特異的遺伝子変異の同定となる．
3. FCの流れは，患者収集，蛋白情報からcDNAライブラリーの作製，cDNAスクリーニング，病因遺伝子同定となる．

遺伝病の病因遺伝子を単離する手法には，ポジショナルクローニング positional cloning（位置的クローニング，以下PCと略す）とファンクショナルクローニング functional cloning（機能的クローニング，以下FCと略す）という，アプローチ方法が正反対の2つの流れがある（図3-46）．歴史的には，FCの方が古く，PCは以前は逆行遺伝学 reverse genetics（1986年にOrkin SHが提唱）とよばれていたが，1992年Collins FSによりPCといい換えられ今日に至っている．病因となる蛋白質あるいは生理生化学的異常自体不明な場合が多く，最近ではヒトゲノム計画による遺伝子情報に基づき，未知の疾患遺伝子がPCによって続々とクローニングされている．表3-5にPCによって判明した主な単一遺伝子病を年表として示した．

A. ポジショナルクローニング（PC）

PCは遺伝子マーカー（DNAマーカー）を用いた連鎖分析に基づいて原因遺伝子の染色体座位を決定するところから名づけられた．図3-47にPCの流れを示す．疾患と強く連鎖するDNAマーカーをみつけ，ウォーキングやジャンピングにより候補遺伝子を単離する．病因遺伝子かどうかの判定は，他の生物種間で保存されている，症状を示す臓器にmRNAの発現がみられる，その遺伝子内に患者のみに認められる変異がある，などによって行われる．

1. 連鎖分析 linkage analysis

連鎖分析とは遺伝病家系を用いて，疾患と遺伝子マーカーとの間で組み換えの頻度を計算し，その疾患をゲノム上に位置づける作業をいう．この際に必要なのは，複数の患者を有する家系と遺伝子マーカー，さらにロッド値を算出するためのコンピュータープログラムである．連鎖分析法では，2つのマーカー間で100回の減数分裂の間に1回の割合で組み換え

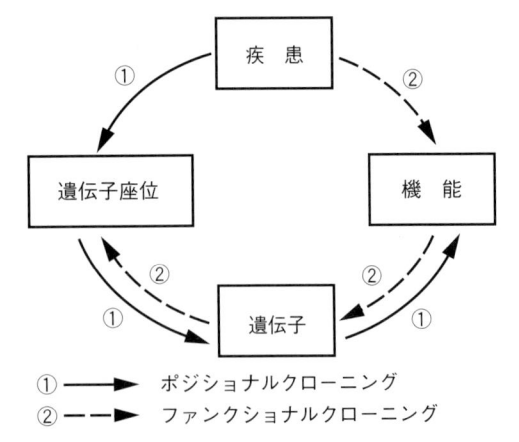

図3-46 ポジショナルクローニング（位置的クローニング）とファンクショナルクローニング（機能的クローニング）の対比

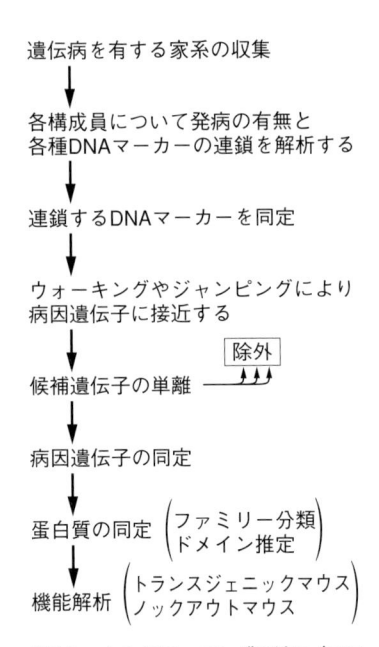

図3-47 ポジショナルクローニングの流れ（フローチャート）

表3-5 ポジショナルクローニングによって原因遺伝子が単離された単一遺伝子病

1986年 慢性肉芽腫症	QT延長症候群	原発性肺高血圧症
Duchenne型筋ジストロフィー症	Barth症候群	McKusick-Kaufman症候群
網膜芽細胞腫	Simpson-Golabi-Behmel症候群	（Bardet-Biedl症候群6型）
1989年 嚢胞性線維症	Werner症候群	Camurati-Engelmann病
1990年 Wilms腫瘍	X連鎖網膜色素変性症	脊髄小脳失調症10型
神経線維腫症1型	多発性嚢胞腎2型	2型糖尿病
精巣決定因子	基底細胞母斑症候群	2001年 前立腺癌
先天性脈絡膜欠如	X連鎖筋細管ミオパチー	Crohn病
1991年 脆弱X症候群A	脊髄小脳失調症2型	家族性WPW症候群
家族性大腸ポリポーシス	無汗性外胚葉性形成異常	Bardet-Biedl症候群4型
Kallmann症候群	ヘモクロマトーシス	網膜色素変性症13型
先天性無虹彩症	Chediak-東症候群	筋強直性ジストロフィー2型
1992年 筋強直性ジストロフィー症	Rieger症候群	ミオクローヌス・ジストニア症候群
Lowe症候群	家族性糖尿病MODY3型	Usher症候群3型
Norrie病	1997年 Holt-Oram症候群	低アルブミン血症性早発型
1993年 Menkes病	Angelman症候群	小脳失調症
X連鎖無ガンマグロブリン血症	若年性緑内障	血栓性血小板減少性紫斑病
グリセロールキナーゼ欠損症	Stargardt病	2002年 Charcot-Marie-Tooth病4A型
副腎白質ジストロフィー症	多内分泌腺腫瘍症1型	不動繊毛症候群
神経線維腫症2型	Niemann Pick病C型	常染色体劣性多発性嚢胞腎
Huntington病	Alagille症候群	肢帯型筋ジストロフィー2H型
von Hippel-Lindau病	家族性地中海熱	Sotos症候群
脊髄小脳失調症1型	結節性硬化症1型	先天性全般リポジストロフィー
無脳回症	ねじれ失調症1型	Alström症候群
Wilson病	脊髄小脳失調症7型	遺伝性痙性対麻痺（SPG13）
結節性硬化症2型	Opitz症候群	腸性先端皮膚炎
1994年 McLeod症候群	Pendred症候群	気管支喘息（ADAM33）
多発性嚢胞腎1型	X連鎖内臓逆位	Troyer症候群
歯状核赤核淡蒼球ルイ体萎縮症	自己免疫性多腺性内分泌不全症1型	Bardet-Biedl症候群1型
脆弱X症候群E	X連鎖若年性網膜分離症	Van der Woude症候群
軟骨無形成症	先天性ネフローゼ症候群	家族性浸出性硝子体網膜症
Wiskott-Aldrich症候群	シスチン症（Fanconi症候群）	軟骨石灰化症
家族性乳癌1型	1998年 若年性パーキンソニズム	X連鎖滑脳症
変形性小人症	肢帯型筋ジストロフィー2B型	Walker-Warburg症候群
Aarskog-Scott症候群	福山型先天性筋ジストロフィー	疣贅状表皮発育異常症
先天性副腎形成不全	眼咽頭型筋ジストロフィー	HPT-JT症候群
Emery-Dreifuss型筋ジストロフィー	Peutz-Jeghers症候群	2003年 家族性Parkinson病（NR4A2）
Machado-Joseph病	X連鎖滑脳症	多発性嚢胞肝
1995年 脊髄性筋萎縮症	Lafora病	遠位関節拘縮症候群
点状骨端形成異常	Wolfram症候群	Charcot-Marie-Tooth病2B型
肢帯型筋ジストロフィー2A	神経セロイドリポフスチン症	（リピート伸長を伴わない）優性
眼白子症	Nijmegen染色体不安定症候群	遺伝性脊髄小脳失調症（PKCγ）
毛細血管拡張性運動失調症	1999年 Darier病	Kindler症候群
家族性Alzheimer病2型	成人型シトルリン血症2型	家族性SPMA（dynactin）
家族性Alzheimer病3型	Tangier病	無眼球症
低リン酸血症性くる病	Rett症候群	Seckel症候群
遺伝性多発性外骨腫症	優性遺伝性痙性対麻痺	特発性全汎てんかん（IGE）
Bloom症候群	2000年 Hailey-Hailey病	Charcot-Marie-Tooth病2D型/
家族性乳癌2型	肢帯型筋ジストロフィー2G型	遠位型SMA5型
1996年 Friedreich失調症	Charcot-Marie-Tooth病1A型	WHIM症候群
進行性ミオクローヌスてんかん	肢帯型筋ジストロフィー1A型	Hutchinson-Gilford progeria
Treacher-Collins症候群	ムコリピドーシス4型	症候群

が生じる距離を1地図単位 map unit または1センチモルガン centi-morgan（cM）とよび，約1メガベース（Mb: 1000kb）に相当する．この範囲には，平均30〜40個の発現遺伝子があると考えられる．各種マーカー間の距離を計算して連鎖地図を作成する．具体的には，最大のロッド値（Zmax）を示す時の組み換え率（θ max）が2つのマーカー間の距離となる．

2. 遺伝子マーカー

集団の中で1%以上の頻度で多型が存在する遺伝子座位は，多型性座位と定義され，そのマーカーを多型性マーカーと称する．多型性DNAマーカーには，SNP（スニップ，single nucleotide polymorphism，一塩基多型），マイクロサテライト（microsatellite），VNTR（variable number of tandem repeat）などがある．

SNPはヒトゲノム中で最も多い多型であり，数百bpから千bpあたり1カ所の割合で存在する．SNPの一種であるRFLP（restriction fragment length polymorphism）は高分子量DNAを制限酵素で切断し，DNAプローブとサザンハイブリダイゼーションした時に出現する断片の長さの多型である．点突然変異であるため対立遺伝子が2種の場合が多い．変法としてPCRを利用したPCR-RFLP法やASO（allele specific oligonucleotide）を利用したドットブロットハイブリダイゼーションがある．マイクロサテライトは1単位が7 bpまでの反復配列多型で，ゲノム中に10万コピー存在し，きわめて多型に富む．反復配列にはモノヌクレオチド（AAA…など），ジヌクレオチド（CA，TA，CGなど），トリヌクレオチド（CAG，CGGなど），テトラヌクレオチド（TAAAなど），ペンタヌクレオチドなどの種類があり，その内CAリピートを中心とした各マーカーの情報はGenethon（Webサイトは http://www.genethon.fr）からインターネットで得られる．VNTRはミニサテライトともよばれ，7〜40bpの短い単位の反復配列数に変異があり，高多型性で情報量に富むが，遺伝子座位が染色体上の末端側に分布し，偏っているのが欠点である．

3. 病因遺伝子の同定

遺伝子座位が決定されれば，隣接する遺伝子断片をできるだけ多く単離して，連鎖地図 linkage map と物理的地図 physical map を完成させる．次のステップは疾患と連鎖不平衡にあるマーカーを含む領域をクローン化することであり，巨大領域のクローニングには以前はYAC（酵母人工染色体）が用いられたが，最近はキメラクローンの少ないBAC（バクテリア人工染色体）やPAC（P1ファージ由来人工染色体）を用いる．クローン化したDNA断片は，コスミドやファージにサブクローニングし，候補遺伝子の同定のためのプローブとして利用する．候補遺伝子単離のための方法として，①他の生物種間で保存されている領域の検出，②CpG島の検出，③エクソントラッピング法などがある．

①は遺伝子が進化の過程で保存されることが多いことを利用するもので，BACやPACからサブクローニングしたDNAをプローブとして，いろいろな生物のゲノムDNAに対してサザンハイブリダイゼーション（zoo blotting）を行って，種をこえて保存されている配列をみつける．②は遺伝子の5′末端にはメチル化されていない CpG配列に富む領域が存在することを利用するもので，Not IなどGC豊富な配列を認識する制限酵素によって切断される部位の集中している領域を解析する．③は人工的なスプライスドナー/アクセプター部位をもつベクターを利用してエクソンを検出するものである．

こうして得られた候補遺伝子について，健常者と患者の間で塩基配列を比較して患者に特異的な変異がみつかればほぼ病因遺伝子ということになる．

ここでPCの実例として嚢胞性線維症（CF）遺伝子について簡単に述べる．

1985年にCF遺伝子座位が第7染色体長腕上にあるDNAマーカー D7S15の近傍約15cMの位置にあることがわかった．以後第7染色体上のDNAマーカーとの連鎖分析が行われ，CF座位はMETとD7S8の間にせばめられた．雑種細胞を利用して数多くのDNAマーカーが単離され，CF座位近傍の連鎖地図は精度を増していき，MET-D7S122-D7S23-D7S399-D7S424-D7S8の順にマーカーが位置づけられCF座位はD7S23とD7S8の間にあることがわかった．候補遺伝子単離のため上記①や②が活用された．コスミドやファージを使ってのジャンピングとウォーキングが CF座位周辺約280kbの領域にわたって行われ，候補遺伝子がいくつか単離されたが，患者特異的変異はみつからなかった．カナダのTsui LCのグループはこつこつ

とマーカーの単離と座位の絞り込みを行い，1989年汗腺細胞のcDNAライブラリーをスクリーニングして，数個のcDNAを得，その内1つに患者特異的欠失 ΔF508（508番目のフェニルアラニンの欠損）を証明し，ついに原因遺伝子CFTRがクローニングされた．

4. 今後の展望

ヒトゲノム計画による全ゲノム概要配列（draft sequence）の解明とともに，最近はポジショナル候補遺伝子アプローチによる単一遺伝病の病因遺伝子が同定されている（表3-5参照）．

B. ファンクショナルクローニング（FC）

従来から伝統的に行われてきたFCは，疾患を引き起こす原因蛋白質（多くは酵素）が知られ，機能既知のものに応用されてきた方法である．図3-48にFCの流れを示すが，蛋白質の抗体やアミノ酸配列などの情報を利用して，そこから逆算したDNA配列を頼りに遺伝子ライブラリーから病因遺伝子をつりあげる．

1. cDNAライブラリの作製

FCは蛋白質の情報を基にした遺伝子クローニングであるから，cDNAのクローニングのためにcDNAライブラリが必要である．まず目的とする蛋白質を大量に発現している細胞からmRNAを抽出し，逆転写酵素でDNAの配列に置き換える．これらをファージやプラスミドに組み込んだcDNAクローンの集団（cDNAライブラリ）を作る．よいライブラリのためには，①充分に長いmRNAのコピーをもつこと，②その細胞のもつmRNAの分布を忠実に反映していること，などが必要である．

2. cDNAのスクリーニング

以下に代表的なスクリーニングの方法を述べる．

①アミノ酸配列が既知の場合

合成DNAで直接スクリーニング（cDNAライブラリ）したり，PCRを利用してプローブを作ってからスクリーニングする場合がある．図3-49に前者の例を示す．蛋白質からアミノ酸配列を決定する方法として，最近では質量分析を利用したペプチドマスフィンガープリンティング（MALDI-TOF/MS：マトリックス支援レーザー脱離イオン化法-飛行時間型質量分析法，など）が主役となりつつある．

②類似のcDNAクローンが得られている場合

同じファミリーの遺伝子や他の生物種からの同族蛋白質のcDNAがすでに得られていれば，充分長いため塩基配列のかなりの不一致があってもハイブリダイズする．

③抗体を用いて検出する場合

大腸菌内でcDNAのコードする蛋白質を合成させ，抗体を使ってスクリーニングする（Western blotting）．

④その他，動物細胞で発現させてスクリーニングしたり，他細胞の形質転換を利用する方法などがある．

3. 病因遺伝子の同定

cDNAが同定された後は，全塩基配列，アミノ酸，分子量が判明し，cDNAをプローブとして遺伝子座位が決められ，ゲノムDNAのクローニング，個々の患者における変異の同定という手順を踏む．

ここでFCの実例としてフェニルケトン尿症遺伝子について簡略に述べる．

フェニルケトン尿症は，フェニルアラニンをチロシンに転化するフェニルアラニン水酸化酵素（肝臓のみに発現）の酵素異常によって起こる先天性代謝異常症である．1982年米国のWooらが，抗体を使ってラットのフェニルアラニン水酸化酵素をコードするmRNAを精製し，cDNAを合成することによってクローニングを行った．彼らはこのラットcDNAをプローブとしてヒト肝cDNAライブラリをスクリーニングし，最終的に2.4kbのヒトcDNAクローンを得た（1985年）．cDNAの塩基配列により，本酵素は451個

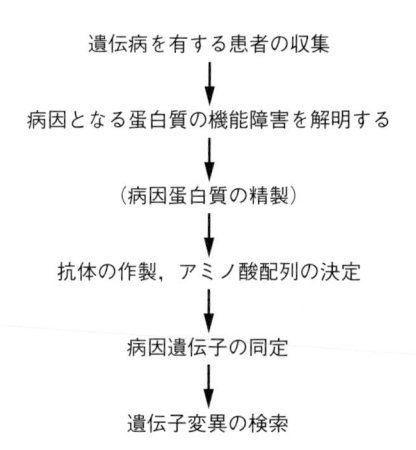

```
遺伝病を有する患者の収集
        ↓
病因となる蛋白質の機能障害を解明する
        ↓
    （病因蛋白質の精製）
        ↓
   抗体の作製，アミノ酸配列の決定
        ↓
     病因遺伝子の同定
        ↓
     遺伝子変異の検索
```

図3-48　ファンクショナルクローニングの流れ（フローチャート）

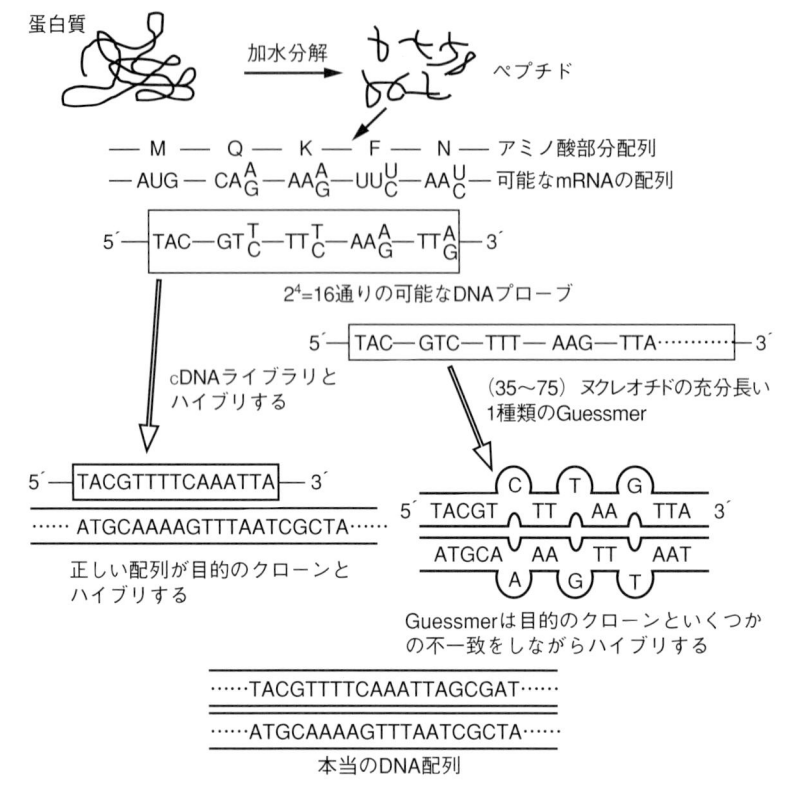

図3-49 合成オリゴヌクレオチドプローブを利用したcDNAライブラリのスクリーニング
まず蛋白質中の5～6アミノ酸配列から，そのペプチド部分をコードすることが可能なあらゆるmRNAの配列を拾い出し，それらすべてに相補的なオリゴヌクレオチドの混合物を合成する．変法として1種類の長いオリゴヌクレオチドを合成してもよい．これらのプローブをcDNAライブラリとハイブリダイズさせて，本当のDNA配列を検出する．

のアミノ酸からなり，その分子量は51900ダルトンであることがわかった．次にこのcDNAをプローブとして遺伝子座位が決められた．ヒトとマウス，ヒトとハムスターの雑種細胞を用いる方法と，in situハイブリダイゼーションにより，座位は12q22-24.1であることがわかり，その後ゲノムDNAもクローニングされ，全長約90kb，13個のエクソンをもつことがわかった．また患者のほとんどは点突然変異であることが証明された．

■ 文献
1) Collins FS. Positional cloning. Let's not call it reverse anymore. Nature Genet 1992; 1: 3.
2) 佐々木博己, 編. 改訂バイオ実験の進めかた. 8. ゲノム研究時代の網羅的遺伝子研究. 東京: 羊土社; 2001.
3) Rommens JM, Iannuzzi MC, Kerem BS, et al. Identification of the cystic fibrosis gene. chromosome walking and jumping. Science 1989; 245: 1059.
4) 村松正美, 監修, 林崎良英, 岡崎康司, 近藤伸二, 編. 解読されたゲノム情報をどう活かすか: 第8章. 疾患遺伝子とポジショナルキャンデデートクローニング. 現代化学 2001; 増刊 40.
5) 春日雅人, 平井久丸, 編. 病気の分子医学. 東京: 共立出版; 2000.

〈山縣英久　三木哲郎〉

c. 遺伝子診断とゲノムタイピング法

◆まとめ
1. 遺伝子診断とは，染色体や遺伝子の変異（多型）を観察し，疾患との関連を明らかにすることである．さまざまな疾患の分類あるいは原因究明に，各種の遺伝子診断の技術が利用されている．
2. DNA塩基配列上の多型には，大きくわけて，①繰り返し多型，②挿入・欠失多型，③一塩基多型の3種類があり，この遺伝的多型の組み合わせが個体や細胞の「遺伝的個性」を決定する．
3. 近年では，遺伝的多型から，各個人の生活習慣病などに対する「かかりやすさ」の診断，あるいは薬剤に対する応答性などの診断につなげていこうとする研究が盛んに行われている．
4. 遺伝的多型の検出にはさまざまな技法があり，それぞれ目的に応じて用いられている．

遺伝子診断とは，臨床的には，染色体や遺伝子の変異を観察し疾患との関連を明らかにすることである．さまざまな疾患の分類や原因の究明に，各種の遺伝子診断の技術が利用されている．遺伝子診断に用いられる「遺伝子の変異」とは，個体におけるひとつの体細胞に由来する変異をもつ場合（体細胞突然変異）と，生殖細胞に由来する変異，すなわち全身すべての細胞において同様な変異をもつ場合（生殖細胞突然変異）とに区別される．前者として，腫瘍細胞などがあげられる．たとえば，神経芽細胞腫において，しばしば癌遺伝子のひとつであるN-myc遺伝子のコピー数が増加しているような変異がみられ，そのコピー数が多いほど予後がよくないことが知られている．また後者として，Down症などの染色体異常やHuntington病などのいわゆる遺伝病があげられる．

遺伝子上の変異（頻度1%以上のものを多型とよぶ）は世代を経て綿々と受け継がれる．また，生殖細胞に突然変異が生じることで，遺伝子上の変異は少しずつ蓄積される．我々のゲノム中にはこれらの変異（多型）があり，そのため個人ごとに異なる多種多様な「遺伝的個性」が存在している．このゲノム上の遺伝的個性こそが，たとえばアルコールに強いといった性質や，疾患に対する感受性のような「個人差」を規定する要素のひとつである．

遺伝子上の多型には，大きくわけて3種類ある．1つめは，塩基対の繰り返し配列における繰り返し回数の違いである．この繰り返し単位にはさまざまな長さのものがあり，繰り返し回数もさまざまである．なかでも，数塩基単位の繰り返しのものをマイクロサテライト多型とよぶ．2つめは，ゲノム上のいくつかの塩基配列が抜け落ちたり，あるいは付加される場合であり，挿入・欠失型多型とよぶ．3つめは，1つの塩基が異なる塩基に置換する多型，一塩基多型 single nucleotide polymorphism（SNP）である．SNPは，ゲノム中の約1000bpに1カ所程度あると推測される．このSNPが，制限酵素認識配列上に存在すると，制限酵素断片長多型 restriction fragment length polymorphism（RFLP）が生じる．SNPはゲノム中にきわめて多く存在（ゲノム中に数百万カ所以上あると考えられる）すること，繰り返し多型に比べ世代を越えてゲノム中に安定に保存されること，さらに解析自体も容易であることから，疾患と遺伝型との連鎖解析のような遺伝学的解析に応用され，近年特に注目されている．

これらいずれの多型も，エクソン中の蛋白質をコードする部分に生じた場合，アミノ酸に変化をもたらし蛋白質の機能や活性が変化することがある．また，イントロン中に存在したとしても，遺伝子の発現制御に関与する領域である場合，遺伝子の発現量に影響をおよぼすことが考えられる．3万〜4万個あるといわれる遺伝子の多くにこのような多型が存在することが，さまざまな表現型の「個人差」の遺伝的正体であると考えられる．一方，遺伝子機能に全く影響をおよぼさない部位にある多型であっても，それらは遺伝的マーカーとして利用することができる．このような遺伝的マーカーは親子鑑定や犯罪捜査などの法医学的診断に利用される．

近年の分子生物学的手法の発達およびヒトゲノムプロジェクトの発展により，ヒトの全ゲノムや各遺伝子を具体的な塩基配列の情報として解析することが可能となった．その結果，各種疾患が分子レベルで解明され始めている．遺伝的多型を研究することにより各個

人の生活習慣病などの疾患に対する感受性や薬剤に対する応答性などの診断につなげようとする研究が盛んに行われている.

本項では，遺伝子診断の技法として，細胞を採取して顕微鏡下で観察を行う染色体検査のような古典的手法から，SNPを迅速かつ大量にタイピングする最新の技法までを紹介したい.

A. 染色体解析

Down症候群のように特定の染色体のコピー数に異常をきたしたものや，慢性骨髄性白血病の白血病細胞にみられるように異なる染色体の一部が入れ替わる（転座）といった変異を検出する場合に用いられる．最も広く用いられる方法はギムザバンド法である．これは細胞から得た染色体標本をGiemsa染色した際に観察される染色体のしま模様を手がかりに各染色体を同定する方法である．これにより各染色体のコピー数や大きな転座が検出できる．

近年では，蛍光標識した特異的DNAプローブを染色体標本に直接ハイブリダイズさせる蛍光 in situ ハイブリダイゼーション法 fluorescence in situ hybridization（FISH）が開発され利用されている．この方法により，異なる遺伝子間の位置関係が物理的に観察でき，染色体転座などが分子レベルで直接観察できるようになった．また，各染色体全域を標識するような特異的プローブを利用すると（染色体ペインティング），微少な転座も容易かつ高解像度で検出できる．さらに，ある特定の遺伝子が染色体上のどの位置にマップされるかを調べることも容易になった.

B. DNA解析

1. サザンハイブリダイゼーション

サザンハイブリダイゼーション法とは，ゲノムDNAを特定の制限酵素で消化したのち，ゲル電気泳動後ナイロン膜などに転写し，プローブDNA断片とハイブリダイズさせることによって目的のDNA断片の長さを解析する技法である．染色体の倍数性の検定や，RFLPを検出する方法として広く利用されてきた．しかし，現在ではPCR法を用いる方法にとって代わられつつある.

2. PCR（polymerase chain reaction）（図3-50）

PCR法は，一対のオリゴヌクレオチド（プライマー）にはさまれたDNAの領域を，耐熱性DNAポリメラーゼを用いて試験管内で増幅させる方法である．本法の開発者であるMullis博士は1994年度のノーベル賞に輝いている．PCR法を用いると，ゲノムDNAから解析したい部位のみを容易に増幅して分離できるので，DNAのさまざまな解析が可能になった.

たとえば，RFLPを検出する場合，多型を含む領域をPCRで増幅させ，制限酵素消化後ゲル電気泳動し断片長を観察するとよい（PCR-RFLP）．また，マイクロサテライト多型の解析では，それを含む領域でPCRを行い，生成物の長さをゲル電気泳動などで測定することとなる．さらに，PCRはSNPを検出する

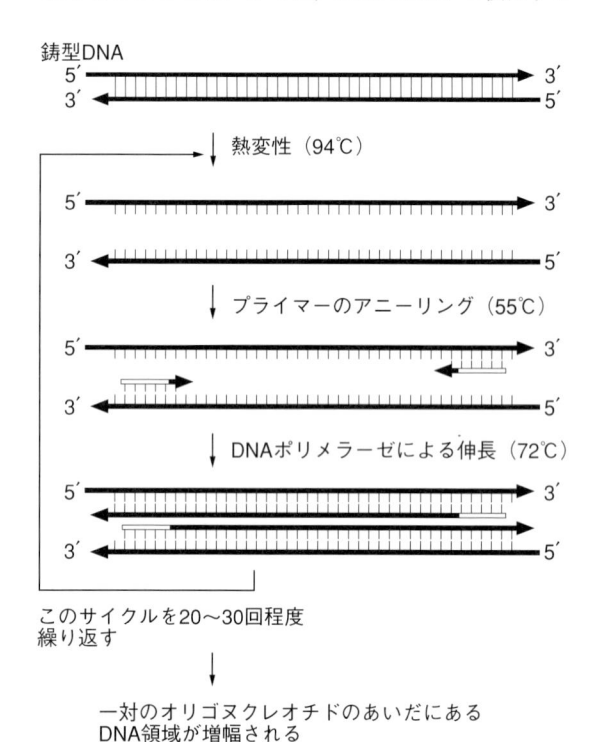

図3-50 PCRの原理

鋳型DNAを94℃で熱処理し，一本鎖に変性させる．ついで急速に冷却し2種のオリゴヌクレオチドをそれぞれの相補鎖の特異的な位置に結合（アニーリング）させ，これをプライマーとして Taq DNAポリメラーゼ（好熱性細菌である *Thermus aquaticus* 由来）などの耐熱性DNAポリメラーゼにより72℃で相補鎖を合成させる．相補鎖の合成後，ふたたびDNAを熱処理し一本鎖に変性させ，同様の方法を用いて相補鎖を合成．サーマルサイクラーとよばれる温度変化をプログラム制御できる機器を用いて，この反応を20〜30回繰り返すことにより，一対のオリゴヌクレオチドのあいだにあるDNA領域を指数関数的に増幅させることができる.

際にもよく利用される．

3．RT-PCR（reverse transcription PCR）

PCRの応用法として，RT-PCR法がよく利用される．RT-PCR法とは，逆転写酵素 reverse transcriptaseにより，あらかじめRNAを鋳型にcDNAを合成し，そのcDNAを鋳型にあらためてPCRを行うことによりDNA断片を増幅し検出する方法である．このRT-PCRにより，おのおのの組織において発現する特定の遺伝子のmRNA量を比較したり，また発現しているmRNAをcDNAの形でクローニングしたりすることが容易になった．

しかしながら，PCRには，反応生成物がある一定以上の濃度になると，それ以上反応を続けても生成物がそれ以上には増幅されにくくなるという性質がある．それゆえに，RT-PCRにより特定の遺伝子のmRNA量を比較しようとするときは，反応生成物の量が鋳型の量を反映するように，PCRの温度サイクル回数を適切に調整しなければならないという煩雑さがある．

4．real time PCR

RT-PCR法を用いて鋳型量の定量を行う場合の煩雑さを避ける目的で，近年，real time PCR法がしばしば利用される．このreal time PCR法とは，PCRの過程において，その反応生成物の量を温度サイクルごとにリアルタイムにモニターすることで，鋳型の量を比較，定量しようとするものである（定量的PCR法ともよばれる）．その方法には，二本鎖DNAに特異的に取り込まれて発色する蛍光色素をあらかじめPCR反応液中に加えておきそれを検出するものと，後述するTaqManプローブを加えておきそれから発する蛍光を検出するものがある．いずれの場合にも比較的高価な検出装置が必要であるが，real time PCR法の操作自体はきわめて簡単で，なおかつ信頼性も高い．

C．大規模SNPタイピング法

近年，SNPは，診断などで大変注目され，大規模かつ容易，安価，迅速（ハイスループット）なSNPタイピング技術の要望が高まった．これを達成するために様々な方法が考案され利用され始めているが，それぞれに特徴があり，解析の目的に最もよく合致する方法を選ぶ必要がある．各種のSNPタイピング法のうち，代表的なものを紹介する．それぞれの特徴は表3-6にまとめた．

1．TaqMan PCR法（図3-51）

TaqMan PCR法はApplied Biosystems社の技術である．この方法は，目的とするSNP部位を中央にもち，5′末端を蛍光色素（Reporter）で，3′末端を消光物質（Quencher）でラベルした20～30塩基程度の2種のアリル特異的オリゴヌクレオチド（TaqManプローブ）を用いる．2種のプローブは異なる蛍光色素でラベルする．プローブの蛍光色素と消光物質がきわめて近い距離にあるため，蛍光色素の発する蛍光エネルギーがただちに消光物質に吸収され，プローブ自身は蛍光を発しない．2種のTaqManプローブ存在下で，目的のSNPを含む約100～200bpの領域をPCR反応で増幅すると，鋳型DNAに完全に一致するプローブのみがDNAにハイブリダイズし，耐熱性DNAポリ

表3-6 各種SNPタイピング法の特徴

タイピング法	特徴	長所	短所
TaqMan PCR	・Taq DNA ポリメラーゼによるTaqManプローブの分解反応を利用	・操作が非常に簡単	・SNPごとに高価な蛍光プローブが必要 ・検出機器が高価
Invader	・CleavaseによるDNAの三重らせん構造の切断反応を利用	・操作が非常に簡単 ・PCRを全く使用しない ・高価な機器が不要	・必要なゲノムDNA量がやや多い ・必要な反応時間がやや長い（3時間～1晩）
GeneChip	・基盤上に合成されたオリゴヌクレオチドにより検出	・1検体の多数のSNPを同時に検出可能	・専用の高価な検出機器が必要 ・Chipも高価
SnaPshot	・プライマー伸長反応を利用	・シークエンサーで検出可能	・操作が煩雑
MALDI-TOF/MS	・プライマー伸長反応を利用	・蛍光色素を使わずランニングコストが安い	・操作が煩雑 ・検出機器が高価

図 3-51 TaqMan PCR 法の原理（詳細は本文参照）

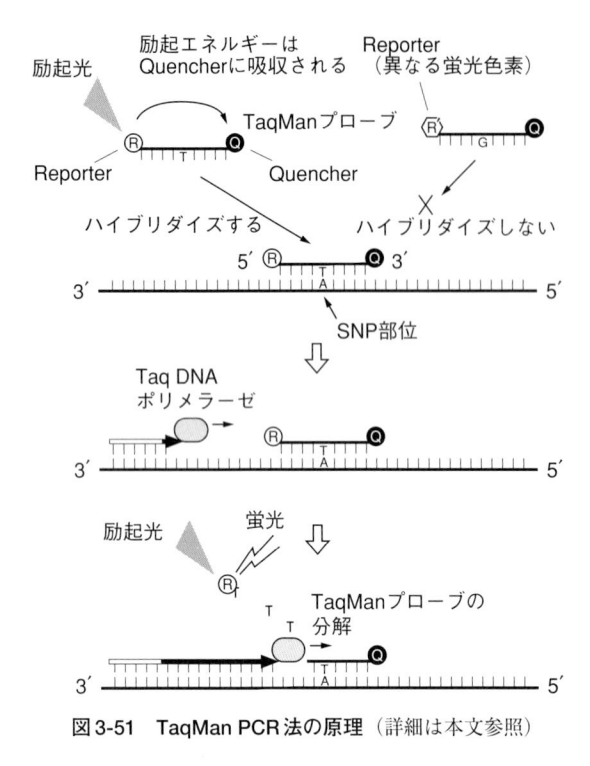

メラーゼの一種である Taq DNA ポリメラーゼがもつ5′ ヌクレアーゼ活性によりプローブが5′ 側から分解を受け，SNP に対応した蛍光色素が遊離し蛍光を発する．このように，TaqMan PCR 法による SNP のタイピングでは，PCR 反応過程でアレル特異的な蛍光が発生するので，PCR 反応後に蛍光を測定するだけでタイピングできる．このため，96穴や384穴のプレートを用いたハイスループットに適している．

2. Invader 法（図3-52）

Invader 法は，Third Wave Technologies 社が開発した PCR を必要としない SNP タイピング法である．検出プローブは FRET（Fluorescence Resonance Energy Transfer）プローブとよばれ，5′ 末端が蛍光色素で，その3′ 側が消光物質でラベルされている．鋳型 DNA にハイブリダイズするオリゴヌクレオチドは2種類必要である．一つは，アリルプローブとよばれ，3′ 側は目的とする SNP の 5′ 側に相補的な配列をもち，5′ 側はフラップ配列をもつ．フラップ配列はFRET プローブの一部と相補的である．もう一つは，インベーダープローブとよばれ，SNP 部位から鋳型の3′ 側に相補的な配列をもつオリゴヌクレオチドである．このインベーダープローブの SNP 部位の塩基は任意でよい．これら2種類のプローブと鋳型DNAがハイブリダイズすると SNP の位置で三重らせん構造をとる．このような構造を認識して DNA を切断する酵素である Cleavase（Flap Endonuclease の一種）が，アリルプローブのフラップ部分を切断する．この反応で遊離したフラップは FRET プローブとハイブリダイズする．その結果，この FRET プローブとフラップの複合体で，蛍光色素がラベルされた5′ 末端の塩基が三重らせん構造をとることになり，ここにCleavase が作用し，蛍光標識されたヌクレオチドが遊離し，蛍光が生じる．異なる蛍光色素で標識された2種類の FRET プローブと，2種のフラップ配列を用いることで，1つのチューブ内で2アリルの SNP が検出可能となる．本法も96穴や384穴のプレートを用いることが可能でありハイスループットに適している．

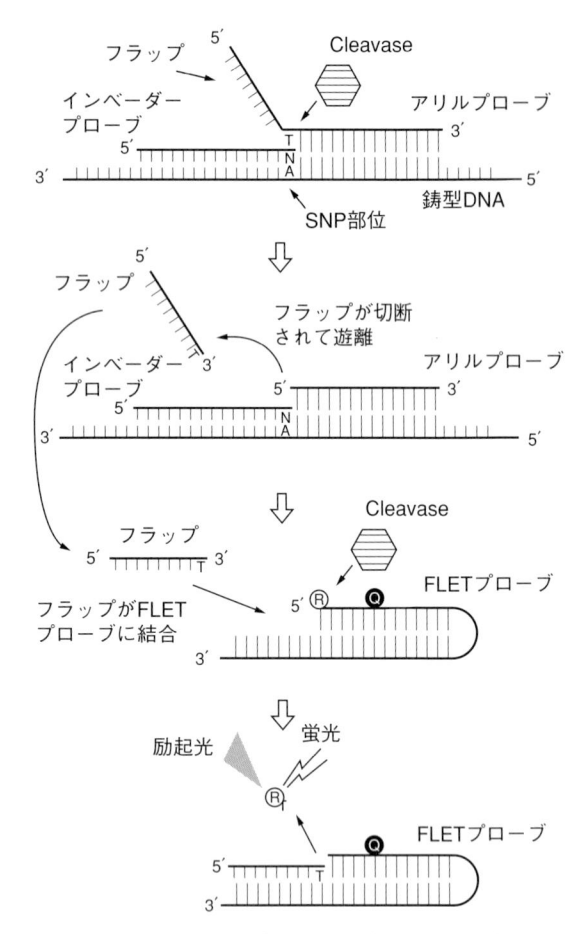

図 3-52 Invader 法の原理（詳細は本文参照）

3. GeneChip法

Affymetrix社は，半導体作成に使われる光リソグラフィの技術を応用して，約1.3cm四方の基板上に数十万種類ものオリゴヌクレオチドを配置したGeneChipの製品化に成功した．このGeneChipは，主に遺伝子の発現解析に使用されるが，既知のSNPを検出する目的にも使用でき，実際そのためのGeneChipも市販されている．具体的には，ゲノムDNAの鋳型から，1本のチューブで約100種類のPCR産物を得るmultiplex PCRによってSNPを含む部位を増幅後，それらをビオチンでラベル化し，これをそれぞれのSNPに対応したオリゴヌクレオチドが固定されたGeneChipにハイブリダイズさせ，結合したプローブをアビジン化した蛍光物質と反応させ，その蛍光強度をスキャナーによって検出する．したがって，本法では1検体中の多くのSNPを一度に検出することができる．

4. SnaPshot法

SnaPshot法はApplied Biosystems社の技術である．この方法では，まず目的とするSNPを含む数百bpの領域をPCRにより増幅する．このPCR産物を鋳型に，目的とするSNPの直前に3'末端がくるよう設計したプライマー（ジェノタイピングプライマー）と塩基ごとに異なる蛍光色素でラベルされたジデオキシヌクレオチド（ddNTP）を用いて，DNAポリメラーゼにより1塩基伸長反応を行う．この産物をDNAシークエンサーで解析し，付加されたヌクレオチドの蛍光の違いによりSNPをタイピングする．SNPごとに異なる長さのプライマーを設計しておくと，複数のSNPを一度に検出することも可能である．しかし，本法はハイスループットには適さない．

5. MALDI-TOF/MS法

MALDI-TOF/MS法は質量分析機を用いる．SNPを含む数百bpの領域をPCRにより増幅し，これを鋳型にddNTP存在下でジェノタイピングプライマーからSNP部位の1塩基伸長反応を行う．付加された塩基は，それぞれ分子量が異なるので，分子量を質量分析機で求めることによりタイピングを行う．本法も複数のSNPを一度に検出することが可能である．

■ 文献

1) 清水信義, 監訳. ヒトゲノムの分子遺伝学. 東京: 医学書院; 2001.
2) 中村祐輔, 編. ポストシークエンスのゲノム科学1 SNP 遺伝子多型の戦略. 東京: 中山書店; 2000.
3) 中山広樹. バイオ実験イラストレイテッド3 本当に増えるPCR（新版）. 東京: 秀潤社; 1998.
4) 菅野純夫, 編. わかる実験医学シリーズ ゲノム医科学がわかる. 東京: 羊土社; 2001.

〈奥田智彦　宮田敏行〉

8 DNA多型による遺伝子病の解析

◆まとめ
1. ヒトゲノムの配列が決定されたことから，ゲノム解析を基盤とした疾患発症の遺伝的要因の解明が急速に進んでいる．
2. これまでは，Mendel遺伝を示す，単一遺伝子疾患の疾患遺伝子の研究が中心であったが，頻度の高い多遺伝子性疾患の研究が急速に進むと期待されている．
3. 多遺伝子性疾患の発症に関与する遺伝的要因の解明には，大きく分けて，患者-対照研究（集団におけるco-segregationを探る方法）と連鎖解析（家系内におけるco-segregationを探る方法で，パラメトリック連鎖解析，ノンパラメトリック連鎖解析がある）の2つのアプローチが用いられている．

遺伝性疾患の病因の解析は，これまでは，先天代謝異常症に対する研究を例にとれば，まず，代謝産物の異常，あるいはその代謝酵素の異常が発見され，そこから疾患遺伝子のクローニングへと発展してきた．疾患遺伝子のクローニングは，蛋白の構造（アミノ酸配列），生理的機能，その蛋白に対する抗体などを手がかりとして，行われてきた．疾患遺伝子が同定されれば，遺伝子変異の詳細な解析が可能になる．さらに，その遺伝子を培養細胞などで発現させることにより，遺伝子産物の詳細な機能の研究や，疾患モデル動物の作成も可能になり，病態機序の研究が飛躍的に発展してきた．このように，これまでの研究は，病因となっている蛋白の同定→遺伝子のクローニング，という流れで行われてきた．

ところが，このようなアプローチで疾患遺伝子をクローニングするには，代謝異常など病因について何らかの手がかりが得られていることが前提条件となる．遺伝性疾患の多くは，病因についての手がかりがまったく不明であり，従って，このようなオーソドックスなアプローチによる疾患遺伝子の同定は不可能であった．

疾患についての生化学的な手がかりなどに頼らず，遺伝学の原理に従って，直接的に疾患遺伝子をみつけだそうというアプローチは，この20年の間に飛躍的に発展し，数多くの遺伝性疾患の疾患遺伝子が見出されてきている．このように，まず疾患遺伝子を同定し，その後に遺伝子産物（蛋白）の構造や機能を明らかにするという流れは，上記の「病因となっている蛋白の同定→遺伝子のクローニング」というアプローチとは逆の流れになることから，当初は，reverse genetics とよばれたが，最近では，疾患遺伝子の場所を決めてそこから遺伝子を取り出す（クローニング）ということからpositional cloning というよび方で統一されるようになった（図3-53）．

遺伝学の原理に従って，疾患遺伝子がどの染色体のどのあたりにあるかを決めていくためには，染色体上に何らかの目印が必要である．我々の染色体上には，塩基配列上に，病気などの表現型に無関係の配列の違いがあることがあり，このような多型性は親から子に変化することなく伝えられるので，疾患遺伝子の場所を探索する際の目印として用いることができる．後述するように，たとえば，ある染色体上のマーカー（目印）の部位と疾患遺伝子が近接している場合，発症者の有している特定の多型パターンは，疾患遺伝子上の変異とともにその子孫に伝えられる確率が高いと考えられる．このように，疾患と連鎖を示すようなマーカーを探索することにより

ステップ1
各染色体上の多型マーカーを用いて疾患遺伝子座の決定
（連鎖解析）

疾患遺伝子

ステップ2
ゲノム解析による疾患遺伝子の特定

遺伝子変異

疾患遺伝子

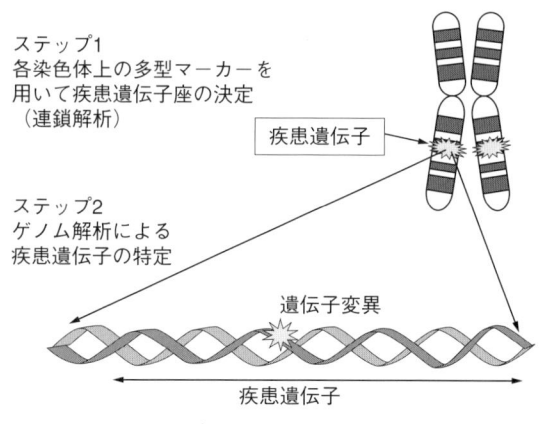

図3-53 ポジショナルクローニングによる疾患遺伝子の同定

疾患遺伝子の染色体上の場所を決定しようという解析方法を連鎖解析法とよぶ．

連鎖解析は，古くから，血液型や血清中の酵素など蛋白質の多型（これらは当然，塩基配列上の多型性を反映している）を用いて行われてきたが，利用できる蛋白多型の種類が限られていることから研究はあまり進展していなかった．1980年代になり，DNA多型マーカーが開発され，連鎖解析に用いることができることがわかり，連鎖解析によるアプローチは飛躍的に発展した．当初利用できるDNA多型マーカーの数は限られていたが，PCRの開発とマイクロサテライト多型マーカーの開発により，続々と疾患遺伝子座が同定されるようになった．また，巨大DNAを扱う技術の開発や，ヒトゲノムプロジェクトの成果により，膨大な塩基配列情報が提供されるようになり，疾患遺伝子の発見のスピードも加速度的に発展してきている．

本稿では，遺伝学から見た疾患の考え方（単一遺伝子疾患，多遺伝子性疾患），DNA多型マーカーの種類，DNA多型マーカーの解析により疾患遺伝子を同定する方法，などについて説明する．

A. 疾患の発症機構―単一遺伝子疾患と多因子遺伝疾患

疾患の病態機序を分子レベルで理解するためには，疾患の成立機構を整理してみる必要がある．図3-54にAlzheimer病を例として示すように，①遺伝的な要因がどの程度発症に関与するのか，②環境要因などの外因がどの程度発症に関与するのか，という点が重要になってくる．特定の遺伝子に変異が生じれば疾患を発症する場合，単一遺伝子疾患とよばれる．このような単一遺伝子疾患は，Mendel遺伝を示し，頻度の点からはまれな疾患であることが多い．一方，環境要因が疾患の発症機構となっている疾患は，外傷，中毒性疾患などが代表的な疾患である．現実には，この両極端に位置する疾患だけではなく，両者，すなわち，複数の遺伝的要因や環境要因が発症に関与する疾患が多いものと考えられ，このような疾患は，遺伝学的な観点からは多遺伝子性疾患と分類することができる．多遺伝子性疾患としては，高血圧，糖尿病，Alzheimer病などが代表的な疾患であると考えられている．頻度の点からは，多遺伝子性疾患は，頻度の高い，いわば"ありふれた疾患"であるということができる．また，多発性硬化症などの自己免疫疾患と考えられる疾患においても，宿主の免疫応答に関与する"疾患感受性遺伝子"などが関与しているものと考えられている．

この十数年間において遺伝子研究がめざましい成果を発揮したのは，単一遺伝子疾患に対してであったが，ヒトゲノムの全塩基配列が明らかにされたことにより，従来はアプローチが困難であった多遺伝子性疾患における疾患関連遺伝子の同定に向けた研究も盛んに行われるようになってきている．このように疾患の発症に関わる遺伝的要因が特定できれば，個人個人の遺伝的素因に合わせた疾患の予防・治療が可能になるのではないかと期待されている．

B. DNA多型マーカーとは

DNA多型マーカーは染色体上の目印として連鎖解析上必須であるが，一対の対立遺伝子 alleleをそれぞれ区別する必要上できるだけ多型性に富むことが望まれる．つまり多型性に乏しいほどそのDNAマーカーはホモ接合となる可能性が高く，父由来・母由来の対立遺伝子の区別ができない結果，有用な遺伝情報が得られず連鎖解析に寄与しないこととなる．したがってこれまで種々のDNAマーカーが用いられてきたが，より多型性の高いものへと発展してきた経緯がある．大きく分けて以下の4種類がある（図3-55）．

1. RFLPマーカー

最初に開発されたDNA多型マーカーは，塩基配列の多型性が制限酵素の認識部位に影響を与える場合，制限酵素による消化により生じる断片長の長さの違いを利用するもので，制限酵素断片長多型 restriction fragment length of polymorphism（RFLP）マーカーとよばれる．その検出は，ゲノムDNAを適切な制限酵素で消化させ，アガロースゲル電気泳動により鎖長に応じて分離してニトロセルロース膜などに転写し（サザンブロット），当該断片を含むようなDNA断片

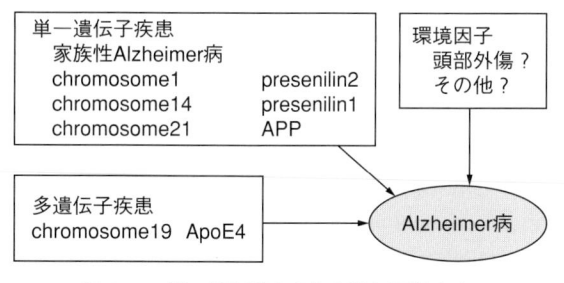

図3-54 単一遺伝子疾患と多遺伝子性疾患

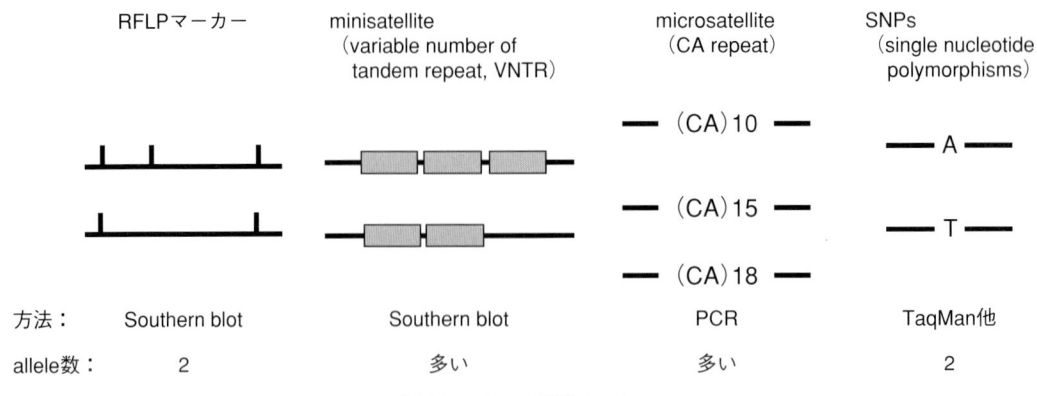

	RFLPマーカー	minisatellite (variable number of tandem repeat, VNTR)	microsatellite (CA repeat)	SNPs (single nucleotide polymorphisms)
	―┴――┴―――┴―	―□━□━□―	―(CA)10―	―A―
	―┴―┴――┴―	―□━□―	―(CA)15―	―T―
			―(CA)18―	
方法：	Southern blot	Southern blot	PCR	TaqMan他
allele数：	2	多い	多い	2

図3-55 DNA多型マーカー

をプローブとして³²Pなどのアイソトープでラベルして, ハイブリッド形成 hybridization させ, その断片をオートラジオグラフィーによって描出するものである. Huntington病の遺伝子座がG8とよばれるRFLPマーカーでマッピングされたのが, DNAマーカーを用いて初めて遺伝子座が決定された例として有名である.

2. VNTRマーカー

ゲノムDNA上に数十塩基対のユニットの反復が存在してその反復数に差のあるものが, ミニサテライトあるいはVNTR (variable number of tandem repeat) とよばれるものである. 検出は, RFLPマーカーと同様, VNTRの外側で切断できるような適当な制限酵素で切断した後, アガロースゲル電機泳動, サザンブロット, ハイブリダイゼーションにより検出する. RFLPマーカーに比べて対立遺伝子の種類が多いこと, すなわち連鎖解析の際に情報量が多いこと (ヘテロ接合である個人が多いこと) が特徴である.

3. マイクロサテライト多型

CACACA…というように2～数塩基対の単純な配列の反復が, マイクロサテライト多型である (CAリピート多型, dinucleotide repeat polymorphism, short tandem repeat polymorphism等ともよばれる). 検出は, PCRにより生じるPCR産物を, ポリアクリルアミドゲル電気泳動あるいはキャピラリーカラムなどにより分離しその鎖長の違いで多型性を判断する. PCRを用いることができるので, 少量のゲノムDNAを用いた迅速な分析ができること, 対立遺伝子の種類が多いこと, など多くの利点があり, マイクロサテライト多型の利用により連鎖解析の効率が飛躍的に改善した.

4. 1塩基多型 single nucleotide polymorphisms (SNPs)

1塩基の違いによる多型性. 対立遺伝子が2種類に限られるという欠点はあるものの, 膨大な数のSNPsが同定されていること, 大規模多型解析のシステムでハイスループットの解析がしやすいこと, ハプロタイプによる分析によりヘテロ接合性が増すこと, などから, 最近は精力的に解析されるようになってきている. 高密度の連鎖不平衡マッピングに適していると考えられる.

C. DNA多型の解析により疾患遺伝子座を見出す原理―単一遺伝子疾患へのアプローチ

DNA多型の解析から疾患遺伝子座を同定する原理は, 精子や卵子が作られるときに減数分裂の際に生じる相同組換えを利用するものである. 図3-56に示すように, 我々は, 母親と父親からそれぞれ23本の染色体を受け継いでいる. たとえば第1染色体に関して, 母親由来の第1染色体と, 父親由来の第1染色体を有していることになる. 卵子, 精子が作られる過程で, 染色体の数を半数に減じる必要がある. その過程で, 相同染色体の間で相同組換えを生じ遺伝情報が相同染色体間で交換されることが生じている. ヒトでは, 1回の減数分裂で30回ぐらい交差 crossing-overを起こし, 相同染色体同士は同部位で切断, 再結合され組換え recombinationを生ずる. したがって遺伝子間の距離が遠いほど交差の起こる確率は増加し, 逆に近くに存在する遺伝子同士ほど連鎖する可能性が強くな

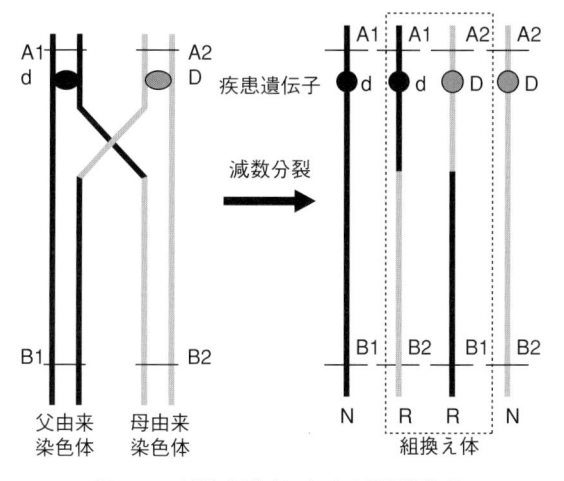

図3-56 減数分裂時における相同組換え

我々は，母親と父親からそれぞれ23本の染色体を受け継いでいる．この図で常染色体の1つを例として示す．疾患遺伝子（D: 変異型，d: 野生型），その近傍の多型マーカー（A1, A2で対立遺伝子 alleleが示されている），かなり離れた位置にもう一つの多型マーカー（B1, B2で対立遺伝子が示されている）が示されている．精子，卵子が作られるときに減数分裂が行われるが，この際に，父由来，母由来の相同染色体間で相同組換えが生じる（ヒトでは1回の減数分裂で30回くらい生じており，父由来，母由来の遺伝情報がshuffleされる）．このような相同組換えは，染色体上の距離が離れるほど生じやすくなり，逆に近接した2つのlocusの間ではその確率は小さくなる．この図では，2つの組換え体が示されているが，近傍の多型マーカーでみると，A2-D, A1-dという組み合わせは一定でこの2つのlocusの間では組換えがみられていない．

る．すなわちこの議論を裏返せば遺伝的連鎖の程度を物理的な距離の尺度とみなすことができる．

このような原理に基づき疾患遺伝子の染色体上の位置を決定しようとするのが連鎖解析 linkage analysisである．したがって連鎖解析を行うためには，組換えの有無を判定するために染色体上に目印となるマーカーが必要となる．この目印によって一対の相同染色体のどちらが父親由来であり，どちらが母親由来であるのかが区別され，どの位置で組換えが起こったのか判断されるわけであり，連鎖解析を行う上で重要なポイントとなる．実際には家系ごとに個々のDNAマーカーのパターンと発症者であるかどうかのつきあわせを行い，そのDNAマーカーが疾患と連鎖していると仮定した場合，「DNAマーカー」と「疾患発症の有無」に関して一致している場合（非組換え）と一致しない場合（組換え）の事象の数をそれぞれ計算して，連鎖する確率を計算する（図3-57）．

連鎖解析では，（連鎖している確率）/（連鎖していない確率）の比（odds比）を求め，どのくらい連鎖しているかの指標とする．家系毎のデータを統合して分析しやすいように，この比の常用対数 log（odds）をとって，ロッド得点（log of odds という意味で，lod scoreとよばれる）とする．lod＞3.0 であれば，連鎖している確率が有意に高いと判定する．（常用対数をとることにより，家系ごとのロッド得点を加算することができる）家系構造が単純な場合は，組換え，

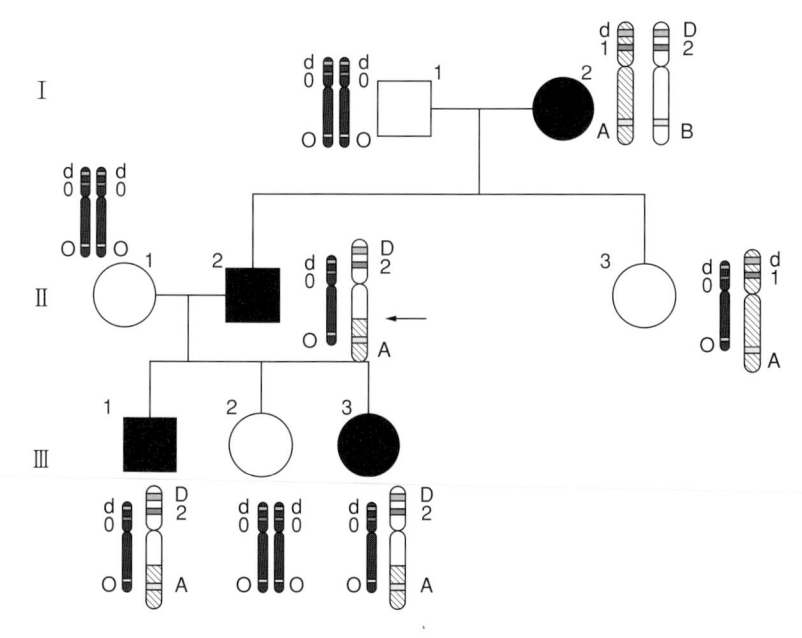

図3-57 疾患遺伝子の場所をいかに発見するか？

黒く塗りつぶしたシンボルが発症者，□，■: 男性，○，●: 女性．この家系では，3世代にわたる常染色体優性遺伝形式が考えられる．変異型疾患遺伝子がDで，野生型遺伝子がdで示されている．II-2において組換えがみられるが，疾患遺伝子の近傍のマーカーの多型パターンである"2"の対立遺伝子は，変異型遺伝子"D"と共分離 co-segregationしており，疾患遺伝子とこのマーカーのlocusが連鎖していることが示される．

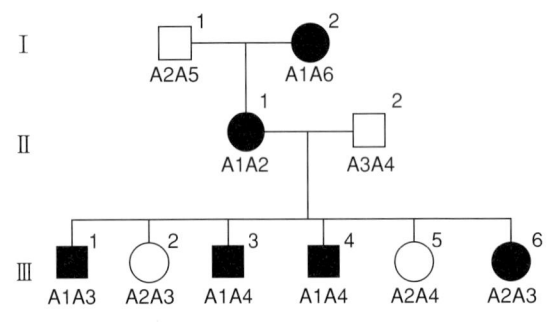

図3-58 ロッド得点の計算法

黒く塗りつぶしたシンボルが発症者，□，■: 男性，○，●: 女性．この家系では，3世代にわたる常染色体優性遺伝形式が考えられる．この家系においては，I-2が有している，A1, A6という2つの対立遺伝子のうち，A1という対立遺伝子に疾患が連鎖していると考えられる．そうすると，IIIの世代のIII-6を除いて残る5名の同胞は組換えなしと考えられる．マーカーと疾患遺伝子の間の組換え率をθとすると，組換えの生じる確率はθ，非組換えの確率は$1-\theta$となる．連鎖していない場合は，組換えの生じる確率，非組換えの確率ともに，1/2となる．従って，連鎖している場合の全体の確率は，$(1-\theta)^5 \times \theta$となる．連鎖のない場合の確率は $(1/2)^6$となる．従ってそのオッズ比は，$(1-\theta)^5 \times \theta / (1/2)^6$ となる．

ロッド得点を，組換え率0, 0.1, 0.2, 0.3, 0.4, 0.5について求めると次のようになる．

組換え率(θ)	0	0.1	0.2	0.3	0.4	0.5
ロッド得点	$-\infty$	0.577	0.623	0.509	0.299	0

非組換えの事象を数えて，lod 得点を算出できるが（図3-58に手計算の例を示す），家系構造が複雑になってくると，その確率計算は非常に煩雑となり，コンピュータープログラムを用いた計算が必要になる．よく用いられているプログラムとしては，LINKAGE, GENEHUNTER, allegroなどがある．

D．多遺伝子性疾患の遺伝子同定に向けてのアプローチ

連鎖解析によって疾患遺伝子の染色体上の場所を決定し，その領域から疾患遺伝子を取り出そうという研究は，浸透率の高い単一遺伝子疾患に対して大きな成果を上げてきた．ところが，疾患の多くは，単一遺伝子疾患であっても，浸透率が100%でなかったり，あるいは，複数の遺伝子が発症に関与するような多遺伝子性疾患の場合には，疾患遺伝子の染色体上の場所を決定することは容易ではない．糖尿病，高血圧，Alzheimer病などの例をあげるまでもなく，頻度の高い「ありふれた」疾患はこのような疾患であることが多いと考えられる．このような疾患に対してどのようにアプローチをとれば効率よく疾患遺伝子座を決定できるかというのが最近の大きな研究テーマになっている．

上述したように，浸透率の高い単一遺伝子疾患の連鎖解析においては，家系内で，「変異疾患遺伝子」と「その近傍のDNA多型マーカー」が同時にその子孫に伝えられているようなDNA多型マーカーを探索する．このように，「変異疾患遺伝子」と「その近傍のDNA多型マーカー」が同時にその子孫に伝えられる現象を，共分離 co-segregationとよぶ．

多遺伝子性疾患の遺伝子座を探索する場合にあっても，やはり，何らかの方法で，「変異疾患遺伝子」と「近傍のDNA多型マーカー」のco-segregationを追求することが基本的な原理となる．co-segregationを調べる方法は，どのような集団を対象として解析するかによって，2つに分類することができる．すなわち，

1. 家系内のco-segregationを探る方法
2. ある集団におけるco-segregationを探る方法

の2つである．

家系内のco-segregationを調べる方法は，浸透率の高い単一遺伝子疾患に対して行われてきた連鎖解析に相当する．

集団におけるco-segregationについては，次のように考えると理解しやすい．ある集団において，歴史のある時点で，特定の個人（founder, 創始者）のある遺伝子の上に変異が生じてそれが，ある疾患に罹患するリスクを高める遺伝的要因となったと考えよう．この創始者の子孫においては，変異疾患遺伝子の近傍の染色体領域はめったに組換えを生じることなく子孫に伝えられると考えられるので，founderの子孫である発症者集団では変異疾患遺伝子の近傍の多型マーカーについては，特定の多型パターンが高頻度に保存されている（観察される）と期待される（図3-59）．従って，患者集団と，健常者集団の多型マーカーの分布に偏りがあるかどうかを調べることが，集団におけるco-segregationを調べることに相当する．集団におけるco-segregationを探る方法は，関連研究 association studyあるいは患者-対照研究 case-control studyとよばれる．いずれの場合も，その理論的背景をよく理解し，どのような問題点があるかを充分に認識して解析することが必要である．

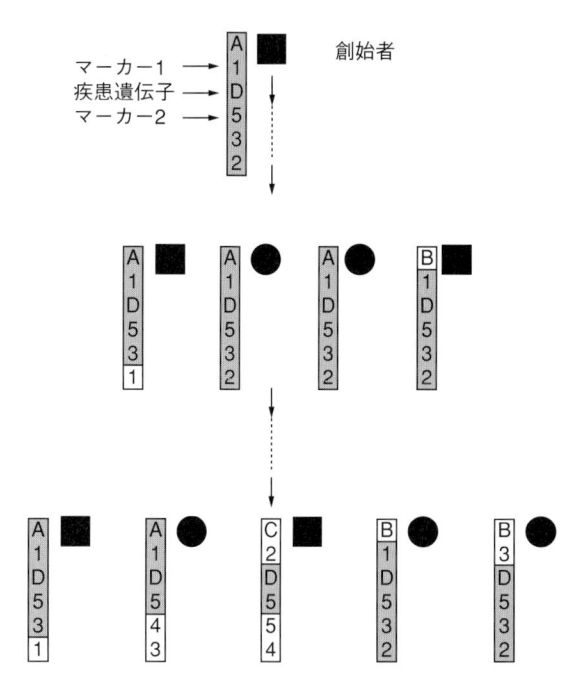

8. DNA多型による遺伝子病の解析

図3-59 集団における疾患感受性遺伝子座周辺の遺伝マーカーの共分離（co-segregation）

人類の歴史上，ある時に疾患遺伝子に変異が生じたとする．その変異が生じた個人において，その遺伝子近傍に存在した多型性は，その子孫に変異遺伝子とともに受け継がれる．しかしながら，世代を経るにつれ，疾患遺伝子との間で組換えが生じるために，疾患遺伝子のきわめて近傍の多型性だけが変異疾患遺伝子とともにその子孫に伝えられることになる．すなわち，変異疾患遺伝子とその近傍の多型性の間の連鎖不平衡が保たれることになる．

1. 家系内のco-segregationを探る方法—ノンパラメトリック連鎖解析とパラメトリック連鎖解析

家族集積性が認められる場合であっても，遺伝形式が明瞭なMendel遺伝を示す場合や，遺伝形式は明瞭でないものの，家族集積性があり何らかの遺伝的要因が関与していることが確実であると思われる場合などさまざまである．これまでは，明瞭なMendel遺伝を示す疾患が連鎖解析の対象になっていたが，今後は，遺伝形式が必ずしも明瞭でないような疾患についても連鎖解析が発展するものと期待される．

遺伝形式の明らかでない疾患として次のような例を考えることができる．たとえば，親の世代は発症していないが，同胞である疾患に罹患しているという場合，これらの同胞発症者は何らかの遺伝的素因を共有しているものと考えられる．同胞で同じ疾患に罹患しているような罹患同胞対を多数集積して，罹患同胞対が共有している頻度の高い染色体領域をみいだすことができれば，その領域に，疾患発症に関与する遺伝子が存在すると考えられる（罹患同胞対解析とよばれる）．この考え方をもう少し広げると，同胞対だけでなく，さらに多くの発症者が家系内に認められる場合，これらの家系内の発症者が共有している染色体領域を調べれば，さらに解析の効率がよくなると期待される．

このように，家系内の発症者が共有している染色体領域を特定し，そこに存在する遺伝子をみいだすというアプローチは，遺伝形式がはっきりしなくても，疾患発症に関わる遺伝子の存在する染色体領域を同定できるものと期待される．遺伝形式や浸透率が明瞭であって，これらをあらかじめパラメーターとして設定して行う連鎖解析がパラメトリック連鎖解析とよばれる．これに対して，遺伝形式や浸透率などをあらかじめ設定することなく柔軟に行う連鎖解析はノンパラメトリック連鎖解析とよばれる．パラメトリック連鎖解析の場合，あらかじめ設定するパラメーターに間違いがあると，得られるロッド得点が大きく異なってしまう危険性がある．

パラメトリック連鎖解析のための代表的なコンピューター プログラムにLIPED，LINKAGEなどがある．（LINKAGEはもともとPascalというコンピューター言語で書かれたものであるが，最近はこれをC言語で書き直し，並列処理も可能にしたFASTLINKというパッケージがよく用いられる）．ノンパラメトリック連鎖解析のコンピュータープログラムとしてはGENEHUNTER，allegroがよく用いられている．（連鎖解析など遺伝学関連のソフトウェアのカタログは，Rockfeller大学のOtt Jによる次のサイトが便利である．http://linkage.rockefeller.edu/）

2. 集団におけるco-segregationを探る方法—関連研究あるいは患者-対照研究

疾患発症のリスクになるような遺伝子の多型性として，その遺伝子がコードする蛋白の中のアミノ酸が置換されるような多型性を想定することができる．1塩基の置換により，その遺伝子がコードするアミノ酸が変化してそれが疾患発症のリスクを高めると想定してみよう（ApoE4がこれに相当する．アポリポ蛋白Eの代表的な多型性としてApoE2, ApoE3, ApoE4があり，このうちApoE4がAlzheimer病の発症を加速する危険因子であることが知られている）．このよう

な1塩基の置換は，めったに生じるものでなく，人類の歴史上でたった1回のイベントで生じた可能性が高いと考えられる．そのようなイベントを生じた一個人（founder）においては，当該遺伝子の近傍に存在したさまざまな多型パターンは世代を経てもその子孫に伝えられると考えられる．そして，当該遺伝子に近いマーカーほどfounderの有していた多型パターンが保たれる確率が高く，逆に，当該遺伝子から距離が遠くなるほど，減数分裂時の組換えが生じる可能性が高くなり，世代を繰り返すに従い少しずつfounderの有していた多型パターンが崩れていくものと考えられる．従って，当該遺伝子に充分近い距離にある多型マーカーを調べることができれば，発症者に特有の多型パターンを観察できる可能性が高いといえる．いいかえると，疾患関連遺伝子と多型マーカーの間に連鎖不平衡があるようなマーカーをみつけることができれば，その近傍に疾患関連遺伝子が存在するはずであるということである．

このような原理に基づいて，患者集団と健常者集団を対象に全染色体をカバーするように多型マーカーを用意して体系的に多型解析をして，疾患と強い連鎖不平衡を示す多型マーカーをみいだし，疾患発症に関わる遺伝子の存在する染色体領域をみいだすことが可能であると考えられる．このようなアプローチは関連研究 association study あるいは，患者-対照研究 case-control study とよばれる．このような解析が成功するためには，多型マーカーと疾患発症に関わる遺伝子が充分に近接している（連鎖不平衡にある）必要があり，連鎖不平衡がどの程度の範囲で保たれているかに依存する．一般的には，連鎖不平衡が保たれている距離は100 kbp以下であろうと考えられ（変異が人類の歴史上，どの時点で生じたかによって，連鎖不平衡の保たれる領域は異なってくる），数万マーカー程度の規模で解析することが必要であろうと考えられる．最近では，染色体の上で，ある範囲にわたって連鎖不平衡が保たれているブロックが存在することが見出されており（haplotype block），haplotype block 地図の作製が急がれている．このような情報が充実すれば，association studyがさらに効率よく展開できるのではないかと期待される．

E. 疾患遺伝子のpositional cloning

疾患の発症に関わる遺伝子の染色体上の位置が定まれば，さらに多くの家系についての解析を行い，候補領域を絞り込む．そして，候補領域について詳細な物理地図を作製し，その領域に存在する発現遺伝子を同定して，それぞれの候補遺伝子について，患者で変異が必ずみられるかどうかの検証を行う必要がある（図3-60にその一例を示す）．これまでは，YAC（yeast artificial chromosome），BAC（Bacterial artificial chromosome）など巨大DNA分子をクローン化することができる技術を用いて当該領域のゲノムDNAをクローン化し，その塩基配列を明らかにする，などの作業を必要としたが，最近になり，ヒトゲノム概要配列が明らかにされ，このステップも効率のよいものになりつつある．発現遺伝子についても，必ずしもmRNAの分析をしなくても，コンピュータ予測によりある程度エクソンの存在部位を推定できるようになっている．従って，疾患遺伝子同定のストラテジーについても，大きく変貌しつつある．図3-61にCollins Fが1995年に示した予測を紹介するが，これまでの標準的なポジショナルクローニングが成果を上げてきた．今後は，ヒトゲノムの塩基配列やさまざまなゲノム情報をもとに，そのようなデータベースから当該領域に存在する候補遺伝子を探し出すことは容易になると考えられ，このような「位置的候補遺伝子」を用いた疾患遺伝子同定が主流となっていくと予測される．

F. 今後の展望

ゲノム解析を基盤としてヒトの疾患の研究が行われるようになって20年余であるが，この間，分子遺伝学を基盤とするヒトの疾患研究は飛躍的に発展した．単一遺伝子疾患だけでなく，多遺伝子性疾患においても，多くの疾患関連遺伝子が見出されていくものと期待される．そのような研究を効率よく進めていくためには多くの課題が残されている．特に重要であると考えられることは，研究のあり方が大きく変貌するであろうことである．

臨床の側では，わが国でこれまで一度も実現されたことがないような大規模な検体収集が必要とされ，しかも，臨床的に均質な患者集団の蓄積と，臨床情報に関する質の高いデータベースの構築が要求されることになる．

一方，解析の側でも，多型解析のコスト・労力をどのようにして現実に実現可能なものとしていくかという方法論を整備，確立していく必要がある．解析のス

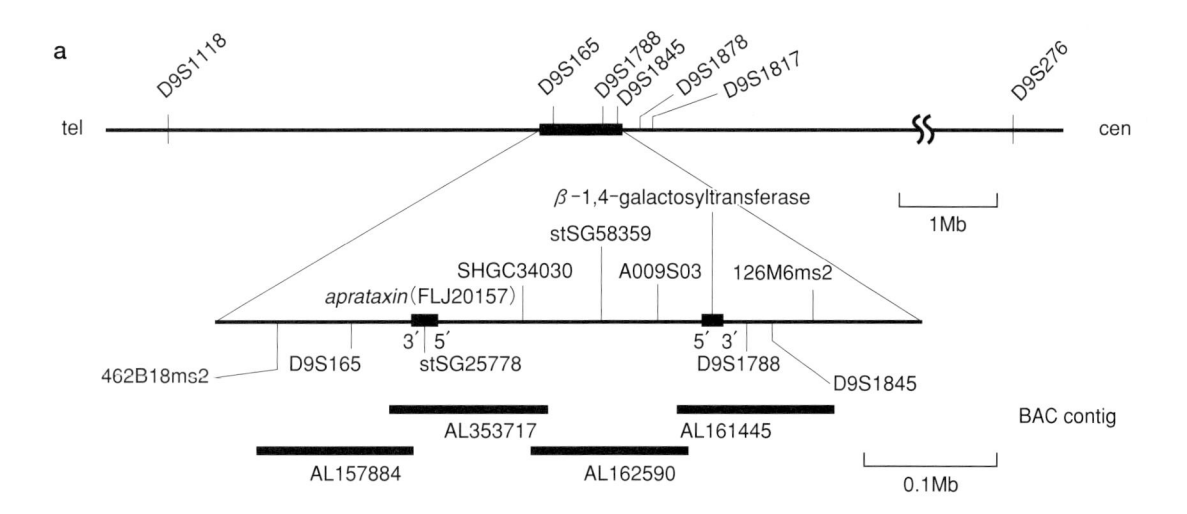

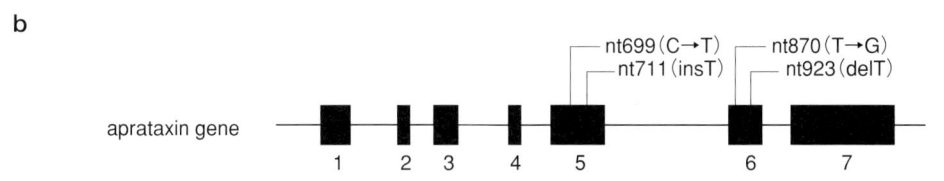

図3-60 疾患遺伝子のポジショナルクローニングの例（Date H, et al. Nat Genet 2001; 29: 184-8）
　眼球運動失行と低アルブミン血症を伴う早発型失調症（遺伝形式は常染色体劣性遺伝）について，連鎖解析，連鎖不平衡マッピングにより，候補領域が462B18ms2，126M6ms2の間の480kbp程度に絞り込まれた．当該領域にマップされた発現遺伝子のうち，FLJ20157とよばれた遺伝子が疾患遺伝子であることが判明し，aprataxinと命名した．

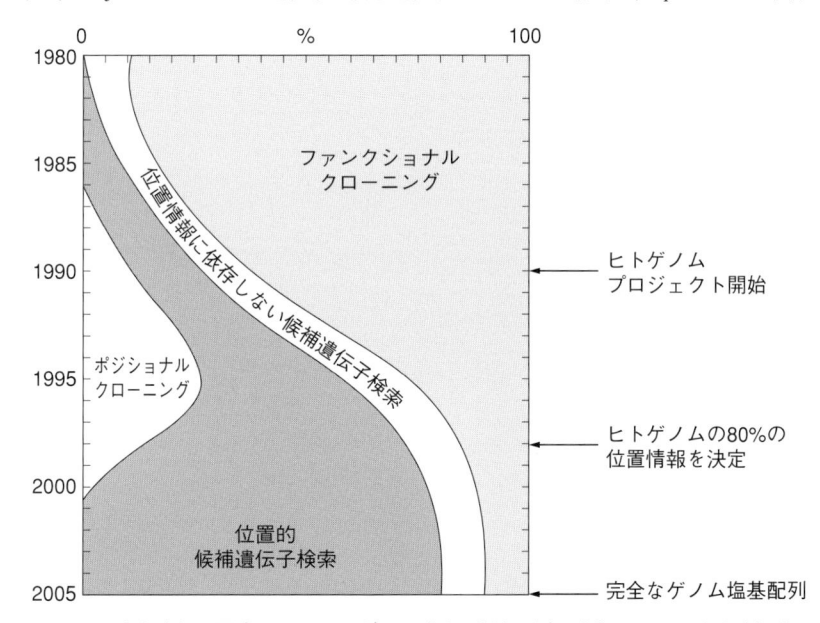

図3-61 疾患遺伝子同定のストラテジーの進歩（村松正實，監修．ヒトの分子遺伝学．東京: メディカル・サイエンス・インターナショナル; 2001. p.391）
　これまでは，標準的なポジショナルクローニングが成果を上げてきたが，今後は，ヒトゲノムの塩基配列やさまざまなゲノム情報をもとに，そのようなデータベースから当該領域に存在する候補遺伝子を探し出すことは容易になると考えられ，このような「位置的候補遺伝子」を用いた疾患遺伝子同定が主流となっていくと予測される．

トラテジーについても，むやみに解析に走るだけでなく，どの方法が最も有効であるかという点を検証していくアプローチも必要であると思われる．さらにこのような膨大な規模の解析データをどのようにして効率よく解析していくかというインフォーマティクスの分野の充実も必須な分野となるであろう．

このように考えてくると，臨床研究にたずさわる側も，多型解析にたずさわる側も，従来の家内工業的な実験のやり方にこだわらず，まったく新しい大規模研究の時代に適応していく必要があると思われる．わが国は，確立された方法を利用することについては得意なところであるが，模索の段階にあって，有効な解析方法・システムをいかに確立していくかという点が問われている．

<辻　省次　田中　一>

9 遺伝子多型の統計学的解析法

A. 抗原頻度および遺伝子頻度の求め方

集団における標識（対立）遺伝子頻度（gf）の算出は，次のようにして行う．

抗原頻度（Af）は，Af = C/N〔ただし標識（対立）遺伝子陽性者の数をC人，集団の総数をN人とする〕であり，遺伝子頻度は，

$$gf = 1 - \sqrt{1 - Af}$$

で示され，そのstandard error（SE）は，

$$SE = \frac{\sqrt{C}}{2N}$$

で与えられる．

B. ハプロタイプ頻度および連鎖不平衡の求め方[1]

ハプロタイプ（注1）頻度（Hf）および連鎖不平衡（Δ）（注2）の解析は以下のように行う．Hfは集団調査では，各個体の遺伝子型 genotypeが不明のため，集団における推測値として求められる．たとえば互いに密に連鎖する遺伝子座AおよびBを仮定し，それぞれの対立遺伝子A1およびB1により構成されるハプロタイプの頻度と，両対立遺伝子の間の連鎖不平衡について計算してみる．まず対象とする集団におけるA1あるいはB1陽性者の数を調べ次のような2×2表を作る．

		A1 +	A1 −	計
B1	+	a	b	C
	−	c	d	D
計		A	B	N

A1およびB1の遺伝子頻度を求め，A1-B1ハプロタイプ頻度の期待値を算出すると，

$$\text{expected } Hf_{A1\text{-}B1} = gf_{A1} \times gf_{B1}$$

となる．一方，連鎖不平衡（Δ）は，

$$\Delta = \text{observed } Hf - \text{expected } Hf$$

で与えられ，ΔはA1($-$)，B1($-$)のハプロタイプ頻度の期待値と観察値のずれと同じであることから，

$$\Delta = \sqrt{\frac{d}{N}} - \sqrt{\frac{B}{N}} \times \sqrt{\frac{D}{N}}$$
$$= \frac{\sqrt{Nd} - \sqrt{BD}}{N}$$

であり，そのstandard error（SE）は，

$$SE = \frac{1}{2N}\sqrt{a - 4N\Delta\left(\frac{B+D}{2\sqrt{BD}} - \frac{\sqrt{BD}}{N}\right)}$$

である．

連鎖不平衡の有意性の検定を行うにはt値が用いられ，

$$t = \frac{\Delta}{SE}$$

tが2より大きい場合には，有意の連鎖不平衡にあると判定する．

以上のようにA1-B1ハプロタイプの期待値とΔが求まると，この集団におけるA1-B1のハプロタイプ

注1　ハプロタイプ
1本の染色体上に多型（個体差）を有する遺伝子座が密に連鎖して存在している場合，同一の染色体上に連鎖する各遺伝子座の対立遺伝子の組み合わせをハプロタイプとよび，これにより遺伝子領域を識別することができる．

注2　連鎖不平衡
仮に，対立遺伝子（a1, a2, …, an）あるいは，（b1, b2, …, bn）を有する，2つの密に連鎖した遺伝子座AおよびBを想定してみる．a1とb1が同一の染色体上に連鎖してハプロタイプを形成する確率は，対象集団におけるa1およびb1の遺伝子頻度を乗じたものと期待される．しかし，特定の対立遺伝子の組み合わせにおいてハプロタイプを形成する頻度が期待値より有意に高く観察されることが知られており，この場合，これらの対立遺伝子間には正の連鎖不平衡があるという．連鎖不平衡が生ずる原因としては，2つの遺伝子座間の物理的距離が小さいことが必須であるが，さらに，1) 多型を有する遺伝子座の近傍に，まれな突然変異遺伝子が比較的近年に生じた場合，および，2) 特定のハプロタイプが自然淘汰に対して有利である場合などが考えられる．

頻度が，次の式で与えられる．

$$\text{observed Hf}_{A_1-B_1} = \text{expected Hf}_{A_1-B_1} + \Delta$$
$$= \frac{\sqrt{N} - \sqrt{B} - \sqrt{D} + \sqrt{d}}{\sqrt{N}}$$
$$SE = \sqrt{\frac{(1-d/B)(1-d/D) + Hf - Hf^2/2}{2N}}$$

C. 標識（対立）遺伝子と形質との相関の検定法

1. 対照集団の選び方

ある特定の形質（たとえば疾病）を有する群と対比すべき対照群をどのように選ぶかということが，正しい結論を導くために非常に重要である．このためには以下のような注意が必要である．

a）メンデル集団であること

有性生殖を通して結ばれた同種個体の集まりで，全体として1つの繁殖社会を構成しているものをメンデル集団 Mendelian population とよぶ．この集団の交配様式としては任意交配 random mating が行われていることが期待され，任意交配のもとで，かつ淘汰，突然変異，移住がないならば，遺伝子頻度および遺伝子型の頻度は毎世代不変で，接合体系列は配偶子系列の2乗に等しいという法則が成り立つ．これは発見者の名にちなんでHardy-Weinbergの法則とよばれている．すなわち，遺伝子座 A に A_1 および A_2 の2つの対立遺伝子が存在すると，

$$A_1A_1p^2 + A_1A_2 2pq + A_2A_2q^2 = (A_1p + A_2q)^2$$

ただし，

A_1 なる形質の遺伝子頻度 = A_1p
A_2 なる形質の遺伝子頻度 = A_2q
$A_1p + A_2q = 1$

と表されるものである．つまり遺伝子型が A_1A_1, A_1A_2 あるいは A_2A_2 である個体の出現頻度は，それぞれ $(A_1p)^2$, $2(A_1p \times A_2q)$ あるいは $(A_2q)^2$ となる．

対照集団の設定に際して，問題としている遺伝子座の対立遺伝子がHardy-Weinbergの法則に合うことを確認することが，まず必要である．

b）被検集団と対照集団とが集団として相同であること

ある特異な生物学的特徴をもつ集団と対照集団との間で，特定の遺伝子の頻度に差があるか否かを検討して，その有意性の判定を下すためには，比較する2集団が人種的に同一でなくてはならない．特定の対立遺伝子では，遺伝子頻度も連鎖不平衡の組み合わせも人種によって大きく異なる場合があり，さらに人種に特異的な対立遺伝子の存在も知られている．したがって対照集団を，被検集団と同一の人種で同じ地域から選ぶことが必要である．

c）対照集団の規模

相関の有意性の検定を χ^2（カイ自乗）検定で行う場合，健康対照者の人数は患者数と同じであれば最もよい[2]が，多くとも患者の約4倍までとする[3,4]．健康対照の人数を過度に大きくすると，χ^2 値が大きくなり，人為的に有意性がでることがあるからである．

2. 相関の有意性の検定

a）χ^2（カイ自乗）検定

被検集団における特定の対立遺伝子の頻度が，期待値からどれだけ大きくずれているか，ということを検定する．

たとえば慢性関節リウマチとHLA-DR4との相関の有意検定を例にとると，

	RA患者	健康対照	計
HLA-DR4（+）	a (143)	b (59)	C (202)
HLA-DR4（−）	c (90)	d (123)	D (213)
計	A (233)	B (182)	N (415)

という2×2表が作られる．そこで，RA患者でも健康対照でもHLA-DR4の出現頻度が等しいと仮定し，その期待値と観察値とのズレが偶然によって出現したものかどうかを調べる．

RA患者中のDR4（+）の期待値

$$\frac{C}{N} \times A = \frac{CA}{N}$$

RA患者中のDR4（−）の期待値

$$\frac{D}{N} \times A = \frac{DA}{N}$$

健康対照中のDR4（+）の期待値

$$\frac{C}{N} \times B = \frac{BC}{N}$$

健康対照中のDR4（−）の期待値

$$\frac{D}{N} \times B = \frac{BD}{N}$$

χ^2 値は次の式で求めることができる．

$$\chi^2 = \Sigma \frac{(観察値-期待値)^2}{期待値}$$

$$= \frac{(a-CA/N)^2}{CA/N} + \frac{(b-BC/N)^2}{BC/N}$$

$$+ \frac{(c-DA/N)^2}{DA/N} + \frac{(d-BD/N)^2}{BD/N}$$

$$= \frac{N \times (ad-bc)^2}{A \times B \times C \times D}$$

これにRAの観察値をあてはめると,

$\chi^2 = 34.3$ となる.

この場合,各期待値が1つ決まると他の4つの期待値も自然に決まってしまうことから自由度は1であり,ここに得られたχ^2の値から帰無仮説が正しいと仮定したときに,単なる偶然によってこのχ^2値,もしくはこれ以上のχ^2値が得られる確率pは,自由度の1のχ^2分布表から求められる.

一般的には$p < 0.05$,すなわち偶然によって生じる確率が0.05未満である場合は有意と判断しており,$p < 0.05$に相当するχ^2値は,自由度1の場合$\chi^2 > 3.84$である.

この有意差検定法に関していくつかの修正法が提唱されており,場合によっては修正を必要とすることもあるので,次にそのいくつかを紹介しておく.

b) Yatesの修正

χ^2検定においてカイ自乗分布が連続分布を示すものを,各期待値が小さい場合のごとく離散データに適用することができるように考案されたものがYatesの修正である.

$$\chi_c^2 = \Sigma \frac{(|観察値-期待値|-1/2)^2}{期待値}$$

$$= \frac{N \times (|ad-bc|-1/2 \times N|)^2}{A \times B \times C \times D}$$

一般にYatesの修正は,2×2表の期待値が50未満の項を含む場合には必要とされるが,実際問題としてはNが40以下の場合には,この修正が重要であるといわれる.Yatesの修正を加えることによってχ^2値は減少するので,Pの値も大きくなり有意性が減少する.

c) Fisherの直接法[5)]

2×2表の観察値が5未満の数を含む場合,Fisherの直接法によるP値の算定がなされる.5未満のときこの方法を用いることの直接的な根拠はないが,この程度の数字の場合直接法で計算してもそう煩雑ではない.最近ではコンピュータの導入により,すべての相関がこのFisherの直接法により検定される傾向にある.計算は以下のように行う.

① 2×2表を作る.

		形 質		計
		+	−	
標 識	+	a	b	C
遺伝子	−	c	d	D
計		A	B	N

② 期待値を求める.

$$\alpha = \frac{AC}{N} \quad \beta = \frac{BC}{N} \quad \gamma = \frac{AD}{N} \quad \delta = \frac{BD}{N}$$

③ 観察度数と期待度数の差の符号表を作る.

$(a-\alpha)$の符号	$(b-\beta)$の符号	C
$(c-\gamma)$の符号	$(d-\delta)$の符号	D
A	B	N

④ A,B,C,Dの周辺度数は一定にして符号を変えずに,観察度数以上に期待度数から離れるあらゆる出現度数の分布を作る($F_1, F_2, F_3, \cdots$).

⑤ $F_1, F_2, F_3, \cdots$に関するおのおののP値を計算し($P_1, P_2, P_3, \cdots$),その総和を求め,5%水準で検定する.

$$P_i = \frac{A!B!C!D!}{N!} \times \frac{1}{a!b!c!d!} \qquad P = \Sigma P_i$$

d) Corrected P (Pc) 値

相関の有意性を判定するためには,χ^2値に対応する確率Pに検索した対立遺伝子数(n)を乗じて求められる値(= nP)をPc値とし,これが0.05未満になることが必要である.

これは,有意性の判定が統計的であることの反映である.すなわち,有意水準5%による判定とは,20回同じ実験を行うと,1回くらいは偶然に有意としてしまう危険性を容認して下されているものである.そして,たとえば20種類の対立遺伝子を同時に検索することは,対立遺伝子側からみると20回の実験が並行して一度に行われていることになるので,ある1つの対立遺伝子がまったく偶然に有意と判定される可能性があり,Pc値で検討する必要が生じてくる.

現在の趨勢として,Pc値が有意でないと相関を認めない傾向にある.しかし,Pc値が有意でなくてもP値が有意である場合,本当の相関を見のがす恐れもあり,したがってこのような場合には,患者集団の数

を大きくして検討を続ける必要がある．

3. 相関の強さの評価
a）相対危険度
相関の強さは，一般に相対危険度 relative risk として表され，前述の2×2表において，次の式で求められる．

$$\text{relative risk}\,(r.r.) = \frac{a/b}{c/d} = \frac{ad}{bc}$$

b）オッズ odds 比
患者集団との相関を検討すべき標識遺伝子が複数ある場合に，おのおのの形質を有する個体が発病するリスクを表す指標としてodds比が用いられる．この場合，相関を検討する標識遺伝子がすべて陰性の患者および健康人を対照として，問題とする形質を有する患者および健康人で標識遺伝子が陽性である人の数を数え，これらの2×2表より相対危険度を計算するとodds比が得られる．

c）δ値
Bengtsson BO & Thomson G[6]により，相関の強さを表す変数として，δ値が提唱されている．δ値は，相対危険度による相関の強さの表現を補う目的で導入された．1つの疾患で，複数の対立遺伝子との相関が認められる場合，特にそのおのおのの対立遺伝子についての相対危険度にあまり差がない場合に，δ値の比較は有用である．δ値は以下の式で求められる．

$$\delta = \frac{FAD - FAP}{1 - FAP} \quad (0 \leq \delta \leq 1)$$

FAD: 形質陽性者における対立遺伝子の抗原頻度
FAP: 形質陰性者における対立遺伝子の抗原頻度

$\delta = 0$ のとき，形質と特定の対立遺伝子との相関は存在せず，$\delta = 1$ のとき，両者は完全に相関すると考えられる．

なお，δ値が負の数となるような対立遺伝子との相関については，考察の対象としない．

■ 文献

1) Mittal KK. The HLA polymorphism and susceptibility to disease. Vox Sang 1976; 31: 161.
2) Lehmann LE. Testing statistical hypothesis. New York: John Wiely; 1959.
3) Gail M, et al. How many controls? J Chronic Dis 1976; 29: 723.
4) Walter SD. Determination of significant relative risks and optimal sampling procedures in prospective and retrospective comparative studies of various sizes. Am J Epidemiol 1977; 105: 387.
5) Fisher RA. Statistical methods for research workers. 12th ed. Edinburgh: Oliver and Boyd; 1952.
6) Bengtsson BO, Thomson G. Measuring the strength of associations between HLA antigens and diseases. Tissue Antigens 1981; 18: 356.

＜西村泰治＞

IV

疾患の分子病態学

A 悪性腫瘍

1 癌遺伝子

◆まとめ
1. 細胞の癌化は癌原遺伝子 proto-oncogene と癌抑制遺伝子 tumor suppressor gene の異常によって引き起こされる．
2. 癌原遺伝子とは，変異が起きると細胞の癌化を引き起こすように働く遺伝子の総称である．変異が起きて癌化を引き起こす活性をもつようになった変異遺伝子を癌遺伝子とよぶ．
3. 癌抑制遺伝子とは，異常が起きて失活すると癌化を引き起こすように働く遺伝子の総称である．
4. 癌原遺伝子や癌抑制遺伝子は，普段は正常な細胞の増殖・分化などに重要な働きをしている．
5. 癌遺伝子の産物を標的とする薬剤が開発され分子標的治療が盛んになりつつある．

　細胞が癌化する機構についての理解は，分子生物学の進歩に伴って飛躍的に深まった．癌の分子生物学の教えるところによれば，細胞の癌化は癌原遺伝子 proto-oncogene と癌抑制遺伝子 anti-oncogene, tumor suppressor gene の異常によって引き起こされる．癌原遺伝子とは，変異が起きると細胞の癌化を引き起こすように働く遺伝子のことで，癌抑制遺伝子とは異常が起きて失活すると癌化を引き起こすように働く遺伝子のことである．これらの遺伝子は，普段は正常な細胞の増殖・分化などに重要な働きをしている．癌原遺伝子に変異が起きて癌化を引き起こす活性をもつようになった変異遺伝子は癌遺伝子とよばれる．本項では，癌遺伝子についての概略を紹介する．

A．ウイルスの癌遺伝子

　癌遺伝子はもともとマウスやトリなどに感染して癌を作る RNA 腫瘍ウイルスの研究からみいだされた．たとえば 1911 年に分離同定された Rous 肉腫ウイルス（RSV）はトリに感染して肉腫を作るが，これは RSV のもつ src とよばれる遺伝子の働きによる．癌遺伝子 src の発見以来これまでに数十種類の癌遺伝子が様々な RNA 腫瘍ウイルスからみいだされてきた．表 4A-1 にこれら RNA 腫瘍ウイルス癌遺伝子がまとめられているが，実はこれらはすべてもとはといえば細胞遺伝子がウイルスゲノムに取り込まれてできたものである．癌遺伝子の元になった細胞遺伝子＝癌原遺伝子は，進化上よく保存されており，ヒトから魚類まで，場合によっては昆虫や酵母にいたるまで，種を越えて保存されている．したがって，癌原遺伝子は，後述のように生命現象においてきわめて重要な役割をはたしていると考えられる．

　癌原遺伝子は，ウイルスに取り込まれる過程で様々に変異している．たとえばトリ赤芽球症ウイルスからクローニングされた v-erbB 癌遺伝子の作る蛋白質は，対応する癌原遺伝子の産物である EGF 受容体の EGF 結合ドメインが欠損した構造をしており，さらにいくつかの点変異と C 端側での短い欠失を有している．そのために，v-erbB 蛋白質は EGF 非依存的に常に活性で細胞癌化を引き起こすように働くのではないかと考えられる．

B．癌細胞の癌遺伝子

　一方，RNA 腫瘍ウイルスからばかりでなく，癌細胞そのものの DNA からも癌遺伝子が同定されている．癌細胞には細胞の癌化を引き起こす遺伝子＝癌遺伝子が存在すると考えると，癌細胞から抽出した DNA を正常細胞に取り込ませることにより癌化を引き起こすことができるはずである．事実，図 4A-1 に示すように，癌細胞の DNA を見掛け上正常細胞である NIH3T3 細胞に取り込ませ，細胞のトランスフォーメーションを起こす遺伝子として癌遺伝子をクローニングすることができた．その中には ras のようにすでにウイルスの癌遺伝子としてみいだされていたものも多い．NIH3T3 細胞への"gene transfer"実験によってみいだされた癌遺伝子も，元の遺伝子＝癌原遺伝子と比較すると点変異等を有しており，その結果遺伝子産物の活性が亢進している．たとえばはじめて膀胱癌からみいだされた ras の遺伝子産物は，12 番目のアミノ酸が Gly から Val に変異しており，その結果 Ras 蛋白質は GTP を結合した活性型となってい

表4A-1 RNA型腫瘍ウイルスの癌遺伝子

v-onc	virus	
sis	Simian sarcoma virus	増殖因子
erbB	Avian erythroblastosis virus	
fms	SM feline sarcoma virus	
HZ-4	feline sarcoma virus	
sea	Avian sarcoma virus (SI3)	
ros	Avian sarcoma virus (UR2)	
src	Rous sarcoma virus (RSV)	チロシンキナーゼ
yes	Avian sarcoma virus (Y73)	
fgr	GR feline sarcoma virus	
fps	Fujinami Sarcoma virus	
abl	Abelson murine leukemia virus	
crk	Avian sarcoma virus (CT10)	リン酸化チロシン結合蛋白質
mos	Moloney murine sarcoma virus	
raf	3611 Murine sarcoma virus	セリン/スレオニンキナーゼ
akt	Akt-8 murine leukemia virus	
H-ras	Harvey sarcoma virus	G蛋白質
K-ras	Kirsten sarcoma virus	
myc	Avian myelocytomatosis virus (MC29)	
myb	Avian myeloblastosis virus	
fos	FBJ murine sarcoma virus	
jun	Avian sarcoma virus (S17)	核蛋白質転写因子など
ski	Avian carcinoma virus (SKV-770)	
rel	Reticuloendotheliosis virus	
erbA	Avian erythroblastosis virus	
ets	E-26 avian myeloblastosis virus	

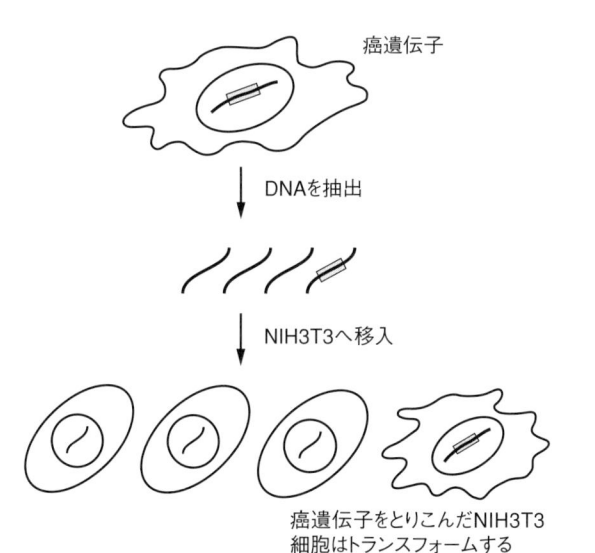

図4A-1 癌遺伝子の同定

る．またN-ethyl-N-nitrosoureaで誘導されたラット脳腫瘍ではerbB-2（Her-2）遺伝子に変異が起き，ErbB-2蛋白質の659番目のアミノ酸がValからGluに変化してチロシンキナーゼ活性が亢進している．

C. 癌における癌原遺伝子の構造変化

癌原遺伝子は点変異によって癌遺伝子へと活性化されるばかりでなく，遺伝子増幅や転座によって発現量が亢進している場合がある（表4A-2）．染色体転座は癌原遺伝子産物を異種の蛋白質と融合させることもあり，その場合には生じてくる産物は異常な活性を示す．

1. 遺伝子増幅

ある特定の遺伝子のコピー数が異常に増加することを遺伝子増幅という．異常増幅した遺伝子は，染色体レベルでhomogeneously stained region（HSR）やdouble minute（DM）とよばれる異常構造に存在している．癌遺伝子では，mycファミリーの遺伝子や

表4A-2 癌遺伝子とヒトの腫瘍

癌原遺伝子	腫瘍	異常	癌原遺伝子	腫瘍	異常
abl	慢性骨髄性白血病	転座	N-myc	神経芽細胞腫	遺伝子増幅
ErbB-1 (EGF-R)	扁平上皮癌	遺伝子増幅		肺小細胞癌	遺伝子増幅
	星状細胞腫	遺伝子増幅	K-ras	急性骨髄性および	
	膠芽腫	構造異常を伴う遺伝子増幅		リンパ性白血病	点突然変異
				甲状腺癌	点突然変異
ErbB-2/Neu/Her2	乳癌	遺伝子増幅		黒色腫	点突然変異
	胃癌	遺伝子増幅	H-ras	大腸癌	点突然変異
	卵巣癌	遺伝子増幅		肺癌	点突然変異
	膀胱癌	異常発現		膵癌	点突然変異
gip	卵巣癌	点突然変異		黒色腫	点突然変異
gsp	下垂体腺腫	点突然変異	N-ras	泌尿器系の腫瘍	点突然変異
	甲状腺癌	点突然変異		甲状腺癌	点突然変異
hst & int2	食道癌, 乳癌	遺伝子増幅		黒色腫	点突然変異
myc	Burkittリンパ腫	転座	ret	甲状腺癌	再編成
	肺癌	遺伝子増幅	ros	星状細胞腫	?
	乳癌	遺伝子増幅	K-sam	胃癌	遺伝子増幅
	子宮頸癌	遺伝子増幅	sis	星状細胞腫	?
L-myc	肺癌	遺伝子増幅	src	大腸癌	?
			trk	甲状腺癌	再編成

erbBファミリーの遺伝子が頻繁に遺伝子増幅を起こしていることが知られている．たとえば，乳癌や卵巣癌などではerbB-2遺伝子の増幅がよくみられ，遺伝子増幅に伴うErbB-2蛋白質の発現増大が癌の進行や予後の悪さに相関していることが明らかにされている．また，神経芽細胞腫ではN-myc遺伝子の増幅がみられるが，N-myc遺伝子の増幅は腫瘍の悪性度と相関するといわれている．このような癌原遺伝子の増幅と発現増大は，発癌の初期過程というよりむしろ癌の進行を促進するうえで重要であると考えられている．

2. 染色体転座（表4A-3）

染色体転座に伴う癌原遺伝子の活性化は癌の発症に密接に関連している．染色体転座は，解析が容易なこともあって白血病でよくみいだされている．最もよく知られている例としてBurkittリンパ腫でのmycのrearrangementがあげられる．第8染色体と，第2，14，22染色体間の転座によって，第8染色体上のmyc遺伝子が他の染色体上の免疫グロブリン遺伝子の発現支配下に入り，構成的にBリンパ球系の細胞で発現が亢進し，その結果Bリンパ腫の発症が誘導される．他によく知られた例としては慢性骨髄性白血病

表4A-3 染色体転座

癌原遺伝子	腫瘍	転座	産物	異常
abl	chronic myelogenous leukemia	t(9;22) bcr	Bcr-Abl	チロシンキナーゼ活性亢進
bcl-2	B-cell leukemia	t(14;18) IgH	Bcl-2	アポトーシス
bcl-3	chronic lymphocytic leukemia	t(14;19) IgH	Bcl-3	転座
lyl-1	acute lymphoblastic leukemia	t(7;19) TcR	Lyl (helix-loop-helix)	転座
lyt-10	B-cell leukemia	t(10;14) IgH	LFxB-like protein	転座
myc	Burkitt's lymphoma	t(2;8) Ig	Myc	転座
		t(8;14) IgH	Myc	転座
		t(8;22) Ig	Myc	転座
pml	acute promyelocytic leukemia	t(15;17) retinoid receptor	PML-RAR	転座
tal-1	acute lymphoblastic leukemia	t(1;14) TcR	Tal (helix-loop-helix)	転座

chronic myelogenic leukemia（CML）のほとんど100%でみられるt(9;22)があり，第22染色体上のチロシンキナーゼをコードするabl遺伝子が第9染色体上のbcr遺伝子に融合し，その結果bcr-abl融合蛋白質が作られる．bcr-ablのcDNAをマウスに発現させる実験からその発癌誘導能が証明されている．さらに，急性前骨髄性白血病 acute promyelocytic leukemia（APL）でみられるt(15;17)では17番染色体上のerbA癌遺伝子ファミリーの一員であるレチノイン酸受容体遺伝子が，第15番染色体上のPML（promyelocytic leukemia）遺伝子と融合し，異常レチノイン酸受容体が生じていることが明らかになっている．また，急性骨髄性白血病 acute myelogenous leukemia（AML）で頻繁にみられる染色体転座t(8;21)(q22;q22)の切断点にはAML1遺伝子が存在することがみいだされている．この他にも様々な染色体転座点がクローニングされ，癌原遺伝子の候補がみいだされている．

D. 癌原遺伝子の正常機能

癌を引き起こす癌遺伝子の元になる癌原遺伝子の本来の機能は何であろうか．先に，進化上保存されてい

表4A-4 癌原遺伝子産物の機能

[1] 増殖因子群		K-ras	細胞膜結合性GTP結合蛋白質
Sis	PDGF B鎖	N-ras	細胞膜結合性GTP結合蛋白質
Int-2/FGF-3	増殖因子	Gsp	Gsα
Hst/FGF-4	増殖因子	Gip	Giα
FGF-5	増殖因子		
Wnt-1	増殖因子，形態形成因子	[5] セリン/スレオニンキナーゼ群	
		Raf/Mil	細胞質に存在するセリン/スレオニンキナーゼ
[2] チロシンキナーゼ群		Pim-1	細胞質に存在するセリン/スレオニンキナーゼ
Src	細胞膜に局在する非受容体型チロシンキナーゼ	Mos	細胞質に存在するセリン/スレオニンキナーゼ（CSF）
Yes	細胞膜に局在する非受容体型チロシンキナーゼ	Cot	細胞質に存在するセリン/スレオニンキナーゼ
Fgr	細胞膜に局在する非受容体型チロシンキナーゼ，IgGFc受容体IIと複合体形成		
Lck	細胞膜に局在する非受容体型チロシンキナーゼ，CD4/CD8, IL-2受容体と複合体形成	[6] 細胞質に存在する制御因子	
		Crk	SH2/3を含むリン酸化チロシン結合蛋白質
Lyn	細胞膜に局在する非受容体型チロシンキナーゼ，sIgMと複合体形成	[7] 核内転写因子	
Fyn	細胞膜に局在する非受容体型チロシンキナーゼ，CD3と複合体形成	Myc	転写因子
		N-myc	転写因子
Fps/Fes	非受容体型チロシンキナーゼ	L-myc	転写因子
Abl/Bcl-Abl	非受容体型チロシンキナーゼ	Myb	転写因子
Ros	受容体型チロシンキナーゼ	Lyl-1	転写因子
ErbB	EGF受容体	Fos	Junと複合体形成，転写因子
ErbB-2/Neu/HER2	増殖因子受容体	Jun	Fosと複合体形成，転写因子
Fms	CSF1受容体	ErbA	T3受容体
Met	HGF受容体	Rel	NF-κB-関連蛋白質
Trk	NGF受容体	Ets	転写因子
Kit（Wlocus）	stem cell受容体型チロシンキナーゼ	Ski	転写因子
Sea	受容体型チロシンキナーゼ	Evi-1	転写因子
Ret	受容体型チロシンキナーゼ	Gli-1	転写因子
		Maf	転写因子
[3] チロシンキナーゼ活性をもたない受容体		Pbx	E2A-homeo box転写因子
Mas	7回膜貫通受容体	Hox2.4	転写因子
[4] G蛋白質群		[8] 細胞死制御	
H-ras	細胞膜結合性GTP結合蛋白質	Bcl-2	アポトーシス抑制

るので生命現象に重要な働きをしていると考えられることを述べたが，事実癌原遺伝子産物が細胞の増殖・分化において重要な役割を果たしており，ひいては個体発生や形態形成，そしてある場合には神経機能などの高次機能に関わっていることが明らかになってきている．一般に癌原遺伝子産物はこれらの系において，増殖や分化のシグナル伝達の経路で機能していると考えられている（表4A-4）．

1. 増殖因子，増殖因子受容体

最も有名な例としては，c-sisならびにc-erbB癌原遺伝子があげられる．c-sisは血小板由来増殖因子 platelet derived growth factor（PDGF）B鎖をコードしており，c-erbBは上皮成長因子 epidermal growth factor（EGF）受容体をコードしている．この他にも増殖因子受容体をコードしている癌原遺伝子としてc-kit, trk, met, c-fmsなどが知られており，それぞれの産物は，steel factor, NGF（nerve growth factor），HGF（hepatocyte growth factor），mCSF（macrophage colony stimulating factor）の受容体である．これら増殖因子の受容体は，細胞膜貫通型の蛋白質でほとんどがチロシンキナーゼ活性を有しており，細胞膜上に位置して標的蛋白質をリン酸化することによってシグナルを細胞内へと伝達する．一方チロシンキナーゼ活性をもつc-src型の癌原遺伝子の産物は，細胞内に存在し，抗原受容体などのそれ自身酵素活性を有さない膜貫通型受容体蛋白質と会合してシグナル伝達の機能を果たしている．

2. シグナル伝達経路

では，チロシンキナーゼから発したシグナルはどのようにして伝えられていくのであろうか．このシグナル伝達機構にはチロシンキナーゼの標的である約100アミノ酸残基からなるSH2（src homology 2）配列を有する蛋白質群が重要な役割を果たしている．SHC, Grb2, PLC（phospholipase C）-γ, PI（phosphatidylinositol）3キナーゼ85kDサブユニットなどが代表的なもので，これらはSH2ドメインを介してリン酸化チロシンに結合する．たとえば，一般に受容体型チロシンキナーゼはリガンドによって刺激を受けると自分自身のチロシン残基をリン酸化（自己リン酸化）するが，Grb2はSH2ドメインを介して受容体の自己リン酸化部位に結合し，一方SH3ドメインを介してSOSと結合する．SOSはRasと結合し，さらにRasはRafと結合し，活性化したRafがMAP（mitogen-activated protein）キナーゼキナーゼをリン酸化して活性化する．さらにMAPキナーゼキナーゼはMAPキナーゼをリン酸化して活性化し，この情報は最終的には核の転写因子へと伝えられる．

チロシンキナーゼからのシグナルはこれ以外にも様々な経路で核に伝達される．たとえば，STATがEGF受容体あるいはインターフェロンなどで誘導されるチロシンキナーゼ，JAK，Tykなどにより直接リン酸化されて核へ移行して転写活性化を起こすことなどがよく知られている．

3. 転写因子

細胞核で機能する癌原遺伝子産物として，c-fos, c-jun, c-mycなどの癌原遺伝子産物が知られており，いずれも細胞外からの刺激に呼応して特定の遺伝子の転写調節を行っている．また細胞外からの情報はチロシンキナーゼのみならずcAMP依存性キナーゼのようなセリン/スレオニンキナーゼによっても伝達され，その伝達経路上にはc-rel癌原遺伝子産物が位置している．c-Rel蛋白質はNFκBファミリーに属する転写因子であるが，通常はIκB（inhibitor κB）蛋白質に会合して細胞質にあり，IκBが細胞外からのシグナルによってリン酸化されるとIκBから離れ核に移行する．いずれにしても細胞外からの情報は核に伝えられ，遺伝子発現の変化やDNA合成が引き起こされる．

E. 分子標的治療

最近になって，これまでに述べてきたような基礎研究の結果をふまえて開発された癌遺伝子の産物を標的とした薬剤が臨床で使用されるようになってきた．たとえば，ErbB2に対するマウス・ヒトキメラ抗体Herceptinは乳癌治療薬として使用され高い評価を得ている．いろいろなチロシンキナーゼの阻害薬も多数開発されている．特にSTI571は慢性骨髄性白血病の原因遺伝子の産物bcr-ablの活性を阻害し，慢性期はもちろん急性転化例でもある程度の有効性が確認され注目されている．また，EGF受容体のチロシンキナーゼ活性を阻害するZD1839（イレッサ）も注目を集めている．今後さらに癌遺伝子産物を標的とする薬剤が開発され分子標的治療が盛んになると考えられる．

■ 文献

1) エインジャー（野田 亮, 野田洋子, 訳）. 癌遺伝子に挑む(Natural Obsession). 東京: 東京化学同人; 1991.
2) ワインバーグ（野田 亮, 野田洋子, 訳）. がん研究レース. 東京: 岩波書店; 1999.
3) 豊島久真男, 編. 癌と遺伝子. 京都: 化学同人; 1994.
4) 秋山 徹, 編. シグナル伝達がわかる. 東京: 羊土社; 2001.
5) Hanahan D, Weinberg RA. The Hallmarks of Cancer. Cell 2000; 100: 57.
6) Nature Insight: Cancer, 17 May 2001. Nature 2001; 411: 335-95.
7) Levine AJ. p53, the cellular gatekeeper for growth and division. Cell 1997; 88: 323-31.
8) 秋山 徹, 宮園浩平, 編. シグナル伝達研究 2003. 東京: 羊土社; 2003.

<秋山 徹>

A 悪性腫瘍

2 癌抑制遺伝子

◆まとめ
1. 癌抑制遺伝子とは失活あるいは機能損傷を伴う突然変異を起こすことによって、細胞の癌化に寄与する遺伝子を指していう．
2. 癌においては対立遺伝子のうち、まず一方に変異が起きることでその遺伝子産物が失活し、さらに残っているもう一方の正常な遺伝子が失われる場合が多い．それがヘテロ接合性の消失 loss of heterozygosity（LOH）として検出され、その染色体領域を解析することによって発見される．
3. 癌抑制遺伝子産物の具体例として、RB, p53, WT1, NF1, APC, DCC などが知られているが、現在でも DMP1, LATS など癌抑制遺伝子、またはその候補となる遺伝子が次々と発見されつつある．
4. これらの産物は細胞増殖に対して抑制的な作用を示すものが多いが、その生理機能は単に増殖や細胞周期を抑制することではなく、細胞異常時の対応、刺激に応じた円滑な細胞周期進行など生体の恒常性を維持するために必要な作用と位置付けることができる．

A. 癌抑制遺伝子という概念

細胞の悪性形質転換に至る遺伝的な変化が正常な遺伝子の機能損失により起きるという考え方は、体細胞融合を用いた実験により示唆された．癌細胞と正常細胞とを融合させた細胞は正常細胞に近い性質をもつが、その後の培養で融合細胞から染色体が抜け落ちていくと今度は癌細胞の性質をもつようになるという事実がみいだされたのである．この現象は様々な性質の癌細胞―正常細胞の組み合わせによってもみられることがわかり、細胞の癌化を抑制できるような性質をもつ遺伝子の存在が考えられた．従って癌化の引き金には増殖を促進する役割をもつもの（癌原遺伝子）が恒常活性型等の変異を起こすことに加え、癌を抑制し得る性質をもつ遺伝子の機能損失という変異が寄与している

ことが想定された．その変異は劣性であり、通常残っているもう一方の正常遺伝子により補われるが、正常の染色体が欠失するなどの事態で癌の発症に至るという考え方が確立してきた．このような生物学的な解析による知見を得る一方で、家族性に癌を好発症するものの中で、遺伝的要因の割合が比較的多い癌についての遺伝学的解析からも癌抑制遺伝子の存在が示唆された．網膜芽細胞腫の統計学解析から、非遺伝性のものは2つの突然変異が体細胞で起きることによって発症するのに対し、遺伝性のものは親から1つの変異を受け継いでいるため、体細胞でもう1つの変異が起きるだけで発症するという仮説がたてられた（図4A-2）．多くが常染色体優性遺伝の様式を示す家族性癌の好発症傾向が、両方の対立遺伝子の機能損失により癌形質が現れるという劣性変異によるものであると

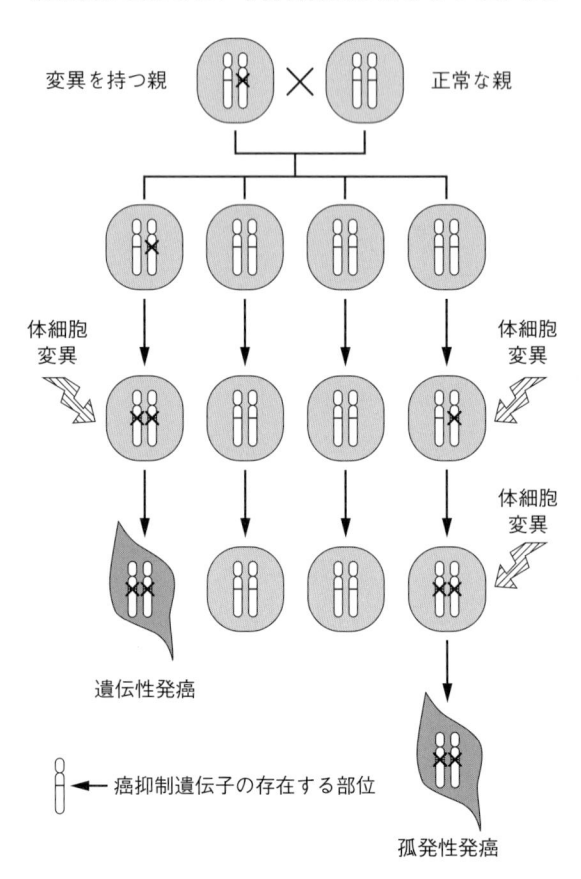

図4A-2 癌抑制遺伝子変異の2段階仮説

するこの仮説が癌抑制遺伝子の存在を裏付けるとともに，その研究を後押しすることとなった．

B. 癌抑制遺伝子の同定

　上記の網膜芽細胞腫の細胞においては，第13染色体のq14のバンドがいつも欠失していることの発見を経て，変異の実体，すなわち原因遺伝子Rbが同定されるに至ったが，同様にその他の癌における遺伝学的解析からWT，NF1，APCなどのように多くの癌抑制遺伝子が発見されてきた（表4A-5）．遺伝性腫瘍は正常な方の遺伝子の欠失，染色体の損失，組み換え等を生じることで癌形質を示すが，そのような変化がヘテロ接合性の消失 loss of heterozygosity として検出される．その染色体領域を突き止め，ポジショナルクローニング法など分子生物学的手法を駆使することによって多くの原因遺伝子の同定が行われた．さらには，特定の染色体領域に存在する候補遺伝子の情報を基に同定がなされた．しかし，現在では遺伝子組み換えの技術の大きな進歩によって，全く別の手法から癌抑制遺伝子（正確には癌抑制遺伝子の候補）が発見されている．腫瘍様の構造を形成するショウジョウバエの変異体からはDlg，LATSなどが癌抑制遺伝子の候補にあげられている．さらに分子生物学を行う上でも重要な手段であり，癌抑制遺伝子の有力な候補の発見に役立っているのが遺伝子欠損マウスの作製である．この手法は相同組み換えを利用して，目的の遺伝子のみを欠損した個体を人工的に作製し，その表現型から遺伝子の機能を探るというものである．従って，ある遺伝子を欠損させたマウスが癌を発症した場合，少なくともマウスにおいては癌抑制遺伝子として機能していることを意味しており，ヒトにおいても癌化に寄与している可能性が示唆される．この遺伝子欠損マウスの作製により癌抑制遺伝子であることが示唆されたものには，DMP1，Tobや上述のLATSなどがある．これまで遺伝子産物の予測される機能に基づいて癌における変異が発見され，癌抑制遺伝子が同定されたが，全く機能未知の遺伝子に関して遺伝子欠損マウスを作製することにより癌抑制遺伝子としての性質が示唆されるという，全く逆のアプローチが確立してきたことになる．しかし，ヒトの癌においてその遺伝子に突然変異や欠失等の異常が生じており，実際癌の原因となっていることを明らかにしていかなければならない．その遺伝子が機能損失によって癌化に寄与し得るという情報を得ただけでは，癌化の機構解明にはならず，また実際のヒトの癌の治療に繋がっていかないのである．

C. 癌抑制遺伝子産物の実際の機能

　癌抑制遺伝子とひとまとめに称される遺伝子群は，本来生体内ではどのような働きを有しているのだろうか．癌が細胞増殖の異常な状態であることから，細胞が不必要に増殖しないことを指令するシグナル伝達（増殖停止，細胞死など）に関わることは想像される．事実，癌抑制遺伝子産物は細胞周期の進行の制御，分化，細胞傷害時の応答などの生命現象に重要な役割を担っていることが明らかになってきている．より詳細にいうと，①DNA合成，細胞分裂に必要な分子群の発現など，細胞の状態が整ったことを受けてそれぞれの時期へ進行するよう調節する，②多様な刺激の有無

表4A-5　癌と癌抑制遺伝子

腫瘍	原因癌抑制遺伝子	異常
遺伝性網膜芽細胞腫	Rb（13q14）	突然変異，欠失
Li-Fraumeni症候群	p53（17p13.1）	突然変異，欠失
Wilms腫瘍	WT1（11p13）	突然変異，欠失
神経線維腫症1型	NF1（17q11.2）	突然変異
神経線維腫症2型	NF2（22q12）	突然変異，欠失
家族性大腸腺腫症	APC（5q21-22）	突然変異，欠失
大腸癌	DCC（18q21）	欠失
von Hippel-Lindau病	VHL（3p25-26）	突然変異，欠失
遺伝性黒色腫	p16（9p21）	突然変異，欠失
遺伝性乳癌	BRCA1（17q21）	突然変異，欠失
遺伝性乳癌	BRCA2（13q12）	突然変異，欠失
基底細胞母斑症候群	PTCH（9q22.3）	突然変異
Cowden症候群	PTEN（10q23.4）	突然変異，欠失
多発性内分泌腺腫症1型	MEN1（11q13）	突然変異，欠失
若年性ポリポーシス	PTEN（10q23.4）	突然変異
若年性ポリポーシス	Smad4（18q21.1）	突然変異
Peutz-Jeghers症候群	LKB1（19q13.3）	突然変異，欠失
家族性胃癌	E-cadherin（19q22.1）	突然変異
多数の癌	TSC1（9q34）	突然変異
多数の癌	TSC2（16p13）	突然変異
多数の癌	ATM（11q21）	突然変異

表4A-6 癌抑制遺伝子産物の機能

癌抑制遺伝子産物	蛋白の機能	主な役割
WT1	転写因子	細胞周期，組織分化？
VHL	転写因子	細胞増殖制御？
Smad4	転写活性化	増殖，分化シグナル伝達
BRCA1	転写活性化	細胞周期，ゲノム安定性？
BRCA2	転写活性化	細胞周期，ゲノム安定性？
p53	転写因子	DNA修復チェックポイント
ATM	蛋白リン酸化？	DNA修復チェックポイント
RB	転写因子（E2F）阻害	細胞周期制御
p16	CDK阻害因子	細胞周期制御
APC	WNTシグナルの負の制御因子	細胞接着⇔増殖，分化
NF2	細胞骨格-膜蛋白相互作用	細胞接着⇔増殖，分化
E-cadherin	細胞骨格-膜蛋白相互作用	細胞接着⇔増殖，分化
DCC	細胞骨格-膜蛋白相互作用？	細胞接着⇔増殖，分化
PTEN	PIP-3脱リン酸化	細胞死—増殖制御
NF1	GTPase	増殖，分化シグナル伝達
TSC2	GTPase	増殖，分化シグナル伝達
TSC1	TSC2と協調？	増殖，分化シグナル伝達
MEN1	核内蛋白	細胞死，増殖制御
PTCH	(Shhの) 膜結合型リガンド	増殖，分化シグナル伝達
LKB1	Ser/Thrキナーゼ	細胞死，増殖制御

に応じて増殖開始，停止，分化誘導などを実行する，③DNA損傷の際には増殖を停止し，修復を行う，④修復できない異常を有する細胞には，細胞死を誘導する，などがあげられる（表4A-6）．以上のような現象が癌抑制遺伝子産物の関与する厳密な制御下に置かれている．従って，生体を常に正常に維持すること，異常が蓄積しないことを主な目的として，増殖抑制能が発揮されているとの見方もできる．

以下に，癌抑制遺伝子産物とその機能の例をいくつかあげる（図4A-3）．

1. Rb

網膜芽細胞腫の原因遺伝子として同定されたRbの発現は特に網膜に限定されるというわけではなく，多くの組織で発現している．そして，細胞周期依存的なリン酸化を受けること，増殖，DNA複製に関連した遺伝子の発現を誘導するE2Fという転写因子を抑制することが発見され，細胞周期進行における重要な役割が明らかになってきた．G1期では非リン酸化型のRbがDNA合成期（S期）への進行を止めるような効果を発揮し，増殖の指令がくると，CDK (cyclin-dependent kinase) とよばれる各種キナーゼにリン酸化されE2Fに対する抑制作用が失われDNA合成開始の合図となる．

2. p53

p53はSV40で形質転換した細胞でlarge T抗原と複合体を形成する蛋白質として同定され，実際クローニングされた遺伝子は細胞を形質転換する能力をもつことから癌遺伝子と考えられていた．しかしこのとき使用された遺伝子は変異遺伝子であり，正常遺伝子は増殖抑制能を有することが示された．さらに，数多くの癌で欠失，変異が発見され，癌抑制遺伝子であると考えられるようになる．その後の研究でDNA結合能をもつ転写因子であることが明らかになり，CDK阻害因子p21を誘導することで細胞周期停止を促すことが発見された．

DNA損傷時には細胞は増殖を停止し，修復を行うとともに，修復不能の細胞には細胞死が誘導される．p53は増殖停止だけでなく，修復，細胞死誘導に関わる遺伝子（p53R2，p53AIP，Noxaなど）の発現も誘導することが明らかになっており，細胞傷害時の応答に非常に重要な役割を果たしている．このように多くの役割をこなすp53は，その分子自体が発現量，安定性，活性化においてリン酸化などの修飾を通して厳密に制御されている．

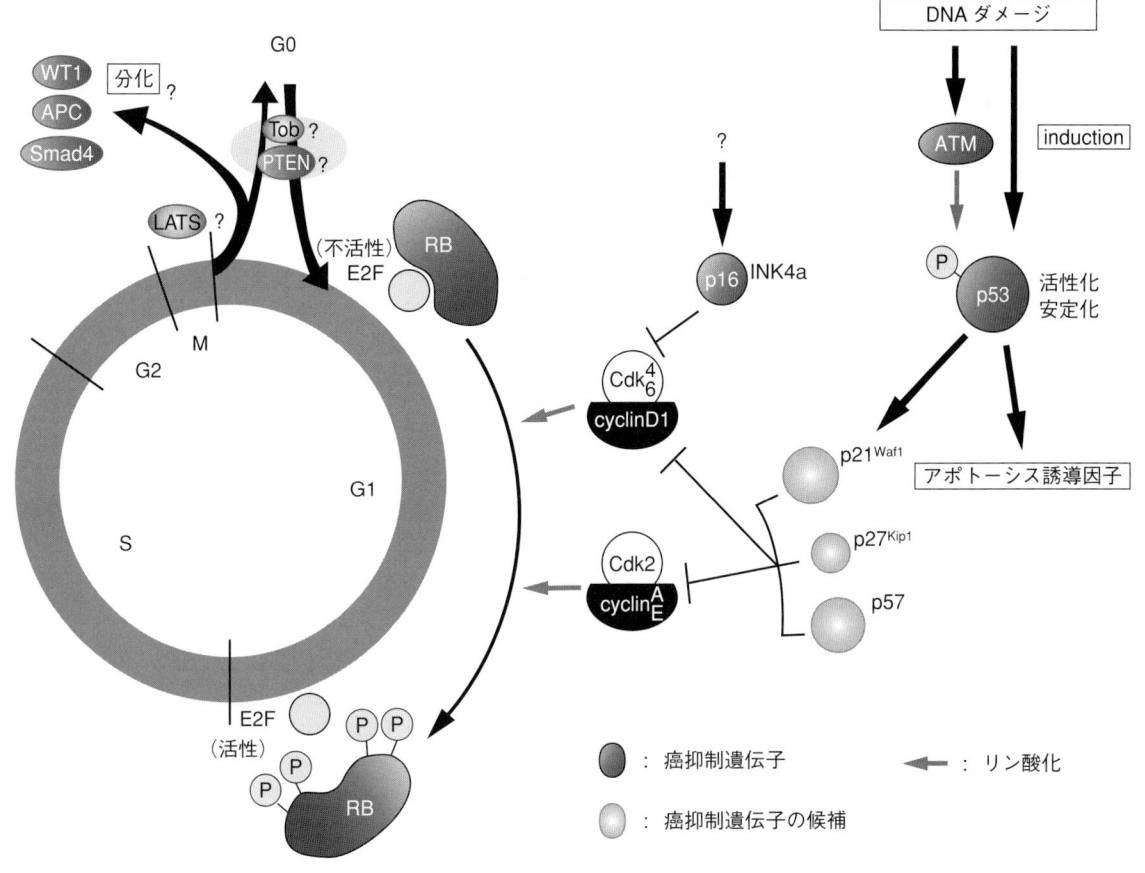

図4A-3 細胞周期における癌関連遺伝子産物の機能

3. APC

家族性大腸腺腫症で欠失していることにより同定に至ったAPCは約300kDの巨大な蛋白質であり,強制発現ではG1/S期の移行阻害や細胞死誘導がみられることがわかっている.現在ではWntと呼ばれる刺激因子により活性化されるシグナル伝達に関与していることが明らかになっている.このシグナル伝達ではβ-カテニンが核内に移行し,転写因子TCFを活性化するが,APCはこれを負に制御している.このシグナルに関与する分子は現在でも次々と同定されており,複雑な制御系を構成している.ごく最近では,WNT/APC/β-カテニン/TCFのシグナルが細胞の増殖,および癌化に密接に関与していることを示す報告も得られ,その重要性が増している.

紹介したのは3例であるが,その他も分子も増殖等のシグナル伝達を負に制御することで,細胞や個体全体としてのバランスをとるような性質があると考えられる.

■ 文献

1) Harris H, et al. Suppression of malignancy by cell fusion. Nature 1969; 223: 363-8.
2) Knudson AG. Mutation and cancer: statistical study of retinoblastoma. Proc Natl Acad Sci USA 1971; 68: 820-3.
3) Marshall CJ. Tumor suppressor genes. Cell 1991; 64: 313-26.
4) Helin K, Harlow E. The retinoblastoma protein as a transcriptional repressor. Trends Cell Biol 1993; 3: 46-9.
5) Vousden KH. p53: Death star. Cell 2000; 103: 691-4.
6) Hans C. Inflating cell numbers by Wnt. Mol Cell 2002; 10: 1260-1.

<鈴木 亨>

A 悪性腫瘍

3 多段階発癌: 大腸癌

◆まとめ

1. 大腸には, 腺腫性ポリープ, 早期癌, 進行癌, 転移性癌などの, 進行度の異なる腫瘍がみつかるので, これらの種々の腫瘍に起こっている遺伝子変化を調べることにより, 段階的に進行する癌化の過程と特定の遺伝子の変化との関連が明らかになってきた.

2. 家族性大腸腺腫症患者の癌と一般集団のほとんどの大腸癌は, adenoma-carcinoma sequenceの機序で癌化が進む. この場合には, 癌抑制遺伝子APCの不活性化により腺腫が発生し, p53遺伝子の不活性化により腺腫から癌への転換が起こり, さらにSmad4遺伝子や染色体8p, 22q等に存在する癌抑制遺伝子の不活性化により転移性癌に進展するというように, 段階的に癌化が進行する. 癌遺伝子K-rasの活性化は腺腫の段階から起こり, 種々の進行度の癌にみられる.

3. 遺伝性非腺腫性大腸癌患者に特徴的なDNAミスマッチ修復遺伝子の不活性化により発生する大腸癌では, 繰り返し配列におけるDNA複製エラーが高頻度に起こる. この場合には, APCやp53遺伝子の変化や対立遺伝子欠失の頻度は低く, その代わりに, TGFβRII, BAXなどの繰り返し配列をもつ遺伝子に変化が起こり, 悪性度の高い癌ほど多数の遺伝子変化が蓄積している. ミスマッチ修復機能の消失は一般集団の大腸癌の一部にもみられる.

A. 大腸腫瘍にみられる遺伝子変化について

癌細胞では癌抑制遺伝子と細胞癌遺伝子を含む複数の遺伝子の変化が検出される. これらは遺伝的に受け継がれるものもあるが, ほとんどは環境因子によって引き起こされる. 癌化に長期間を要すること, 前癌病変が存在することなどから, 遺伝子変化は一斉に起こるのではなく, 正常組織から前癌病変を経て悪性の癌に進行していく過程で, 次第に蓄積すると考えられる.

細胞癌遺伝子は100種以上が主に1980年代にみいだされ, 突然変異や再配列, 遺伝子増幅などにより活性化されて癌化に関与する. しかし, ヒトの正常細胞は活性癌遺伝子のみでは癌化せず, いくつもの癌抑制遺伝子が働いている. 癌抑制遺伝子は1987年から2000年の間に約30種が同定され, それらのほとんどは優性遺伝性腫瘍症の原因遺伝子として単離された. 癌抑制遺伝子は主に突然変異と対立遺伝子欠失〔ヘテロ接合性消失 loss of heterozygosity (LOH)〕により不活性化されて癌化に関与する.

大腸癌では染色体1p, 5q, 8p, 17p, 18q, 22qなどの対立遺伝子欠失が高頻度で検出され, 欠失部位に存在する癌抑制遺伝子の不活性化が起こっていると推測される. 細胞癌遺伝子K-rasの突然変異も高頻度で検出される. 5qの欠失部位からは家族性大腸腺腫症 familial adenomatous polyposis (FAP) の原因遺伝子であるAPC (adenomatous polyposis coli) 遺伝子が1991年に単離された. 17pに存在するp53遺伝子は1979年にみいだされ, 1990年にLi-Fraumeni症の原因となる癌抑制遺伝子であることが判明した. 18qからはDCC (deleted in colon cancer) 遺伝子が1990年に, また, 同じ欠失領域から1996年にDPC4 (homologously deleted in pancreatic carcinoma locus4, Smad4) 遺伝子が膵癌の抑制遺伝子として単離された. Smad4の変異は大腸癌にも検出される. その他の欠失領域に存在する大腸癌抑制遺伝子はまだ不明である.

癌化の機序として, in vitro発癌実験や動物での実験により, イニシエーション, プロモーション, コンバージョン, プログレッションの過程が明らかにされている. ヒト大腸癌はほとんどの場合, 腺腫を経てadenoma-carcinoma sequenceにより発生する. APC遺伝子の片方の対立遺伝子に先天的に異常をもつ優性遺伝病のFAP患者では, 大腸全域に多数の腺腫が発生し, 放置すると若年で100%の患者に大腸癌が生じる. 患者には種々の進行度を示す良性・悪性の病変がみつかるので, adenoma-carcinoma sequenceを解析する重要なモデルとなった. FAP患者および一般集団に発生した多数の大腸腫瘍のDNAについて遺伝子異常を解析することにより, 癌抑制遺伝子と多段階発

癌との関連が明らかになってきた．図4A-4aは，大腸腫瘍を中異型腺腫 adenoma with moderate dysplasia，高異型腺腫 adenoma with severe dysplasia，粘膜内癌 intramucosal carcinoma，浸潤癌 invasive carcinoma，転移性癌 invasive carcinoma with metastasisの5段階に分類し，おのおのの段階における癌抑制遺伝子と癌遺伝子の変化の頻度を示し，図4A-4bは，1個の腫瘍のもつ遺伝子変化の数を比較した結果である．悪性度の高い腫瘍ほどLOHや変異の頻度が高く，また，1個の腫瘍に蓄積している遺伝子変化の数が多いことがわかる．

B. 大腸腺腫の発生とAPC遺伝子の不活性化

癌抑制遺伝子APCの不活性化により腺腫が発生する（イニシエーション）．APC遺伝子は15のエキソンからなり，8532塩基のコード領域をもち，2843ア

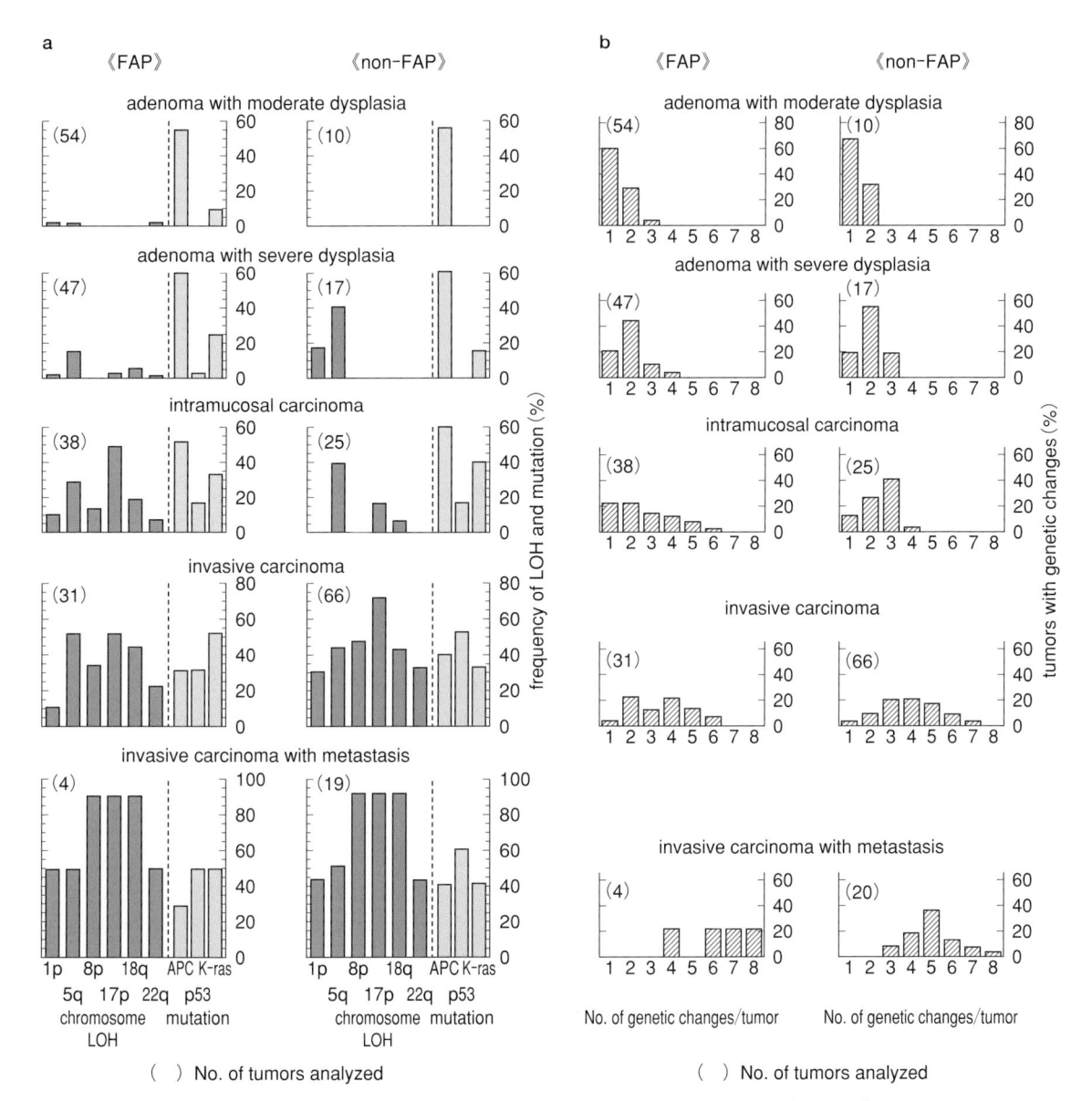

図4A-4 FAP患者と一般集団に発生した大腸腫瘍における遺伝子変化
a: 癌抑制遺伝子領域の対立遺伝子欠失の頻度，および癌抑制遺伝子・癌遺伝子の変異の頻度
b: 大腸腫瘍1個当たりの遺伝子変化の数

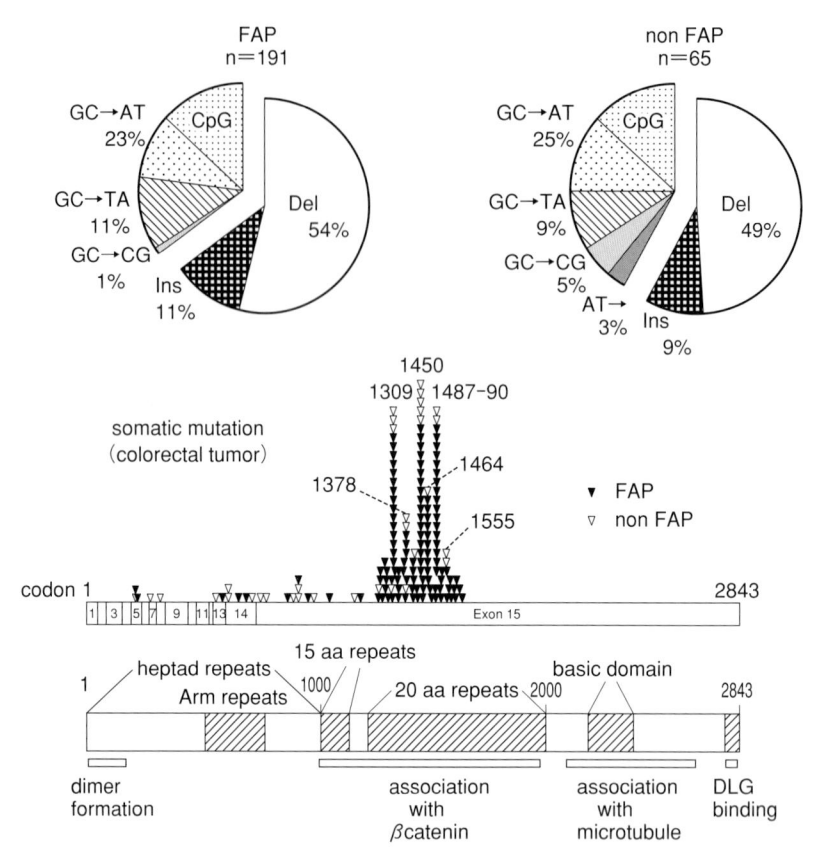

図4A-5 大腸腫瘍に検出されたAPC遺伝子の体細胞変異，およびAPC蛋白質の構造

ミノ酸を含む300kDの蛋白質として発現される．APC遺伝子の不活性化は，FAP患者の場合には生殖細胞変異＋体細胞変異または生殖細胞変異＋LOH，一般集団の場合には体細胞変異＋体細胞変異または体細胞変異＋LOHにより起こる．APC遺伝子の体細胞変異は，FAP患者も一般集団も50〜60％が1塩基から十数塩基の微小欠失，約10％が微小挿入，30〜40％が1塩基置換である（図4A-5）．どの変異によっても終止コドンができるために，短い不完全なAPC蛋白質が生成される．変異の起こりやすいコドンはAPC遺伝子の中央付近のコドン1280〜1560に集中している．この領域はmutation cluster region（MCR）と名づけられている．コドン1307〜1311の5bp欠失と1462〜1465の2〜4bp欠失は体細胞変異全体の14％にみられ，コドン1450のCGA→TGA（stop），1378のCAG→TAG（stop），および1487〜1490の1〜2bpの微小欠失と微小挿入が23％に認められる．1554〜1556の1bp挿入も高頻度で起こる（図4A-5）．

これらの変異が起こりやすい部位は，APC蛋白質の機能に関係があると思われる．正常なAPC蛋白質は中央付近に存在する20アミノ酸の繰り返し領域によりβカテニンと結合し分解させることによって，βカテニンの細胞増殖促進作用を抑制しており，変異によりβカテニン結合領域が失われる．

APC遺伝子の変異とLOHの頻度は，進行度の異なる腫瘍において違いがみられる．APC体細胞変異の頻度は，FAP患者の場合，中異型腺腫〜高異型腺腫で56〜67％，粘膜内癌で59％，浸潤癌で45％というように，癌では低くなり，逆にLOHの頻度は腫瘍の悪性度が進むほど高くなる傾向がある．一般集団の腫瘍の場合にも同様である．著者らの解析では，FAP患者のポリープ状病変の80％以上，および進行癌（浸潤癌）の70％以上はAPC遺伝子の異常により発生するといえる．一般集団の場合にも，ポリープ状病変の60〜85％，進行癌の65％にAPC遺伝子変異またはLOHが検出されたことから，同様の機序が推測され

る．なお，APC遺伝子の不活性化により発生するのは良性腫瘍であり，p53遺伝子の不活性化により癌に転換すると考えられる．

C. 大腸腺腫の癌化と p53 遺伝子の不活性化

p53遺伝子は11のエキソンからなり，393アミノ酸を含む53kDの蛋白質として発現される．細胞周期のG1期を制御する機能をもち，種々の臓器において癌化の抑制にたずさわっている．大腸癌に検出されるp53遺伝子変異の約90％はアミノ酸置換をもたらす1塩基置換であり，微小欠失や挿入の多いAPC変異とは著しく異なっている．変異の方向はGC→ATへのトランジション変異が全変異の60％以上で，そのうちの3/4がCpGで起こっている（図4A-6）．変異の起こりやすい部位はエキソン5～8に集中し，コドン175（CGC→CAC），245（GGC→AGC，GAC，GTC），248（CGG→CAG，TGG），273（CGT→TGT，CAT），282（CGG→TGG）に変異のホットスポットがみられる（図4A-6）．これらの部位はp53蛋白質のDNA結合に関与するコアドメインに含まれる．変異をもつ腫瘍のほとんどには17pLOHが検出され，変異とLOHによりp53蛋白質の癌抑制機能が失われる．p53遺伝子の変異とLOHは，腺腫ではほとんど検出されず，粘膜内癌で17～25％，浸潤癌では40～50％の頻度で検出されることから，腺腫から早期癌（粘膜内癌）への転換（コンバージョン）に関与すると考えられる．

変異のあるp53蛋白質は正常蛋白質よりも半減期が長く異常な蓄積が核に起こるため，抗p53抗体を用いた免疫組織染色では癌細胞の核が強く染まる．したがって，小さい病変でも強く染色される部分が存在する場合には癌細胞の混在が強く示唆され，大腸癌の早期診断に応用することができる．ただし，核移行シグナルの存在するコドン316-325以前にストップコドンを生じるような変異は染色法では検出されない．

D. 大腸癌の進展に関与する癌抑制遺伝子の不活性化，およびK-ras遺伝子の活性化

進行大腸癌では染色体5q，17pの他に，1p，8p，18q，22qのLOHが40～70％の頻度で検出される．さらに癌の悪性化（プログレッション）が進み転移能をもつようになると，8p，17p，18qのLOHが90％に近い頻度で検出される（図4A-4）．18qのDCC遺伝子は進

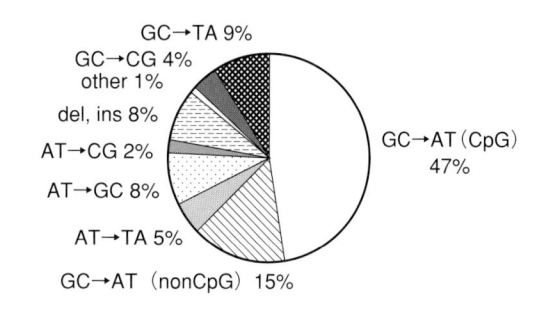

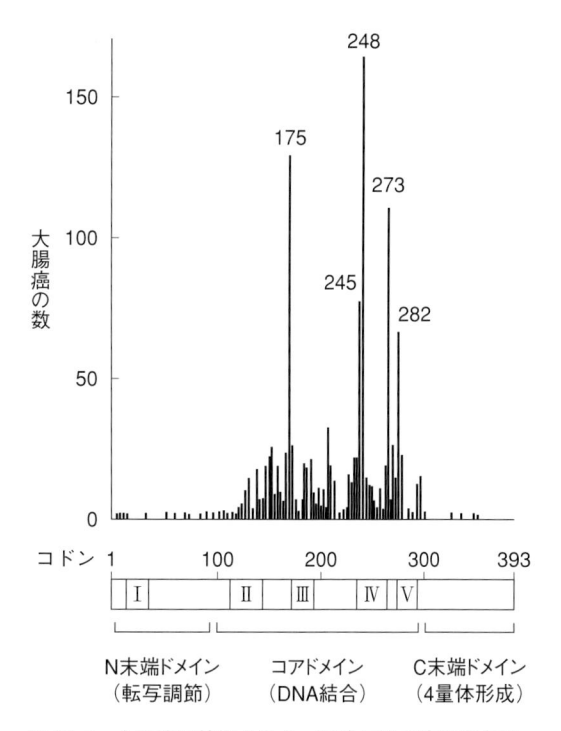

図4A-6 大腸癌に検出されたp53遺伝子の体細胞変異，およびp53蛋白質の構造

行癌でmRNA発現の消失している例が多いが，DCC遺伝子内の突然変異はみつかっていない．一方，18qに存在しTGFβシグナル伝達にかかわるSmad4（DPC4）遺伝子は，遠隔転移を示す進行大腸癌において高頻度の変異が検出されたので，この遺伝子が大腸癌の転移抑制にかかわる可能性が示唆される（図4A-7）．

22qに存在するp300遺伝子の変異と欠失が転移大腸癌に検出されたことは，この遺伝子が22qLOHのターゲットである可能性を示唆している．しかし，1p，8p欠失領域の遺伝子はまだ不明である．

K-ras遺伝子は主にコドン12，13，61の突然変異によって活性化され，細胞増殖シグナルの伝達を亢進させる．変異は高異型腺腫の段階から増加し，癌では

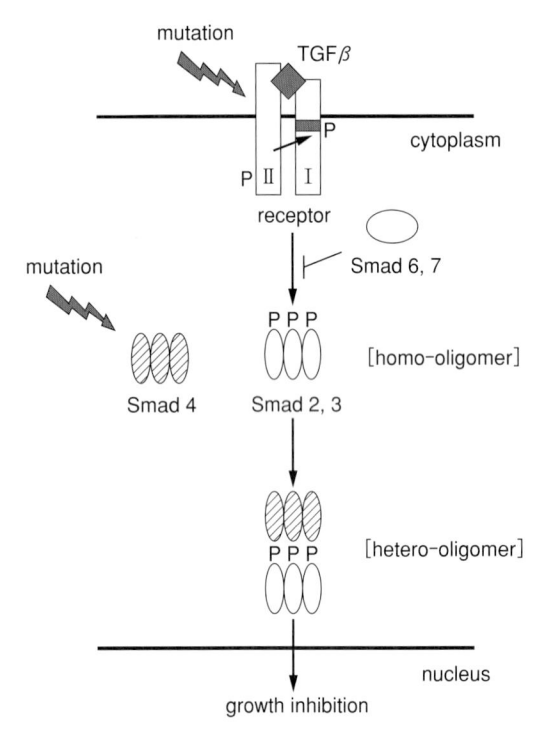

図 4A-7 大腸癌における TGFβ シグナル伝達系の異常
Smad4 の変異は FAP や一般集団の進行癌に, receptor II の変異は HNPCC の腫瘍に検出される.

50％の頻度に達し, この活性癌遺伝子は, 腺腫と癌のいずれにおいても腫瘍の増殖能に影響をおよぼす可能性がある (図4A-4). コドン12の場合, GGT (Gly) から GAT (Asp), GTT (Val), TGT (Cys), GCT (Ala) などの種々の方向への変異が認められる.

E. 多段階発癌と遺伝子変化の蓄積

以上に述べた癌抑制遺伝子の不活性化や細胞癌遺伝子の活性化と多段階発癌との関連を図4A-8のようにまとめることができる. FAPも一般集団も同様の機序で癌化が進行すると考えられる. FAPと一般集団の違いは, 先天的に片方の対立遺伝子に存在するAPC変異のためにFAP患者の腺腫発生率が著しく高い点である. 図4A-8に示した機序は多数の腫瘍を解析した結果導き出された平均的なものであり, 個々の遺伝子変化の役割を示唆するものともいえる. 遺伝子変化が起こる順序はそれぞれの癌によって異なる場合もあり, APC遺伝子の異常が先に起こった場合には腺腫性ポリープとなるが, p53遺伝子の異常が先に起こった場合にはポリープの形態を示さない可能性も考えられる. 今後はこのような多様性も調べる必要がある.

F. その他の発癌機構

遺伝性非腺腫性大腸癌 hereditary nonpolyposis colorectal cancer (HNPCC) は大腸癌が若年発症する優性遺伝病で, 全大腸癌の5〜10％を占めるとされている. 1993年にDNAミスマッチ修復遺伝子hMSH2が単離され, 生殖細胞変異がみいだされたことによりHNPCCの原因遺伝子であることが証明された. さらに, hMLH1, hPMS1, hPMS2, hMSH6遺伝子もHNPCCの原因遺伝子であることが確認された. HNPCC患者の癌ではこれらのミスマッチ修復遺

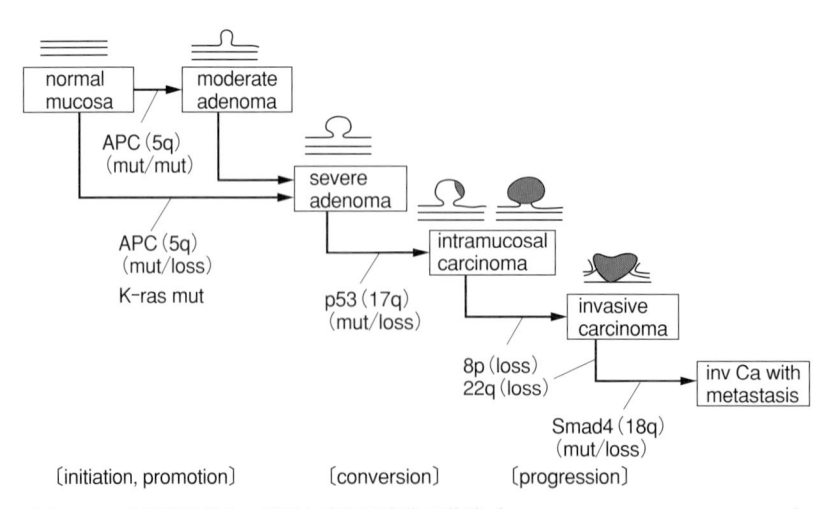

図4A-8 大腸癌の発生・進展と遺伝子変化の蓄積 (adenoma-carcinoma sequence)

伝子の1つが不活性化され，マイクロサテライトDNAの繰り返し配列の異常 microsatellite instability（MSI）が癌化の初期から観察される．しかし，MSIそのものが癌化を引き起こすのではなく，複製エラーが癌関連遺伝子の異常を誘発することによって，間接的に癌化につながる．翻訳領域内に繰り返し配列をもつ遺伝子がミスマッチ修復機能欠損のターゲットになる．TGFβによる細胞増殖阻害のシグナルを伝えるTGFβRII遺伝子（図4A-7）の$(A)_{10}$や，アポトーシスに関与するBAX遺伝子の$(G)_8$などに高頻度の異常が癌で起こっている．その他の細胞増殖に関連する遺伝子IGFIIR，E2F-4，Caspase 5，MBD4などの繰り返し配列にも異常がみられ，悪性度の高い癌ほど多数の異常が蓄積している．一方，一般集団の大腸癌の約15％にもMSIを示す癌が存在する．しかし，その癌化の機序はHNPCCの発癌機構ともadenoma-carcinoma sequenceとも異なり，MSIは癌化の比較的後期に起こると考えられる．

■ 文献

1) Vogelstein B, et al. Genetic alterations during colorectal tumor development. N Engl J Med 1988; 319: 525.
2) Miyaki M, et al. Genetic changes and histopathological types in colorectal tumors from patients with FAP. Cancer Res 1990; 52: 3965.
3) Baker SJ, et al. Chromosome 17 deletion and p53 gene mutation in colorectal carcinomas. Science 1989; 244: 217.
4) Kikuchi-Yanoshita, et al. Genetic changes of both p53 alleles associated with the conversion from colorectal adenoma to early carcinoma in FAP and non-FAP patients. Cancer Res 1992; 52: 3965.
5) Miyaki M, et al. High frequency of Smad4 gene mutation in human colorectal cancer with distant metastasis. Oncogene 1999; 18: 3098.

＜宮木美知子＞

A 悪性腫瘍

4 癌転移の分子機構

◆まとめ
1. 癌細胞の転移においては原発巣からの離脱，細胞外基質内の移動，血管内への侵入と血流を介する移動，さらに血管内皮への接着，細胞外基質中への移動と増殖と，血管新生の過程が進行する．
2. 細胞の運動に関わる分子群については様々の細胞骨格の重合や分解に関わる制御因子が関与する．
3. 細胞とマトリックスの接着においてはインテグリン，カドヘリンなど細胞外質の認識を行う受容体となる分子が機能し，細胞内から細胞外へのシグナルならびに細胞外から細胞内への両方向のシグナルが機能する．
4. 実験的転移の成立においてはRGDSなどの細胞接着配列をもつ蛋白が促進的に機能する．
5. 特に血管内皮の蛋白群は癌細胞の血行性の転移の上で重要な役割を果たし，この中には接着分子とともに細胞外質の分解酵素が含まれる．

癌細胞は原発巣における発癌の後，局所における増殖とともに転移により他臓器に拡充する．その機構は原発巣からの遊離に始まり細胞の移動によって血管内皮に侵入し，血流に乗って転移先に移動するとともに，血管内皮に接着して血管から移動し，さらに血管外の結合組織の中を移動し，最終的な転移巣に着床する[1]（図4A-9）．この部分において，腫瘍細胞は増殖して転移巣を形成するとともに，正常組織からの血管形成を引き起こしさらに腫瘍を増大させる．それぞれの段階において，組織からの細胞の遊離に関わる分子，増殖に関わる分子，細胞移動に関わる分子，血管新生に関わる分子，さらにマトリックスの分解に関わる分子などが重要な役割を果たしており，これらの点での分子機構の解明が転移癌に対する予防や治療の上から必要となる[2,3]．

A. 細胞の原発巣からの離脱

癌細胞がある程度の大きさにまで数を増やし腫瘍塊を形成すると，この原発巣から分離して血行転移を起こす細胞が生じる．正常な細胞では，このような分離を抑制する機構が働いている．一方，癌細胞には細胞同士の接着やマトリックスに対する接着が外れる機構，または外れても細胞そのものが生存や増殖することが可能である機構が存在すると考えられる．通常の細胞がマトリックスや細胞同士の接着をその増殖や生存に必要とするのに対して，癌細胞においてはこのような接着の要求性が低く，たとえば形質転換した細胞

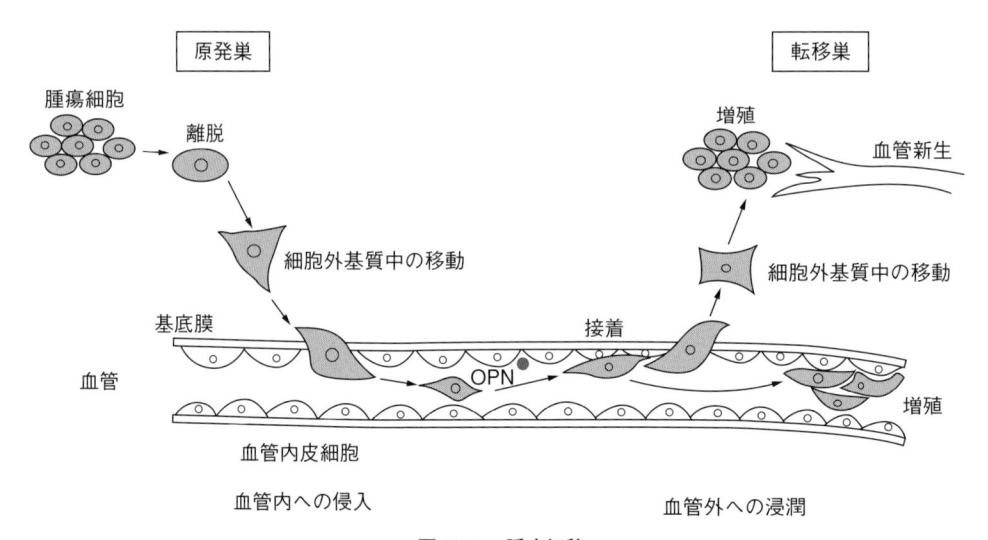

図4A-9 腫瘍転移

においては寒天の上で接着を阻害する条件においても増殖を示すことが知られている．

B．細胞の運動能に関わる分子

　細胞は細胞外基質に接着し，その上で細胞骨格系の接着によって機能する．細胞のこのような移動性の亢進には方向性をもつ場合や，方向性をもたない運動性をもつなどがある．いずれの場合にも，細胞表面の細胞の接着分子の受容体がそのリガンド（結合子）を認識し，これによって細胞内に接着に関わる分子群の集合や相互作用，リン酸化などを含む修飾やこれによる分子の活性化が引き起こされ，その結果細胞骨格蛋白の再構成や細胞骨格蛋白の重合や分解による短縮や伸展に基づく細胞膜の運動が起こり，この膜の部分の運動によって突起や偽足が形成され，細胞のこれらの突起の接着部を起点として細胞の移動が方向付けられる．この細胞の運動に関わる部分はいくつかの段階に分けられる．その1つは細胞の運動性の規定分子群であり，接着斑や接着複合体を制御するGTP結合活性をもつ分子群である．cdc42，Rac，Rhoなどに代表される分子とそのシグナル関連分子が属する．リン酸化による制御を行う分子群も細胞接着斑の形成分子として存在し，FAK，PyK2などのリン酸化蛋白やCas，p130などのアダプター分子，またパキシリン，タリン，Hic 5などが機能する．さらに，細胞の移動を可能とするために，適切に離脱する機構が必要である．

C．細胞の接着に関わる分子

　細胞外のマトリックスと直接細胞外において結合するドメインをもち，また細胞膜を貫通して細胞内の分子群と相互作用するドメインをもつ．細胞の接着蛋白としてインテグリン，CD44，また，細胞同士の結合ではカドヘリンなどが機能している．カドヘリンの場合には，カテニンを中心とするグループのシグナル系分子が存在する．また細胞外基質の蛋白分子はoutside-in-signalを発生させ，細胞機能を調節する分子群である．フィブロネクチンなどの細胞外基質蛋白は正常細胞の接着に関わり，細胞移動においても生理的な役割をもつとともに創傷治癒や腫瘍細胞の転移においても機能する．上記のいずれの分子群も正常細胞において機能する分子であり，癌細胞は正常細胞において機能するべき分子群を利用することによって増殖するのみならず，多数の段階を経て転移巣の形成を成立

させる[4]．

D．基質蛋白質分子の転移における機能

　Sengerらは高率に転移を起こす癌の患者の血清中に高いレベルで発現する分子に着目しこれを生成したところ，高度にリン酸化した分子であることが明らかとなった．また，DenhardtらはJB6線維芽細胞をTPAによって癌化させた際に高いレベルで発現する分子として2arを単離し，腫瘍に関連するリン蛋白（分泌性リン酸化蛋白1，Spp-1）の名を提唱した[5]．この蛋白はButlerらが骨基質に存在するシアル酸を含む蛋白として生成された分子と同一であった．Heinegardらは，この分子のクローニングを行い，RGDS配列とともにカルシウムに対する高親和性モチーフをそのcDNAの配列から見出したことから，この分子が細胞接着と骨の基質の制御に関わる分子であるとしてオステオポンチンと命名した．

　癌の転移にこの分子がいかに関わるかを検討するために，野生型マウスに対してB16悪性黒色腫細胞を経心臓的に動脈中に播種すると，骨をはじめとした腫瘍臓器に転移が観察され，一方オステオポンチンノックアウトマウスにおいては，野生型において観察される転移の数よりも転移巣の形成が抑制される．さらに静脈中にB16悪性黒色腫細胞を導入した実験では，肺に対する転移が野生型では多数みられるのに対し，オステオポンチンノックアウトマウスにおいてはこれが抑制される．B16細胞自身はオステオポンチンを発現していないが，この細胞はオステオポンチンの受容体となるCD44やα4インテグリンを発現しており，実際オステオポンチンへの結合を検討すると細胞接着におけるオステオポンチン結合活性の存在が明らかにされている．これらの観察は癌の転移において，RGDS含有蛋白オステオポンチンがホスト側の腫瘍転移の促進因子として機能することを示唆している．

E．転移における分子の機能の網羅的解析

　癌の転移における分子の機能の検討においてKinderらは，細胞培養では血管形成の充分なアッセイが不可能なため，生体内における機能が充分に追跡できないことからSAGE（sequence analyses of gene expression）を行って組織で癌細胞に特異的な遺伝子の検索を行った．この結果，9万個の転移癌の血管内皮細胞と9万個の正常な血管内皮細胞の遺伝子とさら

に180万個のその他の正常な組織遺伝子を比較して癌の転移巣における血管に特異的な血管内皮マーカーを選択したところ（TEM遺伝子群），この遺伝子の中に多くのESTとともにMMP1やBMP1が存在した．マウスのB16メラノーマ細胞においても生体内に植えた際の血管形成に際しては，血管の中にTEMの発現がみられている．また炭疽菌の受容体がTEMであることが明らかとなっている．

■ 文献

1) Davidson B, Goldberg I, Gotlieb WH, Kopolovic J, Risberg B, Ben-Baruch G, Reich R. Coordinated expression of integrin subunits, matrix metalloproteinases(MMP), angiogenic genes and Ets transcription factors in advanced-stage ovarian carcinoma: a possible activation pathway? Cancer Metastasis Rev 2003; 22: 103-15.
2) Susa M, Glatt M, Teti A. Tumor bone diseases: molecular mechanisms and opportunities for novel treatments. Curr Med Chem Anti-Cane Agents 2001; 1: 313-29.
3) Parker B, Sukumar S. Distant metastasis in breast cancer—molecular mechanisms and therapeutic targets. Cancer Biol Ther 2003; 2: 14-21.
4) Hood JD, Cheresh DA. Role of integrins in cell invasion and migration. Nat Rev Cancer 2002; 2: 91-100.
5) Denhardt DT, Mistretta D, Chambers AF, Krishna S, Porter JF, Raghuram S, Rittling SR. Transcriptional regulation of osteopontin and the metastatic phenotype: evidence for a Ras-activated enhancer in the human OPN promoter. Clin Exp Metastasis 2003; 20: 77-84.

＜野田政樹＞

A 悪性腫瘍

5 白血病

a. 慢性骨髄性白血病

◆まとめ
1. CMLは染色体転座t(9;22)の結果形成される *BCR/ABL* 遺伝子が原因であり，その翻訳産物であるBCR/ABL蛋白質のチロシンキナーゼ活性が病態に重要である．
2. *BCR/ABL* 遺伝子はCMLの95%以上に，ALLの20%程度に認められる．
3. BCR/ABL蛋白質のチロシンキナーゼ活性は，BCR部分を介する四量体の形成と，BCRのSH2結合性セリンキナーゼ領域とABLのSH2の結合によるSH3ドメインの機能的欠失が原因と考えられている．
4. BCR/ABL蛋白質は，RAS/MAPキナーゼ経路とPI3キナーゼ/Akt経路を活性化し，細胞増殖とアポトーシス抑制を引き起こす．

A. 慢性骨髄性白血病の概説

慢性骨髄性白血病 chronic myelogenous leukemia (CML) は多能性造血幹細胞レベルの異常による疾患であり，顆粒球系細胞の異常増殖を伴う特徴的な白血病である．1つの特徴は90%以上の症例に相互転座t(9;22)の結果であるPh染色体が認められることであり，もう1つの特徴はほとんど全ての症例が慢性期から急性転化を経て急性期へ移行することである．慢性期には左方移動を伴う，白血病裂孔のない顆粒球系細胞の異常増殖を認めるが急性転化をきたすと芽球が増加し急性白血病様の病態を示す．治療は慢性期にはimatinib mesylate, interferon, hydroxyureaなどが用いられるが，急性転化をきたすと治療に対する反応はきわめて悪いため，HLA完全一致血縁者ドナーがいる場合には，慢性期に同種骨髄移植が勧められる．

B. 慢性骨髄性白血病の分子病態

1. Ph染色体

Ph染色体は9番染色体と22番染色体の相互転座t(9;22)(q34;q11)の結果生ずる染色体であり，CMLの90%以上の症例に，また急性リンパ性白血病 acute lymphocytic leukemia（ALL）の20%程度および急性骨髄性白血病 acute myelogenous leukemia（AML）の数%の症例に検出される．このPh染色体が転座によって形成される過程で9番染色体上のc-*ABL*遺伝子はその上流側に切断を生じ，22番染色体上の*BCR*遺伝子と融合し*BCR/ABL*型のキメラ遺伝子が形成される（図4A-10）．この結果，*BCR/ABL*遺伝子から産

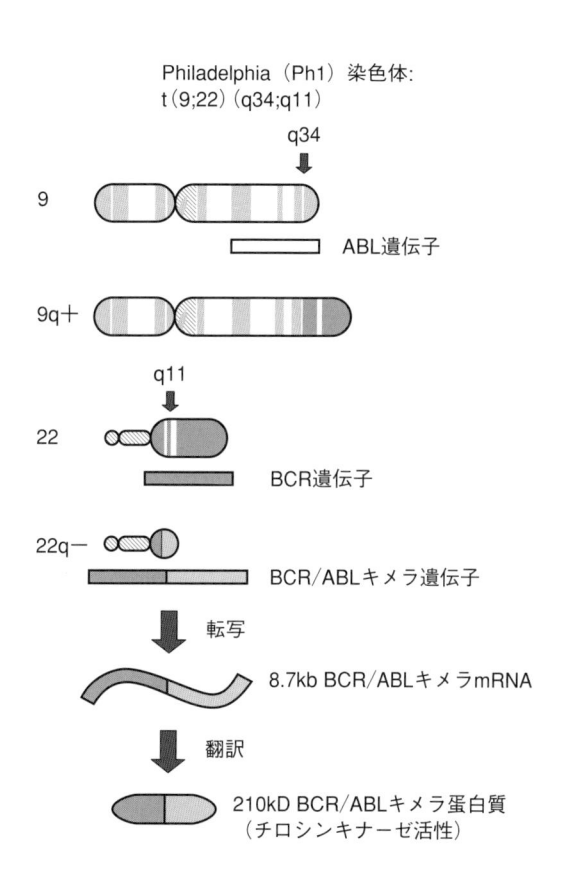

図4A-10 Ph染色体の形成

生される転写産物そして翻訳蛋白質は質的にc-*ABL*の作る転写産物や翻訳蛋白質と異なる（図4A-11, 12）．c-*ABL*遺伝子は*SRC*遺伝子群に属する遺伝子であり，キナーゼドメインとよばれる領域をもってはいるがチロシンキナーゼ活性はほとんど認められない．しかし，*BCR/ABL*遺伝子から産生される蛋白は正常細胞のc-*ABL*遺伝子産物と異なり，チロシンキナーゼ活性を有するようになる．Ph陽性ALLにおいてもCMLと同様に*BCR/ABL*融合遺伝子形成されるが，切断点がCMLの切断点と同じ位置にある場合と異なる位置にある場合がある．

2. *ABL*遺伝子とその産物

ヒトにおいて*ABL*遺伝子は145kDの蛋白に翻訳される．塩基配列から予想されるように*ABL*遺伝子産物はチロシンキナーゼ活性を有するが，正常ABL蛋白質のチロシンキナーゼ活性はきわめて低い．チロシンキナーゼドメインのN端側にはSH3およびSH2領域が存在する．SH3領域の欠失した*ABL*遺伝子がトランスフォーミング活性を示すことから，SH3領域はチロシンキナーゼ活性に対し抑制的に働いていると考えられている．IL-3やGM-CSFに依存性の細胞株にv-*ABL*遺伝子を導入すると増殖因子依存性が失われ自律増殖能を獲得することから，*ABL*遺伝子産物のチロシンキナーゼ活性の亢進はIL-3やGM-CSFなどのシグナル伝達経路を代用するか短絡することができると考えられる．

3. Ph陽性CMLにおける*BCR/ABL*遺伝子

ヒト正常細胞では*ABL*遺伝子は第9番染色体上に位置するが，Ph陽性CMLでは第22染色体へ転座する．この場合に*ABL*遺伝子の切断点はエクソンIbの

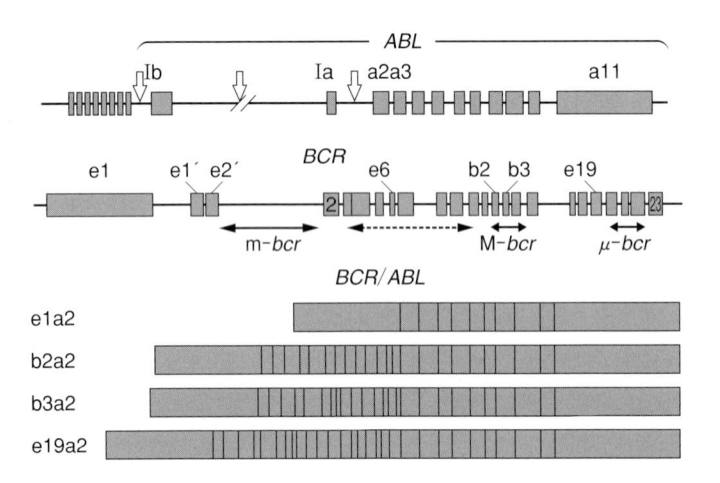

図4A-11　*BCR/ABL*遺伝子の形成

縦の矢印は*ABL*遺伝子の切断点を示す．下図はmRNAの構造を示す．m-*bcr*に切断点がある場合にはe1a2，M-*bcr*に切断点がある場合にはb2a2あるいはb3a2，μ-*bcr*に切断点がある場合にはe19a2が形成される．

図4A-12　BCR/ABL蛋白質の構造

m-*bcr*に切断点がある場合にはp190，M-*bcr*に切断点がある場合にはp210，μ-*bcr*に切断点がある場合にはp230のBCR/ABL蛋白質が産生される．SH1はキナーゼドメイン，OLIは四量体を形成する領域，P-S/TはSH2結合性セリン-スレオニンキナーゼ領域を示す．

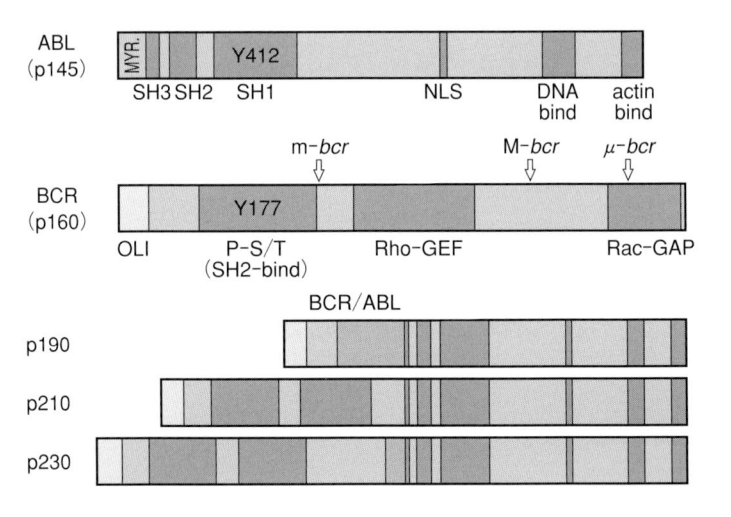

上流からIIに至る200kb以上に分布する（図4A-11）．第22染色体はPh陽性CMLではほとんどの症例において5.8kbの領域に認められるため，この領域はmajor break point cluster region（M-bcrもしくはbcr）と命名されている．このbcr領域を含む遺伝子はBCR遺伝子とよばれる．bcr領域内の切断点は多くの症例でbcr内のイントロン2あるいはイントロン3（BCR遺伝子のイントロン11あるいはイントロン12に相当する）に認められるため，BCR/ABL融合mRNAではBCR遺伝子のエクソン11かエクソン12がABL遺伝子のエクソン2と結合することになり，mRNAのサイズはおよそ8.7kbであり，210kDの蛋白に翻訳される（図4A-12）．BCR遺伝子の3'領域（BCR遺伝子のエクソン19とエクソン20の間；M-bcr，m-bcrに続いて見出されたためμ-bcrとよばれる）に切断点のあるCMLも少数ながら存在し，230kDの蛋白に翻訳される（図4A-11, 12）．臨床的にはM-bcrに切断点をもつCMLと大きな差異はない．

4. Ph陽性ALLにおけるBCR/ABL遺伝子

Ph染色体はALLの20%程度の症例にも認められる．Ph陽性ALLのPh染色体形成に伴う切断点は大きく2つに分類することができる．1つはCMLと同じタイプの転座であり，bcr領域内に切断点をもち8.7kbのBCR/ABL mRNAに転写されるもので，およそPh陽性ALLの半数の症例に認められる．もう1つのタイプはbcr領域の上流にあるBCR遺伝子の第1イントロンに切断点をもち，7.0kbのBCR/ABL融合mRNAに転写され，190kDの蛋白に翻訳されるものである．この場合の切断点の集中している部分をminor break point cluster region（m-bcr）とよぶ（図4A-11）．bcr領域内（M-bcr）に切断点をもつALL症例はCMLの急性転化型との鑑別が診断上問題となる．通常は治療によって寛解に導入された場合，Ph染色体が残存していればCMLであり，Ph染色体が消失していればALLと考えられるが，寛解時にPh染色体の消失するCMLも報告されており，厳密な確診は困難である．

5. Ph陰性CML

Ph陰性CMLはCMLの5%程度を占める．Ph陰性M-bcr陽性CMLは，複雑な染色体転座のためにPh染色体は検出されないが，BCR/ABL遺伝子が存在するため本質的にはPh陽性CMLと同じグループに属する疾患である．Ph陰性M-bcr陰性CMLは臨床所見も予後も異なり，このような疾患群はCMLと考えるよりは他の骨髄増殖性疾患や骨髄異形成症候群と考えるべきであるが，病態は分子生物学的には解明されていない．

C. BCR/ABLの機能

1. BCR/ABLの生化学的機能

前述のように，CMLではp210$^{BCR/ABL}$が，ALLではp210$^{BCR/ABL}$あるいはp190$^{BCR/ABL}$が転座によって産生されることが明らかになっている．p190$^{BCR/ABL}$もp210$^{BCR/ABL}$も高いチロシンキナーゼ活性を示すが，in vitroではp190$^{BCR/ABL}$はp210$^{BCR/ABL}$より高いチロシンキナーゼ活性を示すことが報告されている．

正常なBCR蛋白は160kDであり，3つのドメインよりなる．N端から，①SH2結合性セリン-スレオニンキナーゼ領域（この領域のリン酸化セリン-スレオニン残基はABLのSH2と強く結合する），②Rho-GEF領域（GDP/GTP交換因子であるRho-GEFと相同性を有する）③GAP領域（GTPase activating proteinの活性をもち，RAC，CDC42などを基質とする），の順に並ぶ．p210のBCR/ABLは①②の領域を保持し，③の領域を欠く．したがって，BCRの①②の機能とABLのチロシンキナーゼ活性を有する．しかし，p190のBCR/ABLは②の機能ドメインを欠く．

BCRのN端部分は自身と四量体を形成する．一般に，チロシンキナーゼは重合することによって活性化を受けることが知られるため，BCR/ABLは四量体を形成することによって活性化される．もうひとつの活性化機構は以下である．ABLはSH3ドメインを欠失させるとチロシンキナーゼ活性が亢進する．BCR/ABLではSH3ドメインは残っているが，BCRのSH2結合性セリンキナーゼ領域がABLのSH2と強く結合するため，SH3ドメインは機能的に欠失することになり，チロシンキナーゼ活性が亢進する．このチロシンキナーゼ活性の亢進によりBCR部分の177番目のチロシンがリン酸化され，GRB2のSH2に結合してSOS（GDP/GTP交換因子），RAS以下のRAS/MAPキナーゼ経路を活性化する．実際に，BCR/ABLのY177の変異体は癌化能が低下している．また，GRB2の他，SHC，Cbl，CRKLなどを介してPI3キナーゼ/Akt経路を活性化し，MYCやBCL2を発現誘導することに

より細胞増殖とアポトーシス抑制に関与することが示されている．

2. BCR/ABLの生物学的機能

KelliherらはMLV由来のレトロウイルスベクターに*BCR/ABL*遺伝子を導入し，BALB/cマウスの骨髄細胞に感染させて同系照射マウス（放射線照射により，造血系を廃絶したマウス）の骨髄を再構築した．90%以上のマウスに腫瘍形成がみられ，その半数にCML様の骨髄増殖症候群が観察され，残りの半数にPre-B細胞性リンパ腫が認められた．発症した骨髄増殖症候群の中には単クローン性のものと多クローン性のものが存在した．以上のことから*BCR/ABL*だけでは造腫瘍性は不完全であり，完全な造腫瘍性を獲得するためには他の遺伝子変異が必要であると結論している．一方，Hondaらは，造血幹細胞に遺伝子発現を誘導できる*TEC*遺伝子のプロモーターを用い，p210$^{BCR/ABL}$を発現するDNAコンストラクトをマウス受精卵にインジェクションしてトランスジェニックマウスを作製した．その結果，p210$^{BCR/ABL}$はALLとともにCMLによく似た骨髄増殖性疾患（MPD）の病態を呈するマウスを作製することに成功した．さらに，このCMLマウスは急性転化を起こすことも証明された．以上の結果は，p210$^{BCR/ABL}$がALLとCMLという臨床的に異なる2つの疾患の原因であること，およびp210$^{BCR/ABL}$は急性転化の前提となることを示している．

D. *BCR/ABL*遺伝子の臨床への応用

*BCR/ABL*遺伝子あるいは*BCR/ABL* mRNAはPh染色体陽性CMLあるいはALLに対する分子マーカーとして臨床的に応用される．CMLあるいはALLに対する骨髄移植の後，再発の分子生物学的解析に用いられ，その有用性が示されている．Gabetらは12例中の11例に，Pignonらは17例中の16例に，Delfauらは14例中の5例に，Sawyersらは19例中の4例に，分子生物学的再発を検出しており，合計すると62例中36例（58%）となり，半数以上の例に分子生物学的再発が認められている．現在では骨髄移植後，通常は3カ月以内に*BCR/ABL*遺伝子はPCR法で陰性になる場合が多いことが示されており，半年以上経過しても*BCR/ABL*遺伝子が検出される場合には再発の危険がきわめて高いと考えられている．

治療への応用はBCR/ABL蛋白質を標的とした分子標的医薬の開発という形で成果をあげた．BCR/ABLのチロシンキナーゼはCMLの病態の根幹をなすが，このチロシンキナーゼ活性を抑制するようにデザインされたチロシンキナーゼインヒビターがimatinib mesylateである．通常，チロシンキナーゼはATP結合部位にATPを結合し，そのリン酸基を用いて基質をリン酸化するが，imatinib mesylateはBCR/ABLのATP結合部位に強い親和性で結合することにより基質のリン酸化を阻害する．その結果，細胞の増殖が抑制され，アポトーシスが引き起こされてBCR/ABL発現細胞が選択的に傷害される（図4A-13）．

E. 慢性骨髄性白血病の急性転化

ほとんどのCML症例は数年の慢性期を経て急性転化を起こす．この急性転化の際に何らかの遺伝子の変異が新たに起こることが推測されているが，まだ一定

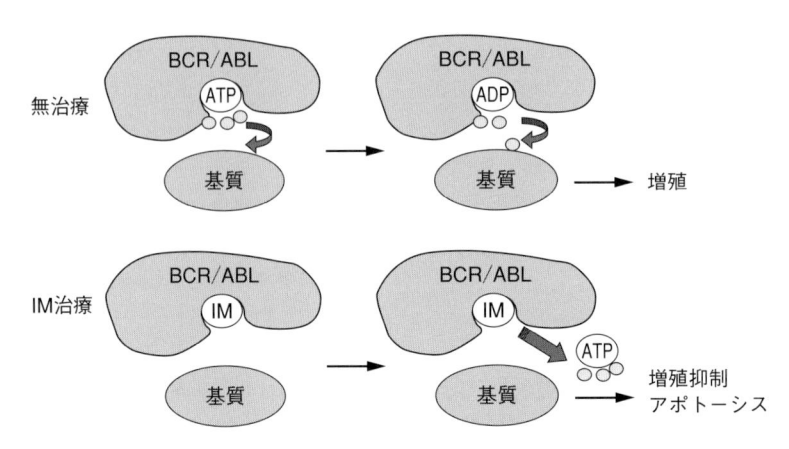

図4A-13　チロシンキナーゼインヒビター（imatinib mesylate: IM）の作用機序

した見解はない．CMLの急性転化の機序に関しては，＋8，＋Ph，iso(17q)などの付加的染色体が認められるなど，新たな染色体異常を伴うことが報告されているが，その意義についても不明である．最近，この急性転化にp53遺伝子，RB遺伝子，Evi-1遺伝子が関与すると考えられる症例が存在することが報告されている．Hondaらは，前述のトランスジェニックマウスのシステムを用いてBCR/ABLがp53遺伝子の欠失を促進し，急性転化に関与する可能性を報告している．

■ 文献

1) Thijsen S, Schuurhuis G, van Oostveen J, Ossenkoppele G. Chronic myeloid leukemia from basics to bedside. Leukemia 1999; 13: 1646-74.
2) Warmuth M, Danhauser-Riedl S, Hallek M. Molecular pathogenesis of chronic myeloid leukemia: implications for new therapeutic strategies. Ann Hematol 1999; 78: 49-64.
3) Shtivelman E, Lifshitz B, Gale RP, Canaani E. Fused transcript of abl and bcr genes in chronic myelogenous leukemia. Nature 1985; 315: 550-4.
4) Groffen J, Stephenson JR, Heisterkamp N, de-Klein A, Bartram CR, Grosveld G. Philadelphia chromosomal breakpoints are clustered within a limited region, bcr, on chromosome 22. Cell 1984; 36: 93-9.
5) Honda H, Oda H, Suzuki T, Takahashi T, Witte ON, Ozawa K, Ishikawa T, Yazaki Y, Hirai H. Development of acute lymphoblastic leukemia and myeloproliferative disorder in transgenic mice expressing p210bcr/abl: a novel transgenic model for human Ph1-positive leukemias. Blood 1998; 91: 2067-75.
6) Honda H, Ushijima T, Wakazono K, Oda H, Tanaka Y, Aizawa S, Ishikawa T, Yazaki Y, Hirai H. Acquired loss of p53 induces blastic transformation in p210bcr/abl-expressing hematopoietic cells: a transgenic study for blast crisis of human CML. Blood 2000; 95: 1144-50.
7) Druker BJ, Tamura S, Buchdunger E, Ohno S, Segal GM, Fanning S, Zimmermann J, Lydon NB. Effects of a selective inhibitor of the Abl tyrosine kinase on the growth of Bcr-Abl positive cells. Nature Med 1996; 2: 561-6.

〈平井久丸〉

b. 急性前骨髄球性白血病

◆まとめ
1. 急性前骨髄球性白血病に高率に認められるt(15;17)転座では，*PML/RARα*融合遺伝子が形成され，発症に重要な役割を担っている．
2. PML/RARαはレチノイン酸によるRARαを介する骨髄系細胞への分化誘導作用に対してドミナントネガティブに作用し，分化を抑制し白血病を引き起こす．
3. PML/RARαはリガンド結合領域を失わずに保持しているため，all trans retinoic acid（ATRA）に反応して白血病細胞の分化を誘導する．

A. 急性前骨髄球性白血病の概論

急性前骨髄球性白血病 acute promyelocytic leukemia（APL）は，急性骨髄性白血病のひとつの病型に属し，FABによる急性白血病の分類において，著明な細胞質顆粒を認める古典的なAPLのM3と，光顕上顆粒形成に乏しく特徴的な核の形態を示す"microgranular type"のM3 variantに分類される．本症は，急性骨髄性白血病の約10%を占める．臨床的には，経過中DICの合併による低フィブリノーゲン血症と高度の出血傾向を高率に合併し，これらの特徴により特異な疾患単位を形成している．本疾患に高率に認められる染色体異常であるt(15;17)転座においてレチノイン酸受容体 retinoic acid receptor α；（RARα）遺伝子と*PML*遺伝子が，相互に再構成を生じ，*PML/RARα*融合遺伝子が形成されて，これが本症の発症に重要な役割を担っていることが示されている（図4A-14）．一方，レチノイン酸 retinoic acid（RA）の一つである，all trans retinoic acid（ATRA）が本症において高率に完全寛解を誘導することが明らかになり，本症の成因および治療の研究に大きな進歩をもたらした．

B. 急性前骨髄球性白血病の分子病態

1. 急性前骨髄球性白血病と染色体異常

APLではt(15;17)転座が特異的かつ高頻度にみとめられる異常であることから，長くこの転座点に位置する遺伝子の同定に興味がもたれたが，1990～1991年に，3つのグループにより，本転座点のクローニングが行われた．その結果，APLにおけるt(15;17)転座においては，第15染色体上の*PML*遺伝子が第17染色体上に位置する*RARα*遺伝子の第3エクソン以下の領域と融合することにより，PML/RARαの融合蛋白質を発現するようになり，このキメラ蛋白質が白血病発症の原因になることが明らかにされた．その後，APLにおけるvariant translocationの分子機構が

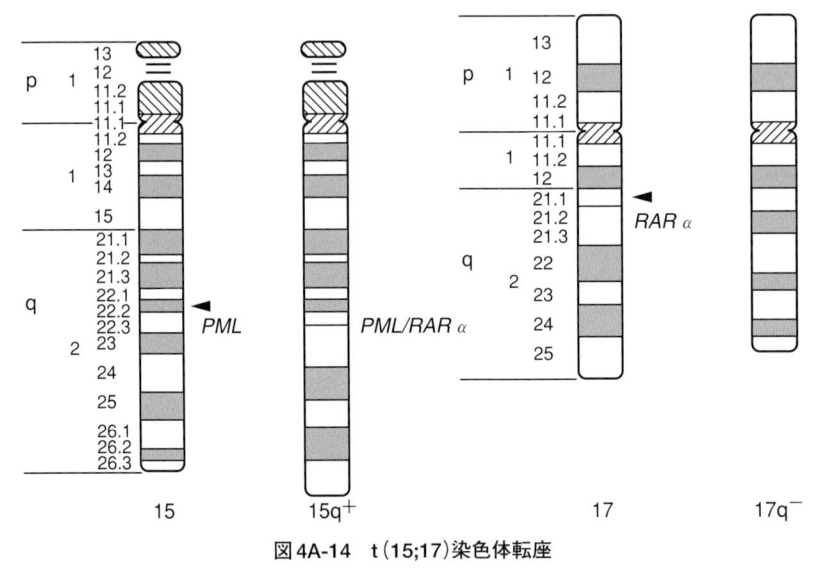

図4A-14 t(15;17)染色体転座

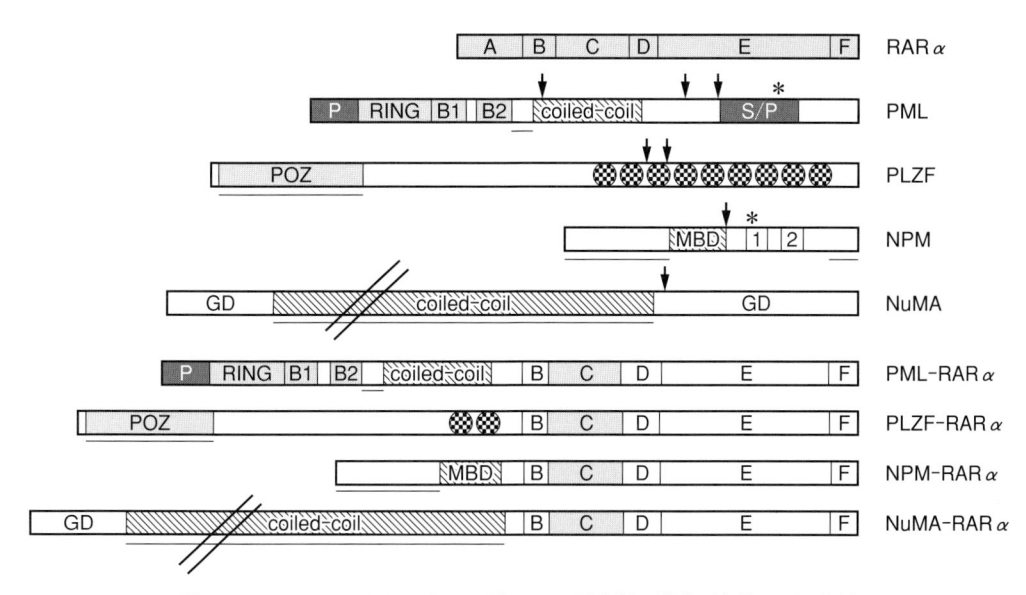

図4A-15　APLにみられるキメラ型RARα蛋白質の構造（文献7より改変）

A/B: transactivation domain, C: DNA binding domain, D: nuclear localization signal, E: ligand binding domain/dimerization domain, F: C-terminal region, P: proline rich region, RING: ring-finger domain, B1, B2: B-box 1, B-box 2, S/P: serine-proline rich region, POZ: BTB/POZ domain, 斑状丸印: PLZFにおける9個のzinc finger domain, MBD: metal binding domain, GD: globular domain, 矢印:切断点, 下線:二量体形成領域

明らかにされ，これらをまとめると以下の融合遺伝子が知られる（図4A-15）．以上からAPLには*RARα*遺伝子の関与が必須であることがわかる．

- t(15;17)(q22;q21) promyelocytic leukemia (*PML*)/*RARα*
- t(11;17)(q23;21) promyelocytic leukemia zinc finger (*PLZF*)/*RARα*
- t(11;17)(q13;q21) nuclear matrix-associated antigen (*NuMA*)/*RARα*
- t(5;17)(q35;q21) nucleophosmin (*NPM*)/*RARα*

2．急性前骨髄球性白血病と*RARα*キメラ遺伝子

細胞外からのシグナルは最終的には核内に到達し，転写因子を介して遺伝子発現を制御する．ステロイド受容体はステロイドが結合すると活性化され，転写エンハンサーとして働く特異的DNA塩基配列に結合し下流の遺伝子の転写を活性化する．RARαはステロイドホルモンや甲状腺ホルモンの受容体と同じく，核内受容体ファミリーに属する．これらの遺伝子産物はA/B，C，D，E，Fのドメインよりなる（図4A-15）．C領域は2つのzinc fingerからなりDNA結合領域を形成している．E領域はリガンド結合領域（ホルモンの結合部位）に相当する．E領域とD領域はそれぞれダイマー形成および核局在に必要な領域であることがわかっている．A/B領域は転写活性化領域としての機能を有し，リガンドに依存した転写制御を行う．RARαはRAをリガンドとして，RA依存的にRA応答性遺伝子の発現を調節する．PML/RARαはレチノイン酸によるRARαを介する骨髄系細胞への分化誘導作用に対して，ドミナントネガティブに作用して分化を抑制し白血病を引き起こす．*RARα*は*PML*以外にも，頻度は低いが11q23の*PLZF*，5q35の*NPM*，11q23の*NuMA*遺伝子と融合遺伝子を形成し，臨床像は全く同じAPLを発症する．ATRAはAPLに対する有力な薬剤であるが，その理由はPML/RARαがレチノイン酸に対するリガンド結合領域を失わずに保持しているため，大量のATRAに反応して細胞が分化するためであると考えられる．RARαはRXR（retinoid X receptor）と二量体を作って機能するが，リガンド非結合状態ではこのRARα/RXRはコリプレッサー蛋白質であるSMRT（silencing mediator for retinoid and thyroid hormone receptor）やN-CoRと結合し，さらにmSin3を介してヒストン脱アセチル化酵素 histone deacetylase（HDAC）と複合体を形成して転写を抑制する．ATRAが結合するとRARα/RXRから転写抑制複合体が解離し，代わりにp300,

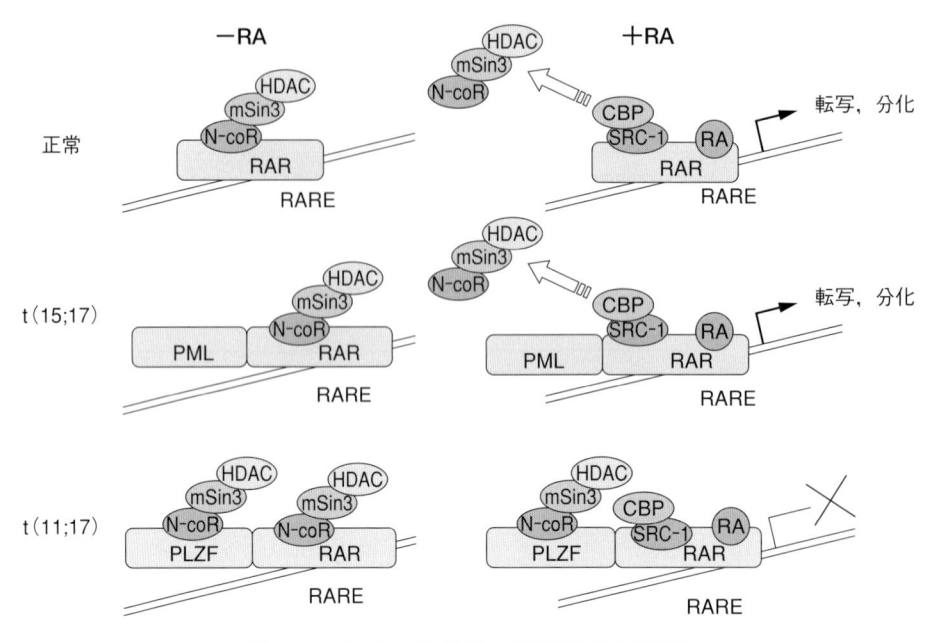

図4A-16 レチノイン酸による転写と分化の機序

RA: retinoic acid, RAR: retinoic acid receptor, RARE: retinoic acid response element, N-CoR: nuclear receptor corepressor, mSin3A: mammalian Sin3A, HDAC: histone deacetylase, CBP: CREB-binding protein, SRC-1: steroid receptor coactivator-1

CBP, pCAF (p300/CBP associated protein) といったヒストンアセチル化酵素活性をもつコファクターが結合し，転写を活性化する（図4A-16）．ところがPML/RARαは正常のRARαと異なり，コリプレッサーと解離するのに内因性のリガンド濃度を超えた高濃度のATRAを必要とする．さらにt(11;17)転座で形成されるPLZF/RARαではPLZF自体にコリプレッサーと結合する能力があり，この結合はATRAによって解離しない．これらの知見はt(15;17)転座型APLが薬理学的な濃度のATRAで寛解誘導されること，またt(11;17)転座型APLがATRAに反応しないことと一致する．現在これらのモデルに基づき，HDAC阻害薬のt(11;17)転座型APLやATRA不応性APLへの応用が試みられており，ATRAとの併用により効果を示すことが報告されつつある．

C. RT-PCRによるAPLの遺伝子診断

先に述べたとおり，t(15;17)転座はAPLの約70%に認められ，これらの症例では種々の切断点近傍のプローブを用いたサザン解析による検討により，全例にPML遺伝子ないしRARα遺伝子の再構成を証明できる．この融合遺伝子は正常には存在しないことから，患者検体に対してこの融合部位の両側に設定したprimerを用いてRT-PCR (reverse transcription-PCR) を行うことにより，この異常を有する白血病細胞の存在を高い感度で検出することができる．RT-PCRの検出感度は$10^5 \sim 10^6$に1個の異常細胞を検出できることから，従来の病理形態学的な評価に比して高感度かつ客観的に微量残存白血病細胞を評価できると考えられる．さらに，定量的PCR法を用いることによりt(15;17)転座型APL患者の治療後の白血病クローンのモニタリングが可能である．

D. 急性前骨髄球性白血病の治療とall trans-RA

現在APLの治療は，他の急性骨髄性白血病と同様，AraCないしその誘導体とアントラサイクリン製剤を中心とした多剤併用化学療法が行われている．特にアントラサイクリン製剤は非常に高い有効性を示し，本症の治療に不可欠の薬剤と考えられている．自然界に存在するRAには，ATRAと13-cis RAの2つの異性体が知られており，これらはいずれも共通のレセプターであるRARαに結合することによりその活性を表わす．RAが in vitro で種々の白血病細胞株に対し分

化誘導作用を示すこと，またAPL患者の新鮮白血病細胞培養においてもほぼ例外なく培養細胞の分化を誘導することから，その分化誘導剤としての臨床応用が試みられた．期待に反し，当初の13-cis RAによるAPLの治療の効果には目を見張るものはなかった．1988年Huangらにより，24例のAPL患者にATRAの投与を行い，全例に完全寛解を得たとの報告がなされ，同薬剤によるAPLの治療が注目を集めるに至った．ATRAの投与後の経過は特徴的であり，投与後，急速にDICの消失とフィブリノーゲンの上昇が始まる．続いてterminal differenciationを伴い，末梢好中球数が増加したのち，血液像の正常化と染色体分析におけるt(15;17)転座の消失を認める．ATRAによるAPL治療の優れた特徴は，①経口で投与可能なこと，②高い有効率が期待できること，③初発例のみならず再発例・化学療法抵抗例にも有効で，④寛解導入の過程でほぼ必発と思われるDICと出血傾向の増悪をきたさないこと，また⑤化学療法の場合必然的に惹起される骨髄の低形成とこれに基づく感染症の危険の増大を招来することがないこと，⑥RA症候群以外には重篤な副作用がないこと，などである．一方，本剤単剤による治療では再発率が高く，また再発例は通常，本剤に耐性であるため，長期の寛解と治癒を得るためには化学療法の併用が必要であると考えられている．

■ 文献

1) Huang M, Yu-Chen Y, Shu-Rong C, et al. Use of all-trans retinoic acid in the treatment of acute promyelocytic leukemia. Blood 1988; 72: 567-72.
2) de The H, Chomienne C, Lanotte M, et al. The t(15;17) translocation of acute promyelocytic leukemia fuses the retinoic acid receptor α gene to a novel transcribed locus. Nature 1990; 347: 558-61.
3) Kakizuka A, Miller Jr WH, Umezono K, et al. Chromosomal translocation t(15;17) in human acute promyelocytic leukemia fuses RARα with a novel putative transcription factor, PML. Cell 1991; 66: 663-74.
4) de The H, Lavau C, Marchio A, et al. The PML-RARα fusion mRNA generated by the t(15;17) translocation in acute promyelocytic leukemia encodes a functionally altered RAR. Cell 1991; 66: 675-84.
5) Grignani F, Fagioli M, Alcalay M, et al. Acute promyelocytic leukemia: From genetics to treatment. Blood 1994; 83: 10-25.
6) Ruthardt M, Testa U, Nervi C, Ferrucci PF, Grignani F, Puccetti E, Grignani F, Peschle C, Pelicci PG. Opposite effects of the acute promyelocytic leukemia PML-retinoic acid receptor alpha (RAR alpha) and PLZF-RAR alpha fusion proteins on retinoic acid signalling. Mol Cell Biol 1997; 17: 4859-69.
7) He LZ, Merghoub T, Pandolfi PP. In vivo analysis of the molecular pathogenesis of acute promyelocytic leukemia in the mouse and its therapeutic implications. Oncogene 1999; 18: 5278-92.

〈平井久丸〉

c. 悪性リンパ腫

◆まとめ
1. 悪性リンパ腫などのリンパ球系腫瘍に認められる遺伝子の異常は，免疫グロブリン遺伝子やT細胞受容体遺伝子の再構成に関連して生じるものが多い．
2. 免疫グロブリン遺伝子との組換えにより発現が亢進する遺伝子として，Burkittリンパ腫におけるc-myc，濾胞性リンパ腫におけるBCL-2，mantle cell lymphomaにおけるサイクリンD1，B細胞びまん性リンパ腫におけるBCL-6などが知られる．
3. anaplastic large cell lymphomaではNPM/ALKキメラ遺伝子が，MALTリンパ腫ではAPI2/MLTキメラ遺伝子が形成される．
4. p53遺伝子やp16遺伝子は細胞周期を負に制御する癌抑制遺伝子であり，悪性リンパ腫ではしばしば不活化が認められる．

A. 悪性リンパ腫の概論

悪性リンパ腫 malignant lymphomaはリンパ組織由来のリンパ系悪性腫瘍の総称であり，Hodgkin病とnon-Hodgkinリンパ腫に大別される．悪性リンパ腫は通常，リンパ節病変が主体であるが，咽頭，扁桃，消化管，肝，脾，皮膚などに発生する節外性リンパ腫も多い．治療は，病型，病期に応じて放射線療法，化学療法，造血幹細胞移植が行われる．

悪性リンパ腫などのリンパ球系腫瘍に認められる癌遺伝子・癌抑制遺伝子の異常はさまざまであるが，骨髄性白血病と比較して特徴的な点は，免疫グロブリン遺伝子やT細胞受容体遺伝子の再構成に関連して生じる異常が多いことである．したがって，骨髄性白血病では2つの遺伝子が融合したキメラ遺伝子を形成することが多いが，リンパ球系腫瘍では免疫グロブリン遺伝子やT細胞受容体遺伝子のプロモーター・エンハンサーの近傍に原因遺伝子が位置するような再配列を生じて，遺伝子の構造は変わらずに，発現が変わるような場合が多い．この理由はおそらく，リンパ球では本来の生理的機能である遺伝子の再構成を生じるための酵素活性に由来するものと考えられる．もうひとつの特徴は，癌抑制遺伝子として機能する細胞周期制御遺伝子が欠失あるいは変異する頻度が，骨髄性白血病の場合と比較して著しく高いことである．本稿では悪性リンパ腫にみられる遺伝子の異常とその意義について述べる（表4A-7）．

B. 染色体転座と悪性リンパ腫

1. Burkittリンパ腫

c-myc遺伝子は細胞の増殖に重要な役割をもった遺伝子である．Burkittリンパ腫においては染色体転座，すなわち遺伝子の再配列がc-myc遺伝子を活性化している．Burkittリンパ腫の転座の80%はt(8;14)であり，15%はt(8;22)，残りの5%はt(2;8)である．第8染色体上にはc-myc遺伝子が存在し，転座の相手染色体である第14，第22，第2染色体の切断点にはそれぞれ免疫グロブリンH鎖遺伝子，L鎖λ遺伝子，L鎖κ遺伝子が位置している．t(8;14)転座では第14染色体免疫グロブリンH鎖遺伝子の様々な領域で切断を生じ，第8染色体上のc-myc遺伝子はその5′側で切断され，第14染色体長腕部末端に転座する．この切断の部位はendemic症例とsporadic症例とで異なると考えられている．このような転座の結果，免疫グロブリンH鎖遺伝子とc-myc遺伝子との連結が起こり，免疫グロブリン遺伝子のエンハンサーもしくはエンハンサー類似遺伝子の作用によってc-myc遺伝子の発現が増加して腫瘍化を導くと考えられている．

2. 濾胞性リンパ腫

アポトーシスによる細胞死は不要なリンパ球の処理に重要な機構であるが，アポトーシスが速やかに誘導されない場合には遺伝子変異の確率が上昇して腫瘍化に関連することが知られる．t(14;18)(q32;q21)転座は濾胞性リンパ腫やびまん性リンパ腫の一部に認められる染色体転座である．この転座によって14q32に位置する免疫グロブリンH鎖遺伝子は18q21に存在するBCL-2遺伝子と組み換え結合を生じる．t(14;18)転座はBurkittリンパ腫の転座と同様に免疫グロブリン遺伝子のVDJ再構成の際の誤まりによって起こると考えられている．BCL-2遺伝子産物にはアポトーシスを抑制する生理活性があることが示されている．BCL-2遺伝子の発現はリンパ系組織に最も高いが，神経系組

表4A-7 悪性リンパ腫と染色体転座

細胞起源	病型	染色体転座	関与する遺伝子	関与する遺伝子
B-cell	B-lymphoma	t(3;14)(q27;q32)	BCL-6/Laz3	IgH
	B-lymphoma	t(2;3)(p12;q27)	BCL-6/Laz3	Igκ
	B-lymphoma	t(3;22)(q27;q11)	BCL-6/Laz3	Igλ
	B-lymphoma	t(3;4)(q27;p13)	BCL-6/Laz3	RhoH/TTF
	B-lymphoma	t(3;7)(q27;p12)	BCL-6/Laz3	Ikaros
	B-lymphoma	t(3;11)(q27;q23)	BCL-6/Laz3	BOB1/OBF1
	B-lymphoma	t(3;13)(q27;q14)	BCL-6/Laz3	LCP1
	B-lymphoma	t(3;6)(q27;p21)	BCL-6/Laz3	H4histone
	B-lymphoma	t(10;14)(q24;q32)	NFKB2/lyt-10	IgH
	B-lymphoma	t(11;14)(q13;q32)	cyclin D1/BCL-1	IgH
	B-lymphoma	t(14;18)(q32;q21)	BCL-2	IgH
	B-lymphoma	t(9;14)(p13;q32)	PAX-5	IgH
	B-lymphoma	t(1;14)(q21;q32)	MUC1	IgH
	B-lymphoma	t(11;14)(q23;q32)	RCK	IgH
	B-lymphoma	t(14;15)(q32;q11-13)	BCL8	IgH
	B-lymphoma	t(11;17)(q13;q21)	NOF	FAU
	B-lymphoma	t(1;22)(q22;q11)	FcgammaRIIB	Igλ
	MZCL/MALT	t(11;18)(q21;q21)	API2	MLT/MALT1
	myeloma	t(4;14)(p16.3;q32)	FGFR3	IgH
	myeloma	t(6;14)(p25;q32)	MUM1/IRF4	IgH
	myeloma	t(14;16)(q32.3;q23)	c-maf	IgH
	Burkitt's	t(8;14)(q24;q32)	MYC	IgH
	Burkitt's	t(2;8)(p11;q24)	MYC	Igκ
	Burkitt's	t(8;22)(q24;q11)	MYC	Igλ
T-cell	T-lymphoma	t(4;16)(q26;p13)	IL-2	BCM
	ALCL	t(2;5)(p23;q35)	NPM	ALK
	ALCL	t(1;2)(q25;p23)	TPM3	ALK
	ALCL	t(2;3)(p23;q21)	TFG	ALK
	ALCL	inv(2)(p23;q35)	ATIC	ALK

MZCL: marginal zone cell lymphoma
MALT: mucosa-associated lymphoid tissue
ALCL: anaplastic large-cell lymphoma

織などにも認められる．t(14;18)転座の結果，myc遺伝子と同様にBCL-2遺伝子の発現が亢進して細胞死の障害を招来し，細胞の異常な寿命延長により第2，第3の遺伝子変異の確率を高めるために腫瘍化に至ると考えられている．

3. mantle cell lymphoma（MCL）

細胞周期はサイクリンとサイクリン依存性キナーゼによって制御されており，細胞の増殖に重要な役割を担っている（図4A-17）．t(11;14)(q13;q32)転座の11番染色体上の切断点はBCL-1領域であり，14番染色体上の切断点は免疫グロブリン重鎖遺伝子のjoining領域にみいだされた．最初，副甲状腺腫瘍からparathyroid adenomatosis-1（PRAD1）という遺伝子が染色体11q13上に同定され，bcl-1領域からおよそ130kb離れていてt(11;14)転座のあるリンパ球系腫瘍で過剰発現していることが認められた．その後，PRAD1遺伝子は細胞周期のG1-S移行期に作用するG1サイクリンであるサイクリンD1をコードすることが明らかになった．細胞表面抗原からは，CD5陽性，CD10陰性，CD20陽性のB細胞リンパ腫に属し，マントル層構成細胞から発生するためnaive B細胞が起源と考えられており，REAL分類ではmantle cell lymphomaとよばれる．

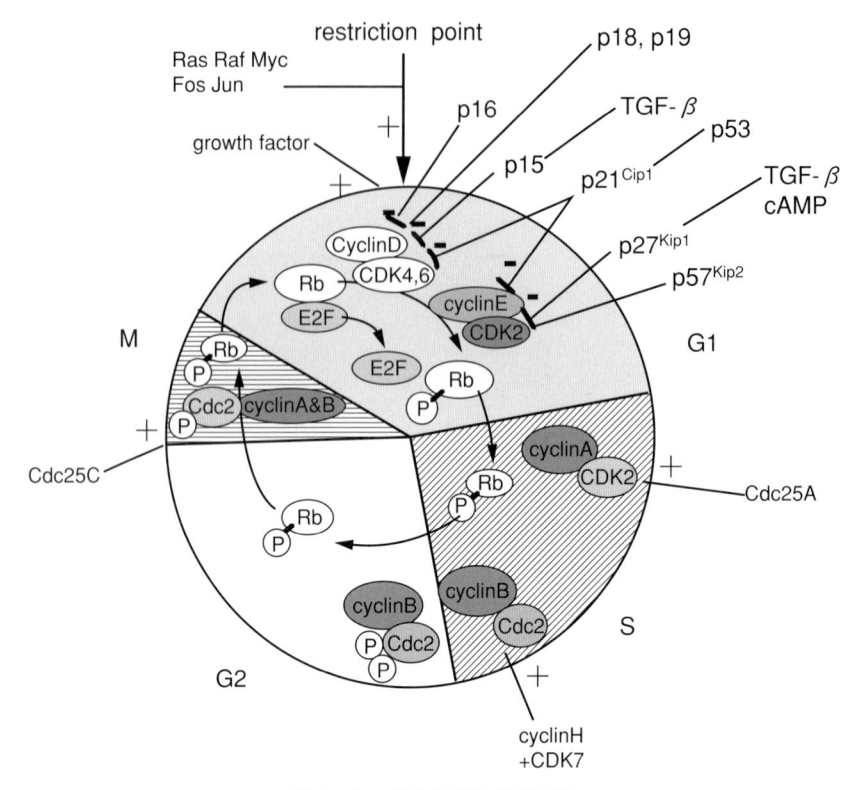

図 4A-17 細胞周期と制御因子

4. B細胞びまん性リンパ腫

B細胞性 diffuse large cell lymphoma を中心に観察される t(23)(p12;q27), t(3;22)(q27;q11) あるいは t(3;14)(q27;q32) では，Burkitt リンパ腫と同様に，それぞれ免疫グロブリン κ 鎖，λ 鎖遺伝子あるいは免疫グロブリン重鎖遺伝子が 3q27 上に存在する BCL-6 遺伝子の 5′ 非翻訳領域と head-to-head で結合しその転写を活性化することが知られる．BCL-6 は転写抑制因子と考えられており，リンパ球分化と炎症を制御する．BCL-6 は胚中心 B 細胞に発現し，この時期の B 細胞の分化に重要な役割を果たす．BCL-6 は STAT-3 発現を抑制することにより，STAT-3 依存性の Blimp-1 の発現を抑制し，B 細胞から形質細胞への分化を抑制する．BCL-6 の機能が抑制された場合には c-myc の発現低下や p27kip1 の発現上昇を引き起こす．このことは，BCL-6 遺伝子の発現異常が B 細胞の分化停止と増殖亢進を招来することを示唆する．Burkitt リンパ腫細胞株では，3q27 染色体異常あるいは BCL-6 遺伝子再構成の有無にかかわらず BCL-6 遺伝子が活性化されている症例が報告されており，c-myc と BCL-6 の共同作用により Burkitt リンパ腫が発症する可能性も指摘されているが，3q27 転座が単独で認められる場合もある．

5. anaplastic large cell lymphoma（ALCL）

anaplastic large cell lymphoma（ALCL）は大細胞性リンパ腫に属し，interleukin-2 受容体と Ki-1（CD30）抗原の発現を特徴とするリンパ腫であり，多くの場合，T 細胞性の形質を示す．およそ 1/3 の症例に t(2;5) が認められる．t(2;5) の結果，5q35 上に存在する核小体リン酸化蛋白質である nucleophosmin（NPM）遺伝子と 2p23 上に存在するインスリン受容体ファミリーに属する anaplastic lymphoma kinase（ALK）が第 5 染色体上で NPM/ALK キメラ遺伝子を形成する（図 4A-18）．NPM/ALK キメラ蛋白質は，NPM の N 末端領域に ALK 由来の kinase catalytic domain が結合した構造をとっている．NPM のプロモーター支配下に本来リンパ系細胞で発現の認められない ALK 遺伝子が恒常的に発現し，かつ NPM の N 末端領域は多量体形成領域であるため ALK チロシンキナーゼが活性化され，本来 interleukin-2 の刺激によりリン酸化される基質を恒常的にリン酸化して，リンパ

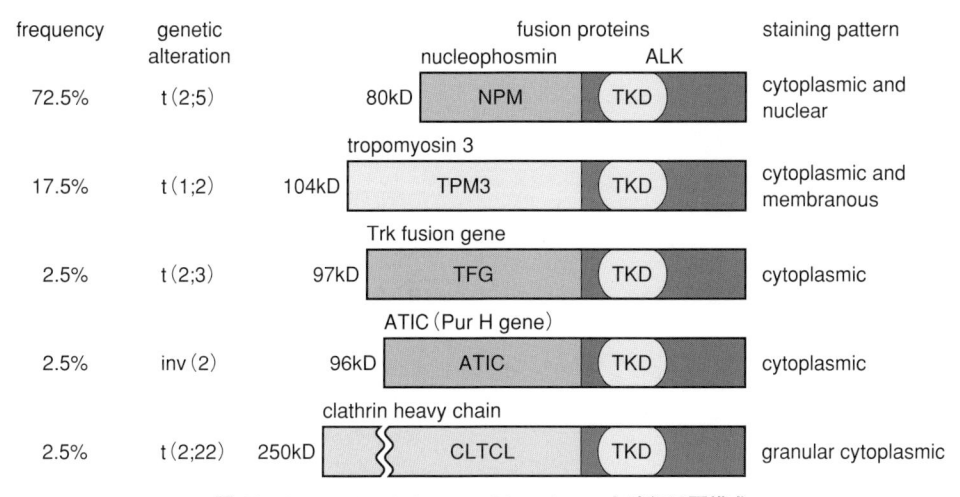

frequency	genetic alteration		fusion proteins		staining pattern
			nucleophosmin	ALK	
72.5%	t(2;5)	80kD	NPM	TKD	cytoplasmic and nuclear
			tropomyosin 3		
17.5%	t(1;2)	104kD	TPM3	TKD	cytoplasmic and membranous
			Trk fusion gene		
2.5%	t(2;3)	97kD	TFG	TKD	cytoplasmic
			ATIC (Pur H gene)		
2.5%	inv(2)	96kD	ATIC	TKD	cytoplasmic
			clathrin heavy chain		
2.5%	t(2;22)	250kD	CLTCL	TKD	granular cytoplasmic

図4A-18 anaplastic large cell lymphoma と遺伝子再構成

腫発症に関与すると考えられる．このことによる刺激伝達系の活性化が腫瘍性増殖を引き起こすと推測されている．NPM遺伝子の他に，ALK遺伝子とキメラ遺伝子を形成してALCLの病態を示す遺伝子として，TPM3，TFG，ATIC，CLTCLが知られる（図4A-18）．

6. mucosa-associated lymphoid tissue (MALT)-type marginal zone B-cell lymphoma (MZBCL)

mucosa-associated lymphoid tissue (MALT)-typeの節外性marginal zone B-cell lymphoma (MZBCL) はnon-Hodgkinリンパ腫全体の5%を占める．低悪性度群に属し，臨床経過は緩徐である．節外性リンパ組織において，慢性炎症や自己免疫疾患に続発して発症する．胃のMALTリンパ腫は *Helicobacter pylori* 感染で発症することが示されているが，その70%程度は *Helicobacter pylori* を除菌することにより退縮する．MALTリンパ腫の30〜40%にt(11;18)(q21;q21)が観察され，第11染色体上のAPI2と第18染色体上のMLT遺伝子が融合してAPI2/MLTキメラ遺伝子が形成される．

C. 癌抑制遺伝子と悪性リンパ腫

染色体欠失や遺伝子変異などにより癌抑制遺伝子が不活化されて腫瘍化や悪性化にかかわる例が多く知られるが，これらは腫瘍の病型とは一致しない．細胞周期制御因子をコードする遺伝子のなかには癌抑制遺伝子が多く存在し，これらのなかにはリンパ腫の病態に深くかかわるものがある．

1. p53遺伝子

p53蛋白質はp21の発現を介して細胞周期を負に制御しており（図4A-17），両方のアレルで欠失，変異，挿入などを生じてp53遺伝子が不活化されることによって細胞を癌化に導くと考えられている．このようなp53遺伝子の変異はヒトの癌において広く認められており，これまでのところ癌に最も広くかかわっている遺伝子である．p53遺伝子の変異や欠失などの異常による不活化は，平均して悪性リンパ腫の15%程度に見出される．p53遺伝子の不活化の頻度の高い造血器腫瘍は，成人T細胞性白血病およびBurkittリンパ腫であり，それぞれ20〜30%，30〜40%に異常が認められる．

2. CDKN2/p16遺伝子

細胞周期はサイクリン依存性キナーゼ cyclin-dependent kinase (CDK) によって制御される．このキナーゼが順次，活性化されることによって基質をリン酸化し，細胞周期を制御している．CDK4とサイクリンDの複合体はRB蛋白質をリン酸化することによって，G1期の細胞増殖刺激に重要な働きをしている（図4A-17）．p16 (p16INK4A/CDKN2) はCDK4に結合してCDK4とサイクリンDによる増殖刺激を抑制する作用があり，CDK4抑制因子とよばれる．p16遺伝子は染色体上9p21に存在し，メラノーマ，グリオーマ，肺癌など，この領域に欠失のあるような癌細胞では高頻度にp16遺伝子の両方のアレルでの欠失や不活化があることが示されている．造血器腫瘍で

は高頻度にリンパ球系腫瘍でhomozygousな欠失が認められる．悪性リンパ腫では10〜15％程度にp16遺伝子のhomozygousな欠失が認められ，p16遺伝子がリンパ球系腫瘍の発症に重要な役割をもつことが示されている．

■ 文献

1) Cleary ML, Sklar J. Nucleotide sequence of a t(14;18) chromosomal breakpoint in follicular lymphoma and demonstration of a breakpoint-cluster region near a transcriptionally active locus on chromosome 18. Proc Natl Acad Sci USA 1985; 82: 7439-44.
2) Motokura T, Bloom T, Kim HG, Juppner H, Ruderman JV, Kronenberg HM, Arnold A. A novel cyclin encoded by a bcl1-linked candidate oncogene. Nature 1991; 350: 512-5.
3) Baron BW, Nucifora G, McCabe N, Espinosa R III, Le Beau MM, Mckeithan TW. Identification of the gene associated with the recurring chromosomal translocations t(3;14)(q27;q32) and t(3;22)(q27;q11) in B-cell lymphomas. Proc Natl Acad Sci USA 1993; 90: 5262-6.
4) Morris SW, Kirstein MN, Valentine MB, Dittmer KG, Shapiro DN, Saltman DL, Look AT. Fusion of a kinase gene, ALK, to a nucleolar protein gene, NPM, in non-Hodgkin's lymphoma. Science 1994; 263: 1281-4.
5) Battey J, Moulding C, Taub R, Murphy W, Stewart T, Potter H, Lenoir G, Leder P. The human c-myc oncogene: Structural consequences of translocation into the IgH locus in Burkitt lymphoma. Cell 1983; 34: 779-87.
6) Hollstein M, Sidransky D, Vogelstein B, Harris CC. p53 mutations in human cancers. Science 1991; 253: 49-53.
7) Ogawa S, Hangaishi A, Miyawaki S, Hirosawa S, Miura Y, Takeyama K, Kamada N, Ohtake S, Uike N, Shimazaki C, Toyama K, Hirano M, Mizoguchi H, Kobayashi Y, Furusawa S, Saito M, Emi N, Yazaki Y, Ueda R, Hirai H. Loss of the cyclin-dependent kinase 4-inhibitor (CDK4I; p16; MTS1) gene is frequent in, and highly specific to lymphoid tumors in human hematopoietic malignancies. Blood 1995; 86: 1548-56.
8) Stein H, Foss HD, Durkop H, Marafioti T, Delsol G, Pulford K, Pileri S, Falini B. CD30(+) anaplastic large cell lymphoma: a review of its histopathologic, genetic, and clinical features. Blood 2000; 96: 3681-95.

〈平井久丸〉

B 止血異常・血栓症

1 血小板の異常

◆まとめ
1. 血小板は傷害血管からの出血を防ぎ，創傷治癒を促す血液細胞であり，その数や機能が低下すると出血症をきたし，逆に数や機能が異常に上昇すると血栓症の原因になる．
2. 血小板は傷害血管内皮下の基底膜コラーゲンやトロンビンなどにより活性化される．その結果，内皮下組織への粘着（接着），血小板内顆粒からの凝固因子やADPなどの放出，そして血小板膜上の糖蛋白質GPIIb/IIIa複合体等の立体構造変化によりフィブリノゲンを架橋して血小板凝集が惹起される．
3. 血小板機能異常症は，粘着，凝集，放出，活性化の各反応において異常を示し，そのいくつかは細胞膜糖蛋白質の異常を原因とする．その典型例としてGPIb/IX/V複合体の異常によるBernard-Soulier症候群，GPIIb/IIIa複合体の異常によるGlanzmann's thrombasthenia症候群などがある．

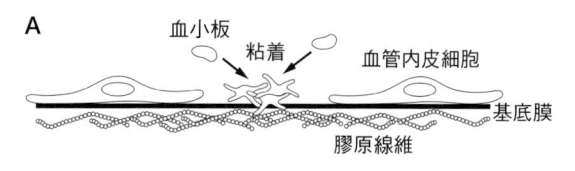

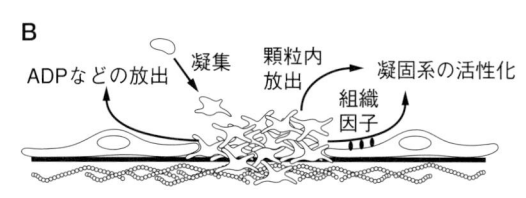

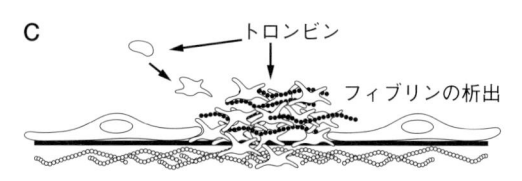

図4B-2 血小板の活性化と血栓形成過程
血小板は血管内皮の損傷により内皮下組織が露呈され，偽足を形成して（接着）する（粘着反応: A）．活性化に伴い血小板は球状化，表面の膨隆化を起こし，血小板同士で凝集塊を作る（凝集反応: B）．アクチンなどの収縮性分子の収縮によりα顆粒と濃染顆粒が開放小管系の膜に融合し，血小板凝集促進物質が分泌される（放出反応: B）．これらの分泌物質により血小板は相乗的に活性化されるとともに，血小板膜上に凝固因子が結合し，血液凝固反応が効率的に進展する（凝固促進反応: C）．

A. 血小板の形態・構造と機能

血小板は直径$2〜4\mu m$の核のない円盤型の血球で（図4B-1），骨髄巨核球の細胞質がちぎれることにより生成されると考えられており，最近，巨核球からの血小板の生成には一酸化窒素（NO）が重要な役割を果たすことが示唆された．血小板の細胞表面には

インテグリンに代表される各種糖蛋白質 glycoprotein（GP）が発現しており，細胞外基質との接着や血小板同士の凝集に関与している．血管内皮の損傷により内皮下組織が露呈されると（図4B-2），血小

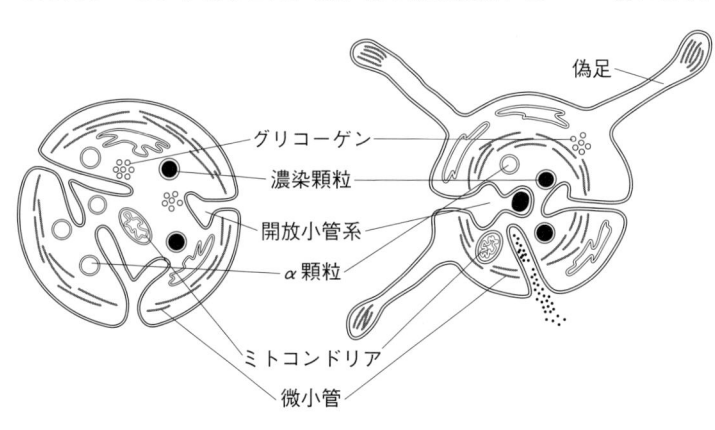

図4B-1 血小板の形態と構造
左: 未活性化血小板，右: 活性化後の血小板．
血小板は活性化によって細胞内のアクチンフィラメントが収縮し，偽足を形成するとともに，α顆粒や濃染顆粒内の凝固促進分子，血小板凝集促進分子が開放小管系 open canallicular systemを通って，細胞外に放出される．

板は微小管の変化により拡張し，偽足を形成して膠原線維（コラーゲン）に粘着（接着）する（粘着反応）．粘着反応に伴うインテグリンのoutside-in signalや各種メディエーターの受容体への結合により活性化シグナルが伝達されると，血小板は球状化，表面の膨隆化を起こし，血小板同士で凝集塊を作る（凝集反応）．同時に，アクチンなどの収縮性分子の収縮によりα顆粒 α granuleと濃染顆粒 dense bodyが開放小管系open canalの膜に融合し，前者からはvon Willebrand因子（vWF）やフィブリノゲン，第V因子などの凝固因子が，後者からはADP，セロトニン，トロンボキサンA2（TXA2）などの血小板凝集促進物質が放出される（放出反応）．これらの分泌物質により血小板は相乗的に活性化されるとともに，血小板膜上にホスファチジルセリンのような陰性荷電リン脂質（血小板第III因子）を露呈する．このリン脂質に血漿中，または，顆粒より分泌された凝固因子が結合し，血液凝固反応が効率的に進展することで，止血血栓が形成される（凝固促進反応）．したがって，血小板は血小板血栓の形成だけでなく凝固血栓の形成にも重要であり，血小板の粘着・放出・凝集反応に異常が生じると，正常な止血機構が作動せず，出血傾向をきたす．

B. 血小板の先天性異常症

血小板の先天性異常症の多くは皮膚や粘膜における表在性の出血症状（紫斑）を示し，血友病などの深部出血と比較すると軽度の出血である．発生頻度は高くないが，その分子病態研究は進んでおり，表4B-1に示すように，粘着，凝集，放出，活性化などの各反応の障害過程別に分類することができる．血小板自体の機能は正常であるが，粘着反応に関わる血漿因子vWFの分子異常により発症するvon Willebrand病に関しては，次の項を参照していただきたい．ここでは紙面の都合で，典型的な血小板膜蛋白質の異常症（Bernard-Soulier症候群とGlanzmann's thrombasthenia症候群: 血小板無力症）の分子病態について述べる．

表4B-1 先天性の血小板異常

活性化段階	疾患	障害部位	内容
接着	血小板型 von Willebrand病	GPIb/IX/Vの異常に伴うvWFの恒常的な結合	出欠時間の延長と軽度の血小板減少
	Bernard-Soulier症候群（BSS）	GPIb/IX/Vの欠損または機能障害	出欠時間の延長，巨大血小板，血小板減少
	コラーゲン受容体障害	GPIaの発現低下によるGPIa/IIa（α2β1）の欠損 GPIVの血小板上における （タイプ1）欠落 （タイプ2）存在	出欠時間の延長（30秒以上） 特になし
		GPVIの顕著な発現低下	紫斑と出血時間の延長
放出	gray platelet症候群	α顆粒の機能不全あるいは顆粒内容物の欠損	出欠時間の延長，末梢血中の血小板肥大および低染色性の血小板存在
	δ-storage pool disease	濃染顆粒（δ-storage）の欠損	Hermansky-Pudlak, Chedick-Higashi, Wiskott-Aldrich症候群
	αδ-storage pool disease	α-, δ-顆粒の両方の欠陥もしくは種々の欠損	
活性化	放出障害	アラキドン酸とプロスタグランジン経路の欠陥 シクロオキシゲナーゼ，トロンボキサン合成あるいはトロンボキサンA2レセプターの欠損が関連することがある．	出血時間の延長（アスピリンや他の薬物投与など後天的な要因によっても発症する）
	シグナル伝達障害	アラキドン酸の移動の欠陥	出欠時間の延長
凝集	Glanzmann's thrombasthenia（GT）	GPIIb/IIIaの欠損かあるいは顕著な発現低下，機能不全	出欠時間の延長

1. Bernard-Soulier症候群（BSS）（表4B-1）

BSSは血小板膜蛋白質GPIb/IX/V複合体の量的あるいは質的な欠陥のために血小板の粘着反応が障害され，出血傾向に陥る常染色体劣性遺伝疾患である．出血の特徴は，幼児期，小児期に初発する皮下出血，鼻出血，歯肉出血，女性では月経過多などであるが，脳内出血や消化管出血などの重篤な合併症も起こりうる．血中に球状化した巨大血小板が出現し，血小板数減少，出血時間延長，粘着能低下（ガラスビーズ停滞率低下），リストセチンによるvWF関連凝集能の低下などがみられる．ADPやトロンビンにより惹起される凝集は正常である．欠損型は血小板膜蛋白質の定量分析によるGPIb/IX複合体の低下により確定診断される．BSSに対する根本的治療法はなく，消化管，頭蓋内などの重篤な出血に際しては，血小板輸血によって正常な膜蛋白質をもった血小板を補充する治療法がとられる．

a）GPIb/IX/V複合体（図4B-3）

GPIbはvWFを介して内皮下組織のコラーゲンと接着し，これにより止血血栓を形成する一連の反応が開始される．特に動脈硬化による血管狭窄部位では血流のずり応力 shear stressが高くなり立体構造の変形したvWFがGPIb複合体に結合して粘着反応が亢進し，その結果GPIIb/IIIa複合体が活性化されて強い凝集反応を惹起されると考えられている．GPIbは分子量140kDのαサブユニットと分子量24kDのβサブユニットからなるヘテロ二量体（GPIbαとGPIbβ）がS-S結合で連結されている．このGPIb複合体に，分子量22kDのGPIXが1：1の割合で結合し，さらにこのGPIb/IX複合体の2分子あたり1分子の分子量82kDのGPVが結合している．血小板1個あたり，GPIb/IX複合体は約25000分子，GPVは約12500分子が発現しているとされる．

b）遺伝子と蛋白質の構造と機能の関係（表4B-2，図4B-3）

GPIbα遺伝子の大きさは3.5kbで，17番染色体に存在する．GPIbα蛋白質は610アミノ酸残基からなり，N末端から7個のleucine-rich glycoprotein（LRG）リピート，ヒンジ領域，糖鎖結合部位，膜貫通ドメインおよび細胞質内ドメインを含み，細胞質内ドメインはアクチン結合蛋白質と連結している．ヒンジ領域を中心とした領域がvWFなどのリガンドとの結合に関与している．

GPIbβ遺伝子の大きさは1.2kbで，22番染色体に存在する．GPIbβ蛋白質は181アミノ酸残基からなり，N末端から1個のLRG領域，膜貫通ドメイン，細胞質内ドメインを含み，細胞内ドメインにはリン酸化部位が存在する．

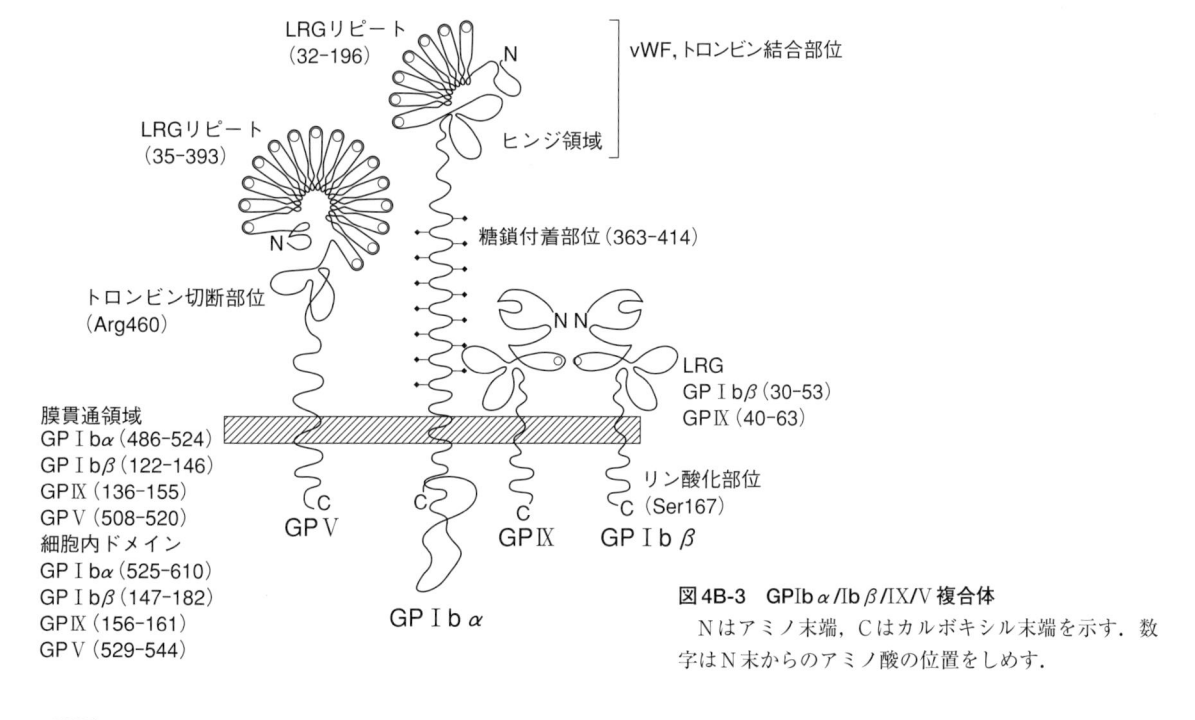

図4B-3 GPIbα/Ibβ/IX/V複合体
Nはアミノ末端，Cはカルボキシル末端を示す．数字はN末からのアミノ酸の位置をしめす．

表4B-2 血小板上の膜糖蛋白

膜糖蛋白	サブユニット	染色体座位	結合リガンド	機能異常
GPIb/IX/V 複合体	GPIbα	17pter-p12	vWF, トロンビン	粘着障害
	GPIbβ	22q11.2		→Bernard-Soulier syndrome
	GPIX	3q21		
	GPV	3q29		
GPIIb/IIIa 複合体	GPIIb	17q21.32	フィブリノーゲン, フィブリン,	凝集障害
(integrin αIIbβ3)	GPIIIa	17q21.32	vWF, フィブロネクチン, ビトロネクチン, トロンボスポンジン	→Glanzmann's thrombasthenia
GPIa/IIa 複合体	GPIa	5q23-q31	コラーゲン	粘着・凝集の一部障害
(integrin α2β1)	GPIIb	10p11.2		
GPIV (CD36)	GPIV	7q11.2	コラーゲン, トロンボスポンジン	
GPVI	GPVI	19q13.4	コラーゲン受容体	粘着・凝集の一部障害

　GPIX 遺伝子, GPV 遺伝子の大きさはそれぞれ1.6kb, 6.5kb で, どちらも3番染色体に存在する. GPIX 蛋白質は160アミノ酸残基からなり, N末端から1個のLRG 領域, 膜貫通ドメイン, きわめて短い細胞質内ドメインを含む. GPV 蛋白質は544アミノ酸残基からなり, N末端から15個のLRG リピート, 膜貫通ドメイン, 細胞質内ドメインを含む. 最近の研究から, GPIX はGPIb 複合体の生合成過程に関与し, また, GPV はGPIb とGPIX が結合して細胞内にシグナル伝達する際の阻害因子として機能することが示唆されている.

c) 遺伝子異常と構造・機能異常の関係（表4B-3）

　BSS ではGPIbα 遺伝子の変異例が最も多く, 蛋白質の発現低下, 短縮型の異常蛋白質の発現, 蛋白質の部分的構造異常などが主な原因である. 蛋白質の発現低下では, N末端側領域をコードする遺伝子の塩基の欠失, フレームシフトにより終止コドンが形成され, GPIbα のN末端側領域だけからなる異常分子が細胞内で代謝分解されるために発現低下をきたしたと考えられる. 短縮型蛋白質の発現例では, C末端側領域をコードする遺伝子の塩基の欠失, フレームシフトによるものが多く, 新たに形成された終止コドンによりC末端側を欠く GPIbα 分子が発現され機能異常をきたすものと考えられる. 一方, LRG リピート領域やヒンジ領域の変異により構造の変化した GPIbα では, vWF やトロンビンの結合能の低下, あるいは GPIX との複合体の形成不全により機能異常をきたすと考えられている. 実際に, Ala156→Val 変異では, 血小板膜上に GPIb/IX 複合体は発現しているが, vWF への親和性が低下している. それに対して Pro129→Leu 変異では, 血小板膜上に GPIbα は検出されず, GPIb/IX 複合体の血小板膜上への発現量が減少するため, vWF の結合量が著しく低下している.

　GPIbβ の変異でも蛋白質の発現低下例と複合体形成異常があり, 後者の例の Tyr88→Cys 変異では, GPIb/IX 複合体の形成が障害されて不安定となり, 血小板膜上への GPIb/IX 複合体の発現量が低下したと考えられる.

　一方, GPIX のLRG リピート領域における Asp21→Gly, Asn45→Ser などのアミノ酸置換例では, 微量の GPIbβ は検出されるものの GPIbα/GPIbβ 複合体が存在しないことから, GPIX の構造変化により, GPIbα/GPIbβ 複合体の生成が阻害され, 機能異常をきたしたと考えられる.

　これまでのところ, GPV 遺伝子の変異を伴う BSS 発症例の報告はない.

2. Glanzmann's thrombasthenia 症候群（GT）: 血小板無力症（表4B-1, 4B-2）

　GT はGPIIb/IIIa 複合体の量的あるいは質的な異常のために血小板の凝集反応が障害され, 出血傾向に陥る常染色体劣性遺伝性疾患である. GT は先天性血小板異常症の症例の約半数を占めている.

　GT にみられる出血症状は BSS と同様である. GT では血中の血小板の数と形態は正常であるが, 出血時間の延長, ADP やトロンビンなどによる凝集能の欠如などがみられる. GPIIb/IIIa 複合体の形成に直接関係のないリストセチン凝集や粘着反応, トロンビンな

表4B-3 膜糖蛋白質（GPIbα, Ibβ, IX, IIb, IIIa）の異常部位

遺伝子	分子構造・機能異常	遺伝子異常	遺伝子	分子構造・機能異常	遺伝子異常
GPIbα	蛋白質の発現変化	Lys19→A-Del, FrS	GPIIb	蛋白質の発現変化	4.5kb (I.1-9)→Del, AbS
		Leu76→T-Del, FrS			6bp Del & 31bp Ins in E.25→AbS
		Val395→TG-Del, FrS			13bp Del in E.4→AbS
		Tyr21→STOP			11bp Del in E.12→AbS
		SerGlu40→IGAG-Del, FrS			−3C from E.26→G, AbS
	短縮型の蛋白質発現	Trp343→STOP			+1G in I.15→A, AbS
		Val443→T-Ins, FrS			Ser870→STOP
		Ser444→STOP			Gln948→STOP
		Thr452→A-Del, FrS		Ca結合ドメインの構造変化	Gly242→Asp
		Tyr492→AT-Del, FrS			Glu324→Lys
		Typ498→STOP			Arg327→His
		Tyr508→AT-Del, FrS			Gly418→Asp
	LRGリピートの構造変化	Leu57→Phe			Val425 & Asp426→Del
		Leu129→Pro		リガンド結合部位の構造変化	Thy207→Ile
		Ala156→Val			Leu183→Pro
		Leu179→Del			Pro176→Ala/Leu
	S-S結合の消失	Cys65→Arg			Asp224→Val
		Cys209→Ser	GPIIIa	蛋白質の発現変化	Arg62→STOP
	ヒンジ領域の構造変化（血小板型vWD）	Gly233→Val			Cys374→Tyr
		Met239→Val			Ser211→AG-Del, FrS
GPIbβ	蛋白質発現の変化	Pro74→Arg		短縮型蛋白質の発現	11bp Del in E.12→FrS
	複合体形成の異常	Tyr88→Cys		高相同性ループ領域の構造変化	Leu117→Trp
		Ala108→Pro			Asp119→Tyr
GPIX	蛋白質の発現変化	Trp126→STOP			Arg144→Gln
	LRGリピートの構造変化	Asp21→Gly			Ser162→Leu
		Asn45→Ser			Arg214→Trp/Gln
		Phe55→Ser			His280→Pro
	S-S結合の消失	Cys8→Arg		細胞質内ドメインの変化	Arg724→STOP
		Cys73→Tyr			Ser752→Pro

Del: 欠失, Ins: 挿入, STOP: 終止, FrS: フレームシフト, E.: エクソン, I.: イントロン, bp: 塩基, AbS: アブノーマルスプライシング

などによる放出反応は正常であるが，血小板凝集は起こらない．欠損型は血小板膜糖蛋白質の定量的分析によるGPIIb/IIIa複合体の欠損により診断される．GTの治療法として，BSSの場合と同様に正常な膜糖蛋白質をもった血小板の補充法が用いられる．

a）GPIIb/IIIa複合体（表4B-2, 図4B-4）

血小板が活性化されるとGPIIb/IIIa複合体は立体構造変化を起こし，フィブリノゲンとの結合部位が露出される．GPIIb/IIIa複合体へのフィブリノゲンの結合によって血小板同士が架橋され，血小板は凝集する．GPIIbは136kD，GPIIIaは95kDの糖蛋白質で，カルシウムの存在下にヘテロ二量体を形成する．GPIIb/IIIa複合体はインテグリンファミリーのαIIb/β3としても知られ，vWFや細胞外マトリックス（フィブロネクチン，ビトロネクチンなど），トロンボスポンジンなどの蛋白質とも結合する．GPIIbは巨核球系列

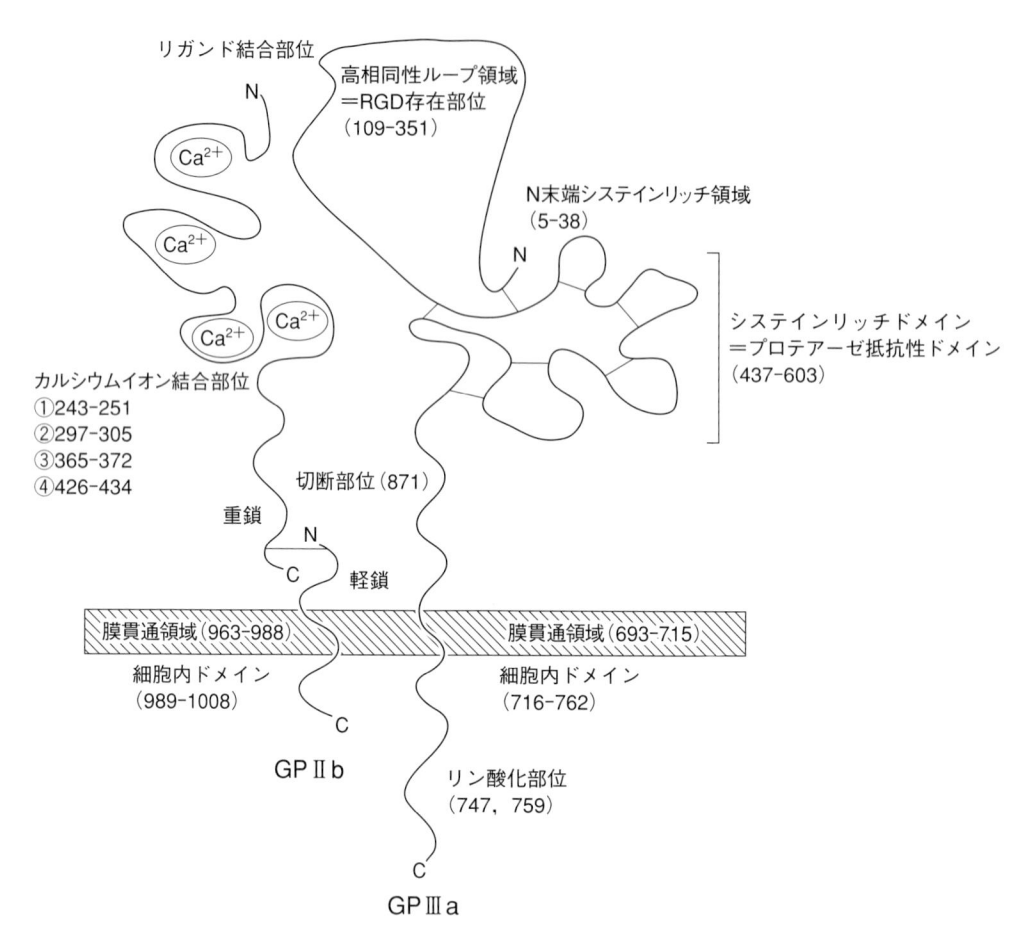

図4B-4 GPIIb/IIIa複合体
GPIIbとIIIaはカルシウム存在下で異種二量体を形成している．GPIIbの重鎖と軽鎖は
S-S結合で結ばれている．RGDはフィブリノゲン等のArg-Gly-Asp配列の結合部位を示す．

の細胞に特異的に発現されるが，GPIIIaは血管内皮細胞をはじめとする種々の細胞に広く発現される．血小板膜上のGPIIbの発現量は，血小板あたり未活性化時では約40000分子であるが，活性化血小板上には約80000分子と発現量も高まる．

b）遺伝子と蛋白質の構造と機能の関係（表4B-2，図4B-4）

GPIIb遺伝子の大きさは17.2kbで，17番染色体に存在し，30個のエクソンから構成されている．GPIIb蛋白質は1008アミノ酸残基からなり，N末端領域，4個のカルシウム結合ドメイン，重鎖と軽鎖の切断部位（Arg871）含有領域，膜貫通ドメインおよび細胞質内ドメインを含む．

GPIIIa遺伝子の大きさは46kbで，GPIIb遺伝子と同じ17番染色体に存在し，15個のエクソンから構成されている．GPIIIa蛋白質は762アミノ酸残基からなり，N末端システインリッチ領域，インテグリンβサブユニット高相同性ループ領域，4個のシステインリッチリピート，連結領域，膜貫通ドメイン，細胞質ドメインを含む．活性化に際して細胞質内ドメインはリン酸化される．インテグリンβサブユニット高相同性ループ領域のアミノ酸配列がフィブリノゲン上のArg-Gly-Asp（RGD）配列との結合に直接関与している．

最近，GPIIb/IIIaの活性化について，複合体分子の立体構造（X線結晶構造）が解析された結果，細胞膜上に折れ曲がった状態の複合体分子が，活性化シグナルを受けて起き上がり，リガンド分子と結合できるように立体構造が変化することが明らかになった．

c）遺伝子異常と構造・機能異常の関係（表4B-3）

GTでもBSSと同様，GPIIb/IIIa蛋白質の発現低下，短縮型の異常蛋白質の発現，蛋白質の部分的構造異常などが主な原因となっている．短縮型の異常蛋白質の発現例では，GPIIb遺伝子のイントロン1～9にあたる4.5kbの欠損に伴うフレームシフトによるものなどがある．また，蛋白質の部分構造異常に関しては，エクソン4のスプライスアクセプター部位の13塩基の欠失が起きると，mRNAのスプライシングに影響し，Cys107を含む6アミノ酸を欠失した変異蛋白質を発現させる．この変異では，GPIIb蛋白質は検出されるがGPIIb/IIIa複合体形成が正常に行われないことから，この領域がGPIIbの蛋白質への翻訳過程に重要な働きをもっているものと考えられている．一方，エクソン25における6塩基の欠失と31塩基の挿入に伴う変異は，スプライシングの変化によりGPIIb蛋白質の切断部位近傍の10アミノ酸の欠失と8アミノ酸の挿入が起こる．その結果GPIIb/IIIaの複合体の形成およびGPIIb前駆体の切断に影響し，構造異常の蛋白質が発現する．

GPIIIa遺伝子の短縮型蛋白質の発現例としては，細胞質領域の一部が欠損したエクソン13内のArg724→STOP変異があるが，この変異では，細胞膜上でのGPIIb/IIIa複合体の形成やリガンド結合はほぼ正常に起こるが，リガンド結合時の細胞内へのシグナル伝達が正常に起きず，血小板の活性化 spreadingが起こらない．それに対して，同様の細胞質内ドメインにおける変異であるSer752→Pro変異では，リガンド結合が障害されるため，同様にシグナル伝達されない．このように，GPIIIaの細胞質内ドメインは，インテグリンがリガンドと結合することで起こるシグナル伝達（outside-in signal）や，血小板の活性化に伴うインテグリンのコンフォメーション変化（inside-out signal）に重要な働きをもっていると考えられている．また構造異常の例として，RGD配列が結合する領域にあたるTyr119→Asp，Arg214→Try/Glnの変異があり，この変異ではフィブリノゲンやフィブロネクチン，vWF等の分子間結合が障害されるため，複合体がほぼ正常に存在するにもかかわらず，立体構造が変化し，血小板凝集が起こらない．

なお，BSSやGTにおける遺伝子異常は，データベース化されており，詳細についてはインターネットのホームページでも確認してほしい．（Mount Sinai School of Medicine website: http://med.mssm.edu/glanzmannDB/, Royal College of Surgeons in Ireland website: http://www.bernard-soulier.org/）

■ 文献

1) Nurden AT. Inherited abnormalities of platelets. Thromb Haemost 1999; 82: 468.
2) Lo'pez JA, Andrews RK, et al. Bernard-Soulier Syndrome. Blood 1998; 91: 4397.
3) Hayashi T, Suzuki K. Molecular pathogenesis of Bernard-Soulier syndrome. Semin Thromb Hemost 2000; 26: 53.
4) French DL, Seligsohn U. Platelet glycoprotein IIb/IIIa receptors and Glanzmann's thrombasthenia. Arterioscler Thromb Vasc Biol 2000; 20: 607.
5) Ramakrishnan V, DeGuzman F, et al. A thrombin receptor function for platelet glycoprotein Ib-IX unmasked by cleavage of glycoprotein V. Proc Natl Acad Sci USA 2001; 98: 1823.

<鎌田春彦　鈴木宏治>

B 止血異常・血栓症

2 von Willebrand病，血栓性血小板減少性紫斑病

◆まとめ
1. 両疾患は von Willebrand因子（vWF）が関係する疾患である．
2. von Willebrand病（vWD）は，先天性あるいは後天性に vWFの機能異常を原因とする出血性疾患である．
3. 血栓性血小板減少性紫斑病 thrombotic thrombocytopenic purpura（TTP）は，先天性あるいは後天性に vWFを特異的に分解するメタロプロテアーゼ（A disintegrin-like and metalloprotease with thrombospondin type 1 motif 13: ADAMTS-13）の機能異常を原因とする出血性疾患である．

A. vWFの遺伝子と蛋白質の構造と機能

vWF遺伝子（178kb）は52個のエクソンを含み，12番染色体（12p13.3）に存在する．vWF単量体（モノマー）は22残基のシグナルペプチド，741残基（100kD）の長いプレプロ配列および2050残基（260kD）の成熟蛋白質領域からなり，分子間ジスルフィド結合を介してC末端領域とC末端領域が結合してダイマーを形成し，このダイマーの2つのN末端領域が別のダイマーのN末端領域と結合した500～20000kDの多量体（マルチマー）を形成する．vWFは主に血管内皮細胞や骨髄巨核球で産生され，血液中（約10μg/ml）や血小板α顆粒に存在するとともに，細胞外マトリックス構成成分として血管内皮下組織に広く分布する．vWFモノマーの分子内には，凝固VIII因子（FVIII），ヘパリンなどと結合するD′，D3ドメイン，血小板膜糖蛋白質 glycoprotein（GP）Ib，コラーゲンなどに結合するA1，A3ドメインおよび血小板膜糖蛋白質GPIIb/IIIaと結合するCドメインなど種々の機能ドメイン（マルチドメイン構造）が存在する（図4B-5）．vWFの機能には，血管傷害部位内皮下のコラーゲンやヘパリン様プロテオグリカンに結合し，血小板膜糖蛋白質のGPIbを介して血

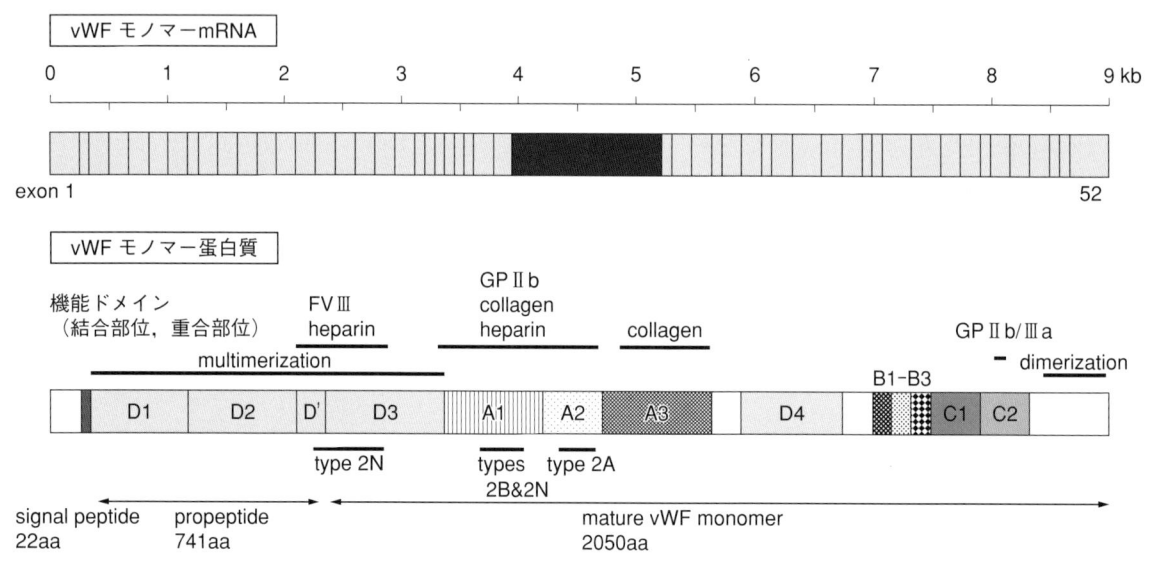

図4B-5 vWFモノマーのmRNAおよび蛋白質の機能ドメイン（関連分子の結合部位・重合部位）とvWDにみられる各サブタイプの変異部位

vWFモノマーの繰り返しドメイン（A～D）のうち，Aドメインは補体系因子，インテグリンα鎖，軟骨マトリックス蛋白質，VI型コラーゲンなどに相同な領域を含む．VIII因子，ヘパリン，GPIb，コラーゲン，GPIIb/IIIaはおのおのの分子との結合部位を示す．Type 2N, Type 2B-2N, Type 2AはvWDの各サブタイプにみられる変異部位を示す．

小板を傷害部位に粘着させる．vWFの血小板膜GPIbへの結合は細胞内にシグナルを伝達し，細胞内Ca^{2+}濃度の変化により細胞膜上のフィブリノゲン受容体のGPIIb/IIIa（インテグリンαIIb/β3）は立体構造が変化し，不活性型から活性型に変わる．vWF刺激によってフィブリノゲンを架橋した活性化血小板は凝集塊を形成し，傷害部位に血小板血栓を形成する．一方，vWFはFVIIIを結合し，活性化プロテインC（APC）からFVIIIを保護し安定化させる役割がある．したがって，vWFの血中濃度が低下するvWDでは，FVIIIが不安定になり，APCにより分解されてFVIII濃度が低下し，血友病Aと同様の出血症状をきたす．

vWFは血中では500～20000kDマルチマーとして存在するが，血管内皮細胞内ではさらに高分子量の重合体unusually largeマルチマー（ULvWFM）として存在する．このULvWFMは血中へ放出されると速やかにメタロプロテアーゼ（A disintegrin-like and metalloprotease with thrombospondin type 1 motif 13: ADAMTS-13）の作用を受けて，血管内皮に傷害部位が生じた時にのみ機能するような適当な不連続分子サイズのvWFマルチマーとなる．

B．von Willebrand病（vWD）[1]

1．概念

vWDは，1926年von Willebrand[2]により初めて記載された鼻出血や皮膚粘膜出血などを特徴とする出血性疾患で，血小板粘着能の低下を原因とする常染色体優性（一部劣性）の遺伝性疾患であり，男女両性に出現する．重症型では血友病と同様に関節内出血，筋肉内出血，頭蓋内出血などがみられる．本症はvWFの量的あるいは質的欠損であり，発症頻度は人口の0.3～1.3%で，先天性の出血性疾患のなかでは血友病についで多い．vWDの治療には，血管内皮からvWFを放出させるバソプレッシン誘導体のdesmopressin（DDAVP）を投与するか，FVIII濃縮製剤を輸注する．

2．vWDにおけるvWF遺伝子・蛋白質の変異と機能異常

vWF活性は，臨床検査ではガラスビーズ充填注射筒に血小板含有血漿を通した後にガラスビーズへの血小板の粘着量をみる血小板粘着能，あるいはリストセチン（抗生物質）刺激による血小板凝集能（リストセチン誘導性血小板凝集）などで測定する．vWFの血小板粘着・凝集活性は，vWFマルチマーの分子量に依存し，高分子量ほど活性は強いが，vWD患者の多くはこれらの活性が低下している．

vWDはvWFの蛋白（抗原）量と活性値から3つのタイプに大別される（表4B-4）．vWFの量的欠損症としてタイプIとIIIがある．タイプIはヘテロ接合体欠乏症で，アレル alleleの片方が正常であるため表現系はほぼ正常である．タイプIIIはホモ接合体欠乏症で出血症状をきたす．タイプIIはvWF遺伝子の塩基変異などによる機能異常症で，表に示す活性などからサブタイプ（2A，2B，2M，2N）に分けられている．タイプ2Aは高分子量vWFマルチマー量の低下により血小板凝集・粘着能が低下している．タイプ

表4B-4　vWDの分類と機能異常の特徴

サブタイプ	FVIII量	vWF抗原量	vWF: RCo	RIPA	マルチマー構造
vWFの量的変化					
タイプ1	減少	減少	低下	低下	正常
タイプ3	中程度の減少（<20%）	欠損または痕跡程度	欠損	欠損	欠損
vWFの質的変化					
タイプ2A	減少あるいは正常	減少あるいは正常	vWF抗原量に依存した低下	vWF抗原量に依存した低下	マルチマー異常
タイプ2B	減少あるいは正常	減少あるいは正常	低下あるいは正常	低リストセチン量で上昇	マルチマー異常
タイプ2M	減少あるいは正常	減少あるいは正常	vWF抗原量に依存した低下	vWF抗原量に依存した低下	正常
タイプ2N	中程度の減少（<20%）	正常	正常	正常	正常

vWF: RCo: vWFリストセチンコファクター活性，RIPA: リストセチン誘導性血小板凝集

2BはvWFの血小板上への結合能が高くなる変異のため，血漿中の高分子量vWFマルチマー濃度が消耗性に低下する．タイプ2Mは血漿中のvWFマルチマーは正常であるが，血小板膜蛋白質GPIbのvWF結合ドメインの機能異常により，血小板凝集機能が低下している．タイプ2NはvWF分子内のFVIII結合ドメインの機能異常により，FVIIIが不安定になり，FVIIIの血漿中濃度が低下し，血友病A患者と同様の出血症状をきたす．vWF遺伝子はあまりにも大きく，偽（pseudo）遺伝子が存在することから，これまで異常部位の解析は難しかったが，遺伝子解析技術の飛躍的な発展により，現在20種以上の遺伝子変異が報告されている．各サブタイプの変異部位を大まかに図4B-5に示すが，詳細はホームページで確認して戴きたい（サイト　http://www.shef.ac.uk/vwf/）．

C. 血栓性血小板減少性紫斑病（TTP）

1. 概念

TTPは1924年，Moschcowitzによって初めて報告された発熱，微小血管障害性溶血性貧血，血小板減少による出血傾向，腎機能障害，動揺性精神神経障害の5徴候により特徴づけられる全身性の疾患である．TTPは，常染色体劣性遺伝を示す先天性症例と孤発性の後天性症例に分類される．TTP患者では，血漿中に血小板凝集能が高い巨大なvWFマルチマーが存在するため，過剰な血小板凝集による全身性の微小血栓の形成と，消費による血小板数の減少による出血症状が観察される．最近，血管内皮から分泌されたvWFを適当なサイズのマルチマーに限定分解するメタロプロテアーゼvWF cleaving proteaseの存在が明らかになり，先天性TTP患者のポジショナルクローニングにより，vWFを基質とする特異的酵素ADAMTS-13が発見された[3]．先天性TTP患者の血漿ではADAMTS-13が欠損しており，後天性TTP患者の血漿ではADAMTS-13に対するインヒビター抗体が生じていることが明らかになった[4]．TTPの治療は，先天性TTP患者には新鮮凍結血漿の輸注，後天性TTP患者には血漿交換が行われる．

2. ADAMTS-13

ADAMTS-13遺伝子（37kb）は29個のエクソンを含み，9番染色体（9q34）に存在する．そのmRNA（4.7kb）は主に肝臓で発現される．ADAMTS-13蛋白質は1427アミノ酸残基からなり，N末端側からプレプロ配列，亜鉛キレート領域のコンセンサス配列（HEXXHXXGXXHD）を含むメタロプロテアーゼドメイン，選択的スプライシングが生じるディスインテグリンドメイン，1個のトロンボスポンジン（TS）1ドメイン，RGD配列を有するシステインリッチドメイン，さらに7個のTS1ドメインおよび2個のCUBドメインから構成されている（図4B-6）．ADAMTS-13は，巨大vWFマルチマーを基質として限定分解し，生理的に適したサイズのvWFマルチマーを生成する．

3. TTPにおけるADAMTS-13遺伝子・蛋白質の変異と機能

TTPにおけるADAMTS-13の遺伝子変異の酵素活

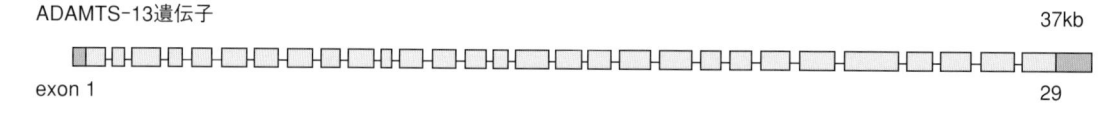

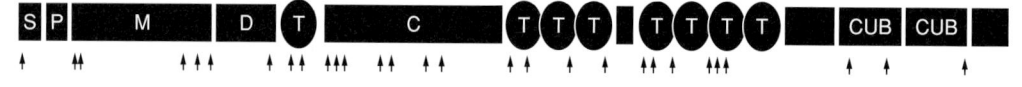

図4B-6　ADAMTS-13の遺伝子および蛋白質の機能ドメインと変異部位

ADAMTS-13の遺伝子（37kb）は29個のエクソンからなる．ADAMTS-13蛋白質は，シグナルペプチド（S），プロペプチド（P），メタロプロテアーゼドメイン（M），ディスインテグリン様ドメイン（D），トロンボスポンジンI型モチーフ（T），システインリッチ領域（C），CUBドメイン（CUB）から構成される．矢印はTTP患者とその家系で見出された遺伝子変異を蛋白質上の変異位置として示した．TTP患者ではADAMTS-13蛋白質の発現低下例や，メタロプロテアーゼドメイン以外の領域の変異で酵素活性の低下した例がみられる．

性や蛋白質の発現に及ぼす影響，異常遺伝子の発現頻度などの情報は，遺伝子と蛋白質が同定されて間がないため，それほど多くない．これまでの解析結果[3,5]から，ADAMTS-13蛋白質の発現低下は，Arg268→Pro変異やCys508→Tyr変異例などにみられ，構造変異蛋白質が細胞内粗面小胞体内で不完全分子として認識され，分解処理されたと考えられている．一方，短縮型蛋白質の発現例では，Gln449の終止コドン変換により，それ以降のアミノ酸配列の部分欠損蛋白質が細胞外へ分泌されたものの，酵素活性は消失していた．またPro475→Ser変異では，正常に分泌されたもののきわめて弱い酵素活性しかみられなかった．この変異例は，本邦で健常者の約10%にみられるSNPsと推定されていることから，日本人における血栓症のリスクファクターとなる可能性が考えられる．

■ 文献

1) Keeney S, Cumming AM. The molecular biology of von Willebrand disease. Clin Lab Haematol 2001; 23: 209-30.
2) von Willebrand EA. Hereditär pseudohemofili. Fin Laekaresaellsk hand 1926; 68: 87-112.
3) Levy GG, Nichols WC, Lian EC, et al. Mutations in a member of the ADAMTS gene family cause thrombotic thrombocytopenic purpura. Nature 2001; 413: 488-94.
4) Tsai HM, Lian EC. Antibodies to von Willebrand factor-cleaving protease in acute thrombotic thrombocytopenic purpura. N Engl J Med 1998; 339: 1585-94.
5) Kokame K, Matsumoto M, Soejima K, et al. Mutations and common polymorphisms in ADAMTS13 gene responsible for von Willebrand factor-cleaving protease activity. Proc Natl Acad Sci USA 2002; 99: 11902-7.

〈鎌田春彦　鈴木宏治〉

B 止血異常・血栓症

3 血液凝固の異常

◆まとめ

1. 血液凝固反応は，内因系・外因系機構によって開始されるが，反応の場を必要とするし，血流を保つための厳密な制御機構が共存するので，通常の状態では発動されにくい．内皮細胞が傷害されて剥離すると，血小板の粘着・凝集反応が惹起され，反応の場である傷害部位で凝固系の活性化が進行して血栓を形成する．
2. この反応系に属する約20種類の酵素や補助因子をコードする遺伝子に欠陥が生じてその産物が欠損すると，凝固反応が障害されるので止血が不完全になり，各種の出血症状を呈する．
3. 代表的な疾患である血友病A，Bは，それぞれⅧ，Ⅸ因子の遺伝子変異が原因であり，それらの遺伝子がX染色体に位置するので伴性劣性遺伝する．出血時は，それぞれの蛋白質製剤の輸注による補充療法が必要である．最近，遺伝子治療が試みられるようになった．
4. 逆に，凝固反応が過剰に亢進すると血栓症を起こす．代表的な疾患はV因子のArg506Gln（G1691A）置換であるが，この血栓症関連のSNPsは白人には種々の頻度でみられるものの我が国をはじめアジアでは皆無である．

血栓症とは，血小板やフィブリンの固まりが血管腔内に生じて狭窄，閉塞をもたらす病態である．血管の種類により静脈血栓症，動脈血栓症に分けられるが，後者は先進国における第1の死因である心筋梗塞/脳梗塞の原因であるため特に重要である．血栓に関連の深い循環障害について表4B-5にまとめた．

A. 凝固系の発動

1. 内皮細胞の傷害

血液は常に血管壁に接触しているのに普通の状態では凝固することはない．これは，正常な血管内皮細胞が血小板活性化，凝固反応を抑制し，線溶反応を促進

表4B-5 循環障害の種類

1.	出血	血液成分，主に赤血球が血管外へ出ることをいう．性状（破綻性，漏出性），血管の種類（動脈性，静脈性），部位（皮下，頭蓋内），臓器（胃，脳），形状（び漫性，点状），症状（吐血，下血）などに応じた名称がある．
2.	塞栓	遊離した血栓や組織片が下流の血管腔を閉塞した状態である． 血栓塞栓症：心臓の弁，動脈瘤，下肢静脈の血栓が塞栓となる． 空気またはガス塞栓症：胸部の手術や外傷時に起こる． 脂肪塞栓症：骨の手術や脂肪組織の挫滅を伴う外傷に際して起こる．
3.	虚血	組織において動脈血の供給が減少あるいは途絶した状態．動脈硬化，血栓症，塞栓症，圧迫，攣縮などにより動脈腔が狭窄，閉塞された時に，当該血管の下流の組織に起こる．
4.	梗塞	動脈内腔が高度に狭窄あるいは閉塞したために当該血管の灌流域の組織，臓器が無酸素状態に陥り，壊死した状態である．
5.	充血	組織に動脈血が過剰に供給された状態．能動性充血ともいう．運動時や精神的緊張時に生理的に起きる反応性充血や，炎症時に血管作動性物質の分泌に伴って病的に起こる炎症性充血がある．
6.	うっ血	末梢組織において静脈血が停滞した状態．受動性充血ともいう．血管中枢側の圧迫，静脈弁の機能低下，右心不全などに伴って静脈血の還流が阻害された結果起こる．
7.	血行静止	毛細血管や小静脈内で血流が停止した状態．うっ血が高度な場合，炎症に伴う末梢血管の拡張と血流の遅滞が原因である．
8.	浮腫	血液の液性成分が結合織や体腔内に過剰に貯留した状態．全身性，局所性に起こる．狭義には，水腫は結合組織内への体液貯留，浮腫は皮下組織への貯留，腔水症は水頭症，胸水，腹水など体腔内への貯留をいう．

する機能，すなわち平時には「抗」血栓的性質をもっているからである．しかし，内皮細胞が障害されると，その抗血栓性が減弱するので「向」凝固性が前面に出て凝固反応が開始される．

内皮細胞の傷害の程度は次の3段階に分けられる．I型：形態的変化を伴わない機能的な変化．II型：弾性板と中膜は正常であるが内皮細胞が剥離し，内膜が傷害される場合．III型：内膜と中膜の損傷を伴う内皮細胞の剥離．中等度以上の傷害により内皮細胞が剥離して内皮下組織が露出すると，血小板の凝集に引き続き凝固系が活性化されてトロンビンが生成し，最終的にフィブリン血栓が生じる．

2. 内皮細胞の「向」凝固性

内皮細胞自体は凝固を促進する機能も合わせもっている．平時は内皮細胞表面にほとんど存在しない組織因子は，トロンビン，エンドトキシン，インターロイキン-2，腫瘍壊死因子αによって発現誘導されて膜表面に現れ，外因系凝固反応を促進する．また，内皮細胞は，V因子を合成し，表面に各種の凝固因子を結合させるので，凝固系酵素複合体を局所に濃縮することにより凝固反応を効果的に促進する（図4B-7）．ただし，内皮細胞が剥離しない限り明らかなフィブリン血栓は形成されない．

3. 凝固反応の増幅と維持（図4B-8）

外傷や血管炎・動脈硬化巣のような血管病変が内皮を傷害すると，血小板凝集に続いて凝固VII因子が内皮下の線維芽細胞やサイトカインで刺激された内皮細胞，マクロファージ上の組織因子に結合し，IX因子とX因子を活性化する（内因系凝固反応）[1]．これらの活性型因子は，反応の下流にあるプロトロンビン（PT）を活性化してトロンビンを生成し，このトロンビンが可溶性のフィブリノゲンを不溶性のフィブリンに変換する．このような段階的/逐次的な活性化反応により（カスケード反応とよばれる），凝固反応は百万倍以上に増幅される点が特徴である．また，別項で述べるように活性化酵素に対する阻害物質が各段階で

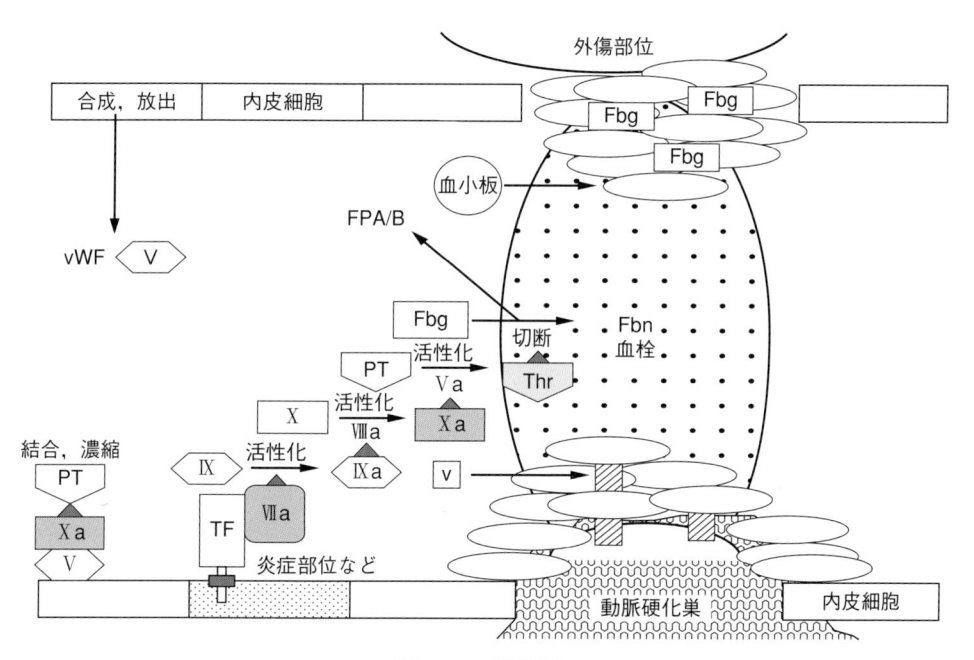

図4B-7 凝固反応

内皮が傷害されると，内皮下の線維芽細胞やサイトカインで刺激されたマクロファージ，内皮細胞上の組織因子にVII因子が結合し，IX，X因子を活性化する．V，VIII因子などの補因子やIX，X因子，プロトロンビンなどの酵素も細胞膜に結合して濃縮され，酵素/補因子/基質複合体を形成するので，効果的に活性化が起きる．

Fbg: fibrinogen, FPA/B: fibrinopeptide A/B, PT: prothrombin, TF: tissue factor, Thr: thrombin, vWF: von Willebrand factor

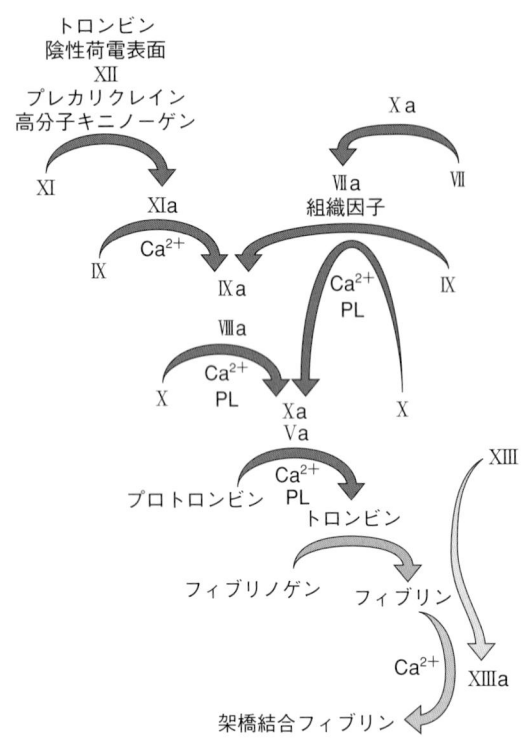

図4B-8 凝固カスケード

凝固因子の多くは，セリン型酵素の前駆体であり，組織因子やVIII，V因子などの補因子に助けられて下流の酵素前駆体を次々に活性化し，最終的にフィブリン血栓を形成する．これらの凝固因子をコードする遺伝子に欠陥が生じ，その産物が欠損すると凝固反応が障害されるので，傷害時の止血が不全となり，出血症状を呈する．

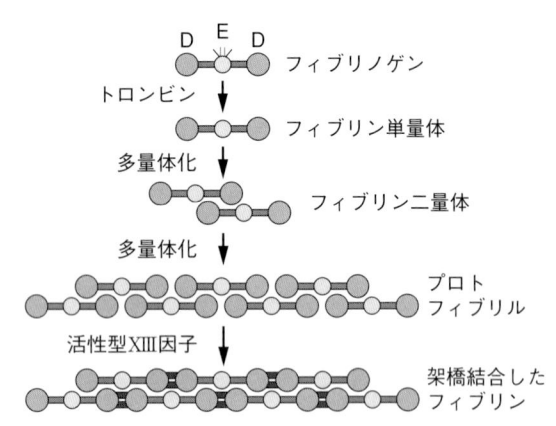

図4B-9 フィブリン架橋結合反応

2本ずつのα，β，γ鎖からなるフィブリノゲンは，トロンビンによってα，β鎖のN末端のペプチドが切断されてフィブリン単量体に転換されると，D，Eドメイン間の親和性によって多量体化してフィブリン網を形成する．フィブリンのα，γ鎖は，トロンビンによって活性化されたXIII因子によって互いに架橋結合されるので，機械的にもプラスミンによる切断にも抵抗性が増す．XIII因子欠損症では，この架橋結合反応が阻害される．

働くので，凝固反応は効果的に制御されている．凝固系に属する因子の多くはセリン型酵素の前駆体であり，組織因子やVIII，V因子はそれらの補助因子である．

トロンビンにより活性化されたXIII因子はフィブリン同士を分子間架橋結合させるので，より強固なフィブリン血栓を生じる（図4B-9）．また，トロンビンは反応の上流にフィードバックしてXI因子を活性化するので，内因系凝固反応はカリクレイン/キニン-線溶系の発動のみならず凝固反応の維持にも働いていると考えられている．

B．凝固異常に基づく先天性出血性疾患

1．血友病A

血友病Aは，VIII因子遺伝子の変異に起因する伴性劣性型遺伝疾患で，約5千～1万人の出生男子に1人がヘミ接合体となって発病し，ヘテロ接合体の女子は保因者（キャリアー）になる．乳幼児期から主に関節内・筋肉内出血を繰り返す．頭蓋内・腹腔内出血は補充療法をしないとしばしば致死的である．

VIII因子遺伝子はXq28に座位し，そのサイズは186kb，26個のエクソンでコードされている．2332アミノ酸残基からなる蛋白質は，V因子やセルロプラスミンと相同性のあるAドメイン3個，ユニークな配列のBドメイン，粘菌のアグルチニンと相同性のあるCドメイン2個をもっている（図4B-10）．これらのドメインには，Caなど2価金属イオン，von Willebrand因子やリン脂質などへの結合部位，トロンビンや活性型X因子による複数の活性化切断部位，活性型プロテインCによる複数の不活化部位などが存在する．ただし，Bドメインには19カ所の糖鎖付着部位が存在するだけで凝固活性に影響がないので，このドメインを除外した短縮型VIII因子が組み換え蛋白質製剤として使用されている．活性型VIII因子は，活性型IX因子の補因子としてX因子の活性化を促進するので，その欠損やアミノ酸置換による分子構造の変化は，凝固反応の効率を低下させる．たとえば活性化のための切断部位のArg1689-Cys置換は，トロンビンによる活性型VIII因子への変換を障害する．

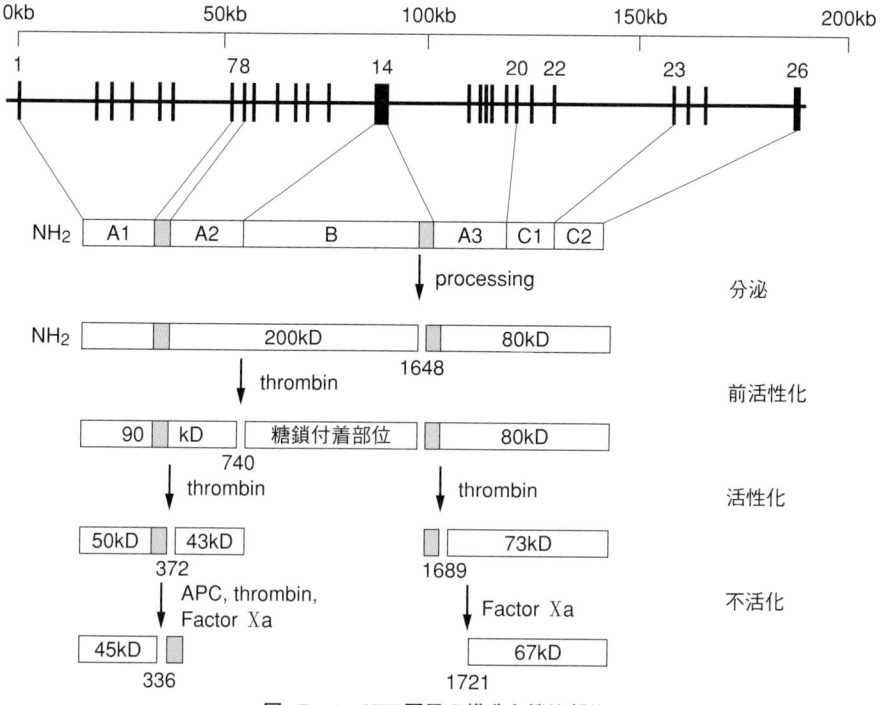

図4B-10 VIII因子の構造と機能部位

　VIII因子は，N末端からA1-A2-B-A3-B1-B2ドメインが繋がった，2332アミノ酸残基からなる高分子蛋白質である．肝臓で生合成されて分泌される際にB-A3ドメイン間で切断されるが，2つの鎖はCaイオン依存性に結合している．血中ではvWFに結合して安定化され，凝固反応が起きるとトロンビンや活性型X因子によって活性化され，その後活性型プロテインCによって不活性化される．

　活性化部分トロンボプラスチン時間の延長，VIII因子活性および抗原量の低下を確認することによって診断を下すことができる．数百種類の変異が登録されており，ほとんどの症例は異なる型の異常をもっているので，新規の症例の遺伝子診断は難しい．ただし，重症（VIII因子活性値＜1％）の血友病Aで高率にみられる逆位は例外的で，VIII因子遺伝子内に存在する3個のF8Aとよばれる配列が高頻度の組換えの原因となっており（図4B-11），遺伝子診断が可能である．逆位は，家族歴のない家系にも新たに血友病A症例が発生しうる理由の一つである．

　出血時，手術時の止血管理のみならず出血予防にVIII因子補充療法が行われる．80年代にHIVウイルスに汚染された血漿由来の濃縮製剤が使用されて多数の犠牲者を出したことの反省から，現在では組み換え蛋白質製剤が用いられ始めている．補充の効果が減弱する場合は，抗VIII因子抗体の存在を考慮する必要がある．

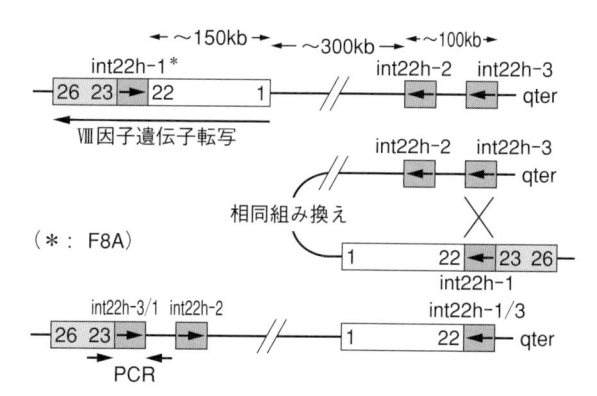

図4B-11 重症血友病A症例におけるVIII因子遺伝子の逆位

　VIII因子遺伝子の上流に2個，イントロン22に1個存在するF8Aとよばれる塩基配列は相同性が高いので，同一染色体上で組み換えを起こしやすい．エクソン1-22が反転すると残りのエクソン23-26と逆向きに分離されるので，正常な遺伝子産物は生成されない．

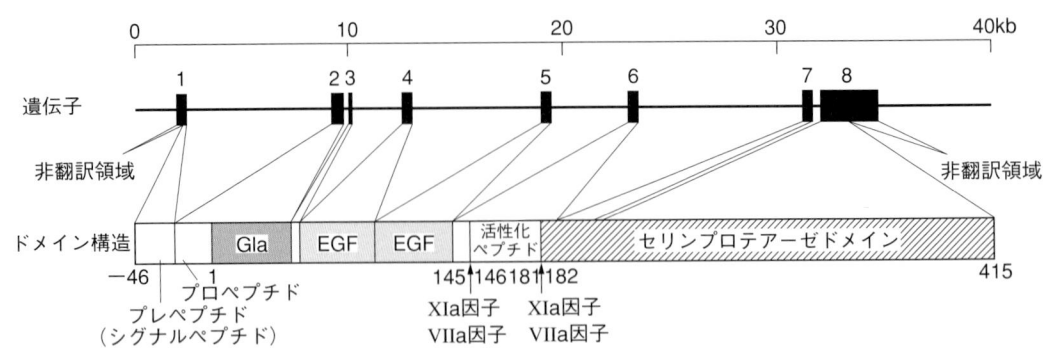

図4B-12 IX因子の構造
N末から順にGlaドメイン，EGFドメイン2個，活性化ペプチドドメイン，セリン型蛋白質分解酵素ドメインをもつ．Glaドメインは，Caリン脂質と結合し，凝固活性に不可欠な領域であり，活性化ペプチドが活性型XI，VII因子によって切断されて遊離すると，蛋白質の構造が変化してセリン型酵素活性を示す．

2. 血友病B

血友病Bは，IX因子遺伝子の変異に起因する伴性劣性型遺伝疾患で，その頻度は血友病Aの約1/3である．血友病Aと同じ出血症状を呈する．IX因子活性値が<1%の重症例では，頭蓋内出血が死因となりうるので注意が必要である．

IX因子の遺伝子はXq27.1に座位し，そのサイズは34kbで，同じvitamin K依存性蛋白質遺伝子ファミリー（II-4．蛋白質の構造と機能の関係の項を参照）の属する他のメンバーと同様，8個のエクソンでコードされている．415アミノ酸残基からなる成熟蛋白質は，N末から順に10残基のγ-carboxyglutamic acid（Gla）を含むGlaドメイン，EGFドメイン2個，ユニークな配列の活性化ペプチドドメイン，セリン型蛋白質分解酵素ドメインをもっている（図4B-12）．これらのドメインには，Caなど2価金属イオン，リン脂質などへの結合部位や活性型VII因子や活性型XI因子による複数の活性化切断部位などが存在する．なお，Glaドメインを含む蛋白質は，成熟蛋白質のN末側にプロペプチドをもっており，これがγ-carboxylaseによって認識されて，vitamin-K依存性にN末側のGlu残基がGlaに変換されるのである．

活性型IX因子は，リン脂質上で活性型VIII因子を補因子としてX因子を活性化するので（tenase complex：X因子活性化複合体とよばれる），その欠損やアミノ酸置換による分子構造の変化は，凝固反応の効率を著しく低下させる．90%の症例はIX因子蛋白質を欠如しているが，10%は異常IX因子蛋白質をもっている（免疫交叉物質＋）．たとえば，異常IX因子におけるGlaドメインや第一EGFドメイン内のアミノ酸置換は，Caイオンやリン脂質への結合を減弱させ，凝固反応を阻害する．

活性化部分トロンボプラスチン時間の延長，IX因子活性および抗原量の低下を確認することによって診断を下す．現在までに約700種類の変異が登録されており，遺伝子診断は家系内に変異が同定された症例がいる場合に施行されている．止血管理と出血予防にIX因子補充療法が行われる．抗IX因子抗体の出現に留意する必要がある．抗体をもつ症例をコントロールするために，組み換え活性化VII因子製剤の投与や，IX因子製剤の大量投与による免疫寛容導入療法が行われる．

3. von Willebrand病（vWD）

vWDはvon Willebrand因子（vWF）の先天的異常に基づく，常染色体性優性遺伝形式の出血性疾患である．vWFは，血中ではVIII因子を結合させた形で存在し，その安定化に働いているので，vWFの欠損やVIII因子結合に関与する部位の異常は，二次的にVIII因子の低下を惹起して凝固反応を減弱させ，血友病に似た出血症状を示す．ただし，vWFは血小板粘着と凝集に必須な蛋白質であるので，vWF切断酵素とともに前項で詳述する．

4. XIII因子欠損症

XIII因子は，血液凝固反応の最終段階でフィブリン分子同士を架橋結合する酵素で，フィブリン血栓のプラスミンによる酵素的分解や物理的抵抗性を強くす

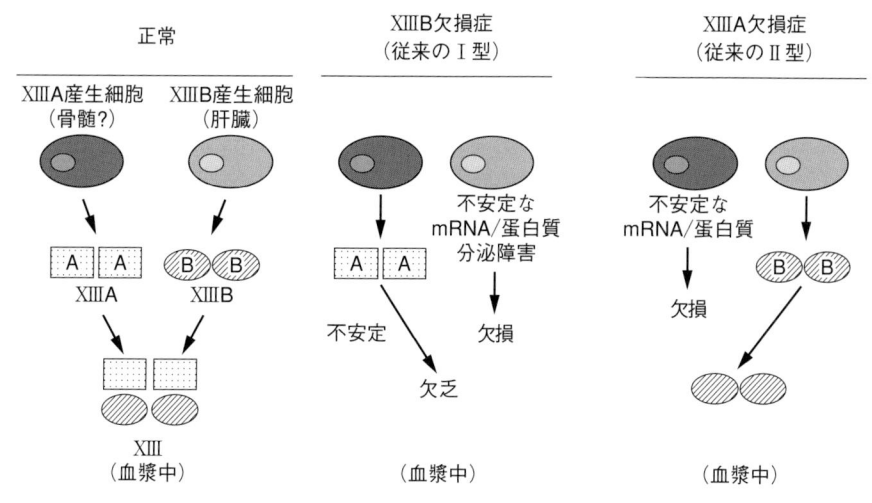

図 4B-13 XIII 因子の構造
XIII 因子は，酵素本体である A サブユニットと，その保護に働く B サブユニットのそれぞれ 2 つずつからなる異種四量体として，血漿中に存在する．A サブユニットが欠損すると酵素活性が失われ，一時的には止血するが止血栓が不安定なままなので，24～36 時間後に再出血するという"後出血"が起こる．B サブユニットが欠損すると二次的に A サブユニットも欠乏する．

る．酵素（トランスグルタミナーゼ）本体である分子（A サブユニット）と，その安定化に働く他の分子（B サブユニット）からなる複合体として血漿中に存在する．従って，A サブユニットの一次的欠損のみならず B サブユニットの欠損も，二次的な A サブユニットの欠乏をもたらす（図 4B-13）．A，B サブユニットの遺伝子はそれぞれ 6p24-25，1q32-32.1 に座位するので，本疾患は常染色体性劣性遺伝形式をとる．

主に止血や組織修復のために働くので，XIII 因子が欠損すると，出血傾向，創傷治癒異常，女性では自然流産などの症状を呈する．特徴的な出生後の過剰な臍帯出血や原因不明の頭蓋内出血の症例では，XIII 因子を検査してみる価値がある．

XIII 因子活性と抗原量の低下により診断される．血漿から精製した濃縮 XIII 因子製剤や組み換え蛋白質製剤が，欠損症の出血管理や予防的補充療法に用いられている．

C. 血友病の遺伝子治療

先天性出血素因では，血友病 B の兄弟 2 例について，1991 年中国でヒトでの最初の試験が開始された．1998 年頃から欧米で充分な動物実験や承認手続きを経て第一相試験が行われるようになり，2001 年に発表された論文や国際血栓止血学会においては，血友病 B のみならず血友病 A の症例でも約 1 年間効果が持続した複数の例が報告されている．いずれもレトロウイルスの long terminal repeat，アデノウイルス，アデノ随伴ウイルスと当該因子の cDNA を用いて遺伝子導入を行っており，正常の 1% 程度の当該因子が血中で検出され，出血の頻度，濃縮製剤輸注量の減少などの効果が認められている．

現在，血友病に試みられている遺伝子治療は，患者自身の遺伝子はそのまま存続するので遺伝子を変えない遺伝子治療である．最近最も注目されている新しい遺伝子治療技術の一つは，生体がもっているミスマッチ修復機構を利用した DNA-RNA キメラ法（キメラプラスティ）であり，遺伝子異常を修正する遺伝子治療として期待されている．

D. 凝固因子と血栓症関連の SNPs

ここ数年，血栓症と相関する多数の凝固関連蛋白質の DNA 多型が報告されるようになった（表 4B-6）．凝固 V 因子の Arg506Gln（G1691A）多型は，活性型プロテイン C 抵抗性 activated protein C resistance（APCR）の原因であり，Gln506 型 V 因子は活性型プロテイン C によって不活性化されにくいために血栓形成を促進する．この血栓症関連の SNPs は白人には種々の頻度でみられるものの我が国をはじめアジアで

表 4B-6　血栓症に関与する凝固関連遺伝子のDNA多型

遺伝子名	DNA多型	備考
凝固VII因子	10bp挿入	5′発現調節領域-323
凝固VII因子	A/Gエクソン8	Arg353Gln置換
凝固V因子	G1691Aエクソン10	Arg506Gln置換
凝固V因子	HR2ハプロタイプ	His1299Arg置換
プロトロンビン	G20210A	3′非翻訳領域
フィブリノゲンβ鎖	G-455A	5′発現調節領域
フィブリノゲンα鎖	G/A	Thr312Ala置換
凝固XIII因子	G/Tエクソン2	Val34Leu置換
tPA	Alu挿入イントロン8	
tPA	CA反復数イントロン3	
プラスミノゲン	G/Aエクソン15	Ala601T置換
Apo(a)	A/B/C/Dハプロタイプ	5′発現調節領域
PAI-1	4G/5G	5′発現調節領域-675
内皮細胞プロテインC受容体	23bp重複エクソン3	翻訳停止
トロンボモジュリン	C/T	Ala455Val置換
トロンボモジュリン	G/A	Ala25Thr置換
MTHFR	C677T	Ala222Val置換

は皆無である．プロトロンビン遺伝子のG20210A多型は3′非翻訳領域にあり，20210A型はmRNAのプロセッシング効率が高いため血中プロトロンビン濃度が増加すると考えられる．XIII因子AサブユニットのVal34Leu多型は心筋梗塞のリスクを減少させるという．フィブリノゲンβ鎖遺伝子のプロモーター領域にあるG-455A多型は，血中フィブリノゲン濃度の増加と冠動脈疾患に相関している．凝固VII因子遺伝子のエクソン8にあるArg353Gln多型は，Gln353型の細胞からの分泌効率が悪いため血中濃度が低下し，濃度の高いArg353型が心筋梗塞と相関する．

　これらのDNA多型については，これまで単独あるいは少数の組み合わせで遺伝子診断が行われている臨床研究の段階であったが，2001年7月にパリで開催された国際血栓止血学会ではSNPsに関する研究発表が隆盛を極め，解析に用いられる遺伝子や多型の種類と数が次第に増加しつつある（表4B-6）．血栓症に関するSNPsを多くもつほど，リスクは増すことが報告されている（図4B-14）．

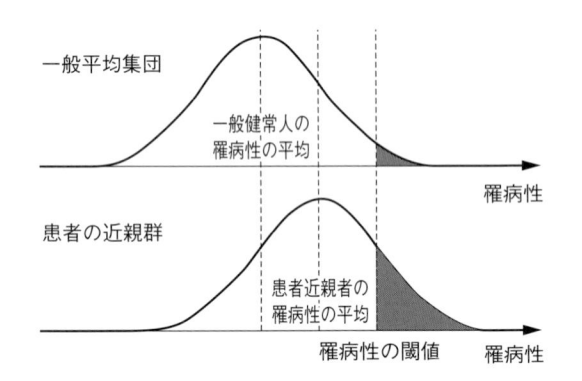

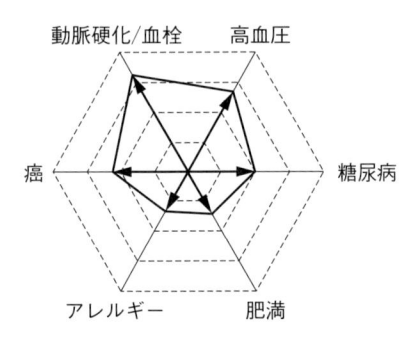

図4B-14　血栓症に対する罹りやすさ（疾患感受性）
　表4B-6に示したような血栓症に関与する遺伝子のSNPsを多くもつ人はそうでない人よりも血栓症に罹りやすい．同様に癌関連遺伝子，肥満，その他の疾患に罹りやすい性質を知ることが可能になり，早期から予防対策を取ることができるようになると期待される（オーダーメイド健康管理）．

■ 文献
1) Mackman N. Regulation of the tissue factor gene. FASEB J 1995; 9: 883-9.
2) Davie EW, et al. The coagulation cascade: initiation, maintenance, and regulation. Biochemistry 1991; 30:

10363-70.
3) Kurachi S, et al. Genetic mechanisms of age regulation of human blood coagulation factor IX. Science 1999; 285: 739-43.
4) Ichinose A, et al. The normal and abnormal genes of the a and b subunits in coagulation factor XIII. Semin Thromb Hemost 1996; 22: 385-91.
5) White GC 2nd. Gene therapy in hemophilia: clinical trials update. Thromb Haemost 2001; 86: 172-7.

＜一瀬白帝＞

B 止血異常・血栓症

4 血液凝固制御系の異常: アンチトロンビン欠損症, プロテインC欠損症, プロテインS欠損症, APCレジスタンス

◆まとめ

1. 血液凝固制御系は血管内凝固を阻止し, 血液の流動性を維持するための生理的に重要な機構である.
2. 主な凝固制御系には, 組織因子系凝固インヒビター (TFPI) による外因系凝固制御系, アンチトロンビンやヘパリンコファクターIIによるプロテアーゼ凝固因子制御系, および活性化プロテインCとプロテインSによるプロテインC凝固制御系がある.
3. 凝固制御系因子の先天性欠損症は, 血管内凝固亢進状態をきたして血栓症を発症する場合が多いことから, 先天性血栓性素因とよばれる.
4. 先天性血栓性素因の多くは単一因子の遺伝子変異による因子の産生低下や機能異常を原因とするが, SNP (single nucleotide polymorphism) を原因とする場合もある.

A. 血液凝固制御系の概要

血液凝固反応は傷害組織における止血と創傷治癒に不可欠な生体防御機構の一つである. 他方, 正常な血管内には不要な血栓の形成を阻止して血液の流動性を維持するための機構が存在し, 傷害部位以外での血液凝固反応は制御されている[1]. この凝固制御系の反応は主に血管内皮細胞上で進行するものであり, その作用機序は基本的には, ①VIIa因子, トロンビン, Xa因子などのプロテアーゼ凝固因子を直接阻害するプロテアーゼインヒビターによる制御系, および②Va因子やVIIIa因子などの蛋白性補助因子を失活化するプロテアーゼによる制御系からなる. 主なプロテアーゼインヒビターには, 外因系凝固反応に関わるVIIa因子-組織因子複合体とXa因子を阻害する組織因子系阻害因子 tissue factor pathway inhibitor (TFPI), トロンビンをはじめとするプロテアーゼ凝固因子全般を阻害するアンチトロンビン antithrombin (AT), およびトロンビンを特異的に阻害するヘパリンコファクターII heparin cofactor II (HCII) がある (図4B-15). これらのインヒビターの反応の場はいずれも細胞表層であり, TFPIとATは内皮細胞上のヘパリン様物質のヘパラン硫酸プロテオグリカン heparan sulfate proteoglycan (HSPG) に結合して作用し, ATが結合するHSPGにはryudocanやsyndecanが知られている. また, HCIIは内皮下組織細胞上のデルマタン硫酸に結合して作用する. 他方, プロテアーゼによる凝固制御系の中心はプロテインC凝固制御系で

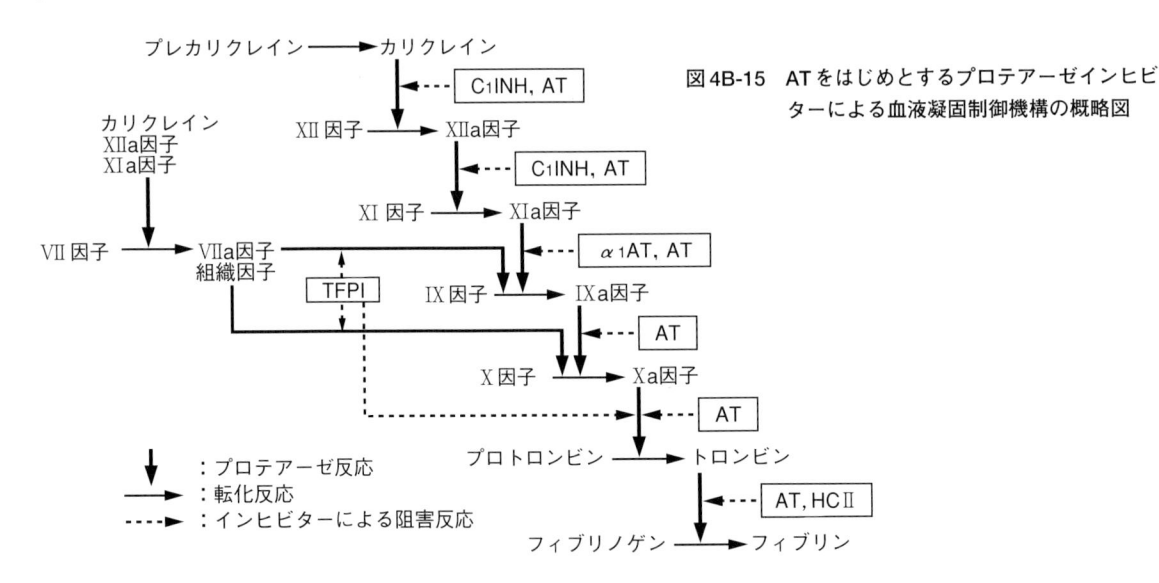

図4B-15 ATをはじめとするプロテアーゼインヒビターによる血液凝固制御機構の概略図

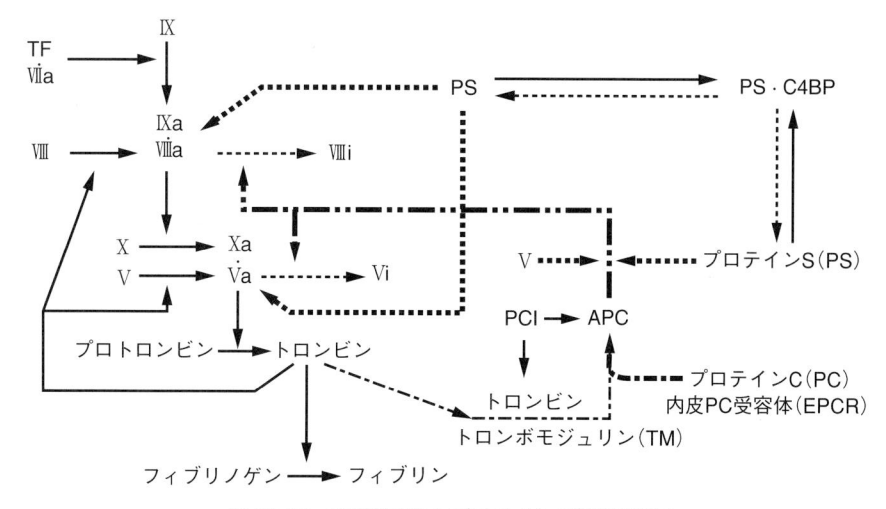

図4B-16 血液凝固系とプロテインC凝固制御系

トロンボモジュリン（TM）に結合したトロンビンはプロテインC（PC）を特異的に活性化する．活性化PC（APC）はプロテインS（PS）とV因子を補助因子としてVa因子とVIIIa因子を限定分解して失活化する．一方，PSはAPCの補助因子として機能するとともに，X因子活性化複合体（IXa因子・VIIIa因子複合体）とプロトロンビン活性化複合体（Xa因子・Va因子複合体）の形成を阻止する．APCとトロンビン-TM複合体はプロテインCインヒビター（PCI）によって阻害される．

あり，血液凝固反応で生成された微量のトロンビンにより活性化されるネガティブフィードバック機構として作用する（図4B-16）．正常時，トロンビンは選択的に内皮細胞上のトロンボモジュリン thrombomodulin（TM）に結合して，全身の血液循環の維持に働く．すなわち，TMはトロンビンによる凝固阻害プロテアーゼ前駆体のプロテインCの活性化を促進するとともに，トロンビンの凝固促進活性（血小板の活性化，V因子/VIII因子の活性化，フィブリン生成など）を阻害する．このトロンビン-TM複合体によるプロテインCの活性化は内皮細胞上のプロテイン受容体 endothelial protein C receptor（EPCR）の存在下でより効果的に進行する．生成された活性化プロテインC activated protein C（APC）は，内皮細胞膜リン脂質に結合した補助因子のプロテインSと未活性化V因子の存在下に，VIIIa因子とVa因子を分解して失活化し，凝固反応におけるトロンビンの生成に重要なX因子活性化複合体 tenase complexとプロトロンビン活性化複合体 prothrombinase complexの形成を阻害し，凝固反応を制御する．

B．先天性血栓性素因

血漿因子あるいは細胞性因子の先天異常により出血症をきたす疾患（血友病，von Willebrand病，多くの血小板機能異常症など）を総称して先天性出血性素因 hereditary hemophiliaとよぶが，その逆に血栓症をきたす疾患群を先天性血栓性素因 hereditary thrombophiliaとよぶ．これまでの臨床研究から，主な先天性血栓性素因には，表4B-7に示す凝固制御因子や凝固因子・線溶因子の異常症の存在が明らかにされている．ここでは，比較的発症頻度が高く，分

表4B-7 先天性血栓性素因の一覧

1. 産生低下症，機能低下症
   - アンチトロンビン（AT）欠損症
   - ヘパリンコファクターII（HCII）欠損症
   - プロテインC欠損症
   - プロテインS欠損症
   - APCレジスタンス
   - トロンボモジュリン欠損症
   - 内皮プロテインC受容体欠損症
   - プラスミノゲン欠損症
   - 組織プラスミノゲンアクチベーター（t-PA）欠損症
   - フィブリノゲン異常症
   - ヒスチジンリッチグリコプロテイン（HRG）欠損症
2. 産生過剰症，機能亢進症
   - 高プロトロンビン血症
   - プラスミノゲンアクチベーターインヒビター（PAI-1）異常症
   - 高ホモシステイン血症

260　IV. 疾患の分子病態学

子レベルで解析が進んでいるAT欠損症, プロテインC欠損症, プロテインS欠損症およびAPCレジスタンス (V因子異常症) について述べる.

1. 先天性AT欠損症

ATは肝臓で合成される432アミノ酸からなる一本鎖糖蛋白質で, セリンプロテアーゼインヒビター

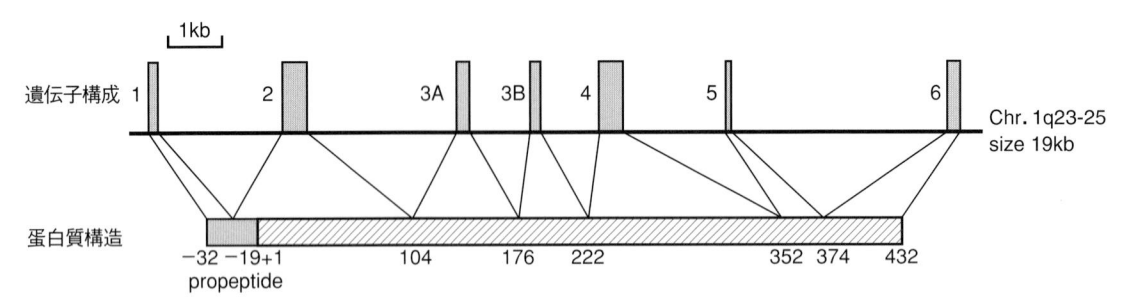

図4B-17　AT遺伝子のエクソン-イントロン構成

表4B-8　先天性AT欠損症のアミノ酸変異部位と機能異常

異常AT	アミノ酸変異		塩基変異	機能異常
AT-RouenIII	Ile (7)	→Asn	ATC→AAC	ヘパリン親和性低下 (タイプIII欠損症)
AT-Whitechapel	Met (20)	→Thr	ATG→ACG	〃
AT-RouenIV	Arg (24)	→Cys	CGC→TGC	〃
AT-Basel	Pro (41)	→Leu	CCG→CTG	〃
AT-Toyama	Arg (47)	→Cys	CGT→TGT	〃
AT-RouenI	Arg (47)	→His	CGT→CAT	〃
AT-RouenII	Arg (47)	→Ser	CGT→AGT	〃
AT-Budapest3	Leu (99)	→Phe	CTC→TTC	〃
AT-Geneva	Arg (129)	→Gln	CGA→CAA	〃
AT-Whitechapel	Tyr (166)	→Cys	TAT→TGT	〃
AT-Truro	Glu (237)	→Lys	GAA→AAA	ヘパリン親和性亢進
AT-GlasgowIII	Asn (187)	→Lys	AAC→AAA	抗トロンビン活性低下 (タイプII欠損症)
AT-Unnamed	Asn (187)	→Asp	AAC→GAC	〃
AT-CambridgeII	Ala (384)	→Ser	GCA→TCA	〃
AT-Stockholm	Gly (392)	→Asp	GGC→GAC	〃
AT-Northwick park	Arg (393)	→Cys	CGT→TGT	〃
AT-Glasgow	Arg (393)	→His	CGT→CAT	〃
AT-Pescara	Arg (393)	→Pro	CGT→CCT	〃
AT-Denver	Ser (394)	→Leu	TCG→TTG	〃
AT-Budapest	Pro (429)	→Leu	CCT→CTT	〃
AT-Hamilton	Ala (382)	→Thr	GCA→ACA	抗トロンビン活性低下, 不安定複合体
AT-GlasgowII	Ala (382)	→Thr	GCA→ACA	〃
AT-Charleville	Ala (384)	→Pro	GCA→CCA	〃
AT-Unnamed	Ser (349)	→Pro	TCC→CCC	機能異常と濃度低下 (タイプI欠損症)
AT-Rosny	Phe (402)	→Cys	TTC→TGC	〃
AT-Torino	Phe (402)	→Ser	TTC→TCC	〃
AT-Maisons-Laffitte	Phe (402)	→Leu	TTC→TTG	〃
AT-Oslo	Ala (404)	→Thr	GCC→ACC	〃
AT-La Rochelle	Asn (405)	→Lys	AAC→AAG	〃
AT-Kyoto	Arg (406)	→Met	AGG→ATG	〃
AT-Utah	Pro (407)	→Leu	CCT→CTT	〃
AT-Budapest5	Pro (407)	→Thr	CCT→ACT	〃

serine protease inhibitor（SERPIN）ファミリー分子の一つである．AT遺伝子は全長19kbで，第1染色体q23-25に存在し，7個のエクソンに由来するmRNAは1.4kbからなる（図4B-17）．AT分子は一次構造上，S-S結合により形成されるループ構造に基づき，N末端側領域とC末端側領域に分けられ，それぞれの領域にヘパリン親和性部位とプロテアーゼを阻害する反応部位 reactive site（Arg393-Ser394結合）が存在する．ATは凝固反応に関わるVIIa因子-TF複合体，トロンビン，Xa因子，IXa因子などを阻害し，その阻害活性はヘパリンなどの硫酸化多糖類によって増強される．ヘパリン様物質に結合することによりプロテアーゼの活性中心とATの反応部位は接近し，活性中心のSer残基と反応部位のArg393残基の間に安定なアシル結合が形成され，プロテアーゼ活性は阻害される．

先天性AT欠損症は常染色体優性遺伝形式をとり，患者はいずれもヘテロ接合体であり，ホモ接合体は出生前に死亡する．AT欠損症の発生頻度は一般人口の約500人に1人，血栓症発症患者全体の100人に1〜2人で，若年性血栓症患者（45歳未満で発症）の0.5〜5%と推定されている．患者の多くは深部静脈血栓症，表在性静脈炎，肺梗塞などの静脈性血栓症をきたすが，動脈性血栓症をきたす例もある．発症頻度は加齢に伴い増加する．先天性AT欠損症の治療には濃縮AT製剤や経口抗凝固剤のワーファリンなどが用いられる．本症はいずれもAT遺伝子の異常によるが，臨床検査上，ATの血漿濃度と機能の異常性に基づき3タイプに分類されている[2]．

a）タイプⅠ欠損症

血漿AT抗原値が低下している例で，最も多くみられる．原因はAT遺伝子の欠失や変異による遺伝子の転写，翻訳の異常の他，アミノ酸置換（ミスセンス変異），分子の細胞内小胞体（ER）での分解，ERからGolgi体への移行と分泌の異常等による産生低下（血漿濃度の低下）による．タイプⅠ欠損症のサブタイプに産生低下と活性低下が重なる異常分子もあり（表4B-8，図4B-18），この例の変異部位はすべて反応部位のC末端側P9′-P13′に存在し，異常AT分子はトロ

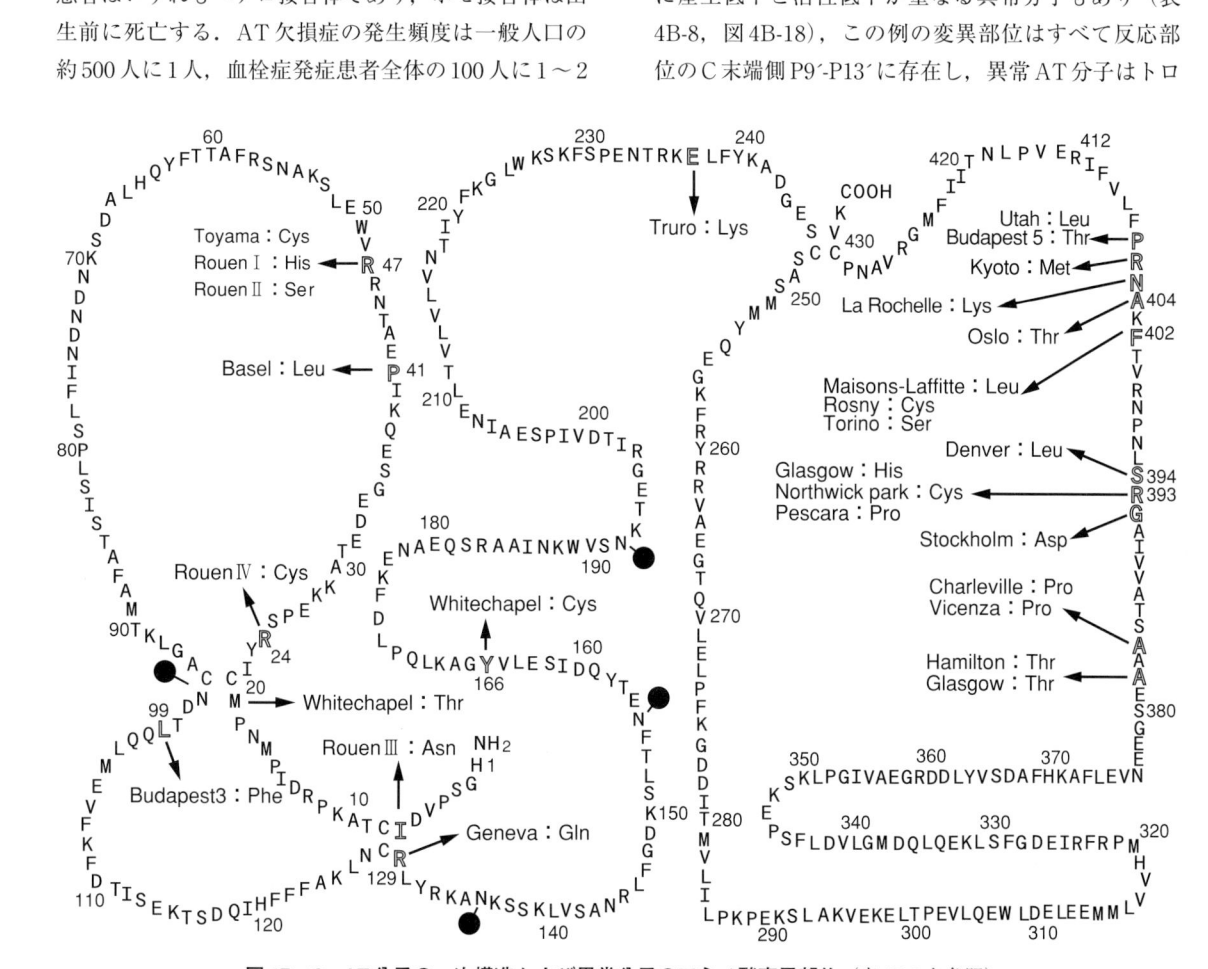

図4B-18　AT分子の一次構造および異常分子のアミノ酸変異部位（表4B-8を参照）

ンビンとヘパリンの両方に対する反応性が低下している．これらは肝臓での合成と分泌はほぼ正常であるが，血中からの代謝（排除）が異常に亢進していると考えられている．

b）タイプⅡ欠損症

血漿中のAT抗原量は正常であるが，ミスセンス変異により機能が低下したATが産生されている例である．このタイプはその異常機能の違いによってさらに分類され，特に，ヘパリンの有無にかかわらずトロンビン阻害能が低下している症例をタイプⅡ欠損症とよぶ．主な異常AT分子の変異部位を表4B-8と図4B-18に示す．タイプⅡ欠損症はさらに2つのサブグループに分類され，その1つはATの反応部位（P1-P1′部位）とその近傍のアミノ酸変異例でトロンビンを阻害できない．もう1つは AT-Hamilton（Ala382→Thr）などにみられる反応部位のN末端側近傍のアミノ酸変異例で，トロンビンとの複合体が不安定でATがトロンビンの基質になる変異である．この領域を認識するモノクローナル抗体の処理でも同様の変化がみられることから，Ala382〜Ala384 領域は安定なアシル結合複合体の形成に重要と考えられる．

c）タイプⅢ欠損症

機能異常ATのうち，ヘパリンの活性増強作用がみられないタイプである．これまでに解析されたヘパリン親和性の低下している異常AT分子の構造解析の結果から，AT分子のN末端側ループ構造内のPro41-Leu 51領域とLys107-Glu156領域がヘパリンとの結合に関与することが示唆されている（表4B-8，図4B-18）．このタイプの患者が血栓症を発症する事実は，実際にATが生体内で機能する場合，血管壁のヘパラン硫酸プロテオグリカン（HSPG）が生理的にも重要であることを示している．ATのHSPGへの結合によって血管内皮でのプロスタグランジン（PGI_2）の産生と分泌が高まるとの報告もあり，このタイプの欠損症では血中PGI_2レベルの低下が血栓症発症の一因になっている可能性もある．

2．先天性プロテインC欠損症

プロテインCは419アミノ酸からなる一本鎖分子で主に肝臓で合成される．N末端に9個の γ-carboxy-glutamic acid（Gla）を有するビタミンK依存性蛋白質で，血漿中では大部分が低分子鎖と高分子鎖がS-S結合で連結された二本鎖分子として存在する．プロテインCはプロテアーゼ前駆体であり，その構造は他のGla含有凝固因子（Ⅶ因子，Ⅸ因子，Ⅹ因子）と似ており，分子はGlaドメイン，2個のEGF様ドメイン，活性化ペプチドドメイン，セリンプロテアーゼドメインからなる（図4B-19）．ヒトプロテインC遺伝子は第2染色体p14-21に存在し，全長約11.2kbで，9個のエクソンに由来するmRNAのサイズは1.8kbである．

先天性プロテインC欠損症は常染色体優性遺伝形式をとり，患者の多くはヘテロ接合体でその発生頻度は一般人口の約500人に1人の割合で存在し，血栓症患者の100人に1〜3人，若年性血栓症患者（45歳未満）の2〜9%が本症であると推定されている．患者は思春期後半から青年期にかけて深部静脈血栓症，肺血栓塞栓症，表在性静脈炎，腸管膜静脈血栓症などの静脈血栓症を発症するが，冠状動脈血栓症などの動脈性血栓症を発症する場合もある．発症頻度は加齢に伴い増加し，その70〜80%は45歳以前に発症するといわれる．先天性プロテインC欠損症の治療には新鮮血漿製剤やAPC製剤の他，ヘパリンや経口抗凝固剤のワーファリンなどが用いられる．これまでに300家系以上の欠損症の遺伝子解析結果が報告されている．種々のタイプの遺伝子変異を原因とするが（表4B-9），ミスセンス変異によるアミノ酸置換部位の主な例を図4B-19に示す[3]．変異部位は分子全体に及ぶが，Arg169，Arg178，Arg230などは易変異性CpG部位である．プロテインC欠損症は，臨床検査上，プロテインCの血漿濃度と抗凝固活性の程度から2タイプに分類される．

a）タイプⅠ欠損症

血漿プロテインC抗原値の低下症例で，ヘテロ接合体患者は健常人の50%程度，ホモ接合体や複合ヘテロ接合体患者では10%以下を示す．ミスセンス変異例が最も多くアミノ酸置換部位は分子の表面と内部の全体にわたってみられ，その他に遺伝子プロモーター領域の変異やナンセンス変異，部分的な遺伝子欠失や挿入によるフレームシフトなど種々の遺伝子変異を原因とする（表4B-9）．ミスセンス変異による血漿抗原値の低下の原因は，変異分子が肝細胞のER内で複数のシャペロン分子によって異常分子と認識され，異常分子排除機構（intracellular quality control system）によってER内で分解されるためと推定されている（Protein C-Nagoyaの例）．

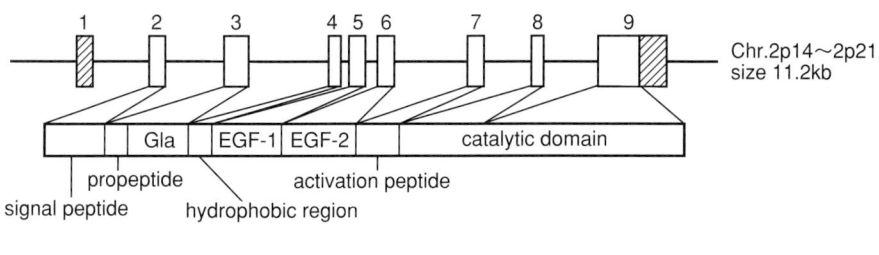

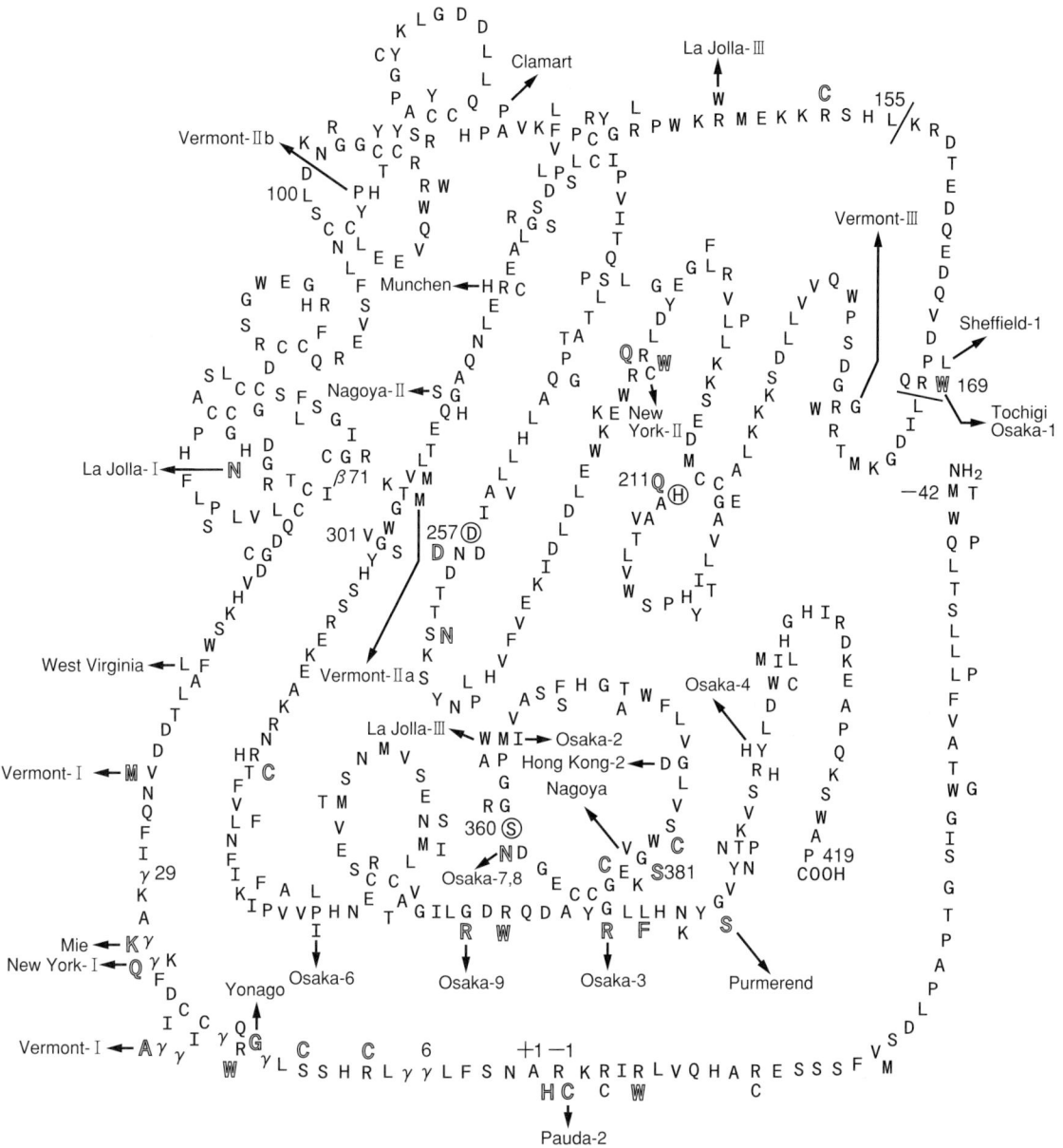

図4B-19 プロテインC前駆体の遺伝子構成，蛋白分子内の機能ドメイン，および先天性欠損症のミスセンス変異例にみられる変異アミノ酸

変異アミノ酸を正常配列の横に並べて示した．タイプI欠損症にみられる変異アミノ酸を黒字で，タイプII欠損症にみられる変異アミノ酸を白抜き字で示した．発見地名の付いている例とそうでない例がある．

表4B-9 先天性プロテインC欠損症にみられる各タイプの遺伝子変異部位と変異型の例

変異部位	変異種(数)	変異型(数)			
		ミスセンス	ナンセンス	欠失	挿入
タイプI欠損症					
5´非コード領域					
プロモーター領域	3	3			
exon 1	2	2			
intron A	3	(3)			
シグナルペプチド領域 (exon 2)	5	5			
intron B	2	(2)			
プロペプチド領域 (exon 3)	6	3		3	
Glaドメイン (exon 3)	2	2			
intron C	2	(2)			
芳香族アミノ酸領域 (exon 4)	1	1			
intron D	2	(2)			
EGF-1ドメイン (exon 5)	14	8	2	4	
intron E	4	(4)			
EGF-2ドメイン (exon 6)	13	7	2	3	1
活性化ペプチド領域 (exon 7)	16	12	2	1	1
intron G	3	(3)			
触媒ドメイン (exon 8)	4	4			
intron H	1	(1)			
触媒ドメイン (exon 9)	65	55	1	5	4
合計	148	102 (17)	7	16	6
タイプII欠損症					
プロペプチド領域 (exon 3)	3	3			
Glaドメイン (exon 3)	8	8			
EGF-1ドメイン (exon 5)	2	2			
触媒ドメイン (exon 8)	1	1			
触媒ドメイン (exon 9)	2	2			
合計	16	16			

b) タイプII欠損症

血漿プロテインC抗原値に比較して抗凝固活性の低下が著しい機能異常症で，全てミスセンス変異（アミノ酸置換）を原因とする（表4B-9）．変異部位はいずれも分子の表面に存在し，プロテインCの活性化や，APCの基質（Va因子，VIIIa因子）や補助因子（プロテインS，V因子）との相互作用に重要な領域における変異が多い．機能異常症プロテインC-Tochigiでは，活性化ペプチドの切断部位Arg12-Leu13結合のArg（一本鎖分子のアミノ酸残基169に相当する）がTrpに変異し，トロンビンによる活性化の障害により血栓症を発症したと推定される．同じ変異例にプロテインC-London 1があるが，この症例はタイプIと分類されており，アミノ酸変異部位とタイプは一様でない．

筆者らは新生児電撃性紫斑病をきたした複合ヘテロ接合体性プロテインC欠損症の遺伝子解析を行った[4]．母親由来の遺伝子は第9エクソンのTrp380-Gly381（TGG-GGT）の4個のG塩基のうち1個が欠失して塩基配列にフレームシフトが生じ，Gly381はValに変異し，それ以降のアミノ酸配列は正常配列と異なる81残基の異常配列となり，この異常分子は肝細胞内のERで分解されたと推定された（Protein C-Nagoyaと同一の変異例）．他方，父親由来の遺伝子は第3エクソンのGlu26（GAG）（本来はGlaとなる）がLys（AAG）に変異し，Gla残基を欠いた異常プロテインC（Protein C-Mieと命名）となり，トロンビン-TM複合体による活性化の障害，EPCRや細胞膜リン脂質への結合性の低下などの機能異常が認められた．

3. 先天性プロテインS欠損症

プロテインSは635アミノ酸からなる一本鎖のGla含有糖蛋白質で，分子はN末端側からGlaドメイン，トロンビン感受性ドメイン，4個のEGF様ドメイン，性ホルモン結合グロブリン（SHBG）様ドメインから構成されている（図4B-20）．プロテインSは血小板や血管内皮細胞上で活性化プロテインC（APC）の補助因子として機能し，Va因子とVIIIa因子の失活化を促進するとともに，直接prothrombinase complexやtenase complexの形成を阻害して凝固反応を制御する．血漿プロテインSの約60%は補体系制御因子のC4b結合蛋白質（C4BP）との複合体として存在し，残りの40%の遊離型がAPC促進活性を示す．

ヒトプロテインS遺伝子は第3染色体p11.1-q11.2に存在し，α遺伝子（真の遺伝子）とβ遺伝子（偽の遺伝子）が存在する．α遺伝子は全長約80kbで15個のエクソンと14個のイントロンから構成されている．β遺伝子にはα遺伝子と95%以上の相同性があるが，遺伝子内には複数のストップコドンが存在し，機能分子の合成には関与しない．

先天性プロテインS欠損症は常染色体優性遺伝形式をとり，臨床症状はプロテインC欠損症に類似し，発生頻度はプロテインC欠損症やAT欠損症よりも高いと推定されている．先天性プロテインS欠損症の治療にはヘパリンや経口抗凝固剤のワーファリンなどが用いられる．これまでに先天性プロテインS欠損症について150種類ほどの変異遺伝子が同定されており，変異部位は分子全体にわたっている（図4B-20，表4B-10）．本症はその発現様式から臨床検査上，3タイプに分類されている[5]．

a）タイプI欠損症

血漿総抗原値が低下している症例で，最も高頻度にみられる．タイプI欠損症では，プロテインS遺伝子の大・小の欠失，ナンセンス変異，ミスセンス変異，プロモーター領域の異常等の種々の変異により，蛋白質の産生低下や異常分子の肝細胞ER内での分解，分泌異常などを原因とする．

b）タイプII欠損症

血漿中の遊離型抗原量は正常であるが，それに比較してAPC促進活性が低下している機能異常症で，す

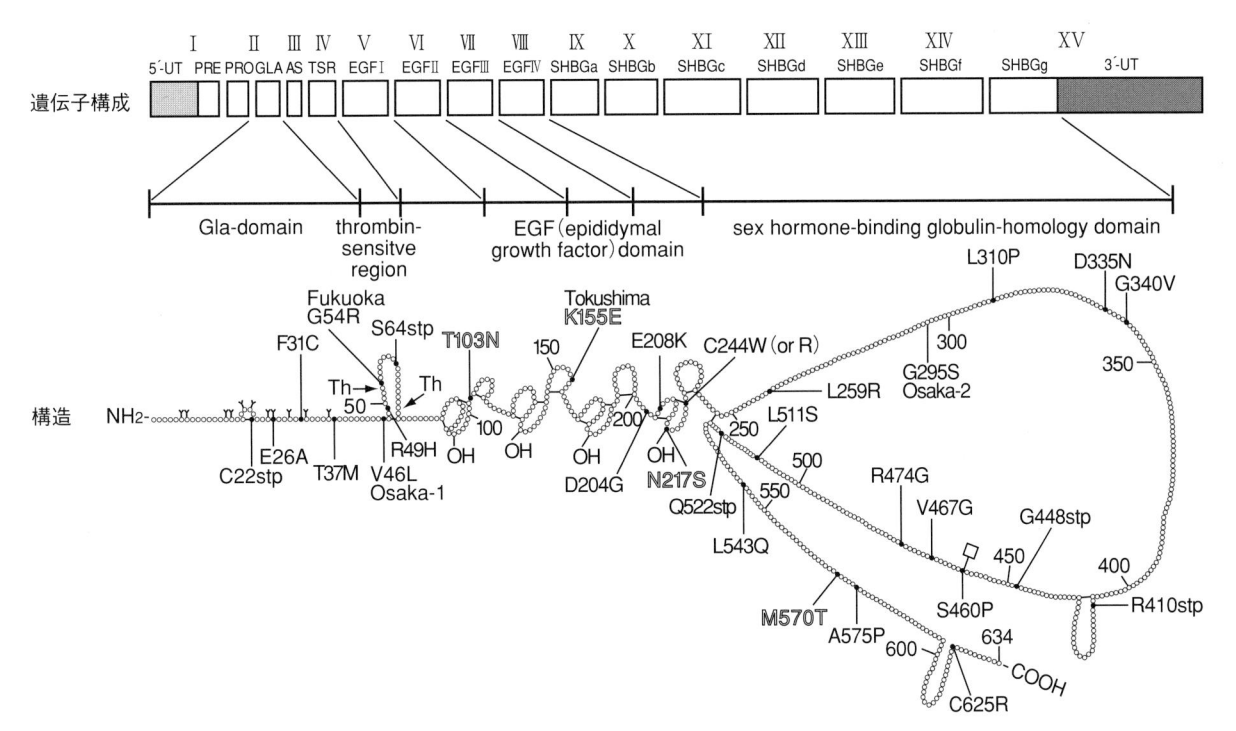

図4B-20 プロテインSの遺伝子構成，蛋白分子内の機能ドメイン，および先天性欠損症のミスセンス・ナンセンス変異例にみられる変異部位

模型分子上に，タイプIあるいはIII欠損症にみられる変異アミノ酸を黒字で，タイプII欠損症にみられる変異アミノ酸を白抜き字で示した．発見地名の付いている例とそうでない例がある．

表4B-10 先天性プロテインS欠損症にみられる各タイプの遺伝子変異部位と変異型の例

変異部位	変異種(数)	変異型(数)			
		ミスセンス	ナンセンス	欠失	挿入
タイプI/タイプIII欠損症					
大きな塩基配列の欠失	2			2	
シグナルペプチド領域（exon 1）	1				1
プロペプチド領域（exon 2）	1	1			
Glaドメイン（exon 2）	5	3	1	1	
芳香族アミノ酸領域（exon 3）	2			2	
トロンビン感受性ドメイン（exon 4）	2	1	1		
intron D	1	(1)			
EGF-1ドメイン（exon 5）	1			1	
EGF-3ドメイン（exon 7）	1				1
EGF-4ドメイン（exon 8）	5	4		1	
SHBGドメイン（exon 9）	3	1		2	
SHBGドメイン（exon 10）	3	3			
intron J	3	(3)			
SHBGドメイン（exon 12）	2		2		
SHBGドメイン（exon 13）	2	2			
SHBGドメイン（exon 14）	6	3		1	2
SHBGドメイン（exon 15）	4	2		2	
合計	44	20 (4)	4	12	4
タイプII欠損症					
プロペプチド領域（exon 2）	2	2			
芳香族アミノ酸領域（exon 3）	1	1			
intron E	1	(1)			
EGF-1ドメイン（exon 5）	1	1			
EGF-2ドメイン（exon 6）	1	1			
EGF-4ドメイン（exon 8）	1	1			
SHBGドメイン（exon 14）	1	1			
合計	8	7 (1)			

べてミスセンス変異を原因とする．筆者らは総抗原値，遊離型抗原値がともに健常人の約60％で，APC促進活性が30％に低下したヘテロ接合体性タイプII欠損症のProtein S-Tokushimaを解析した．このプロテインSはSDS-PAGEで正常分子に比較して移動度が遅く，Ca^{2+}結合能の異常，APCとXa因子の結合能の低下を認めた．遺伝子解析の結果，エクソン6内の一塩基置換（A→G）による第2EGF様ドメイン内のLys155→Glu変異であった（図4B-20参照）．EGF様ドメインは分子間相互反応に重要であり，この変異がAPC促進活性の低下やprothrombinase complexの形成阻害能の消失につながったと推定される．なお，Protein S-Tokushimaと同じ遺伝子変異例は日本人で比較的多くみられ，易血栓性SNPと考えられている．

c）タイプIII欠損症

血漿総プロテインS値は正常範囲内であるが，APC促進活性を示す遊離型プロテインS値が低下している症例である．遊離型プロテインSは二次元免疫電気泳動や遊離型に特異的な酵素免疫学的測定法（ELISA）で測定される．タイプIII欠損症はタイプI欠損症と同じ家系内に発生していることが多いことから，遺伝子変異による血漿プロテインS濃度の低下が，高親和性C4BPの存在により遊離型が特異的に低下したためと推定されているが，詳細な機構は明らかでない．

4. APCレジスタンス　APC resistance

本症は1993年に発見された常染色体優性遺伝形式をとる新しい血栓性素因であり，疾患名は患者血漿にAPCを添加した時に血漿中の凝固V因子がAPCで失

活化されないため，血漿凝固時間の延長がみられないことに由来する．患者の多くは血栓塞栓症（深部静脈血栓症，血栓性静脈炎，肺梗塞など）をきたし，本疾患の特筆すべき点は欧米白人に患者数がきわめて多いことである．その発生頻度は一般人口の2～5％に及び，血栓症患者の約20％，若年性血栓症患者（45歳未満）の10～60％が本症であり，発症頻度は加齢に伴い増加する．本症の発症頻度は他の先天性血栓性素因の総計よりも高い[6]．

本疾患の原因は，オランダのライデン大学の研究者らによるポジショナルクローニングにより，第1染色体q23の凝固V因子遺伝子内に生じたArg506（CG^{1961}A）→ Gln（CAA）変異（Factor V-Leiden）であることが明らかにされた．変異アリル頻度 allelic frequency of mutation 解析の結果，欧米白人の2～5％にこの変異が認められ，遺伝子変異の頻度と発症頻度がほぼ一致し，典型的なSNPによる易血栓性疾患であることが証明された．変異V因子（Gln506）はAPCによる失活化速度がきわめて遅いことから，本来，速やかに失性化されるVa因子が，長時間にわたり血漿中で活性を保持するため，過剰に生成されたトロンビンが血栓症を招来すると推定される

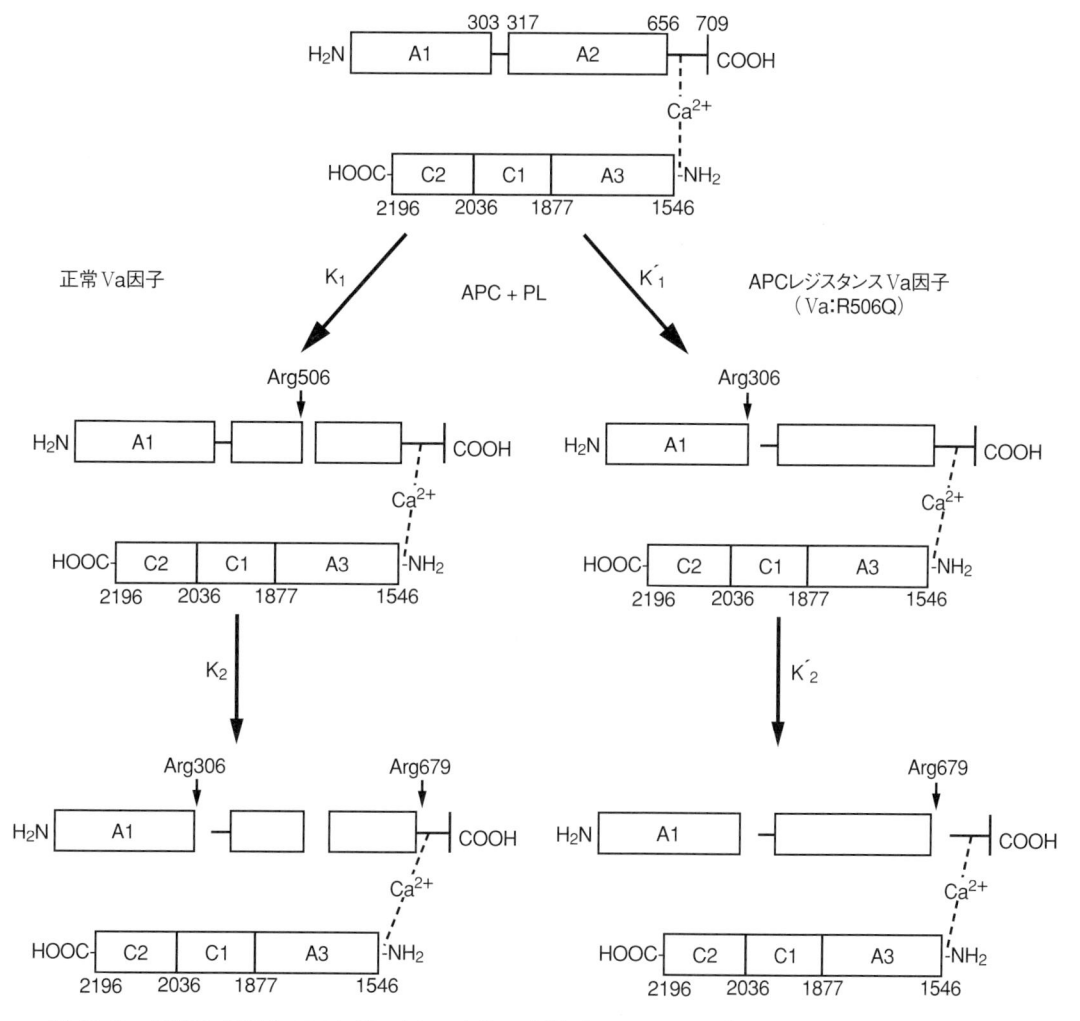

図4B-21　正常Va因子とAPCレジスタンス患者Va因子（Va: Arg506Gln）のAPCによる分解様式の違い

APCはリン脂質（PL）膜上で，正常Va因子のArg506-Gly507結合を切断して失活化するが，患者のVa: Arg506Gln因子はGln506-Gly507結合が切断されないため失活化しない．APCのVa因子分解速度は，$K_1 > K_2 \gg K'_1 > K'_2$であり，実質的にVa: Arg506Gln因子はほとんど失活化されない．

（図4B-21）．

APCレジスタンスの発生頻度は人種によって異なり，北欧白人の高い発生率（全人口の5〜10％）に比較して，南欧白人では1％と低く，アジア系人種や黒人ではほとんど存在しない．本症の原因となる変異V因子（Gln506）の発生時期と人類の進化との関係が調べられた結果，V因子（G1691→A）変異は34000〜21000年以前に起きたと推定された．他方，ミトコンドリアDNAの変異頻度から，人類は20〜30万年前にアフリカに出現し，約6万年前にアフリカ人種から非アフリカ人種が分離し，約4万年前に非アフリカ人種がモンゴル系人種（Mongoloid）と白色系人種（Caucasoid）に分離したと推定されている．こうした点から，V因子（G1691→A）変異はモンゴル系人種と分離後の白人に生じた点突然変異であり，白人に特異的にみられる"創始者効果 founder effect"として現在の分布に反映されたものと推論されている．本疾患が日本人を含むモンゴル系人種や黒人に存在しない事実は，この考えを支持するものであろう．他方，なぜ多数の白人にAPCレジスタンス患者が存在するのかという疑問に対しては，おそらく，前近代においては，頻発した戦争での創傷による出血，日常的な事故や怪我による出血，出産時の出血など，出血こそが命取りであったと考えられ，その時代においては軽度な凝固亢進状態を示すこの素因を有するヒトは生存に有利であり，適者生存の原理によって増加したものと推論されている．

■ 文献

1) Suzuki K. Anticoagulant proteins and their related regulators. Protein C and Protein S. In: High KA, Roberts HR, editors. Molecular Basis of Thrombosis and Hemostasis. New York: Marcel Deckker, Inc; 1995. p.393, 459.
2) Lane DA, Bayston, T, Olds RJ, et al. Antithrombin mutation database: 2nd (1997) update. For the plasma coagulation inhibitors subcommittee of the Scientific and Standardization Committee of the International Society on Thrombosis and Haemostasis. Thromb Haemostas 1997; 77: 197.
3) Reitsma PH, Bernardi F, Dolg RG, et al. Protein C deficiency: A database of mutations, 1995 update. On behalf of the subcommittee on plasma coagulation inhibitors of the Scientific and Standardization Committee of the ISTH. Thromb Haemostas 1995; 73: 876.
4) Ido M, Ohiwa M, Hayashi T, et al. A compound heterozygous protein C deficiency with a single nucleotide G deletion encoding Gly-381 and an amino acid substitution of Lys for Gla-26. Thromb Haemostas 1993; 67: 77.
5) Grandrille S, Borgel D, Irelad H, et al. Protein S deficiency: A database of mutations. For the plasma coagulation inhibitors subcommittee of the Scientific and Standardization Committee of the International Society on Thrombosis and Haemostasis. Thromb Haemostas 1997; 77: 1201.
6) Dahlback B. New molecular insights into the genetics of thrombophilia. Resistance to an activated protein C caused by Arg506 to Gln mutation in factor V as a pathogenic risk factor for venous thrombosis. Thromb Haemostas 1995; 74: 139.

〈鈴木宏治〉

B 止血異常・血栓症

5 線溶系の異常

◆まとめ
1. 線維素溶解（線溶）反応では，不溶性のフィブリン血栓に結合したプラスミノゲンがプラスミノゲンアクチベーター（PA）によって活性化され，フィブリン多量体を分解するので，血栓は溶解される．
2. 線溶反応はプラスミン，組織型PA（TPA）やウロキナーゼ（UK）などの酵素群と，α_2-プラスミンインヒビターやPAインヒビター-1などの阻害因子群のバランスによって制御されているので，これらの因子の欠乏/過剰や機能的欠陥により出血や血栓などの症状がもたらされる．
3. 一部の線溶系因子のSNPsと血栓症との相関が報告されている．
4. TPAやUKのリコンビナント蛋白質が，血栓溶解療法に使用されている．

A. 線維素溶解（線溶）現象

外傷や血管炎・動脈硬化巣のような血管病変が起きると，血液成分と組織成分が接触し相互作用して血小板凝集と血液凝固反応が惹起され，不溶性のフィブリンネットワークを形成することにより血栓を生じる．過剰あるいは溜滞する血管内のフィブリン血栓は，血流の妨げとなるのでこれを除去するための生理的な防御機構が作動する（図4B-22）．すなわち，形成されたフィブリンに酵素プラスミンの前駆体であるプラスミノゲンとプラスミノゲンアクチベーター（PA）が結合し，前者が後者によって活性化され，フィブリン多量体を可溶性のフィブリン分解産物にまで断片化するので，血栓は早晩溶解される[1]（図4B-23）．

線溶反応はプラスミン，組織型PA（TPA）やウロキナーゼ（UK）などの酵素群と，α_2-プラスミンインヒビター（α_2-PI）やPAインヒビター-1（PAI-1）などの阻害因子群のバランスによって巧妙に制御されている．従って，これらの酵素，阻害因子の何れかに欠乏状態や高度な機能的欠陥が生じると線溶の異常亢進や低下，それに基づく出血や血栓などの症状がもたらされる．

現在では，全ての線溶系蛋白質をコードする遺伝子の塩基配列が決定されているので，各種異常症の遺伝子レベルでの解析・診断が可能になっている．また，TPAやUKのcDNAを利用して組み換え蛋白質が作製され，血栓溶解薬として血栓症の治療に応用されている．

B. 線溶系因子のSNPsと血栓症

線溶系の鍵となる酵素プラスミンの前駆体であるプラスミノゲン遺伝子のAla601Thr多型は日本人の4%にみられ，韓国人，中国人にも似た頻度で検出される

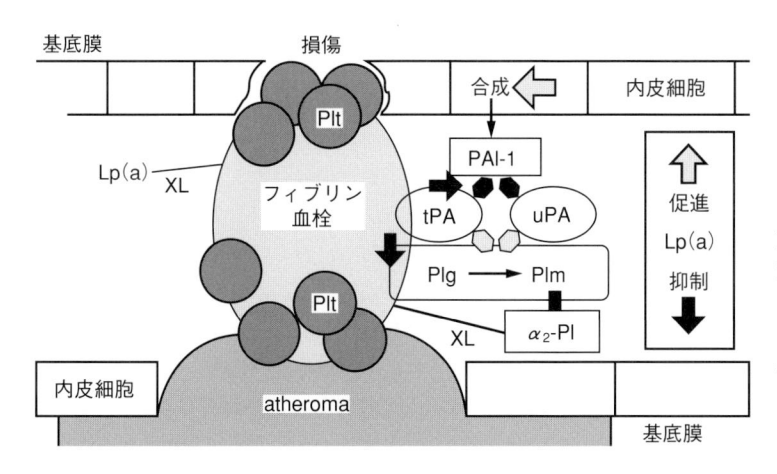

図4B-22　線溶系の主要な酵素とその阻害因子

Plt: 血小板，TPA: 組織型プラスミノゲンアクチベーター，uPA: ウロキナーゼ，Plg: プラスミノゲン，Plm: プラスミン，PAI: プラスミノゲンアクチベーターインヒビター，α_2-PI: α_2-プラスミンインヒビター，Lp(a): リポプロテイン(a)，XL: 架橋結合．太い矢印はLp(a)の線溶系における作用（推定）を示す．

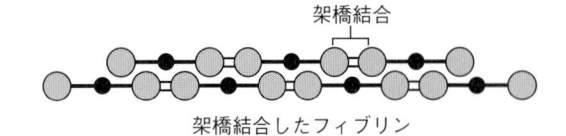

図4B-23 XIII因子により架橋結合されたフィブリンの
プラスミンによる分解

不溶性のフィブリンは次第に分解され，可溶性のフィブリン分解産物（FDP）になる．

が，白人種には皆無である[2]．Thr601型の酵素活性は著しく低下しているが，実際の血栓傾向は弱い．プラスミノゲンに相同性があり，動脈硬化の独立した危険因子として注目されているアポリポプロテイン（a）の血中濃度はその遺伝子中のクリングル4ドメインをコードする1対のエクソンの反復数（12～50回）と発現調節領域のSNPsの組み合わせ（A-Dハプロタイプ）によって規定される[3]．後者の頻度の割合は白人種と日本人では異なり，特にBタイプは日本人健常者には認められない．

tPAの$-7351C/T$多型は，SP-1との結合部位に当たり，$-7351T$型はC型の半分のtPAしか放出しないので心筋梗塞の危険率が高いという．

plasminogen activator inhibitor-1（PAI-1）遺伝子の転写開始点から-675塩基上流には1塩基欠失／挿入の4G/5G多型があり，4G型は血中濃度増加と心筋梗塞，肥満に相関する．

C. 線溶系の異常

1. PAの異常

TPAは527個のアミノ酸残基からなる，約68kDの一本鎖の糖蛋白質である．そのN末端側のA鎖はフィブロネクチンのタイプ1ホモロジー（フィンガードメイン），上皮成長因子ドメイン，2個のクリングルドメインからなる（図4B-24）（クリングルとは，このドメインの形から連想されるデンマークのパン菓子の名前である）．上皮成長因子ドメインとクリングル2は，フィブリンへの結合部位である．C末端側のB鎖はセリンプロテアーゼ領域で，3つの活性アミノ酸残基を含む．

一方，血中のプロUKはUKの前駆体で，411個のアミノ酸残基からなる約54kDの一本鎖蛋白質であり，プラスミンやカリクレインによって二本鎖に切断され活性化される．そのN末端側のA鎖は上皮成長因子ドメインとクリングルドメインからできている（図4B-24）．C末端側のB鎖はセリンプロテアーゼ領域で，3つの活性アミノ酸残基を含む．UKは腎でも産生され，尿中には二本鎖（活性型）の高分子型と低分子型が存在する．

内皮細胞のTPA放出低下に基づく血栓症と放出過剰による出血傾向の報告はあるが，この2つのPAは生殖や発生に不可欠な反応に関与しているためか，それらの完全欠損症は今のところ発見されていない．

2. プラスミノゲン異常症

血栓傾向をもたらす遺伝的疾患として種々の因子の欠損症・機能異常症が知られている（表4B-11）．

プラスミノゲン異常症では，その量的あるいは機能的な欠陥のために線溶能が低下するので軽度の血栓傾向がみられる．他の要因が重なった時に，深部静脈血栓や肺塞栓などの静脈血栓症を合併しやすい．特にプラスミノゲン分子異常症は日本人をはじめモンゴロイドに多い．一方，プラスミノゲン欠損症は主にヨーロッパで発見されており，ホモ接合体や複合ヘテロ接合体の完全欠損症の症例では，木質性（偽膜性）結膜炎が共通の症状である．症例によっては，潰瘍を伴った歯齦の過剰発育，上気道の偽膜性炎症や閉塞性水頭症を合併している．ただし，血栓症の合併はみられず，代償的に白血球エラスターゼの発現が亢進していると

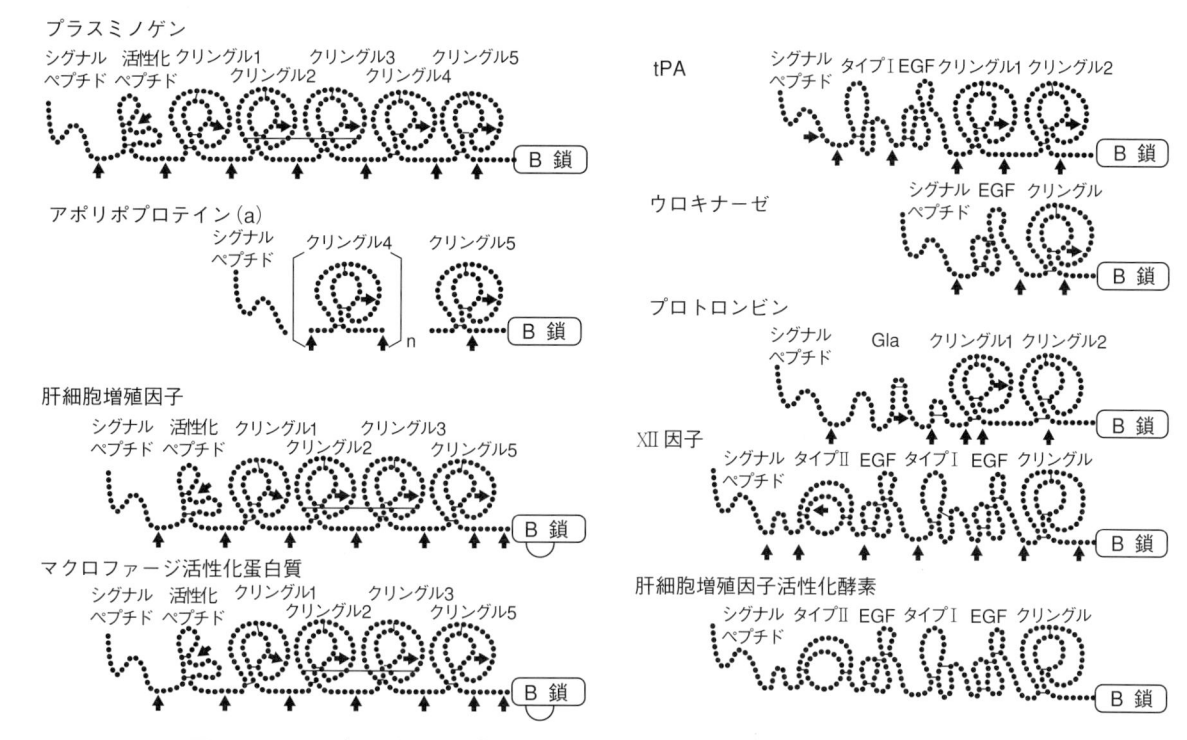

図 4B-24 ヒトプラスミノゲン遺伝子ファミリーとクリングルドメインをもつ蛋白質の比較
矢印はイントロンの挿入部位を示す．EGF は上皮成長因子ドメイン，タイプ I，タイプ II はそれぞれフィブロネクチンの I 型，II 型ホモロジー，Gla は γ-カルボキシルグルタミン酸ドメインの略である．アポ(a) 遺伝子の n は各アイソタイプに応じて 10〜50 個のクリングル 4 を表す．

表 4B-11 血栓症・塞栓症を合併する傾向の先天的原因

凝固因子の過剰	第VII因子
	異常第V因子
	活性化プロテインC抵抗性
凝固阻止因子の欠陥	アンチトロンビンIII
	ヘパリンコファクターII
凝固抑制反応系因子の欠陥	プロテインC
	プロテインS
線溶促進因子の欠陥	プラスミノゲン
	組織型プラスミノゲンアクチベーター
線溶阻止因子の過剰	プラスミノゲンアクチベーターインヒビター1
	アポリポプロテイン（a）

いう．検査所見として，欠損症では血漿のカゼインや合成基質分解活性とプラスミノゲン抗原量の減少がみられ，機能異常症では抗原量は正常範囲であるのに活性の低下がみられる．

最近，ノックアウトマウスの解析により，プラスミノゲンの欠損は血栓溶解のみならず創傷治癒，炎症反応，動脈硬化，さらに神経系にも影響を与えることが示されており，プラスミンの広範な生理作用への関与が確認されつつある[4]．

a）プラスミゲン遺伝子と蛋白質の構造

プラスミノゲン遺伝子は第6染色体長腕に座位し，全長は約 53 kb，18 個のイントロンで分割された 19 個のエクソンによってコードされている（図 4B-25）．成熟型のプラスミノゲンは 791 個のアミノ酸残基からなる，約 92 kD の一本鎖の糖蛋白質である．フィブリン上で TPA や UK などの活性化酵素によってその分子内の Arg561 と Val562 の間のペプチド結合が切断され，二本鎖（A 鎖と B 鎖）の活性型プラスミンとなる．N 末端側の A 鎖はプレアクチベーションペプチドと 5 個のクリングルドメインからなる（図 4B-26）．クリングル 1 は，プラスミノゲンのフィブリンへの結合部位であると同時に，α2-PI との結合部位でもある．C 末端側の B 鎖はセリンプロテアーゼ領域で His，Asp，Ser の 3 つの活性アミノ酸を含む．

エラスターゼやマトリックスメタロプロテアーゼ

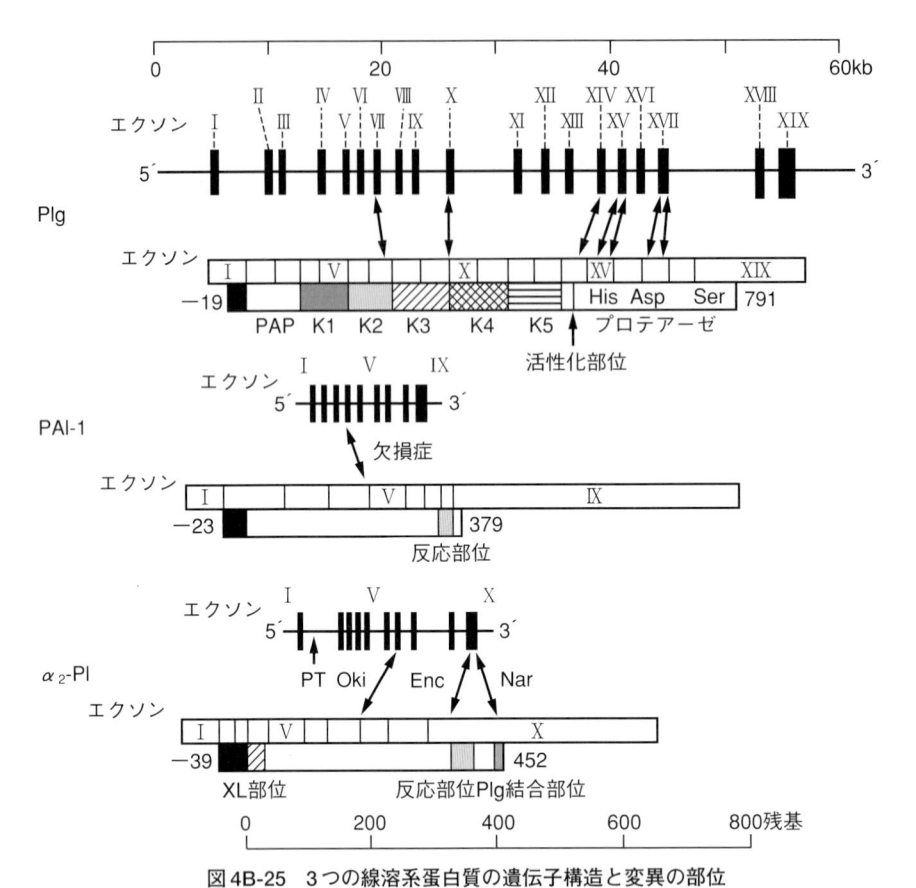

図4B-25 3つの線溶系蛋白質の遺伝子構造と変異の部位
エクソンは太棒で示し，ローマ数字を付した．両端矢印は各遺伝子異常の箇所を示す．
Oki, Enc, Nar, PT はそれぞれ α2-PI Okinawa, Enchede, Nara, Paris-Trousseau の略．

(MMP) によるプラスミノゲンの分解産物であるクリングル1～3 (1～4) は，アンギオスタチンとよばれ，血管新生抑制作用があるため抗腫瘍療法の臨床治験が行われている．

b) 遺伝子異常と構造・機能異常

7種類の遺伝子変異の報告がある (図4B-26)．エクソン15のAla601 (GCT) がThr残基 (ACT) で置換されている型は，活性部位His603に近接しているため，そのThr残基への置換は活性部位の微小構造を変化させ，酵素活性の低下を招く．エクソン14のVal355 (GTC) がPhe (TTC) で，エクソン17のAsp676 (GAC) がAsn (AAC) で置換されている分子異常症では，前者はプラスミンの酵素活性を失わせる機序は今のところ不明である．後者はAsn-Xaa-Thr/Ser型の糖鎖付着部位が新たに出現するため，活性部位の構造変化が起こる．

以上の点変異はPCR-RFLPやMARMS (multiple amplification refractory mutation system) 法で簡便かつ迅速に判定することができるので，著者らは遺伝子診断を実施している[2]．

エクソン14のSer572 (TCC) のPro (CCC)，エクソン17のAla675 (GCT) のThr (ACT) での置換がプラスミノゲン欠損症のヘテロ接合体症例で，エクソン7のArg216 (CGT) のHis (CAT)，エクソン15のTrp597 (TGG) のStopコドン (TGA) での置換がホモ接合体症例で報告されている．Arg216は全てのクリングルで保存されているので，その構造保持に重要なのであろう．ホモ接合体は偽膜性結膜炎や閉塞性水頭症を呈するので，フィブリンやその他の蛋白質の分解障害が原因である．Pro572変異は蛋白質の細胞内輸送障害により欠損に陥ることが示されている．Asp676とAla675は隣接しているのにもかかわらず，その変異が機能異常と欠損という異なる結果を生じており，構造・機能関連を考える上で興味深い．

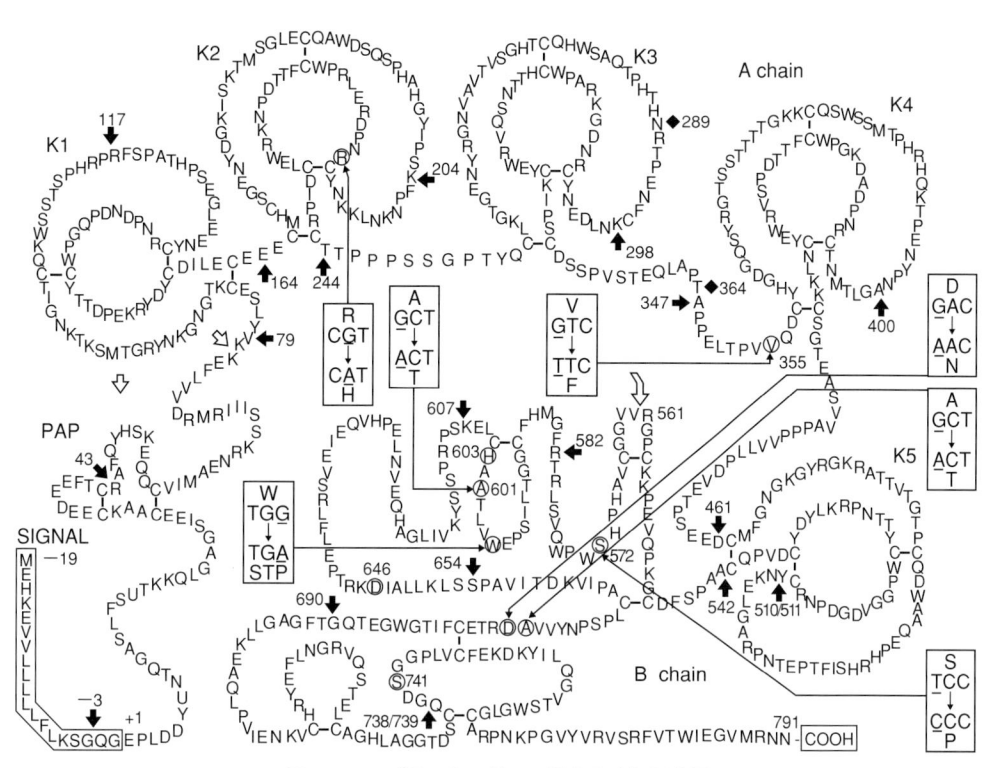

図4B-26 プラスミノゲンの構造と遺伝子変異

プラスミノゲン分子異常症I型（type I）ではAla601が，II型（type II）ではVal355が，ある欠損症（Plgdef）ではSer572が，それぞれ他のアミノ酸で置換されている．白太矢印は活性化部位である．

血栓症を繰り返す例は抗凝固療法を行う．

c）高リポ（a）血症

アポリポプロテイン（a）〔アポ（a）〕は，LDLに脂質組成の酷似したリポプロテイン（a）〔リポ（a）〕に含まれる高分子蛋白質で，プラスミノゲン遺伝子ファミリーの一員である（図4B-24）．リポ（a）の血中濃度が約30mg/dl以上の症例は，正常人の約3倍高率に心筋梗塞あるいは脳梗塞を合併するので臨床的にきわめて重要である．アポ（a）はプラスミノゲンのフィブリンへの結合を阻害してプラスミンの生成を抑制するので（図4B-22），線溶能を低下させ，血栓傾向を惹起する．また，プラスミンによるTGF-β（transforming growth factor-β）の活性化も低下するので，平滑筋細胞が増殖しやすくなり，動脈硬化を促進する．

D．線溶抑制系の異常

プラスミンはフィブリンのみならずフィブリノゲンや血小板の膜蛋白質をはじめ種々の蛋白質分子を分解しうるので，不必要あるいは過剰なプラスミンの生成を防ぐ機構が生体には存在する．その主役は血中のα2-PIやPAI-1などの酵素阻害因子である[1]．

最近，大阪大学の松澤らの研究によって脂肪細胞がPAI-1を産生することがわかり，肥満と血栓症/動脈硬化症との関係で注目されている．

1．PAI-1欠損症

PAI-1欠損症は，先天的にPAI-1産生が低下しているために過度のプラスミノゲン活性化を抑制できず，早期に止血栓が溶解されて出血に到る常染色体性劣性型の遺伝病である．PAI-1の遺伝子は第7染色体長腕に座位し，サイズは12.2kbで，9個のエクソンでコードされている．PAI-1は典型的なセリンプロテアーゼインヒビター（SERPIN）ファミリーに属する，379個のアミノ酸残基からなる一本鎖の蛋白質である．血管内皮細胞や肝臓で生合成された後活性型として放出されるが，速やかに不活性（潜在）型に移行する．液相に遊離した活性型のPAがPAI-1のArg346とMet347の間のペプチド結合を切断すると，このArg

残基とPAの活性Ser残基の間に共有結合が形成され安定な酵素-阻害因子複合体を生ずるので，PAは不活性化される．

PAI-1の量的あるいは機能的異常症はいままでに数家系で報告されており，その一家系のホモ接合体ではエクソン4の3´端に2塩基（TA）の挿入が発見されている．この変異はフレームシフトを起こすので，PAとの反応部位を欠く不安定な短縮分子が作られる．またこのmRNAは不安定なので欠損症を招く．

この疾患にはプラスミンの阻害薬であるイプシロンアミノカプロン酸，トラネキサム酸など，抗線溶薬が効果を示す．

2. α2-PI異常症

α2-PI欠乏症は，α2-PIの欠如あるいは機能的欠陥のためにプラスミンの阻害能が低下し早期に止血栓が溶解されて出血に到る，常染色体性劣性型の遺伝病である．外傷直後の止血は正常であるが，十数時間後に出血するという"後出血"が特徴的である．プラスミンのカゼインあるいは合成基質分解を阻害するα2-PIの活性と抗原量の低下がみられる．

a）α2-PI遺伝子と蛋白質の構造と機能

α2-PIの遺伝子は第17染色体の短腕に存在し，そのサイズは16kbで10のエクソンでコードされている．α2-PIはSERPINファミリーに属する，452個のアミノ酸残基からなる67kDの一本鎖の糖蛋白質である（図4B-25）．そのN末端側のGlu2は後述するフィブリンとの架橋結合部位であり，Arg364がプラスミンを阻害する反応部位であると推定されている．また，C末端のLys残基はプラスミノゲンのクリングル1との特異的な結合部位で，即時的なプラスミン阻害を可能にしている．

b）遺伝子異常と構造・機能異常

現在までに十数家系のα2-PI欠損症，機能異常症の報告があるが，遺伝子解析が完了しているのは次の3例である．

α2-PI Enchedeは機能異常症で，プラスミンとの反応部位近傍にAla（GCG）残基が挿入されているため，反応部位の構造が変化しプラスミン阻害能が失われるものと考えられる．α2-PI Okinawaではエクソン7の3塩基（GAA）の欠失によりGlu137残基を欠いた異常分子が生じ，α2-PI Naraではエクソン10のPro440のコドンの直後にCが挿入された結果フレームシフトが起きるので，正常より166残基も長い異常分子が生じる．これらは培養細胞での発現実験により，異常分子の細胞からの分泌が障害されるために欠損症を招くことが確認されている[5]．その他に，エクソン5の1塩基（T）の欠失により94残基の異常分子が生じるタイプ，イントロン2の境界のG/A置換によりスプライス異常になるα2-PI Paris-Trousseau，Val384（GTG）がMet（ATG）に置換されたタイプなどが報告されている．

出血時やその予防には抗線溶薬を投与する．

■ 文献

1) Colman R, Hirsh J, Marder V, Salzman EW. Hemostasis and Thrombosis. 3rd ed. Philadelphia: Lippincott Co; 1994.
2) Ooe A, et al. Common mutation of plasminogen detected in three Asian populations by an amplification refractory mutation system and rapid automated capillary electrophoresis. Thromb Haemost 1999; 82: 1342-6.
3) Suzuki K, et al. Plasma lipoprotein(a) levels and expression of the apolipoprotein(a) gene are dependent on the nucleotide polymorphisms in its 5´-flanking region. J Clin Invest 1997; 99: 1361-6.
4) Xiao Q, Danton MJS, Witte DP, et al. Plasminogen deficiency accelerates vessel wall disease in mice predisposed to atherosclerosis. Proc Natl Acad Sci USA 1997; 94: 10335.
5) Favier R, et al. Congenital alpha(2)-plasmin inhibitor deficiencies: a review. Br J Haematol 2001; 114: 4-10.

＜一瀬白帝＞

C 脂質代謝異常と動脈硬化

1 肥満

◆まとめ
1. 我が国でも食生活の欧米化，運動不足により動脈硬化性疾患発症件数が増加している．
2. この背景には，内臓脂肪の過剰蓄積が大きい役割を果たしている．
3. 脂肪細胞は多くの生理活性物質（アディポサイトカイン）を分泌している．
4. アディポネクチン，PAI-1，レプチン，TNF-α，レジスチン，アンジオテンシノゲンといったアディポサイトカインの分泌異常が糖尿病，高脂血症，高血圧，動脈硬化症といった肥満合併症の発症に深く関わっている．

Framingham Heart Studyにより，肥満が高血圧，高脂血症，耐糖能異常が喫煙と並ぶ独立した危険因子であることが示された．また，肥満を基盤として糖尿病，高脂血症，高血圧など動脈硬化性疾患の危険因子が集簇して存在することが多く（マルティプルリスクファクター症候群），ここに肥満研究の重要性が存在する．従来，受動的にエネルギーを貯蔵する働きしか知られていなかった脂肪組織であるが，近年の分子生物学的アプローチによりその知られざる機能が明らかになってきている．

A．内臓脂肪の分子生物学的特性

糖尿病，高脂血症，高血圧といった「肥満」の合併症や，虚血性心疾患の発症には，蓄積した脂肪の絶対量ではなく，腸間膜脂肪や大網脂肪に代表される腹腔内内臓脂肪の蓄積が大きく関与していることが明らかとなった[1]．皮下脂肪に比して，内臓脂肪は，過食により急速に蓄積し，また運動などのエネルギー消費により急速に減少するという性質ももつ．これらの内臓脂肪の性質は，グルコースの取り込みを司るGlut 4 (glucose transporter 4)，リポ蛋白質を水解し脂肪細胞に遊離脂肪酸を供給するLPL (lipoprotein lipase)，脂肪合成を行うACS (acyl-CoA synthetase) 等のエネルギー蓄積に関わる種々の酵素蛋白遺伝子発現量が，過食により急速に増加し，また運動により急速に減少することによる．このように内臓脂肪は脂肪増加・減少過程において遺伝子レベルでも速やかに反応する組織である．さらに内臓脂肪は脂肪分解活性も高く，蓄積した内臓脂肪から高濃度の遊離脂肪酸が分泌され，門脈を介して肝臓へ流入する．肝臓へ流入した脂肪酸は中性脂肪に合成され，脂肪肝・高脂血症を引き起こす．また脂肪酸とその代謝物は糖新生の基質となることにより，肝よりの糖放出，高血糖へとつながる．さらに高濃度の脂肪酸流入は，肝臓でのインスリン分解を抑制することで高インスリン血症を引き起こし，全身のインスリン抵抗性も惹起される．

B．アディポサイトカイン

内臓脂肪蓄積による病態発症機構が脂肪酸のみによって説明されるのか詳しく解明するため，ヒトゲノムプロジェクトの一環としてヒト脂肪組織発現遺伝子の解析を行い，脂肪組織の発現遺伝子パターンを他の臓器と比較した．その結果，脂肪組織は予想外に多くの分泌蛋白遺伝子を発現していることが明らかになった．皮下脂肪では約20％，内臓脂肪では実に30％に及んだ[2]（図4C-1）．これほど多くの内分泌因子を発現す

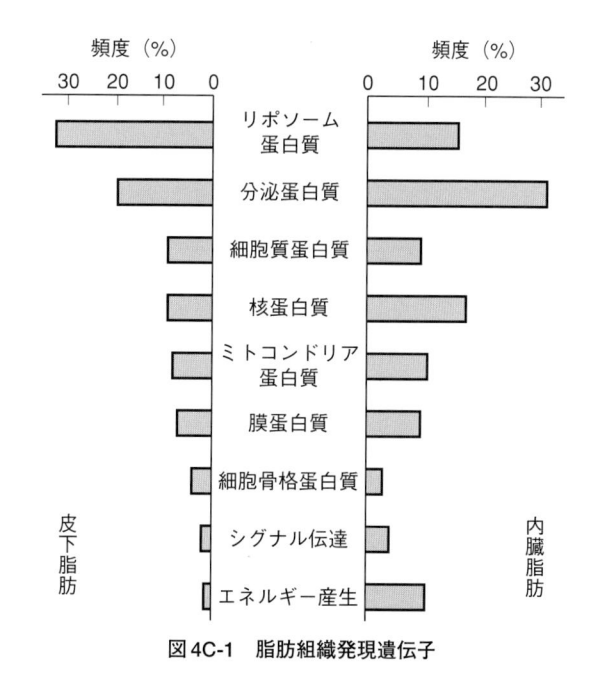

図4C-1 脂肪組織発現遺伝子

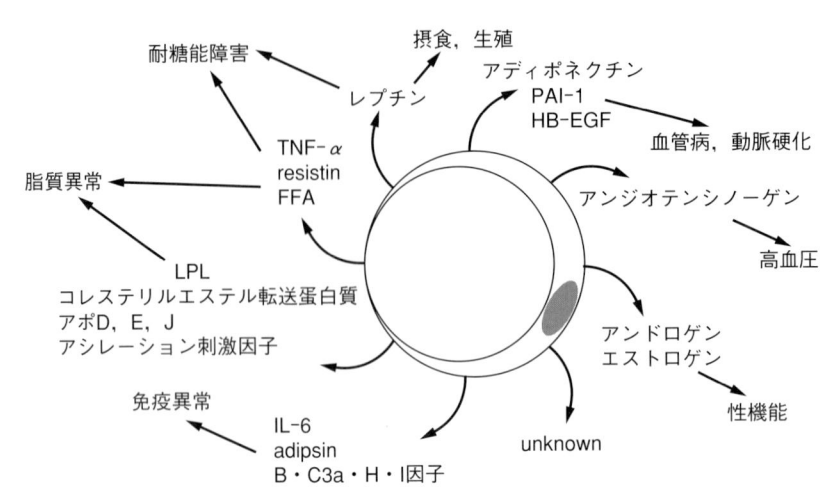

図4C-2 脂肪組織由来生理活性物質(アディポサイトカイン)
FFA: 遊離脂肪酸

る臓器は他になかった．脂肪組織は重量として身体の10%以上を占める巨大な臓器であり中性脂肪として130,000キロカロリーものエネルギーを貯蔵するのみならず，これらアディポサイトカイン adipocytokine と総称しうる脂肪組織由来生理活性物質を分泌することで，生体ホメオスターシスの維持に積極的に参与していることが示された．これらの中には脂肪蓄積とともにその発現が亢進，低下し，脂肪蓄積に伴う合併症発症に関与する可能性があるものも見出され，脂質代謝・内分泌異常ひいては動脈硬化の発症・促進に関与していることが明らかになってきた(図4C-2).

1. PAI-1 (plasminogen activator inhibitor-1)

生体内で凝固と線溶は種々の因子によりバランスを保たれている．凝固の亢進，線溶の低下は血栓性疾患の発症につながると考えられる．肥満者に静脈血栓症や心筋梗塞等の血栓性疾患の頻度が高いことは古くから知られ，増加した脂肪組織による物理的な静脈の圧迫が静脈血栓症の主因とされたり，高血圧，糖尿病等，肥満に伴う危険因子の重複が動脈硬化疾患の成因と考えられている．一方で肥満時に凝固線溶系のパラメーターが異常を示すことも知られている．たとえば凝固系の第VII因子活性，蛋白量，フィブリノゲン量，線溶系の組織プラスミノゲンアクチベーター(tPA)抗原量，PAI-1活性，抗原量が肥満度とともに増加することが報告されている．さらに腹部脂肪蓄積の指標であるW/H比は第VII因子蛋白量，PAI-1量と正相関を示したり，肥満度と独立して体脂肪分布がこれらの因子

に影響を与えることが報告されている．

PAI-1はプラスミノゲンアクチベーターの抑制に最も大きな役割を有し，プラスミン生成を妨げ，フィブリンからのfibrinogen degradation product生成を低下させる．その結果，PAI-1の増加は線溶活性を低下させ，血栓形成傾向に傾く．これまで肥満者，NIDDM患者にみられる高PAI-1血症の原因は，高インスリン血症による肝臓でのPAI-1発現増加と考えられていたが，肥満形成時において内臓脂肪でのPAI-1遺伝子発現量は上昇し，この上昇に比例して血中PAI-1濃度も上昇することが，ラット，ヒトにおいて確かめられた．このような変化は皮下脂肪では認められなかった[3]．以上から内臓脂肪から直接分泌されるPAI-1が血中レベルに影響を与え，内臓脂肪蓄積時にしばしばみられる心筋梗塞，静脈血栓症等の血管合併症の発症に関与することが示唆された．

2. TNF (tumor necrosis factor)-α

TNF-αは細菌感染動物血中より抽出された腫瘍壊死惹起物質で主として単球・マクロファージより分泌される．TNF-αの過剰産生は敗血症ショックや悪性腫瘍による悪液質 cachexiaにみられる宿主組織の壊死を起こし，生体へのTNF-αの投与でインスリン抵抗性が生じることが明らかにされていた．

Spiegelmanらは遺伝性肥満動物の脂肪組織におけるサイトカイン遺伝子発現を検討し，dbマウスではTNF-β，IL-1，IFN-γ等の発現増加はみられなかったが，TNF-α mRNAのみが正常マウスの約10倍に増

加していることを示した[4]．このようなTNF-α遺伝子の発現増加は他の遺伝性肥満動物である*ob*, *tub*マウスやZucker *fa*ラットでもみられた．これら動物はインスリン抵抗性をきたし糖尿病を発症することが知られている．Zucker *fa*ラットでTNF-αの抗体を用いその働きを中和すると，インスリン抵抗性を改善することが明らかになった．実際，脂肪細胞や肝細胞においてTNF-αは，TNF-α受容体に結合しspingomyerinaseの活性化を介し，インスリン受容体の基質であるIRS-1のセリンをリン酸化することでインスリン作用を減弱させる．ヒトの脂肪組織にもTNF-α mRNAおよび蛋白が発現しており，脂肪組織TNF-α遺伝子発現量は空腹時インスリン値と正相関し，減量療法により減少する．また，内臓脂肪の蓄積があると血中濃度が上昇することも示されている．蓄積した脂肪組織より分泌されたTNF-αが筋肉・脂肪組織・肝臓での糖利用亢進を抑制し肥満でのインスリン抵抗性を介して糖・脂質代謝異常をもたらすと考えられている．しかしながら，TNF-α欠損マウスにおいて普通食では，糖代謝の改善はなく，肥満モデルZuckerラットにTNF-α中和抗体を用いても，LPL活性変化も高中性脂肪血症の改善もみられないなど生体内での全身のインスリン抵抗性への寄与についてはっきりしない点もある．

3．レプチン

レプチンは遺伝性肥満動物の原因遺伝子産物として同定された脂肪組織特異的な分泌蛋白で[5]，脂肪蓄積とともに脂肪細胞より分泌される．その作用は主に視床下部食欲中枢に作用して，食欲の抑制作用，エネルギー消費増強作用を介して，体重を減少させる．肥満者では体脂肪量に比例して脂肪組織におけるレプチン産生が増加し，血中レプチン濃度が上昇するため，レプチン抵抗性であると考えられている．レプチンの欠乏は，糖・脂質代謝異常を招き，レプチン遺伝子の変異のためにレプチンが産生されない*ob*マウスや，全身に成熟した脂肪組織が欠損することによりレプチン欠乏の起こる全身性脂肪萎縮症のモデルマウスでは重篤なインスリン抵抗性，糖尿病，脂肪肝，高脂血症が発症し，そして，これらのマウスへのレプチン補充は，上記の異常を改善もしくは正常化する[6]．レプチンの全身性脂肪萎縮症への有効性はすでにヒトにおいても証明されている．その作用機序としては，レプチン欠乏が引き起こす慢性的な高インスリン血症が，肝臓の脂肪酸・中性脂肪合成を上昇させる転写因子SREBP-1cを上昇させ脂肪肝，高脂血症を起こさせること，および高インスリン血症が肝臓の糖代謝に重要なアダプター蛋白IRS-2の絶対量を減少させることによりインスリン抵抗性を引き起こし，定常的に糖産生・糖放出が上昇することが高血糖へとつながると考えられている[7]（図4C-3）．

4．アディポネクチン

我々は，最も脂肪組織に高発現しており，かつ脂肪組織特異的な分泌蛋白遺伝子，アディポネクチンをクローニングした[8]．アディポネクチンは244アミノ酸からなる分泌蛋白であり，66アミノ酸でコラーゲン様モチーフ（G-X-Y）をもち，補体系のC1qやコラーゲンX，VIIとホモロジーを有していた（図4C-4）．ヒトでの血中濃度は，レプチン等の脂肪細胞特異的分泌

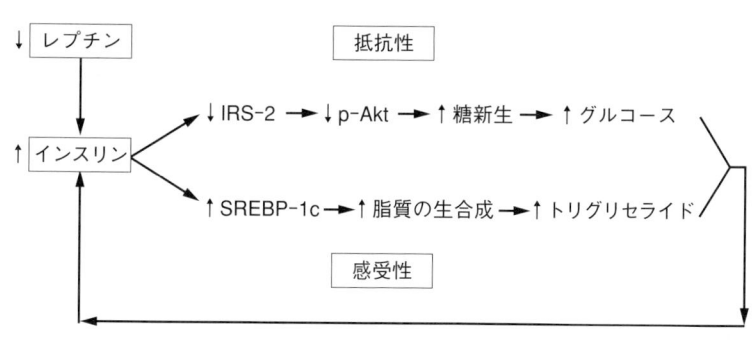

図4C-3 代謝異常の悪循環

病的肝においてインスリン抵抗性（IRS-2減少，Aktのリン酸化の減少，糖新生上昇）とインスリン感受性（SREBP-1c上昇，脂質生合成上昇）が共存することにより生じる高血糖・高脂血症を介した代謝異常の悪循環．

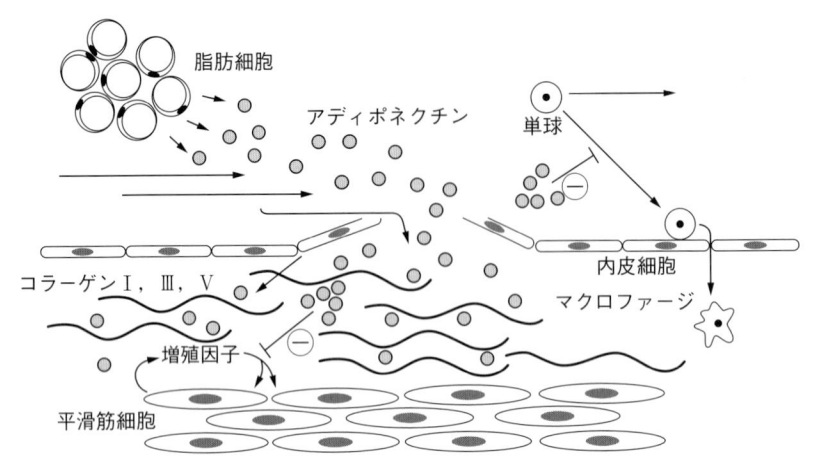

図4C-4 アディポネクチンの抗動脈硬化作用
脂肪組織から分泌されたアディポネクチンは，単球の血管内皮細胞への接着を抑制するとともに，血管内皮下にてコラーゲンI, III, Vと相互作用すると同時に，血管平滑筋細胞自身から分泌される増殖因子による平滑筋細胞増殖を抑制する．

物質とは異なり肥満者において血中濃度が低下し，減量によって増加した．特筆すべきは，内臓脂肪の増加とともにその血中濃度が低下したことである．また，冠動脈疾患患者では体脂肪指数と独立に血中アディポネクチンが低下していた．アディポネクチンはマトリックス様蛋白であり，基底膜の成分であるコラーゲンI, III, Vとの結合能が高く，正常血管内皮下では認められないがバルーンにて傷害を起こしたラット頸動脈の血管内皮下に認められるようになる．アディポネクチンは，血管平滑筋細胞の増殖抑制作用も有すると同時に，血管内皮細胞においてNFκBを制御を通じて，TNF-α依存性のVCAM-1, ICAM-1, E-セレクチン発現を抑制することで血管内皮細胞と単球との接着を阻害する[9]．また，マクロファージの貪食能およびTNF-α産生も低下させる[10]．さらに血中アディポネクチンは，糖尿病の重症度に比例して低下し，また全身のインスリン感受性に比例して上昇する[11]．つまりアディポネクチンはインスリン感受性増強ホルモンとしての機能を有する．実際，低アディポネクチン血症を呈する糖尿病マウスへのアディポネクチン補充は，その糖尿病を改善する[12]．このように肥満者や内臓脂肪蓄積者でアディポネクチンが低下することが動脈硬化症・糖尿病の発症基盤となっていることが強く示唆され，これら疾患へのアディポネクチン補充療法が現在ヒトにおいて検討されている．

5. レジスチン

脂肪細胞特異的に分泌されチアゾリジン系薬剤にてその発現が減少する遺伝子を同定し，インスリン抵抗性 insulin resistanceに関連する因子としてレジスチンと名付けた[13]．本分子の蛋白・遺伝子発現量は肥満状態で増加していた．受容体，細胞内シグナル等は不明であるが，動物に本分子を注入すると耐糖能が悪化し，中和抗体の投与で耐糖能が改善するなど，肥満時の耐糖能異常発症を説明する分子として注目される．

6. その他

高血圧にかかわる可能性を有する因子としてアンジオテンシノゲンの発現が脂肪組織において多く，肥満で発現増強，血中レベルの上昇がみられるとの報告がある．脂肪組織からは直接脂質代謝に関わるものとしてリポ蛋白リパーゼ（LPL）やコレステロールエステル転送蛋白（CETP）が分泌されていることが知られている．

■ 文献

1) 松澤佑次, 編. 内臓脂肪型肥満. 大阪: 医薬ジャーナル社; 1995.
2) Maeda K, et al. Analysis of an expression profile of genes in the human adipose tissue. Gene 1997; 190: 227.

3) Shimomura I, et al. Enhanced expression of PAI-1 in visceral fat: possible contributor to vascular disease in obesity. Nat Med 1996; 2: 800.
4) Hotamisligil GS, Spiegelman BM. Tumor Necrosis Factor α: a key component of the obesity-diabetes link. Diabetes 1994; 43: 1271.
5) Friedman JM, Halaas JL. Leptin and the regulation of body weight in mammals. Nature 1998; 395: 763-70.
6) Shimomura I, et al. Leptin reverses insulin resistance and diabetes mellitus in mice with congenital lipodystrophy. Nature 1999; 401: 73-6.
7) Shimomura I, et al. Down regulation of IRS-2 and Up-regulation of SREBP-1c leads to mixed insulin resistance and sensitivity in livers of lipodystrophic and *ob/ob* mice. Molecular Cell 2000; 6: 77-86.
8) Maeda K, et al. cDNA cloning and expression of a novel adipose specific collagen-like factor, apM1 (adipose most abundant gene transcript 1). Biochem Biophys Res Commun 1996; 221: 286.
9) Ouchi N, et al. Novel modulator for endothelial adhesion molecules: adipocyte-derived plasma protein adiponectin. Circulation 1999; 100: 2473.
10) Ouchi N, et al. Adipocyte-derived plasma protein, adiponectin, suppresses lipid accumulation and class A scavenger receptor expression in human monocyte-derived macrophages. Circulation 2001; 103: 1057-63.
11) Hotta K, et al. Circulating concentrations of the adipocyte protein, adiponectin, are decreased in parallel with reduced insulin sensitivity during the progression to type-2 diabetes in rhesus monkeys. Diabetes 2001; 50: 1126-33.
12) Yamauchi T, et al. The fat-derived hormone adiponectin reverses insulin resistance associated with both lipoatrophy and obesity. Nature Med 2001; 7: 941-6.
13) Steppan CM, et al. The hormone resistin links obesity to diabetes. Nature 2001; 409: 307.

〈下村伊一郎〉

C 脂質代謝異常と動脈硬化

2 高脂血症

◆まとめ
1. 高脂血症は黄色腫,膵炎を除けば基本的には自覚症状に乏しいsilent diseaseである.しかし,我が国における死亡原因の上位を占める虚血性心疾患,脳血管障害などの動脈硬化性疾患の危険因子として重要である.
2. 原発性高脂血症のなかで,リポ蛋白リパーゼ(LPL)欠損症,家族性高コレステロール血症(FH),III型高脂血症,コレステリルエステル転送蛋白(CETP)欠損症などの病態が分子レベルで解明されてきている.
3. 高脂血症だけでなく耐糖能異常,高血圧などの動脈硬化危険因子が集積するマルチプルリスクファクター症候群では,内臓脂肪の蓄積に伴う門脈血遊離脂肪酸の増加が高脂血症の発症要因として重要である(内臓脂肪症候群).
4. 高脂血症の治療により狭心症,心筋梗塞などの冠動脈疾患の発生率を低下できることが疫学的にも示されている.たとえ無症状であっても病態に応じて生活習慣の改善,適切な抗脂血薬の投与などにより血清脂質を適正域に保つことが重要である.

S-S結合したアポ(a)の2つのアポ蛋白をもつLp(a)や,特殊なリポ蛋白としてlipoprotein-Xなどがある.
　アポ蛋白は,構造蛋白としてだけではなく機能蛋白としても働き,アポB,Eは細胞表面の受容体へのリガンド活性をもち,アポC-IIはリポ蛋白リパーゼlipoprotein lipase(LPL)の補酵素として機能する.またアポEの血管平滑筋細胞遊走・増殖抑制能[2],アポA-IVの抗酸化作用[3]などが報告されている.
　リポ蛋白代謝は大きく内因性経路と外因性経路に分けられ(図4C-6),表4C-1に示すような多彩な機能蛋白が関与する.外因性経路では,小腸から吸収された食餌性の脂肪がカイロミクロンに組み込まれリンパ管(胸管),鎖骨下静脈を経て肝臓に運ばれる.内因性経路では,肝臓においてVLDLが合成,分泌され,血中の種々の酵素,転送蛋白により修飾を受け,局所でその機能を発揮しながら全身を循環する.これらの経

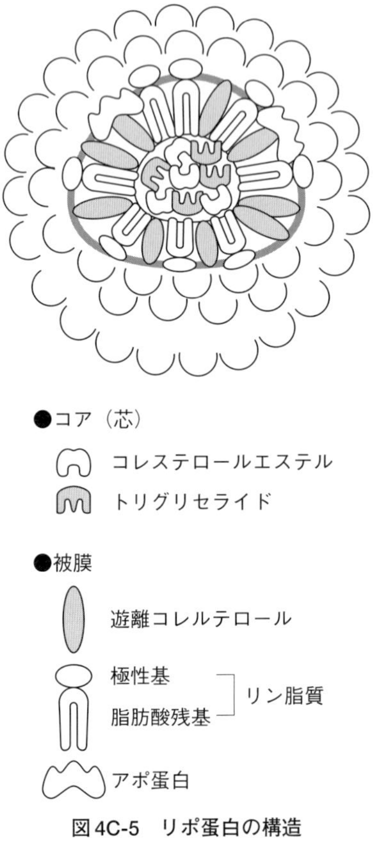

A. 脂質代謝の基礎

　主な血清脂質はコレステロール,中性脂肪〔トリグリセライド triglyceride(TG)〕,リン脂質,遊離脂肪酸 free fatty acid(FFA)の4つであり,アポリポ蛋白(またはアポ蛋白)とよばれる構造蛋白とリポ蛋白粒子を構成し,血中を運搬される(図4C-5).リポ蛋白はその比重からカイロミクロン($d<0.96$),超低比重リポ蛋白 very low density lipoprotein(VLDL,$0.96<d<1.006$),中間比重リポ蛋白 intermediate density lipoprotein(IDL,$1.006<d<1.019$),低比重リポ蛋白 low density lipoprotein(LDL,$1.019<d<1.063$),高比重リポ蛋白 high density lipoprotein(HDL,$1.063<d<1.21$)に分画される[1].その他のリポ蛋白としてLDLのアポB-100とこれに

● コア(芯)
　コレステロールエステル
　トリグリセライド
● 被膜
　遊離コレステロール
　極性基
　脂肪酸残基 〕リン脂質
　アポ蛋白

図4C-5　リポ蛋白の構造

表4C-1 リポ蛋白代謝に関与する主な機能蛋白

脂質代謝酵素

- ACAT (acylCoA: cholesterol acyltransferase, アシルCoA-コレステロール-アシル転移酵素): 遊離コレステロールをエステル化コレステロールに変換する．肝細胞ではVLDLのアセンブリーに関わり，小腸では食事由来のコレステロールエステルが消化され，遊離コレステロールとして吸収されたのち，小腸上皮細胞で再エステル化し，カイロミクロンを形成する．
- H-TGL (hepatic triglyceride lipase, 肝性トリグリセライドリパーゼ): 肝臓のDisse腔表面に存在し，IDLやLDL粒子中のトリグリセライドを加水分解する．疾患: H-TGL欠損症（レムナントの増加）
- LPL (lipoprotein lipase, リポ蛋白リパーゼ): 主として脂肪細胞や筋肉の毛細血管内皮細胞表面に存在し，リポ蛋白内部のトリグリセライドを加水分解する．疾患: LPL欠損症（家族性高カイロミクロン血症）
- LCAT (lecithin: cholesterol acyltransferase, レシチン-コレステロール-アシル転移酵素): 末梢組織からHDLに抜き取られたコレステロールをエステル化する．疾患: LCAT欠損症（低HDL血症）

アポ蛋白

- アポA-I: HDLの構造蛋白．LCATを活性化する．疾患: ApoA-I欠損症（低HDL血症）
- アポA-II: HDLの構造蛋白
- アポA-IV: HDLの構造蛋白，抗酸化作用を有する．
- アポB-100: VLDL, IDL, LDLの構造蛋白でLDL受容体のリガンドとなる．疾患: 家族性変異アポB-100（高コレステロール血症）
- アポB-48: カイロミクロンの構造蛋白
- アポC-I: カイロミクロン，VLDL，HDLに存在し，LCATを活性化する．
- アポC-II: カイロミクロン，VLDL，HDLに存在し，LPLを活性化する．疾患: アポCII欠損症（高カイロミクロン血症）
- アポC-III: カイロミクロン，VLDL，HDLに存在し，LPL，H-TGLの活性を抑制する．
- アポE: レムナントやIDLの構造蛋白で，レムナント受容体のリガンドとなる．細胞増殖・遊走抑制能を有する．疾患: 家族性III型高脂血症

転送蛋白，トランスポーター

- CETP (cholesteryl ester transfer protein, コレステロールエステル転送蛋白): VLDL, IDL, LDLにHDLよりコレステロールエステルを転送するとともに，その交換としてトリグリセライドをHDLに転送する．疾患: CETP欠損症（家族性高HDL血症）
- PLTP (phospholipid transfer protein, リン脂質転送蛋白): カイロミクロン，VLDLの被膜を構成するリン脂質（phosphatidylcholine）とアポA-Iからの原始HDL（nacent HDL）の合成に関与する．
- MTP (microsomal triglyceride transfer protein, ミクロゾームトリグリセライド転送蛋白): カイロミクロン，VLDLの合成・分泌に関与する．疾患: MTP欠損症（無βリポ蛋白血症），
- ABC Transporter (ATP-binding cassette transporter): マクロファージなどでHDLによるコレステロール引き抜きや小腸でのステロール吸収に関与する．疾患: ABCA1: Tangier病（低HDL血症），ABCG5, G8: sitosterolemia

受容体

- LDL受容体: アポBをリガンドとしてLDLを取り込んだり，アポEをリガンドとしてレムナントを取り込む．疾患: 家族性高コレステロール血症
- レムナント受容体: アポEをリガンドとしてカイロミクロンレムナントやVLDLレムナントを取り込む．
- VLDL受容体: アポEをリガンドとしてVLDL, IDLなどを取り込む．
- スカベンジャー受容体: 変性LDLなどを取り込む．動脈硬化病変の発生・進展に関わる．SR-AI, SR-AII, SR-BI, CD36, LOX-1など

制御因子

- SREBP (sterol regulatory element binding protein): LDL受容体遺伝子のsterol regulatory elementに結合しLDL受容体の発現調節に関与する．種々のアイソフォームによりコレステロール，中性脂肪代謝を調節する．
- PPAR (peroxisome proliferator activator receptor)-α: 肝でリポ蛋白代謝関連分子の遺伝子転写に関連する．フィブラート系薬剤がリガンドのひとつと考えられ，リポ蛋白の異化を促進して，脂質を低下させる．

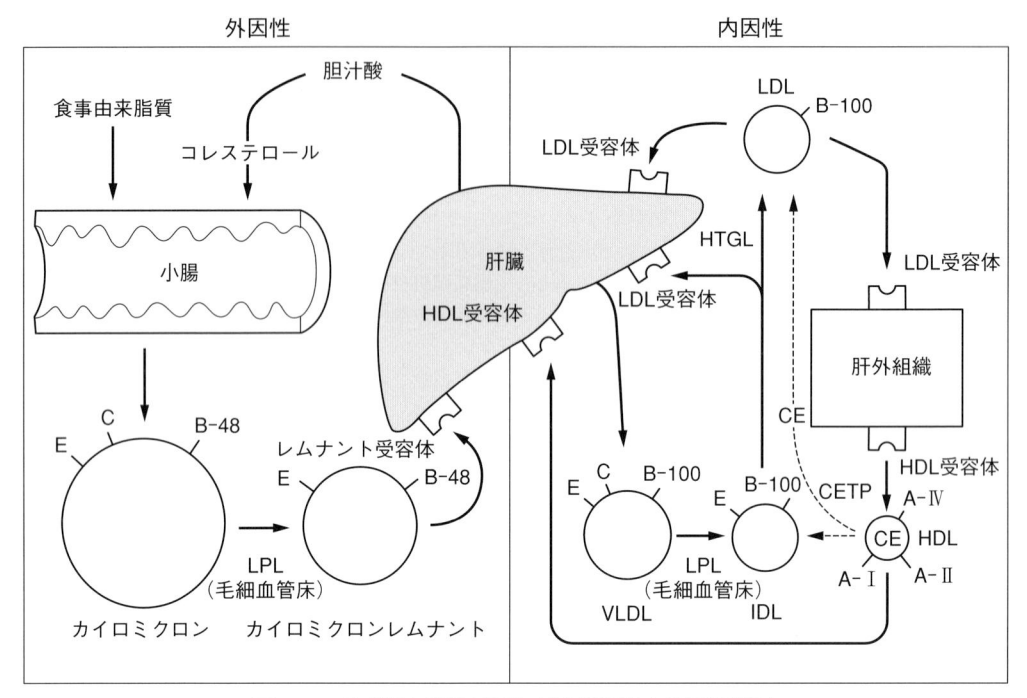

図4C-6 リポ蛋白代謝の概要（内因性経路と外因性経路）

路に働くいずれかの機能蛋白に異常があれば，その異常に応じて異なったタイプの高脂血症が生じてくる．

B. 高脂血症の分類

　高脂血症は，原因から大きく原発性と二次性に分けられる．原発性高脂血症の分類として厚生省原発性高脂血症調査研究班によるものが広く普及している（表4C-2）．また，WHO分類では，どのリポ蛋白が増加するか，すなわち表現型によりI型からV型の高リポ蛋白血症に分類されている（表4C-3）．日本人においては男性ではIV型が，女性ではIIa型が一番多い[4]．

C. 高脂血症発症の分子メカニズム

1. 家族性リポ蛋白リパーゼ（LPL）欠損症

　食餌性の脂肪は小腸から吸収され，カイロミクロンとなってリンパ管を経て血中に入ってくる．一方，肝臓で合成されたVLDLは肝臓から分泌され血液中を運ばれる．いずれもトリグリセライド（TG）に富む大型のリポ蛋白である．これらのTGリッチリポ蛋白中のTGは，主として脂肪組織や筋肉の毛細血管内皮細胞表面に存在するLPLによって加水分解され，TGを失うにしたがってリポ蛋白粒子は次第に小さくなり，カイロミクロンレムナントまたは，IDL，LDLと

表4C-2　原発性高脂血症の分類

原発性高カイロミクロン血症
　　家族性リポ蛋白リパーゼ欠損症
　　アポC-II欠損症
　　原発性V型高脂血症
　　その他の高カイロミクロン血症
原発性高コレステロール血症
　　家族性高コレステロール血症
　　家族性複合型高脂血症
　　特発性高コレステロール血症
内因性高トリグリセライド血症
　　家族性IV型高脂血症
　　特発性高トリグリセライド血症
家族性III型高脂血症
　　アポE異常症（アポE2/2）
　　アポE欠損症
原発性高HDL血症
　　CETP欠損症
　　肝性リパーゼ活性低下を伴う高HDL血症
　　アポA-I合成亢進による高HDL血症
　　その他の高HDL血症

なって肝臓に取り込まれ処理される．LPLは，脂肪組織，心筋，骨格筋，マクロファージなどで合成，分泌されている．それぞれの実質細胞から分泌され，血管内皮細胞上においてヘパラン硫酸などの糖脂質と結

表 4C-3　高脂血症（高リポ蛋白血症）の表現型による分類

型	増加しているリポ蛋白	増加している脂質	
I	カイロミクロン	トリグリセライド ↑↑↑	
IIa	LDL	コレステロール ↑↑↑	
IIb	LDL + VLDL	コレステロール ↑↑,	トリグリセライド ↑
III	IDL（β-VLDL）	コレステロール ↑↑,	トリグリセライド ↑↑
IV	VLDL	トリグリセライド ↑↑	
V	カイロミクロン + VLDL	トリグリセライド ↑↑↑, コレステロール ↑	

合していると考えられている[5]（図4C-7）．LPL蛋白は27アミノ酸残基のシグナルペプチドと448個のアミノ酸からなる糖蛋白で，その遺伝子は第8染色体に存在する．N端ドメインは312個のアミノ酸から，C端ドメインは136個のアミノ酸からなり，N端ドメインのSer132, Asp156, His241が活性中心（catalytic triad）である．また，22個（217～238番目）のアミノ酸がlid（蓋）を形成している[6]（図4C-8）．分子量は約5万であり，糖鎖が加わると約6万になる．

　LPL遺伝子欠損のホモ接合体は数十万人に1人というまれな疾患であるが，ヘテロ接合体でも脂肪の過剰摂取や大量飲酒などの後天的原因によってホモ接合体と同様の症状を発症する可能性がある．著明な高カイロミクロン血症を呈し，発疹性黄色腫，網膜脂血症を認める．血清コレステロールは上昇がみられても軽度であるが，血清トリグリセライドは1000mg/dlを超え，急性膵炎による重篤な急性腹症を起こすことがある．LPLの遺伝子変異は，これまで数多く報告されており，次の2タイプがみられる．すなわち，①酵素蛋白の合成が障害され，LPLそのものが欠損するタイプ，②LPLは存在するが，活性がみられないタイプである．前者は遺伝子異常として大きな欠失，挿入，スプライシング異常，ナンセンス変異，フレームシフト変異による早期の停止コドン形成などがあげられている．後者ではエクソン2～9のミスセンス変異などが報告されており，これらの微小な変異によって蛋白構造が変わり，酵素活性が失われると考えられる．

　LPLの活性化に必須のアポC-II欠損症でも同様な病態が認められる．しかし，LPL欠損症と異なり，カイロミクロンとVLDLの両方が増加することが多く，高トリグリセリド血症の程度もLPL欠損症に比べて軽度である．また，LPLに対する自己抗体によって，同様な病態がみられることもある（自己免疫性高脂血症）[7]．

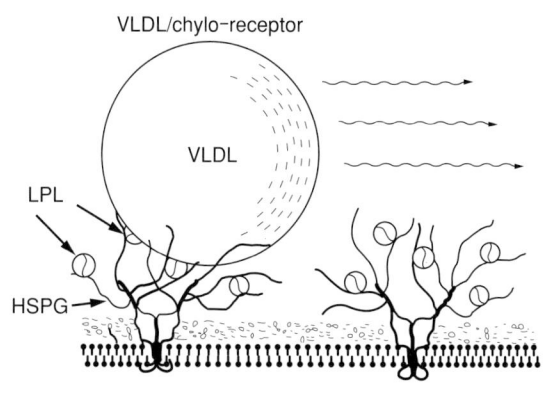

図4C-7　毛細血管床におけるLPL作用の模式図
（文献5より改変）

　内皮細胞にheparan sulfate proteoglycan（HSPG）によって係留されたLPLがカイロミクロンやVLDLと結合し，これらのリポ蛋白中の中性脂肪を水解する．

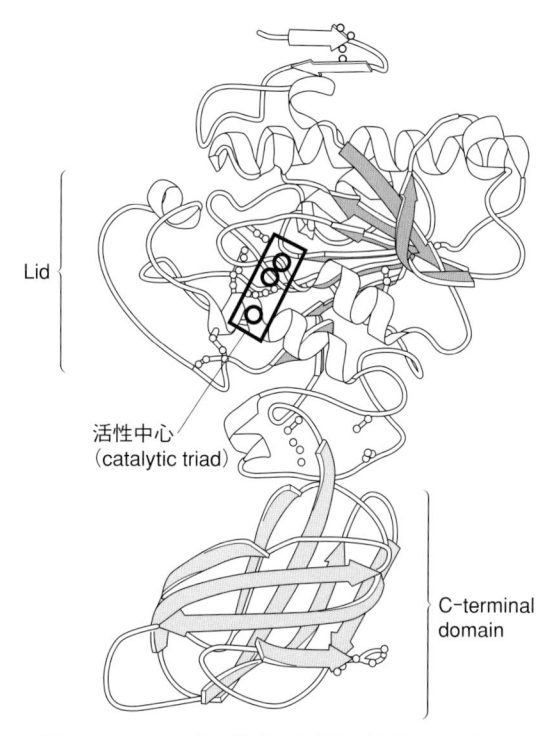

図4C-8　LPL三次元構造の予想図（文献6より改変）

2. 家族性高コレステロール血症 familial hypercholesterolemia（FH）

コレステロールは細胞膜の重要な構成成分である．血中を輸送されるコレステロールに富むLDLは，細胞膜表面に存在するLDL受容体によって細胞内に取り込まれる．LDL受容体はまた，血液中の過剰なLDLを肝臓に取り込み，処理する役割も担っている．肝細胞中に取り込まれたLDLのコレステロールは異化され，胆汁中に排泄される．

LDL受容体は839個のアミノ酸からなる糖蛋白で，N末端からリガンド結合領域，epidermal growth factor（EGF）前駆体相同領域，O型糖鎖結合領域，膜貫通領域，細胞質領域の5つの領域に分けられる[8]（図4C-9）．LDL受容体はLDLの主要な構成アポ蛋白であるアポBだけでなく，VLDLおよびカイロミクロンレムナントなどに含まれるアポEにも結合するため，アポB・E受容体ともよばれている．

LDL受容体はコレステロールの細胞内濃度が低下すると発現が増加し，コレステロール濃度が上昇すると発現が抑制される．これを調節する転写因子として，ステロールレギュラトリーエレメント結合蛋白 sterol regulatory element binding protein（SREBP）が明らかとなっている．

LDL受容体遺伝子は第19染色体短腕に存在する．この遺伝子に異常があって，LDL受容体が合成されない，あるいは機能が障害されたLDL受容体ができるのが家族性高コレステロール血症である[5]．常染色体優性遺伝疾患で，父親または母親由来の染色体のいずれかに異常があるヘテロ接合体は500人に1人，ホモ接合体は100万人に1人の頻度とされる．ホモ接合体では血清コレステロール値が500mg/dl以上になり，ヘテロ接合体ではその約半分となる．過剰なLDLは酸化修飾などを受け，LDL受容体とは別の受容体（スカベンジャー受容体）からマクロファージなどに取り込まれ，黄色腫や動脈硬化巣を形成する．FHの診断基準を表4C-4に示す．LDL受容体遺伝子変異はこれまでに150種類以上報告されており，全く蛋白が作られないものから蛋白異常の部位，機能異常の種類により5つに分類されている[8]（図4C-10）．

FHに類似の疾患として，家族性欠陥アポB血症 familial defective apoB（FDB）がある．これは，LDL受容体のリガンドであるアポB側に異常がある場合で，LDL粒子のLDL受容体への親和性が低下している．臨床的にはFHと同様に高コレステロール血症とアキレス腱肥厚を認めるが，一般的にFHより動脈硬化は軽症で，その原因としてアポA-Iの合成亢進を伴うことが報告されている[9]．FDBの遺伝子頻度には地域差があり，スイスやベルギーでは人口の209～250分の1と多いが本邦ではまれである[10]．

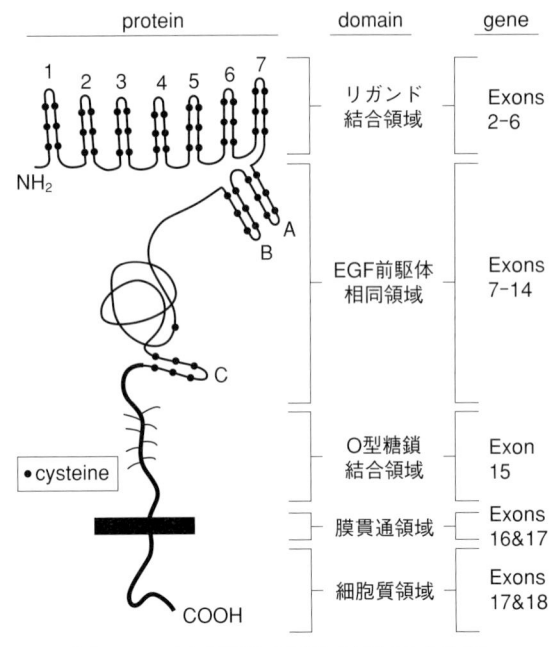

図4C-9 LDL受容体の構造（文献8より改変）

表4C-4 家族性高コレステロール血症（FH）の診断基準

［大項目］
① 原則として血清コレステロール値260mg/dl以上でIIaまたはIIbの表現型を示す
② 腱黄色腫*または皮膚結節性黄色腫が存在する
③ LDLレセプターの分析によりレセプター活性低値ないし種々の異常が認められる

［小項目］
① 眼瞼黄色腫
② 若年性（＜50歳）角膜輪
③ 若年性（＜50歳）虚血性心疾患

*：X線軟線撮影またはゼロラジオグラフィーによるアキレス腱肥厚の判定（側面で最大径9mm以上）が有用である

大項目のうち2個以上有する場合は確診
大項目のうち1個と小項目のうち1個以上有する場合は疑診
ただし，第一度近親者に確診例のみられる場合は，大項目1個のみで確診しうる

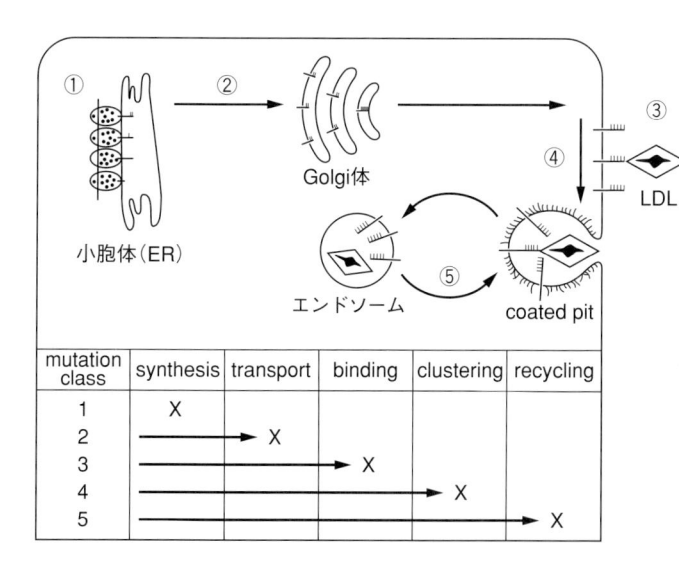

図 4C-10 LDL 受容体の分子異常による FH の分類
（文献 8 より改変）

クラス 1: LDL 受容体遺伝子の発現障害（受容体蛋白が合成されない null type）
クラス 2: LDL 受容体蛋白の成熟障害（細胞内輸送障害）
クラス 3: リガンド結合障害（リポ蛋白の認識障害）
クラス 4: 細胞内への取り込み障害（coated pit での受容体の集合障害）
クラス 5: 受容体蛋白のリサイクル障害

3. 家族性Ⅲ型高脂血症

Ⅲ型高脂血症では，高コレステロール血症，高中性脂肪血症の両者を呈し，リポ蛋白分画電気泳動での broad β パターンが特徴的である．これは pre-β リポ蛋白と β リポ蛋白のピークが融合したものでありレムナントの代謝障害を示す．増加したリポ蛋白は β-VLDL とよばれることもあるが実際には，内因性の VLDL レムナントおよび外因性のカイロミクロンレムナントの両者が含まれる．LDL は，酸化修飾などの変性を受けなければマクロファージに取り込まれないが，この β-VLDL はそのままマクロファージに取り込まれ，動脈硬化初期病変にみられる泡沫細胞を形成する．実際，Ⅲ型高脂血症は，手掌線条黄色腫や冠動脈疾患，閉塞性動脈硬化症を高率に合併する．

家族性Ⅲ型高脂血症の原因としてアポE異常が重要であり，この場合，血中のアポE濃度は高値を示す．アポEは299個のアミノ酸からなる糖蛋白であるが，$\varepsilon 2$，$\varepsilon 3$，$\varepsilon 4$ の3種の対立遺伝子があることが知られている．これらの遺伝子産物が E2，E3，E4 であり，その組み合わせによって6種の表現型が存在する．すなわち E2/2，E2/3，E3/3，E4/2，E4/3，E4/4 である．このうちアポ E3/3 が野生型で，その変異型が E2，E4 とされている．一般にアポ E2 は VLDL，IDL を増加させ，E4 は LDL コレステロールを増加させる作用があるといわれている．特にアポ E2 は LDL 受容体との親和性がないため，IDL が増加し，家族性Ⅲ型高脂血症の基盤となっている．しかし，VLDL や IDL にはアポ B-100 があるため，E2/2 のホモ型でも全例が高レムナント血症になるわけではなく，他のリポ蛋白増加要因，たとえば糖尿病や肥満などの合併により，典型的なⅢ型高脂血症を発症すると考えられている．日本人ではアポ E5・アポ E7 の変異型も多く，その意義について研究が進められている．その他，Ⅲ型高脂血症を呈する異常として，アポ E の LDL 受容体結合部位の異常やアポ E 欠損症が報告されているが頻度は非常に低い．なお，Alzheimer 病とアポ E の表現型との関連が指摘されており，アポ E4 をもつ人は Alzheimer 病になりやすいといわれている．

4. 原発性高 HDL 血症

原発性高 HDL 血症のうち家族歴が明らかなものを家族性高 HDL 血症とよぶが，原因としてはコレステリルエステル転送蛋白 cholesteryl ester transfer protein（CETP）の異常が大多数を占める．一般に HDL は抗動脈硬化作用を有し，HDL コレステロール（HDL-C）は善玉コレステロールとよばれるため，単純に考えれば高 HDL 血症は他の高コレステロール血症と異なり動脈硬化を起こしにくいことが予想される．しかし，我々は高 HDL 血症のなかで，むしろ動脈硬化易発症病態として CETP 欠損症を発見し，その疫学的検討から CETP 欠損症による高 HDL 血症は決してかつていわれたような長寿症候群ではないことを明らかにした[11]．

CETP は末梢細胞から HDL が引き抜いたコレステロールを VLDL，IDL，LDL などのアポ B 含有リポ蛋白に転送する．転送されたコレステロールは肝臓で

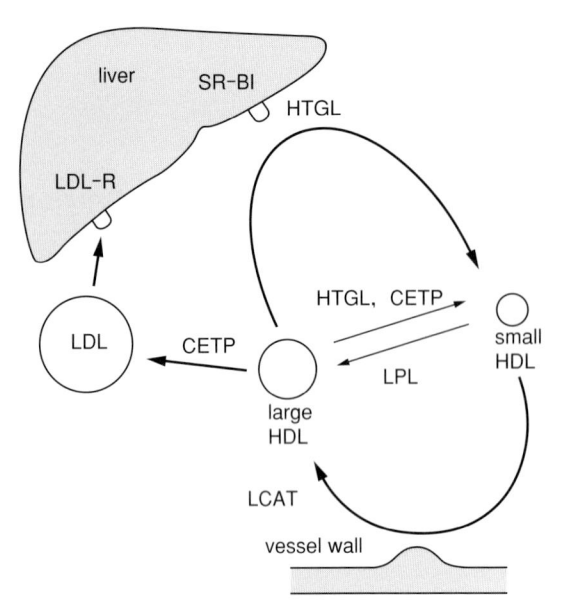

図4C-11 コレステロール逆転送系
(reverse cholesterol transport)

LDL受容体から取り込まれ異化されると考えられ，CETPは生体における動脈硬化防御機構であるコレステロール逆転送系において中心的な役割を担う（図4C-11）．CETP欠損に基づく高HDL血症は，第一症例をはじめ，多くの症例が日本で発見されている．CETP活性の完全欠損症例では，血清総コレステロールとしては中等度の増加を示し，HDL-Cが正常の3～6倍ときわめて高値である．アポ蛋白ではアポA-I，C-III，Eが著しく増加する．HDL-Cの増加はHDL2分画の増加に由来する．CEとTGの交換反応が障害されるため，患者のHDLはコレステリルエステル（CE）に富み，TGに乏しく，逆にVLDL，LDLはTGに富み，CEに乏しい．また，小粒子化したpolydisperse LDLと巨大化したHDLが認められる．CETP欠損症で増加したHDL粒子は正常HDLが有しているマクロファージの泡沫化抑制能および脱泡沫化能に乏しく，抗動脈硬化作用が減弱していると考えられた[12]．我々は，CETP欠損症による高HDL血症が高頻度に集積する東北地方の一地域を見出し（秋田県大曲市），本地域ではCETP遺伝子のintron 14のスプライス異常が他地域の5～8倍に達していることを報告した．本地域では，80歳以上の高齢者における高HDL血症やCETP欠損症の頻度が80歳未満の群に比しむしろ低下しており，CETP欠損に基づく高HDL血症は疫学的にも長寿症候群ではないと考えられた．日系米人

を対象にした別のグループの検討でも，CETP遺伝子変異を有するものの方が，有さない群に比し冠動脈疾患が有意に多かったと報告している．

その他の原発性高HDL血症として肝性トリグリセライドリパーゼ hepatic triglyceride lipase（HTGL）の活性低下によるもの，アポA-I合成亢進による高HDL血症が知られている．前者は動脈硬化易発症病態であり，後者は抗動脈硬化的であると考えられている．

5. マルチプルリスクファクター症候群 multiple risk factor clustering syndrome

近年，栄養過多や運動不足などに伴い，脂肪蓄積，肥満をきたし，その結果，高脂血症，耐糖能異常，高血圧などの危険因子の集積を伴って動脈硬化性疾患を発症するマルチプルリスクファクター症候群が注目されている．これまで，metabolic syndrome Xや deadly quartet（死の四重奏），インスリン抵抗性症候群などの概念がマルチプルリスクファクター症候群として提唱されてきたが，我々は肥満者，非肥満者にかかわらず腹腔内内臓脂肪（主として腸間膜脂肪）の蓄積がマルチプルリスクファクター症候群の病態において重要な役割を担っていることを見出し，「内臓脂肪症候群」がその病態を的確に表現した疾患概念であることを報告している[13]．内臓脂肪症候群におけるリポ蛋白異常を中年男性において検討すると，内臓脂肪蓄積例では，VLDL分画のトリグリセライドは増加し，LDL分画ではコレステロール値は正常であるがアポB濃度が高値を示し，動脈硬化惹起性の強いsmall dense LDL粒子が増加していた．これらの異常の基盤として，内臓脂肪由来の遊離脂肪酸が門脈より直接肝臓に過剰に流入することによりトリグリセライドの合成亢進やアポBの分解過程の抑制が生じ，さらに肝臓でのVLDL合成に関わるmicrosomal triglyceride transfer protein（MTP）などの作用によりVLDLの合成・分泌を亢進させる機序が考えられている（図4C-12）．また，門脈血中の過剰な遊離脂肪酸は肝臓でのインスリン感受性を低下させ，インスリンの代謝回転を遅延させることによりインスリン抵抗性を増悪させ，さらにインスリン抵抗性自体が肝臓での糖新生抑制障害を起こし，結果としての高血糖がさらに抵抗性を助長させる可能性が考えられる．その結果，末梢でのインスリン作用不全によりトリグリセライドを加水分解するリポ蛋白リパーゼ活性は低下

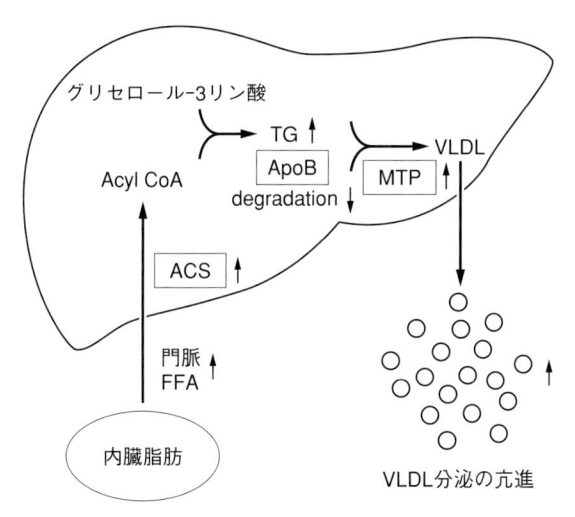

図 4C-12 内臓脂肪蓄積時の高脂血症発症機序

し，VLDL が増加する．

　我が国でも虚血性心疾患の背景にある高脂血症として頻度の高い家族性複合型高脂血症の原因はいまだ不明であるが，遺伝的素因とともに一部，内臓脂肪蓄積の関与も示唆されている．

　以上，病態が分子レベルで解明されている代表的な原発性高脂血症の発症機序およびマルチプルリスクファクター症候群の病態について概説した．ライフスタイルの欧米化に伴い，わが国でも高脂血症を基盤とした動脈硬化性疾患が問題となっている．高脂血症の治療により冠動脈疾患の発生率を低下できることが疫学的にも示されており，たとえ無症状であっても病態に応じて生活習慣の改善，適切な抗脂血薬の投与などにより血清脂質を適正域に保つことが重要である．

■ 文献

1) Havel RJ, Eder HA, Bragdon JH. The distribution and chemical composition of ultracentrifugally separated lipoproteins in human serum. J Clin Invest 1955; 34: 1345-53.
2) Ishigami M, Swertfeger DK, Granholm NA, et al. Apolipoprotein E inhibits platelet-derived growth factor-induced vascular smooth muscle cell migration and proliferation by suppressing signal transduction and preventing cell entry to G1 phase. J Biol Chem 1998; 273: 20156-61.
3) Qin X, Swertfeger DK, Zheng S, et al. Apolipoprotein AIV: a potent endogenous inhibitor of lipid oxidation. Am J Physiol 1998; 274(5PT2): H1836-40.
4) 原発性高脂血症調査研究班（班長垂井清一郎）．我が国における高脂血症表現型の分類および血清脂質値と血管合併症発症の関連．昭和 61 年度研究報告書．p.17-26.
5) Brunzell JD, Deeb SS. Familial lipoprotein lipase deficiency, Apo C-II deficiency, and hepatic lipase deficiency. In: Scriver CR, Beaudet AL, Sly WS, Valle D. editors. The Metabolic & Molecular Bases of Inherited Disease. 8th ed. New York: McGraw-Hill; 2001. p.2789-816.
6) Dugi KA, Dichek HL, Santamarina-Fojo S. Human hepatic and lipoprotein lipase: The loop covering the catalytic site mediates lipase substrate specificity. J Biol Chem 1995; 270: 25396-401.
7) Kihara S, Matsuzawa Y, Kubo M, et al. Autoimmune hyperchylomicronemia. N Engl J Med 1989; 320: 1255-9.
8) Hobbs HH, Russell DW, Brown MS, et al. The LDL receptor locus in familial hypercholesterolemia: mutational analysis of a membrane protein. Annu Rev Genet 1990; 24: 133-70.
9) Schaefer JR, Winkler K, Schweer H, et al. Increased production of HDL ApoA-I in homozygous familial defective ApoB-100. Arterioscler Thromb Vasc Biol 2000; 20: 1796-9.
10) Nohara A, Yagi K, Inazu A, et al. Absence of familial defective apolipoprotein B-100 in Japanese patients with familial hypercholesterolaemia. Lancet 1995; 345: 1438.
11) Hirano K, Yamashita S, Nakajima N, et al. Genetic cholesteryl ester transfer protein deficiency is extremely frequent in the Omagari area of Japan. Marked hyperalphalipoproteinemia caused by CETP gene mutation is not associated with longevity. Arterioscler Thromb Vasc Biol 1997; 17: 1053-9.
12) Ishigami M, Yamashita S, Sakai N, et al. Large and cholesteryl ester-rich high-density lipoproteins in cholesteryl ester transfer protein (CETP) deficiency can not protect macrophages from cholesterol accumulation induced by acetylated low-density lipoproteins. J Biochem (Tokyo) 1994; 116: 257-62.
13) Nakamura T, Tokunaga K, Shimomura I, et al. Contribution of visceral fat accumulation to the development of coronary artery disease in non-obese men. Atherosclerosis 1994; 107: 239-46.

<石神眞人　松澤佑次>

C　脂質代謝異常と動脈硬化

3 動脈硬化症

◆まとめ
1. 粥状動脈硬化は徐々に進行し，最終段階にはじめて症状を呈する．
2. Ross Rの提唱した障害反応仮説が現在では広く受け入れられている．
3. 粥状動脈硬化の発生には炎症性反応が深く関わっている．
4. 粥状動脈硬化は段階的に進行し，脂肪斑，中間病変，線維性硬化巣の3段階に分類される．
5. 初期病巣の発生には脂質，特にコレステロールの蓄積が関わっている．
6. 粥状動脈硬化の形成には，多くの細胞，因子が関与し，それらが複雑に絡み合っている．
7. 粥状動脈硬化の初期には血管内皮細胞，マクロファージ，Tリンパ球が関わり，病巣の進行には血管平滑筋の関与が重要である．
8. マクロファージを泡沫化させる生体内のリポ蛋白として酸化LDLがある．
9. プラークは破綻しやすい不安定なものと，厚い線維性被膜に覆われた安定したものとに分けられる．
10. 高脂血症の原因となる遺伝子異常は多数知られている．
11. 危険因子の除去が予防，治療として有効である．
12. プラークの安定化には高コレステロール血症の治療が有効である．

A. 粥状動脈硬化の結果様々な臨床病態が形成される

　粥状動脈硬化はそれ自体が疾病というよりはその発生する部位によって異なる臨床症状を引き起こす病態である．たとえば冠状動脈では狭心症，心筋梗塞などの虚血性心疾患，頸動脈および脳動脈では脳塞栓および脳梗塞，四肢においては壊疽などである．粥状動脈硬化症は臨床症状を呈することなく徐々に進行し，最終段階に近くなってはじめて重篤な症状を呈する．最終的には血栓などによる血管の閉塞を起こし，非可逆的な病変を完成させる．粥状動脈硬化の発生・進展の機序に関して現在では1976年にRoss Rが提唱し，その後修正されてきた障害反応仮説が広く受け入れられている（図4C-13）．その要旨は血管内皮細胞の機能障害が粥状動脈硬化症の発端であるという点であるが，1999年に修正された論文で粥状動脈硬化症は炎症性疾患であるとRossはいい切っている．すなわち，内皮細胞障害を基本とする組織損傷に対し，マクロファージ，好中球，リンパ球といった免疫担当細胞の反応が惹起されることが粥状動脈硬化の引き金になるという考え方である．少なくともその初期には炎症が関わっていると考えられるが，すべての過程が炎症に基づくという考え方にはいまだ議論の余地があるようである．

B. 粥状動脈硬化の発生・進展は大きく3つの段階に分けられる

　粥状動脈硬化の過程にはその進行に応じて以下の現象がみられる．①血管内皮下層におけるマクロファージ・Tリンパ球の集合と平滑筋細胞の増殖．②コレステロールを主とする脂質の蓄積．③弾性線維，コラーゲン，プロテオグリカンなどの結合織の増生．その進行は連続的に起こるが障害反応仮説に準拠して3つの段階に分類し，その特徴とそれぞれの段階に関わる細胞・分子を考察する．

1. 脂肪斑　fatty streak

　粥状動脈硬化のごく初期で，脂質を蓄積したマクロファージとTリンパ球が内皮下層に集合している状態である．慢性的に危険因子にさらされた血管内皮細胞が分子の選択的透過性に障害をきたし，単球とリンパ球が内皮細胞表層に遊走，粘着し，内皮下に移行する．その引き金は高脂血症や血栓形成その他の要因により起こると考えられる．内皮下で単球はマクロファージへと分化し，変性リポ蛋白を取り込み泡沫細胞に変わる．

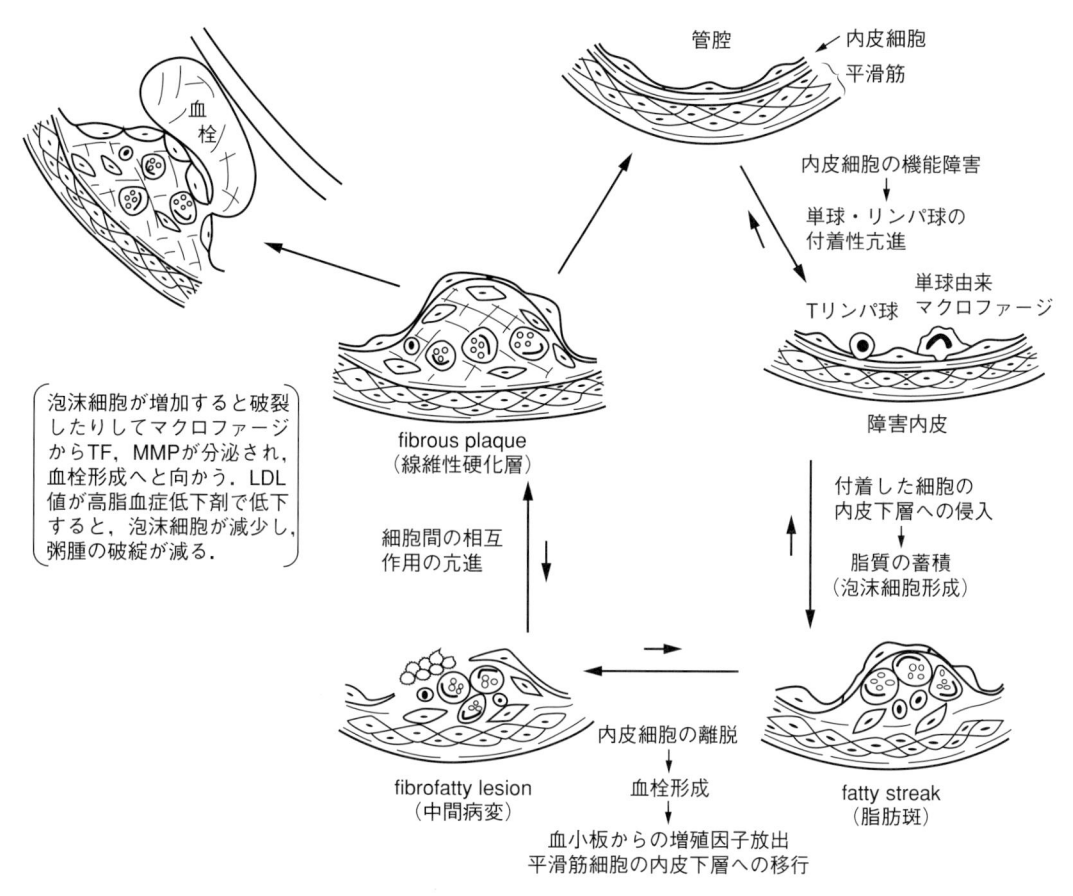

図4C-13 障害反応仮説
それぞれの段階は可逆的だが、プラーク破裂の結果、血栓による血管閉塞が起こると組織の損傷は非可逆的である．

2. 中間病変　intermediate/fibrofatty lesions

Tリンパ球，マクロファージに加え，増殖した血管平滑筋よりなる血管壁の肥厚である．泡沫細胞が内皮下から血管内腔に逆に移行する際，内皮細胞を障害，剥離し，内皮細胞による保護を失った血管壁に血栓が形成される．血小板からは種々の増殖因子が放出され，それにTリンパ球，マクロファージの分泌する因子（サイトカイン）が加わり，中膜の平滑筋細胞が内皮下に進出し，増殖する．この過程においては血管平滑筋細胞の関与が大きいと考えられる．

3. 線維性硬化巣　fibrous plaque

複雑な線維性肥厚を伴い，最終的には血管の閉塞に至る病変である．この状態になると，粥腫が血管の内部に突出し，血行を障害し，臨床症状を呈する．病変内血管の形成を伴うこともある．内膜の著しい細胞線維性肥厚があり，中膜に近い深部は増殖した血管平滑筋，マクロファージ，リンパ球および脂肪球，壊死層よりなる．不安定なプラークはマクロファージの産生するマトリクスメタロプロテアーゼの働きで細胞外マトリクスが分解され，プラークが破裂しやすくなる．その結果，血栓形成によりさらに狭窄，あるいは閉塞が起こる．

C. 粥状動脈硬化の発生・進展に関わる主な因子

粥状動脈硬化の形成には多くの細胞およびそれらの分泌する様々な因子が関与し（接着分子，リポ蛋白および多くの血漿蛋白質，サイトカイン，細胞成長因子など），それぞれに対する受容体による細胞内情報伝達経路が複雑に絡み合っている（図4C-14）．これらの病態とは独立した危険因子としてホモシステイン，Lp(a)，またヘルペスウイルスやクラミジアの感染症などがあるが，それらの詳細な分子機序は不明である．

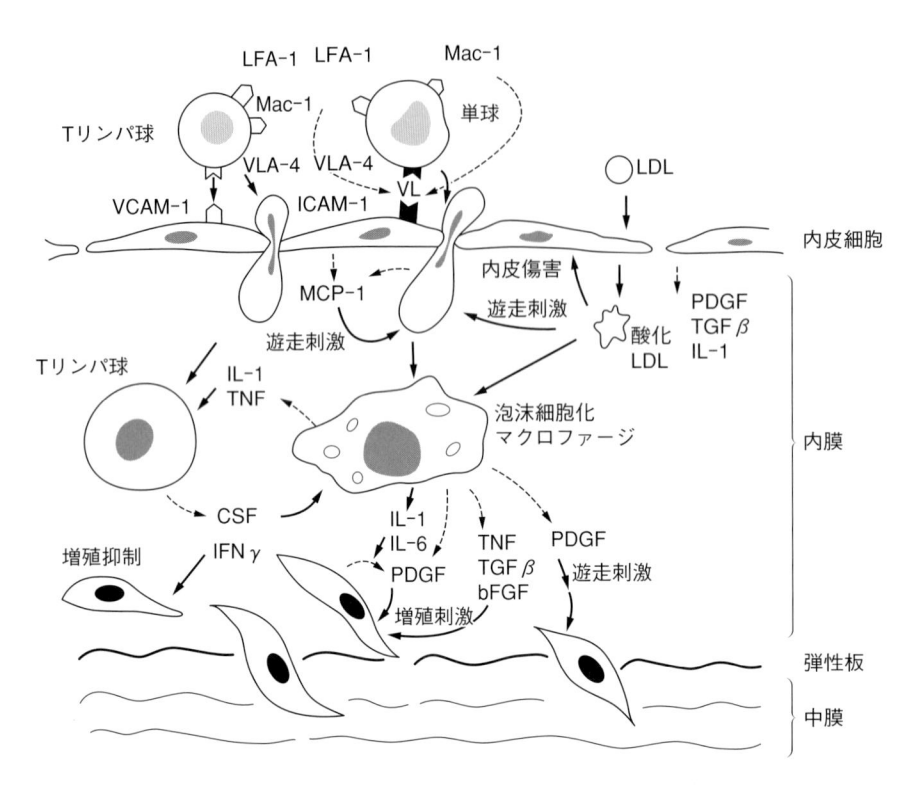

図 4C-14 粥状動脈硬化病巣形成における細胞間のクロストーク

粥状動脈硬化の形成には多くの細胞およびそれらの分泌する因子が関与し（接着分子，リポ蛋白および他の血漿蛋白質，サイトカイン，細胞成長因子など），それぞれの受容体を介した細胞内情報伝達経路が複雑に絡み合っている．

1. 粥状動脈硬化症の初期病巣（fatty streak）形成に関与する主な分子・因子

fatty streak を形成するために必須と考えられるのは血管内皮細胞の機能障害，マクロファージおよびリンパ球の内皮下への遊走ならびに泡沫細胞の形成である．

a）血管内皮細胞の障害

高脂血症，ことに高 low density lipoprotein（LDL）コレステロール血症は粥状動脈硬化の危険因子であるが，高脂血症に起因して血管内皮細胞を障害する主要な因子は酸化 LDL であると最近は認められている．酸化 LDL は内皮細胞による LDL の修飾によって形成され，内皮細胞は酸化 LDL によって障害を受けると考えられている．その結果 vascular cell adhesion molecule 1（VCAM-1）のような接着因子の合成が増加し，マクロファージや T リンパ球の付着性が亢進する．また，他のリポ蛋白や糖蛋白が内皮細胞表面に付着，滲入することにより同様に内皮細胞の機能障害が起こるとも考えられている．内皮細胞に発現する酸化 LDL の受容体としてレクチン様の構造をもつ LOX-1 がある．他にもずり応力など物理的刺激のほか高血圧，喫煙，糖尿病，肥満などに由来する物質（たとえばフリーラジカルや終末糖化産物 AGE など）が内皮細胞の機能障害に関わっていると考えられる．

b）マクロファージ・T リンパ球の遊走因子

血管内の白血球は血管壁上をローリングしており，血管内皮細胞の機能的障害により血管内皮細胞に付着し，さらに細胞間接合部を通り抜けて内皮下に進入すると考えられている．白血球のローリングにはセレクチンファミリー，内皮細胞への接着にはインテグリンが関与する．白血球が内皮細胞間隙を通り抜ける際には PECAM-1 が関わることは知られているが，junctional adhesion molecule（JAM）という新たにクローニングされた分子も関わっている可能性がある（図4C-15）．

単球-マクロファージは内皮細胞の分泌する colony stimulating factor（CSF），macrohage chemotactic protein 1（MCP1），酸化 LDL，transforming growth factor β（TGFβ）などにより内皮細胞の傷害された局所に遊走してくる．

単球のマクロファージへの分化には macrophage-colony stimulating factor（M-CSF）が関わっており，M-CSF の受容体である c-fms を機能阻害抗体で阻害すると粥状動脈硬化が抑制されることが明らかになっている．

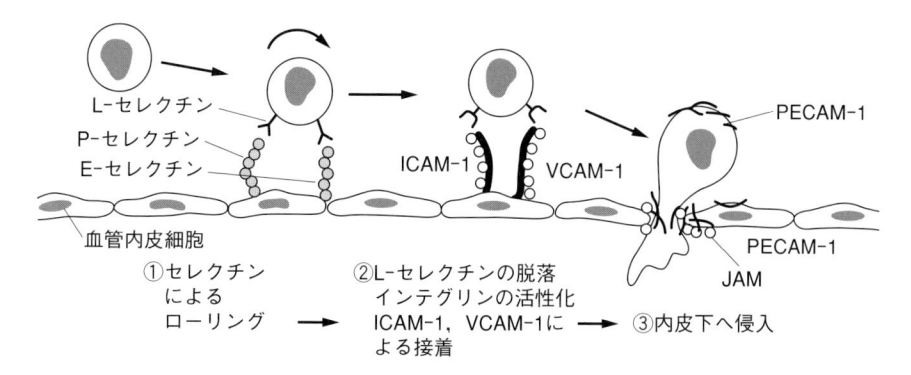

図4C-15 血管内皮細胞への白血球接着における多段階モデル
血管内の白血球は血管壁上をローリングしており，血管内皮細胞の機能的障害により血管内皮細胞に付着し，さらに細胞間接合部を通り抜けて内皮下に進入すると考えられている．白血球のローリングにはセレクチンファミリー，内皮細胞への接着にはインテグリンがそれぞれ関与することが知られている．白血球が内皮細胞間隙を通り抜ける際にはPECAM-1およびJAMが関わっている可能性がある．

マクロファージの遊走因子であるMCP1は活性化した内皮細胞や平滑筋細胞から分泌される．マクロファージに発現するMCP1受容体は細胞膜を7回貫通し，リガンドと結合することにより三量体G蛋白の活性化を介してシグナルを伝達するロドプシン型の受容体である．MCP1受容体を発現しないマウスはやはり粥状動脈硬化になりにくいことが報告されている．

c）マクロファージの泡沫化
マクロファージを泡沫化させる生体内でのリポ蛋白としては酸化LDLが知られている．酸化LDLを取り込んだマクロファージは分裂増殖し，酸化LDLを取り込み続けて泡沫化が進行する．やがて泡沫細胞が破裂して粥腫が形成される．マクロファージの分裂・増殖には酸化LDLの成分のひとつであるlyso-phosphatidylcholineが関わっていると考えられている．CSFが枯渇することによりマクロファージは細胞死を起こし，組織内にとどまることになる．マクロファージはinterleukin 2を，Tリンパ球はCSFを産生して互いの遊走・増殖を刺激する．

酸化LDLは単球-マクロファージ，Tリンパ球を遊

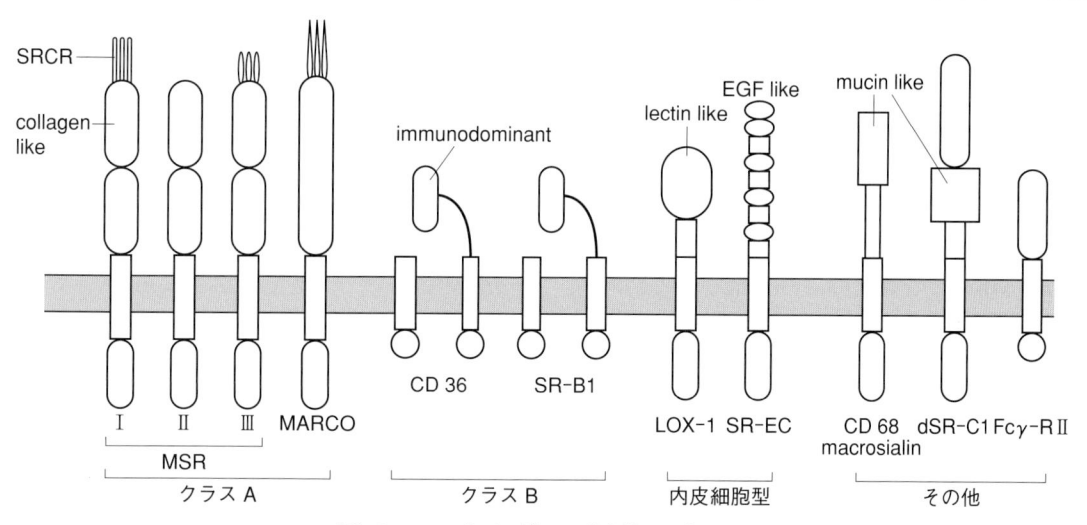

図4C-16 スカベンジャー受容体ファミリー
酸化LDLはスカベンジャー受容体を介してマクロファージに取り込まれ，泡沫細胞形成をうながす．スカベンジャー受容体は構造的には2つのファミリー（クラスA，B）とその他に分けられる．クラスAはコラーゲンドメインをもち三量体構造をとる．MSR I, II, IIIは共通遺伝子からalternative splicingによって生じる．クラスBは2つの細胞膜貫通領域をもち，カベオラ内に存在する．

走させるとともにマクロファージに取り込まれ，泡沫細胞形成をうながす．マクロファージに発現する酸化LDLの受容体としてクラスAおよびBスカベンジャー受容体（SR-A, SR-B1），CD36, CD68（macrosialin），さらにSR-PSOX（scavenger receptor for phosphatidyl-serine and oxidized lipoprotein）など多様な分子が同定されている．粥状動脈硬化の発生にSR-AおよびCD36が関わっていることは欠損マウスや欠損症患者により証明されている（図4C-16）．スカベンジャー受容体はLDL受容体と異なり細胞内コレステロールの量による調節抑制を受けないため，マクロファージは変性LDLを無制限に取り込み，泡沫細胞に至ると考えられている．このとき同時にマクロファージはTNFαやIL-1などの炎症性サイトカインやPDGFなどの成長因子を産生，分泌する．

2. 主に粥状動脈硬化の進行に関与する分子

粥状動脈硬化の進行には血管平滑筋が重要な働きをする．その主なものは内皮下への遊走と局所での増殖，ならびにコラーゲンやプロテオグリカンなどの細胞外マトリックスの産生である．

platelet derived growth factor（PDGF）は平滑筋細胞の遊走・増殖因子のひとつである．PDGFは血小板のみならずマクロファージ，内皮細胞，血管平滑筋細胞からも分泌される．PDGF受容体は細胞膜を1回貫通し，細胞外ドメインは免疫グロブリンと類似したループを5つ並べた構造をしている．ひとつのリガンド（二量体）が2つの受容体分子と結合し，受容体を二量体化することにより活性化する．活性化による情報伝達の様式は受容体自身の細胞内ドメインにあるチロシンをリン酸化することに始まる，チロシンリン酸化型受容体である．

TGFβは血管壁を構成する内皮細胞，平滑筋細胞，マクロファージで産生，分泌される．高分子量の潜在型TGFβとして作られ，酸への曝露やプラスミンのような特異的酵素の影響によって活性化されてはじめて作用を発揮する．TGFβは内膜直下の平滑筋細胞の増殖を促進する一方，中膜よりの平滑筋に対しては増殖を抑制し，分化への作用をうながす．すなわち平滑筋が結合織（コラーゲン，プロテオグリカン，弾性組織蛋白質など）を合成するのを最も強く促進する．TGFβの受容体は大きく3種類に分けられ，そのうちのI型とII型はシグナル伝達型受容体である．その下流にはSmadファミリー蛋白質が関わっていることが明らかになっている．

3. プラークの安定化と退縮

障害反応仮説はプラークの形成過程を証明する有力な仮説であるが，一般的には増大したプラークが血管内腔を閉塞する例はまれであり，ひとたび形成されたプラークは時間とともに質的変化を起こすと考えられる（図4C-13）．泡沫化したマクロファージや平滑筋によって脂質コアが形成されるとともに，一方で平滑筋細胞は産生する細胞外マトリクスやコラーゲンにより線維性被覆が形成される．

やがて脂質コアの成分が代謝を受け縮小していくとともに，内膜平滑筋細胞はアポトーシスによって減少していく．こうして線維成分に富む安定化プラークへと成熟し，粥状動脈硬化病変は完成する．その後，粥状動脈硬化発生の引き金となった種々の危険因子が取り除かれていけばプラークはきわめて徐々にではあるが退縮していくものと思われる．

4. プラークの不安定化と血管の閉塞

プラークが形成された後も危険因子が引き続き存在する場合，プラークは安定化の方向に向かうとは限らない．近年の病理学的検討，あるいは疫学的検討より，心筋梗塞患者にみられる冠状動脈の閉塞はプラーク自体によるよりもむしろプラークの破綻による血栓形成によることが明らかになってきた．破綻しやすい（不安定な）プラークの特徴として，脂質コアが大きく，プラークを覆う線維性皮膜が薄く，平滑筋細胞が少なく，一方マクロファージの浸潤が多い（図4C-17）．マクロファージは局所においてマトリクスメタロプロテアーゼ（MMP）などプラーク構成成分を分解する酵素を産生し，プラークを脆弱化するのみならず，組織因子を産生することにより破綻し，露出したプラーク内容物による血栓形成を促進する．マクロファージのMMP産生は活性化Tリンパ球の分泌するinterferon（IFN）γによって誘導されることがわかっている．さらにIFNγは平滑筋細胞の増殖を抑制し，さらに平滑筋細胞のコラーゲン生合成をも抑制する作用があるのでマクロファージから分泌されたMMPとの相乗作用により線維性被膜はきわめて破綻しやすい危険な状態に陥る可能性がある．プラークを安定化させる目的でサイトカインを修飾する方法はまだないが，HMG-

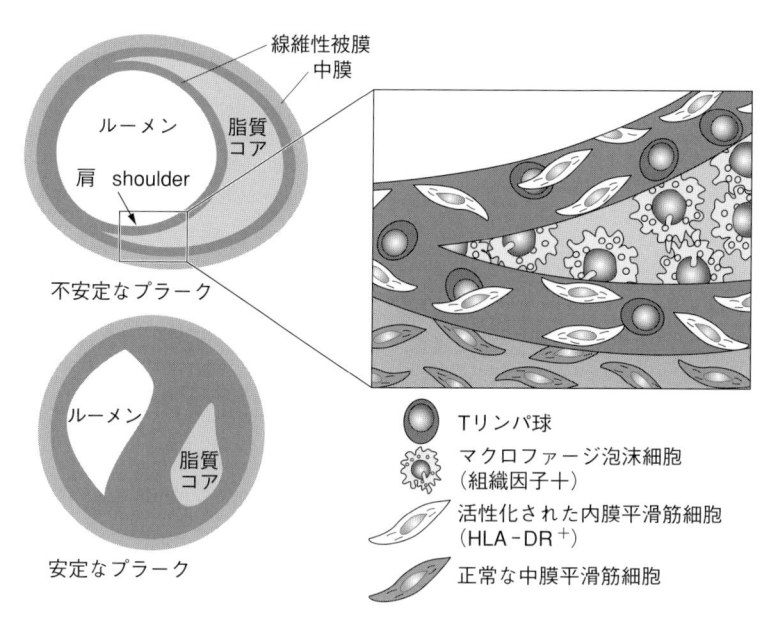

図4C-17 不安定なプラークと安定なプラーク

不安定なプラークは血管の外方へ突出して成長するので，内腔が保たれていることも多い．このプラーク内では，薄い線維性被膜が相当量の脂質コアと血栓惹起性のマクロファージ（組織因子をもつ）を被覆している．プラーク破綻部位にはHLA-DR抗原陽性の活性化平滑筋細胞が存在する．一方，安定なプラーク内では，比較的厚い線維性被膜が脂質コアを覆っている．HLA: ヒト白血球抗原

CoA還元酵素阻害剤（いわゆるスタチン）が有効であると認められ，臨床応用されている．

D. 遺伝子異常と治療

粥状硬化症に直接結びつく遺伝子の異常として現在知られたものはない．LDL受容体の異常やアポリポ蛋白E2のホモ接合体による粥状硬化症はいずれも脂質代謝異常に基づくものであり，脂質代謝を正常化することができればこれらの原因による粥状硬化症の予防は可能である（IV-C-2. 高脂血症の項を参照）．

このように粥状硬化症の直接の原因となる分子異常は発見されてない．したがって疫学的に明らかになっている危険因子を取り除く他に確実な予防法は確立してない．現状でなされているのは変性LDLの合成を低下させる目的で血清コレステロールを低下させるもの，あるいはLDLの酸化を防止する薬剤probucolの使用である．また，スタチン系薬剤は高コレステロール血症の治療のみならずプラーク安定化作用があることが認められている．さらに最近では粥状動脈硬化の成因として血管の炎症，あるいは感染症の関与も示唆されてきており，これらを予防，治療することが有効な治療法となる可能性が示されている．将来的には分子医療的予防・治療の方法として成長因子あるいはその受容体の働きを調節する方向に進むであろう．また，平滑筋細胞の細胞周期を直接制御する因子（c-myb）をオリゴヌクレオチドを用いて抑制することにより，平滑筋細胞の分裂・増殖を抑制する試みも実験動物を用いて行われている．さらに，細胞増殖因子の遺伝子や血液幹細胞を組織に注入することにより新生血管の増成を促すことで動脈硬化性疾患の治療をする試みが臨床に応用されつつある．

粥状動脈硬化症の発症・進展の機序についてはRussel Rossの提唱した障害反応仮説が一般に受け入れられている．それによると血管内皮細胞の機能障害が粥状動脈硬化症の発端であり，その機序には炎症性反応が深く関わっている．すなわち，内皮細胞障害を基本とする組織損傷に対し，マクロファージ，好中球，リンパ球といった免疫担当細胞の反応が惹起されることが粥状動脈硬化の引き金になるという考え方である．粥状動脈硬化の発症にかかわる内皮細胞の機能障害およびマクロファージの内皮下への滲入・増殖等の過程は炎症に加えて，脂質の蓄積が深く関わっていることは間違いないであろう．

■ 文献

1) Ross R. The pathogenesis of atherosclerosis: a perspective for the 1990s. Nature 1993; 362: 801-9.
2) Ross R. Atherosclerosis--an inflammatory disease. N Engl J Med 1999; 340: 115-26.
3) Libby P. Molecular bases of the acute coronary syndromes. Circulation 1995; 91: 2844-50.

〈石井賢二　北　徹〉

D 循環器疾患

1 循環器疾患

◆まとめ
1. 近年の分子生物学的・遺伝子工学的アプローチの進歩によって，循環器領域においても各疾患の遺伝子レベルでの原因および病態の解明，さらには治療への応用を目指した研究が進められている．
2. 循環器疾患のうち，家族性心筋症，遺伝性高血圧症，QT延長症候群など一部の不整脈，一部の先天性心血管疾患においては単一遺伝子の異常が原因となることが明らかとなり，原因遺伝子と病態との関連についても解明されつつある．
3. 循環器疾患の多くは，複数の遺伝子変異により規定された素因に食事摂取やストレスなどの環境要因が加わることで発症する，いわゆる多因子遺伝疾患である．今後は多因子遺伝疾患も含めた循環器疾患に対する病因関連遺伝子に応じた治療，すなわちオーダーメイド医療の実現を目指した研究が進むことが期待される．

A. 心筋症

心筋症は心機能障害を伴う原因不明の心筋疾患である．拡張型，肥大型，拘束型に分類されるが，臨床的には拡張型と肥大型の頻度が高い．家族発症例におけ

る解析から原因遺伝子の解明が進んでいる（表4D-1）．

1. 拡張型心筋症

拡張型心筋症は，左室ないし両心室の拡張と機能不全を主病態とする進行性で予後不良の心筋症である．病因としてはウイルスや自己免疫なども考えられているが，約2割から約1/3とされる家族発症例においては遺伝子異常が指摘されており，その原因遺伝子もいくつか明らかにされた．

常染色体性優性遺伝形式をとる家族性拡張型心筋症においては，9q13-q22，1q32などの遺伝子座の異常が報告されたが，原因遺伝子として特定されたのものに15q14染色体上の心筋アクチン遺伝子がある．この報告ではコドン312（Arg312His）またはコドン361（Glu362Gly）のミスセンス変異が発見された[1]．

X染色体性劣性遺伝形式をとる拡張型心筋症があり，X-linked cardiomyopathyとよばれている．この心筋症の原因として，X染色体短腕（Xp21）上にあるジストロフィン遺伝子の異常が明らかにされた．ジストロフィンの異常は当初Duchenne型進行性筋ジストロフィーの原因遺伝子として解明されたが，現在ではこれらの疾患においてジストロフィン遺伝子異常の同定による遺伝子診断が可能になっている．

2. 肥大型心筋症

肥大型心筋症は，著明な左室肥大が高血圧や弁膜症など他の心疾患を原因とせずに認められ，心機能障害を呈する心筋症である．心機能障害は心筋の異常な肥厚による拡張障害を主体としており，病理学的には心筋線維の錯綜配列を特徴とする．肥大型心筋症の半数以上には家族性がみられ，常染色体性優性遺伝形式をとる．

家族性肥大型心筋症においては，14q2上の心筋β型ミオシン重鎖遺伝子のミスセンス変異が最初に報告された．以後その他にも心筋トロポニンT遺伝子，αトロポミオシン遺伝子，心筋ミオシン結合蛋白C遺伝子などが原因遺伝子として発見された[2]．以上4つの遺伝子の異常が家族発症例全体の約90%を占めると考えられている．これらの原因遺伝子はサルコメア

表4D-1 家族性心筋症の主な原因遺伝子

疾患名	原因遺伝子	染色体座位
拡張型心筋症	アクチン	15q14
（Duchenne型筋ジストロフィー）	ジストロフィン	Xp21
肥大型心筋症	心筋β型ミオシン重鎖	14q2
	心筋トロポニンT	1q3
	αトロポミオシン	15q1
	心筋ミオシン結合蛋白C	11q1
	心筋型ミオシンアルカリ軽鎖	3p
	心筋型ミオシン調節軽鎖	12q2
	心筋トロポニンI	19
（心Fabry病）	α-ガラクトシダーゼ	Xq22

を構成する収縮関連蛋白をコードする遺伝子であることから，肥大型心筋症はサルコメア病であるとする概念が提唱されている．in vitroにおいて，これら遺伝子の変異により心筋収縮力の低下が報告されており，心筋の肥大はこの代償機転であろうと考えられている．

また肥大型心筋症と病態が酷似している遺伝疾患として心Fabry病があるが，原因としてα-ガラクトシダーゼ遺伝子の新しいミスセンス変異が報告された．

B. 高血圧症

一部の遺伝性高血圧症に関しては単一の遺伝子異常により引き起こされることが報告されているが，大部分を占める本態性高血圧症については少なくとも十数個の遺伝子変異と多数の環境因子により発症すると考えられている．

1. 遺伝性高血圧症

主に家族性の二次性高血圧の一部において，原因となる単一の遺伝子変異が報告された（表4D-2）．グルココルチコイド奏効性高アルドステロン血症は，ACTH依存性にアルドステロン合成の亢進が起こり，低K・低レニン性高血圧をきたす疾患で，グルココルチコイド投与により改善する．この疾患は減数分裂時の不均等交差によって11β-水酸化酵素とアルドステロン合成酵素のキメラ遺伝子が生じることにより引き起こされることがわかった[3]．キメラ遺伝子が存在すると，ACTHにより制御される11β-水酸化酵素遺伝子のシス配列がアルドステロンの合成を制御するため，ACTHによりアルドステロンの過剰産生が起こる．また常染色体性優性遺伝のLiddle症候群では，Naチャンネルのβ/γサブユニット遺伝子の異常が原因となることがわかった．この遺伝子変異によりNaチャンネルの細胞内への移行が阻害されるため，Na再吸収が亢進し，体液量増加型の高血圧を呈すると考えられる．

2. 本態性高血圧症

多因子疾患と考えられる本態性高血圧症に関しても，昇圧因子としての候補遺伝子を同定するための解析が盛んに行われている．中でも主要な血圧調節機構であるレニン-アンジオテンシン系に属する遺伝子の異常が精力的に検討された．たとえば，アンジオテンシノゲン遺伝子上の変異のうち，第2エクソン上にあるMet235Thr遺伝子多型と高血圧発症とに有意な関連があると報告された．他にも同遺伝子のコアプロモータ上のC-18T多型やG-6A多型なども高血圧に対して強い遺伝的リスクになりうると報告された．またアンジオテンシン受容体をコードするAT1遺伝子に関して，A1166C多型と高血圧あるいは左室肥大との相関があると報告された．アンジオテンシン変換酵素遺伝子に関しては，イントロン16に存在するAlu配列が挿入されるinsertion（I）多型と欠失するdeletion（D）多型について多くの検討がなされているが，大勢においては高血圧発症との関連は否定的であると考えられている．

C. 不整脈

不整脈の原因遺伝子については，成因と直接関連すると考えられる細胞膜上のイオンチャンネルをコードする遺伝子の異常が検討され，いくつかが発見された（表4D-3）．得られた知見をもとに，障害されたチャンネルの種類に応じた治療法の選択など臨床への応用が模索されている．

表4D-2 遺伝性高血圧症の主な原因遺伝子

疾患名	原因遺伝子	染色体座位
グルココルチコイド奏効性高アルドステロン血症	11β-水酸化酵素とアルドステロン合成酵素のキメラ	8q
Liddle症候群	Naチャンネルβ/γサブユニット	16p
New症候群	11β-水酸化ステロイド脱水素酵素	16q

表4D-3 遺伝性不整脈疾患の主な原因遺伝子

疾患名	原因遺伝子	遺伝子座位
先天性QT延長症候群		
Romano-Ward症候群	KCNQ1	11p15.5
	HERG	7q35-36
	KCNE1	21q22.1-q22.2
	KCNE2	21q22.1-q22.2
	SCN5A	3p21-24
Jervell and Lange-Nielsen症候群	KCNQ1（homozygous）	11p15.5
	KCNE1（homozygous）	21q22.1-q22.2
Brugada症候群	SCN5A	3p21-24

1. QT延長症候群

QT延長症候群とは心電図上のQT時間の延長に伴い，多形性心室頻拍であるTorsade de Pointesを引き起こし，失神発作や突然死の原因となる疾患である．QT延長症候群には，明らかな原因が認められずにQT時間が延長している先天性QT延長症候群と，抗不整脈薬，電解質異常などによりQT時間の延長が起こる後天性QT延長症候群に分類される．

先天性QT延長症候群の一つである常染色体性優性遺伝のRomano-Ward症候群において，原因遺伝子の報告が相次いでいる[4]．膜6回貫通型の電位依存性Kチャンネルαサブユニットをコードする KCNQ1 は膜1回貫通型のKチャンネルβサブユニットをコードするKCNE1と複合体を形成して緩徐活性型遅延整流K電流の機能を示し，同様に膜6回貫通型のKチャンネルαサブユニットをコードするHERGは膜1回貫通型Kチャンネルβサブユニットをコードする KCNE2 と複合体を形成して急速活性型遅延整流K電流の機能を示す．これらKチャンネル遺伝子がRomano-Ward症候群の原因遺伝子となっていることがわかった．また心筋タイプNaチャンネルをコードするSCN5Aも原因遺伝子の一つであることが示された．常染色体性劣性遺伝で感音性難聴を伴うJervell and Lange-Nielsen症候群の原因は，KCNQ1またはKCNE1変異体のホモ接合体（homozygous mutation）であることが報告されている．

このように同じ症候群であっても破綻するイオンチャンネルには違いがある．たとえばNaチャンネルの異常を呈するSCN5A遺伝子変異症例においてはNaチャンネル遮断薬のmexiletineが有効であるというように，原因遺伝子の差異によってより効果的な治療法を選択することも可能になってきている．

2. Brugada症候群

Brugada症候群は，明らかな器質的心疾患を認めずに，心電図上V_1からV_3誘導の特徴的なST上昇，右脚ブロック，および合併する心室細動を主徴とする疾患である．この疾患を発症する一部の家系において，Naチャンネル遺伝子SCN5Aの異常が発見された．

D. 先天性心血管疾患

先天性心血管疾患の成因に関する遺伝子レベルでの解析も年々急速に進んでおり，異常染色体や特定の原

表 4D-4　先天性心血管疾患の主な原因遺伝子

疾患名	原因遺伝子
心房中隔欠損症，Fallot四徴症，Ebstein奇形，房室ブロック	CSX/NKX2-5
Holt-Oram症候群	TBX5
DiGeorge症候群	UFD1L
Marfan症候群	FBN-1
Ehlers-Danlos症候群	COL3A1

因遺伝子の解明が可能になってきている（表4D-4）．以下に心血管系に異常を呈する主な先天性疾患とその原因となる遺伝子異常について述べる．

1. 心房中隔欠損症

家族性に心房中隔欠損と房室伝導障害を合併する家系において，ホメオボックスを有する心筋特異的転写因子CSX/NKX2-5遺伝子のホメオドメインをコードする部位を中心としていくつもの遺伝子変異が認められた[5]．最近になって，特発性房室伝導障害やFallot四徴症においてもCSX/NKX2-5遺伝子の異常がみつかり，この転写因子が心臓の形態形成や伝導系の形成に重要な役割を果たすことが明らかとなった．

2. Holt-Oram症候群

Holt-Oram症候群は，上肢の形成不全と心房中隔欠損などの心奇形を発症する常染色体性優性遺伝疾患である．T-boxファミリーに属する転写因子であるTBX5の遺伝子変異がこの症候群の原因であることがわかった．現在では10以上のTBX5の遺伝子変異が報告されているが，この変異の差異によって，表現型が上肢形成不全が優位であるか，また心奇形が優位であるかが異なってくる．最近TBX5がCSX/NKX2-5と会合して心筋特異的遺伝子の活性化に寄与すること，またTBX5の変異の種類によりその活性抑制の程度が異なることが示され，分子レベルでの病態解析が進んでいる[6]（図4D-1）．

3. DiGeorge症候群

DiGeorge症候群はFallot四徴症や心室中隔欠損症などの心血管奇形に円錐動脈幹異常顔貌や胸腺低形成などを伴う22q11.2欠失症候群の一つである．染色体22q11.2に存在するUFD1L遺伝子は脳神経堤細胞の遊走や心臓の形態形成に重要な転写因子dHANDの下流に存在することと発現パターンが表現型と一致して

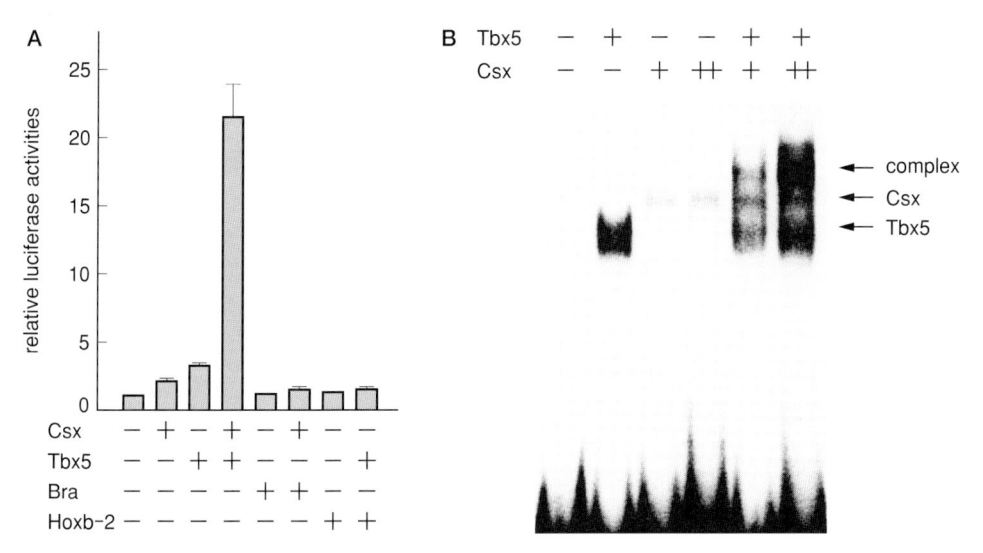

図4D-1 Tbx5とCsx/Nkx2-5の会合による心房性ナトリウム利尿ペプチド（ANP）の転写活性化[6)]

A: Tbx5とCsx/Nkx2-5によるANP遺伝子の協調的転写活性化（レポーターアッセイ）

　COS-7細胞を用いたトランスフェクションとレポーターアッセイにおいて，Tbx5とCsx/Nkx2-5は各々単独でもANPの転写を活性化するが，両者同時の過剰発現によってさらにsynergisticにその転写活性を高めることがわかる．Tbx5と同じT-boxファミリーに属するBrachyury（Bra）やCsx/Nkx2-5と類似のホメオボックス遺伝子Hoxb-2ではこのような転写活性化は認められない．

B: Tbx5とCsx/Nkx2-5の会合による転写複合体の形成（ゲルシフトアッセイ）

　ANPのプロモータ上のDNA配列をプローブとしたゲルシフトアッセイによって，Csx/Nkx2-5およびTbx5は互いに会合して複合体を形成し，各々がそのDNA領域に結合することが示される．Tbx5: Tbx5とDNAプローブとの結合を示すバンド．Csx: Csx/Nkx2-5とDNAプローブとの結合を示すバンド．complex: 両転写因子の複合体とDNAプローブとの結合を示すバンド．

いることから，本症候群の原因遺伝子の一つと考えられた．ところがUFD1Lのヘテロ接合体ノックアウトマウスでは本症候群の表現型を認めなかったことから，UFD1L以外の遺伝子の関与が想定される．

4．Marfan症候群

　Marfan症候群は，高身長・脊椎彎曲・クモ指などの骨格異常，水晶体脱臼などの眼異常，annulo-aortic ectasia・大動脈弁閉鎖不全・大動脈解離などの心血管系の異常を呈する結合織異常であり，常染色体性優性遺伝を示す．この症候群の原因は，microfibrilの主要な構成成分であるフィブリリン-1をコードする遺伝子（FBN-1）の変異であることが明らかにされた．原因遺伝子FBN-1の変異体は，dominant-negative効果によってfibrillin蛋白の高次構造，細胞外マトリックスへの取り込みなどに異常をもたらすと考えられている．報告された遺伝子変異のほとんどは，EGF（epidermal growth factor）様ドメインやTGFβ（transforming growth factor β）結合蛋白様ドメインなど，蛋白機能にとって重要と考えられる領域に位置している．

5．Ehlers-Danlos症候群

　Ehlers-Danlos症候群は，皮膚の過伸展・脆弱性，関節の過可動性，血管の脆弱性を主徴とする常染色体性優性遺伝を示す結合織疾患である．循環器領域では僧帽弁逸脱症とIV型（III型コラーゲン異常症）における大動脈破裂が問題となる．IV型は，III型プロコラーゲンをコードするCOL3A1遺伝子の変異を原因とすることが明らかになった．この変異体により生成される変異蛋白は，血管外膜の構成成分であるコラーゲンのらせん構造の不安定化をきたすと考えられている．

　以上，単一疾患遺伝子を中心として循環器領域における遺伝子変異と病態との関連について述べた．上述した本態性高血圧症や虚血性心疾患など循環器疾患の多くは，複数の遺伝子変異により規定された素因に食

事摂取やストレスなどの環境要因が加わることで発症する，いわゆる多因子遺伝疾患であると考えられている．今後も遺伝子変異と疾患発症のメカニズムの解析を通じて，多因子遺伝疾患も含めた循環器疾患に対する病因関連遺伝子に応じた治療，すなわちオーダーメイド医療の実現を目指した研究が進むことを期待したい．

■ 文献

1) Olson TM, et al. Actin mutations in dilated cardiomyopathy, a heritable form of heart failure. Science 1998; 280: 750.
2) Bonne G, et al. Familial hypertrophic cardiomyopathy: from mutations to functional defects. Circ Res 1998; 83: 580.
3) Lifton RP, et al. A chimaeric 11 beta-hydroxylase/aldosterone synthase gene causes glucocorticoid-remediable aldosteronism and human hypertension. Nature 1992; 355: 262.
4) Priori SG, et al. Genetic and molecular basis of cardiac arrhythmias; impact on clinical management. Eur Heart J 1999; 20: 174.
5) Schott JJ, et al. Congenital heart disease caused by mutations in the transcription factor NKX2-5. Science 1998; 281: 108.
6) Hiroi Y, et al. Tbx5 associates with Nkx2-5 and synergistically promotes cardiomyocyte differentiation. Nat Genet 2001; 28: 276.

<門前幸志郎　永井良三>

E 糖尿病

1 IDDM と NIDDM

◆まとめ
1. 糖尿病は従来 IDDM・NIDDM に大別されていたが，新しい成因分類ではそれぞれ1型・2型と分類されることになった．
2. 1型糖尿病にみられる自己免疫機序による膵β細胞破壊の背景には遺伝素因が存在し，複数の疾患感受性遺伝子が同定されてきている．
3. 2型糖尿病は環境因子，遺伝因子等が複雑に絡み合って発症すると考えられており，多因子遺伝形式が想定されている．
4. 遺伝素因として遺伝子異常が同定されたものには，一連の MODY 遺伝子，ミトコンドリア遺伝子，インスリン遺伝子，インスリン受容体遺伝子等がある．

表 4E-1 糖尿病とそれに関する耐糖能低下*の成因分類[1]
Ⅰ．1型（β細胞の破壊，通常は絶対的インスリン欠乏に至る）
　A．自己免疫性
　B．特発性
Ⅱ．2型（インスリン分泌低下を主体とするものと，インスリン抵抗性が主体で，それにインスリンの相対的不足を伴うものなどがある）
Ⅲ．その他の特定の機序，疾患によるもの
　A．遺伝因子として遺伝子異常が同定されたもの
　　(1) 膵β細胞機能にかかわる遺伝子異常
　　(2) インスリン作用の伝達機構にかかわる遺伝子異常
　B．他の疾患，条件に伴うもの
　　(1) 膵外分泌疾患
　　(2) 内分泌疾患
　　(3) 肝疾患
　　(4) 薬剤や化学物質によるもの
　　(5) 感染症
　　(6) 免疫機序によるまれな病態
　　(7) その他の遺伝的症候群で糖尿病を伴うことの多いもの
Ⅳ．妊娠糖尿病

*一部には，糖尿病特有の合併症をきたすかどうかが確認されていないものも含まれる．

糖尿病は生体内でのインスリン作用不足の結果，種々の代謝異常がもたらされる全身疾患であるが，その発症には遺伝因子，環境因子が複雑に関与していると考えられている．従来，その病型は大別してインスリン依存型糖尿病（IDDM），インスリン非依存型糖尿病（NIDDM）の2型に分類されていた．しかしその後蓄積された臨床データや発症機構解明に関する研究成果をもとにして，それまでの基準の不備についての見直しや新しい知見への対応が図られた．

日本糖尿病学会委員会による新しい成因分類[1]では，従来用いられていた IDDM，NIDDM という表現の併用をやめ，1型，2型という用語を用いることとされた．これは，成因分類と病態（病期）は異なる次元に属するものであるという考え方に基づくもので，IDDM，NIDDM という表現から成因を特定することは不可能であり，むしろそれらは病態，病期を表すものととらえられるからである．また，近年原因となる遺伝子異常が明らかとなった糖尿病についてはこの1型，2型という分類とは別に「遺伝素因として遺伝子異常が同定された糖尿病」として取り扱われることとなった（表 4E-1）．

A．1型糖尿病

膵β細胞の破壊性病変でインスリン欠乏が生じることによって起こる糖尿病である．この型の糖尿病では，β細胞破壊が進展してインスリンの絶対的欠乏に陥ることが多い．多くの症例では発病初期に抗グルタミン酸脱炭酸酵素（GAD）抗体，抗膵ラ氏島細胞抗体 islet cell antibody（ICA），抗 IA2 抗体/ICA512，抗インスリン自己抗体などの膵島抗原に対する自己抗体が証明され，自己免疫機序がβ細胞破壊に関与していると考えられる．しかし，自己免疫が関与しない原因不明の1型糖尿病も存在し，現在1型糖尿病は"自己免疫性"と"特発性"の二つに分類されている．

1型糖尿病の発症については，疾患に関与する可能性のある遺伝子を解析する候補遺伝子アプローチ，罹患同胞対を用いてゲノム全体をスクリーニングし，疾患感受性遺伝子の染色体領域（遺伝子座）を同定す

表 4E-2　1型糖尿病の疾患感受性遺伝子座

遺伝子座	染色体	候補遺伝子あるいはマーカー
IDDM1	6p21.3	HLA-DQB1, DQA1, DRB1
IDDM2	11p15.5	INS VNTR
IDDM3	15q26	D15S107
IDDM4	11q13	FGF3
IDDM5	6p25	ESR1
IDDM6	18q21	D18S64
IDDM7	2q31	D2S15
IDDM8	6q27	D6S2642
IDDM9	3q21-q25	D3S1576
IDDM10	10cen	D10S193
IDDM11	14q24.3	D14S67
IDDM12	2q33	CTLA-4
IDDM13	2q34	IGFBP2, IGFBP5
IDDM15	6p21	D6S283
IDDM17	10q25	D10S554, D10S592
IDDM18	5q33-q34	IL12B

ランダムマーカーアプローチ，モデル動物を用いた交配実験などが行われてきた．全ゲノムスクリーニングによって，現在ヒトでは十数種類の疾患感受性遺伝子座が報告されている（表4E-2）．この中にはすでに候補遺伝子アプローチを用いて1型糖尿病との関連が明らかになっていたHLA（IDDM1），インスリン（IDDM2），さらに最近注目されているCTLA-4（IDDM12）などが含まれているが，その他の遺伝子座については疾患感受性遺伝子の存在は追試確認されていない[2,3]．

1. HLA-DR, DQ 遺伝子（IDDM1）

a）HLA遺伝子と蛋白質分子の構造・機能

ヒト主要組織適合遺伝子複合体 major histocompatibility complex（MHC，ヒトではHLA）遺伝子群は，第6染色体短腕上に位置し，免疫応答の有無や強さを規定する遺伝子であり，I，II，III領域に区分される．クラスI遺伝子はほぼすべての有核細胞にクラスI抗原として発現し，H鎖とβ_2ミクログロブリンよりなる膜結合型糖蛋白質である（図4E-1）．クラスII分子はDR，DQ，DPなどに区分され，非共有結合したα鎖とβ鎖よりなり，マクロファージ，Bリンパ球，活性化T細胞などに発現している．クラスI分子は細胞障害性T細胞の活性化に必要であり，クラスII抗原はヘルパーT細胞のβ細胞特異抗原認識に必要であるとされている．

b）HLA遺伝子異常と1型糖尿病

これまでに，1型糖尿病に関する疾患感受性および抵抗性のDR，DQのタイプが日本人を含む多くの人種・民族で報告されている．たとえば日本人では，クラスIIのDRB1，DQA1，DQB1遺伝子座が疾患感受性に深く関連する（表4E-3）．すなわち，0405，0901などの型をもつ人は，もっていない人に比べて1型糖尿病になるリスクが数倍高く，1502などの型をもつ人はほとんど1型糖尿病にはならない．そもそも自己反応性T細胞は通常抑制され免疫寛容の状態にある．免疫寛容の成立に際しクラスII分子は自己の成分をT細胞に提示するが，疾患感受性のHLA型の場合にはその提示が不充分であるため，免疫寛容が破綻しやす

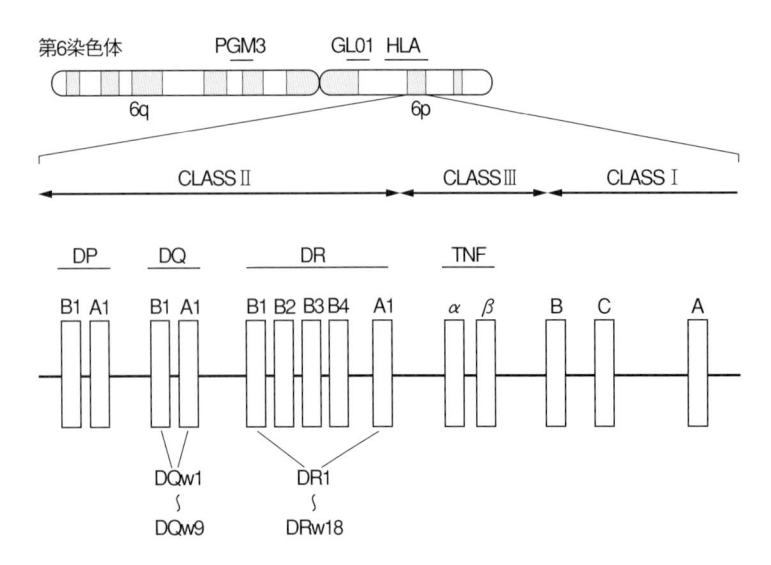

図4E-1-A　ヒトHLA遺伝子の構造
（Diabetes Frontier 1991; 2: 35）
上段にヒトHLA遺伝子の第6染色体上における位置を，下段にそのsubclass構造を示す．TNF: tumor necrosis factor.

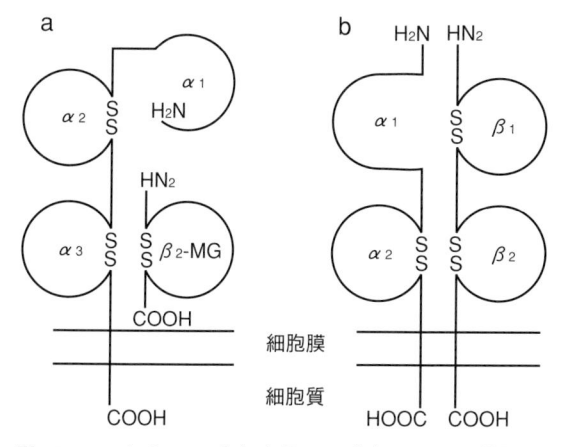

図4E-1-B　ヒトHLA　(a) クラスI，(b) クラスII抗原のモデル図

(a) クラスI抗原はH鎖とβ_2ミクログロブリン（β_2-MG），(b) クラスII抗原はα鎖とβ鎖により構成されている．それぞれの2種類の鎖により形成されるpeptide grooveに対して，プロセスされた抗原が結合し，T細胞レセプターによって認識される．

表4E-3　日本人1型糖尿病に感受性を示すHLA遺伝子座

	感受性	抵抗性
DR（血清学的タイピング）	DR4, DR9	DR2
DRB1（DNAタイピング）	0405, 0901	1502
DQA1（DNAタイピング）	0302	0102, 0103
DQB1（DNAタイピング）	0303, 0401	0601, 0602

くなり，結果的に膵β細胞の自己免疫性破壊につながるものと考えられる．

また最近ではクラスII領域の疾患感受性遺伝子に加えて，クラスIあるいはIII領域に第二の疾患感受性遺伝子が存在する可能性が，相次いで報告されている．

2. インスリン遺伝子（IDDM2）

インスリン遺伝子は第11染色体短腕上に存在するが，最近その5′上流約400bpの領域に存在する繰返し配列（variable number of tandem repeats: VNTR）がIDDM2であると考えられるようになった．この場所にはACAGGGGTGTGGGGをコンセンサス配列とする14～15塩基対のオリゴヌクレオチド繰返し配列が存在する．繰返しの回数には，30回以下から200回以上と多様性があるが，クラス1とよばれる短いタイプ（約40回）のVNTRが1型糖尿病に対して感受性，クラス3とよばれる長いタイプ（約150回）のVNTRが抵抗性を示す．この5′VNTRは特に，免疫寛容の成立に深く関与する胸腺においてインスリン遺伝子の転写・発現に強く影響しており，このことより胸腺での免疫寛容の成立を介してVNTRが直接1型糖尿病の発症に関与する可能性が示唆されている[4]．

また，膵β細胞破壊能を有する細胞傷害性T細胞の認識する自己抗原がインスリンであることも最近報告されており，この点からもインスリンは1型糖尿病の有力な候補遺伝子となりうる．

3. CTLA-4遺伝子（IDDM12）

CTLA-4遺伝子はT細胞に発現する接着分子であり，CD28とともに抗原提示細胞からの副刺激受容分子として働き，T細胞の活性化を制御していると考えられている．その際CD28が免疫反応の開始に，CTLA-4が免疫反応の終結に，それぞれ重要な役割を果たしているとされている．CTLA-4遺伝子に多型が存在することで，CTLA-4遺伝子の発現に変化が生じる結果T細胞の活性化が影響を受けるものと推測される．最近CTLA-4遺伝子多型が，1型糖尿病のみならず，自己免疫性甲状腺疾患などの様々な自己免疫疾患と関連していると報告されており，本遺伝子は自己免疫疾患全般の発症に関わる遺伝子としても注目されている．

B. 遺伝素因として遺伝子異常が同定された糖尿病（表4E-4）

日本人糖尿病の95％以上は2型糖尿病であり，以前の分類でNIDDMとよばれていた糖尿病の大部分がこれに属する．本疾患は，インスリン分泌不全，インスリン抵抗性などを惹起する遺伝素因を基礎に，肥満，運動不足，過食，ストレス，加齢などの環境因子の影響が加味されて，主として中年以降に発症すると理解されている．

従来2型糖尿病の成因を遺伝子レベルで研究する手法としては，大別して2種類のアプローチが取られてきた．候補遺伝子アプローチと連鎖解析を用いる方法である．

2型糖尿病については，糖代謝に関与するあらゆる遺伝子すなわちインスリン分泌機構，インスリン作用機構，さらにはこれらを修飾する分子をコードする遺伝子などの全てが糖尿病発症に関与する"候補遺伝子"

表 4E-4　遺伝因子として遺伝子異常が同定された糖尿病
（文献 1 より抜粋）

1. 膵 β 細胞機能にかかわる遺伝子異常
    - インスリン遺伝子（異常インスリン症，異常プロインスリン症）
    - HNF4α遺伝子（MODY1）
    - グルコキナーゼ遺伝子（MODY2）
    - HNF1α遺伝子（MODY3）
    - IPF-1遺伝子（MODY4）
    - HNF1β遺伝子（MODY5）
    - ミトコンドリアDNA（MIDD）
    - アミリン
    - その他
2. インスリン作用の伝達機構にかかわる遺伝子異常
    - インスリン受容体遺伝子（A型インスリン抵抗性，妖精症，Rabson-Mendenhall症候群他）
    - その他

となり得るため，数多くの遺伝子について遺伝子変異・多型のスクリーニング，case control studyによる相関解析が行われた．このようなアプローチによって，1990年代前半には単一遺伝子により発症する2型糖尿病の原因遺伝子としていくつかの分子の役割が明らかになった．インスリン，インスリン受容体，グルコキナーゼ，ミトコンドリア遺伝子があげられる．

一方，"候補遺伝子解析"とは対照的に，純粋に遺伝学的な理論的手法にのっとり，同一家系内における糖尿病発症と染色体上の遺伝子マーカーとの連鎖解析に基づいて，機能の未知な遺伝子を疾患感受性遺伝子として追跡する手法，すなわち連鎖解析を用いる方法でも糖尿病遺伝子へのアプローチが続けられてきた．罹患同胞対法，連鎖不均衡解析などが用いられることが多いが，この方法は，単一遺伝子による疾患に用いられるパラメトリック法と，多因子疾患に用いられるノンパラメトリック法の2種類に大別される．パラメトリック法を用いる場合は，単一遺伝子の異常による糖尿病が想定されており，この場合比較的均一で特徴的な表現型を示す2型糖尿病のサブグループとその大家系が必要となる．maturity onset diabetes in the young（MODY）は，発端者が25歳未満発症の2型糖尿病で，父方または母方の一方に3世代にわたる2型糖尿病が存在し，発端者の同胞の内半数かそれ以上に2型糖尿病を認め，優性遺伝形式を示す2型糖尿病のサブタイプとして知られていたが，その特徴からパラメトリック連鎖解析のよい対象と考えられた．

1. MODY遺伝子

1991年MODYの表現型を示す大家系を用いた連鎖解析により，まずMODYの責任遺伝子が第20染色体上のアデノシンデアミナーゼ（ADA）遺伝子近傍に存在することが見出され，*MODY1*と名づけられた．一方1992年，グルコキナーゼ（GK）遺伝子のクローニングを受けて，GK遺伝子がMODYの責任遺伝子になる可能性が検討され，ヨーロッパにおけるMODY家系の半数に本遺伝子の変異が同定されたため，これが*MODY2*と名づけられた．さらに一部のMODY家系においては，その発症が第12番染色体上のマイクロサテライトマーカー*D12S76*との間に強い連鎖を示すことが報告された．その後，この*D12S76*近傍の約60個の遺伝子が検索されたところ，そのうちhepatocyte nuclear factor-1α（HNF-1α）遺伝子とMODY発症の間に関連があることが見出され，

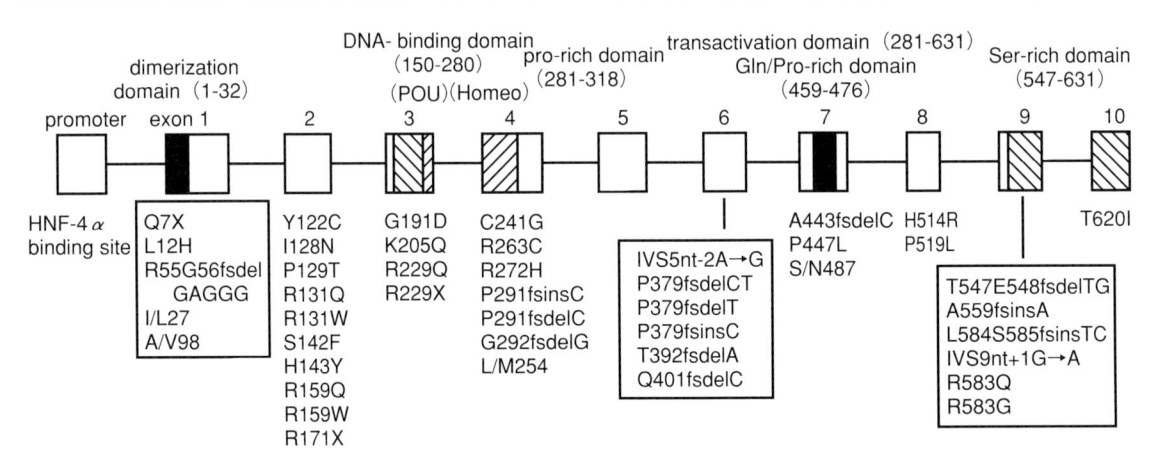

図 4E-2　HNF-1α 遺伝子の構造，ヒト糖尿病において同定された変異

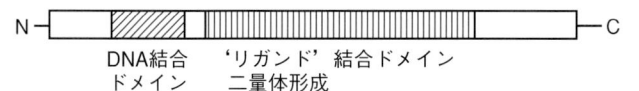

図4E-3　(a) HNF-1α・(b) HNF-4αの構造

HNF-1αが*MODY-3*であると報告された（図4E-2）[5]．

a) HNF (hepatocyte nuclear factor)

HNF-1α蛋白はN端の二量体形成領域，DNA結合領域，転写活性化領域の3つの機能領域をもち，DNA結合領域は発生に重要であるホメオドメインを含む，肝の発生・分化に重要な核内転写因子である（図4E-3）．そのほか腎，小腸，膵β細胞にも発現しており，この遺伝子変異は何らかの標的遺伝子の発現に影響し，膵β細胞からのインスリン分泌の低下をきたすものと考えられている．

さらに，ADA近傍の約250遺伝子の中にHNF-4αが存在することが判明し，HNF-4αの変異がMODY1家系で検索された結果，HNF-4αが*MODY1*であることが明らかにされた．HNF-4αはステロイドホルモンスーパーファミリーに属するがその内因性リガンドは不明である（図4E-3）．肝の発生においてHNF-1αの発現を誘導することから，HNF-4αの異常はHNF-1αの異常を引き起こし，MODY3と同様に若年発生糖尿病を発症すると考えられている．

また，当初インスリン遺伝子の転写因子としてクローニングされたinsulin promoter factor-1（IPF-1）が*MODY4*，HNF-1αと構造の類似した転写因子であるHNF1-βが*MODY5*としてそれぞれ報告されている．

b) グルコキナーゼ glucokinase (GK)

グルコキナーゼ（GK）は解糖系においてグルコースからglucose-6-phosphate（G6-P）へのリン酸化を触媒する酵素であるhexokinaseの一亜型（hexokinase type 4）である．hexokinaseはphosphofructokinase，pyrurate kinaseとともに解糖系の律速酵素であるが，GKは他のhexokinaseに比し，①膵β細胞，肝臓のみに発現，②他のhexokinaseの約1/2の分子量（約50kD），③G6-Pによるnegative feedbackを受けない，④グルコースに対するKm値が高い（10〜15mM），⑤グルコースのβアノマーよりもαアノマーの方をよりよい基質とする，⑥グルコースへの基質特異性が高い等の特徴を有し，膵β細胞におけるグルコースセンサーとして働くのに有利であると考えられる[6]．

1) グルコキナーゼ遺伝子・蛋白質の構造

ヒトのGK遺伝子は第7染色体上に位置し10個のエクソンを有するが，第1エクソンはβ細胞と肝臓において異なる（図4E-4）．肝臓とβ細胞ではalternative splicingにより異なるisoformのGKが生成されるが，Km値やVmax等の酵素活性は同等である．第1エクソンが異なるため，その上流の転写調節領域も異なると考えられ，実際その発現はβ細胞ではグルコース濃度，肝臓ではインスリンにより調節されている．yeastのhexokinase Bの立体構造から類推されたモデルによると，ヒトのGKはcleftをはさんでlarge domainとsmall domainが折りたたまれた構造を有し，cleft内にグルコース結合部位や酵素活性部位があると予測されている（図4E-5）．

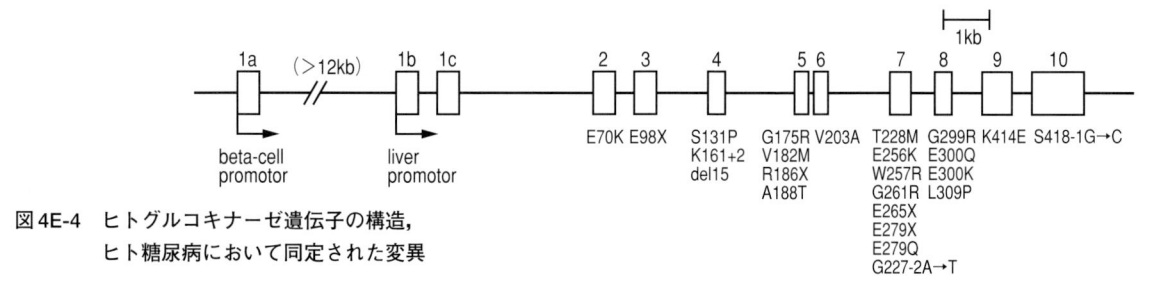

図4E-4　ヒトグルコキナーゼ遺伝子の構造，ヒト糖尿病において同定された変異

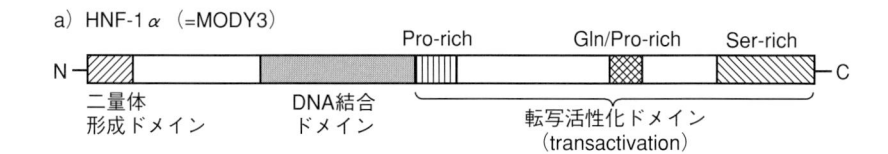

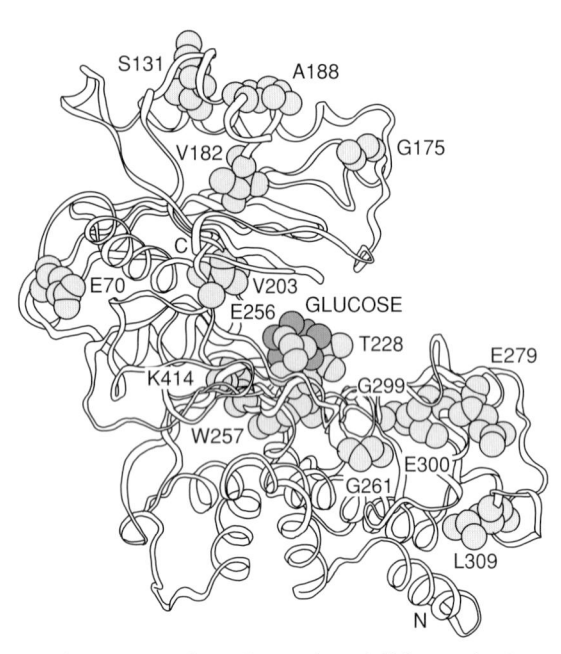

図4E-5 ヒトグルコキナーゼの三次構造のモデル[6]
酵母 hexokinase B の構造に基づき類推されたグルコキナーゼの三次構造のモデル．グルコースに結合する cleft をはさんで，large domain と small domain が折りたたまれた構造を有する．ヒト糖尿病においてミスセンス変異が確認されたアミノ酸を示す．

2）グルコキナーゼ異常症

上述のように1992年フランス人MODY家系におけるGK遺伝子異常とMODY発症の相関が報告されたのを皮切りに，現在までに主として若年発症の2型糖尿病患者において図4E-4に示す各部位に同遺伝子の異常が報告されている．フランスのMODY家系では50～60％がGK異常症と報告されているが，日本人2型糖尿病全体での頻度は非常に低いと考えられている．その病態の特徴として，比較的若年で発症し，耐糖能異常は軽度（空腹時血糖120～160mg/dl）であり，インスリン分泌は低下しているが高血糖に対するインスリン分泌能は比較的保たれているとされている．これはインスリン分泌に際してより高い血糖レベルが必要である，すなわちグルコース濃度関知機能が低下していると考えられ，予測されるGKの機能と一致する結果であると解釈されている．

2．ミトコンドリア遺伝子異常による糖尿病

ミトコンドリアは酸化反応で生じるエネルギーをATPに変換する細胞内小器官であり，二重膜構造をとっている．構成蛋白は核のDNA以外に一部は独自のDNA〔ミトコンドリアDNA（mtDNA）〕によりコードされている（図4E-6）．ミトコンドリアの電子伝達系を構成する複合体は核およびmtDNAおのおのがコードするサブユニットから構成されている．また，mtDNAは母方の遺伝子のみが子孫に遺伝し，父方の遺伝子は伝わらず（母系遺伝），さらにヒストンに覆われていないため突然変異を起こしやすく修復機構も不充分であるという特徴を有している．

1992年，母系遺伝を示し感音性難聴を伴う糖尿病家系においてmtDNAに10.4kbpの欠失が同定された．さらに，同様の症状および遺伝形式を示すII型糖尿病家系でミトコンドリア tRNA$^{Leu(UUR)}$ 遺伝子3243位の一塩基置換（A→G）が認められ，家系内の糖尿病発症と相関すると報告された[7]．後者はミトコンドリア脳筋症の一型である mitochondrial myopathy, encephalopathy, lactic acidosis, and stroke-like episode（MELAS）の約80％に認められる遺伝子異常と同一であるが，その後の検討により，必ずしもMELASの典型的な症状は伴わず，同じ遺伝子異常でも病型が様々に異なることが示された．本遺伝子異常では患者筋組織のミトコンドリア酵素活性の低下が報告されていることから，膵β細胞においても同様にミトコンドリア機能の低下に伴い酸化的リン酸化が障害され，インスリン分泌不全をきたすというメカニズムが想定されている．

現在までに報告されているmtDNA異常による糖尿病は，そのほとんどがtRNA$^{Leu(UUR)}$遺伝子3243位の一塩基置換（A→G）であるが，本遺伝子異常に限ってもその臨床像は幅広く，これはmtDNAがヘテロプラスミーの状態にあること，すなわち臓器毎，年齢毎に1個の細胞中の異常ミトコンドリアの割合が異なる性質がその主な理由とされている．また，mtDNAは正常者でも加齢に伴い欠失の割合が増加することが知られており，mtDNA異常による糖尿病の発症についても同様のメカニズムの関与が推定されている．

C．common type 2 糖尿病

さて上述のごとく，候補遺伝子解析，パラメトリックな連鎖解析法を用いていくつかの2型糖尿病遺伝子が同定されているが，これら単一遺伝子により発症する2型糖尿病は，それら全部を併せても2型糖尿病全体の1～3％程度に認められるに過ぎず，あるいは

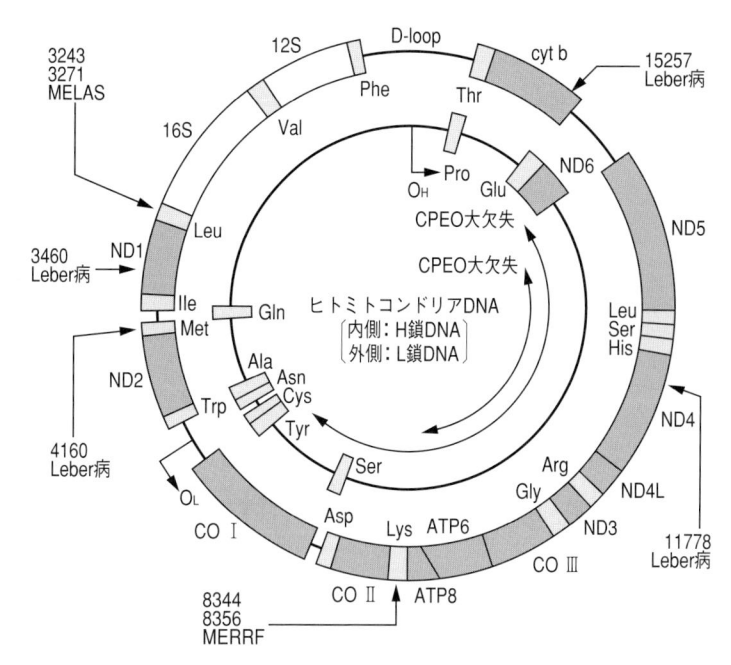

図4E-6　ヒトミトコンドリアDNAの構造と変異（Science 1992; 256: 628 より改変）
　　　　　ヒトミトコンドリアDNAは，重鎖（H鎖）と軽鎖（L鎖）からなる環状二本鎖DNAで，全16569塩基の配列が決定されている．図にミトコンドリア脳筋症でこれまでに報告されている変異を示した．CPEO: chronic progressive external ophthalmoplegia, Kearns-Sayre症候群; MELAS: mitochondrial myopathy, encephalopathy, lactic acidosis and stroke-like episodes; MERRF: myoclonus epilepsy with ragged-red fibers; Leber病: Leber's hereditary optic neuropathy

MODYという特殊な発現型を示す2型糖尿病のサブグループの責任遺伝子が明らかになったにとどまった．これらの単一遺伝子の異常によって引き起こされる糖尿病は，MODYも含めてそれぞれ特徴的な発現型や臨床症状を呈することから，最近ではもっと一般的な2型糖尿病を表す上で，"common type 2糖尿病"という表現が用いられるようになってきている．common type 2糖尿病の厳密な定義は明確ではないが，一般に"多因子遺伝形式（polygenic inheritance）を示し，疾患が遺伝的に不均一（heterogeneous）で，発症進展に環境因子の強い影響を受ける，などの特徴を有する疾患群"としてとらえることが妥当であると思われる．

2型糖尿病感受性遺伝子（*NIDDM*）

Bellらのグループは，米国内で糖尿病発症率，死亡率が高いことで知られているテキサス州Starr Countyのメキシコ系米国人の同胞対330組を用いてゲノムワイド（全ゲノム）スクリーニングを施行し，疾患感受性遺伝子が第2番染色体長腕上の*D2S125*および*D2S140*付近に存在することを見出し，本遺伝子を*NIDDM1*と命名した．さらに第15番染色体上のCYP19近傍に存在する*NIDDM3*とよばれていた遺伝子にも同様の多型があり，この両遺伝子が糖尿病感受性である場合に過食，運動不足などの後天的因子が加わると，糖尿病を発症することも報告された．

次に連鎖不均衡解析を用いて*NIDDM1*が蛋白分解酵素の一種であるカルパイン10をコードしている可能性が高いことが明らかとなった．*NIDDM1*の認められる遺伝子座位は最近までに7cM（センチモルガン）にせばめられていたが，この7cMの領域内に214個の一塩基多型 single nucleotide polymorphism（SNP）が同定され，その内の5個で2型糖尿病患者と対照者との間での出現頻度に有意差が認められた．これらのSNPが存在する約60kbの塩基配列が決定され2個の遺伝子，カルパイン10とG蛋白共役受容体35の存在が明らかとされた．両者の蛋白質コード領域に存在するSNPはいずれも，2型糖尿病発症との間

表4E-5 2型糖尿病に関連する遺伝子多型

遺伝子	多型	臨床表現系
スルフォニルウレア受容体	T/C (intron 24)	糖尿病感受性
スルフォニルウレア受容体	C/T (exon 22)	糖尿病感受性
PPARγ	Pro12Ala	糖尿病抵抗性
IRS-1 (インスリン受容体基質1)	Gly972Arg	糖尿病感受性
IRS-1 (インスリン受容体基質1)	Ala512Pro	糖尿病感受性
β2アドレナリン受容体	Gln27Glu	糖尿病感受性
Kチャンネル	Glu23Lys	糖尿病感受性
TNF-α (腫瘍壊死因子α)	−238A/G	HOMA上昇
β3アドレナリン受容体	Trp64Arg	インスリン2時間値の上昇
PON2 (パラオキソン分解酵素2)	Ala148Gly	空腹時血糖の上昇
FABP2 (脂肪酸結合蛋白2)	Ala54Thr	空腹時血糖の上昇
グリコーゲン合成酵素	Met416Val	空腹時血糖の上昇
カルパイン10	G/A (intron 3)	糖尿病抵抗性

で相関を認めなかったが,唯一カルパイン10の第3イントロンに存在するG/A多型と糖尿病発症との間に高い連鎖が認められ,Gアリルが糖尿病感受性,Aアリルが糖尿病抵抗性を規定することが示された[8].

このようにゲノムワイドな遺伝子解析によって2型糖尿病遺伝子を同定しようという試みは,現在世界中様々な集団を対象として行われている.なかでもフィンランド西部ボツニア地方の糖尿病多発家系を対象とした研究では,OGTT (oral glucose tolerance test) でのインスリン30分値の最も低い値を示す家系に属する患者グループと第12番染色体上のマーカーD12S366との連鎖が示されており,この座位がNIDDM2と命名されている.

このほか糖代謝に関与する遺伝子,すなわちインスリン分泌機構,インスリン作用機構,さらにはこれらを修飾する分子等をコードする遺伝子はすべて2型糖尿病発症に関与する候補遺伝子となりうるため,これらについて遺伝子変異・多型のスクリーニング,case control studyによる相関解析が行われている.特に最近ではSNPを用いた糖尿病感受性遺伝子多型の検索が行われており,2型糖尿病に関連するSNPが数多く報告されている (表4E-5).

■ 文献

1) 葛谷 健,中川昌一,佐藤 譲,他.(糖尿病診断基準検討委員会).糖尿病の分類と診断基準に関する委員会報告.糖尿病 1999; 42: 385-404.
2) Davies JL, Kawaguchi Y, Bennett ST, et al. A genome-wide search for human type 1 diabetes susceptibility genes. Nature 1994; 371: 130-6.
3) Bennett ST, Todd JA. Human type 1 diabetes and the insulin gene: principles of mapping polygenes. Annu Rev Genet 1996; 30: 343-70.
4) Bennett ST, Lucassen AM, Gough SC, et al. Susceptibility to human type 1 diabetes at IDDM2 is determined by tandem repeat variation at the insulin gene minisatellite locus. Nat Genet 1995; 9: 284-92.
5) Yamagata K, Oda N, Kaisaki PJ, et al. Mutations in the hepatocyte nuclear factor-1 alpha gene in maturity-onset diabetes of the young. Nature 1996; 384: 455-8.
6) Takeda J, Gidh-Jain M, Xu LZ, et al. Structure/function studies of human β-cell glucokinase. J Biol Chem 1993; 268: 15200-4.
7) Van den Ouweland JMW, Lemkes HHPJ, Ruitenbeek W, et al. Mutation in mitochondrial tRNA$^{Leu(UUR)}$ gene in a large pedigree with maternally transmitted type II diabetes melitus and deafness. Nature Genet 1992; 1: 368-71.
8) Horikawa Y, Oda N, Cox NJ, et al. Genetic variation in the gene encoding calpain-10 is associated with type 2 diabetes mellitus. Nat Genet 2000; 26: 163-75.

<岩本和也 柱本 満 春日雅人>

E 糖尿病

2 インスリンとインスリン受容体の異常

◆まとめ
1. 遺伝素因として遺伝子異常が同定された糖尿病のうちで，インスリン遺伝子・インスリン受容体遺伝子の異常によるものが知られているが，いずれも通常の2型糖尿病と同様の症状を呈することも多い．
2. インスリン異常症には，生物学的活性が低下したインスリンが合成分泌される異常インスリン血症3種と，プロインスリンの構造異常に基づく家族性高プロインスリン血症4種の報告がある．両者は共通した臨床症状・検査所見を呈し，著明な空腹時高IRI血症が診断の手がかりとなる．
3. インスリン受容体異常症は，古典的には高度なインスリン抵抗性と特徴的な臨床像を示す疾患群であり，インスリン受容体の原発性異常によるA型（広義のA型）は，その障害機序に基づき機能的な分類が可能である．

糖尿病は，種々の原因によって生じるインスリンの相対的作用不足に起因する持続的な高血糖を主徴とする代謝障害である．その成因は遺伝因子に加えて環境因子が関連しておりきわめて多様であるが，その一因としてインスリンやインスリン受容体の質的・量的異常に起因するものが存在する．

A. インスリン異常

1. インスリン遺伝子の構造とその異常

インスリンは，21個のアミノ酸からなるA鎖と30個のアミノ酸からなるB鎖が，2カ所S-S結合した二本鎖のペプチドであり，前駆体であるプロインスリンから切断を受けて等モルのC-ペプチドとともに生成される（図4E-7）．ヒトインスリン遺伝子は第11染色体短腕に存在し，全長約1430bp内に3つのエクソンと2つのイントロンを含む（図4E-8）．現在までに異常インスリン血症3種〔Insulin Chicago〔Phe (B25)→Le〕，Insulin Los Angeles〔Phe (B24)→Ser〕，Insulin Wakayama〔Val (A3)→Leu〕〕と，家族性高プロインスリン血症4種〔Proinsulin Tokyo〔Arg65→His〕，Proinsulin Providence〔His (B10)→Asp〕，Proinsulin Kyoto〔Arg65→Leu〕，Proinsulin Oxford〔Arg65→Pro〕〕の，あわせて7種類・14家系が報告されているが（図4E-7, 8），す

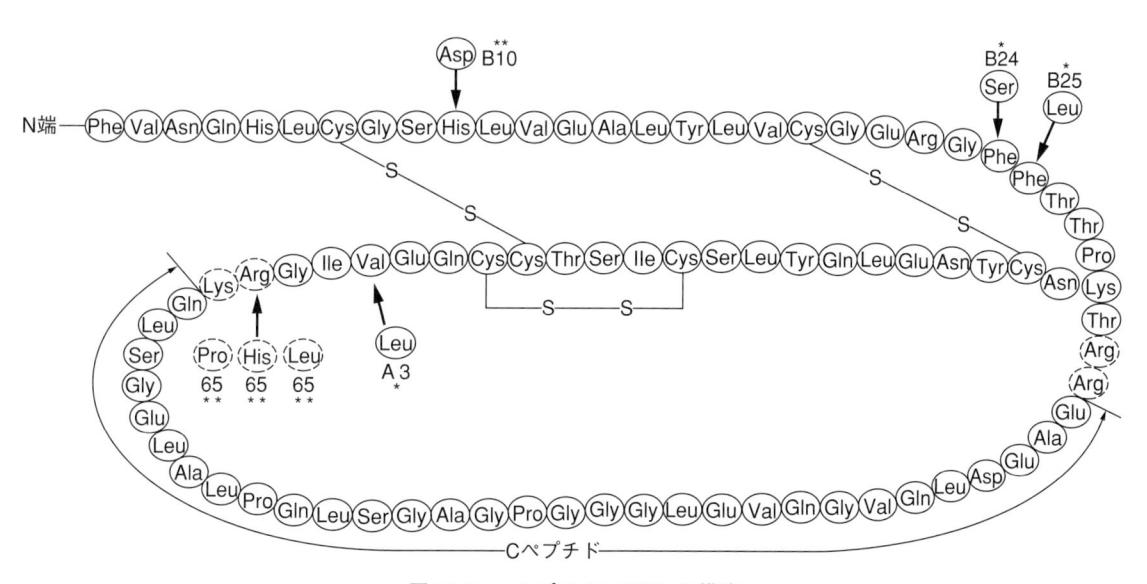

図4E-7 ヒトプロインスリンの構造

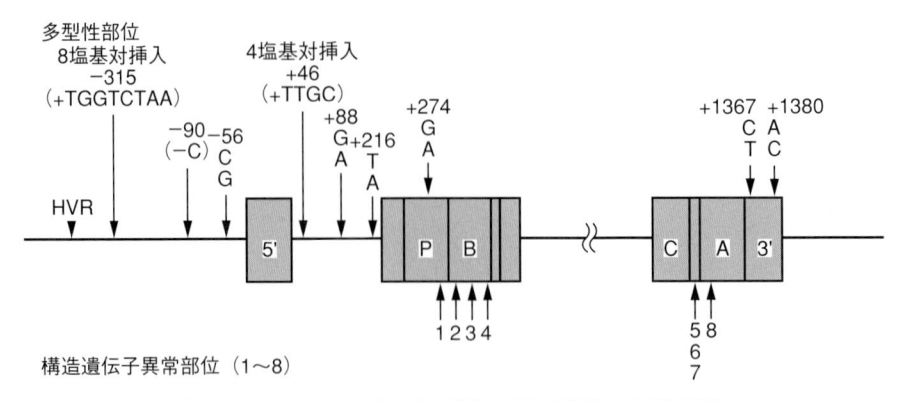

図4E-8 インスリン遺伝子の構造・遺伝子異常・多型性部位

べてインスリン遺伝子の蛋白翻訳領域の点突然変異である．これらはいずれも常染色体優性遺伝形式を示し，すべて正常遺伝子と異常遺伝子とのヘテロ接合体である．

2. 異常インスリン血症，家族性高プロインスリン血症

臨床症状については通常の2型糖尿病の場合と明らかな差異は認められない．同一の遺伝子変異をもっていても耐糖能の障害度はさまざまであり，糖負荷試験が正常型を示すものから明らかに糖尿病と判定されるものまで幅広く存在する．これには遺伝子異常以外の付加的要素が関与するが，中でも加齢は最も重要な要素の1つであり，たとえばInsulin Wakayama症例では40歳未満での糖尿病発症は認められない．一方臨床検査成績は特徴的であり，空腹時より血中IRI (immunoreactive insulin) 値が高く，高IRIにもかかわらず血中CPR (C-peptide immunoreactivity) 値は正常に近い値を示し，結果として空腹時血中IRI/CPRモル比が高値となる．抗インスリン・抗インスリン受容体抗体は陰性で，インスリン拮抗ホルモン値も正常．また，外来性インスリンに対する著明な抵抗性は認められない．確定診断としては，血中インスリンのゲル濾過やHPLC (high performance liquid chromatography) による分析のほか，患者ゲノムDNAの解析が行われる．

異常インスリンは，その生物学的活性が低下しており，同時にインスリン受容体（IR）との結合能が正常の0.3〜3％程度に低下している．異常インスリン血症患者で変異の認められたB鎖の24, 25番目，A鎖の3番目のアミノ酸はインスリン分子がIRと結合する際に重要な役目を果たしているため，これら異常インスリンはIRに対する結合能低下を示すと考えられる．患者の膵β細胞では正常インスリンと異常インスリンが等モルずつ合成，分泌されるが，異常インスリンとIRとの結合低下により，IRを介する分解を受けない異常インスリンが血中に長く停滞するため，患者血中インスリンのHPLC解析ではその約90％が異常インスリンによって占められている．本症患者では，正常インスリンも充分量分泌されるため当初は正常血糖が維持されるが，常に健常人の約2倍のインスリン分泌が要求されるため膵β細胞の疲弊をまねきやすく，加齢その他の要因が加わることにより容易に相対的インスリン作用の低下をきたし，顕性の糖代謝異常を呈するようになると考えられる．

家族性高プロインスリン血症は，なんらかの原因でプロインスリンからインスリンへの変換が障害されたためにプロインスリンの蓄積を生じたものである．現在までに，切断部位 (Arg65) のアミノ酸変異によるもの3種と，プロインスリンの分泌顆粒内への選別が障害を受けると考えられているもの (AspB10) とが報告されている．臨床症状，検査所見ともに異常インスリン血症と同様であり，著明な空腹時高IRI血症が診断の手がかりとなるが，ゲル濾過，HPLCなどにより血中IRIの大部分がプロインスリンとほぼ一致する部分に溶出されることにより異常インスリン血症と区別される．

現在までのところ，いずれの遺伝子異常症についてもその根本的治療法はなく，重症度に応じて通常の糖尿病患者と同様に対処されており，予後についても特に明らかな差異はないと考えられている．

B. インスリン受容体異常

1. インスリン受容体遺伝子の構造

インスリン受容体は，細胞表面に存在し，インスリン分子と特異的に結合しその作用を細胞内に伝達する蛋白である．この膜糖蛋白は719個（Ullich型）または731個（Ebina型）のアミノ酸よりなるαサブユニット2分子と，620個のアミノ酸よりなるβサブユニット2分子が，S-S結合で結ばれた$\alpha_2\beta_2$の四量体を形成している（図4E-9）．細胞外に存在するαサブユニットはインスリン分子と結合し，膜貫通ドメインであるβサブユニットはチロシンキナーゼ活性をもつリン酸化蛋白質である．

インスリン受容体遺伝子は，第19染色体短腕に存在し22個のエクソンと21個のイントロンよりなる全長約150kb以上の巨大な遺伝子である（図4E-10）．エクソン11のalternative splicingにより前述のようにαサブユニットの長さの異なる2種類のcDNAが存在することが明らかとなっている．この2種類のmRNAの発現は組織によって異なっており，筋肉，脂肪，胎盤，腎では両者がともに発現しているが，肝ではEbina型が優位に発現し，脳，脾，リンパ球ではほとんどUllich型のみが発現しているとされている．両受容体蛋白質の機能的な解析では，自己リン酸化能やキナーゼ活性，代謝作用には差を認めなかったが，Ullich型はEbina型に比しインスリンに対する親和性

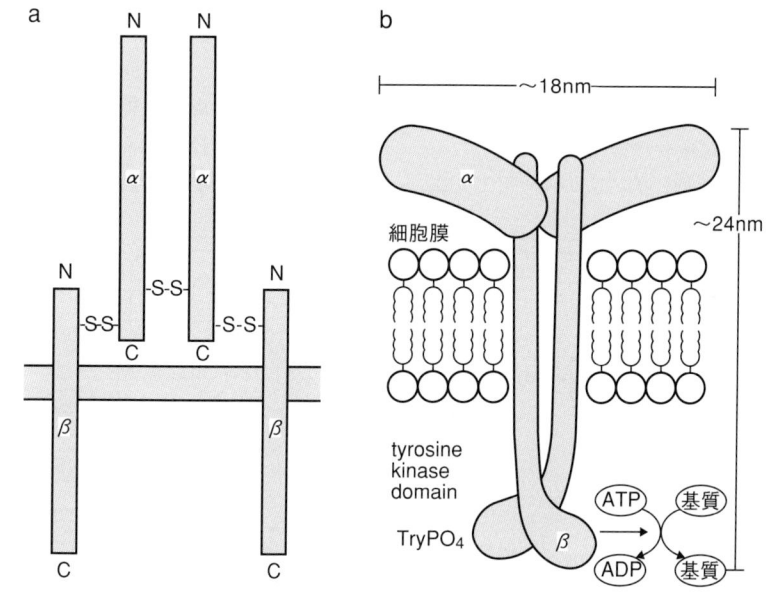

図4E-9 インスリン受容体の構造

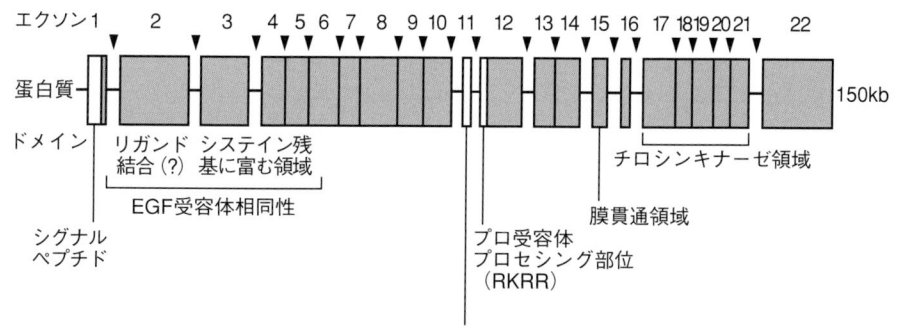

4E-10 インスリン受容体遺伝子の構造と機能

が高く，internalization のレベルも高度であることが示されており，このことが，組織特異的な発現パターンやその働きに関与しているものと思われる．

2. インスリン受容体のライフサイクル

インスリン受容体のライフサイクルは，核内における受容体遺伝子から mRNA への転写に始まり，粗面小胞体での前駆ポリペプチドへの翻訳，Golgi 装置での α・β サブユニットへの切断や糖付加といった翻訳後修飾，細胞膜への挿入，と進む．インスリンが α サブユニットに結合すると，その情報により β サブユニットに内在するチロシンキナーゼが活性化され (autophosphorylation)，シグナルが細胞内に伝達されていくと考えられている（図4E-11）．その後インスリンと受容体の複合体は細胞内に取り込まれ，エンドソーム内で pH の低下に伴い解離し，受容体は細胞膜へ再挿入，再利用される．インスリン受容体遺伝子に異常が存在する場合，異常の存在する場所に応じてこれらの各ステップが障害を受け糖代謝異常を生じる可能性があるが，これらは機能的に次の5種類に分類できる（図4E-11）．

① 受容体生合成の低下：受容体蛋白量が減少するもので，インスリン受容体 mRNA を低下させる場合，前駆ポリペプチドが途中で終了し蛋白として不安定である場合，その両方である場合がある．

② 受容体の細胞膜への挿入異常：受容体の生合成率は正常であるが，Golgi 装置での翻訳後修飾に異常を生じたため細胞膜への挿入が障害される．これらの障害を生じる変異の中には，インスリンとの結合親和性やキナーゼ活性も同時に低下しているものがある．

③ インスリン結合親和性の低下：受容体前駆体から α・β サブユニットへのプロセシング部位の変異では，プロセシングを障害された前駆体は細胞膜に挿入はされるが，そのインスリン結合親和性は著明に低下している．

④ チロシンキナーゼ活性の低下：ATP 結合部位や自己リン酸化部位周辺の変異では，チロシンキナーゼ活性の低下が認められインスリン作用が低下する．

⑤ 受容体再利用の障害：エンドソーム内において，イ

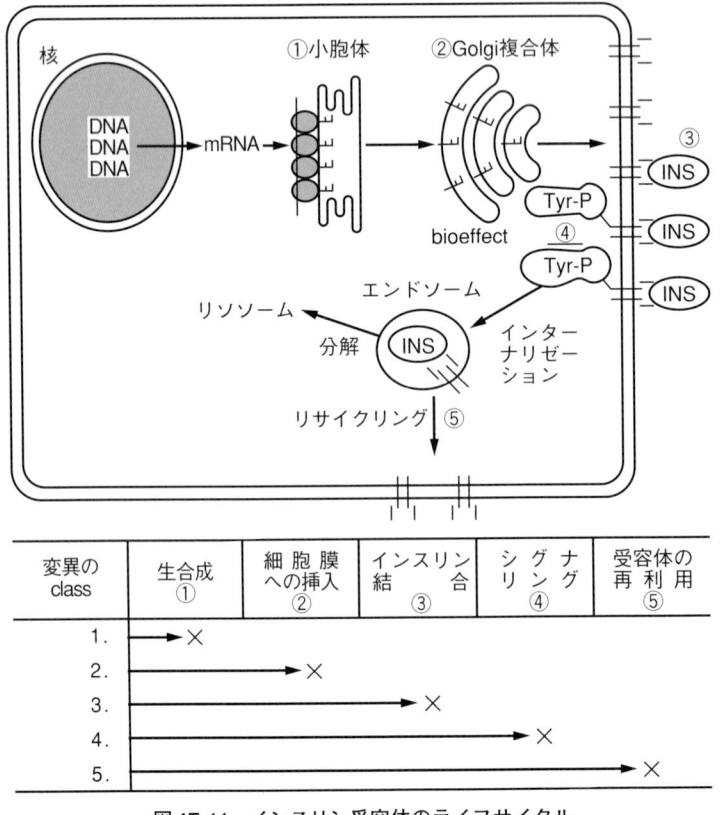

図4E-11 インスリン受容体のライフサイクル

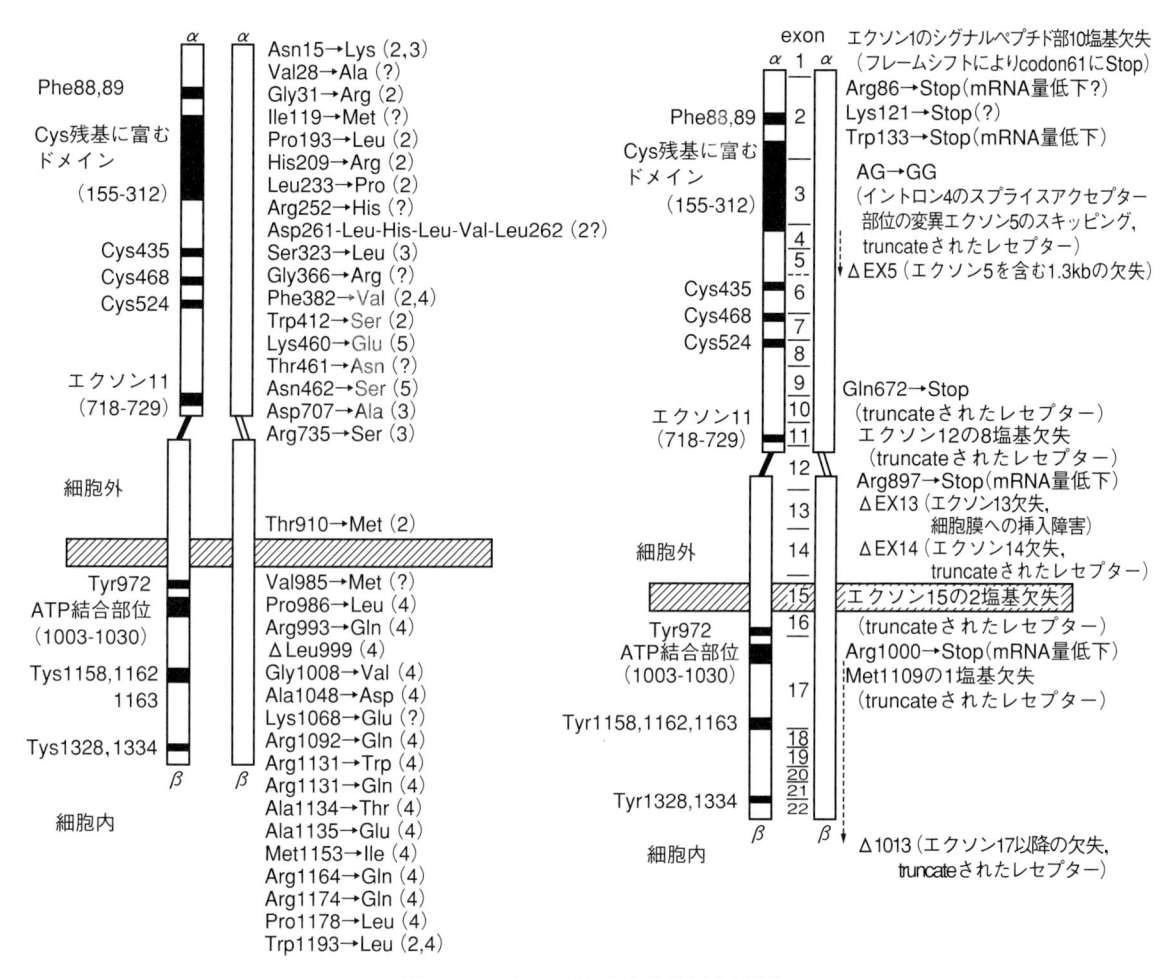

図4E-12 インスリン受容体遺伝子変異[5]

ンスリンと受容体の複合体の酸依存性解離が障害される場合で，リソゾームにおける分解が亢進し受容体の細胞膜への再挿入が低下する．

以上の様々な過程に障害を及ぼす遺伝子変異が，現在までに50種以上同定されている（図4E-12）．

3. インスリン受容体異常症（表4E-6）

インスリン受容体異常症はその障害機序により，受容体の原発性異常によるA型（広義のA型），受容体に対する自己抗体の存在するB型，に分類されている．B型インスリン受容体異常症は，むしろ自己免疫疾患のひとつであって，インスリン受容体そのものの異常には含まれないが，鑑別診断上重要なため同時に論じられることが多い．さらにA型には，インスリン結合の低下をきたしたもの（狭義のA型）と，これとは臨床上区別できないがチロシンキナーゼ活性の低下

などインスリン結合より下流のシグナル伝達過程の異常が認められる場合（A型variantまたはC型）とがある．インスリン受容体の異常は，当初高度のインスリン抵抗性と特徴的な臨床症状を示す症例において同定されたが，その後他の2型糖尿病患者と臨床的にははっきりと区別できないような症例やIGT（impaired glucose tolerance），さらには一見耐糖能の正常なものまで報告されている．これには他の遺伝的素因や環境因子も関わっていると考えられるが，特に重要なのは，2つの対立遺伝子の両者に異常があるかどうかということと，それぞれの遺伝子変異自体の有する意義である．本項では，インスリン受容体遺伝子の異常により高度のインスリン抵抗性を示す，古典的なインスリン受容体遺伝子変異について解説する．

インスリン受容体異常症A型の患者は，空腹時高インスリン血症，高度のインスリン抵抗性，耐糖能障

表4E-6 インスリン受容体異常症の分類

1. 先天性
   A型（狭義のA型）：インスリン結合の低下
   A型variant（C型）：インスリン結合より顆粒のシグナル伝達過程の異常
   先天的症候群に伴うもの：leprechaunism（妖精症），Rabson-Mendenhall症候群など
   NIDDMやIGTなどの一部
2. 後天性
   B型（毛細血管拡張性失調症も含む）：インスリン受容体抗体の存在

害，黒色表皮腫，高アンドロゲン血症による諸症候（無月経，多毛，陰核肥大，多囊胞性卵巣など）を有する．また，患者より樹立した細胞株において，インスリン受容体の量的，あるいは質的異常が認められる．さらにゲノムDNA解析を行えば，遺伝子変異部位が決定される．

A型にはその臨床的特徴の異なる亜型として，leprechaunism（妖精症）とRabson-Mendenhall症候群が報告されている．leprechaunismは子宮内発育遅延，特異顔貌（眼間開離，鞍鼻，外耳低位），るいそう，脂肪萎縮などを示し早期に死亡する．高度のインスリン抵抗性を示すにもかかわらず，ときに空腹時低血糖を認めることがある．Rabson-Mendenhall症候群は早熟，易感染性，早期歯牙萌出，歯牙・爪の形成不全，腹部膨隆などの徴候を伴う．leprechaunismやRabson-Mendenhall症候群では，通常2つのインスリン受容体対立遺伝子の双方に変異が認められている．

インスリン受容体異常症A型の患者に対する特異的治療法はなく，一般の糖尿病と同様にその重症度に応じて，食事療法，運動療法，経口血糖降下薬の投与，インスリン療法などが行われている．ただし，高度のインスリン抵抗性を示す症例の場合，従来の治療で血糖をコントロールすることは困難であるため，IGF（insulin-like growth factor）-Iの投与が推奨

されている．これは，IGF-I受容体を介した血糖降下作用を用いたもので，インスリン受容体に異常があっても血糖を正常化することができ，この疾患の病因からも合理性がある．

■ 文献

1) Tager H, Given B, Baldwin M, et al. A structurally abnormal insulin causing human diabetes. Nature 1979; 281: 122-5.
2) Nanjo K, Sanke T, Miyano M, et al. Diabetes due to secretion of a structurally abnormal insulin (insulin Wakayama); Clinical and functional characteristics of [Leu^{A3}] insulin. J Clin Invest 1986; 77: 514-9.
3) Taylor SI, Kadowaki T, Kadowaki H, et al. Mutations in insulin-receptor gene in insulin-resistant patients. Diabetes Care 1990; 13: 257-79.
4) Taylor SI, Cama A, Accili D, et al. Mutation in the insulin receptor gene. Endocrine Rev 1992; 13: 565-95.
5) Taylor SI. Lilly Lecture: Molecular mechanisms of insulin resistance: Lessons from patients with mutations in the insulin-receptor gene. Diabetes 1992; 41: 1473-90.

<森　啓行　柱本　満　春日雅人>

F 内分泌疾患

1 ステロイドホルモンの産生異常症と作用発現異常症

◆まとめ
1. ステロイドホルモンは，生命と種族の維持に必須な生理活性物質であり，その産生機構と作用発現機構について，詳細な検討がなされてきた．
2. ステロイドホルモン産生を制御する下垂体ホルモンの産生異常や受容体異常，ステロイドホルモン合成酵素や基質運搬蛋白の異常が分子のレベルで明らかとなった．
3. ステロイドホルモンの作用の異常症は受容体分子の異常のみならず，受容体以降の異常によるホルモン不応症の病態も解明されつつある．

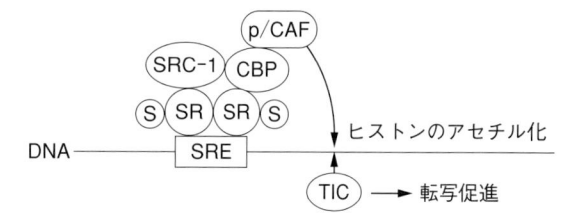

Ⓢ：ステロイドホルモン　ⓈⓇ：ステロイドホルモン受容体
SRE：steroid responsive element（DNA上の特異な塩基配列）
CBP：Creb binding protein
SRC-1：steroid receptor co-activator 1
p/CAF：p300/CBP-associated factor
TIC：transcription initiation complex

図4F-1　ステロイドホルモン受容体による転写促進の分子機構

A. ステロイドホルモンの産生制御と作用発現の概略

ステロイドホルモンには，糖代謝や免疫炎症制御蛋白の作用調節を行っているグルココルチコイド（以下G），電解質や血圧の調節を行うミネラルコルチコイド（以下M），女性らしさをもたらすエストロゲン（以下E），卵巣黄体から分泌されて子宮内膜の分化や脱落を制御するプロゲステロン（以下Pg），男性らしさを発現させるアンドロゲン（以下A）の5種類が存在する．おのおの極めて重要な働きをするので，その分泌のタイミングは精緻にコントロールされている．産生や分泌の精緻なコントロールは，いろいろなレベルでの産生異常症が存在することを示唆している．また，作用機構の詳細なる検討が進み，分泌以降のレベルでの異常症も多くみつかってきている．

M以外のステロイドホルモンの分泌制御の中枢は，視床下部-下垂体である．視床下部からはcorticotropin releasing hormone（CRH）と gonadotropin releasing hormone（GnRH）が分泌され，下垂体門脈系を介して下垂体前葉に到達し，ACTHやLH・FSHの分泌を刺激する．分泌されたACTHは副腎からのコーチゾール（生体が産生する最も強力なG）の分泌を促進し，LHやFSHは精巣からのA分泌（男性）や卵巣からのEとPg分泌（女性）を促進する．一方，Mは主に腎臓から産生されたレニンにより作り出されるアンジオテンシンⅡ（以下AII）により，副腎から分泌される．

分泌されたステロイドホルモンは，おのおのが作用する標的細胞内に存在する受容体と結合し，ホルモンが支配している遺伝子の転写量を変化させることにより作用を発現すると考えられている（一部転写とは無関係な作用機構—nongenomic actionもあるといわれている）．転写量を調節する仕組みとしては，ホルモンと結合した受容体がいくつかの核内蛋白と結合することが重要であると考えられている（図4F-1）．これら受容体と結合する蛋白の中で，transcription initiation complexとも結合するco-activatorとよばれる一群の蛋白が注目されている．この蛋白にはhiston acetyltransferase activity（HAT）が存在し，受容体が結合した近傍のクロマチン立体構造を変化させることにより転写調節を行っていることも明らかになりつつある．受容体と結合しうる蛋白としては，他にもco-repressorとよばれる転写を抑制する核蛋白や他の転写因子が上げられている．

B. ステロイドホルモン産生異常症の病態

ステロイドホルモンの産生異常は，視床下部から副

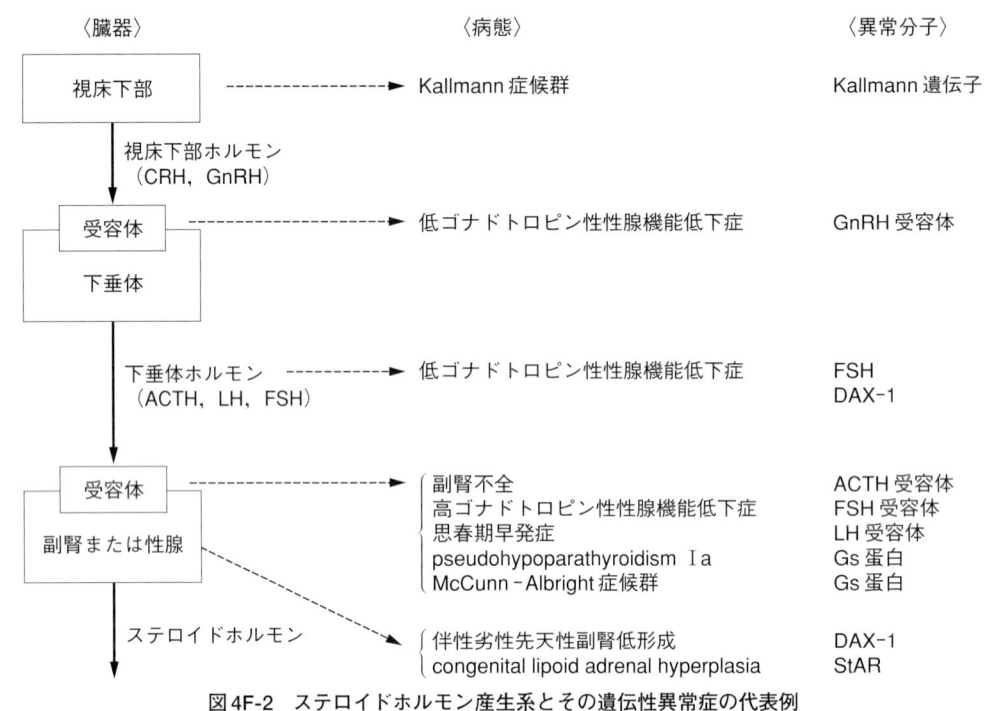

〈臓器〉	〈病態〉	〈異常分子〉
視床下部 ------>	Kallmann症候群	Kallmann遺伝子
↓ 視床下部ホルモン (CRH, GnRH)		
受容体／下垂体 ------>	低ゴナドトロピン性性腺機能低下症	GnRH受容体
↓ 下垂体ホルモン (ACTH, LH, FSH)	低ゴナドトロピン性性腺機能低下症	FSH / DAX-1
受容体／副腎または性腺 ------>	副腎不全 高ゴナドトロピン性性腺機能低下症 思春期早発症 pseudohypoparathyroidism Ia McCunn-Albright症候群	ACTH受容体 FSH受容体 LH受容体 Gs蛋白 Gs蛋白
↓ ステロイドホルモン	伴性劣性先天性副腎低形成 congenital lipoid adrenal hyperplasia	DAX-1 StAR

図4F-2 ステロイドホルモン産生系とその遺伝性異常症の代表例
本図からステロイドホルモン産生系酵素の異常症は除いてある（図4F-3参照のこと）．

腎または性腺のレベルで生じうる（図4F-2）．視床下部の遺伝子病で，ステロイドホルモン産生異常を呈する疾患として，Kallmann症候群が有名である．この疾患は，先天的な嗅覚欠損と低ゴナドトロピン性性腺機能不全を示す．遺伝形式は伴性劣性遺伝で，連鎖分析で原因遺伝子がX染色体短腕に存在することが判明しクローニングもされた，この遺伝子は679個のアミノ酸よりなる接着因子としての機能をもつ蛋白をコードしている．この蛋白は，胎生期のGnRH neuronとolfactory neuronの視床下部への移動に必須の蛋白で，Kallmann症候群ではmissense and nonsense mutationやgene delesionが確認されている．

下垂体レベルでの異常としては，GnRH受容体のmissense mutationが報告されている．患者では対立遺伝子上に異なった変異があり（compound heterozygous），Gln106ArgとArg262Glnが証明されている．対立遺伝子の一方のみの異常では病気にならないとされている．下垂体ホルモンそのものをコードする遺伝子の異常も存在する．FSHはαサブユニットとβサブユニットよりなるペプチドホルモンであるが，βサブユニットのコドン61番目がホモにnonsense mutationをしているFSH単独欠損症が報告されてい

る．その後，compound heterozygous mutationの症例も発見されている．また，X-linked congenital adrenal hypoplasiaの原因遺伝子であるDAX-1遺伝子の異常でもゴナドトロピン産生障害が報告されている．しかし，この遺伝子の異常でなぜゴナドトロピンの産生が障害されるかは解明されていない．

ステロイドホルモン産生臓器のレベルでは，非常に多彩な遺伝子病が報告されている．まず第一に下垂体ホルモン受容体の異常症が上げられる．下垂体ホルモンの受容体は細胞膜を7回貫通するG蛋白共役型の受容体である．ACTH受容体の異常症としては，2番目の膜貫通領域のSer74Ileがホモに変異している症例や，Ser120ArgとArg201Stopのcompound heterozygousの症例が報告されている．いずれも生下時からの副腎不全で発症する．ヘテロでは発症しないとされている．ゴナドトロピン受容体の異常症にも興味ある病態が報告されている．FSH受容体異常症として，受容体の細胞外領域のAla566Valのホモの変異が証明され，この変異受容体はFSHとの結合能ももたなかった．この患者の卵巣の病理組織は，原始卵胞をもっており，卵巣の分化にはFSHの刺激は必須でないことも判明した．LH受容体でも，第3番目の

細胞外ループでAla593Proの変異によるLH不応症が報告されている．この変異受容体は合成された後，細胞膜への移行が障害されるために，LHのシグナルを受け取れなくなるとされている．LH受容体で大変興味ある異常症が報告されている．第6番目の膜貫通領域で，Asp578Glyの変異があり，臨床的には思春期早発症を呈する．この変異はヘテロで発症し，しかも男性のみが発症する．この変異受容体はLH非存在下でも細胞内のcAMPを上昇させる能力があり，LHが充分な分泌を示していない幼小期でも精巣からAを分泌させてしまい，思春期早発症を呈すると考えられている．ペプタイドホルモン受容体とG蛋白との共役を考える上で興味ある知見と思われる．

下垂体ホルモンと結合した受容体は，そのシグナルをG蛋白からadenyl cyclaseへと伝えていく．これらの膜蛋白の異常でもホルモン産生に影響を及ぼす．G蛋白の異常症については，非常に長い研究の歴史がある．一般的にG蛋白は下垂体ホルモンのみならず，極めて多岐にわたるシグナル伝達に関与している．それゆえ異常症も極めて多岐にわたる症状を呈する．最も詳細に検討されている疾患は，pseudohypoparathyroidism Iaであろう．この疾患は副甲状腺ホルモン不足の症状が主とされているが，卵巣不全も呈する．病気の本体はG蛋白が正常の半分しかないことによるとされている．G蛋白はα，β，γの3つのサブユニットからなるが，αサブユニット遺伝子のヘテロの異常で生じる疾患である．副腎不全が生じない理由は，臓器によってG蛋白の必要量が異なるせいと思われる．

G蛋白のαサブユニットが常に活性化され，下垂体ホルモンの刺激がない時でも，細胞内にステロイドホルモン産生刺激を送り続ける疾患がある．McCunn-Albright症候群である．この疾患ではステロイドホルモンのみならず下垂体ホルモン等も産生亢進がみられる．

伴性劣性先天性副腎低形成 X-linked congenital adrenal hypoplasiaは，GとMとも欠損する疾患で，副腎皮質のdefinitive zoneとよばれる組織が欠落している．この疾患は，副腎の変化のみならず，低ゴナドトロピン性性腺機能低下症も呈する．長らく病態の詳細は不明であったが，近年DAX-1が原因遺伝子であることが判明した．DAX-1は，steroid/thyroid/vitamin receptor superfamilyに属する蛋白をコードする遺伝子で，このDAX-1蛋白は，Steroidogenic factor-1 (SF-1，AdBP4ともよばれる)と協調して，ステロイド産生臓器の発生に必須の因子とされている．それゆえ，DAX-1遺伝子に異常が生じるとステロイドホルモン産生細胞自身がなくなってしまうことになる．またDAX-1は，後述するsteroidogenic acute regulatory protein (StAR)の転写を抑制する作用ももっている．しかし，疾病との関係では，DAX-1のもつ分化誘導因子としての機能が重要である．この疾患ではいろいろなタイプのDAX-1異常が報告されている．時に大きな遺伝子欠損も報告されている．この場合，glycerol kinase deficiencyやDuchenne muscular dystrophyを併発することがある．これらの原因遺伝子がX染色体上で，DAX-1遺伝子の近傍に存在するための現象であることも判明している．

重要なステロイドホルモン産生酵素は，副腎や性腺のミトコンドリアの内膜に存在する．極めて脂溶性の高い基質をミトコンドリア内膜に運搬するためには，特殊な「運び屋」が必要になるはずである．この運び屋として同定されたのが，前述のStARである．このStARの異常で生じる疾患が，congenital lipoid adrenal hyperplasiaである．この蛋白の機能がなくなると，ACTHやゴナドトロピンの刺激により生じる，急性のステロイドホルモン合成が起こらなくなり，結果として，副腎や性腺の細胞内にコレステロールが蓄積され，この蓄積も細胞障害として働き，重篤な機能障害に陥るとされている．

コレステロールからステロイドホルモンへの生合成は，側鎖断裂，水酸化と脱水酸化の反応により行われる．この反応は6種類のcytochrome P450と2種類の脱水素酵素により行われる（図4F-3）．これら8種類の酵素のcDNAは全てクローニングされており，おのおのの酵素の異常症も分子のレベルで解明されている．この中で，最も頻度が高く，分子レベルの解明も進んでいるのが21水酸化酵素（$P450_{C21}$）の異常症である．$P450_{C21}$遺伝子は第6染色体の短腕に存在するが，そのテロメア側に塩基配列レベルで98%の相同性を示す領域があり$P450_{C21}$のA遺伝子とよばれている（本当の遺伝子の方をB遺伝子とよぶ）．このA遺伝子は，B遺伝子と比較して8塩基の欠落した部位と3塩基の挿入された部位があり，フレームシフトのためにストップコドンが生じる構造となっている．すなわち，A遺伝子はpseudogeneである．この両者の間には補体成分の一つであるC4遺伝子が存在する．この

IV. 疾患の分子病態学

A. ステロイドホルモン産生経路と酵素

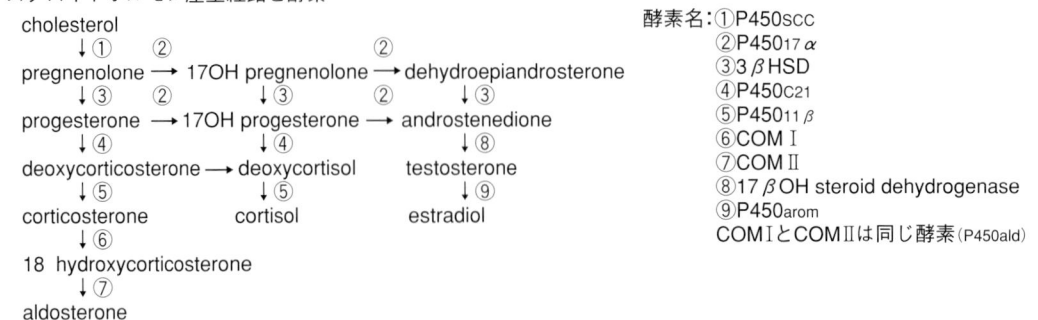

```
cholesterol
  ↓①     ↘②
pregnenolone → 17OH pregnenolone → dehydroepiandrosterone
  ↓③            ↓③                   ↓③
progesterone → 17OH progesterone → androstenedione
  ↓④            ↓④                   ↓⑧
deoxycorticosterone → deoxycortisol   testosterone
  ↓⑤            ↓⑤                   ↓⑨
corticosterone    cortisol            estradiol
  ↓⑥
18 hydroxycorticosterone
  ↓⑦
aldosterone
```

酵素名：①P450scc
②P450 17α
③3βHSD
④P450c21
⑤P450 11β
⑥COM I
⑦COM II
⑧17βOH steroid dehydrogenase
⑨P450arom
COM I と COM II は同じ酵素（P450ald）

B. P450c21遺伝子とその異常症

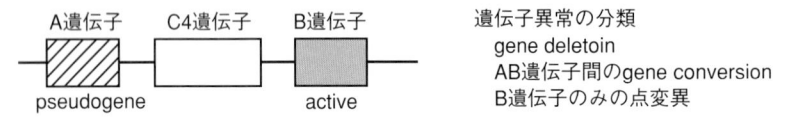

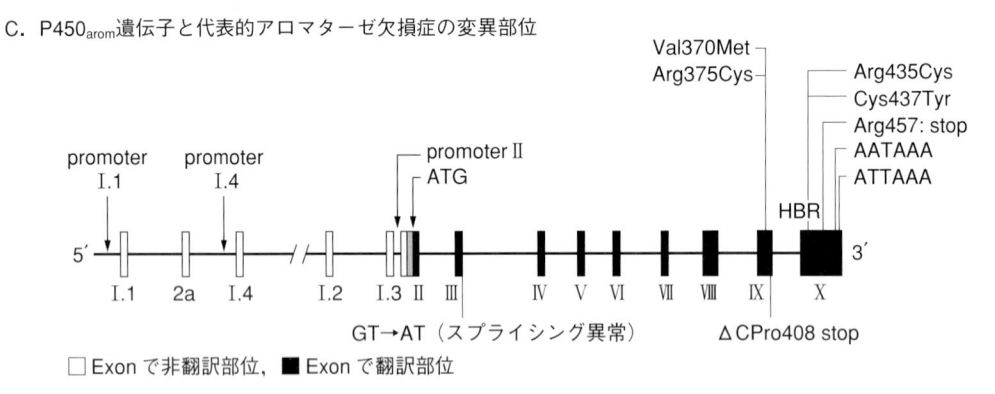

A遺伝子（pseudogene） — C4遺伝子 — B遺伝子（active）

遺伝子異常の分類
- gene deletion
- AB遺伝子間のgene conversion
- B遺伝子のみの点変異

C. P450arom遺伝子と代表的アロマターゼ欠損症の変異部位

変異部位：Val370Met、Arg375Cys、Arg435Cys、Cys437Tyr、Arg457: stop、AATAAA、ATTAAA

promoter I.1、promoter I.4、promoter II、ATG、HBR

5′— I.1 — 2a — I.4 — I.2 — I.3 — II — III — IV — V — VI — VII — VIII — IX — X —3′

GT→AT（スプライシング異常）　　ΔCPro408 stop

□ Exonで非翻訳部位，■ Exonで翻訳部位

図4F-3　ステロイドホルモン産生系酵素とその異常症

遺伝子配列の特異性が種々の異常症をつくり出す原因となり，ときにはC4遺伝子異常も合併することになる．たとえば，複製の時に，A遺伝子の途中まで読まれた後B遺伝子にスキップしてしまい，A-B hybrid geneができるがA遺伝子のもつストップコドンのため翻訳が行われない例がある（この場合はC4遺伝子は欠落することになる）．また，A遺伝子の一部がB遺伝子に挿入されため，B遺伝子の機能が障害される例も証明されている．このようにpseudogeneが近傍に存在するために，高頻度に遺伝子損傷が生じるが，損傷の程度により病態が異なることが知られている．たとえば，B遺伝子の大半が欠損するような場合では，G系のコーチゾールの産生のみならず，M系のアルドステロンの産生も著明に障害される（図4F-3の代謝マップでP450c21はG系とM系の生合成に必要であることに注目のこと）．そのため，低Na血症，高K血症や高Na尿症等の塩類喪失型とよばれる病態を示す．missense mutation等の酵素活性がやや低い程度の場合は，M系の不足を示す症状を呈しない．もっと軽微な異常では，発症が生下時ではなく，成人になってから発症する（nonclassical form）．いずれのタイプでも，コーチゾール産生障害のため，ACTHの分泌が亢進し，結果として副腎性アンドロゲンの過剰産生が生じる（副腎性アンドロゲン産生にはP450c21が関与していない）．この結果，外性器異常などの男性化（特に女児の場合）が生じる．この疾患を以前は副腎性器症候群とよんだ理由がここにある（現在は先天性副腎過形成とよばれる）．酵素欠損症が，ホルモン過剰症を導くという大変興味深い現象である．

AをEに変換する酵素であるアロマターゼ（P450arom）の欠損症は，近年大変注目されている．この酵素は卵巣以外にも脳，骨，皮膚，下垂体等，多

くの組織で発現している．Eは，受精卵の成長や分化にきわめて重要な役割をもつため，この酵素の完全欠損例は存在しないのではないかと考えられてきた．近年，日本をはじめとして，複数の完全欠損例が報告され，Eがなくても個体形成と生命維持は可能であることが証明されたことになる．この酵素の遺伝子は75kb以上の大きなもので，いろいろなタイプの遺伝子異常が報告されている．その中でも，コドン437番目のCysがTyrへ変異しているものとか，コドン435番目のArgがCysへ変異しているものとかのヘム鉄の結合部位の異常の症例が比較的多いようである．臨床的には，骨端線閉鎖不全，骨粗鬆症，高身長等が特徴である．性欲には問題なく，女性例ではエストロゲン投与にて大略正常な生活をおくれるとされている．ただし，胎盤にアロマターゼ活性がないと，妊娠中の母体で著明な男性化が生じるとされている．アロマターゼが胎盤で産生する大量のAの解毒をしていることも明らかになったことになる．

C. ステロイドホルモン受容体の異常症

ステロイドホルモンの作用は，標的細胞内に存在する受容体と結合することにより発現される．5種類のホルモンが存在するので，5種類の受容体が存在する．その中で，Pg受容体（PgR）以外で，分子レベルで明らかになっている受容体異常症が存在する（図4F-4）．G受容体（GR）異常症は，複数の遺伝子変異が報告されている．最初に発見されたGR異常症は，ホルモン結合領域内の641番目のAspがValの変異をしており，ホルモンとの親和性が低くなっていた．そのため，ACTHとコーチゾールとも高値にセットされてはじめて生命維持が可能となっていると考えられた．コーチゾールが高いにもかかわらず，Cushing症状を呈さないとの臨床的特徴を示すことになる．さらに，ACTHが高値であることは，副腎性のACTH依存性のM（deoxycorticosterone等で，aldosteroneはAII依存性であるため，この疾患では低値を示す）が上昇し，低K血症や高血圧を呈することになる．ただこの症例では，性ホルモン系の異常は呈さなかったとされている．一方，729番目のValがIleに変異した症例では，M系の異常はなく，思春期早発等の性ホルモン系の異常が前面にでていると報告されている．変異部位で，臨床症状が異なる興味ある知見である．いずれの症例もホモで発症し，ヘテロでは発症しない

とされている．しかし，ヘテロで発症するGR異常症が報告された．この症例は559番目のIleがValに変異したGRをもっている．臨床症状は，高血圧と精子減少症である．ヘテロで発症する理由は，dominant negativeの考えが成り立つのか，この変異が機能を大きく損なうためヘテロでも発症するのか等が考えられるが詳細は不明である．また，これらの変異GRが，多岐にわたるGRの作用の全てで機能低下があるのかも不明である．たとえば，最初に発見されたコドン641番にmissense mutationがあるGRでは，GREを介した転写促進能は弱いが，NFκBへの阻害作用は正常GRよりも強力であるとされている．

A系の作用は生命に必須ではなく，多数のA受容体（AR）異常症が報告されている．臨床的には，遺伝的には男性であっても外見上は完全に女性型（外陰部も含めて）になってしまうタイプから，男性不妊等の軽微な異常しか示さない症例まで，かなり広いスペクトラムをもっている．従来のように睾丸性女性化症とよばず，男性ホルモン不応症と総称するようのなった理由がここにある．遺伝子異常のAR機能へ及ぼす程度の強さと相関すると考えられている．AR遺伝子はX染色体上に存在するため，伴性劣勢遺伝の形式をとる．

E受容体（ER）の異常を示す症例が1例だけであるが報告されている．この症例は発見時28歳の男性であり，臨床的な最も大きな特徴は骨端線の閉鎖不全と骨塩濃度低下である．身長は高く，類宦官様体型を示す．しかし，男性としての性欲や二次性徴は，大略正常とされている．この症例のERの構造解析の結果，コドン157番目のArgが1塩基変異のためストップコドンになっていることが判明した．発端者では，ホモに変異していたが，家系内のヘテロの異常者では，臨床症状を呈していなかった．このER完全欠損症と対比されるのが前述のアロマターゼ欠損症である．後者でも同様な骨病変があり，従来Aの作用と考えられていた男性での骨端線閉鎖は，Eの方が重要であることが判明したことになり，大変注目されている．

M受容体（MR）の異常症についても，近年いろいろな報告をみるようになった．従来，pseudohypoaldosteronism type1（PHA1）とよばれる疾患が知られていた．臨床的には生後直ちに出現するM治療に抵抗性を示すNa喪失を特徴としている．しかし遺伝形式をみると，常染色体性優性遺伝をするものと常染

318　IV．疾患の分子病態学

A．グルココルチコイド受容体異常

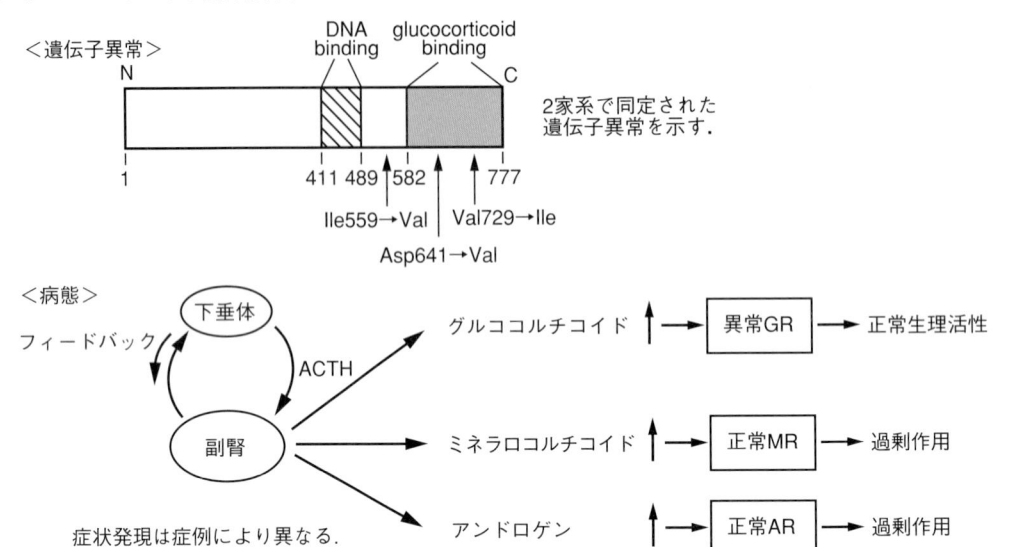

<遺伝子異常>

2家系で同定された遺伝子異常を示す．

アミノ酸位置：1 – 411 – 489 – 582 – 777
- Ile559→Val
- Asp641→Val
- Val729→Ile

<病態>

下垂体 ⇄ 副腎（ACTH，フィードバック）

副腎 →
- グルココルチコイド ↑ → 異常GR → 正常生理活性
- ミネラロコルチコイド ↑ → 正常MR → 過剰作用
- アンドロゲン ↑ → 正常AR → 過剰作用

症状発現は症例により異なる．

B．アンドロゲン受容体異常

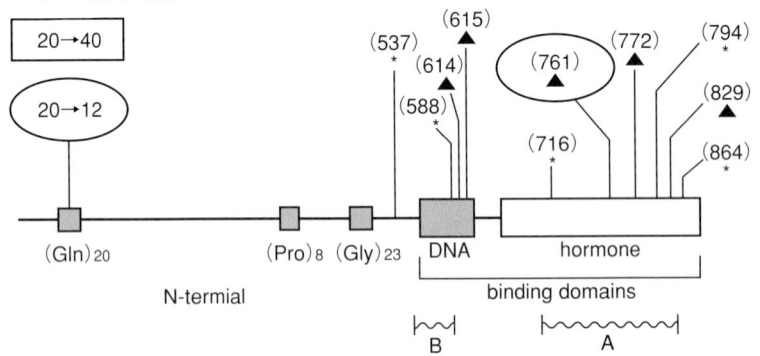

- 20→40
- 20→12
- (Gln)20　(Pro)8　(Gly)23　DNA　hormone
- N-termial
- binding domains　B　A

missense mutation 部位：(537)*, (588)*, (614), (615)▲, (716)*, (761), (772)▲, (794)*, (829)▲, (864)*

▲ missense mutation 部位　　＊ nonsense mutation 部位　　〜 gene deletion
（　）内の数はN末からのアミノ酸数；
○ は同一家系内で発見された異常．この場合N末側のCAG repeatは短縮
□ N末側のCAG repeatが延長し，軽度のアンドロゲン不応とmoter neuron disease（Kennedy syndrome）になる．

C．エストロゲン受容体異常

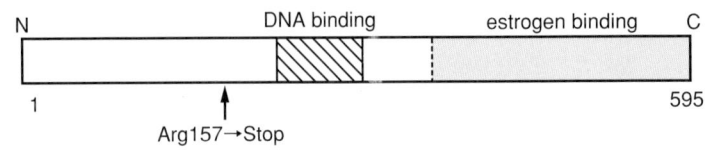

N – 1 – DNA binding – estrogen binding – 595 – C
Arg157→Stop

D．ミネラロコルチコイド受容体異常（gain-of-function mutation）

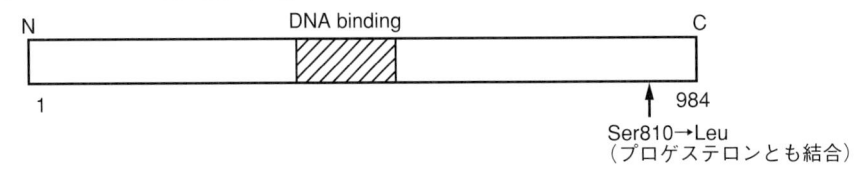

N – 1 – DNA binding – 984 – C
Ser810→Leu（プロゲステロンとも結合）

図4F-4　ステロイドホルモン受容体異常症

色体性劣性遺伝をするものとが存在し，原因が複数存在することが示唆されていた．これらの中で，常染色体優性遺伝をする疾患の原因がMRの変異であることが明らかにされた．複数のMR異常が報告されている（たとえばホルモン結合領域の最後の27アミノ酸が欠損しているもの等）が，臨床的な特徴はヘテロで発症することである．さらに興味あることは，年齢とともに症状が軽快していくことである．このような事実から，変異MRがdominant negativeに働くのではなく，正常なMR分子数が少なくなることにより病気になると考えられている．また，MRの役割は新生児で最も重要で，成長するにつれ必要性が薄れるとする一般的な考えとも一致するものである．興味あるMRの異常として，機能亢進型の変異が報告されている．この異常は，若年発症型高血圧で妊娠中に増悪するという特徴をもつ患者で発見された．このMRはコドン810番目のLeuがSerに変異していた．またヘテロで発症しうることも判明した．この変異MRの大きな特徴は，ホルモン特異性を変化させていることである．たとえば，アルドステロンでは，正常MRと同様の活性化を受けるが，正常MRを活性化できないプロゲステロンでも容易に活性化されてしまう．それゆえ，プロゲステロンが大量に血中を流れる妊娠中は，病態が悪化することになる．gain-of-functionの変異はステロイドホルモン受容体では極めて珍しく注目されている．

D．受容体以降の異常と思われる疾患

ステロイドホルモンの作用機構を考えると，ホルモンと結合した受容体はco-activator等の核内蛋白と結合することになる．それゆえ，受容体と結合する蛋白の異常でも病気になるはずである．代表的なco-activatorであるCBP（Creb binding protein）の異常症としてRubinstein-Taybi症候群が知られている．これらの疾患で核内受容体の作用が低下しているかの詳細は不明であり，大略正常であるとの報告もある．この疾患ではCBP遺伝子のヘテロの異常であるので，ステロイドホルモン等CBPを使うシグナル系でも明らかな異常が生じないとも考えられる．

現在，受容体以後の異常によるステロイドホルモン抵抗症が2家系報告されている．一つは，G，M，Aの3種類のホルモンに不応を示し，他の家系はAのみに不応を示すものである．いずれも受容体遺伝子に異常がないことは確かめられており，受容体以後のステップに異常があるのではないかと推論されているが，遺伝子レベルの解明には至っていない．

ステロイドホルモン系は分子生物学の大きな分野の一つである．次々と新しい発見がなされている．これらの新事実が，病気とすぐに結びついていくという点でも大変興味ある分野である．今後の益々の発展を期待したい．

■ 文献

1) Adashi EY, Hennebold JD. Mechanism of disease: Single-gene mutations resulting in reproductive dysfunction in women. N Engl J Med 1999; 340: 709.
2) Tsignos C, Arai K, Hung W, et al. Heredetary isolated glucocorticoid deficiency with abnormalities of the adrenocorticotropin receptor. J Clin Invest 1993; 92: 2458.
3) Peter M, Viemann M, Partsch C-J, et al. Congenital adrenal hypoplasia: Clinical Spectrum, Experience with hormonal diagnosis, and report on new point mutations of the DAX-1 gene. J Clin Endocrinol Metab 1998; 83, 2666.
4) Bose II, Sugawara T, Jerome S, et al. The pathophysiology and genetics of congenital lipoid adrenal hypoplasia. N Engl J Med 1996; 335: 1870.
5) Grumbach MM, Auchus R. Estrogen: Consequences and implications of human mutations in synthesis and action. J Clin Endocrinol Metab 1999; 84: 4677.
6) deLange P, Koper JW, Huizenga NATM, et al. Differential hormone-dependent transcriptional activation and repression by naturally occuring human glucocorticoid receptor variants. Mel Endocrinol 1997; 11: 1156.
7) Griffin JE. Androgen resistance—the clinical and molecular spectrum. N Engl J Med 1992; 326; 611.
8) Sceinman SJ, Guay-Woodford LM, Thakke RV, et al. Mechanism of disease: Genetic disorders of renal electrolyte transport. N Engl J Med 1999; 340: 1177.
9) Geller DS, Farhi A, Pinkerton N, et al. Activating mineralocorticoid receptor mutation in hypertension exacerebated by pregnancy. Science 2000; 289: 119.
10) Adachi M, Takayanagi R, Tomura A, et al. Androgen-insensitive syndrome as a possible coactivator disease. N Engl J Med 2000; 343: 856.

<佐藤文三>

F 内分泌疾患

2 小人症

◆まとめ

1. 平均値に比し3SD（standard deviation）以上の低身長を小人症と定義する．その原因は多岐にわたるが，成長ホルモン系と甲状腺ホルモン系の異常によることが多い．
2. 成長ホルモン（GH）系の分子異常としては，GHRH受容体，GHそのものとGH受容体の遺伝子変異が注目されている．GH産生細胞の分化以上による小人症も存在する．甲状腺ホルモン系では，合成に関与する遺伝子群の異常による病態が明らかにされている．
3. 診断および治療薬の進歩により，小人症の発症は低いレベルに抑えることが可能になった．

A. 小人症の成因

小人症の成因は，きわめて多岐にわたるが，臨床的には，均整がとれているか，発症年齢はいつか，知能障害を合併しているか等を勘案して鑑別されていく．さらに，内分泌学的鑑別法の進歩および遺伝子工学的診断法の進歩により，より詳細な鑑別が可能になってきている．これらの中で，下垂体から分泌される成長ホルモン（GH）系の異常による疾患と，甲状腺ホルモン産生低下による小人症（クレチン病）が，最も頻度が高い．また，これらの病態は分子生物学的にも解明が進んでいる．これら以外の原因としては，Gs蛋白の部分欠損症（pseudohypoparathyroidism）や，PTH受容体異常症（Jansen's metaphyseal chondrodysplasia）やFGF受容体異常症等があり，分子生物学的にも解明が進んでいる．また，遺伝子の同定には至っていないが，Turner症候群のように，染色体異常による小人症も比較的多い．

B. GH系カスケードの分子病理学と小人症

GHは，視床下部ホルモンであるGH releasing hormone（GHRH）の刺激により，下垂体に存在するGH産生細胞から分泌される．分泌されたGHは，血中では約50％が，特殊な蛋白と結合して存在する．この蛋白は以下に述べるGH受容体の細胞外領域が蛋白分解酵素で切断されて血中に出現したものである．GHは，標的細胞（肝臓，筋肉，軟骨細胞，脂肪細胞等）に発現しているGH受容体に結合する．1分子のGHが2分子のGH受容体と結合するため，GH受容体の二量体形成に繋がる．GH受容体はサイトカイン受容体ファミリーに属し，それ自身には酵素活性はないが，tyrosine kinase活性をもつJAK2とよばれる蛋白が結合しうる．GH依存性に二量体を形成したGH受容体-JAK2複合体は，もう一方の複合体をチロシンリン酸化する．リン酸化されるとStatとよばれる蛋白がGH受容体に結合し，Stat自身もチロシンリン酸化を受けることになる．リン酸化されたStatは，核内に移行し転写因子として働き，GH支配下の遺伝子の転写を高めることになる．この遺伝子群の中にIGF-Iや-IIがあり，GH依存性に誘導されたIGF-Iや-IIが骨端軟骨の成長を促進し，身長を伸ばすことになる．以上のカスケードのどの部分に異常があっても低身長になることになるが，分子異常が明らかになっている病態としては，GHRH受容体異常，GH遺伝子の異常，GH産生細胞の分化異常とGH受容体異常があげられる（図4F-5）．

GHRH受容体は細胞膜を7回貫通する典型的なG蛋白共役型の受容体である．この受容体に異常のある患者の臨床的特徴は，血中GHは低いながら検出可能であるが，GHRH負荷に対するGHの反応がみられないことである．2種類の変異が報告されており，一つは1塩基変異のためにストップコドンの出現であり，他方は，スプライシング部位の変異によるスプライシング異常である．いずれの場合もホモで発症し，ヘテロでは異常を認めない．

遺伝性GH欠損症の遺伝形式を見てみると，常染色体性劣性遺伝，常染色体性優性遺伝，伴性劣性遺伝と多様である．原因遺伝子が一つではないことを示している．これらの疾患でGH-1遺伝子（GHをコードしている）の異常の有無が検討された．結果は，常染色体性劣性遺伝を示す疾患の12.5％にGH-1遺伝子の異常が確認された．この検討ではプロモーター領域は解析されていないので，もう少し異常の頻度は高いのかも

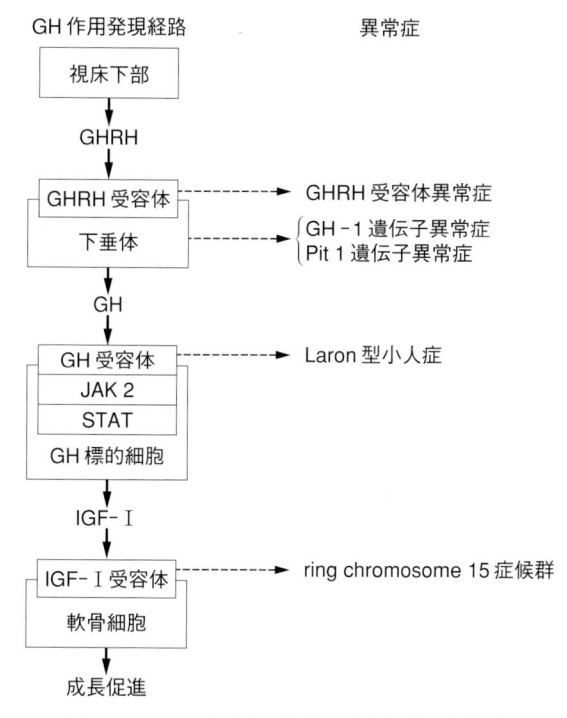

図4F-5 GHによる成長促進の発現経路と異常症

GH作用発現経路：視床下部 → GHRH → GHRH受容体／下垂体 → GH → GH受容体／JAK2／STAT／GH標的細胞 → IGF-I → IGF-I受容体／軟骨細胞 → 成長促進

異常症：
- GHRH受容体異常症（GHRH受容体）
- GH-1遺伝子異常症，Pit1遺伝子異常症（下垂体）
- Laron型小人症（GH受容体）
- ring chromosome 15症候群（IGF-I受容体）

知れない．しかし，GH欠損症でも，GH-1遺伝子以外の遺伝子異常がかなり存在することだけは事実である．その多くは，原因遺伝子がまだ特定されていないことになる．一方，GH-1遺伝子の異常も，いろいろなタイプが存在することが知られている．大きな領域の欠失から，フレームシフト，ストップコドンの出現やスプライシング異常等多彩である．

GH産生細胞自身がない疾患も存在する．下垂体も他の臓器と同様，幹細胞から分化してきた複数の細胞で構成されている．GH産生細胞ができるために必須な因子としてPit1遺伝子がある．この遺伝子の産物は，Homeo領域とPou領域とよばれる細胞分化に関与する転写因子としての基本構造をもっている．また，Pit1遺伝子は，TSH産生細胞やプロラクチン産生細胞の分化にも必須である．この遺伝子の異常による小人症が，最初はマウスで，後にヒトでみいだされた．いずれもmissense mutationであるが，機能に重要と思われる部位の変異である．当然，このタイプの小人症では，TSHやプロラクチンも欠損している．

GHに不応のために小人症になる患者が報告されている．発見者の名前をとってLaron型小人症といわれている．これらの症例では，血中GHは充分存在するにもかかわらず，GH欠損症と同じ外形を示すとともに，血中GH結合蛋白は感度以下の低レベルである．さらに，外因性に投与されたGHに対する反応が欠如している．GH受容体がクローニングされると，この疾患がGH受容体の異常症である可能性の検討が開始された．予想どおり，この疾患の大多数でGH受容体の変異が発見された．また，常染色体性劣性遺伝の形式をとるので，変異がホモにならなければ発症しないと考えられていたが，分子生物学的にも証明された．古典的記述である，血中GH結合蛋白の欠如は，GH受容体の細胞外領域に変異があり，細胞外領域が産生されないか，GH結合能を消失する変異により生じる現象と思われる．分子生物学的に，このことが証明されている．しかし，Laron型小人症全てで，血中GH結合蛋白が消失しているのではない．たとえば，GH受容体の細胞外領域の152番目のAspがHisに変異すると，ホルモン結合能は正常であるが二量体形成能が消失する．この場合，細胞外領域の蛋白分解酵素産物である血中GH結合蛋白は存在するが，二量体形成欠如のためにJAK2以下のチロシンリン酸化カスケードが作動せずGH不応になる．その他の変異も細胞外領域のmissense mutationが多い．特にサイトカイン受容体ファミリーで保存されているアミノ酸の変異が多い．これらのアミノ酸の重要性を示す知見と思われる．また，細胞内で合成されたGH受容体蛋白の細胞膜への輸送が上手くいかず，細胞表面にGH受容体が表出できなくなる変異も報告されている（図4F-6）．

GH以降としては，IGF-Iや-II関連の分子ということになる．これらの中で興味ある疾患はring chromosome 15 syndromeである．染色体15番目の長腕末端にはIGF-I受容体遺伝子が乗っている．この疾患では染色体15番の短腕と長腕の先端が切断され，切断面が結合し，リング状になっている．結果として，IGF-I受容体遺伝子が消失してしまう．ただ，この染色体異常はヘテロであり完全なるIGF-I受容体欠損症ではない．しかし，この患者が低身長であることを考えると興味ある疾患である．

GH受容体以前の異常によるGH系小人症はGH投与により，GH受容体以降の異常ではIGF-I投与で治療が可能になってきている．病態の部位診断が重要である理由はここにもある．

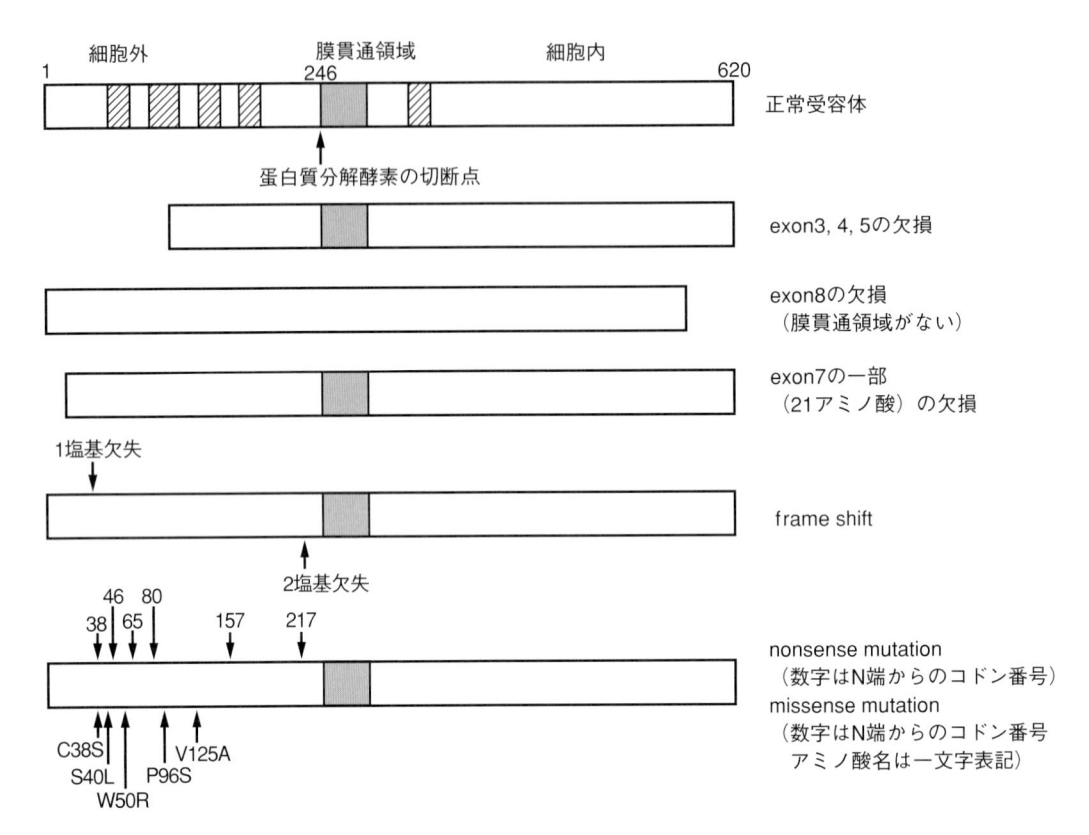

図4F-6 Laron型小人症でみられるGH受容体異常

最上段に正常GH受容体構造を模式的に示す
▨ プロラクチン受容体と相同性を示す領域
▨ 膜貫通領域
上部の数字はN端からのアミノ酸数を示す．
矢印は蛋白質分解酵素による切断部位を示す．
N端側の断片は，血中に入りGH結合蛋白質となる．
exon欠損例は，塩基変異によるスプライシング異常例である．

C. 甲状腺ホルモン系異常による小人症（クレチン病）

甲状腺ホルモン（T）異常による小人症は，手足が短く，均整がとれていない低身長等の特徴がある．さらに，独特な顔貌や知能障害もあり，クレチン病という特別な病名が付与されている．出生後数年間にTが不足することにより生じる病態である．Tが新生児期に極めて重要な働きをしていることを示す事実である．このような知見を基に，出生時に甲状腺ホルモン系の異常についての検診が行われるようになり，出生時よりのT投与によりクレチン病は激減した．

Tの産生は，視床下部-下垂体-甲状腺系で制御されている．視床下部からはTRH（TSH releasing hormone）が分泌され，下垂体からのTSH分泌を刺激する．TSHは甲状腺を刺激し，Tの合成分泌を促進する．甲状腺細胞はサイログロブリンという巨大な臓器特異蛋白を合成し，それを分解することによりTを産生する（図4F-7）．Tは，アミノ酸であるチロシン2分子が縮合し，ヨードが結合している構造をとる．ヨード分子が3個結合しているのがトリヨードサイロニン（T3），4分子が結合してるのがサイロキシン（T4）とよばれ，分泌量はT4が多い．標的臓器に到達したT4はT3に転換された後，核内受容体に属する甲状腺ホルモン受容体（TR）と結合して，作用を発揮する．

以上のどのステップに異常があっても，クレチン病になりうるわけであるが，奇妙なことにTR異常症で

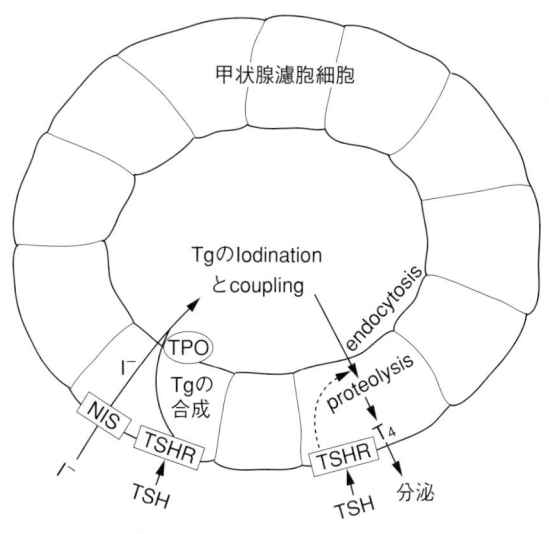

図4F-7 甲状腺濾胞内での甲状腺ホルモン合成・貯蔵および分泌の機構

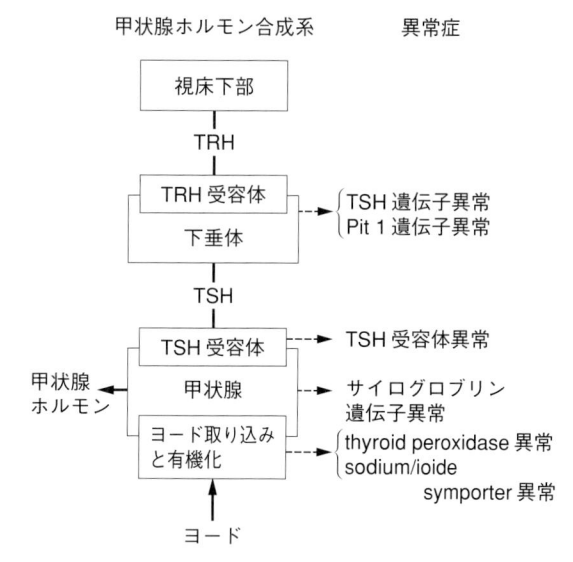

図4F-8 クレチン病における甲状腺ホルモン合成異常

は，クレチンの外形を取り難いとされている．その機構は不明である．頻度的にクレチン病の原因として最も多いのは，甲状腺組織の無形成ないしは低形成である．孤発性が多く，分子機構は全く不明である．クレチン病の約15%は，T合成機構の異常で，多くは常染色体性劣性遺伝の形式をとる．現在まで，TSH産生細胞の分化異常，TSH分子の異常，TSH受容体異常，ヨード蓄積機構の異常，thyroid peroxidase 異常，サイログロブリン異常症等が報告されている．おのおのの遺伝子異常についても詳細に検討されている（図4F-8）．

■ 文献

1) Pawson T. Protein modules and siganling networks. Nature 1995; 373: 573.
2) Schipani E, Langman J, Hunzelman M, et al. A novel parathyroid hormone (PTH)/PTH-related pepetide receptor mutation in Jansen's metaphyseal chondrodysplasia. J Clin Endocrinol Metab 1999; 84: 3052.
3) Salvatori R, Fan X, Phillips JA, et al. Three new mutations in the gene for the growth hormone (GH)-releasing hormone receptor in familial isolated GH deficiency type 1B. J Clin Endocrinol Metab 2001; 86: 273.
4) Wagner JK, Eble A, Hindmarsh PC, et al. Prevalence of human GH-1 gene alterations in patients with isolated growth hormone deficiency. Pediatric Res 1998; 43: 105.
5) Tatsumi K, Miyai K, Notomi T, et al. Cretinism with combined hormone deficiency caused by a mutation in the Pit1 gene. Nat Genet 1992; 1: 56.
6) Sobrier ML, Dastot F, Duquesnoy P, et al. Nine novel mutations in patients with Laron syndrome. J Clin Endocrinol Metab 1997; 82: 435.
7) Vassart G, Dumont JE, Refetoff S. Thyroid disorders. In: Scriver CR, Beaudet AL, Sly WS, Valle W, editors. The Metabolic and Molecular Basis of Inherited Disease. Vol 2. New York: McGraw-Hill Inc; 1995. p.2883-928.
8) Pohlenz J, Rosenthal IM, Weiss RE, et al. Congenital hypothyroidism due to mutations in the sodium/iodide symporter. J Clin Invest 2001; 101: 1028.

〈佐藤文三〉

F 内分泌疾患

3 甲状腺ホルモン受容体異常症

◆まとめ
1. 甲状腺ホルモン受容体(TR)はsteroid/thyroid/vitamin receptor superfamilyに属する核受容体の一つである．分子種としては，TRαとTRβに2種類存在しおのおの別の遺伝子によりコードされている．さらに，スプライシングによりTRα1とTRα2，TRβ1とTRβ2の合計4種類のTRが存在することになる．
2. 現在みつかっているTR異常症は，全てTRβ分子の異常である．
3. 遺伝形式は常染色体優性遺伝のことが多い．その理由としては，異常TRβが正常TRβの機能を抑制する(dominant negative effect)ことが考えられている．常染色体劣性遺伝形式をとる場合もあるが，この場合はTRβ分子が全くないか，他の転写因子と結合できないようなTRβの分子異常である．
4. 視床下部と下垂体のみホルモン不応を示すTRβ異常症が存在する．TRβ2に翻訳された時のみ機能異常を示す変異で生じる病態である．

が縮合した骨格にヨードが4分子結合している)として分泌される．標的細胞に到達すると，T_4はT_3(ヨード1分子が外れる)に転換された後に，甲状腺ホルモン受容体(TR)に結合する．TRは分子の中央部にZinc finger構造とよばれるDNA結合領域をもち，この構造の類似性からsteroid/thyroid/vitamin receptor superfamilyの一員とされている．TRには，その遺伝子が染色体7番に存在するTRαと，染色体3番に存在するTRβの2種類が存在する．さらに，alternative splicingにより，TRα1，TRα2とTRβ1，TRβ2の4種類の分子種が存在する(図4F-9)．この中で，TRα2はC端が長く，ホルモン結合能をもたず，生理作用は不明である．T_3と結合したTRは，二量体を形成する．この場合，TR同士でも二量体を形成しうるが，他の分子とも二量体を形成する(ヘテロダイマー)．TRとヘテロダイマーを形成しうるパートナーをTRAP (TR auxilary protein)と総称する．TRAPの代表がRXR (retinoid X receptor)である．複数のTRと複数のTRAPが存在することから，極めて多数の二量体が造られることになり，甲状腺ホルモンの作用の複雑さを示唆している．

TRが結合する部位(TRE: thyroid responsive element)のDNAの塩基配列にも特徴がある．AGGTCAという配列が，4塩基のスペーサーを挟んで直列に配置されているもの(direct repeat)，スペ

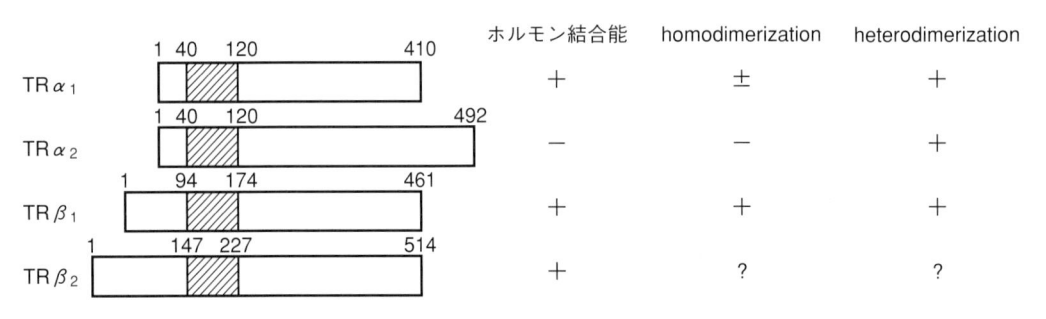

A. 甲状腺ホルモンの作用機構

甲状腺ホルモン(T)は，主にT_4(チロシン2分子

	ホルモン結合能	homodimerization	heterodimerization
TRα1 (1 40 120 410)	+	±	+
TRα2 (1 40 120 492)	−		+
TRβ1 (1 94 174 461)	+	+	+
TRβ2 (1 147 227 514)	+	?	?

▨はDNA結合領域

図4F-9 甲状腺ホルモン受容体の亜分子種と各々の機能
左: TRの分子サイズを示す．各カラムの上段の数字はN末からのアミノ酸数を示す．
右: 各受容体の機能を示す．homodimerizationとheterodimerization能は，direct repeat構造をもつTREを用いたgel shift assayにより検討されたものである．TREの種類により若干異なる結果を示す．

ーサーなしに対称的に配列されているもの（palindromic），逆対称に配列されているもの（inverted palindromic）の3種類が存在する．甲状腺ホルモンの作用が極めて多岐にわたることを示す根拠の一つである．

　ステロイドホルモン受容体と異なり，ホルモンと結合していないTRには，積極的に遺伝子発現を抑制する作用が存在する．この機構として，ホルモン非結合型のTRとTRAPの二量体にはco-repressorとよばれる蛋白の結合が考えられている．co-repressorとしてはN-CoR（nuclear co-repressor）やSMRT（silencing modulator for retinoid and thyroid receptor）が知られている．この2つの蛋白は，分子量は異なるが，相同性も高く機能的には同一の分子と考えうるものである．以下はSMRTを例にして述べる．SMRTはTRのhinge region（D domain）に結合する．SMRTにはmSin3Aとよばれる核蛋白が結合しており，SMRT-mSin3A複合体にはhiston deacetylase 1という脱アセチル化能をもった酵素が結合している（図4F-10）．結果として，TRE近傍のヒストンが脱アセチル化されて，転写を積極的に抑制すると考えられている．しかし，T_3がTRと結合すると，SMRTがTRから解離し，co-activatorとよばれる蛋白がT_3-TR複合体に結合してくる．co-activatorの中では，CBP（Creb binding protein）が注目されており，さらにCBPにはp/CAFとよばれるhiston acetylase活性をもつ蛋白が会合している．結果としては，SMRTの時とは逆にTRE近傍のヒストンをアセチル化することになり，転写が促進されると考えられている．

B．TR異常症の分子生物学

　内分泌学的に，血中T_4が高値または正常にもかかわらず，甲状腺機能低下症の臨床像を呈する疾患の存在は以前より知られていた．外因性にT_3を投与しても，反応がみられないのも特徴の一つである．具体的な臨床像としては，顕著な注意力散漫，言語障害，軽度の甲状腺腫等である．興味ある点は，低身長や知能障害等古典的なクレチン病でみられる症状の発生頻度が低いことである．外因性のT_3投与でも反応がみられないことから，病因はTRまたはそれ以降ということになる．前述のごとく，甲状腺ホルモンの作用発現には，多数の分子が介在するとともに，多くの場合常染色体性優性遺伝の形式をとる遺伝病であることが判明していたので，原因検索はまずリンケージ解析から始められた．結果は第3番染色体に原因遺伝子が存在することを示した．TRβがクローニングされ第3番染色体に遺伝子が存在することが同時期に判明し，PCR等によるTRβの変異の可能性に関する研究が精力的に開始された．その結果，多くの甲状腺ホルモン不応症の原因はTRβの変異であることが証明された．多くはホルモン結合領域の変異で，2カ所のhot spots（変異が生じやすい部位）がある（図4F-11）．このタイプの変異は，優性遺伝の形式をとるが，常染色体性劣性遺伝の形式をとる甲状腺ホルモン不応症も知られていた．これらの症例のTRβ遺伝子の解析が行われ，N端近傍のnonsense mutationか，大きな遺伝子欠失のために，TRβ蛋白の大部分がなくなるような遺伝子異常であることが判明した．1アミノ酸だけが変異するような軽い遺伝子異常ではヘテロで発症し，蛋白

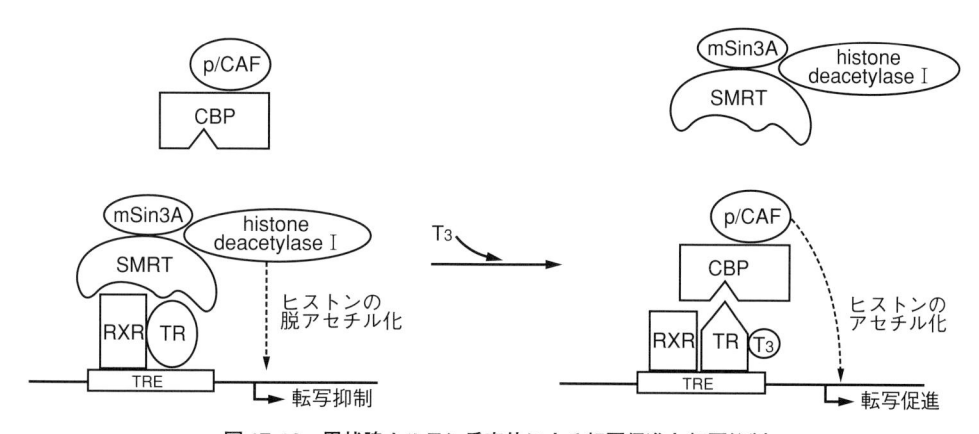

図4F-10　甲状腺ホルモン受容体による転写促進と転写抑制

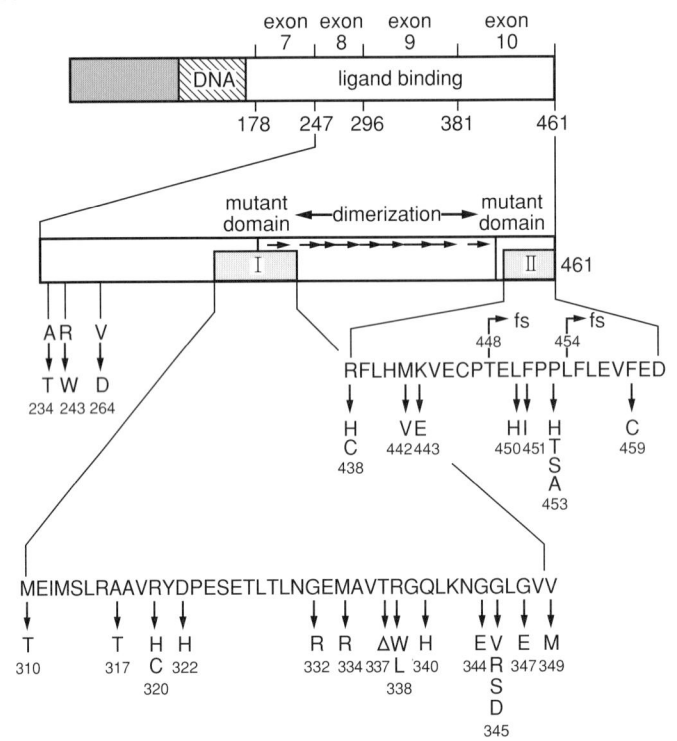

A. missense mutation

(図: 正常TRβ1の構造とexon、変異部位を示す図)

最上段に正常TRβ1の構造と対応するexonを示してある．
下の数字はN末からのアミノ酸数．中段は変異のhot spotsを示す．
→はheptad repeat構造でdimerizationに重要な部位である．
↓は点変異により生じるアミノ酸変異をシングルレターコードで示してある．

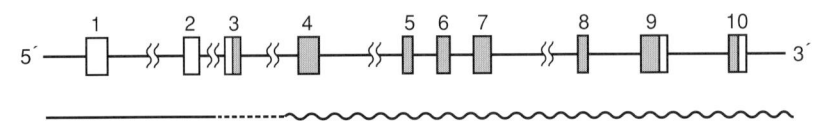

B. gene deletion

上段はTRβ1遺伝子の構造を示す．□ noncoding region，▨ coding region
下段に劣性遺伝を示す症例で見い出された欠損部位．〜〜〜 欠損が確認された部位，
------ 欠損があるか不明な部位，——— 残存している部位

図4F-11 甲状腺ホルモン不応症におけるTRβ遺伝子の変異

の大部分が存在しないような重症の遺伝子損傷ではホモで始めて発症するという一見矛盾した解析結果である．この一見矛盾した現象を説明するには，dominant negative effect（dne）を考える必要がある．すなわち，変異したTRβが正常TRβの機能を抑制してしまう現象である．事実，優性遺伝を示すタイプの変異TRβを正常TRβを発現している細胞に導入すると，正常TRβの機能が著明に抑制されることが証明

されている．このようなdneをもった変異TRβの変異部位を多くの症例で検討され，一つの特徴が存在することが判明した．RXRとヘテロダイマーを形成するために必要とされるheptad repeatとよばれる部位には変異が存在しないことである．dneを示すためにはRXRとヘテロダイマーを形成する能力を残していなければならないと推論できる．このことを証明するために，上記の変異TRβのheptard repeat部位にさ

らなる変異を導入して，RXRと会合できなくした分子が作成された．予想どおり，この分子はdneを消失した．TRβ分子の大部分が欠失している場合は，当然RXRと結合できないために，ホモになって初めて発症することになる．dneをもつ変異TRβは，ホルモンと結合できないが，強力な転写抑制能は維持している．このことは変異TRβはSMRTとは結合可能であることを示唆している．そこで，TRβと結合できなくしたSMRTを発現している細胞に変異TRβが導入された．結果は変異TRβのdneが消失した．dneを発揮するためにはSMRTとの結合も重要であることになる．このようにdneの機構も断片的には明らかになってきているが，完全な解明には至っていない．

甲状腺ホルモン不応症はTRβの異常のみで，TRαの異常は発見されていない．TRαは極めて重要な働きをするので，その異常は出生にまでいたらないとか，逆にTRαはあまり重要な生理作用をもたないので異常でも症状を示さない等が想定されている．心臓の機能にはTRαが重要であるとの考えもあり，重要な働きをしていない可能性は低いように思われる．

甲状腺ホルモン不応症の一病型として，視床下部-下垂体のみでホルモン不応を示し，末梢組織ではホルモン応答性がほぼ正常に保たれている病態が存在する．中枢性甲状腺ホルモン不応症とよばれる．内分泌学的には，フィードバックが充分かからないために，TSHとT4は高いレベルにセットされる．末梢組織は高いT4に応答して甲状腺機能亢進症の症状を呈する．よくBasedow病と誤診される原因がここにある．これらの症例の遺伝子を解析すると，R338L，R338W，R429Q等のTRβの異常が同定されている．これらの変異TRβの特性が検討され，興味深い結果がみいだされている．すなわち，これらの変異TRβがalter-native splicingによりTRβ2になったときだけdneを発揮するが，TRβ1になった時はdneをほとんど示さないことである．さらに視床下部-下垂体では大部分がTRβ2で，TRβ1が少なく，他の組織とはTRβのalternative splicingが異なっていることも判明している．分子生物学的知見で臨床病態が巧みに説明できる一例である．

■ 文献

1) Reffetoff S, Weiss RE, Usala SJ. The syndrome of resistance to thyroid hormone. Endocr Rev 1993; 14: 348.
2) Nagata T, Jameson JL. Thyroid hormone receptor dimerization is required for dominant negative inhibition by mutations that cause thyroid hormone resistance. J Biol Chem 1993; 268: 15766.
3) Nagy L, Kao H-Y, Chakravarti D, et al. Nuclear receptor repression mediated by a complex containing SMRT, mSin3A and histon deacetylase. Cell 1997; 89: 373.
4) Yoh SM, Chatterjee VKK, Privalsky M. Thyroid hormone resistance syndrome manifests as a aberrant interaction between mutant T3 receptors and transcriptional corepressor. Mol Endocrinol 1997; 11: 470.
5) Safer JD, Langlois MF, Cohen R, et al. Isoform variable action among thyroid hormone receptor mutants provides insight into pituitary resistance to thyroid hormone. Mol Endocrinol 1997; 11: 16.
6) Safer JD, Connor MGO, Colan SD, et al. The thyroid hormone receptor-β gene mutation R383H is associated with isolated central resistance to thyroid hormone. J Clin Endocrinol Metab 1999; 84: 3099.

〈佐藤文三〉

G 呼吸器・消化器疾患

1 囊胞性線維症

◆まとめ

1. 囊胞性線維症 cystic fibrosis（CF）は進行性の呼吸器疾患，膵臓の外分泌不全，汗の塩素イオン濃度が高くなる等の症状を示す常染色体劣性遺伝の疾患である．
2. CFの責任遺伝子は，囊胞性線維症膜貫通調節蛋白質 cystic fibrosis transmembrane conductance regulator（CFTR）とよばれる蛋白質をコードする．
3. CFTRは，CFで障害される臓器の上皮細胞の管腔側に局在し，cAMP依存性蛋白質リン酸化酵素により調節をうけるCl$^-$イオンチャネルである．
4. CFTR遺伝子異常により，CFTR蛋白質の合成，細胞内プロセッシング，機能調節，コンダクタンス等の異常が起こる．
5. CFTRはCl$^-$イオンチャネルとしてだけでなく，重炭酸イオンの膜輸送にも関与することが明らかにされた．今後，さらにこの観点からのCFの病態解明が待たれる．

表4G-1 cystic fibrosis（CF）の診断基準

1. 典型的な呼吸器症状がある．
   （例：慢性かつ反復性の呼吸器感染症）
2. 典型的な消化器症状がある．
   （例：脂肪便などの膵臓の外分泌機能不全や成長障害）
3. 家系内にCFの患者がいる．
4. 汗のCl$^-$（塩素イオン）濃度が60mEq/l以上を示すもしくは，CFTR対立遺伝子の両方に変異を有する．

上記の1，2，3のいずれかと4を満たすとき確定診断される．

A. CFの臨床

CFは，欧米人特に白色人種に頻度が高く発症は2000～3000人に1人といわれ，この疾患が先天性疾患による死亡に占める割合は高い．進行性の呼吸器の閉塞と感染が最も重篤な症状である．粘稠な分泌物のため，小さな気道を主体に，慢性的な肺の閉塞性障害が起こる．これに，緑膿菌やブドウ球菌の再発性かつ遷延性の感染が加わり，気管支拡張症と呼吸不全を伴い，ついには肺性心から死亡へといたる．膵臓の外分泌機能不全は大部分の症例で胎児期から存在し，新生児期のメコニウムイレウス（胎便塞栓）や，その後の脂肪便や成長障害の原因となる．また，膵外分泌機能不全は軽度で症状を示さない例や男性では不妊症を示す例も知られている．CFの診断基準を表4G-1に示す．治療は呼吸器症状，消化器症状に対症療法が行われるが，根本的な治療法はない．最近では，体位ドレナージ，抗生物質，膵臓より分泌される消化酵素の補充に加えて，デオキシリボヌクレアーゼ（DNase）製剤の吸入療法なども行われる．DNase製剤は，慢性的な肺の閉塞性障害の原因となる多核白血球由来の細胞外DNAを分解するために用いられる．このような対症療法により，疾患の予後は以前にくらべて改善し，およそ半数の患者は，30歳前後まで生存できるようになった．

B. 責任遺伝子の同定

DNAの多型に基づく連鎖分析によりCFの遺伝子座位は第7番染色体の長腕（7q31）にあることが予想されていた．トロントの小児病院のTsuiらの研究グループは，ポジショナルクローニングとよばれる分子生物学的手法を駆使し，この染色体の領域に存在し，CFの責任遺伝子の候補となる染色体DNA断片を得ることができた．次に，彼らは，CFに罹患していない正常人とCF患者から得られた汗腺細胞を培養して，それからcDNAライブラリを作成した．これらの細胞にはCl$^-$チャンネルが存在することが知られており，しかもCF患者細胞では，このCl$^-$チャンネルがcAMPにより活性化されないことが確認されていた．彼らは，すでに得られている染色体DNA断片の一部をプローブとして，cDNAライブラリをスクリーニングすることにより，1480個のアミノ酸からなる蛋白質をコードするcDNAを同定することができた（図4G-1）．この遺伝子は少なくとも27のエキソンからなり，そのサイズは230kbになる．CFの責任遺伝子を同定するために，彼らは，CF患者の汗腺細胞か

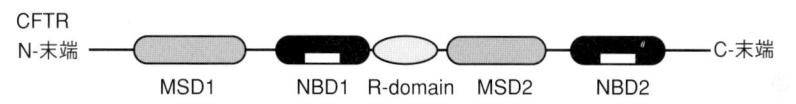

図4G-1 嚢胞性線維症膜貫通調節蛋白質(CFTR)のcDNAとそれをもとに推定されるCFTRの構造

CFTRの遺伝子座位は第7番染色体長腕（7q31.2）にあり，遺伝子DNAのサイズは約230kbである．
CFTRのcDNA
　cDNA上の数字は遺伝子の各エクソンに対応する．エクソン6，14，17はそれぞれa，b 2つに分けられるため合計27個のエクソンからなる．
　*印はCF患者のエクソン10にみられる3塩基の欠失を示す．この変異により1480個のアミノ酸からなるCFTRの508番目のフェニルアラニンが欠失する．
CFTRの構造
　MSD1, 2: 膜を通過するドメイン
　NBD1, 2: ヌクレオチドが結合するドメイン
　R-domain: cAMP-依存性の蛋白質リン酸化酵素によりリン酸化を受ける調節ドメイン

ら得られたcDNAクローンを正常のものと比較して，患者のcDNAクローンに，フェニルアラニンをコードする3塩基の欠失があることをみいだし，これにより，蛋白質の508番目のフェニルアラニンが欠失することを示した．さらに，この欠失を起こす変異がCF患者染色体の約70%に検出された．一方，正常者から得られた染色体にはこの変異は認められなかった．このことは，508番目のフェニルアラニンの欠失を伴う変異（ΔF508）が，CFに特異的な異常であり，しかもCFの原因となる変異の大部分を占めることを意味する．この遺伝子は分子量170kDの蛋白質をコードしており，CFTRと命名された．CFTRのアミノ酸配列から，ATP結合部位，細胞膜と相互に反応する部位，蛋白質リン酸化酵素によりリン酸化される部位などが存在する．

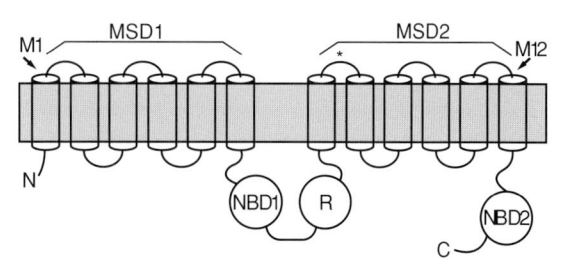

図4G-2 CFTRのドメイン構造のモデル（Welshら, 1992 より改変）
　MSD1, 2: 膜を通過するドメイン
　NBD1, 2: ヌクレオチドが結合するドメイン
　R: cAMP-依存性の蛋白質リン酸化酵素（PKA）によりリン酸化を受ける調節ドメイン
　*: 糖鎖が結合する部位

C．CFTRの機能

CFTRは，Cl$^-$チャンネル自身ではなく，その調節作用を行う蛋白質であろうと推定された時期もあった．しかし，CFTRはcAMPにより活性化されるCl$^-$チャンネルそのものである．このことは，in vitroで細胞に発現させたCFTRを精製して，人工的な脂質膜に組み込んで，その生理学的および生化学的性質を調べることにより確認された．CFTRは膜を通過する2つのドメイン（membrane spanning domain, MSD1とMSD2），ヌクレオチドと結合する2つのドメイン（nucleotide binding domain, NBD1とNBD2），cAMP-依存性の蛋白質リン酸化酵素（protein kinase A，PKA）によりリン酸化されるR（regulatory）-ドメインからなる（図4G-1, 2）．MSD1とMSD2はそれぞれ6つの膜を貫通する部分（M1～M12）からなる．R-ドメインには，リン酸化を受ける部位が存在する．また，MSD2のM7とM8の間にあり，かつ細胞外に存在する部位が糖鎖により修飾されると考えられている．CFTRのN-端とC-端は細胞内に存在する（図4G-2）．CFTRはCl$^-$チャンネルであり，Cl$^-$を能動輸送するポンプではないことが知られていたので，次に，R-ドメインやNBDの機能について調べられた．そして，図4G-3のようなCFTRのモデルが提出された．CFTRのR-ドメインは本来チャンネルを閉じて

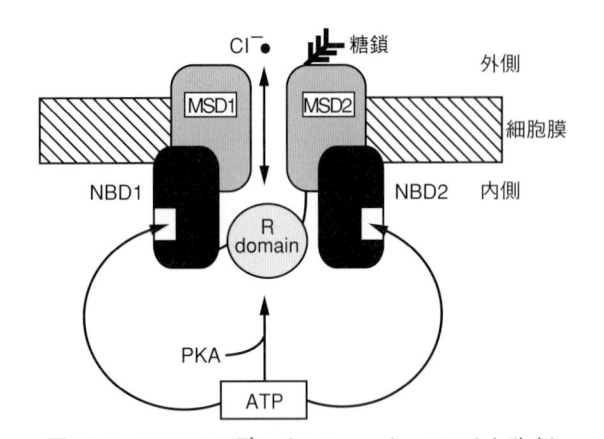

図4G-3 CFTRのモデル（Andersonら，1991より改変）
MSD1, 2: 膜を通過するドメイン
NBD1, 2: ヌクレオチドが結合するドメイン
R-domain: cAMP-依存性の蛋白質リン酸化酵素（PKA）によりリン酸化を受ける調節ドメイン

いるが，PKAによりATPを基質としてリン酸化反応を受けると活性化された状態になる．しかし，このままではチャンネルはCl⁻イオンを通過させることができず，さらにATPがNBDに結合し加水分解されてはじめてチャンネルはCl⁻を通過させることができるようになる．また，R-ドメインを欠いたCFTRを発現させる実験も行われて，この変異したCFTRはATPの存在下にCl⁻を通過させる機能があることが判明した．このことはR-ドメインがまずPKAによりリン酸化されて，つぎにATPがNBDに結合して加水分解を受けて後，初めてCFTRはCl⁻チャンネルとして機能することを示唆する．PKAの基質となる蛋白質のコンセンサス配列が知られており，R-ドメインにはこれに相当する配列が10個ある．これらのうち，4ないし5個のリン酸化部位が同定されている．リン酸化部位が複数存在することの意味づけはいまのところ明らかではない．リン酸化によるチャンネルの活性化を確実にするための予備的な機構かも知れないし，あるいはリン酸化されたR-ドメインが，逆に脱リン酸化を受けるときこれを段階的に行うことによって，チャンネルの閉鎖の割合を調節していることも推定されている．

これらのことから，R-ドメインはもともとチャンネルを閉じる役割があることが推察される．そしてこのドメインがリン酸化を受けたり，あるいは欠失したりするとチャンネルは開くと考えられる．CFTRのようなイオンチャンネルがATPの加水分解を必要とする理由は明らかにされていない．2つのNBDのうち，NBD1だけでも充分に機能できることは示された．ここで，CFの大多数を占める変異がNBD1に存在することは興味ある所見である．ATPはCFTRのCl⁻チャンネルとしての機能を調節する．この調節はR-ドメインのリン酸化反応とNBDによるATPの加水分解の2段階を経て行われる．ただし，ATPの加水分解とチャンネルの開放の関係については今後さらに検討を要する．

D. CFTRの機能異常の分子病態

一般に細胞内で合成された蛋白質は，細胞内各オルガネラや細胞膜といった正しい機能部位に輸送されなければ，その機能を発現することはできない．CFTRの細胞内での生合成の過程は次のように考えられている（図4G-4）．核内で遺伝子DNAからmRNAが転写され，スプライシング等のプロセッシングを受けた後，細胞質へ輸送される．そして，小胞体膜に結合したリボソームで蛋白質へと翻訳され，まず小胞体に取り込まれた後，Golgi体を経て細胞膜にソーティングされる．Golgi体は少なくとも5つの層板構造（小胞体に近いほうから，シスゴルジネットワーク，シス部層板，中間部層板，トランス部層板，トランスゴルジネットワーク）からなり，各層には糖鎖をプロセッシングする酵素が局在している．トランスゴルジネットワークからの輸送は，これと細胞膜の間をつなぐ小胞によって媒介されている考えられている．これまで，800例以上のCFTRの遺伝子異常が報告されている．ここでは，上記のようなCFTRの生合成過程に基づいて，CFでこれまで報告された遺伝子変異を，4つのクラスに分類してみる（表4G-2）．

a）クラスI: 蛋白質合成の異常

このクラスの異常には，スプライシング異常，欠失や挿入によるフレームシフト，あるいはナンセンス変異が含まれる．また，正常より短い蛋白質や正常と異なる配列を一部もつCFTRが合成されることも考えられる．このような蛋白質は，一般に細胞内では安定に存在しない．

b）クラスII: 蛋白質のプロセッシングの異常

このクラスの変異は細胞内での蛋白質の局在過程に異常が起こるものである．CFで報告された変異としては最も多い．508番目のフェニルアラニンが欠失する変異（ΔF508）は，このクラスに含まれる．CFTR

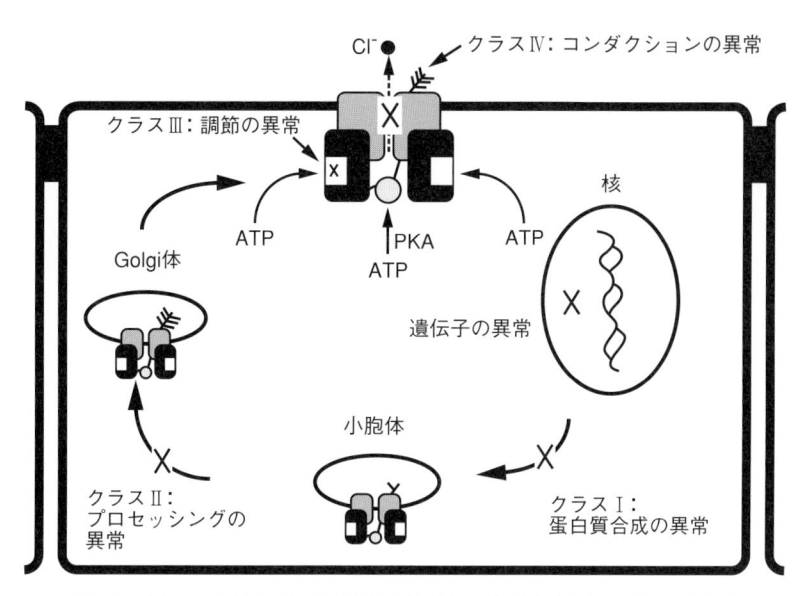

図4G-4 上皮細胞におけるCFTRの生合成と機能（Welshら，1993より改変）

表4G-2 囊胞性線維症の患者にみられる主な遺伝子変異（Welsh and Smith, 1993より改変）

クラス	異常	遺伝子変異の例	エクソン	ドメイン	頻度(%)	臨床症状
I	蛋白質合成					
	ナンセンス	Gly542→Stop	11	NBD1	3.4	PI
	フレームシフト	1塩基挿入(3905の後にT)	20	NBD2	2.1	PI
	スプライス	621+1G→T	イントロン4	MSD1	1.3	PI
II	プロセッシング					
		Ile507の欠失	10	NBD1	0.5	PI
		Phe508の欠失	10	NBD1	67.2	PI
		Ser549→Ile	11	NBD1	まれ	
		Ser549→Arg	11	NBD1	0.3	PI
		Ala559→Thr	11	NBD1	まれ	
		Asn1303→Lys	21	NBD2	1.8	PI
III	調節					
		Gly551→Asp	11	NBD1	2.4	PI
		Gly551→Ser	11	NBD1	まれ	PS
		Gly1244→Glu	20	NBD2	まれ	PI
		Ser1255→Pro	20	NBD2	まれ	PI
		Gly1349→Asp	22	NBD2	まれ	PI
IV	コンダクション					
		Arg117→His	4	MSD1	0.8	PS
		Arg334→Trp	7	MSD1	0.4	PS
		Arg347→Pro	7	MSD1	0.5	PS

NBD: ヌクレオチド結合ドメイン，MSD: 膜貫通ドメイン，PI: 膵臓の機能不全，PS: 膵臓の機能が保たれているもの．
例にあげてあるものはこれまで報告されている変異の80.7%以上を占める．変異によっては，その機能障害が2つのクラスにまたがるものもある．たとえば，Phe508の欠失（ΔF508）では，プロセッシングの異常ばかりではなく調節機能にも異常が起こる．また，Arg117→Hisでは，コンダクションの異常が起こり，イオンチャンネルが開いている時間が減少している．

の生合成の過程は，糖鎖の付加と修飾（グリコシレーション）の状態により判別される．すなわち，グリコシレーションを部分的に受けたものか，あるいは完全に受けたものかを電気泳動で区別できる．ΔF508の変異をもつCFTRを細胞で発現させるとグリコシレーションが不完全なため，細胞内で安定に存在しないことが示された．変異のために，新しく合成されつつあるCFTR蛋白質の立体構造に異常が起こり，正しく折りたたまれないために，細胞内で異常なものとして認識され，分解されていくことが推察されている．一方，同様な実験を細胞の培養温度を下げた条件で行うと，一部の変異蛋白質（ΔF508）は，小胞体からGolgi体へと輸送されて，グリコシレーションが起こり細胞膜へと組み込まれ，正常と同じ程度か，もしくはそれよりも低い活性で機能しうることも報告されている．このように，ΔF508ではCFTRの細胞内局在機構に異常があるばかりでなく，その調節機構にも異常が起こる可能性が示されている．

　c）クラスIII: 調節の異常

NBDに変異が存在するCFTRの多くは，クラスIIに分類されることが多い．しかし，一部の変異蛋白質は，細胞膜に組み込まれる．これらの変異には，機能がほとんどないもの（Gly551→Asp），ATPによるチャンネルの活性化が低下しているもの（Ser1255→Pro），そしてチャンネルの機能が低下しているもの（Gly551→Ser，Gly1244→Glu，Gly1349→Asp）などがある．CFTRのR-ドメインのミスセンス変異は報告されているが少ない．

　d）クラスIV: コンダクタンスの異常

MSDは，チャンネルの孔を形成していると考えられ，いくつかの変異が同定されている．MSD1の3つの変異（Arg117→His，Arg334→Trp，Arg347→Pro）は，膜貫通部に存在するアルギニン残基のミスセンス変異である．これらの細胞内発現を in vitro でみると，正しくプロセッシングされて，管腔側膜に局在し，cAMPによる調節を受ける．しかしながら，Cl$^-$チャンネルの流量は，正常コントロールCFTR＞Arg347→Pro＞Arg117→His＞Arg334→Trpの順に減少することが示されている．さらに，Arg117→Hisについては，チャンネルが開いている時間が正常コントロールの1/3に短縮していることも明らかにされている．

上記のCFTRの変異の分類と臨床表現型との関連をみると，CF患者のなかには，膵臓の外分泌機能が保持されているかどうかにより，大きく2つの病型に分類できる．これまで報告されたクラスIとIIの変異をもつ患者は，膵臓の機能不全が認められている．クラスIIIとIVの変異では，患者の膵臓の機能については一定の傾向は認められない．

E．CFTRの異常と各臓器（汗腺，呼吸器，膵外分泌腺）の異常

汗腺（エクリン腺）は，コイル状の分泌管と比較的まっすぐな導管に分けられる．分泌管を構成する汗分泌細胞から分泌される汗の原液は血漿とほぼ等張である．これが導管を通過する間にNaClの再吸収が起こり，しかもそれが水の再吸収を上回るので外にでた汗は低張になる．正常の分泌管では，CFTRとこれ以外の輸送体がともに機能してCl$^-$分泌が行われている．そして導管を通過する間に，Na$^+$の能動的な再吸収が行われ，これに伴いCFTRを介してCl$^-$も移動する．CFでは，Na$^+$の能動的再吸収に伴って起こるCFTRを介してのCl$^-$輸送が障害されるため，汗のCl$^-$の濃度が上昇する（図4G-5）．

気道上皮の重要な機能の一つは，粘液の分泌と繊毛運動により吸入した異物を取り除き肺を保護することである．CFの気道上皮では，Cl$^-$の輸送が障害されて分泌液の量や性状が変化し，このため肺を保護する機能が損なわれる．

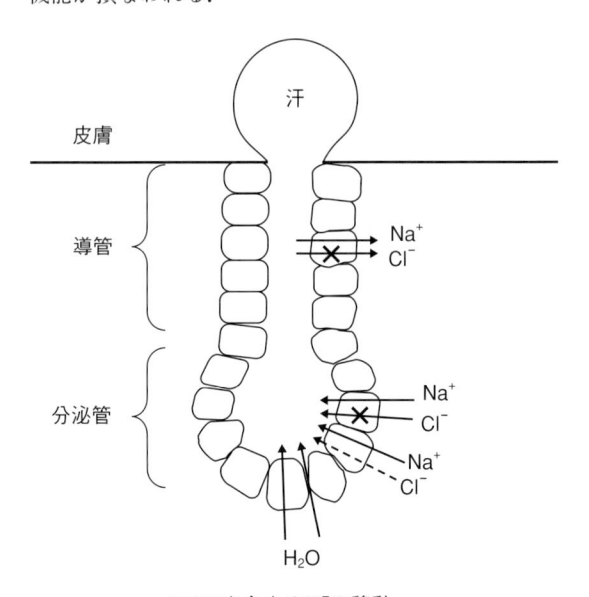

図4G-5　CF患者における汗腺での汗の産生と電解質の輸送

膵外分泌腺は，ぶどうの房にたとえられる．中央の茎（導管）から多数の柄（介在部）がでて，その先にぶどうの実（腺房）がついているという構造をとっている．腺房は消化酵素を分泌し，導管は重炭酸イオン（HCO_3^-）や電解質を含む水溶液を分泌する．CFでは導管の機能が主に障害され膵外分泌液の水分量が低下する．このため導管自体が閉塞しやすい状態となり膵組織の破壊へとつながると推定されている．

F．新たに明らかにされたCFTRの機能

CFTR蛋白質の細胞レベルでの特にCl^-チャンネルとしての機能については明らかになってきた．しかしながら，CFTRの機能に異常が起こると，なぜCFになるかについては不明のことが多い．CFTR遺伝子のノックアウトマウスがいくつか報告されたが，必ずしもヒトのCFの病態を反映しているとはいい難い点も指摘されている．これらのマウスの症状は，いずれも腸管にあらわれ，ヒトのメコニウムイレウスに類似した症状を示し死亡する頻度が高い．しかし，ヒトのCFとは異なり，呼吸器や膵外分泌腺のあきらかな異常は認められていない．さらに，マウスはもともと発汗しないために汗腺については不明である．CFTRのイオンチャンネルとしての機能ばかりでなく，これが細菌による気道感染の防御に直接的に関与する可能性も指摘されている．

CFの病態をCl^-チャンネルの機能障害のみで説明するには不明な点も多かったが，最近，CFTRがHCO_3^-の膜輸送にも関わっているとする報告がなされ注目されている．CF患者の中には，膵外分泌能が障害されている症例とその程度が強くない症例が存在する．両者では，CFTR遺伝子変異の場所が異なることは知られていたが，変異したCFTRのCl^-チャンネルとしての機能異常だけで説明することは困難であった．そこで，検出されたCFTR変異について解析したところ，前者の変異ではCl^-輸送と共役したHCO_3^-輸送が障害されているが，後者の変異では比較的保たれていることが明らかになった．これから，CFの重症度はCFTRのCl^-輸送能より，むしろHCO_3^-輸送能と関連していることが予想される．CFTRがHCO_3^-の輸送体そのものなのか，あるいは調節的な役割を果たすのかは今のところ明らかではない．しかし，これらの新しい知見は，CFの病態において，HCO_3^-輸送が重要な役割を演じていることを強く示唆する．たとえば，膵液中のHCO_3^-が低下するとpHは酸性に傾き，その粘度や含まれる蛋白分解酵素の活性にも影響する可能性が考えられる．今後は，CFで障害される汗腺，呼吸器，膵外分泌腺等の各臓器における異常について，HCO_3^-輸送の障害という観点から分子病態の説明がなされる可能性がある．

以上のことは，欧米を中心に行われているCF遺伝子治療の研究においても考慮すべきことである．特に生命の予後に大きく影響する呼吸器症状について，気道上皮をターゲットとし，CFTR遺伝子を効率よくしかも長期にわたり安定した状態で発現させることが目標とされている．今後はCFTRのCl^-チャンネルとしての機能だけではなく，HCO_3^-の輸送能にも配慮する必要がある．

■ 文献

1) Welsh MJ, Ramsey BW, Accurso F, Cutting GR. Cystic fibrosis. In: Scriver CR, Beaudet AL, Sly WS, Valle D, Childs B, Kinzler KW, Vogelstein B, editors. The metabolic and molecular bases of inherited disease. 8th ed. New York: McGraw-Hill; 2001. p. 5121-88.
2) Rommens JM, Iannuzzi MC, Kerem B, et al. Identification of the cystic fibrosis gene: chromosome walking and jumping. Science 1989; 245: 1059-65.
3) Riordan JR, Rommens JM, Kerem B, et al. Identification of the cystic fibrosis gene: cloning and characterization of complementary DNA. Science 1989; 245: 1066-73.
4) Kerem B, Rommens JM, Buchanan JA, et al. Identification of the cystic fibrosis gene: genetic analysis. Science 1989; 245: 1073-80.
5) Welsh MJ, Anderson MP, Rich DP, et al. Cystic fibrosis transmembrane conductance regulator: a chloride channel with novel regulation. Neuron 1992; 8: 821-9.
6) Welsh MJ, Smith AE. Molecular mechanisms of CFTR chloride channel dysfunction in cystic fibrosis. Cell 1993; 73: 1251-4.
7) Choi JY, Muallem D, Kiselyov K, et al. Aberrant CFTR-dependent HCO_3^- transport in mutations associated with cystic fibrosis. Nature 2001; 410: 94-7.

<犬童康弘>

H 筋神経疾患

1 筋神経疾患と三塩基反復配列

◆まとめ

1. トリプレットリピート病 triplet repeat diseaseとは，CAGやCTGなどの三塩基の反復配列の異常伸長に起因する疾患の総称である．球脊髄性筋萎縮症，Huntington病，脊髄小脳失調症など現在までに20種類ほどの疾患が報告されている．
2. トリプレットリピート病では，表現促進現象 anticipationがみられることがある．これは世代を経るごとに罹患者の発症年齢・重症度が悪化する現象である．この現象は三塩基の反復配列数の伸長現象と相関しており，遺伝子変異が動的なことから動的変異 dynamic mutationとよばれている．
3. トリプレットリピート病は，反復配列が存在する部位により，①5′側の非翻訳領域，②翻訳領域，③イントロン内，④3′側の非翻訳領域の疾患に整理される．
4. 翻訳領域にあるグルタミン鎖をコードするCAGの反復配列異常伸長によるトリプレットリピート病では，ポリグルタミン鎖が凝集体を形成し細胞障害を引き起こすという共通する病態機序が考えられる．
5. トリプレットリピート病の遺伝子は，ほとんどの臓器において発現しているにもかかわらず，神経系が共通して障害される．

A. 表現促進現象 anticipationと三塩基反復配列 triplet repeats

　表現促進現象とは，世代を経るごとに罹患者の発症年齢・重症度が悪化する現象であり，トリプレットリピート病でよくみられる現象である．古典的Mendel遺伝では説明できなかったが，三塩基の反復配列数の伸長現象と相関しており，遺伝子変異が動的であることより動的変異 dynamic mutationとよばれている．減数分裂時や体細胞分裂時にリピート数が変化するが，反復配列が伸長する機序として，DNA複製または修復時における反復配列近傍のシスエレメントの関与が示唆されている．

B. トリプレットリピート病 triplet repeat disease

　トリプレットリピート病とは，CAGやCTGなどの三塩基の反復配列の異常伸長に起因する疾患の総称である．1991年から現在までに，約20種類の疾患が報告されている（表4H-1）．トリプレットリピート病は，反復配列が存在する部位により，①5′側の非翻訳領域，②翻訳領域，③イントロン内，④3′側の非翻訳領域の疾患の4グループに整理される（図4H-1）．①には脆弱X症候群（A，E），SCA12，③にはFriedreich失調症，④には筋強直性ジストロフィー，SCA8，②が最も多くCAGリピート病がこの部位に変異をもっている．この翻訳領域にあるグルタミン鎖をコードするCAGリピート病では，ポリグルタミン鎖が凝集体（図4H-2）を形成し細胞障害を引き起こすという共通する病態機序が考えられる．これらの原因遺伝子のリピート数は，健常者ではほぼ40回以下であるが，罹患者では翻訳領域の場合は約40～100であるのに対して，非翻訳領域やイントロンに異常がある場合は200回から1000回以上と著しい伸長を示す．三塩基反復配列の異常伸長がどのように各疾患の病態に関与しているかは不明な点が多いが，反復配列が非翻訳領域やイントロンに存在する場合は蛋白とリピートとの相互作用やmRNAや蛋白の発現異常が，翻訳領域にある場合は機能獲得型変異 gain of (toxic) functionが推定されている．特に，CAGリピートによるポリグルタミン病の場合は，産生された伸長ポリグルタミン鎖が核内凝集体を形成し細胞死を誘導するとする考えや伸長ポリグルタミン鎖が核内において転写因子と結合し神経細胞の機能障害をもたらすとする考えがある．

　トリプレットリピート病には，原因遺伝子はほとんどの臓器において発現しているにもかかわらず，疾患特異的な神経組織が障害されるという特徴がある．このいわゆる組織特異性については，各原因遺伝子産物と会合する蛋白質の組織特異性が指摘されている．以下に代表的な疾患を取り上げる．

表 4H-1 トリプレットリピート病

疾患名	遺伝子名	遺伝子産物	遺伝子座位	遺伝形式	反復配列	変異部位	重症を伝える親	健常者	罹患者	凝集体形成
脆弱 X 症候群 A (FRAXA)	FMR1	FMR1 RNA 結合蛋白	Xq27.3	XR	CGG	5′非翻訳領域	母	6〜54	>230	
脆弱 X 症候群 E (FRAXE)	FMR2	FMR2	Xq28	XR	GCC	5′非翻訳領域	母	6〜35	>200	
球脊髄性筋萎縮症 (SBMA)	AR	Androgen Receptor	Xq12	XR	CAG	翻訳領域		9〜36	38〜65	核内
筋強直性ジストロフィー症 (DM1)	DMPK	DMPK 蛋白キナーゼ	19q13.3	AD	CTG	3′非翻訳領域	母	5〜37	>50	
Huntington 病 (HD)	HD (IT15)	Huntingtin	4p16.3	AD	CAG	翻訳領域	父	6〜35	38〜180	核内
Huntington disease-like 2 (HDL2)	JPH3	Junctophilin-3	16q24.3	AD	CAG	翻訳領域		6〜27	35〜57	核内
脊髄小脳失調症 1 型 (SCA1)	SCA1	Ataxin 1	6p23-24	AD	CAG	翻訳領域	父	6〜39	40〜88	核内
脊髄小脳失調症 2 型 (SCA2)	SCA2	Ataxin 2	12q24.1	AD	CAG	翻訳領域	父	14〜32	33〜77	核内
脊髄小脳失調症 3 型/Machado-Joseph 病 (SCA3/MJD)	MJD1	Ataxin3	14q32.1	AD	CAG	翻訳領域	父	12〜40	55〜86	核内
脊髄小脳失調症 6 型 (SCA6)	SCA6	Ca チャンネル α1A サブユニット	19p13.1	AD	CAG	翻訳領域		4〜20	21〜31	
脊髄小脳失調症 7 型 (SCA7)	SCA7	Ataxin 7	3p12-13	AD	CAG	翻訳領域	父	7〜17	34〜200	核内
脊髄小脳失調症 8 型 (SCA8)	SCA8		13q21	AD	CTG	3′非翻訳領域	母	16〜37	80〜300	
脊髄小脳失調症 12 型 (SCA12)	SCA12	PPP2R2B	5q31-33	AD	CAG	5′非翻訳領域		7〜32	55〜93	
歯状核赤核淡蒼球ルイ体萎縮症 (DRPLA)	DRPLA	DRPLA 蛋白	12p13.13	AD	CAG	翻訳領域	父	3〜36	49〜88	核内
常染色体優性純粋型痙性対麻痺 (ADPSP)	ADPSP	?	2p21-24	AD	CAG	翻訳領域		<24	>60	
TDB 病 (SCA17)	TBP	TATA 結合蛋白	6q27	AD	CAG	翻訳領域		25〜42	45〜63	核内
眼咽頭筋ジストロフィー (OPMD)	PABP2	ポリアデニル酸結合蛋白質	14q11	AD/AR	GCG	翻訳領域		6〜7	8〜13	
Friedreich 失調症 (FRDA)	FRDA	Frataxin	9q13	AR	GAA	イントロン		6〜34	67〜1700	

XR: X 連鎖劣性, AD: 常染色体優性, AR: 常染色体劣性

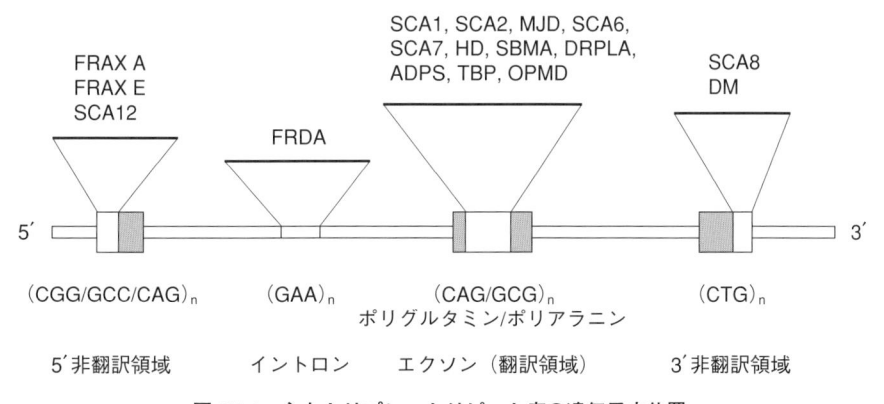

図 4H-1 主なトリプレットリピート病の遺伝子内位置

1. 球脊髄性筋萎縮症

球脊髄性筋萎縮症（Kennedy-Alter-Sung 症候群 Kennedy disease, 以下 SBMA）は, 成人発症の運動ニューロン疾患であり, 緩徐進行性の四肢筋萎縮・筋力低下, 筋線維束性収縮, 球症状などの下位運動ニューロン障害, 血中クレアチンキナーゼ上昇, 高脂血症, 耐糖能低下, 末梢神経障害, 睾丸萎縮, 女性化乳房など多彩な症状を示す X 連鎖劣性遺伝病（患者は

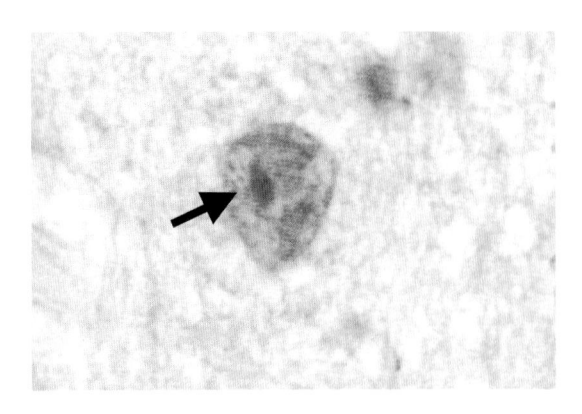

図4H-2 （CAG）リピート病（Huntington病）にみられる核内封入体（抗ユビキチン抗体染色）
（Lowe JS, Leigh N. In: Graham DI, Lantos PL, editors. Greenfield's neuropathology. 7th ed. London: Arnold; 2002. p.355 より転載）

男性）である．1991年アンドロゲンレセプター遺伝子のエクソン1内のCAGリピートが疾患特異的に伸長していることが見出された．

a）アンドロゲンレセプター（図4H-3）

アンドロゲンレセプター androgen receptor（AR）は細胞核内に存在し，男性ホルモンとの結合により活性化され，そのDNA結合ドメインが標的遺伝子上流にあるホルモン反応要素 hormone responsive element（HRE）を認識して，二量体を形成し標的遺伝子mRNAの発現の誘導，蛋白質合成という一連の反応を引き起こす．これらの機構の異常により男性化現象が障害される．ARはリン酸化蛋白質として細胞内に存在する分子量110kDの蛋白質であり，約920個のアミノ酸からなる．

b）遺伝子と蛋白質分子の構造・機能関連

AR遺伝子はX染色体長腕Xq11.2-12の位置に90kb以上の範囲にわたって存在し，8個のエクソンと7個のイントロンより構成される．ARの構造はN末端の転写調節ドメイン（エクソン1），DNA結合ドメイン（エクソン2～3），ヒンジドメイン（エクソン4），ステロイド結合ドメイン（エクソン5～8）からなっている（図4H-3）．mRNAは約10kb，蛋白翻訳領域は約2.8kbで約920個のアミノ酸をコードしている．N末端ドメインにはグルタミン，グリシンなどのアミノ酸の繰り返し配列がある．ARのリン酸化は主にこの領域で起こり，転写活性領域もここにある．DNA結合ドメインには2つのZnフィンガーが存在し，DNAとの結合に関与する．アンドロゲン結合ドメインは，熱ショック蛋白（HSP90）との結合や二量体形成にも関与する部位である．

c）遺伝子異常と構造・機能異常

SBMAの原因となるARの遺伝子異常は，エクソン1にあるCAGのリピート数が健常（11～36）の約2倍（38～65）に増加していることである（図4H-4）．リピート数と筋力低下の発症年齢，障害度との間には相関関係が認められ，リピートが長いほど重症で発症年齢が早い傾向がある．動的変異は世代間でわずかで，他のトリプレットリピート病と異なり表現促進現象はみられない．SMBA以外のARの遺伝子異常は，CAGリピート以外に点変異があるがその臨床症状はアンドロゲン不応症（精巣性女性化症）であり神経症状を欠く．CAGリピートの異常伸長によるポリグル

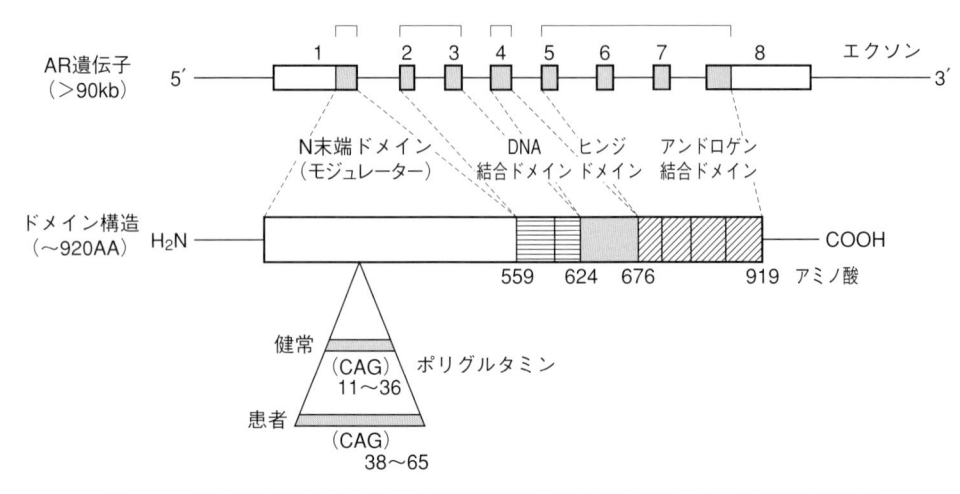

図4H-3 アンドロゲンレセプターの遺伝子構造，ドメイン構造，SBMAの遺伝子異常

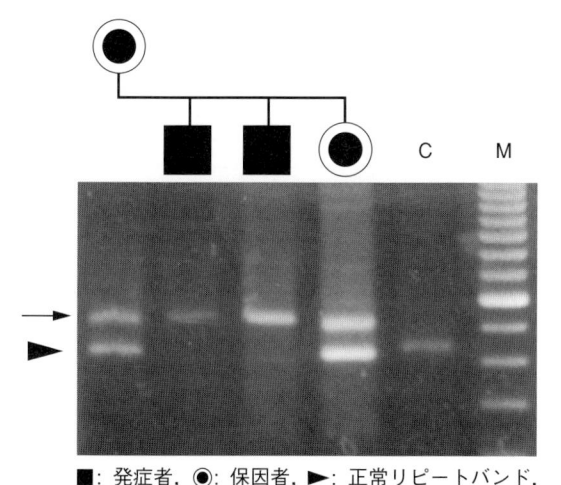

図4H-4 SBMA家系のAR遺伝子の検討（PCR）
発症者は，伸長したリピートを示す（→）．
■：発症者，◉：保因者，▶：正常リピートバンド，C: control, M: DNAサイズマーカー

タミン鎖自体が脊髄前角細胞など特定の細胞の障害を引き起こしていることが推定されている．SBMAはきわめて緩徐に進行し，末期には臥床状態となり，誤嚥性肺炎などで死亡する．有効な治療はなく，筋痙攣や手指振戦に対する対症療法やリハビリが主体となる．

2. 筋強直性ジストロフィー

筋強直性ジストロフィー myotonic dystrophy (dystrophia myotonica, Steinert's disease)（DM1）は，ミオトニー，四肢筋力低下，顔面筋の障害（hatchet face），前頭部禿頭，白内障，知能低下，高脂血症，胆石症，肝機能障害，糖尿病，甲状腺機能障害などの内分泌障害，心伝導障害，眼球運動障害，嚥下障害，頭蓋骨の肥厚，末梢神経障害など全身性の多様な症状を示す常染色体優性遺伝の疾患であり，表現促進現象を示す．1992年第19染色体にあるDM蛋白キナーゼ（DMPK）が本症の原因遺伝子として報告された．緩徐進行性の疾患であるが重要な合併症として，糖尿病，高脂血症，呼吸機能低下，心伝導障害などがある．治療として，phenytoin, carbamazepine, aminoethylsulfonic acid, procainamide（心伝導障害がない場合のみ）などの投与が行われる．デヒドロエピアンドロステロン（DHEA）およびその代謝産物である硫酸デヒドロエピアンドロステロン（DHEA-S）の有用性が報告されている．1992年，第19染色体にある*MDPK*の3′非翻訳領域のCTGリピートが患者特異的に異常伸長していることが明らかとなった．前変異状態 premutation stateでは，臨床的には無症状の場合や白内障や糖尿病のみの場合などがあり，異常遺伝子が子孫に引き継がれやすいと考えられる．

a）ミオトニン蛋白キナーゼ（DMPK）（図4H-5）

DMPKは，cAMP依存性セリン/トレオニンプロテインキナーゼである．分子量は約70kDで624個のアミノ酸からなり，心筋，骨格筋，肺，膀胱，脳の順に強く発現している．

b）遺伝子と蛋白質分子の構造・機能関連

この*DMPK*遺伝子は，プロテインキナーゼとしての特徴をもち，15個のエクソンと14個のイントロンより構成される．その3′非翻訳領域にCTG反復配列がある．*DMPK*の前後には，WD蛋白遺伝子や転写因子である*SIX5*遺伝子があり，それらの遺伝子が相互作用していることが示唆されている（図4H-5）．この遺伝子の生理機能はわかっていないが，*DMPK*は

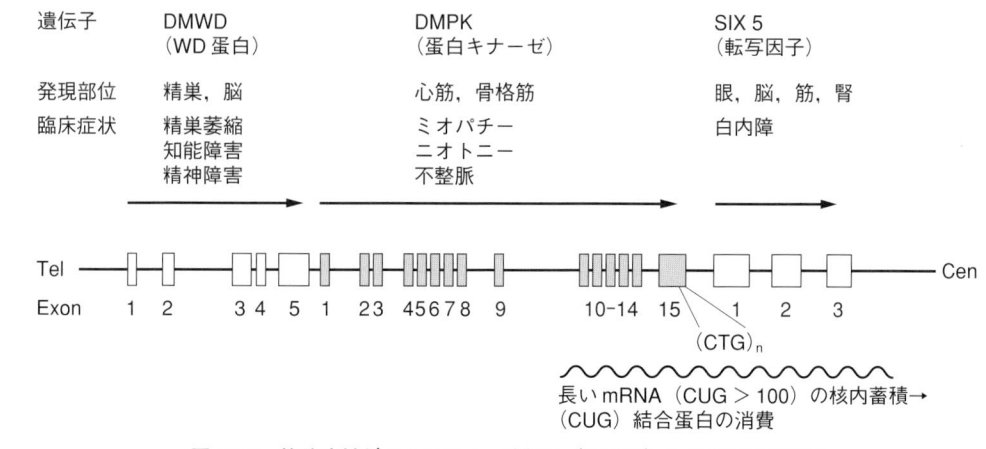

遺伝子	DMWD（WD蛋白）	DMPK（蛋白キナーゼ）	SIX 5（転写因子）
発現部位	精巣，脳	心筋，骨格筋	眼，脳，筋，腎
臨床症状	精巣萎縮 知能障害 精神障害	ミオパチー ミオトニー 不整脈	白内障

長いmRNA（CUG > 100）の核内蓄積→
（CUG）結合蛋白の消費

図4H-5 筋強直性ジストロフィー遺伝子（*DMPK*）とその周辺遺伝子

骨格筋の構造と機能の維持に重要な役割があるようである.

c）遺伝子異常と構造・機能異常

*DMPK*の3′非翻訳領域にあるCTG反復配列が異常伸長していることが明らかとなり，本症の表現促進現象とCTGリピート伸長が関連していることが解明された（図4H-6）．この*DMPK*の機能はまだ解明されていないが，この前後に位置する*DMWD*遺伝子，*SIX5*遺伝子の発現に関連して症状が出現することが推定されている．また，伸長したCTGリピートをもつDMPK mRNAが細胞核内に蓄積し，(CUG)リピート結合蛋白を消費することによる機能障害の可能性も報告されている.

1）先天性筋強直性ジストロフィー

母親が筋強直性ジストロフィーの場合には，より長いCTGリピートが子に出現しやすい傾向があり，時として先天性筋強直性ジストロフィーの発症をみることがある（図4H-6）．先天性筋強直性ジストロフィーは，いわゆるfloppy infantであり，哺乳力障害，顔面筋麻痺，呼吸障害，知能障害，発育遅延などの症状を示し，多くの例で生下時にはミオトニーを認めず，診断が困難な場合がある.

2）DM2（proximal myotonic myopathy: PROMM）

DM1と非常に類似した臨床症状を示すまれな疾患である．PROMMも，常染色体優性遺伝，ミオトニー，白内障，前頭部禿頭，心伝導障害，認知障害，内分泌障害などを認めるが，PROMMでは近位筋優位の障害，ふくらはぎの肥大を認めることが特徴である．DMPKにCTGリピートの異常はなく，表現促進現象も認めるが，筋強直性ジストロフィーよりも軽度である．3q21に位置する*ZNF9*の中のCCTGリピート異常伸長が本症の原因であることが明らかとなった．

3．Huntington病

Huntington病 Huntington disease（別名Huntington舞踏病，以下HD）は，速い不随意運動（舞踏病）と進行性の精神障害および知能低下を特徴とし，常染色体優性遺伝を示す神経変性疾患である．通常35〜50歳で発症し，発症後15年程度で死亡する．大脳の線条体（尾状核と被殻）が主に障害され，神経細胞が変性脱落しグリアに置き換わる（グリオーシス）．1983年Gusellaらはベネズエラのマラカイボ湖周辺に住む住民（約5000人）の大家系を調査して，HDと連鎖する第4染色体上のマーカーG8を同定したが，これは連鎖分析にRFLPが応用された最初のものである．以後HD遺伝子のクローニングには10年を要した．原因遺伝子は*IT15*（important trancript15）または*HD*，その産物はハンチンチン（Huntingtin）と命名された．

a）ハンチンチン（図4H-7）

ハンチンチンは既知の蛋白質との相同性はなく生理機能不明である．ノックアウト（ホモ）マウスは胎生致死であるため，*HD*は細胞の生存に必須な遺伝子と考えられている.

b）遺伝子と蛋白質分子の構造・機能関連

*HD*はゲノムサイズ210kbで67個のエクソン（各48〜341bpのエクソンサイズ：平均138bp）をもち，完全長cDNAが9432bp，3144個のアミノ酸，推定分子量348kDの蛋白質をコードしている．3′ポリA部位の違いから13.6kbと10.3kbの2つの転写産物がある．

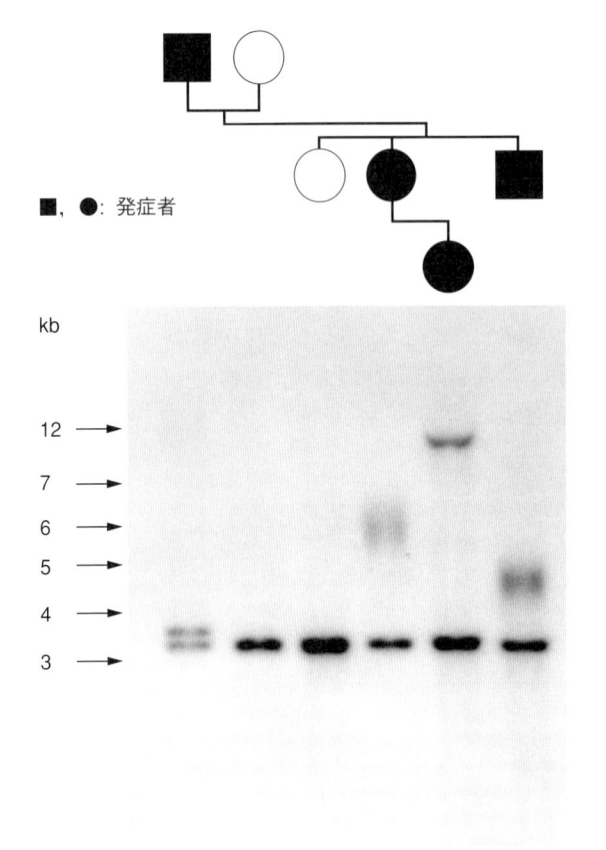

図4H-6　筋強直性ジストロフィーにおける*DMPK*内CTGリピートの伸長（サザンブロット）
世代とともにリピートが伸長している．

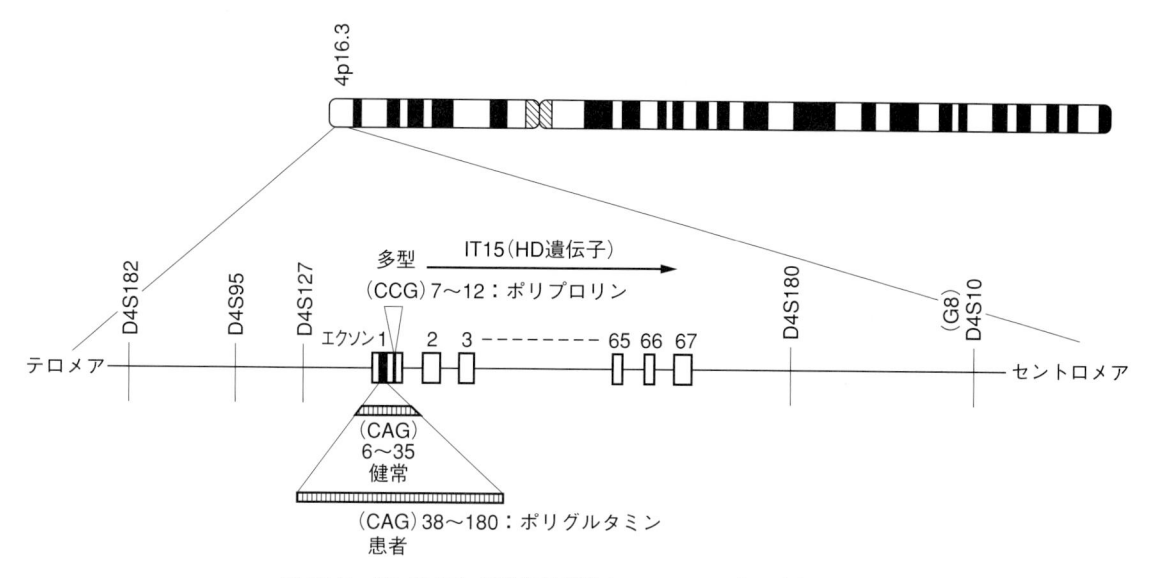

図4H-7　*HD*（*IT15*）の遺伝子構造とHuntington病の遺伝子異常

c）遺伝子異常と構造・機能異常

HDでは，エクソン1にあるCAGリピート数が健常（6〜35）より増加（38〜180）している（図4H-7）．健常と患者の中間サイズのアレル（IA）（29〜35リピート）は白人集団に約1％存在し，不安定なため新たなHDの供給源となると考えられている．リピートが長いほど発症年齢が早くなる傾向がある（図4H-8）．変異ハンチンチンとHDの臨床病態との関係は不明な点が多いが，変異蛋白とミトコンドリア，変異蛋白のβシート形成と凝集体などとの関連が指摘されている．トランスジェニックマウスを用いた実験では，変異ハンチンチンの発現を阻害すると凝集体が消失し，表現型まで改善することが報告され，治療法開発が期待される．最近，HDに類似の臨床症状を示し，Junctophilin-3遺伝子（*JPH3*）にCAGリピートを示すHuntington disease-like 2（HDL2）が報告された（表4H-1）．

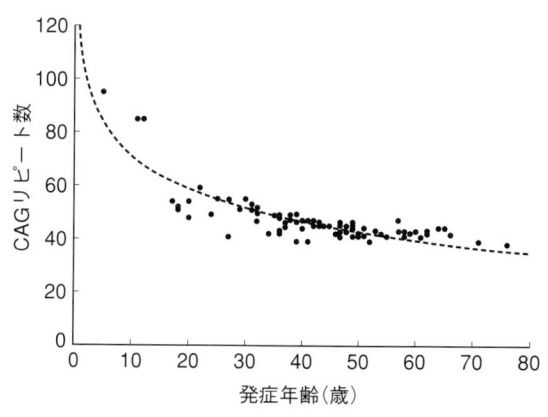

図4H-8　Huntington病の発症年齢とCAGリピート数の関係（後藤　順．神経研究の進歩1997; 41: 414より改変）
点線は回帰曲線．

■ 文献

1) La Spada AR, et al. Androgen receptor gene mutations in X-linked spinal and bulbar muscular atrophy. Nature 1991; 352: 77-9.
2) Brook JD, et al. Molecular basis of myotonic dystrophy: expansion of a trinucleotide (CTG) repeat at the 3´ end of a transcript encoding a protein kinase family member. Cell 1992; 68: 799-808.
3) Cleary JD, et al. Evidence of cis-acting factors in replication-mediated trinucleotide repeat instability in primate cells. Nat Genet 2002; 31: 37-46.
4) Shimohata T, et al. Expanded polyglutamine stretches interact with TAFII130, interfering with CREB-dependent transcription. Nat Genet 2000; 26: 29-36.
5) Yamamoto A, et al. Reversal of neuropathology and motor dysfunction in a conditional model of Huntington's disease. Cell 2000; 101: 57-66.

＜中川正法＞

H 筋神経疾患

2 進行性筋ジストロフィー

◆まとめ
1. 進行性筋ジストロフィーは骨格筋の変性・壊死を主病変とし、進行性に筋力低下と筋萎縮をきたす遺伝性筋疾患の総称である。
2. 進行性筋ジストロフィーの原因遺伝子は近年相次いで同定されており、原因遺伝子ならびに臨床的特徴によって多くの病型に分類されている。原因蛋白質の細胞内局在も一様ではなく、筋細胞膜、細胞質内、核、そして細胞外マトリックス等様々である。
3. 進行性筋ジストロフィーの中で最も頻度の高い疾患は、X染色体劣性の遺伝形式をとるDuchenne型筋ジストロフィー（DMD）である。臨床的に良性の経過をとるBecker型筋ジストロフィー（BMD）も同じDMD遺伝子の異常による疾患である。

A. 進行性筋ジストロフィーとは

　進行性筋ジストロフィー progressive muscular dystrophy（PMD）とは骨格筋の変性・壊死を主病変とし、進行性に筋力低下と筋萎縮をきたす遺伝性筋疾患の総称である。PMDには多くの疾患が含まれており、従来臨床症状の違いによって分類されてきたが、近年の分子生物学の発展に伴い、責任遺伝子座、原因遺伝子ならびに蛋白質が相次いで明らかにされ、遺伝子レベルでの分類も加わった（表4H-2、図4H-9）。同じ遺伝子の異常が異なった臨床症状を呈する場合があることも明らかとなり、現在、遺伝子の異常が臨床病態にどのように関わっているのかの解明が急がれている。

B. Duchenne/Becker型筋ジストロフィー（DMD/BMD）

　Duchenne型筋ジストロフィー（DMD）はPMDの

表4H-2　主な筋ジストロフィーの遺伝形式・遺伝子座および原因蛋白質

疾患名		遺伝形式	遺伝子座	遺伝子産物
Duchenne/Becker型		XR	Xp21.2	dystrophin
肢帯型	1A	AD	5q22-q34	myotilin
	1B	AD	1q11-21	lamin A/C
	1C	AD	3p25	caveolin-3
	1D	AD	6q23	unknown
	1E	AD	7q	unknown
	2A	AR	15q15.1-q21.1	calpain 3
	2B	AR	2p13	dysferlin
	2C	AR	13q12	γ-sarcoglycan
	2D	AR	17q12-q21.33	α-sarcoglycan
	2E	AR	4q12	β-sarcoglycan
	2F	AR	5q33-q34	δ-sarcoglycan
	2G	AR	17q11-q12	telethonin（T-cap）
	2H	AR	9q31-q34.1	TRIM32
	2I	AR	19q13.3	FKRP
	2J	AR	2q31	tititn
福山型先天型		AR	9q31-q33	fukutin
顔面肩甲上腕型		AD	4q35-qter	unknown
Emery-Dreifuss型		XR	Xq28	emerin
		AD	1q11-q23	lamin A/C

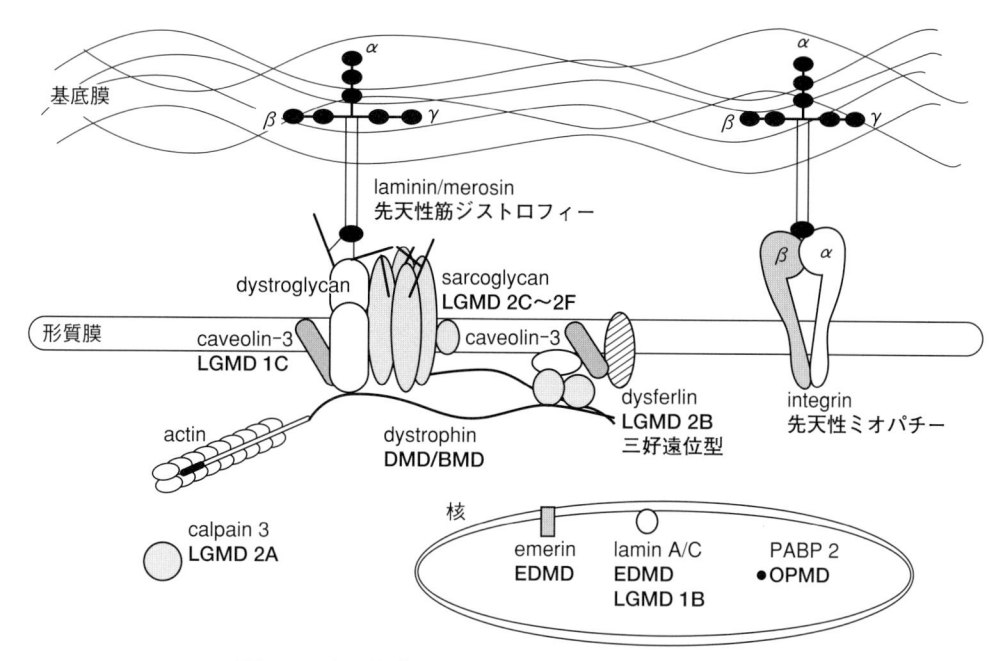

図4H-9 主な筋ジストロフィーの原因蛋白質の局在と疾患

中で最も頻度の高い疾患であり，PMDの約半数を占めている．DMDとBecker型筋ジストロフィー（BMD）は，臨床的にはその病像，経過，予後が非常に異なっているが，ともにX染色体劣性の遺伝形式をとり，同じ遺伝子の異常によって引き起こされる疾患である．

DMDは新生男児3000〜3500人に1人の割合で発症し，通常2〜4歳頃歩行異常で気づかれる．病初期より腰帯部が強く侵され，登攀性起立（Gowers徴候）が認められる．下腿の仮性肥大もしばしば認められる（図4H-10）．また，約20％の症例で知能障害の合併をみる．血清クレアチンキナーゼ（CK）値は常に高値であり，正常値の10倍以上となるが，末期には低下する．筋力低下と筋萎縮は常に進行し，11歳頃より自力歩行不能となり，20〜30歳頃までに呼吸不全，心不全などで死亡する．きわめて予後の悪い疾患である．

一方，BMDは症例によりばらつきがあるが，通常発症年齢は7歳前後とDMDより遅く，臨床経過，予後ともに軽症であり，60歳を過ぎても歩行可能な症例もある．

DMD/BMDの両者は，いずれもXp21.2に存在するDMD遺伝子の異常（欠失，重複，点変異など）による疾患である．DMD遺伝子は，約2400kbのあいだ

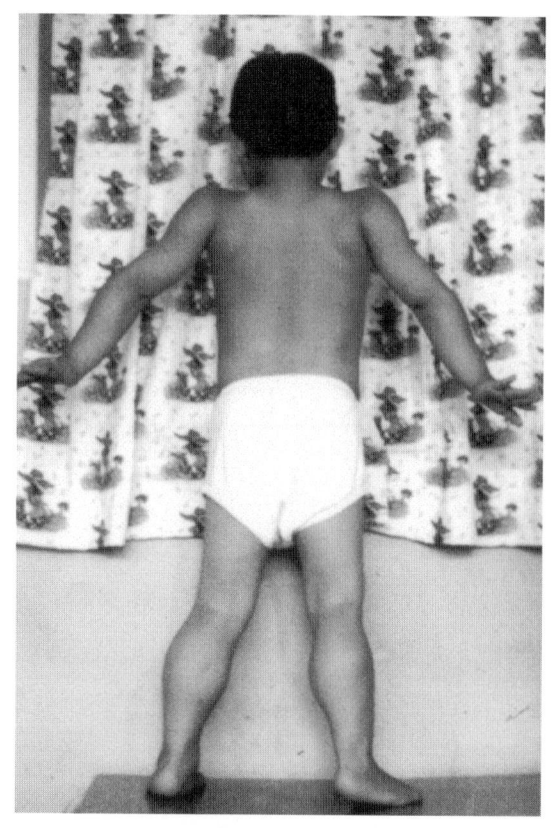

図4H-10 DMD患者にみられる下腿の仮性肥大

に14kbのmRNA，79個以上のエクソンがコードされているヒト最大の疾患関連遺伝子である．巨大であるがゆえに突然変異を起こす頻度が高くなると考えられており，特にエクソン45〜52に欠失が多く認められる（hot spot）．この遺伝子にコードされている蛋白質ジストロフィン dystrophinが欠損した場合DMDとなり，不完全ながらもある程度機能を有すると考えられるジストロフィンが作られる場合，良性のBMDとなる．

ジストロフィンはアミノ酸3685個，分子量427kDの筋細胞膜関連細胞骨格蛋白質で，筋細胞膜を内側から裏打ちするように存在し，筋細胞膜の保持・強化，あるいは情報伝達システムなどに重要な役割を演じているものと推定されている．N末端側でFアクチンと結合し，C末端側でジストロフィン結合蛋白質 dystrophin-associated proteins（DAPs）とよばれる蛋白質群と複合体を形成している．さらにDAPsの1つであるα-ジストログリカン α-dystroglycanは細胞外基底膜のラミニン lamininと結合することが報告されている（図4H-9）[1,2]．DAPsやラミニンの異常もまた筋ジストロフィーを引き起こしうることが近年相次いで明らかになってきており，細胞外マトリックス⇄細胞膜⇄細胞骨格という筋細胞膜内外の蛋白質連関の重要性が示唆されている．

欠失が多く，hot spotのあるDMD/BMDの遺伝子診断には，DNAを用いたPCR法が有用である．通常DMD遺伝子の27エクソンについて，複数のエクソンを1本の反応チューブ内で増幅するmultiplex PCR法を用いて検索する（図4H-11）．この方法によって，DMD/BMDの約60％に認められる遺伝子欠失のほとんどが発見できる．胎児由来細胞を用いた出生前診断なども行われることがある．

DMD/BMDの遺伝子診断の進歩にはめざましいものがあるが，それでも約1/3の患者では何ら遺伝子の異常が（存在しても）検出されない．このような場合でも，生検筋を用いた抗ジストロフィン抗体による蛋白質レベルでの検索を行うと，ジストロフィンの異常がほとんど全例で検出可能となる．DMDではジストロフィンの免疫反応が陰性であるが，BMDでは不完全ながら筋形質膜に存在する（図4H-12）．イムノブロット法による分子量・蛋白量の定量も診断には不可欠である．

小児の重篤な疾患であるDMD/BMDでは保因者診断は重要な問題である．血清CK値の上昇は女性保因者の約70％に認められ，今日でも重要な補助診断法である．また，免疫組織化学法を行うと，保因者ではジストロフィン陽性線維と陰性線維の混在する所見が認められる（図4H-12）．

C. 肢帯型筋ジストロフィー limb-girdle muscular dystrophy（LGMD）

肢帯型筋ジストロフィー（LGMD）は常染色体劣性，ときに優性の遺伝形式を示す疾患群で，発症年齢も小児から成人までと幅がある．近位筋優位の筋萎縮，筋力低下を示すが，症状の進行速度は症例によって異なる．LGMDの遺伝子座，ならびに原因遺伝子は，現在相次いで同定されており，常染色体優性の遺伝形式をとるものはLGMD1，劣性の遺伝形式をとるものはLGMD2と分類されている（表4H-2）．これまでに明らかとなっているLGMDの原因蛋白質は，筋形質膜に存在するもの，細胞質内の酵素，核膜に存在するもの等，細胞内の局在も機能も異なっており，なぜこれらの異常が同様の臨床病態を呈するのかは明らかでない（図4H-9）．

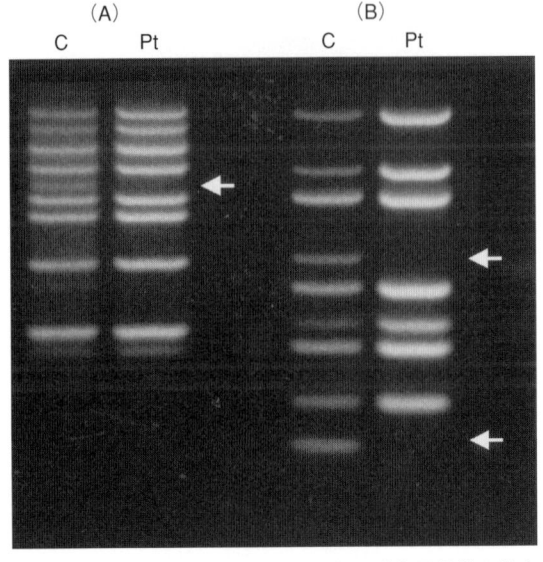

図4H-11 Multiplex PCR法によるDMD遺伝子異常の検索
（A）Chamberlainと（B）Beggsによって調整されたプライマーセットを用いる．DMD患者（Pt）では，健常者（C）に認められるバンドが増幅されず，exon45-47に欠失（矢印）があることがわかる．

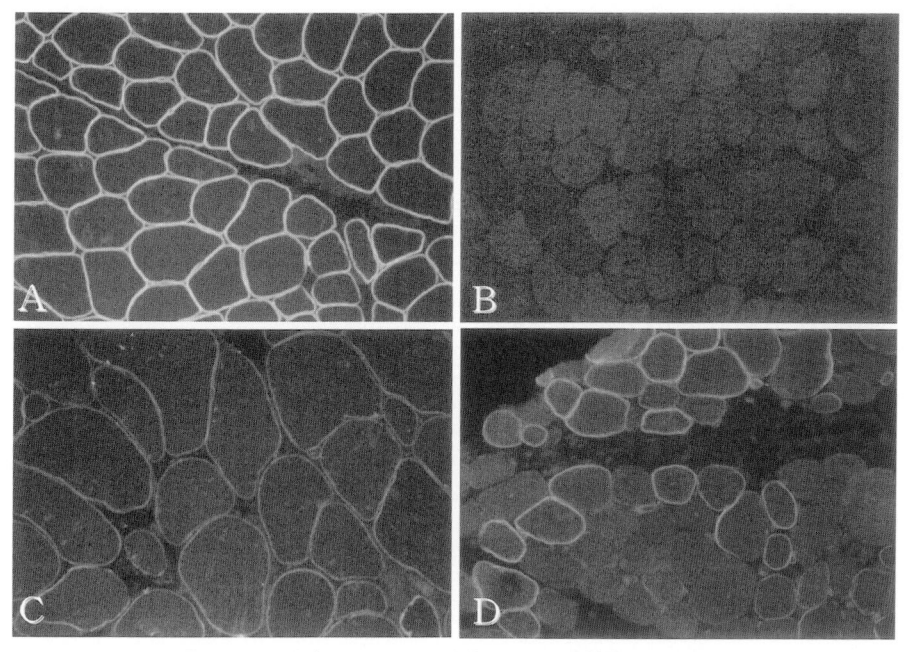

図4H-12 抗ジストロフィン抗体を用いた骨格筋の免疫染色
正常筋では筋形質膜に一致してジストロフィンは明瞭に染色される（A）．一方，DMD筋ではその免疫反応が欠損し（B），また，BMD筋では不完全な免疫反応が認められる（C）．保因者はジストロフィンの陽性線維と陰性線維が混在している（D）．

D. 先天性筋ジストロフィー congenital muscular dystrophy（CMD）

先天性筋ジストロフィー（CMD）は常染色体劣性の遺伝形式をとり，生下時あるいは乳児期早期から筋緊張低下，進行性の筋力低下を示し，発育・発達の遅れを認める筋疾患である．乳児期に死亡するような重篤なものから成人になってもごくわずかな筋力低下にとどまる良性のものまで幅広い．

このうち福山型先天性筋ジストロフィー（FCMD）は，本邦に選択的に多い疾患であり，我が国ではDMDについで多く認められる．無脳回，小多脳回などの脳の形態異常に伴った知能障害を合併する重篤なCMDである．染色体9q31に存在するフクチンfukutin遺伝子の異常による[6]．わが国のFCMD患者の約95%では，フクチン遺伝子の3′非翻訳領域に約3kbのレトロトランスポゾン挿入変異がホモないしはヘテロで認められる．フクチンの局在や機能については明らかとなっていない．

E. 顔面肩甲上腕型筋ジストロフィー（FSHD）

顔面肩甲上腕型筋ジストロフィー（FSHD）は常染色体優性の遺伝形式をとり，罹病率は1/20000と比較的頻度の高い疾患である．顔面頬部，肩甲骨周囲，上腕部に強い筋萎縮，筋力低下を認め，翼状肩甲が特徴的である．発症は0〜65歳と幅広いが，多くは思春期までに気付かれる．腰帯，下肢は早期には比較的保たれていることが多いが，進行すると障害が及ぶ．網膜症 retinal vasculopathyや神経性難聴の合併も多く，約50%に認められる．FSHDの遺伝子座は4q35-terに存在し，この領域の遺伝子欠失が示されている[7]が，原因遺伝子は同定されておらず，発症機序に興味のもたれている疾患である．

F. Emery-Dreifuss型筋ジストロフィー（EDMD）

Emery-Dreifuss型筋ジストロフィー（EDMD）は緩徐進行性の筋ジストロフィーで，筋力低下に先駆けて後頸部・肘関節やアキレス腱の拘縮が認められる．思春期以降に重篤な心伝導障害と心筋症が出現するのが特徴である．このため，突然死が高率（〜50%）に

出現するので，ペースメーカー装着が必須となる．X染色体劣性遺伝形式をとるX-EDMDが多いが，常染色体優性の遺伝形式をとるAD-EDMDもある．X-EDMDの原因遺伝子産物エメリン emerinもAD-EDMDのラミンA/C lamin A/Cもともに核の内膜面に局在している．ラミンA/Cの遺伝子異常はEDMDのみならず，前述したLGMD，拡張型心筋症，Dunnigan-typeの家族性限局性脂肪異栄養症 familial partial lipodystrophy（FPLD）の原因遺伝子であることも判明している．なぜ，同じ遺伝子の異常が全く異なる臨床病像を呈するのかは不明であり，その機能の解明に力が注がれている．

　筋ジストロフィーの原因遺伝子は相次いで判明し，また遺伝子診断法も急速に確立されてきている．しかしながら，原因となる蛋白質の機能ならびに病態機序については未知の部分が依然として多く，今後の研究課題である．そして現在有効な手だてのない治療法の一日も早い開発が望まれている．

■ 文献

1) Ahn AH, Kunkel LM. The structural and functional diversity of dystrophin. Nature Genet 1993; 3: 283-91.
2) Worton R. Muscular dystrophies: diseases of the dystrophin-glycoprotein complex. Science 1996; 270: 755-6.
3) Kobayashi K, Nakahori Y, et al. An ancient retrotransposal insertion causes Fukuyama-type congenital muscular dystrophy. Nature 1998; 394: 388-92.
4) van Deutekom JC, Wijmenga C, et al. FSHD associated DNA rearrangements are due to deletions of integral copies of a 3.2 kb tandemly repeated unit. Hum Mol Genet 1993; 2: 2037-42.
5) Nagano A, Arahata K. Nuclear envelope proteins and associated diseases. Curr Opin Neurol 2000; 13: 533-9.

＜林　由起子＞

H 筋神経疾患

3 ミトコンドリア脳筋症

◆まとめ
1. ミトコンドリア脳筋症は，細胞内ミトコンドリアのエネルギー産生能が低下することによって起きる病態であり，種々の生化学的機能障害を基盤にしている．
2. 病因は，核DNAにコードされた遺伝子の変異による場合とミトコンドリアDNAの異常による場合がある．核DNAの場合には，エネルギー代謝に関わる酵素の構成蛋白や集合に関わる蛋白の場合と，ミトコンドリアDNAの維持や複製に関わる蛋白の場合があり，後者では核DNA変異と同時にミトコンドリアDNA異常も存在する．ミトコンドリアDNA異常の場合は，量的異常（欠乏）と質的異常（点変異，欠失・重複）がある．
3. 症状は多彩であり，種々の臨床病型が知られている．

A. 疾患概念

ミトコンドリア内には，エネルギー代謝に関する多くの酵素が局在している[1]．ミトコンドリア脳筋症とは，ミトコンドリア自体およびミトコンドリア内に存在するDNAや蛋白に異常が存在し，ミトコンドリアにおけるエネルギー産生に障害をきたした疾患群を総称している．

ミトコンドリア内のエネルギー代謝異常のうち最も頻度の高い電子伝達系酵素の障害は，酵素異常と臨床症状とが必ずしも1対1に対応せず，しかも個々の症例で，きわめて多彩な臨床症状が障害度を違えて認められる．また，電子伝達系酵素の一部はミトコンドリアDNA（mtDNA）にコードされており，ミトコンドリア（およびmtDNA）のもつ独自の細胞生物学的特徴を色濃く反映させている．本来ならエネルギー代謝の酵素欠損に対応した病型が分類されるべきであるが，実際のミトコンドリア脳筋症患者においては，酵素欠損があきらかでなかったり，複数の酵素欠損が存在したりしており，単純に生化学的異常をもって病型を分類できるものではない．

B. 病因としてのmtDNAと核DNA

mtDNAは，約16kbの環状二本鎖DNAであり，ミトコンドリア内で蛋白を合成するための2個のリボソームRNA，22個の転移RNAをコードしている（図4H-13）．さらに，電子伝達系酵素群のサブユニットの一部を構成する蛋白を計13個コードしている（表4H-3）．重要なことは，1つの細胞内に数十～数百個存在する個々のミトコンドリア内に，mtDNAは5～10個ずつ存在しているため，1細胞では数百～数千個存在していることになる（マルチコピー性）．また，核DNAに比べ，変異の起こしやすさが5～10倍程度高いとされている（易変異性）．そして，受精の際にミトコンドリアはすべて卵に由来することから，mtDNAも母からしか子に伝わらない（母系遺伝形式）（図4H-14）．

実際の患者に認められるmtDNA異常には，量的異常と質的異常がある（図4H-14）．量的異常とは，mtDNA欠乏のことであり，mtDNA欠乏症候群を起こす．病因は遺伝的な場合と後天的な場合とがあり，遺伝的には，乳幼児期に肝不全や腎不全で死亡した家系や，MNGIE（mitochondrial neurogastrointestinal encephalomyopathy）という臨床病型に関連するthymidine phosphorylase（TP）遺伝子の変異，さら

表4H-3 電子伝達系酵素複合体の構成

複合体名	核DNA由来サブユニット	mtDNA由来サブユニット
複合体Ⅰ（NADH-CoQ oxidoreductase）	>36	7
複合体Ⅱ（succinate-CoQ oxidoreductase）	4	0
複合体Ⅲ（CoQ-cytochrome c oxidoreductase）	10	1
複合体Ⅳ（cytochrome c oxidase）	10	3
複合体Ⅴ（ATP synthase）	13	2

346　IV. 疾患の分子病態学

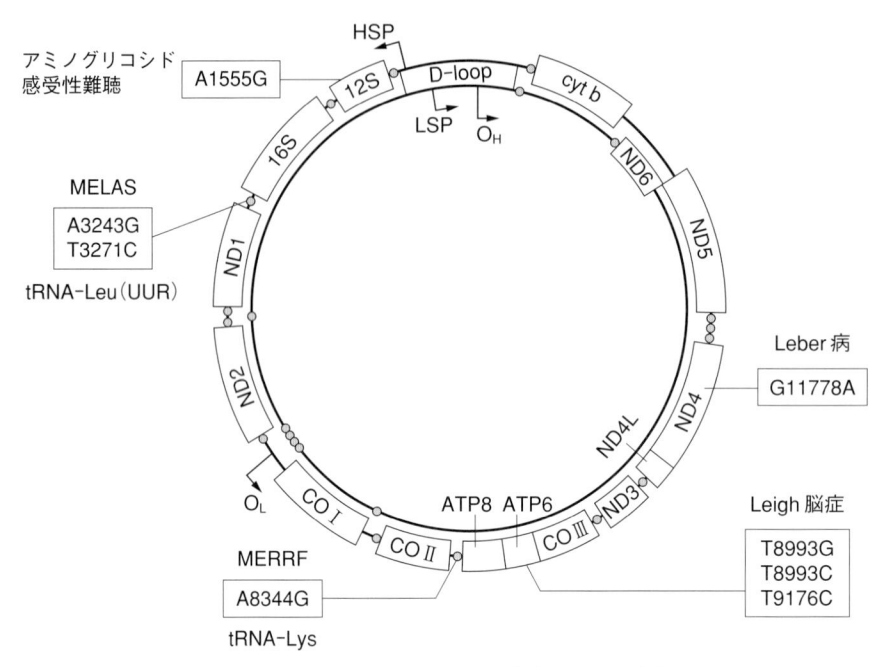

図4H-13　ミトコンドリアDNAの全体図と主な点変異

mtDNAは二本鎖環状構造であり，沈降係数の違いでL鎖とH鎖に分けられる．mtDNAは13個の蛋白（複合体I: ND1, ND2, ND3, ND4, ND4L, ND5, ND6，複合体III: cyt b，複合体IV: COI, COII, COIII，複合体V: ATP6, ATP8）と22個のtRNA，2個のrRNAをコードしている．D-loopとよばれる領域にH鎖の複製開始点（O$_H$）と2つのプロモーター（LSPとHSP）が存在し，L鎖の複製開始点は，ND2とCOIの間に存在する．患者に認められる主な変異を図示した．MELAS: mitochondrial myopathy, encephalopathy, lactic acidosis and stroke-like episodes, MERRF: myoclonus epilepsy associated with ragged-red fibers

にmitochondrial deoxyguanosine kinase（dGK），mitochondrial thymidine kinase（TK2）遺伝子の変異などが報告されている．また後天的には抗ウイルス薬によるものが知られており，ウイルスの増殖を阻害する作用が，mtDNA合成をも阻害するために発症する．AIDSの治療に用いられるAZTによるものが有名である．

mtDNAの質的異常には，点変異と構造異常（欠失，重複）がある．まず点変異は，存在する領域によって，転移RNA領域とそれ以外（リボソームRNAおよび蛋白領域）とに分けられる．転移RNA領域の変異をもつ患者では，筋病理学的にragged-red fiber（RRF）などの形態異常を示すことがほとんどであり，比較的診断が容易であったことが多くの変異が同定された要因である．また，症状が多彩で，症例ごとで違いが著しいという特徴を有している．一方，転

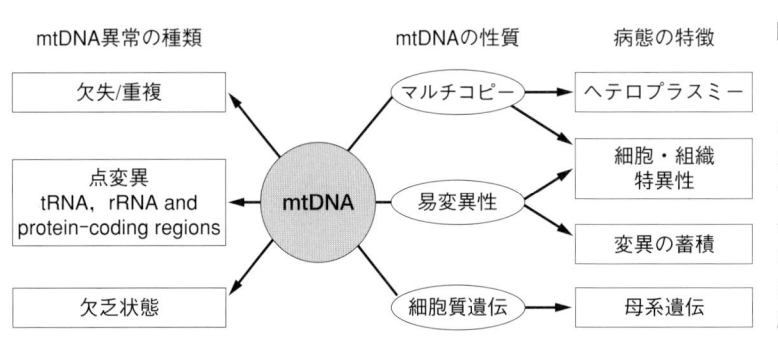

図4H-14　ミトコンドリアDNA異常の種類と病態の特徴

mtDNA異常の種類は，質的異常である欠失・重複と点変異，量的異常である欠乏状態がある．mtDNAのもっている性質は，そのままmtDNA異常の時に認める特徴をよく説明できる．たとえば，mtDNAのマルチコピー性は，病態ではヘテロプラスミーや細胞・組織特異性と関係が深い．

移RNA以外の領域の点変異は，筋病理学的に異常所見が乏しく，ミトコンドリア形態異常を確実に証明することが困難であったことから，病因としての点変異の確認数は少なかった．しかし，病因的変異の確定は不充分なものはあるものの，最近の研究によりこの領域に数多くの点変異が報告されている．その代表はLeigh脳症とLeber病で認められる点変異であり，これらの患者は比較的均一の臨床症状をとる．

このような点変異の存在する部位による形態異常の出現の違いはあるものの，点変異は母系遺伝形式で子に伝わり，患者の母を調べるとほぼ100％同じ変異が確認できる．ただし，母の血液にはなんら変異をみとめなかったという報告も散見され，完全な母系遺伝ともいえない．

点変異と違って，構造異常である欠失と重複は，その遺伝形式が複雑である．欠失には，単一欠失と多重欠失があるが，単一欠失は，ヒトの病気で発見された最初のmtDNA異常であり，CPEOやKearns-Sayre症候群の臨床症状をもつ患者で認められた．これらの患者は散発性で，おそらく突然変異によるであろうと考えられた．しかし，多重欠失を認める常染色体性優性遺伝の大家系が報告され，この場合はmtDNAの安定性や複製機構に障害を及ぼす核DNA異常が想定された．最近になり，常染色体優性遺伝と考えられる多重欠失の家系から，adenine nucleotide translocator 1 (*ANT1*)，DNA polymerase γ (*POLG*)，T7-like helicaseである*Twinkle*遺伝子変異が報告されている．さらに，常染色体性劣性遺伝と考えられる多重欠失の例も報告され，その責任遺伝子の一つとしてthymidine phosphorylase (*TP*) が同定された．一方，重複をもつ患者が報告され，この場合も当初は突然変異であろうと考えられていたが，後になって母と子が同じ重複をもっている家系が報告され，一部の重複例は母系遺伝したものと考えられている．しかし，なぜ欠失ではなく重複が子に伝わりやすいのかの機序は今のところまったく不明である．

このようなmtDNAの維持や複製に直接影響を与える核DNA異常以外に，ミトコンドリア内に存在しているエネルギー代謝に関係する蛋白をコードする核DNA上の遺伝子の変異が報告されている．たとえば，複合体Ⅳのアッセンブリーに係わると考えられている*SURF1*, *SCO1*, *SCO2*, *COX10*, *COX15*遺伝子の変異（複合体Ⅳ欠損症），複合体Ⅱのサブユニットであるfp遺伝子変異（複合体Ⅱ欠損症），複合体Ⅰのサブユニットである*NDFS4*, *NDUFS7*, *NDUFS8*, *NDUFV1*などの遺伝子変異（複合体Ⅰ欠損症），ミトコンドリア輸送蛋白に一つである*DFN1*遺伝子変異（ジストニア，難聴症候群）などである．

C. ミトコンドリア脳筋症の病型分類と遺伝子異常との関係

ミトコンドリア脳筋症の臨床症状は多彩である．それは，ミトコンドリアが個体の（一部の例外を除き）あらゆる細胞に存在しているために，そのミトコンドリアの障害は種々の機能異常を引き起こすからである．このような臨床症状の多様性や症例ごとの違いという特徴があるとはいえ，ミトコンドリア脳筋症では比較的エネルギー依存度の高い組織や細胞が障害されやすいことは容易に理解できる．実際，エネルギー依存度の高いと考えられる中枢神経，骨格筋，心筋などはミトコンドリア脳筋症の主な罹患臓器である．したがって，まず中枢神経症状を主体にした臨床的病型分類がつくられ，さらにその他の臓器症状を主体とする疾患が分類表に書き加えられるという歴史的経過をたどった．

ミトコンドリア脳筋症の代表的な疾患として，慢性進行性外眼筋麻痺症候群 chronic progressive external ophthalmoplegia (CPEO)，赤色ぼろ線維・ミオクローヌスてんかん症候群 myoclonus epilepsy associated with ragged-red fibers (MERRF)（福原病という），ミトコンドリア脳筋症・乳酸アシドーシス・脳卒中様発作症候群 mitochondrial myopathy, encephalopathy, lactic acidosis and stroke-like episodes (MELAS) がある[2]．これら3病型は主症状である中枢神経症状によって分類されているものの，実際には臨床症状を重複してもつ症例や各病型の特徴的症状に乏しい症例などが多数存在している．

1. CPEO

CPEOは眼瞼下垂，眼球運動制限（もしくは麻痺）を特徴とする．眼筋症状のみの症例は少なく，骨格筋症状（筋力低下，筋萎縮），中枢神経症状（網膜色素変性，知能低下，感音性難聴，下垂体障害など），心症状（伝導障害など），腎症状（Bartter症候群やFanconi症候群など），内分泌症状（低身長，糖尿病，副甲状腺障害など），皮膚症状（多毛症，無汗症など）

表4H-4　ミトコンドリア脳筋症の分類表

I. 生化学的異常による分類
　1. 基質の転送障害
　　　a) carnitine palmitoyltransferase (CPT) 欠損症 (筋型, 肝型)
　　　b) カルニチン欠乏症 (筋型, 全身型)
　2. 基質の利用障害
　　　a) pyruvate carboxylase 欠損症
　　　b) pyruvate dehydrogenase complex (PDHC) 欠損症
　　　c) β-oxidation の障害
　3. TCA回路の障害
　　　a) fumarase 欠損症
　　　b) α-ketoglutarate dehydrogenase 欠損症
　4. 酸化的リン酸化共役の障害
　　　a) Luft病
　5. 呼吸鎖酵素の障害
　　　a) 複合体I欠損症
　　　b) 複合体II欠損症
　　　c) 複合体III欠損症
　　　d) 複合体IV (CCO) 欠損症
　　　e) 複合体V欠損症
　　　f) 複数の複合体欠損症
II. 臨床症状による分類
　1. 慢性進行性外眼筋麻痺 (CPEO) (Kearns-Sayre症候群を含む)
　2. ミオクローヌスを伴うミトコンドリア病: 福原病 (MERRF)
　3. 卒中様症状を伴うミトコンドリア病: メラス (MELAS)
　4. その他の病型
　　　a) Leber遺伝性視神経萎縮症 (Leber病)
　　　b) Leigh脳症
　　　c) MNGIE
　　　d) Pearson病
　　　e) NARP
　　　f) 心筋症 (ミトコンドリア心筋症)
　　　g) 糖尿病/難聴 (ミトコンドリア糖尿病)
　　　h) アミノグリコシド系抗生物質感受性難聴
　　　i) その他 (Wolfram症候群, 封入体筋炎など)
　5. 特殊型 (臨床経過からの分類)
　　　a) 乳児致死型
　　　b) 乳児良性型

CPEO: chronic progressive external ophthalmoplegia, MERRF: myoclonus epilepsy associated with ragged-red fibers, MELAS: mitochondrial myopathy, encephalopathy, lactic acidosis, and stroke-like episodes, MNGIE: mitochondrial neuro-gastro-intestinal encephalomyopathy, NARP: neuropathy, ataxia and retinitis pigmentosa

を合併し，全身の多臓器が障害されることが多い．特に若年者で網膜色素変性と心伝導障害を伴うCPEOをKearns-Sayre症候群 (KSS) とよんでいる．

　CPEOおよびKSSには，大きな欠失をもつ変異mtDNAを正常mtDNAと合わせもつ例が多く，このような変異DNAと正常DNAが共存する状態をヘテロプラスミー heteroplasmyとよんでいる．このヘテロプラスミーはCPEOでは40%〜65%，KSSでは90%以上の症例で認められ，両者の病因は同一のものと予想されている．KSSはCPEOに比して，症状が

多臓器に及ぶ傾向があり，若年発症が多いことなどからCPEOの重症型と考えられる．しかし，ヘテロプラスミーの有無や欠失の大きさと臨床症状の重症度との関係は明らかでなく，また欠失している部位とそこがコードしている酵素の活性値とも明らかな関係は認められていない．

ヘテロプラスミーの起源は，母の未受精卵の段階で変異型と正常型が混在しているためであるか，それとも発生の段階で新たに生じるためであるかについて，実は明らかになっていない．正常女性から供与された未受精卵のmtDNAを調べた研究では，いずれの卵にも0.1％以下の微量の欠失mtDNAが証明されたという．一方で，老化組織（具体的には，骨格筋）では，同様な欠失mtDNAが徐々に，しかも有意に増加してくるという報告がある．したがって，ヘテロプラスミーの生じるメカニズムを理解するには，いつ変異mtDNAが生じるかという起源の問題と，このような変異mtDNAの比率が増加する（もしくは減少したり，消失したりする）機序を明らかにする必要があるが，その詳細なメカニズムはまだわかっていない．

2. MERRF

MERRFは，福原らが提唱した疾患概念であり，福原病とも呼ばれる．通常10歳前後に発症し，ミオクローヌスもしくはミオクローヌスてんかんと小脳失調を特徴とし，多くの例で精神運動発達障害を伴う．生化学的に検出される異常のほとんどは，複合体IV活性低下である．mtDNAのリジンtRNA内の8344変異がMERRF患者の80％に存在し，また8356変異と8363変異が日本を含め数家系ずつ報告されている．

3. MELAS (mitochondrial myopathy, encephalopathy, lactic acidosis, and stroke-like episodes)

MELASは，脳卒中様症状を主徴とするミトコンドリア病であり比較的若年で発症する（80％が20歳以前）．臨床症状は，きわめて多彩である．卒中様症状を示す時に脳CTを撮ると梗塞像を認め，また症状の回復とともに画像所見も正常化するのが普通である．しかし，不可逆性の変化を起こす場合もあり，両者の違いの原因は明らかではない．また，明らかな梗塞像はないが，大脳皮質の萎縮が進行することも多い．生化学的には，複合体I欠損が最も多いが，複合体IVやI＋IV欠損も認められ一定していない．

この疾患の病理所見として特徴的なことは，全身の小動脈，特に血管平滑筋細胞が強く侵されていることである．この所見は，生検筋のコハク酸脱水素酵素succinate dehydrogenase（SDH）染色で容易に検出できることから，SSV（strongly SDH-reactive blood vessel）とよばれ，RRFとともにミトコンドリア形態異常を示す重要な所見である[3]．またMELASにおいては，ミトコンドリア転移RNAの一つ，tRNA-Leu（UUR）内の1塩基置換が次々に明らかにされた．その中でも塩基番号3243のAがGに変異している3243変異[4]，または3271のTがCに変異している3271変異が大部分を占め，40例の日本人MELAS患者では32例（80％）に3243変異が，3例（7.5％）に3271変異が認められた．

4. Leber遺伝性視神経萎縮症（Leber病）

Leber病は，思春期から成人期にかけて急性あるいは亜急性に視力低下で発症する遺伝性の視神経萎縮症である．視神経以外でもWPW症候群などの心症状や，精神・神経症状を伴うことがあり，また母系遺伝を呈する家系の存在が知られていた．この疾患と，複合体Iのサブユニット4領域内の11778変異（塩基番号11778のGがAに変異）とが関連していることがまず最初に発見され，その後14484変異（塩基番号14484のTがCに変異），3460変異（塩基番号3460のGがAに変異）などの複合体Iのサブユニット内の点変異が報告されている．しかし，日本人のLeber患者の90％が11778変異である．

5. Leigh脳症

Leigh脳症は，ほとんどが2歳までに，食欲減退，精神運動発達遅延および退行，筋力低下などの症状で発症し，その後急速に呼吸不全に陥り死に至る例が多い．Leigh脳症の確定診断は，厳密には剖検脳の病理所見によってなされるが，X線CTやMRIによる大脳基底核や脳幹病変の確認により，生前に診断がつくようになった．この疾患に認められる生化学的異常は一定していない．筋病理像は，RRFやSSVのない例が大部分である．最近になり，Leigh脳症の20％の症例に8993変異（塩基番号8993のTがCまたはGに変異）または9176変異（塩基番号8993のTがCまたはGに変異）を認めることが判明した．

一方で，複合体IV欠損症を伴うLeigh脳症の患者

から核DNA上のSURF1遺伝子異常をもつ症例が，複合体I欠損症を示すLeigh脳症患者からNDFS4，NDUFS7，NDUFS8，NDUFV遺伝子の変異が報告され，病因が徐々に明らかになりつつある．しかし，実際はLeigh脳症患者の約半数が，生化学的にも分子遺伝学的にも病因がはっきりしていない．

6. 糖尿病/難聴

中枢神経症状はなく糖尿病と難聴だけが存在している患者が報告された．それらには，MELASと同じ3243変異が認められた．MELAS患者本人にもこれらの症状は認めることがあるので，同じ遺伝子異常による症状発現が組織・臓器ごとで違いがでただけと考える方がよいのか，別の疾患（たとえば，3243変異以外のある核DNA異常などの要因が関係している可能性など）ととらえた方がよいのかの判断はできていない．

7. アミノグリコシド感受性難聴

streptomycinやgentamicinなどのアミノグリコシド系抗生物質の投与により難聴をきたす家系で，mtDNAの1555変異（塩基番号1555のAがGに変異）が発見された．1回の投与で遅発性進行性に難聴を起こす例も報告されており，臨床の現場でもアミノグリコシド系抗生物質の投与前にこの変異を調べておくことが必要になるであろう．難聴の起こる機序はよくわかっていないが，抗生物質を投与されていない患者にも，骨格筋にミトコンドリア形態異常を認められることから，必ずしも内耳に限局した病変を起こすとは限らない．

8. 乳児致死型と乳児良性型

乳児致死型は，生化学的には複合体I欠損か，複合体IV欠損を示し，Leigh脳症よりさらに激烈な臨床経過をたどる．生下時にすでに元気がなく，数日ないし数週以内に死亡する例もみられる．多くは，生後1～3カ月に哺乳力低下，呼吸障害などで発症し，1歳以前に死亡する．筋病理学的には数多くのRRFを認め，生化学的には複合体IV欠損を伴うことが多い．しかしながら，RRFを認めなかったり，生化学的に複合体I欠損を示す症例なども報告されてきている．

最近になり，乳児期に高乳酸血症を伴う多臓器不全で死亡した症例で，mtDNAの質的異常（欠失や点変異）は認めないものの，その量が極端に減少した症例が報告された．これらは，mtDNA欠乏症候群とよばれ，乳児致死型の一型と考えられる[5]．また，RRFは認めないものの，著明な複合体IV欠損を示し，心筋症状が強い患者群で，核DNA上に存在するSCO2遺伝子異常が報告された．乳児致死型とは臨床的に重症であるという意味でしかなく，その病因は様々であるものの，徐々に病因解明が進んでいる．

一方乳児良性型は，生化学的には複合体IV欠損を示す乳児で認めることがある臨床病型で，中枢神経症状が軽く，筋力および筋緊張低下が1歳を過ぎると自然に消失し，生化学的にも病理学的にも改善する．自然軽快する機序は不明である．

ミトコンドリア脳筋症の原因遺伝子は，mtDNAであり，核DNAであり，またその両方が同時に存在することがある．この2種類のDNA上にある遺伝子の変異による影響の総和がミトコンドリア脳筋症という特異な病気を形成している．その遺伝子変異の効果を細胞レベルで知り，組織レベルで知り，臓器レベルで知ることが病気の本態を知ることになる．その過程で得られる知見を基礎として，新しい治療薬や新しい治療法が開発できると確信する．

■ 文献

1) Alberts B, et al. Energy conversion: mitochondria and chloroplasts. In: Molecular Biology of the Cell. 3rd ed. New York: Garland Publishing; 1994. p.655-720.
2) DiMauro S, et al. Mitochondrial myopathies. Ann Neurol 1985; 17: 521-38.
3) Hasegawa H, et al. Strongly succinate dehydrogenase-reactive blood vessels in muscles from patients with mitochondrial myopathy, encephalopathy, lactic acidosis, and stroke-like episodes. Ann Neurol 1991; 29: 601-5.
4) Goto Y, Nonaka I, Horai S. A mutation in the tRNA$^{Leu(UUR)}$ gene associated with the MELAS subgroup of mitochondrial encephalomyopathies. Nature 1990; 348: 651-3.
5) Moraes CT, et al. mtDNA depletion with variable tissue expression: a novel genetic abnormality in mitochondrial diseases. Am J Hum Genet 1991; 48: 492-501.

〈後藤雄一〉

I 脳神経疾患

1 Alzheimer病

◆まとめ
1. Alzheimer病（AD）の病態生理の中核には，老人斑を構成するアミロイドβ蛋白（Aβ）の異常凝集ならびに神経細胞毒性発現が存在し，AβはAD発症誘導の物質的基盤であると考えられる（アミロイドカスケード仮説）．
2. ADの一部は家族性に発症することが知られており，これまで家族性ADに関連する遺伝子として，アミロイド前駆体蛋白 amyloid precursor protein（APP）遺伝子，プレセニリン presenilin（PS）遺伝子，さらにはアポリポ蛋白E apolipoprotein E（apoE）遺伝子が知られている．これらのうち，APP遺伝子およびPS遺伝子の変異によってAβの産生異常が誘導されることが確認されている．

Alzheimer病（AD）は血管性痴呆とならんで老年期に発症する痴呆の主要原因である．近年の我が国における生活様式の欧米化ならびに脳血管障害の治療法・予防法の発展に伴い，ADの患者数は血管性痴呆のそれを凌駕する勢いで増加している．ADの主要病理所見は，老人斑，神経原線維変化ならびに神経細胞脱落であるが，このうち前二者はいずれも脳内に生理的に発言する蛋白分子が異常に凝集し，細胞外あるいは細胞内に蓄積した構造物であり，それらの形成機構をめぐって精力的に研究が進められてきた．また，10年程前に家族性ADの原因遺伝子の一つが特定され，これが契機となり分子生物学的研究が加速され，ADへの我々の理解は大きく深まった．その一方で，ADの大部分を占める孤発性ADの発症機構については不明の点が多く残されている．AD発症における最大の危険因子である「老化」の意義をめぐる研究も漸く端緒についたところである．

A. Alzheimer病の病態生理

ADの病態生理においては，Aβの異常凝集ならびにその神経細胞毒性発現が中核をなすと考えられる．このアミロイドカスケード（図4I-1）を支持する理論的根拠は以下のとおりである．①Aβの脳内蓄積は形態学的に捉えられる最も早期の変化である．②Aβの前駆体をコードするAPP遺伝子に変異をもつ家族性ADが存在する[1,2]．③これまでに家族性ADの原因として発見されたAPP遺伝子変異およびPS遺伝子変異の全てによって，Aβの産生異常が誘導される[3-6]．④培養神経細胞に対して，重合したAβは細胞毒性を発揮する．⑤Aβの脳内異常沈着を示すAPP遺伝子導入トランスジェニックマウスに抗原としてAβを投与することで，Aβの脳内蓄積は抑制されるとともに[7]，このモデルマウスが示す様々な機能障害（学習・記憶障害など）も軽減する．以上のように，異常凝集（重合）したAβがAD脳における神経細胞障害誘導の物質的基盤であることはほぼ確かであるが，本来可溶性のAβが異常に重合するメカニズム，重合したAβが示す神経細胞障害のメカニズム，さらには老人斑とならびADの代表的病理所見である神経原線維変化と老人斑との形成機構上の関連などは依

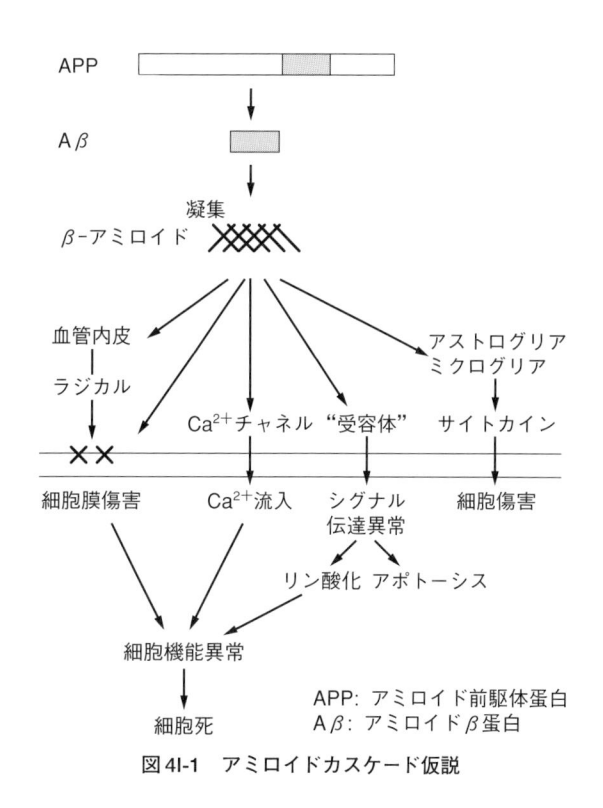

図4I-1 アミロイドカスケード仮説

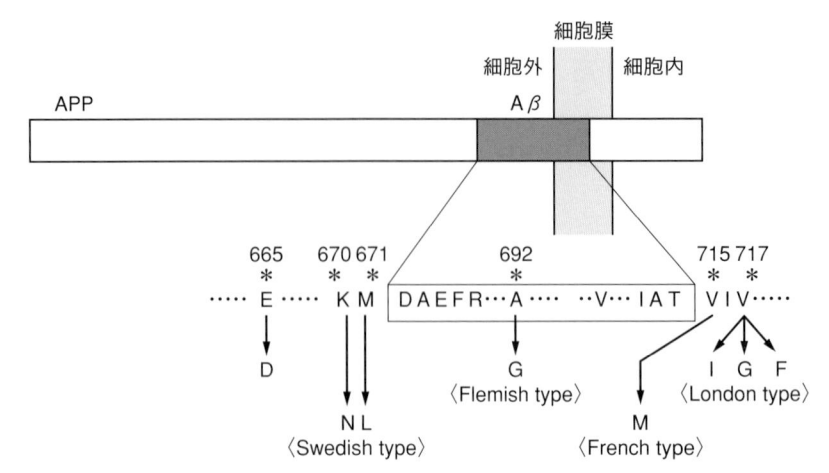

図4I-2 アミロイド前駆体蛋白および家族性Alzheimer病で認められた遺伝子異常

然不明であり，アミロイドカスケード仮説において今後解明されるべき重要な課題である．

B. Alzheimer病関連遺伝子

1. amyloid precursor protein（APP）

APPは図4I-2に示したような1回膜貫通性の構造をもち，AβはAPPの膜貫通部付近に組み込まれている．APPに関しては発見以来多くの研究がなされているが，その生理機能は依然不明である．神経細胞においては，シナプス前膜まで輸送されたAPPが再び細胞内にとりこまれ，軸索を逆行し細胞体ないしは樹状突起表面に表出することが確認されている．このような動きと構造上の特徴は，受容体としての働きを想定させるものであるが，これまでのところ特異的なリガンドが確認されていない．AβはAPPの生理的代謝の結果，産生される．Aβ産生には，このペプチドのN末端およびC末端を切断する酵素が存在すると想定され，それぞれβ-secretaseおよびγ-secretaseとよばれてきた．最近になり，これらの酵素は相次いで同定された．前者に関してはaspartic proteaseの一つである新規の酵素であることが確認され，beta-site APP-cleaving enzyme（BACE）と命名された[8]．一方，後者の同定は依然困難をきわめているが，家族性ADの原因遺伝子の一つであるPS遺伝子がコードする蛋白（PS）自信が酵素である可能性が俄に浮上した[9]．PSがAβのC末端の切断に深く関わることは間違いのない事実であるものの，PSが酵素であることに関しては依然疑問を抱く研究者は少なくなく，さらに慎重な多角的検討が必要と考えられる．

2. presenilin

PS遺伝子は早期性の家族性ADの主要な原因遺伝子として新たに発見された．この遺伝子がコードする蛋白は図4I-3のように膜を複数回（6回ないしは8回）貫通する構造をもち，小胞体からGolgi体にかけて局在し，生理的にはストレス応答，カルシウムホメオスターシス調整などに関わっている可能性が報告されている．PS遺伝子変異がAD発症を促進するメカニズムに関しては，PS生理機能の破綻，特にストレス応答の障害が直接的に神経細胞死を誘導する可能性が報告されている．一方，AD発症の物質的基盤をなすAβとの関連では，上述したようにPSはAβのC末端の切断に深く関わることが確認されており（図4I-3），PS遺伝子の変異でAβの2つの分子種のうちでも，C末端側が長く，自己凝集性の高いAβ42の産生が亢

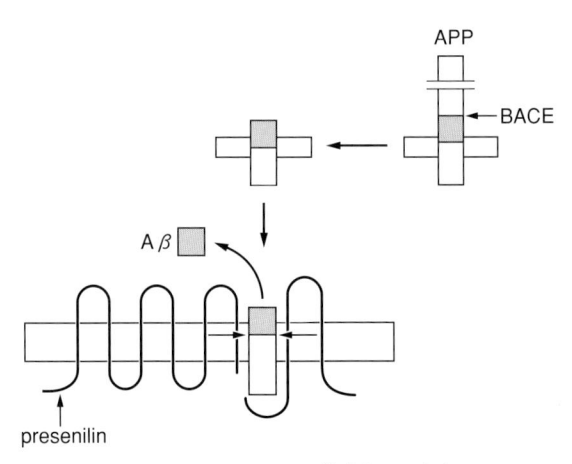

図4I-3 presenilinの構造とAβ産生

進することが多くの研究グループによって確認されている．PS遺伝子の変異がどのようなメカニズムでAβ42のC末端の切断を亢進するのかは今後に残された重要な課題である．

3. apolipoprotein E

ApoEは多数あるアポリポ蛋白の一つであるが，中枢神経においては量的にも機能的にも主要なアポリポ蛋白であり，脳の形成および神経細胞修復におけるコレステロールをはじめとした膜構成脂質の輸送（再分配）に中心的役割を担っている．ApoE遺伝子には主要なアイソフォームは3種知られているが，そのうちの1つのアイソフォーム（ApoE4）を発現することが，AD発症の強力な危険因子であることが報告されて以来[10]，ApoE4のAD発症促進機構をめぐって様々な分子レベル，細胞レベルでの研究がなされている．ApoEの蛋白分子としての構造は，脂質を結合するドメインと受容体に結合するドメインの2つからなる（図4I-4）．ApoE4は他の2つのアイソフォーム（ApoE2，ApoE3）と異なり，受容体結合ドメイン内にある112番目のアミノ酸が荷電したアルギニンであるために，脂質結合ドメインと受容体結合ドメインのなす角が他の2つのアイソフォームと比較して狭く，このことが分子レベルでApoE4が特異な働きをする理由であると考えられる．これまでの研究から，Aβの重合促進作用，抗酸化作用，神経突起伸長調節作用，神経毒性あるいは栄養活性の点でApoE4は神経細胞障害性を発揮する可能性が報告されている．一方，我々は本来のApoEの生理機能であるコレステロール輸送に着目し研究を進め，ApoEはアイソフォーム特異的に神経細胞のコレステロール代謝を調節している可能性を報告した．

C. 治療薬開発戦略のターゲット

以上，招介したADの病態生理を基に，AD治療薬・発症抑止薬の研究開発が盛んである．代表的な研究は，以下説明するようにAβをターゲットとした薬剤開発である．

1. Aβ産生酵素阻害薬

上述したように，Aβの産生酵素であるβ-secretaseおよびγ-secretaseが同定，あるいは活性基の構造解析が進んだ．すでに，これらの酵素に対しては特異的阻害薬が開発され，中には臨床治験の段階に入った薬剤もある．ただし，これらの酵素が基質とする蛋白はAPP以外にも存在すると考えられ，これらの酵素阻害薬を臨床使用した場合の危険性については予想ができない．実際，γ-secretaseはAPP以外にnotchという個体発生や免疫機能調節に重要な役割を果たす蛋白のプロセッシングに関わることが確認されており，γ-secretase阻害薬を長期間使用することの安全性については慎重にならざるを得ない．一方，β-secretaseを阻害することの安全性に関しては，この蛋白分子をノックアウトしたマウスに特別な異常が認められないことから，一応の安全性は保証されたかにみえる．しかしながら，β-secretaseを含むaspartic proteaseは多種多様であり，これらのなかでβ-secretaseのみを選択的に阻害する薬剤を開発するこ

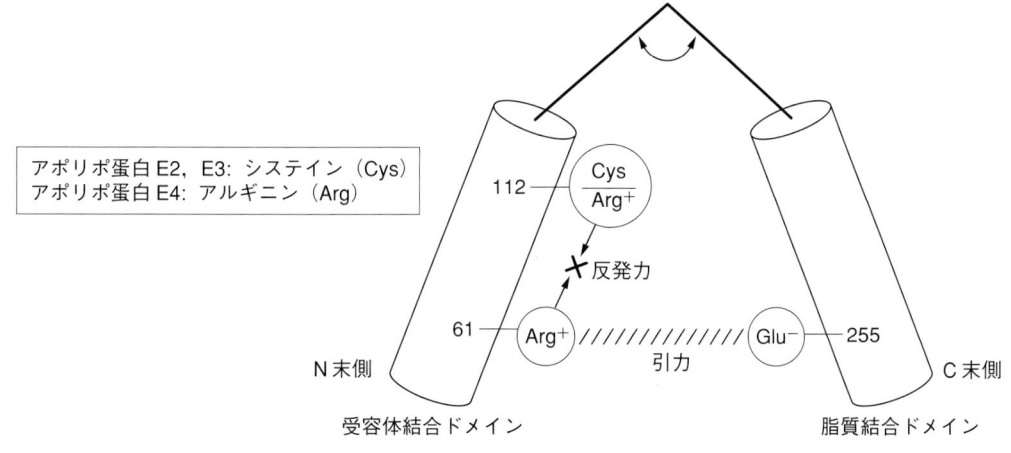

図4I-4 アポリポ蛋白Eの構造

とが果たして可能か否か，今後の検討結果が待たれる．APPからのAβ産生はあくまで生理的過程であり，このような生理的代謝系を人工的に操作することに関しては，安全性の点で慎重であらねばならないといえる．

2. Aβワクチン療法

ヒトの変異型APPを強発現させたトランスジェニックマウスを，凝集させた合成Aβで免疫し，脳内に異常沈着したAβが果たして抗体によって排除可能か否かの検討がなされた．その結果，このAβワクチン療法はマウス脳内でのAβ沈着抑制ならびにAβ沈着によると考えられる学習・記憶障害の緩和に有効であることが確認された．これまで，抗体は血液-脳関門を容易には通過しないと考えられてきたが，わずかな抗体がこのバリアーを突破し，脳実質内に異常沈着したAβ凝集塊と結合することがシグナルとなり，ミクログリアによる貪食が促進されるというシナリオが想定されるに至った．しかしながら，最近，このワクチン療法の効果は血液中からのAβクリアランスの誘導を介している可能性も指摘され，そのメカニズムをめぐってはさらなる検討が必要である．また果たして，この方法がヒトにおいても有効か否か，すでに開始されている臨床治験の結果が待たれる．

■ 文献

1) Goate A, Chartier-Harlin MC, Mullan M, et al. Segregation of a missense mutation in the amyloid precursor protein gene with familial Alzheimer's disease. Nature 1991; 349: 704-6.
2) Mullan M, Crawford F, Axelman K, et al. A pathogenic mutation for probable Alzheimer's disease in the APP gene at the N-terminus of beta-amyloid. Nat Genat 1992; 1: 345-7.
3) Citron M, Oltersdorf T, Haass C, et al. Mutation of the β-amyloid precursor protein in familial Alzheimer's disease increases β-protein production. Nature 1992; 360: 672-4.
4) Cai XD, Golde TE, Younkin SG. Release of excess amyloid β protein from a mutant amyloid β protein precursor. Science 1993; 259: 514-6.
5) Shoji M, Golde TE, Ghiso J, et al. Production of the Alzheimer amyloid beta protein by normal proteolytic processing. Science 1992; 258: 126-9.
6) Suzuki N, Cheung TT, Cai XD, et al. An increased percentage of long amyloid β protein secreted by familial amyloid β protein precursor (β APP717) mutants. Science 1994; 264: 1336-40.
7) Schenk D, Barbour R, Dunn W, et al. Immunization with amyloid-β attenuates Alzheimer-disease-like pathology in the PDAPP mouse. Nature 1999; 400: 173-7.
8) Vassar R, Bennett BD, Babu-Khan S, et al. β-secretase cleavage of Alzheimer's amyloid precursor protein by the transmembrane aspatic protease BACE. Science 1999; 286: 735-41.
9) Wolfe MS, Xia W, Ostaszewski BL, et al. Two transmembrane aspartates in presenilin-1 required for presenilin endoproteolysis and gamma-secretase activity. Nature 1999; 398: 513-7.
10) Strittmatter WJ, Saunders AM, Schmechel D, et al. Apolipoprotein E: high-avidity binding to β-amyloid and increased frequency of type 4 allele in late-onset familial Alzheimer disease. Proc Natl Acad Sci USA 1993; 90: 1977-81.

<柳澤勝彦>

I 脳神経疾患

2 Parkinson病

◆まとめ
1. Parkinson病は，中脳黒質のドパミン神経細胞の変性とLewy小体の出現を特徴とする神経変性疾患である．
2. 孤発性Parkinson病は環境因子と遺伝素因の相互作用で発症すると考えられている．
3. 遺伝性Parkinson病/パーキンソニズムの原因遺伝子として，α-synucleinとparkinが同定されている．

A. Parkinson病の疾患概念

　Parkinson病は，中脳黒質にあるメラニン色素含有神経細胞の変性によって生じる進行性の変性疾患である．この細胞は，神経終末を大脳基底核線条体（被殻と尾状核）に送り，伝達物質としてドパミン dopamineを放出し，運動機能を調整している（図4I-5）．Parkinson病では，この黒質ドパミン細胞が変性することにより，神経終末からのドパミン放出が低下して症状が出現する（図4I-6）．病理学的変化の主座は中脳黒質および橋の青斑核にあり，その部のメラニン色素含有神経細胞の変性・脱落と残存細胞内へのLewy小体 Lewy bodyとよばれる好酸性の球状封入体の出現を特徴とする．その他に，延髄の迷走神経核，脊髄自律神経核，末梢の自律神経節の神経細胞にも，細胞脱落とLewy小体の出現をみる．

　臨床症状は，安静時振戦，筋強剛，動作緩慢（無動，寡動），姿勢と歩行の障害（前傾で手足を屈曲した姿勢，小刻み歩行，すくみ足，バランス障害）を特徴とする．さらに，固い表情（仮面様顔貌），小声症，小字症，自律神経障害（便秘，起立性低血圧，排尿障害）を伴うことが多い．有病率は，日本人では人口10万人当たり約100人と推定されている．発症年齢は40〜70歳代で，大部分は孤発性，非家族性で高齢になるにつれて発生頻度は増加する．症状は進行性で，徐々に運動障害が強まり，薬物治療によく反応する．患者ごとに経過は異なるが，通常は10〜15年間は独立生活が可能で，15〜20年で臥床生活になる．40歳

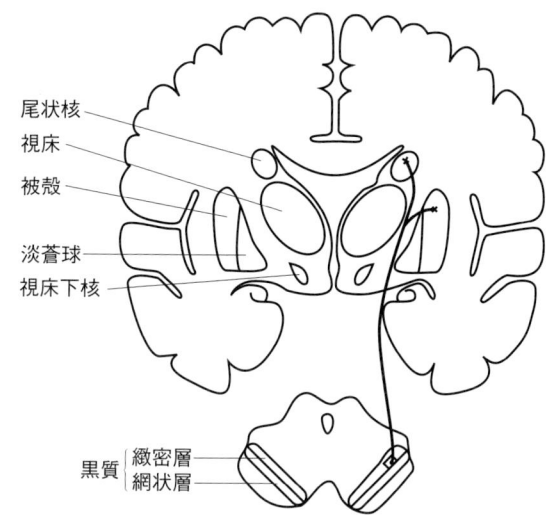

図4I-5　ドパミン黒質線状体系の線維連絡

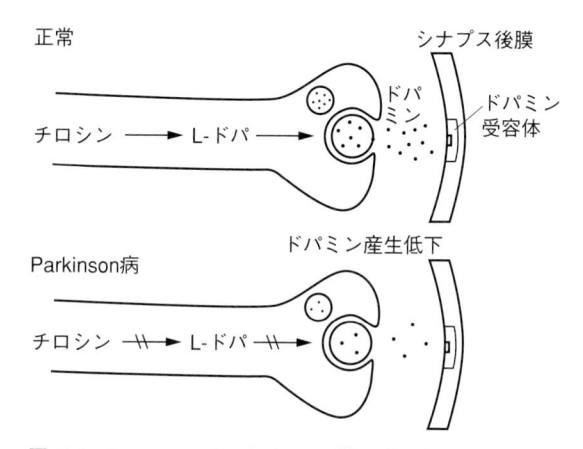

図4I-6　Parkinson病におけるドパミン放出細胞の神経終末

以下で発症するものは若年性パーキンソニズムとよばれ，家族性に発症するものが多い．

B. 孤発性Parkinson病の病態

　Parkinson病の原因は不明であるが，環境因子と遺伝素因の相互作用で発病するという考えが有力である．

1. 環境因子と神経毒仮説

　ヒトにParkinson病類似症状と選択的なドパミン神

経細胞の障害を惹起する1-メチル-1,2,3,6-テトラハイドロピリジン（MPTP）が発見されて以来，外因性および内因性の神経毒の研究が進んでいる．MPTPは麻薬合成時の副産物で，脳内に取り込まれると星状膠細胞内のモノアミン酸化酵素（MAO）BによりMPP$^+$に酸化され，ドパミントランスポーターから能動的にドパミン神経細胞に取り込まれて濃縮される．細胞の中では，ミトコンドリア呼吸に伴ってミトコンドリア内に取り込まれさらに濃縮される．MPP$^+$がミトコンドリア内で，電子伝達系複合体Iとクエン酸回路の律速酵素である α-ketoglutarate dehydrogenase complex（KGDC）を抑制してミトコンドリア呼吸を障害し，ATP産生を障害することがMPTPの黒質変性の主な機序と考えられている（図4I-7）．同様の作用をもつ神経毒の候補物質には，脳に内在性のN-メチル（R）-サルソリノール，食物由来または体内で生成される1,2,3,4-テトラハイドロイソキノリン（TIQ）やβ-カルボリン類がある．Parkinson病患者では，これら神経毒の解毒機構・代謝に何らかの異常を生じて，これらの神経毒が蓄積することにより黒質神経細胞を傷害する可能性が推定されている．

2. 遺伝仮説

Parkinson病の遺伝素因として，神経毒排泄機能に関与する肝細胞酵素であるCYP2D6やCYP1A1，ドパミン代謝に関与するチロシン水酸化酵素，MAO（AとB），ドパミンレセプター（D1, D2, D3），Alzheimer病発症の危険因子であるApoE，ミトコンドリアについて，それぞれの遺伝子多型や遺伝子変異が検討されている．しかし，現在までのところ発症との相関が証明された遺伝子はない．

3. 黒質ドパミン神経細胞の変性過程（図4I-8）

黒質神経細胞の変性には，酸化的ストレス，ミトコンドリアエネルギー代謝障害，興奮毒性，細胞内カルシウムのホメオスターシスの障害という4つの因子の関与が推定されているので，その分子機構について概説する．

a）酸化的ストレス

ドパミン神経細胞では，ドパミンのMAOによる酸化，あるいはドパミンの自己酸化によって過酸化水素が生成される．過酸化水素自体には毒性はないが，鉄イオンと反応することにより細胞傷害作用を有する水酸化ラジカルを生じる（Fenton反応）．水酸化ラジカルはミトコンドリアでも生成される．星状膠細胞，小

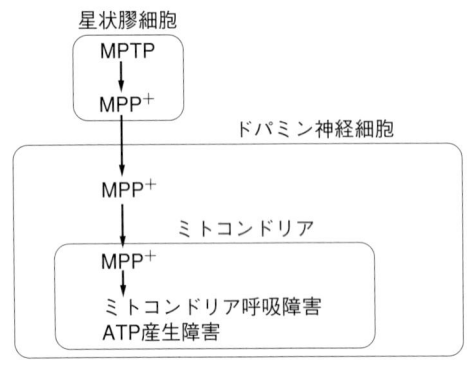

図4I-7　MPTPの作用機序

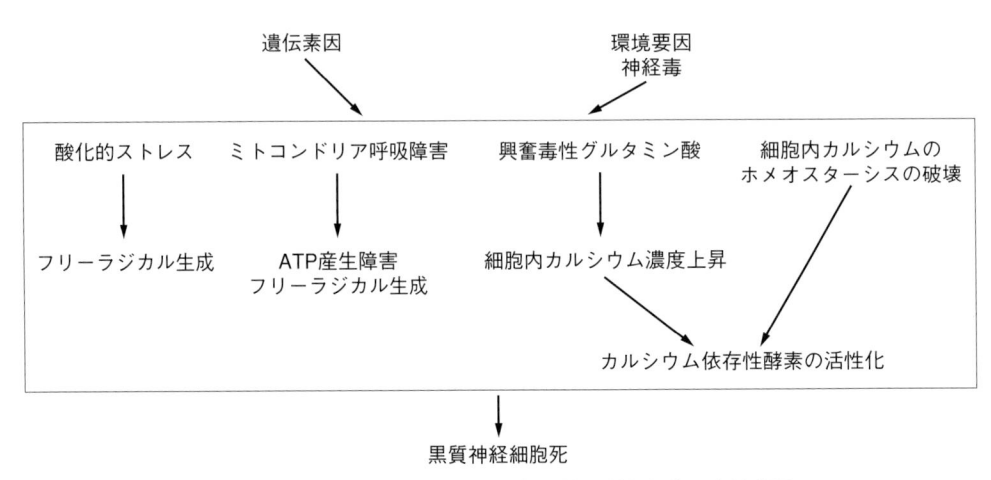

図4I-8　Parkinson病における黒質ドパミン神経細胞の変性過程

膠細胞，マクロファージでは，興奮性アミノ酸であるグルタミン酸やサイトカインなどの内因性物質により，一酸化窒素 nitric oxide（NO）の生成が刺激される．NOはアルギニンからNO合成酵素によって生成され，シナプスを介して，ドパミン神経細胞に放出される．そこでNOはミトコンドリアから合成されたスーパーオキサイド superoxideと反応してペロキシニトライト peroxynitriteが合成される．水酸化ラジカルやペロキシニトライトは，ミトコンドリア電子伝達系の傷害，細胞内カルシウムのホメオスターシスの破壊，プロテアーゼによる蛋白分解，細胞膜脂質の過酸化，アポトーシスを誘導すると推定されている．

b）ミトコンドリアエネルギー代謝傷害

Parkinson病患者の黒質では電子伝達系複合体Iとクエン酸回路律速酵素のKGDCが低下しており，ミトコンドリアでATP産生傷害とフリーラジカル産生が起こっている．

c）興奮毒性

興奮性アミノ酸であるグルタミン酸は，神経伝達物質であると同時に神経毒性をもつ．グルタミン酸は，正常機能として特異的に受容体に結合しイオンチャネルを開く一方で，細胞外濃度が一定の限界を超えると細胞内にカルシウムが流入し，いくつかのカルシウム依存性酵素が活性化され，細胞死が誘導される．

d）細胞内カルシウムホメオスターシスの障害

フリーラジカル，ミトコンドリアの呼吸障害，神経毒などの因子により，細胞内カルシウム濃度が上昇すると，いくつかのカルシウム依存性酵素が活性化され，細胞死が誘導される．

これら4つの機序はいずれも密接に関係しているので，いずれか一方が障害されるとさらに他方が障害されるという悪循環を生み，障害がますます助長される．

C．家族性のParkinson病およびパーキンソニズムの分子遺伝学

1．常染色体優性遺伝性Parkinson病（αシヌクレイン遺伝子異常）

ギリシャとイタリアで発見された常染色体優性遺伝を示す家族性Parkinson病の原因は4q21-q23に位置するα-シヌクレイン α-synuclein遺伝子異常であることが1997年に明らかにされた．α-シヌクレインは主にシナプス前終末に発現する蛋白（図4I-9）で，病的にはLewy小体の構成蛋白の1つであるが，正常状

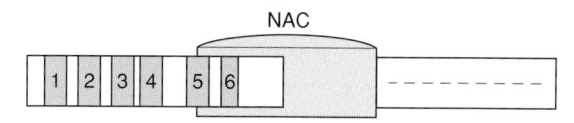

図4I-9 α-シヌクレインの模式図[5]

α-シヌクレインは140個のアミノ酸からなり，11個のアミノ酸配列が6回の繰り返し構造をもったN末端部と負の電荷をもったC末端部を有する．報告されている2つの点変異はいずれも繰り返し構造内にある．

NAC: non β-amyloid component of senile plaque

態における機能は明らかでない．発症者ではAla53ThrおよびAla30Pro変異が認められている．変異蛋白では，α-シヌクレインが神経細胞内で異常に凝集し，蓄積することで神経細胞死を引き起こすと推定されている．

2．常染色体劣性遺伝性若年性パーキンソニズム（Parkin遺伝子異常）

常染色体劣性遺伝を示す家族性若年性パーキンソニズム（AR-JP: autosomal-recessive juvenile parkinsonism）の原因遺伝子は，1998年に本邦の研究者らによって，6q25-q27に位置するParkin遺伝子であることが同定された．この疾患は本邦に多いが諸外国からも報告されており，遺伝子変異は多様で，本邦では欠失変異が多く欧米では種々の点変異が報告されている．Parkin蛋白は主にGolgi体と細胞質に存在しており，細胞内の有害あるいは不要な蛋白の分解に関与するユビキチンへの結合酵素 ubiquitin ligaseの一種である（図4I-10）．したがって，Parkin蛋白が機能しなくなるとパエル受容体という蛋白質が分解されずに蓄積し，その濃度が高くなると神経細胞死が誘発される．Parkin蛋白はLewy小体の主成分であるα-シヌクレイン由来の物質をも分解することも明らかになり，Parkin蛋白のα-シヌクレイン代謝への関与が示唆されている．

図4I-10 Parkin蛋白の模式図[5]

Parkin蛋白にはN末端部にユビキチン様ドメイン，C末端部にRING finger様ドメイン，さらに内部にRING fingerドメインが存在する．

U: ubiquitin like domain, R1: RING finger domain, IBR: IBR domain, R2: C-terminal RING finger like domain

これら遺伝性のParkinson病/パーキンソニズムと，通常の孤発性Parkinson病の発症機構が共通しているか否かは不明である．その後の免疫組織化学的研究により，α-シヌクレインは孤発性Parkinson病のLewy小体にも存在することが明らかにされ，孤発性Parkinson病でも，何らかの原因で蓄積された不要な蛋白質が細胞死を起こすことが推定されている．このように，遺伝子異常が解明された家族性Parkinson病/パーキンソニズムの研究は孤発性Parkinson病の発症機序の解明を大きく発展させている．

D. Parkinson病の治療

Parkinson病の病態は，すでに述べたように黒質ドパミン神経細胞の変性・脱落による線条体神経終末でのドパミン減少である．したがって治療の基本は，ドパミンの補充かドパミン作用物質によってドパミン系を賦活すること，あるいは線条体でドパミン系と拮抗しているアセチルコリン系を抑制することにより，脳内のドパミン系-アセチルコリン系のバランスを回復させることである（図4I-11）．L-DOPA（L-ドパ）はドパミンの前駆物質であり，血液脳関門を通過して脳内でドパミンに変えられる．最も生理的状態に近い物質であり，Parkinson病のあらゆる症状に効く特効薬である．経口摂取されたL-ドパは小腸で吸収されて血中に入るが，組織内に大量に存在するドパ脱炭素酵素によりドパミンに変換され分解されてしまう．脳内に移行可能なL-ドパ濃度を維持するために，現在ではL-ドパにドパ脱炭酸酵素阻害薬 dopa decarboxylase inhibitorを添加した合剤が使用される．

ドパミン類似の作用を有し，線条体の節後ドパミン受容体を刺激するのが，ドパミン作用薬 dopamine agonistである．Parkinson病の治療に重要なD2受容体に選択的に作用するものと，D2とD1の両方の受容体に作用するものとがある．amantadineは神経終末からのドパミンの放出を促進する．MAO-B阻害薬は，シナプス間隙におけるドパミンの代謝分解を阻害して，ドパミン濃度を上昇させる．抗コリン薬は，ドパミン系と拮抗している線条体のコリン作動神経系を抑制することにより，ドパミン系の活動を相対的に上昇させる．進行して無動症の高度な患者のすくみ現象の治療には，ノルアドレナリン前駆物質のdroxidopa（ドプス）が有効なことがある．

L-ドパはParkinson病のすべての症状に奏効する特効薬であるが，Parkinson病自体を治癒させる治療薬ではない．そのために長期服用や増量によって，効果の減弱，効果不安定（効果発現と消失が急峻になる；wearing-off, on-off現象とよばれる），副作用（不随意運動，幻覚や妄想などの精神症状）が出現してくる．

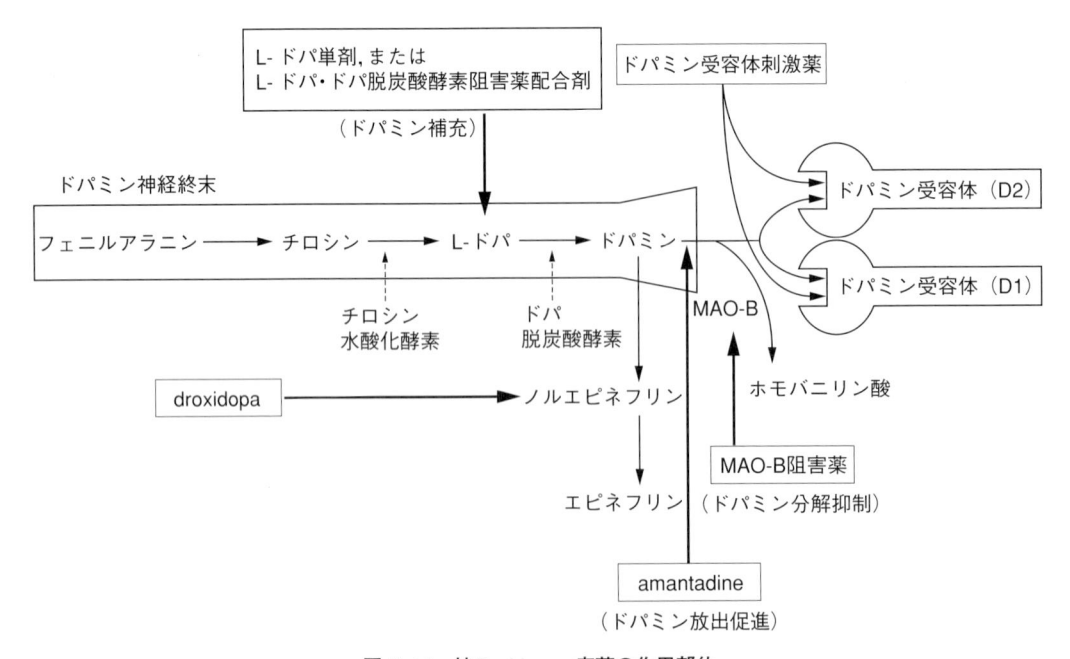

図4I-11 抗Parkinson病薬の作用部位

これらを解決するために，L-ドパに上記の様々な薬剤を併用し，最大の効果と最小の副作用を目指す薬物療法が工夫されている．

薬物療法の限界を突破するべく，定位脳手術により微小な傷をつける視床破壊術（振戦に対して），淡蒼球破壊術（効果不安定現象に対して），あるいは深部電極による脳刺激のような脳神経外科的治療も実施されている．また，ヒト胎児の脳組織（黒質の神経細胞）を患者の線条体に植える移植手術も一部で行われている．実験段階の今後の新しい治療法としては，幹細胞から誘導・分化されたドパミン産生細胞の移植，ドパミン生成関与酵素遺伝子の導入などが検討されている．

■ 文献

1) Gerlach M, Riederer P, Youdim H. Molecular mechanism for neurodegeration. Synergism between reactive oxygen species, calcium, and excitotoxic amino acids. In: Battistim L, Scarlato G, Caraceni T, Ruggieri S, editors. Advances in Neurology. Vol 69. Philadelphia: Lippincott-Ranven Publishers; 1996. p.177-94.
2) Polymeropoulos MH, Lavedan C, Leroy E, et al. Mutation in the α-synuclein gene identified in families with Parkinson's disease. Science 1997; 276: 2045-7.
3) Kitada T, Asakawa S, Hattori N, et al. Mutations in the parkin gene cause autosomal recessive juvenile parkinsonism. Nature 1998; 392: 605-8.
4) Imai Y, Soda M, Inoue H, et al. An folded putative transmembrane polypeptide, which can lead to endoplasmic reticulum stress, is a substrate of parkin. Cell 2001; 105: 891-902.
5) 北田 徹, 水野美邦. Parkinson病の病態 分子遺伝学. 日本臨牀 2000; 58: 2016-21.
6) Shimura H, Schlossmacher MG, Hattori N, et al. Ubiquitination of a new form of α-synuclein by parkin from human brain: implications for Parkinson's disease. Sciece 2001; 293: 263-9.
7) Chung KKK, Zhang Y, Lim KL, et al. Parkin ubiquitinates the α-synculeininteracting protein, synphilin-1: implications for Lewy-body formation in Parkinson disease. Nat Med 2001; 7: 1144-50.
8) Jankovic L. Pathophysiology and clinical assessment of motor symptoms in Parkinson's disease. In: Koller W, editor. Handbook of Clinical Neurology. New York: Marcel Dekker; 1987. p.99-126.
9) 久野貞子. Parkinson病の薬物療法の動向. 抗Parkinson病薬による多剤併用療法の実際と注意点. 日本臨牀 1997; 55: 59-64.

<葛原茂樹　佐々木良元>

I 脳神経疾患

3 アミロイドーシス

◆まとめ
1. 家族性アミロイドポリニューロパチー familial amyloidotic polyneuropathy（FAP）は，常染色体性優性の遺伝性アミロイドーシスで，その臨床像から4型に分類され，発生頻度は，数10万人から100万人に1人と推定されている．FAPの中では，30番目のバリン（Val）がメチオニン（Met）に置換した異型TTRが沈着するアミロイドーシス症例が最も多く，第I型FAPとよばれている．
2. 第I型および第II型FAPの主因は，第18番染色体上のttr遺伝子の変異である．しかし，発症には，ttr遺伝子変異の他に，老化，環境因子や他の蛋白質が関与すると予想される．
3. 肝移植によらないFAPの治療法や発症を遅らせる手だてを開発するために，疾患モデル動物や種々の遺伝子改変マウスを用いた発症機構の解析が進められている．

アミロイドーシスとは，βシート構造をとる特異な線維蛋白質であるアミロイドが全身の臓器，組織の細胞外に沈着し，それに伴って機能障害をきたす疾患群の総称である．アミロイド（類澱粉）という名称は，1854年にRudolph Virchowによって初めて用いられた．現在では，アミロイドの主要成分は線維蛋白質で，これに微量成分の血清アミロイドP成分 serum amyloid P component（SAP），アポリポ蛋白質Eや細胞外マトリックス成分であるグリコサミノグリカン等が結合していることが知られている．アミロイド命名の基となったアミロイドが呈するヨード澱粉反応は，グリコサミノグリカンによる．病理組織学的には，全てのアミロイドはヘマトキシリン-エオシン染色でエオシンに淡染し，コンゴー赤染色で橙赤色に一様に染まる．また，コンゴー赤染色標本を偏光顕微鏡下で観察すると緑色に強く輝く複屈折を呈する．電子顕微鏡では，直径約75～150 Å，長さは様々な枝分かれのない線維構造として観察される．近年，形態学的に同一にみえるこれらアミロイドの生化学的解析により，疾患によって，種々の異なる蛋白質がアミロイドを形成して沈着することが明らかとなった．現在，アミロイドーシスは，沈着するアミロイドの主要蛋白質成分に基づいて分類されている．表4I-1には，厚生省特定疾患調査研究班によるアミロイドーシスの分類に若干数の疾患を補足したものを掲載した．

一般にアミロイドは，本来生理的機能をもつ蛋白質が突然変異や個体の老化によって構造変換を受け，線維状に重合して形成されることが知られている．しかし，今後高齢化社会においてますます患者数が増加すると予想されるアミロイドーシス発症機構の詳細は不明で，有効で安全な治療法はない．ここでは近年，発症機構の解析が急速に進展した遺伝性（家族性）アミロイドーシスの中からトランスサイレチン transthyretin（TTR）が沈着する疾患について，その臨床像と研究の現状を解説する．

遺伝性（家族性）アミロイドーシス

種々の血清蛋白質の変異が遺伝性アミロイドーシスの原因となることが見出されている．これら血清蛋白質には，TTR，アポリポ蛋白質AI apolipoprotein AI（アポ AI），ゲルソリン gelsolin，リゾチーム lysozyme，β前駆体蛋白，フィブリノーゲンα鎖 fibrinogen α-chain，スクレイピー前駆体蛋白質（プリオン）やシスタチンC cystatin-C等がある（表4I-1）．また，血清アミロイドA蛋白（SAA）由来のAAが，Muckle-Wells症候群や家族性地中海熱で沈着する．しかしこの場合には，これら遺伝病に二次的にAAアミロイドーシスが合併すると考えられている．

1．TTRが沈着するアミロイドーシス

TTRは，127アミノ酸からなる単量体が重合した四量体として血中に存在し，甲状腺ホルモンやレチノールを運搬する．高次構造はβ構造に富んでいて，単量体あたり，2層のβシートがあり，それぞれの1層は4本の逆平行のβ-strandからなる（図4I-12）．TTR上には，現在までに約80種の点変異が見出されており，これら異型TTRの多くがアミロイドを形成する．神経障害を主症状とする常染色体性優性の遺伝性アミ

表4I-1 アミロイドーシスの分類（厚生省特定疾患調査研究班平成7年度新分類に基づき一部改変）

アミロイドーシスの病型	アミロイド線維蛋白質	前駆体蛋白質
I　全身性アミロイドーシス		
1．免疫グロブリン性アミロイドーシス		
（多発性骨髄腫の有無を記載する）		
1）ALアミロイドーシス	AL	免疫グロブリンL鎖（κ，λ）
2）AHアミロイドーシス	AH	免疫グロブリンH鎖IgG1（γ1）
2．反応性AAアミロイドーシス	AA	アポSAA
（基礎疾患がある場合は記載する）		
3．家族性アミロイドーシス		
1）FAP*I	ATTR	トランスサイレチン
2）FAPII	ATTR	トランスサイレチン
3）FAPIII	AApoAI	アポAI
4）FAPIV	AGel	ゲルソリン
5）家族性地中海熱（FMF）	AA	アポSAA
6）Muckle-Wells症候群	AA	アポSAA
7）家族性非神経障害性全身性アミロイドーシス	ALys	リゾチーム
8）家族性腎アミロイドーシス	AFib	フィブリノーゲンα鎖
4．透析アミロイドーシス	$A\beta_2M$	β_2-ミクログロブリン
5．老人性TTRアミロイドーシス	ATTR	トランスサイレチン
II　限局性アミロイドーシス		
1．脳アミロイドーシス		
1）Alzheimer病（Down症候群）	$A\beta$	β前駆体蛋白質
2）脳血管アミロイドーシス	$A\beta$	β前駆体蛋白質
3）遺伝性アミロイド性脳出血（オランダ型）	$A\beta$	β前駆体蛋白質
4）遺伝性アミロイド性脳出血（アイスランド型）	ACys	シスタチンC
5）Creutzfeldt-Jakob病，Gerstmann-Sträussler-Scheinker症候群	AScr（APrPsc）	スクレイピー前駆体蛋白質（プリオン）
2．内分泌アミロイドーシス		
1）甲状腺髄様癌	ACal	（プロ）カルシトニン
2）II型糖尿病，インスリノーマ	AIAPP	IAPP（アミリン）
3）限局性心房性アミロイド	AANF	心房ナトリウム利尿ペプチド
4）下垂体プロラクチノース	APro	プロラクチン
5）医原性限局性アミロイドーシス	AIns	インスリン
3．皮膚アミロイドーシス	AD	ケラチン？
4．限局性結節性アミロイドーシス	AL	L鎖（κ，λ）

*FAP: 家族性アミロイドポリニューロパチー

ロイドーシスは，家族性アミロイドポリニューロパチー familial amyloidotic polyneuropathy（FAP）とよばれている．FAPは，その臨床像から4型に分類され，発生頻度は，数10万人から100万人に1人と推定されている．表4I-2には，論文報告された65種の異型TTRによるアミロイドーシスの主症状を示した．種々のFAP症例の他，主に心臓だけに沈着するもの，手根管症候群[注]のみを呈するものなどがあり，異型TTRの種類によって，特色の臓器に沈着し，特徴ある臨床像を呈するが，その理由は明らかでない．

FAPの中では，30番目のバリン（Val）がメチオニン（Met）に置換した異型TTRが沈着するアミロイドーシス症例が最も多く，第I型FAPとよばれてきた．第I型FAPは，中枢神経の実質を除く全身臓器にアミロイド沈着をきたす．1952年にポルトガル人の第I

注）手根管症候群 carpal tunnel syndrome: アミロイド沈着など種々の原因により，正中神経が，手関節の骨と横断手根靱帯によって形作られている空間を通過する部位で圧迫され，正中神経支配域の感覚低下や異常感覚，疼痛，筋脱力などを起こす症候群．

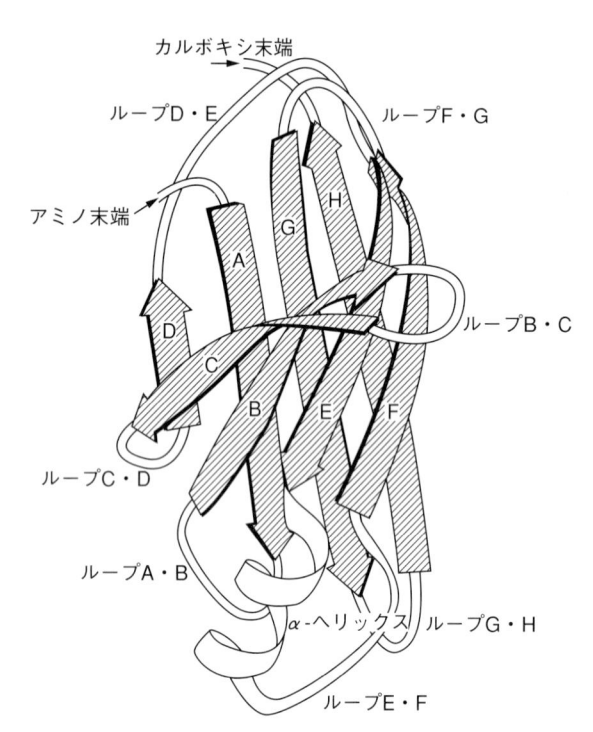

図4I-12 ヒトのTTR単量体の高次構造[2)]

矢印の領域（A〜H）はβ-strandを示す．これらβ-strandは7本のループでつながっている．

型FAP症例が初めて報告されて以来，世界各国から同様の症例報告がなされた．主要症状は，左右対称性に下肢末端から上行する知覚障害優位の多発性神経炎と自律神経障害（交代性の下痢と便秘，発汗障害，起立性低血圧，陰萎，排尿障害など）で，これに全身のやせ，心伝導障害などが加わり，数年〜十数年を経て，心不全，尿毒症，肺炎などで死亡する予後不良な疾患である．第II型FAPは，上肢の感覚障害や運動障害，手根管症候群，硝子体混濁，心障害を主症状とし，第III型FAPは下肢の知覚障害で発症し，運動障害，自律神経障害，腎障害をきたし，十二指腸潰瘍を伴う．また，第IV型FAPは格子様角膜変性，下位の脳神経障害や皮膚の弛緩などを呈し，他の3型に比べ，予後がよい．なお，第II型FAPは，TTR，第III型FAPはアポリポ蛋白質AI，第IV型FAPはゲルソリンのいずれも1アミノ酸が置換した異型蛋白質がアミロイドを形成する．

アミロイドは，通常では四量体の異型TTRが単量体に解離し，コンフォーメーションが変化して重合しやすい前駆蛋白質となり，数個の前駆蛋白質からなる重合核が形成された後，この端に前駆蛋白質が次々と結合して形成されると考えられている．この前駆蛋白質重合による線維伸長のメカニズムは，in vitroでの解析が推進されており，種々のアミロイドーシスでのアミロイド線維形成に共通していると考えられている．なお，高齢者の剖検では心を主として，全身にしばしば正常TTRからなるアミロイド沈着が認められ，老人性TTRアミロイドーシスとよばれている．

a）FAPのDNA診断法

ヒトのTTRの30番目のアミノ酸ValをコードするのはGTG配列で，第I型FAPで沈着する異型TTRは，このGTGの最初のGがAに置換したために合成される．このGからAへの置換により制限酵素 Nsi I と Bal I 認識切断部位が生じる．そこで，TTR cDNAをプローブとして，染色体DNAを Nsi I または Bal I で切断してサザンブロットハイブリダイゼーション法で解析すれば，正常および変異ttr遺伝子を識別できる．図4I-13に示すように，Nsi I で切断した健常者由来のDNAではオートラジオグラム上に6.6kbと3.2kbの2本のバンドのみを認めるが，FAP患者由来のDNAではこの2本のバンドに加えて，5.1kbおよび1.5kbのバンドを認める．これは，正常ttr遺伝子で検出される6.6kbのバンドが，変異ttr遺伝子では変異部に Nsi I 切断部位を有するため，5.1kbと1.5kbとに切断されるためである．また，FAP患者由来のDNAにおいて，6.6kbのバンドも認めることから，これらFAP患者は正常および変異ttr遺伝子をもつヘテロ接合体と判定される．この方法で，FAPの家系を解析し，FAP発症と変異ttr遺伝子とが密接に連鎖していること，すなわち第I型FAPの病因はttr遺伝子の点変異であることが見出された．従って，この方法を第I型FAPのDNA診断に応用できる．現在では，4個のエキソンからなるヒトttr遺伝子の全塩基配列が明らかにされているので，病因となるttr遺伝子変異を決定すれば，PCR法を用いて迅速にDNA診断を施行できる．一般に，異型TTRによるアミロイドーシスが疑われる場合，以下のように遺伝子解析を進める．

①最も頻度の高いVal30→Met変異の有無を調べるため，ttr遺伝子の第2エキソンをPCR増幅後，変異部を特異的に認識する Nsi I 酵素で切断し，変異の有無を検討する．② Nsi I 酵素で切断されない場合には，他の3個のエキソンもPCR増幅し，頻度の高い既知の点変異部を認識する種々の酵素で切断するか，変異部を特異的に認識するオリゴヌクレオチドプローブを

表 4I-2　種々の異型 TTR が沈着するアミロイドーシス

アミノ酸置換部位	立体構造上の位置	正常	異型	症状, 沈着組織など
10	アミノ末端	Cys	Arg	末梢神経障害（PN），自律神経障害（AN），眼，心，（遅発型）
12	β-strand A	Leu	Pro	PN，心，肝，脳軟膜
18	β-strand A	Asp	Glu	PN
20	ループ A・B	Val	Ile	心，手根管症候群（CTS）
23	ループ A・B	Ser	Asn	PN，心，眼
24	ループ A・B	Pro	Ser	PN，心，CTS，（遅発型）
30	β-strand B	Val	Met	PN，AN，眼，第 I 型 FAP
30	β-strand B	Val	Leu	PN，AN
30	β-strand B	Val	Ala	PN，AN，心
33	β-strand B	Phe	Ile	PN，眼
33	β-strand B	Phe	Leu	PN，心
33	β-strand B	Phe	Val	PN
34	β-strand B	Arg	Thr	PN，心
35	β-strand B	Lys	Asn	PN，AN，心
36	ループ B・C	Ala	Pro	PN，眼
38	ループ B・C	Asp	Ala	心
42	β-strand C	Glu	Gly	PN，AN，心
42	β-strand C	Glu	Asp	心
44	β-strand C	Phe	Ser	PN，AN，心
45	β-strand C	Ala	Thr	AN，心
45	β-strand C	Ala	Asp	PN，心
45	β-strand C	Ala	Ser	心
47	β-strand C	Gly	Arg	PN，AN
47	β-strand C	Gly	Ala	PN，心
47	β-strand C	Gly	Val	CTS，PN，AN，心
49	β-strand C	Thr	Ala	PN，AN，眼，CTS，心
49	β-strand C	Thr	Ile	PN，心
50	ループ C・D	Ser	Arg	PN，AN
50	ループ C・D	Ser	Ile	PN，AN，心，眼
51	ループ C・D	Glu	Gly	心
52	ループ C・D	Ser	Pro	PN，AN，心，腎
54	β-strand D	Glu	Gly	PN，AN，眼
54	β-strand D	Glu	Lys	PN，AN，心，眼，（劇症型）
55	β-strand D	Leu	Pro	PN，AN，心，眼，（劇症型）
58	ループ D・E	Leu	His	CTS，PN，心，第 II 型 FAP
58	ループ D・E	Leu	Arg	CTS，AN，眼
59	ループ D・E	Thr	Lys	PN，AN，心
60	ループ D・E	Thr	Ala	PN，AN，CTS，心，（遅発型）
61	ループ D・E	Glu	Lys	PN
64	ループ D・E	Phe	Leu	CTS，PN，心
64	ループ D・E	Phe	Ser	PN，眼，LM
68	β-strand E	Ile	Leu	心
69	β-strand E	Tyr	His	眼
70	β-strand E	Lys	Asn	CTS，PN，眼
71	β-strand E	Val	Ala	CTS，PN，AN
73	β-strand E	Ile	Val	PN，AN
77	α ヘリックス	Ser	Tyr	PN，AN，腎，（遅発型）

表4I-2 つづき

アミノ酸置換部位	立体構造上の位置	正常	異型	症状，沈着組織など
77	αヘリックス	Ser	Phe	PN
84	ループE・F	Ile	Ser	CTS，PN，AN，心，眼，第II型FAP
84	ループE・F	Ile	Asn	眼，心，CTS
84	ループE・F	Ile	Thr	PN，心
89	ループE・F	Glu	Gln	PN，心
89	ループE・F	Glu	Lys	PN，心
91	β-strand F	Ala	Ser	PN，心，CTS
97	β-strand F	Ala	Gly	PN，心，CTS，（遅発型）
107	β-strand G	Ile	Val	PN，CTS，心，（遅発型）
111	β-strand G	Leu	Met	心
112	β-strand G	Ser	Ile	PN，心
114	ループG・H	Tyr	Cys	PN，AN，眼
114	ループG・H	Tyr	His	CTS
116	β-strand H	Tyr	Ser	PN
120	β-strand H	Ala	Ser	心
122	カルボキシ末端	Val	Ala	PN，心，眼
122	カルボキシ末端	Val	欠失	PN，心
122	カルボキシ末端	Val	Ile	老人性心アミロイドーシス

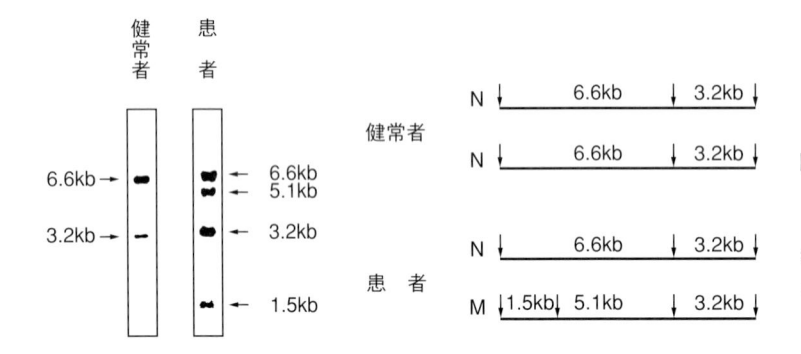

図4I-13 サザンブロット法による正常および変異 ttr 遺伝子の検出
N: 正常 ttr 遺伝子，M: 変異 ttr 遺伝子．数字は，Nsi I 制限酵素による切断片長を示す．

用いて，点変異の有無を調べる．③以上の方法でも変異を検出できない場合には，PCR増幅された各エクソン上の点変異の有無を一本鎖DNA高次構造多型 single-strand conformation polymorphism（SSCP）解析などで調べ，点変異の存在が疑われるエクソンについては塩基配列を決定する．④点変異が見出された場合には，患者の家系を上記の何れかの遺伝子解析法で調べ，変異とアミロイドーシス発症との連鎖を確認する．

一方近年，点変異によるTTR蛋白質の質量の変化を mass spectrometry で調べ，血清中の異型TTRを検出する方法が開発されている．そこで，この方法とDNA診断法とを併用することで，より迅速かつ正確にFAPを診断できるようになった．

b）FAPの治療法

現在，FAPの治療法として，TTRの主要産生臓器である患者の肝を切除し，正常肝を移植する方法が行われている．1990年にスウェーデンで第1例目の肝移植が実施されて以来，2002年までに全世界で664症例のFAP患者に施行されてきた．このうち，77%がTTR Met30に起因するFAP患者である．5年生存率は78%で死因は，敗血症や心不全である．わが国では，主に信州大学で生体部分肝移植が実施されてきた．肝移植により症状の進行を止めることができ，現在，唯一の有効な治療法である．しかし，肝移植後に主要症状である神経障害がどれほど改善するかについては，今後，長期にわたる検討が必要と考えられる．また，TTRは肝の他，脳の脈絡叢や眼の網膜などで合成さ

れることから，肝移植後に硝子体にアミロイドが沈着し，視力障害をきたす場合があること，移植は危険を伴い，ドナーの確保が難しく，多大の費用を要すること，さらに，世界で最も症例数の多いTTR Met30に起因するFAPには有効だが，心にアミロイドが沈着する他の異型TTRに起因する症例では，移植後に心へのアミロイド沈着が増加し続けた無効例が見出されていることなど問題点も多い．一方，上記したように，異型TTRからなるFAPのアミロイドは，通常では同一の単量体からなる四量体構造のTTRが，単量体に解離することが引き金となって形成されると考えられ，TTR四量体に結合し，その構造を安定化させる非ステロイド系の抗炎症薬，flufenamic acidが，in vitroでTTRアミロイド線維形成を阻害することが報告されている．また，アミロイドおよび重合しやすい構造に変化した異型TTRに固有のコンフォメーションを特異的に認識するモノクローナル抗体が作製されている．これら抗体は，in vitroでのTTRアミロイド線維形成を阻害しなかったが，同様の方法でアミロイド線維形成を特異的に阻害する抗体を作製できる可能性がある．

なお最近，FAP患者から摘出した肝の再利用（ドミノ肝移植）が，わが国でも実施され，話題となっている．異型TTRを産生するFAP患者の病的な肝を摘出し，正常の肝を移植する際に，摘出したFAP患者の肝には通常アミロイド沈着がなく，蛋白質合成や解毒などの肝機能は正常なことから，摘出した肝を肝機能不全に陥っている他の患者に移植してその患者を救命しようとするのがドミノ肝移植である．このドミノ肝移植は，1995年にポルトガルで第1例目が行われ，以後2002年までに諸外国で合計212例に実施されている．この事実は，わが国ばかりでなく，諸外国においても臓器移植のドナーの確保がきわめて困難なことを明確に示している．FAP患者の肝を移植されたレシピエント血清中には異型TTRがFAP患者と同じ濃度で出現していることが確認されていることから，レシピエントは将来FAPを発症する可能性が高いと考えられる．異型TTRは，出生時から産生されているにもかかわらず，FAP患者の発症は30～40歳代であること，また正常TTRも高齢者ではアミロイドを形成して全身に沈着することなどから，TTRアミロイドの沈着には，老化が関与していると考えられる．従って，FAP患者の肝を移植されたレシピエントが移植後30～40年を経ずに早期に発症する可能性を否定できない．なお，肝移植後使用される免疫抑制薬がFAPの発症に与える影響については全く不明である．同様に，レシピエントの原疾患に免疫抑制薬がどう影響するかも充分に考慮すべきと考えられる．レシピエントにおけるFAP発症を可能な限り早期に見出し，適切に対処するために，レシピエントは定期的に専門医による診察，検査を受ける必要がある．ドミノ肝移植は，ドナーの確保がきわめて難しい現状においては，止むを得ない治療法と認識して施行すべきと考えられる．

上記のように，FAPの病因は，第18番染色体上のttr遺伝子の変異である．しかし，ttr遺伝子の同一変異に起因しても，発症年齢は，ポルトガル人と日本人の多くは30～40歳台，スウェーデン人は平均56.7歳で必ずしも一様ではない．また，同一家系内でも，個人によって発症年齢に20～30年にわたる違いがある例がしばしば見出されている．さらに，スウェーデンのFAP家系の人々がアメリカ合衆国に移住して，数世代を経ると早く発症する傾向が認められている．これらのことから，発症には，主因となるttr遺伝子変異の他に，老化，環境因子や他の蛋白質が関与することが予想される．そこで，肝移植によらないFAPの治療法や発症を遅らせる手だてを開発するためには，疾患モデル動物を作製し，これを用いて発症機構の解析を進めることが必要と考えられる．

c）FAPの疾患モデルマウス

FAPは，常染色体性優性の遺伝性疾患である．そこで疾患モデルマウスを作製するため，FAPの病因となるヒト変異ttr遺伝子をマウス受精卵に導入し，ヒト変異ttr遺伝子を運ぶトランスジェニックマウスが作製された．このトランスジェニックマウスでは，月齢12カ月頃からFAP剖検例と同様の種々の組織で，ヒトTTRからなるアミロイドが沈着し始めた．この疾患モデルマウスは，FAPにおけるアミロイドの沈着機構の解析や沈着を遅らせる手だての開発に有用である．しかし，内在性の一対のttr遺伝子の機能は正常のままで，FAPに特徴的な末梢神経へのアミロイド沈着は認められず，神経障害も認められなかった．TTRは肝の他，脳の脈絡叢や眼の網膜など神経に関連の深い組織で多量に合成されることから，神経系で重要な役割を果たしている可能性がある．そこで筆者らは，TTRの機能を明らかにし，FAPの発症機

構の解明に役立てることを目的に，標的遺伝子組換え法を用いて，マウス胚幹（ES）細胞の ttr 遺伝子に挿入変異を導入し，TTRを完全に欠損した無TTRマウス株を作製した．TTRを完全に欠損しても，形態形成や神経系に何ら異常をきたさないが，血中の甲状腺ホルモン，チロキシンは正常量の約1/3に低下し，血中レチノールは6%に低下していた．しかし，無TTRマウスは甲状腺ホルモンやレチノールの欠乏症状を示さない．これは，微量で生理活性の高い遊離型の甲状腺ホルモンの血中量は，無TTRマウスと対照野生型マウスとで差異がなく，また，無TTRマウスの種々の臓器中に貯蔵されているレチノール量も正常で，微量で生理活性の高い全トランス-レチノイン酸の血中量は対照野生型マウスの約2.3倍に増加しているためである．無TTRマウスが健康に異常をきたさないと確認できれば，リボザイムやアンチセンスTTR mRNA等により血中のTTRレベルを低下させる方法をFAPの予防法や治療法に利用できる可能性がある．疾患モデルマウスは，これら方法の試行に有用と考えられる．

次に，上記無TTRマウスと本来の5′上流領域6kbを含むヒト変異 ttr 遺伝子を運ぶFAPのトランスジェニックマウスモデルとの交配により，マウス正常TTRを完全に欠損し，FAPの病因となるヒト異型TTRのみを産生するマウス株を確立した．これらマウスでは，月齢11カ月頃から消化管を中心にアミロイドが沈着し始め，月齢を増すにつれ，沈着臓器の拡大傾向が見出された．しかし，これらマウスと内在性の正常TTRとヒト異型TTRの双方を産生する同月齢の対照マウスについて，アミロイドの沈着程度や沈着臓器を比較解析したところ，差異を認めなかった．また，マウス内在性の ttr 遺伝子にFAPの病因となる点変異のみを導入するための新しい標的遺伝子組換え法を確立し，ttr 遺伝子の一方のアレルに点変異が導入されたヘテロ接合体マウス株を作製した．この変異マウスは，正常 ttr 遺伝子を組込んだRNA/DNAキメラヌクレオチドを用いたFAPの遺伝子治療法等の試行に有用なモデルマウスと考えられる．しかし，これら2種のモデルマウスにも末梢神経へのアミロイド沈着がなく，神経障害を認めない．

d）アミロイド沈着へのSAPの関与—標的遺伝子組換え法で作製した無SAPマウス株による解析

種々のアミロイドーシスで沈着する異なるアミロイドに共通の微量構成成分，グリコサミノグリカンやSAPが in vitro でアミロイド沈着を促進すると報告されている．一方，グリコサミノグリカンが in vivo でAAアミロイド沈着を促進すると報告されたが，SAPについては，不明であった．そこで，SAPがアミロイドーシスの発症にどう関与するかを明らかにするために，標的遺伝子組換え法を用いて，SAPを完全に欠損した変異マウス株が作製された．無SAPマウスでは，対照野生型マウスに比べAAアミロイドーシスが有意に遅れて惹起される．そこで，FAPのアミロイド沈着にSAPがどう関与するかを明らかにするめ，上記のFAPのトランスジェニックマウスモデルとこの無SAPマウスとの交配により，マウスSAPを完全に欠損し，FAPの病因となるヒト異型TTRを産生するマウス株を確立した．現在，これらトランスジェニックマウスとマウスSAPとヒト異型TTRとの双方を産生する対照トランスジェニックマウスとについて，ヒト異型TTR由来のアミロイド沈着の時期，程度や沈着臓器を比較解析している．SAPのリガンドの一種であるガラクトースの誘導体を in vitro でアミロイドに作用させると，アミロイドからSAPが除去され，分解されやすくなると報告されている．SAPがFAPでのアミロイド沈着を促進すれば，疾患モデルマウスを用いて，SAPのアミロイドへの結合を阻害することで，アミロイド沈着を阻害できるかどうかを調べることができる．

2．アポAI由来の断片が沈着するアミロイドーシス

近年，第III型FAPと分類されていたアミロイドーシスではアポAIの26番目のGlyがArgに置換した異型アポAI由来の蛋白質断片がアミロイドを形成して沈着していることが明らかにされた．その後，50番目，あるいは60番目がArgに置換したアポAI等他の異型アポAI蛋白質断片が沈着するアミロイドーシスが見出されている．この場合にも，異なる異型アポAIによるアミロイドーシスは，異なる臨床像を呈し，末梢神経障害を呈さないものも報告されている．

3．ゲルソリン由来の断片が沈着するアミロイドーシス

これまで第IV型FAPと分類されていた常染色体性優性の遺伝性アミロイドーシスでは，分子量約93kDの血清中のゲルソリン蛋白質の187番目の1アミノ酸

残基が置換した異型ゲルゾリン由来の蛋白質断片がアミロイドを形成することが見出されている．

4．リゾチームが沈着するアミロイドーシス

成人期以降に腎障害や肝脾腫を主症状として発症する常染色体性優性の遺伝性アミロイドーシスで，リゾチームの56番目，あるいは67番目に1アミノ酸置換をもつ異型リゾチームが，腎，肝や脾等，全身種々の臓器にアミロイドを形成して沈着する．末梢神経障害はきたさない．

5．フィブリノーゲン由来の断片が沈着するアミロイドーシス

腎障害を主症状として成人期以降に発症し，腎不全で死亡する常染色体性優性の遺伝性アミロイドーシスである．血液凝固因子，フィブリノーゲンのα鎖の526番目，あるいは554番目に1アミノ酸置換をもつ異型フィブリノーゲンα鎖由来の蛋白質断片が，全身種々の臓器でアミロイドを形成して沈着することが見出された．その後フレームシフト変異をもつ異型フィブリノーゲンα鎖由来の蛋白質断片が沈着する症例も報告されている．

6．シスタチンC由来の断片が沈着するアミロイドーシス

成人期に脳出血により死亡する常染色体性優性の遺伝性アミロイドーシスで，システインプロテアーゼを阻害するシスタチンCの68番目の1アミノ酸が置換した異型シスタチンC由来の蛋白質断片からなるアミロイドが脳血管壁を中心に沈着する．

この他，遺伝性アミロイドーシスには，β前駆体蛋白由来の断片が脳実質に沈着する遺伝性Alzheimer病やスクレイピー前駆体蛋白質（プリオン）が脳実質に沈着するCreutzfeldt-Jakob病等があるが，これらについては，本書の他項目に記述されている．

本稿では，遺伝性（家族性）アミロイドーシスについてFAPを中心に，その臨床像と研究の現状を解説した．遺伝性（家族性）アミロイドーシスの発症には，程度の差こそあれ，遺伝的素因と環境因子の双方が関与していると考えられる．従って，アミロイドーシスの発症機構を解明することは，まれな難治性疾患の治療法を開発するための道を開くに止まらず，発症に多くの危険因子が関与する高血圧や糖尿病等，罹患率の高い疾患 "common disease" を克服するための研究の基盤を確立するためにも貢献し得るものと期待される．

■ 文献

1) Episkopou V, Maeda S, Nishiguchi S, et al. Disruption of the transthyretin gene results in mice with depressed levels of plasma retinol and thyroid hormone. Proc Natl Acad Sci USA 1993; 90: 2375.
2) Benson MD. Amyloidosis. In: Scriver CR, Beaudet AL, Sly WS, Valle D, editors. The metabolic and molecular bases of inheried disease. 7th ed. New York: McGraw-Hill; 1995. p.4159.
3) Maeda S. Mouse models of amyloidoses generated by transgenesis. Amyloid 1996; 3: 214.
4) Kohno K, Palha JA, Miyakawa K, et al. Analysis of amyloid deposition in a transgenic mouse model of homozygous familial amyloidotic polyneuropathy. Am J Pathol 1997; 150: 1497.
5) Botto M, Hawkins PN, Bickerstaff MCM, et al. Amyloid deposition is delayed in mice with targeted deletion of the serum amyloid P component gene. Nature Med 1997; 3: 855.
6) Togashi S, Lim S, Kawano H, et al. Serum amyloid P component enhances induction of murine amyloidosis. Lab Invest 1997; 77: 525.
7) Togashi S, Watanabe H, Nagasaka T, et al. An aggressive familial amyloidotic polyneuropathy caused by a new variant transthyretin Lys 54. Neurology 1999; 53: 637.
8) Hund E, Linke RP, Willig F, et al. Transthyretin-associated neuropathic amyloidosis. Pathogenesis and treatment. Neurology 2001; 56: 431.
9) Palha JA, Moreira P, Olofsson A, et al. Antibody recognition of amyloidogenic transthyretin variants in serum of patients with familial amyloidotic polyneuropathy. J Mol Med 2001; 78: 703.
10) Herlenius G, Larsson M, Ericzon BG, et al. Results from the familial amyloidotic polyneuropathy world transplant registry. Transplant Proc 2001; 33: 2454.
11) Eneqvist T, Sauer-Eriksson AE. Structural distribution of mutations associated with familial amyloidotic polyneuropathy in human transthyretin. Amyloid 2001; 8: 149.

〈前田秀一郎〉

I 脳神経疾患

4 プリオン病

◆まとめ
1. プリオン病は異常型プリオン蛋白質（PrP）の中枢神経組織への沈着に基づく致死性神経変性病であり，伝達性疾患である．
2. 伝達（感染）因子の本体は異常型PrPそのものであり，異常型PrPとの相互作用による正常型PrPの異常型への持続的構造変換がプリオン増殖の実態と考えられている．
3. 最近，ウシプリオン病（狂牛病）の食肉を介する種の壁をこえたヒトへの伝播が明らかにされた．

A. プリオン病（伝達性海綿状脳症）

ヒトのCreutzfeldt-Jakob病（CJD）や動物のスクレイピー，ウシ海綿状脳症（BSE，別名狂牛病）などの伝達性海綿状脳症いわゆるプリオン病は，不溶性かつ蛋白質分解酵素（プロテアーゼ）抵抗性の異常型プリオン蛋白質の中枢神経組織への沈着に基づく致死性の神経変性疾患である．中枢神経細胞の海綿状変性とグリア細胞の増生という共通の病理変化を呈するが（図4I-14），最も重要な特徴はサル，マウスなどの実験動物への病気の伝達が可能なことである．この伝達（感染）因子を"プリオン"とよぶ．表4I-3に示すように，ヒトプリオン病にはCJDの他，遺伝性に発病しCJDに比し長い臨床経過を特徴とするGerstmann-Sträussler-Scheinker病（GSS），家族性に発病し進行性の不眠を主徴とする致死性家族性不眠症 fatal familial insomnia（FFI），ニューギニア高地の地方病として知られたクールーが含まれる．この中で感染による発症はクールーと医原性CJDのみである．角膜・脳硬膜移植などによる医原性CJDのCJD患者中に占める割合は低く，患者総数の約8割は原因不明の孤発性CJDである．

表4I-3 プリオン病

病名	原因
(1) ヒトプリオン病	
Creutzfeldt-Jakob病	
孤発性	不明
医原性	感染
家族性	PrP遺伝子変異
新型	感染
Gerstmann-Sträussler-Scheinker病	PrP遺伝子変異
致死性家族性不眠症	PrP遺伝子変異
クールー	感染
(2) 動物プリオン病	
スクレイピー（ヒツジ，ヤギ）	感染
伝達性ミンク脳症（ミンク）	感染
シカ慢性消耗性疾患（シカ）	感染
ウシ海綿状脳症（ウシ）	感染
ネコ海綿状脳症 　（ネコ，トラ，ピューマ，チータ）	感染

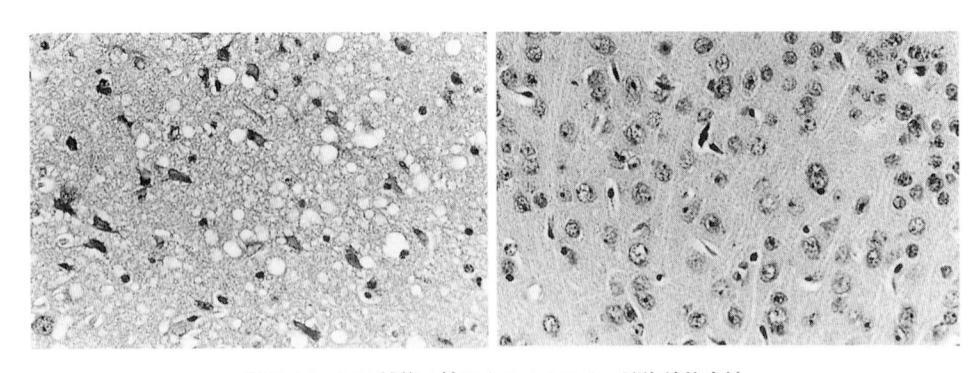

図4I-14 CJD越後-1株によるハムスター脳海綿状変性
左: 発症脳皮質．ニューロン胞体の萎縮・脱落と基質における空胞形成，粗放化が著しい．
右: 正常対照脳皮質．

B. プリオン仮説

 旧来，プリオン病はスローウイルス感染症の範疇で論じられてきた．しかしながら，その感染因子中には通常のウイルスはおろか核酸の存在すらみいだせない．この感染因子が細菌，真菌，ウイルスなど通常の病原微生物を不活化しうるホルマリン・熱・紫外線などの処理に驚くべき抵抗性を示すことから，当初は非通常感染因子 unconventional infectious agent とよばれた．1982年米国の Prusiner 博士は，プリオン感染脳に共通してみいだされる不溶性の蛋白質〔プリオン蛋白質 prion protein（PrP）〕そのものが感染因子の本体であるとする"プリオン仮説"を提唱し，この感染因子をプリオンと命名した．彼は感染性を指標にしてスクレイピー感染脳乳剤の精製を行った結果，ほとんどが単一の蛋白質 PrP よりなる分画を得，感染性がプロテアーゼには感受性であるが核酸不活化処理には抵抗性であることを明らかにしたのである．蛋白質そのものが自己複製をする感染の実体であるとすれば，遺伝子→mRNA→蛋白質という蛋白質合成に関するセントラルドグマに反することになり大きな議論をよんだ．その後 PrP 遺伝子のクローニングにより，PrP が外来性のものではなく，正常細胞遺伝子にコードされるものであることが判明し，正常遺伝子の産物がどのようにして増殖するのかが興味の焦点になった．

C. プリオン蛋白質（PrP）とその遺伝子

 ヒトでは PrP 遺伝子は20番染色体短腕上に存在し，2個のエクソンから構成されるが，蛋白翻訳領域は第2エクソンのみに存在する．胎生期には多くの組織でPrP 遺伝子の発現が認められるが，生後の主要な発現部位は神経細胞である．正常型 PrP（PrP^C）はC末端に付加されるグリコシルホスファチジルイノシトール（GPI）により神経細胞膜上に付着する膜糖蛋白質である．ヒトでは253個のアミノ酸からなるが，このうちN末端部の22アミノ酸はシグナルペプチドであり，C末端部の約20アミノ酸からなる疎水性領域もGPI 付加時に除かれる（図4I-15）．一次構造の特徴としてコドン51から91番にかけてのプロリン・グリシンに富む5〜6回の繰り返し配列の存在があるが，この領域の機能はよくわかっていない．最近の二次構造解析により正常型 PrP は α-ヘリックス構造に富むことがわかり，α-ヘリックス構造を形成するおのおののアミノ酸10数個よりなる4カ所のドメインも同定されている．当初は不明であった正常型 PrP の生理機能も近年の研究により次第に明らかになりつつある．遺伝子改変技術により作成された PrP 欠損マウスは出生直後は正常に発育するものの，生後40週を過ぎた頃より小脳 Purkinje 細胞の脱落に基づく運動失調をきたす．また PrP 欠損マウスには長期記憶と潜在学習能力の低下も認められている．したがって正常型 PrP は神経細胞の長期生存や機能維持に重要な役割を果たしていると考えられる．

D. プリオン病とプリオン増殖の分子機構

 家族性 CJD や GSS，FFI などのヒト遺伝性プリオン病症例の PrP 遺伝子に様々な変異が存在することが近年明らかにされた（表4I-4）．アミノ酸一次構造変化に基づく PrP の代謝異常がこれら遺伝性プリオン病の病因と考えられる．従ってプリオン病は感染症と遺伝代謝病の2つの側面をあわせもつことになる．PrP の一次構造変化がプリオン病を引き起こすとすれば，これはプリオン仮説を強力に支持する知見という

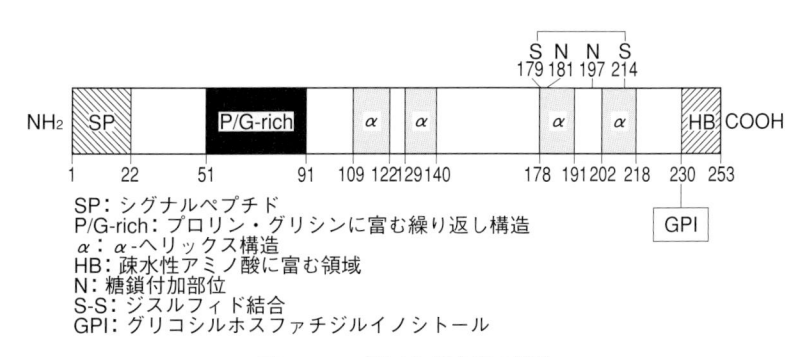

SP：シグナルペプチド
P/G-rich：プロリン・グリシンに富む繰り返し構造
α：α-ヘリックス構造
HB：疎水性アミノ酸に富む領域
N：糖鎖付加部位
S-S：ジスルフィド結合
GPI：グリコシルホスファチジルイノシトール

図4I-15　プリオン蛋白質の構造

IV. 疾患の分子病態学

表4I-4 遺伝性プリオン病で同定されたPrP遺伝子変異

コドン番号	塩基置換	アミノ酸置換	病型
102	CCG→CTG	Pro→Leu	GSS
105	CCA→CTA	Pro→Leu	GSS
117	GCA→GTA	Ala→Val	GSS
145	TAT→TAG	Tyr→Stop	GSS
178	GAC→AAC	Asn→Asp	家族性CJD (129Val)
			FFI (129Met)
180	TTC→ATC	Val→Ile	GSS
198	TTC→TCC	Phe→Ser	GSS
200	GAG→AAG	Glu→Lys	家族性CJD
217	CAG→CGG	Gln→Arg	GSS
232	ATG→AGG	Met→Arg	家族性CJD

FFI: 致死性家族性不眠症

ことができる．実際，これら遺伝性プリオン病も効率は低いものの動物への実験的伝達が可能である．

全てのプリオン病に共通して中枢神経系での異常型PrP（PrPSc）の蓄積が認められる．正常型PrPと異常型PrPの間にはアミノ酸の一次構造に差は認められない．正常型が主要にα-ヘリックス構造をとりプロテアーゼ感受性であるのに対し，異常型はβ-シート構造を多く有しプロテアーゼ処理や熱処理に耐性を示す異常蛋白質である．プリオン病脳組織では何らかの機構によりα-ヘリックスからβ-シートへのPrPの立体構造変化が惹起され，その結果異常型PrPが組織内外に蓄積し病原性を発揮すると考えられる．感染症としてのプリオン病では感染因子プリオンが正常型から異常型PrPへの変換をもたらすものと考えられる．プリオン仮説によれば，異常型PrPそのものが感染因子であり，異常型PrPとの相互作用による正常型PrPの異常型への持続的変換がプリオン増殖の実態であることになる（図4I-16）．この説が正しければ，単一の蛋白質のみからなるプリオンは全く新しい概念の感染因子ということになる．一方，遺伝性プリオン病では，PrP遺伝子変異に基づくPrPの一次構造変化が異常型への翻訳後変換を容易にし，個体内でプリオンが生成されると考えられる．蛋白質-蛋白質相互作用に基づく異常型PrP蓄積の分子機構については，図4I-16に示す2つの説が提唱されている．プリオンダイマー（二量体）説では，正常型と異常型それぞれ1分子が会合して二量体を形成し，正常型が異常型に変換する．一方シード seed（種子）説では，まず異常型PrPが集合してある種の種子を形成し，こ

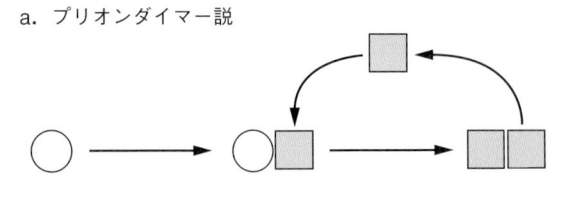

a. プリオンダイマー説

b. シード（種子）説

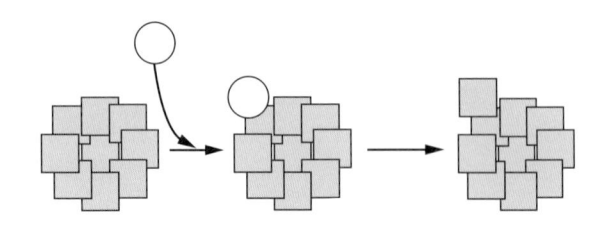

○：正常PrP　　■：異常型PrP

可溶性　　　　　　不溶性
プロテアーゼ感受性　プロテアーゼ抵抗性
α-ヘリックス構造　　β-シート構造

図4I-16 異常型プリオン蛋白質生成（プリオン増殖）の分子機構

れに正常型が次々に結合し異常型へと変換していく．前者では1分子の異常型PrPが，後者ではその集合体が感染因子の本体ということになる．

E. 遺伝子改変動物を用いたプリオン仮説の検証

プリオン仮説はいまだ最終証明には至っておらず，反論も存在する．しかし最近の遺伝子改変動物を用いた研究により仮説を支持する重要な知見が得られつつある．まずGSS型塩基変異（P102L）を有するPrP遺伝子を導入したトランスジェニックマウスが自然に病気を発症すること，さらにこの発症マウス脳乳剤が伝播能を有することが報告された．これは変異PrPがそれ以外のいかなる外来性因子なしにマウスに発症を惹起し，さらにプリオンの増殖をもきたすことを意味している．また，プリオン仮説が正しければ，正常型PrPが存在しない個体においてはプリオン病もプリオン増殖も起きないことになる．実際に，PrP遺伝子を生まれつき欠損するマウスではプリオン病もプリオン増殖も全く起こらないこと，病気の進行が正常型PrP発現量に規定されることが報告された（表4I-5）．プリオンの複製・病原性には正常型PrPの存在が不可欠であることを明瞭に示したものといえる．

表 4I-5 PrP 欠損マウスのプリオン感染抵抗性

PrP遺伝子型	匹数	発症率(%)	発症までの潜伏期(日)
+/+	18	100	138 ± 12
+/−	13	100	259 ± 27
−/−	14	0	>520

プリオン（福岡1株）脳内接種により野生型（＋/＋）およびヘテロ欠損マウス（＋/−）は全例プリオン病を発症したが，ホモ欠損マウス（−/−）は520日の観察期間中1例たりとも発症しなかった．また，正常型PrPの発現量が半分のヘテロ欠損マウスの潜伏期は野生型マウスの2倍に延長した．

F. ウシ海綿状脳症大流行と新型CJD

　ウシ海綿状脳症は1986年に英国で初めて報告されたウシのプリオン病であり，以後1～2年の間に英国全土に広がり1992年には英国における感染牛の総数は3万数千頭を数えるに至った．くず肉より作られた蛋白質性飼料（肉骨粉）を介してウシの間で大流行したものである．英国での発症は政府によってとられた流行阻止のための措置により以後激減したが，1990年代後半には他のEU諸国に流行が波及し2001年には日本においても発症が確認されている．ところが1996年，英国において既知のCJDと臨床像および病理像を異にする10症例がみいだされ，新型CJD（new variant CJD）と命名された．症例数は以後増加し，2001年9月時点で107例を数える．孤発性CJDと異なる最も重要な点は発症年齢がきわめて若いことである（平均23歳）．病理組織学的に重要な特徴は，孤発性CJDでは認めることのないクールー斑とよばれるアミロイド斑の多発である．当初からウシ海綿状脳症が食肉を介してヒトに伝播した可能性が強く疑われたが，両者由来のプリオンの性状がきわめてよく一致することからその信憑性は高い．従来プリオン感染には「種の壁　species barrier」が存在することが知られていた．異種間のプリオンの伝播はきわめて効率が悪いが，同種間の伝播は高効率である．これは正常型と異常型PrPとの相互作用の効率に動物種間でのPrP一次構造の違いが大きな影響を与えるためと考えられる．実際に動物プリオン病がヒトに自然感染経路で伝播した事例はなかった．しかしながら，ウシ海綿状脳症のヒトへの伝播（新型CJD）は，プリオン感染が「種の壁」を超えうることを示したものといえる．一方，ウシ海綿状脳症プリオンは従来のものと異なり「種の壁」をより容易に超えることのできる新種であると考えることもできる．いずれにせよ，ウシ海綿状脳症の出現は本来草食であるウシに自然の食物連鎖を無視してウシ由来の蛋白質飼料を与えた（共食いを強制した）人類にその責任があるといえよう．

■ 文献

1) プルシナー SB. プリオンはどこまで解明されたか. 日経サイエンス 1995; 25: 72-83.
2) 山内一也, 小野寺　節. プリオン病―牛海綿状脳症のなぞ―. 東京: 近代出版; 1996.
3) 厚生省保健医療局疾病対策課, 監修. クロイツフェルト・ヤコブ病診療マニュアル. 東京: 新企画出版社; 1997.

<片峰　茂>

J 精神病

1 統合失調症，双極性気分障害

◆まとめ
1. 統合失調症（精神分裂病）と双極性気分障害（躁うつ病）には稀な Mendel 遺伝家系も存在する可能性があるが，多因子遺伝疾患であり，発症には環境要因が関与する．
2. 両疾患共に脳機能障害を基盤とするが，特異的脳病理が同定されていないので，感受性遺伝子座位のマッピングから分子病態に迫る努力が過去15年間精力的になされた．
3. しかし，主導遺伝子や民族を超えて作用するオリゴ遺伝子もまだ同定されていない．小さな効果の遺伝子が統合失調症では数座位（1q, 6p, 18p, 22q），双極性気分障害は2座位（18セントロメア周辺，21q22.3）に連鎖の報告がある．まだ，疾患との相関が同定された候補遺伝子はない．
4. 両疾患共に，高密度のSNPsを用いた系統的相関解析などによって，感受性遺伝子が多数見出されるであろう．

Kraepelinが精神病を早発性痴呆（後の統合失調症）と躁うつ病（現在の双極性気分障害）に二分してから100年以上経過したが，成因はなお不詳である．1970年代中葉からの画像研究と再興した神経病理研究により両疾患ともに大脳皮質と皮質下灰白質の減少が認められた．統合失調症は前頭前野（帯状回前部を含む），上側頭回，側頭葉内側部，視床である．前頭葉と側頭葉の白質のわずかな減少も認められる．双極性気分障害では帯状回前部やその下部にある梁下野の体積減少が注目されているが，磁気共鳴画像（MRI）のT2高信号像が白質で高頻度という所見がある．しかし，神経病理学的に特異な所見は見出されず，量的所見（ニューロンサイズが小さい，密度が高い，配列が不整など）にとどまっている．候補遺伝子としては脳の形成にかかわる神経栄養因子（例: BDNF, NCAM, ニューロトロフィンNT）などが調べられた．抗精神病薬や抗うつ薬等の薬理作用や脳の受容体や機能画像所見からドパミン，セロトニン，興奮性アミノ酸等の神経伝達異常が認められているが，神経伝達異常関連特異蛋白は同定されておらず量的変化の知見にとどまっている．

マクロな局所灰白質減少や白質変化の知見と神経伝達系の知見のどちらがプライマリーかも現在のところ不詳である．他のcommon diseaseにおける血糖値や血圧のような疾患の病態を表現する測定値も特定されていない．したがって統合失調症と躁うつ病の研究は特別な困難を抱えており，脳病変から変異蛋白を抽出しその解析により分子病態を解明するという通常の研究方法が適用困難である．

現状では種々の方法によって表現型と関連する脳病理（構造的・機能的異常）の同定による候補遺伝子の推定，およびgenome-wideな関連・連鎖研究や一部の特殊な家系による感受性遺伝子の発見研究が行われている．

A. 統合失調症

1. 臨床的・疫学的特徴（表4J-1）

悲観的な病でないことは近年の長期転帰研究で明らかにされた．遺伝因が個別リスクファクターとしては最大である．しかしオッズ比や相対危険率は小さいが表4J-1のように環境要因からも多くのリスクファクター候補が見出されている．

2. 候補遺伝子推定と関連研究（表4J-2）

候補遺伝子や遺伝子マーカーの多型と疾患との相関をみる方法である．統合失調症における候補遺伝子は，抗精神病薬の作用機序（抗ドパミン作用，抗セロトニン作用など），病態生理所見や仮説（情報処理障害仮説など），または成因的所見（染色体異常など）や仮説（神経発達障害など）によって推定されている．患者-対照法における対照者の標本代表性の問題（層別化stratification）が指摘され，現在はそれを回避する家族内対照を用いる伝達不平衡検査 transmission desequilibrium（TDT）が主流になった．しかし，候補遺伝子のオッズ比はいずれも大きくない．

表4J-1 統合失調症の症候学的・疫学的特徴

症候
　陽性症状（通常の精神活動には認められない特徴の出現）
　　精神病体験: 自我障害（妄想）（被影響体験・作為・させられ体験, つつぬけ体験），妄想知覚, 迫害妄想, 幻聴・幻覚
　　解体・統合不全症状: 思考の解体・統合不全（減裂, 連合障害）奇異あるいは緊張病的（被動的）姿勢・行動
　陰性症状（通常の精神活動の著しい低下）
　　感情の鈍麻，意欲の欠如，思考の貧困
　病識（自己モニタリング）の欠如
　生活機能の低下：自己管理能低下，社交性減退
好発年齢
　青年期後期から成人早期（男性20歳前後，女性25歳前後）
生涯罹病危険率
　約1%
経過
　発症から約5～10年の活動期（一部進行，再発頻度高い），以後再発減少または比較的安定，晩期軽快例がある
長期転帰
　死亡率が高い（自殺率10%強）
　死亡を含め転帰不良が30%を越えるが，1，2回の精神病エピソード後の完全寛解約20%を含む40～60%以上が通常の社会生活可能
リスクファクター
　発端者との近縁性（一卵性双生児48%，2卵性双生児17%，子ども12%，同胞10%，片親6%，おじおば・甥姪3%，一般人口1%弱）が最も効果が大きいが，他に妊娠期の栄養不良，インフルエンザ流行，冬生まれ，産科合併症，都市部生育，移民，強い感情表出の家族成員，ストレス性の生活上の出来事などの胎生期・周産期，思春期の因子が軽度の分裂病発症リスクの増大と関連している

表4J-2 統合失調症の関連研究における候補遺伝子（例）

推定の根拠	遺伝子	関連形質	多型	染色体上の位置
抗精神病薬等の作用機序				
ドパミン伝達過剰	DRD2	統合失調症＋抗精神病薬反応性	SNP（311S/C）	11q22.2-q22.3
			－141del/ins	11q22.2-q22.3
	DRD3	統合失調症	SNP（9S/G）	3q13.3
	DRD4	新奇性追求	エクソン3のVNTR	11p15.5
セロトニン伝達過剰	HTR2A	統合失調症	SNP（102T/C）	13q14-q21
	5-HTT	統合失調症	イントロン2VNTR 5-HTTLPR	17q11.1-q12
	IMPA2	統合失調症		18p11.2
NMDA受容体感受性低下仮説	hSKCa3	NMDA受容体修飾	CAGrepeat	1q21
病態生理所見				
情報処理障害	COMT	前頭葉/作動記憶	SNP（472G/A）	22q11
成因的所見および仮説				
染色体異常	COMT他	VCFS/DGS	SNP（108/158 Val/Met）	22q11
	DISC1, 2	均衡型軽坐	SNPs	1q43
神経発達障害	BDNF	神経成長/ドパミン3受容体発現促進	2塩基反復多型	11p13
	NT3	神経成長・維持	2塩基反復多型	12q13
出生季節性	HLADRB1	統合失調症/冬-早春出生		6p21.3

VCFS: velo-cardio-facial syndrome, DGS: DiGeorge syndrome,
BDNF: brain derived neurotrophic factor, NT3: neurotrophin 3

3. 連鎖研究の知見（図4J-1）

遺伝子マーカーと疾患の連鎖から遺伝子座位を推定する方法である．当初Mendel遺伝様式とみなし浸透率等を仮定し，統合失調症多発大家系を対象として制限酵素断片長多型を用いた連鎖研究が行われたが，1990年代からはミニサテライトマーカー（VNTR）やマイクロサテライト（CAリピート）マーカーを用い，多因子疾患と見なして遺伝様式の仮定が不要な罹患同胞対法 sib pair linkage analysis などノンパラメトリック連鎖研究が主となった．また，多数の罹患同胞対が必要となったため1施設では困難となり，共同研究による発表が増加した．しかし，統合失調症を表現型とし，Lander & Kruglyak（1995）の確実な連鎖基準（$p < 0.0000007$, lodスコア > 5.4）を超える報告は1カ所（1q21-q22）に過ぎない．しかしこれは罹患同胞対ではなく，多発家系の解析，しかも高いlod scoreを示す家系のみを用いるという方法により得られた結果で，lod score = 6.5 が報告されたものである（Brzustowiczs, et al. 2000）．その他に有望な連鎖を示す領域は，1q42, 6p, 18p, 22q11がある．1q42は精神病を高率に合併した均衡型転座 t(1;11)(q43;q21)スコットランド家系の1番染色体切断点（1q43）の解析から見出された2つの遺伝子で，「分裂病で壊れたdisrupted in schizophrenia」2つの遺伝子という意味でDISC1, DISC2と名付けられた．DISC1遺伝子に含まれるマーカーについてフィンランド大家系で連鎖（最大 lod = 3.21）が報告された．家系の罹患者は聴覚性事象関連電位P300潜時が延長し振幅が減少していた（Blackwood, et al. 2001）．このP300の所見は統合失調症で再現性高くみられる所見である．22q11.21-q11.23の欠失を有する deletion 症候群（DS）またはDiGeorge症候群（DS）の成人には高頻度に統合失調症が，逆に統合失調症にはDSが2％の高頻度で認められ，同領域の欠失と統合失調症罹患との関連が推測された．この領域のマーカーと統合失調症との連鎖は複数報告されている．この領域にあるカテコールアミン（ドパミン，ノルエピネフリン）分解酵素COMT（catechol-O-methyltransferase）遺伝子108/158のVal/Met多型のVal遺伝子型はMet型に比べてCOMT活性が3〜4倍亢進し前頭葉におけるドパミン枯渇を惹起する．Eganら（2001）はVal型COMT遺伝子を有する統合失調症患者と罹患していない同胞の作動記憶課題成績が不良であったこと，およびTDT解析の結果，統合失調症患者にはVal型COMT伝達が増加していることを見出した．

他には6p22-p24の連鎖の報告がある．この近傍にはHLA遺伝子があり，日本人，とりわけ冬季出生者統合失調症患者にHLADRB1増大の知見（佐々木ら. 2000，またはNarita, et al. 2000）やSCA1遺伝子との相関の報告がある．

他に確からしい連鎖基準（$p < 0.000022$, lodスコア > 3.6）を越える知見も少数あるが，大部分は連鎖が示唆される基準（$p < 0.0074$, lodスコア > 2.2）を上回る程度である．

統合失調症診断の不確かさ，境界の曖昧さを考慮して，表現型を小さな等質群（周期性緊張病: Stoberら. 1995）に限定したり，広汎なスペクトル障害を採用したり，あるいは病態生理指標（眼球運動障害，事象関連電位P50, P300, prepulse inhibitionなど）を表現型として用いた研究がある．これらは概して確からしい連鎖基準に達するlod scoreが得られている．これらは遺伝的異質性，逆に共通遺伝子の存在，遺伝要因とよりよく対応する表現型の定義に関する議論を惹起

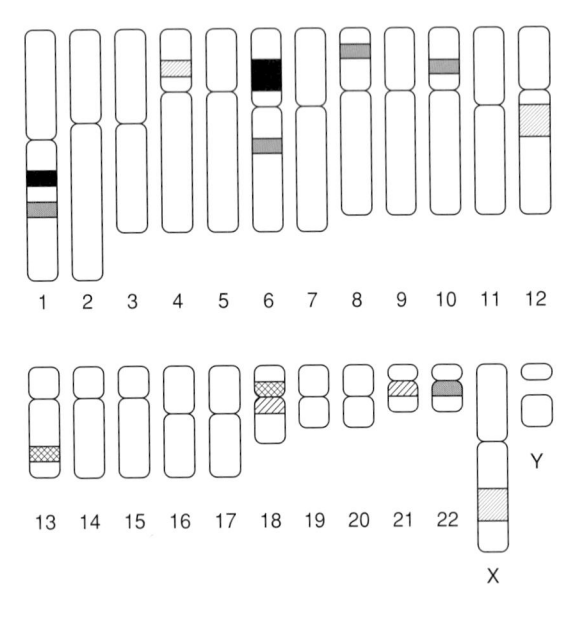

■ 統合失調症での強い連鎖報告領域
▨ 双極性気分障害での強い連鎖報告領域
▨ 統合失調症での中等度の連鎖報告領域
▨ 双極性気分障害での中等度の連鎖報告領域
▩ 両疾患ともに連鎖が認められた領域

図4J-1 統合失調症と双極性気分障害で連鎖が報告されている染色体領域

B. 双極性気分障害（躁うつ病）

1. 臨床的・疫学的特徴（表4J-3）

寛解に至るという経過によってKraepelinが統合失調症と区別した特徴は基本的には変わっていない．ただ，炭酸リチウム反応性が悪く，急速循環型などを呈する10%前後の治療抵抗性の一群が存在する．発生率は全住民対象の厳密な疫学調査の実施に従って統合失調症と比肩する生涯罹患率（1%弱）であることが知られつつある．

2. 候補遺伝子の推定と関連研究の知見（表4J-4）

双極性気分障害における候補遺伝子は大部分，気分安定薬や抗うつ薬の薬理作用から推定された主要な神経伝達系について，情報の流れにそって伝達物質合成，分解，放出，受容体，細胞内伝達系などに係わる遺伝子多型との関連が検討された．最近は新しい抗うつ薬である選択的セロトニン再取り込み阻害薬（SSRI）の臨床への導入もあり，セロトニントランスポーター遺伝子等も検討された．セロトニントランスポーター（5-HTT）（17q11-q12）上流プロモーター領域機能性多型（5-HTTLPR）の活性が低いshort variantが気分障害全体と双極性障害で多い．そのほかCOMTのSNP（158Val/Met）との相関が知られ，急速循環型化の危険因子である可能性が推測されている．COMT遺伝子座（22q11.21-q23）を含む欠失症候群VCFSの表現型には双極性気分障害も認められる．そのほかトリプトファン水酸化酵素（TPH）（11p14.3-p15.1）のイントロン7のSNPs（218A/C）との相関が知られている．このように弱い相関を示す候補遺伝子が2，3認められるのみで，民族を超えて双極性気分障害と強い相関を示す遺伝子は見出されていない．

3. 連鎖研究の知見（図4J-1）

双極性気分障害の連鎖研究において再現性が高い領域は2カ所，18c（centromere周辺）と21q22.3である．前者はノンパラメトリック解析法により広義の表現型（双極性I型・II型，分裂感情障害，反復性うつ病）と最も強い連鎖が認められた．セントロメア周辺40cMの領域は他の複数の報告でも連鎖が認められ，長腕の一部には，parent of origin effectも見出された．この領域（18p11.2）からMyo-inositol monophosphatase 2（IMPA2）が単離された（Yoshikawaら，1997）．これはリチウムの標的物質であり，有力な候補遺伝子の1つである．後者は大家系法（lod score = 3.4）とノンパラメトリック解析により見出された．ノンパラメトリック法ではここでも広義の表現型で最も強い連鎖が得られている．後に，IMPA2は統合失調症との関連もみい出されている．そのほかXq24-q27.1の連鎖

表4J-3　双極性気分障害（躁うつ病）の症候学的・疫学的特徴

症候
　うつと躁の病相が寛解期を挟んで反復
　うつと躁の病相はそれぞれ，生命活動の基盤となる気分の沈滞（抑うつ気分，喜びの喪失）と昂揚（爽快気分）があり，自我感情の萎縮（悲観的，無価値感，自責・罪責感，希死念慮）と肥大（楽観的，万能感，誇大性），思考の渋滞（制止）と亢進（多弁，思考奔逸），生理的欲求の減退または亢進（うつにおける不眠・食思不振・性欲低下・疲労感，躁における睡眠欲求減少・性欲亢進），活動性の減少と亢進があり，対人関係は回避と過度の社交性（性的関係を含む）などが対照的に認められる

好発年齢
　平均20歳代後半（米国20歳）

生涯罹病危険率
　約0.8%（性差なし，うつ病は男性＜女性）

経過
　90%以上が2回以上の病相，発病後10年以内に平均4病相，5〜15%（年間4病相以上の急速循環型）は予後が不良

長期転帰
　死亡率一般人口の1.6倍（自殺率10〜15%）

リスクファクター
　発端者との近縁度（一卵性双生児67%，2卵性双生児20%，第一度親族2.5〜18.7%）が最も効果が大きく，他に冬季出生，都市部出生，周産期障害，産褥期，社会心理的ストレス等が躁うつ病発症リスクの増大と関連

表4J-4 双極性気分障害における候補遺伝子（例）

推定の根拠	遺伝子	関連形質	多型	染色体上の位置
気分調整薬・抗うつ薬の作用機序				
セロトニン合成促進	TPH	双極性障害	イントロン7SNP（218A/C）	11p14.3-p15.1
セロトニン再取込阻害	5-HTT	双極性障害	イントロン2VNTR	17q11.1-q12
ドパミン作動薬の抗うつ作用	DRD2	気分不一致精神病像	SNP（311S/C）	11q22.2-q22.3
GABA-A受容体	α5	双極性障害	2塩基反復多型	15q11.2-q12
	β1	双極性障害	4塩基反復多型	4p12-13
モノアミン代謝酵素				
COMT	COMT	双極性急速循環型リスクファクター	SNP（108/158 Val/Met）	22q11
MAO-A	MAO-A	双極性障害	イントロンVNTR	Xp11.23
その他				
Na^+/K^+-ATPase	ATP1A3	双極性障害	VNTR	19q12-q13.2
細胞内情報伝達系ほか				
リチウムのイノシトールモノホスファターゼ阻害	IMPA2	双極性障害	2塩基反復多型	18p11.2
G蛋白 Gzα	GNAZ	双極性障害	エクソン2サイレント多型	22q11.2
メラノコルチン受容体	ACTHR-MC2R	双極性（父系？）	2塩基反復多型	18p11
表現促進（塩基反復と発症年齢逆相関）				
SEF-2-1B	CTG18.1	双極性障害/表現促進？	CAGリピート	18q21.1
parent of origin effect（子どもの罹患への親の性効果）				
ミトコンドリア多型		双極性障害	5178C, 10398A	－－

TPH: トリプトファン水酸化酵素, 新奇性追求: 目新しいことに没入する性格傾向, prepulse 抑制: 先行刺激が後の刺激への反応を抑制する（分裂病では抑制が低下・欠如）

がフィンランド大家系によって報告された（lod score=3.54, その後家系追加されたが2.78）. 4p16の報告もある. 双極性障害では優性遺伝を仮定した大家系からの感受性遺伝子の報告も少なくない. 一部の家系に効果を有する遺伝子の発見には, 稀少大家系を用いた方法も有効である.

相関研究と連鎖研究の知見は収斂していないが, 連鎖研究から得られた1, 2の染色体領域には小さな効果ではあっても双極性感受性遺伝子が存在し, 相関研究で確認される可能性がある.

C. 精神疾患遺伝子研究の課題

統合失調症と双極性気分障害が下位世代に伝達されることは確からしいが, その伝達の様相は不明である. 研究の困難はここに発している.

1. 共同研究と将来の系統的相関研究

稀少大家系lod score法により異質な感受性遺伝子を見出す努力も必要であるが, 基本は大規模共同研究によるノンパラメトリック連鎖解析である. 大規模なsib-pairサンプルあるいは患者と両親（trio）のサンプルにより, 多数のマイクロサテライトマーカーを用いた感受性座位のマップ, ホットな領域のSNPsも用いたTDTの併用などによる感受性遺伝子同定が必要である.

日本人のSNPsが網羅され, 系統的関連研究 systematic associationによって疾患感受性遺伝子座位が網羅的に検出される技術的・予算的条件が整えば, SNPsを genome-wideに濃密に配した系統的相関解析 systematic association analysisが, 統合失調症や双極性気分障害のような多因子遺伝疾患には最も有望な遺伝子解析研究となるであろう.

2. その他の工夫

上記のように表現型は広義の定義にむしろよく連鎖がみられた. 今後の研究では, 広義/狭義および内在表現型 endophenotypeともいうべき生理学的評価も併せて用いることが望ましい. また, 自然実験系とも

いえる一卵性双生児の精神疾患不一致例は遺伝子構成が同一でありながら表現型が異なるため，epigenetic processか環境要因が病因的に働いたと推定される．その遺伝子発現差異や差異をもたらすゲノム内要因の検索は，精神疾患分子病態研究のアプローチの1つになりうると思われる．

■ 文献

1) 岡崎祐士, 米田　博, 編. 精神疾患と遺伝. 東京: 中山書店; 2000.
2) 吉川武男, 山田和男, 融　道男. 感情障害の連鎖解析と候補遺伝子アプローチ. In: 米田　博, 編. 精神医学レビュー 28. 東京: ライフ・サイエンス; 1988. p.13-26.
3) 加藤忠史. 双極性障害―躁うつ病の分子病理と治療戦略―. 東京: 医学書院; 1999.
4) Sawa A, Snyder SH. Schziophrenia: diverse approaches to a complex disease. Science 2002; 296: 692-5.
5) Kato C, Petronis A, Okazaki Y, Tochigi M, Umekage T, Sasaki T. Molecular genetics of schizophrenia: challenges and insights. Neurosci Res 2002; 43: 295-304.

<岡崎祐士　三好　修　佐々木　司>

K 視覚異常症

1 視覚異常症

◆まとめ
1. ヒトの視物質にはロドプシンと3種類の錐体視物質があり，これらの蛋白質部分（オプシン）をコードする遺伝子に異常があると，色素性網膜炎や色覚異常を引き起こす．
2. 色素性網膜炎の原因遺伝子として，ロドプシン遺伝子に加えてペリフェリン遺伝子やcGMP分解酵素遺伝子が同定されている．コロイデレミアは，色素性網膜炎に類似の遺伝性網膜疾患であり，X染色体上に原因遺伝子が同定されている．

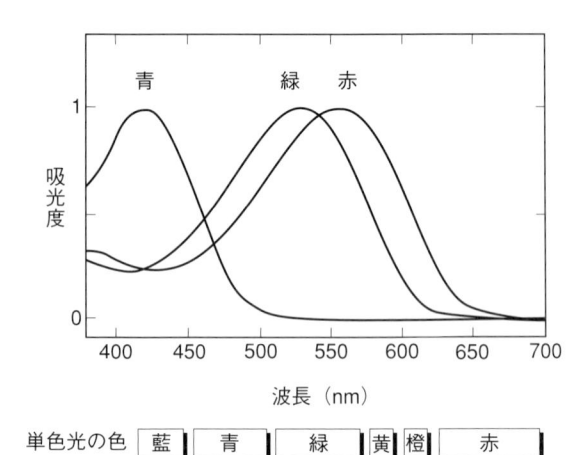

図4K-1 ヒトの3種の錐体視物質の吸収スペクトル

ヒトの網膜には，赤色，緑色，青色にそれぞれ高い光感受性をもつ3種類の錐体視細胞があり，その組み合わせによって色覚が生まれる．網膜の光受容蛋白質は視物質あるいはオプシンとよばれ，ヒトの3種類の錐体にはそれぞれ波長感受性の異なる視物質（赤・緑・青視物質）が1種類ずつ含まれている．ヒト網膜には，錐体の他に桿体（薄明視を担う視細胞）が存在するが，桿体に含まれる視物質はロドプシンである．本節では，視物質の構造と，その遺伝的異常によってひき起こされる先天性視覚異常について解説する．

A. 正常三色型色覚

健常眼の色覚（正常三色型色覚 normal trichromatism）を担う赤・緑・青視物質は，図4K-1に示したような吸収スペクトルを示す．これらの錐体視物質は，いずれも348〜364残基のアミノ酸からなるアポ蛋白質部分と発色団である11シス型レチナール（ビタミンAアルデヒド）から構成されている．視物質は多くのホルモン受容体などと同様に，ポリペプチド鎖が脂質二分子膜を7回貫通する膜蛋白質である．赤視物質および緑視物質は96%のアミノ酸が一致しており（表4K-1），蛋白質をコードする部分の遺伝子を比較すると98%の塩基が同一である．両者をコードする遺伝子はともにX染色体上のq腕に位置し，赤遺伝子の3.9kb下流に緑遺伝子が1〜3コピー並んで存在するが，緑遺伝子のコピー数は人によって異なる（図4K-2c）．一方，青視物質のアミノ酸配列は，赤・緑視物質とかなり異なり（約43%のアミノ酸が同一；表4K-1），青遺伝子は常染色体（第7染色体）に存在する．

興味深いことに，正常三色型色覚者の赤視物質には，180番目のアミノ酸がアラニンであるもの（吸収極大波長: 552nm）とセリンであるもの（同: 557nm）の2種類がある．赤遺伝子はX染色体上に存在するの

表4K-1 ヒトの視物質のアミノ酸配列の一致度（%）

	桿体視物質	錐体視物質		
	ロドプシン	青視物質	緑視物質	赤視物質
赤視物質	45	42	96	100
緑視物質	46	43	100	
青視物質	46	100		
ロドプシン	100			

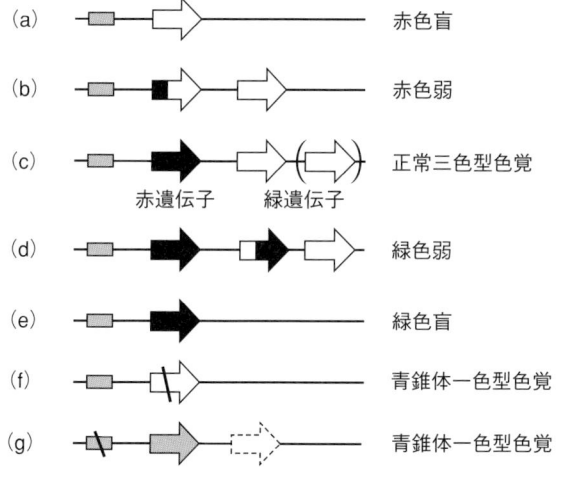

図4K-2 X染色体上に存在する赤・緑遺伝子の構造

(a) 赤色盲
(b) 赤色弱
(c) 赤遺伝子　緑遺伝子　正常三色型色覚
(d) 緑色弱
(e) 緑色盲
(f) 青錐体一色型色覚
(g) 青錐体一色型色覚

黒い矢印と白い矢印はそれぞれ，赤遺伝子と緑遺伝子を表す．赤遺伝子の上流にあると推定される発現調節領域は陰影をつけた四角で示した．正常三色型色覚では，1つの赤遺伝子の下流に1～3コピーの緑遺伝子が存在する（c：図では模式的に2つを示している）．赤色弱（赤色盲の一部を含む）は，緑/赤キメラ遺伝子および正常な緑遺伝子をもつ（b）．緑色弱（緑色盲の一部を含む）は，赤/緑キメラ遺伝子と正常な赤遺伝子をもつ（d）．赤・緑色盲はそれぞれ緑遺伝子，赤遺伝子しかもたない（a, e）．ここで残っている遺伝子がさらに変異し，機能しなくなると青錐体一色型色覚となる（f）．また，赤遺伝子の上流の調節領域が欠損することによって，赤遺伝子と緑遺伝子の両者が同時に発現しなくなった場合も青錐体一色型色覚となる（g）．

で，男性はこれら2種類のいずれか一方のみをもち，女性は片方もしくは両方をもっていると推定される．つまり正常三色型色覚者のなかでも赤い光に対する色覚には微妙な個人差があることがうかがえる．

B. 色盲と色弱

1. 分類

錐体視物質のいずれか1つ以上が機能しなくなると色盲となる．また，どれか1つの錐体視物質の吸収スペクトルが正常と異なるものを色弱とよぶ．異常を起こした視物質の種類や程度によって色覚異常はいくつかに分類される（表4K-2）．赤視物質または緑視物質に異常がある場合を赤緑異常，青視物質に異常がある場合を青黄異常ともいう．色盲のうち，全ての錐体が機能しなくなったものは全色盲とよばれる．

2. 症状

a）色盲

赤緑色盲（赤色盲または緑色盲）の場合，青～緑色の波長領域（500nm付近）においては正常に近い波長弁別能を示すが，その両側の波長領域での色識別能が著しく低下する．青色盲では青と黄の区別が困難であるが，その他の波長領域における色覚は正常に近い．全色盲では，視力が低く（0.1以下）さらに昼盲となるが，薄暗がりでは桿体が正常に機能するので健常者程度の視力を示す．赤錐体および緑錐体いずれも機能しなくなった青錐体一色型色覚 blue cone monochromatismでは視力が低く（0.1～0.3程度），進行性

表4K-2 色覚異常の種類とその原因となる視物質

色覚異常	異常のある視物質	遺伝形式
異常三色型色覚		
第一色弱（赤色弱）	赤（変異）	伴性劣性
第二色弱（緑色弱）	緑（変異）	伴性劣性
第三色弱（青色弱）	青（変異）	常染色体優性（きわめてまれ）
先天二色型色覚		
第一色盲（赤色盲）	赤（欠失/変異）	伴性劣性
第二色盲（緑色盲）	緑（欠失/変異）	伴性劣性
第三色盲（青色盲）	青（欠失/変異）	常染色体優性（まれ）
先天一色型色覚		
桿体一色型色覚（全色盲）	赤，緑，青	不明
赤錐体一色型色覚	緑，青	不明（きわめてまれ）
緑錐体一色型色覚	赤，青	不明（きわめてまれ）
青錐体一色型色覚	赤，緑（欠失/変異）	伴性劣性

の網膜変性を伴う場合もある．

b）色弱

赤色弱においては，赤視物質の吸収波長が正常より短波長側へ，すなわち緑視物質よりに移動している．また，緑色弱では，緑錐体視物質の吸収スペクトル（図4K-1）が正常より長波長側へ，すなわち赤視物質よりに移動している．

3. 遺伝形式

赤と緑の遺伝子はX染色体上に位置するために，赤緑異常は伴性劣性遺伝（X染色体劣性遺伝）する．日本人の場合，赤緑異常者は，男性の約5％を占める．女性の約10％は保因者であるが，赤緑異常が現れるのは全女性の0.2％以下である．

4. 視物質のアミノ酸配列と色覚異常

a）赤緑異常

前述したように，赤遺伝子と緑遺伝子は非常に類似しており，かつ隣接しているため異常な相同組換えを起こすことがある．この組換えが起こると，赤遺伝子あるいは緑遺伝子の欠失や，両遺伝子が途中でつながったようなキメラ遺伝子が生じる（図4K-2bおよびd）．ここで重要なことは，赤・緑の遺伝子はいずれも6つのエクソンと5つのイントロンからなっており，両視物質の吸収スペクトル（波長特性）に影響を与えるアミノ酸は，エクソン3と5に局在することである（図4K-3）．エクソン3に存在する180番のアミノ酸は緑視物質（吸収極大：530nm）ではアラニンであるが，赤視物質ではアラニン（吸収極大：552nm）もしくはセリン（吸収極大：557nm）である．また，エクソン5に存在する3つのアミノ酸（277番，285番，309番）が緑視物質型（それぞれ順にフェニルアラニン，アラニン，フェニルアラニン）であるか赤視物質型（それぞれチロシン，トレオニン，チロシン）であるかによって吸収極大波長が約20nm変化する．赤色弱あるいは赤色盲においては多くの場合，赤遺伝子の5′側の部分（エクソン3を含む）と緑遺伝子の3′側の部分（エクソン5を含む）がつながったキメラ遺伝子が生じている（図4K-2b，3）．このような遺伝子の産物の吸収極大波長は，本来の赤視物質の吸収極大波長（552nmもしくは557nm）よりも緑視物質の吸収極大波長（530nm）に近い．一方，多くの緑色弱および緑色盲においては逆に，緑遺伝子の5′側部分（エク

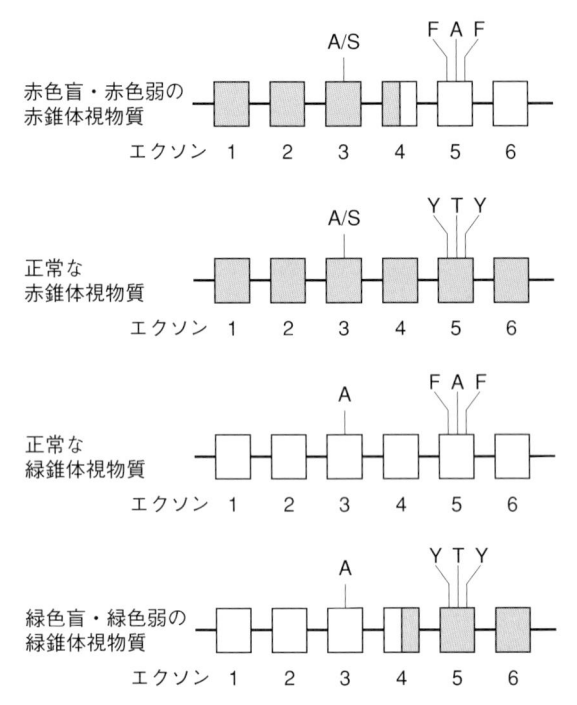

図4K-3 正常の赤・緑遺伝子と赤緑色覚異常のキメラ遺伝子の模式図

緑遺伝子のエクソンを白ヌキの四角で示し，赤遺伝子のエクソンは灰色の四角で示した．赤緑色弱の赤/緑キメラ遺伝子，緑/赤キメラ遺伝子の多くは，エクソン3からエクソン5の間で組換えを起こしている．エクソン5に存在するアミノ酸の違いが両視物質の吸収スペクトル（波長特性）に大きく寄与しているので，このような組換えの結果として生じる赤/緑キメラ遺伝子産物の波長特性は緑視物質に近く，緑/赤キメラ遺伝子産物の吸収波長特性は赤視物質に近い．ここでは，波長特性に寄与している4カ所のアミノ酸残基，すなわちエクソン3にある180番のアミノ酸とエクソン5にある277番，285番および309番のアミノ酸を一文字表記で示してある．

ソン3を含む）と赤遺伝子の3′側部分（エクソン5を含む）がつながったキメラ遺伝子をもち（図4K-2d，3）．この遺伝子の産物の吸収極大波長は，本来の緑視物質より赤視物質の吸収極大波長に近い．このような組換え以外にも，赤遺伝子が全て欠失するか（図4K-2a）あるいは，3番目・5番目のエクソンとも緑遺伝子に置き換わった場合は赤色盲となる．同様に緑遺伝子が全て欠失するか（図4K-2e）あるいは，3番目・5番目のエクソンとも赤遺伝子に置き換わった場合は緑色盲となる．

b）青錐体一色型色覚

青錐体一色型色覚者の原因は，次の2通りの異常に

類型されることがわかっている．まず第一には，前述したように赤・緑遺伝子はX染色体上で隣接しているが，青錐体一色型色覚者のある集団では赤遺伝子のさらに4kb上流の579塩基（転写調節領域？）が欠損している．この欠損によって赤・緑両視物質が発現しなくなり，青視物質のみになったと推定される（図4K-2g）．もうひとつの典型的な異常では，赤緑色盲によって赤もしくは緑の遺伝子が欠損した上に，さらに点突然変異によって緑あるいは赤の遺伝子が機能しなくなっている（図4K-2f）．青錐体一色型色覚は赤および緑の遺伝子の異常に起因するため，赤緑異常と同様に伴性劣性遺伝する．

C．色素性網膜炎　retinitis pigmentosa

1．分類と頻度

色素性網膜炎は網膜色素変性症ともよばれ，進行性の夜盲，視野障害ならびに視力の低下を引き起こす．その遺伝形式によって，常染色体劣性，常染色体優性，

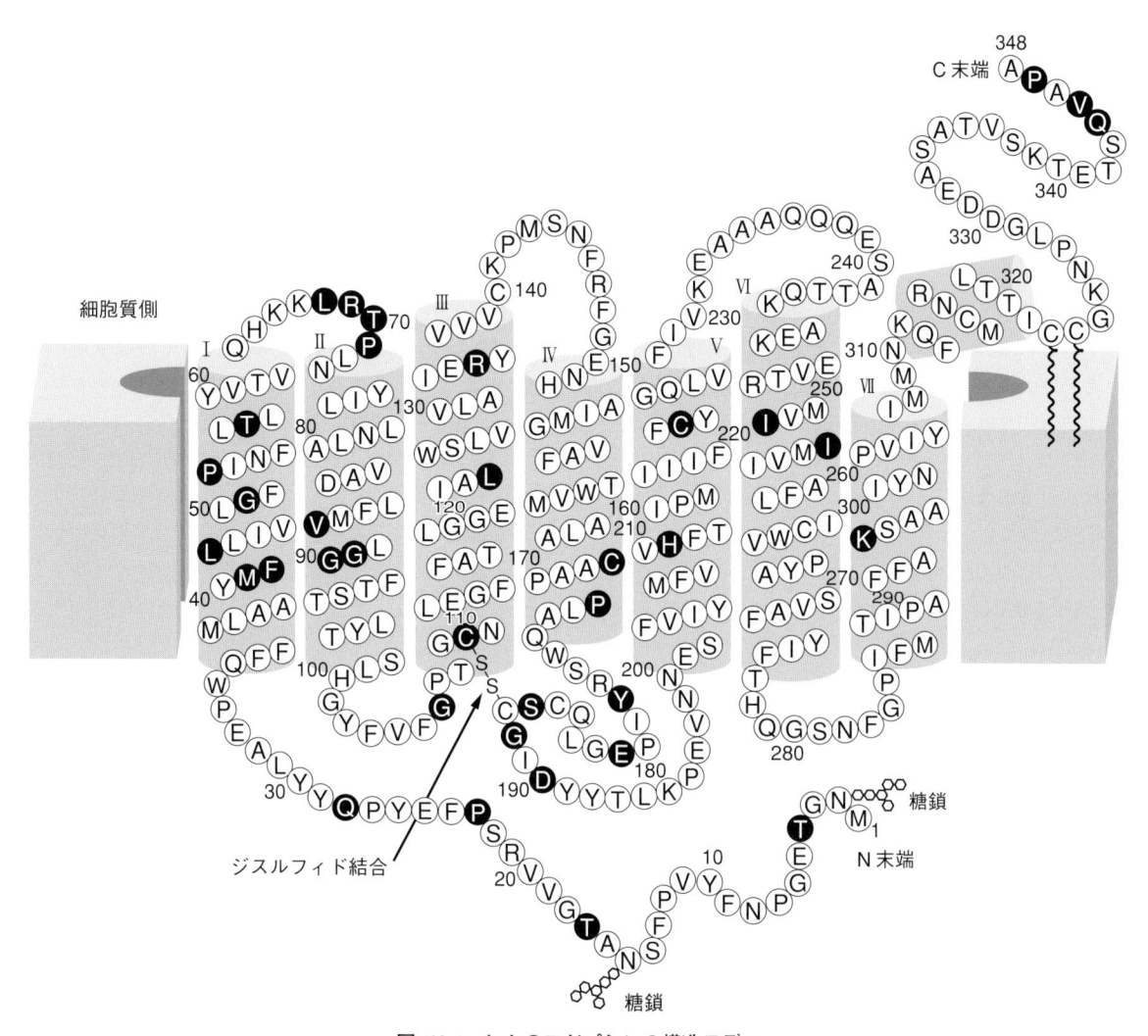

図4K-4　ヒトのロドプシンの構造モデル

ロドプシンは，348個のアミノ酸からなる1本のポリペプチド（アポ蛋白質）および発色団11シス型レチナール（ビタミンAアルデヒド）から構成される．アポ蛋白質部分には疎水性の高い領域が7カ所存在し，ポリペプチドが脂質二分子膜を7回貫通していると考えられている．7番目の膜貫通領域のなかほどに存在する296番目のリジン残基に11シス型レチナールがシッフ塩基結合している．常染色体優性の色素性網膜炎（ADRP）の患者で変異が見出されたアミノ酸残基を黒丸に白抜きで示した．

伴性劣性の3型に分類される．発現頻度は，4千人から8千人に1人の割合である．3型のうちでは常染色体劣性型が最も多く，患者全体の約70%を占め，そのうち親が近親婚である場合が20〜30%にのぼる．保因者の頻度は40〜70人に1人である．常染色体優性の色素性網膜炎 autosomal dominant retinitis pigmentosa（一般にADRPと略される）は患者全体の20〜30%であり，伴性劣性型の例は少ない．

2. 症状

症状としてはまず夜盲がみられる．網膜変性は赤道部付近から起こるため，はじめに周辺部の視野が消失し，やがて求心性の視野狭窄から光感度の低下へ進行する．視野中心部（中心5°程度）の視力は末期まで保たれるが，白内障を併発して失明する場合もある．

3. 病因遺伝子

ADRPの家系についての連鎖解析から，ヒト染色体上の3q, 6p, 7p, 7q, 8q, 17p, 17q, 19qにADRPと連鎖する遺伝子が存在することがわかっている．これらの遺伝子のうちADRP病因遺伝子として同定されているものには，以下に述べるようにロドプシンとペリフェリンがある．また，cyclic GMP分解酵素遺伝子は染色体劣性型の病因遺伝子ではないかと推定されている．

a）ロドプシン遺伝子

ADRP病因遺伝子の分離には候補遺伝子解析法 candidate gene approachが用いられた．すなわち，ロドプシン（図4K-4）の遺伝子は，ヒト染色体上の3qに存在することがすでに明らかにされていたため，連鎖解析の結果と併せて候補遺伝子に選ばれた．次に，ADRP患者のロドプシン遺伝子が詳細に調べられた結果，多くの変異が発見され（図4K-4），病因遺伝子の一つとして同定された．ADRP連鎖家系全体の20〜30%がロドプシン遺伝子の異常によると見積られている．ロドプシンの異常が網膜変性をひき起こす分子メカニズムはまだ解明されていない．

b）ペリフェリン遺伝子

色素性網膜炎の動物モデルとして，これまでマウスのrds（retinal degeneration slow）変異系統が研究されてきた．rdsマウスの病因遺伝子は，視細胞外節の構造蛋白質ペリフェリン peripherinをコードしていることが明らかにされ，rdsマウスのペリフェリン遺伝子に10kbもの挿入配列が見出された．一方，ペリフェリン遺伝子はヒトでは6pに存在し，この部位が一群のADRPにおいてみつかった遺伝子異常の部位（前述）と一致するため，ペリフェリン遺伝子がADRPの有力な候補遺伝子となった（図4K-5）．そこでADRP患者のペリフェリン遺伝子の塩基配列を決定したところ，アミノ酸の置換あるいは欠失が発見された．ペリフェリンは視細胞の形態を保つ重要な蛋白質と考えられていることから，この一群のADRPはおそらくペリフェリンの異常により視細胞の構造が崩れることによってひき起こされると推定される．

c）cyclic GMP分解酵素遺伝子

上述のrdsマウスに加えて，常染色体劣性の変異系統であるrd（retinal degeneration）マウスが知られている．rdマウスの研究から，3′,5′-cyclic GMP分解酵素 cyclic GMP-phosphodiesterase（以下，cGMP分解酵素と略す）のβサブユニット遺伝子に異常が発見された．cGMP分解酵素は，視細胞における光情報伝達の主経路上にある酵素である（図4K-6）．この酵素の異常（不活性化）によって，視細胞内にcGMPが蓄積することが推測される．cGMPが蓄積すると視細胞が崩壊することは以前から知られていた．これらの事実から，cGMP分解酵素遺伝子がrd変異の病因遺伝子であると同定された．連鎖解析等により，この遺伝子がヒト常染色体劣性の色素性網膜炎の病因遺伝子の一つであろうと考えられている．

D. コロイデレミア病因遺伝子

色素性網膜炎ではないが，病因遺伝子が解析されている遺伝性網膜疾患として，コロイデレミア choroideraemiaがある．コロイデレミアは色素性網膜炎より発症年齢が若く（5〜10歳），臨床的には色素性網膜炎に類似の症状を経て進行する．コロイデレミアは伴性遺伝し，男性のみに発症する．X染色体q腕21の位置を欠損した場合にコロイデレミアを併発することから，この位置に病因遺伝子があることがまず明らかにされた．さらに，多数の患者のX染色体から遺伝子断片を分離し，様々な分子生物学的手法を駆使した結果，健常者には存在するが患者には欠損している病因遺伝子が単離された．この病因遺伝子は，低分子量GTP結合蛋白質であるrab蛋白質のカルボキシル末端を脂質修飾する脂質転移酵素をコードするが，発症の分子メカニズムはいまだ不明である．

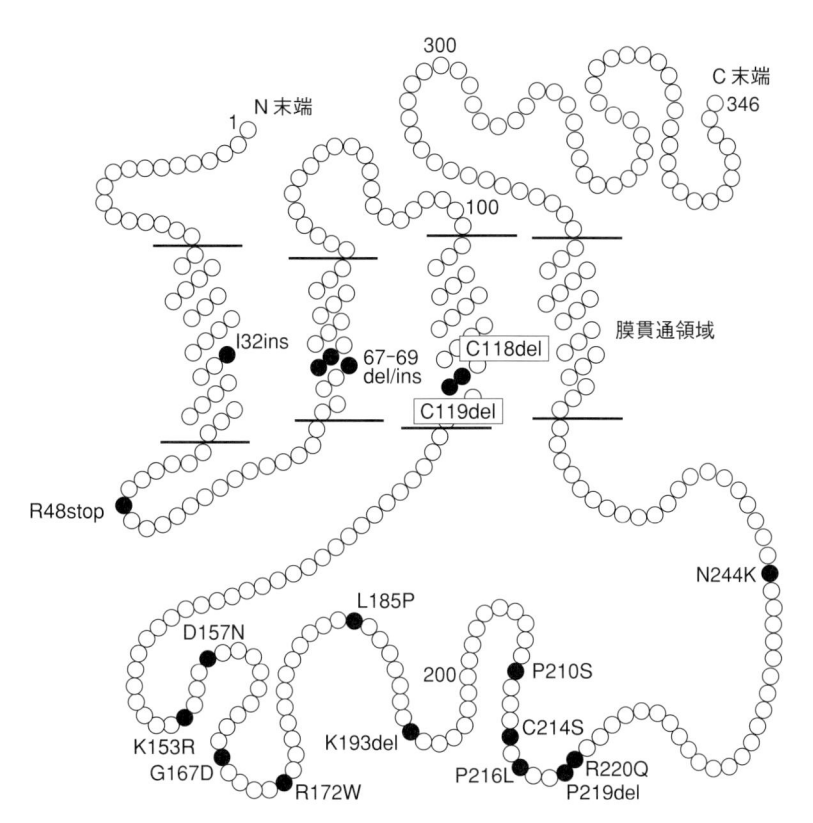

図4K-5 ペリフェリンの分子構造モデルとADRPの原因となる変異部位
黒丸で示したアミノ酸はADRP患者で変異しているか，あるいは遺伝子上で挿入（ins）・欠失（del）が起こっている．変異前のアミノ酸（1文字表記）の後にアミノ酸番号と変異後のアミノ酸を記した．

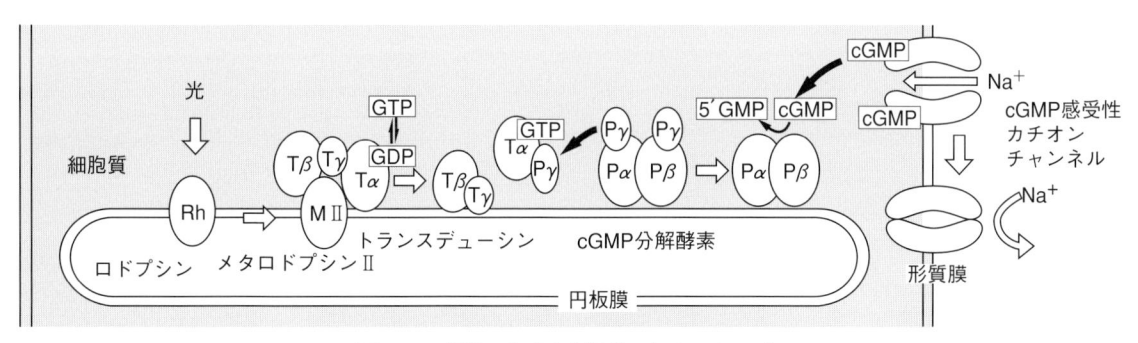

図4K-6 桿体における光情報の伝達メカニズム

光受容蛋白質であるロドプシン（Rh）が光を受容すると，活性中間体メタロドプシンⅡ（MⅡ）に変化し，ここに三量体G蛋白質であるトランスデューシン（Tα，Tβ，Tγ）が結合する．その結果，Tαに結合していたGDPが細胞質中のGTPと交換し，活性型トランスデューシン（Tα-GTP）が生成する．Tα-GTPは，cGMP分解酵素（Pα，Pβ，Pγ）から活性抑制因子（Pγ）を取り除くことによって，この酵素を活性化し，活性化されたcGMP分解酵素がcGMPを5'GMPに分解する．このようにして外節内のcGMP濃度が低下すると，形質膜上に存在するcGMP依存性カチオンチャネルからcGMPが解離し，チャネルが閉鎖して外節へのNa⁺流入が抑制される．その結果，視細胞から受容器電位が発生する（視興奮）．

■ 文献

1) Nathans J, Piantanida TP, Eddy RL, et al. Molecular genetics of inherited variation in human color vision. Science 1986; 232: 203.
2) Nathans J, Davenport CM, Maumenee IH, et al. Molecular genetics of human blue cone monochromacy. Science 1989; 245: 831.
3) Bowes C, Li T, Danciger M, et al. Retinal degeneration in the rd mouse is caused by a defect in the β subunit of rod cGMP-phosphodiesterase. Nature 1990; 347: 677.
4) Kajiwara K, Hahn LB, Mukai S, et al. Mutations in the human retinal degeneration slow gene in autosomal dominant retinitis pigmentosa. Nature 1991; 354: 480.
5) Merbs SL, Nathans J. Absorption spectra of the hybrid pigments responsible for anomalous color vision. Science 1992; 258: 464.
6) Seabra MC, Brown MS, Goldstein JL. Retinal degeneration in choroideremia: Deficiency of rab geranylgeranyl transferase. Science 1993; 259: 377.
7) Cideciyan AV. In vivo assessment of photoreceptor function in human deseases caused by photoreceptor-specific gene mutations. Methods Enzymol 2000; 316: 611.

<深田吉孝　岡野俊行>

L 結合組織蛋白異常症

1 結合組織蛋白異常症

◆まとめ
1. 細胞外マトリックスをコードする遺伝子は数多い。これらの多くは高分子会合体を構成し、細胞の外で機能している。これら細胞外高分子の変化は、細胞膜に存在するインテグリン等のレセプターによって細胞内に情報伝達される。これらの細胞外マトリックス蛋白質の重要な機能ドメインをコードする遺伝子の塩基配列に変化があると重篤な症状を引き起こす。
2. コラーゲンははじめプロα鎖として生合成され、3本のα鎖がより合わさってプロコラーゲン分子をつくり、特異的酵素の働きで細胞外においてコラーゲン分子ができあがる。数段階の翻訳後修飾を受け、他のマトリックス分子と相互作用することにより高分子会合体をつくりあげ、細胞の接着・増殖・分化を制御する。最も豊富な体蛋白質である。骨形成不全症は2つのⅠ型コラーゲン遺伝子の変異により骨折や骨変形を伴う先天性疾患である。
3. Ehlers-Danlos症候群は、種々の細胞外マトリックス遺伝子上の異なる部位に生じた変異が、皮膚・関節・血管・腱・靭帯・筋膜等の弾力性と力学抵抗の減弱が表現系として出現する先天性の疾患である。
4. Marfan症候群はフィブリリン遺伝子の変異によって解離性大動脈瘤等の重篤な心血管病変をもたらす疾患である。

A. 骨形成不全症

骨形成不全症は、全蛋白質の30%を占めるコラーゲン collagenのうちⅠ型コラーゲンをコードする2つの遺伝子の異常によって起こる。常染色体優性もしくは稀に常染色体劣性を示す遺伝形式を示す。3万の出産に1例の頻度でみられる。Ⅰ型コラーゲンは生体内で広く分布するが、加重のかかる骨格系の異常が最も顕著に形質の変化:骨折として認識される。

1. 正常コラーゲン遺伝子と生合成

Ⅰ型コラーゲンは$\alpha 1(I)$鎖と$\alpha 2(I)$鎖が2:1の$[\alpha 1(I)]_2 \alpha 2(I)$で構成されるコラーゲン分子とし

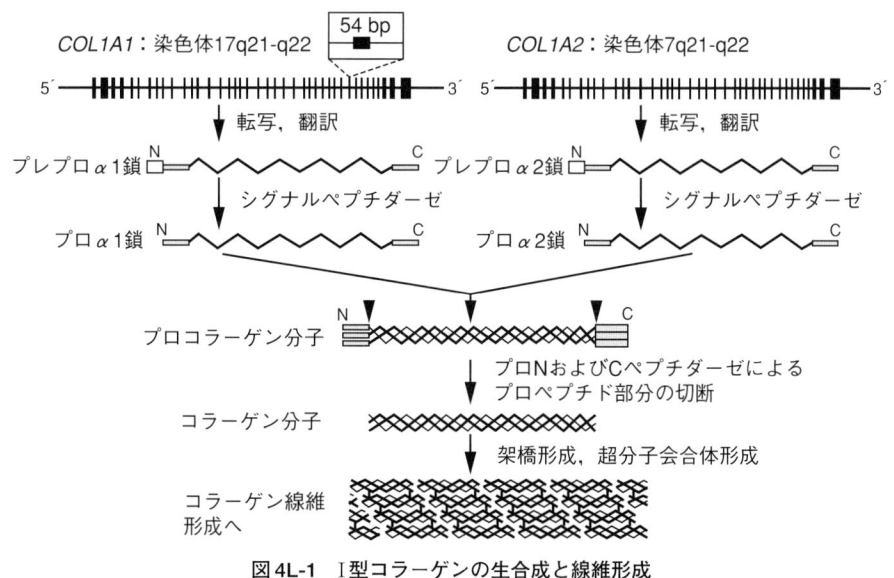

図4L-1 Ⅰ型コラーゲンの生合成と線維形成

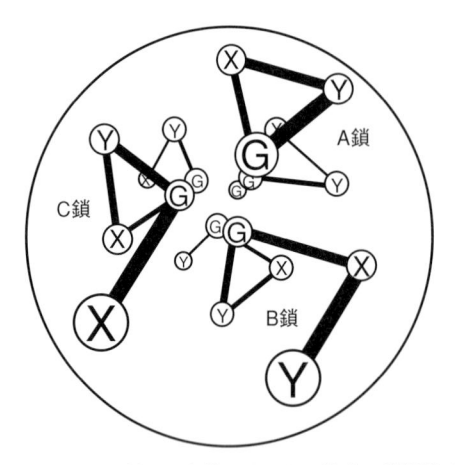

図4L-2 コラーゲン三本鎖ヘリックス構造の横断模式図
3本のα鎖がおのおの左巻きの三本鎖ヘリックス構造を形成する．図で示すごとく，三残基毎に繰り返し出現するグリシン残基は三本鎖ヘリックス構造の中心部に位置し，強固な構造をつくることに貢献している．

て生合成される[1]．2つの遺伝子は図4L-1のごとく(Gly-X-Y)$_6$をコードする54bpのエクソンが主体の多エクソン構造（50に達する）を呈しており，おのおの染色体17番と7番上に位置する．転写，翻訳後プレプロコラーゲン preprocollagen α鎖として合成され，シグナルペプチド signal peptide が切断されプロコラーゲン procollagen α鎖となる．プロコラーゲンα1鎖2本とプロコラーゲンα2鎖1本が，カルボキシ末端から三本鎖ヘリックス構造 collagen triple-helix structure（αヘリックス構造とは異なる）を形成する．この場合α鎖は左巻きのらせんを形成する（らせんの横断面: 図4L-2）．そして3本のα鎖が，最も小さなアミノ酸であるグリシンが中心部に位置するように三本鎖ヘリックス構造を形成する．結果としてゆっくりとした右巻きの超らせん構造を呈する（図4L-3）．このようにして形成されたプロコラーゲン分子はプロペプチド部分が特異的な酵素により切断されてコラーゲン分子が完成する．さらに分子は会合しコラーゲン線維となり，リジンの酸化，アルドール縮合，Schiff塩基形成により架橋され安定な太い線維束となり，他の細胞外マトリックスと相互作用することによって複合体を形成し生体内で機能する．

2. 異常I型コラーゲン遺伝子と異常コラーゲン合成

骨を構成する有機質の90%はコラーゲンでありその90%はI型コラーゲンである．I型コラーゲンを構成する2つのα鎖をコードする遺伝子であるCOL1A1とCOL1A2に変異が生じることによって骨形成不全症が起こると思われる[2]．実際に調べられた骨形成不全症例の約90%からCOL1A1およびCOL1A2の変異，欠失・挿入・発現異常が認められている（図4L-4）．また正常マウスにα1(I)鎖のGly859をCysに置き換えたトランスジェニックマウスを作製すると骨形成不

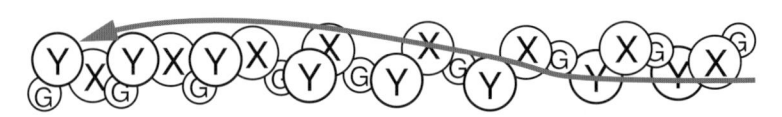

図4L-3 コラーゲン三本鎖ヘリックス構造を1本のα鎖で示す
Gly-X-Yの繰り返し構造が形成する左巻きのらせん構造（0.9nmのピッチ）がα鎖全体としては右巻きの超らせん構造を形成する（矢印）．

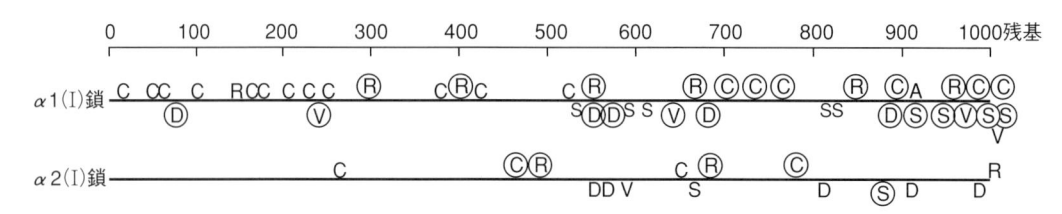

図4L-4 I型コラーゲンを構成するα1鎖とα2鎖の三本鎖ヘリックス領域に存在するグリシン残基の他のアミノ酸への変異と臨床像との関係
大文字のアルファベットはグリシン残基から各アミノ酸への変異の位置を示す．
○で囲んだアミノ酸残基への変異は致死的であった症例であることを意味する．

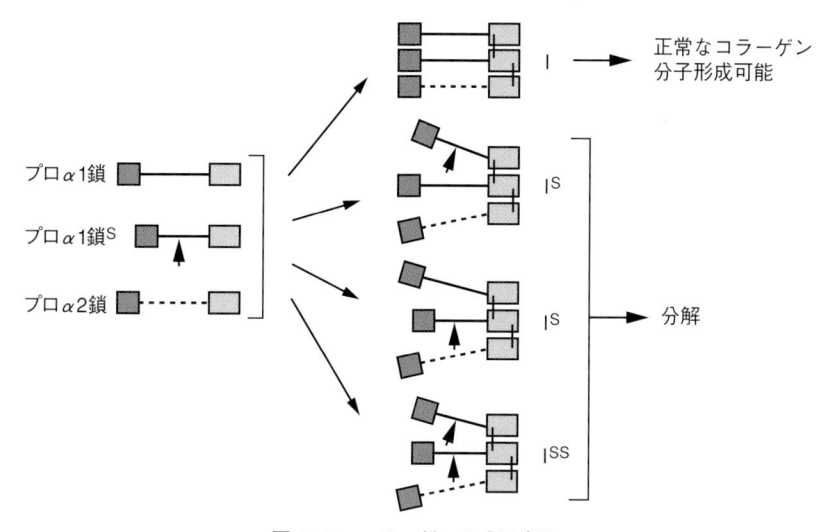

図4L-5 コラーゲンの分子自殺
I型コラーゲンを構成する2本のα鎖のうちα1をコードする遺伝子上に変異（矢尻部分）があるとする．合成されたα1(I)鎖のうち半分が不完全なα鎖（α1鎖S）であると，できあがるコラーゲン分子の3/4は不完全なコラーゲン分子となり分解されてしまう．

全症様の症状を呈することがわかっている．ここでコラーゲンの分子がどのようにしてコラーゲン特有の三本鎖ヘリックス構造を巻くかを考えてみよう．三本鎖ヘリックス部分をコードする遺伝子上に何らかの変異をもったalleleと正常alleleがおのおののα鎖を同じように生合成したとする．図4L-5に示すように，理論的に作られるプロコラーゲン分子は4種類であるが，異常α鎖を含む分子は三本鎖ヘリックス構造を巻くことができないので分解されてしまう．これをコラーゲンの分子自殺という．また，三本鎖ヘリックス構造を強固な生物学的ロープの構造にするための特徴の一つはGly残基である．側鎖のないGly残基がコラーゲン中には三アミノ酸残基毎に出現し，三本鎖ヘリックス構造の中心に位置しているのである．このGly残基が大きな側鎖を有するアミノ酸に変異した場合コラーゲン特有の三本鎖ヘリックス構造を組むことができないことは容易に理解できるところである．

3. DNA診断と治療

骨形成不全症の変異は200例以上報告されているが，いわゆるホットスポットといわれるような，変異が集中する部位はない．従って，遺伝子全体の大まかな異常を検知するところから進めて，細かい部分へと検索を進めていくべきであろう．コラーゲン蛋白の電気泳動等による移動度の変化を検出することも試みられている．治療に関しては致死性のII型骨形成不全症については相同組み替え，アンチセンスDNAを用いた方法が試みられているが，確立した方法はない．

B. Ehlers-Danlos症候群

Ehlers-Danlos症候群は，細胞外マトリックス成分が豊富である皮膚，関節，血管，腱や靭帯，また筋膜の弾力性と力学抵抗の減弱が表現系として出現する先天性の疾患である．臨床的に皮膚の過進展，関節の過運動性，脆弱，皮下出血，関節の過可動性などを特徴とする疾患群の集合である．それらの病因については細胞外マトリックス成分をコードする遺伝子，あるいはそれらの成分を修飾する酵素の異常が明らかになっているものもあるが，責任遺伝子が不明のものが多い．それらの症状の軽重，遺伝形式，生化学等の違いによって9型に分類されているが，おのおのの型の原因遺伝子は異なる（表4L-1[4]）．

C. Marfan症候群

結合組織の先天的な障害によって引き起こされる疾患であり，眼病変，骨格異常，心血管病変を3主徴とする常染色体優性の遺伝形式をとる症候群である．頻度は10000人に1人で，性差，人種差はない．若年で生命を終えるが，解離性大動脈瘤等心血管病変が原因となる．Marfan症候群は，最近になってその原因遺

表4L-1 Ehlers-Danlos症候群の病型分類と原因遺伝子・頻度・遺伝形式[4]

分類（タイプ）	原因遺伝子	遺伝形式	症状等
classical（I/II）	COL5A1, COL5A2	AD	皮膚関節過進展，萎縮瘢痕，易挫傷性
hypermobility（III）	不明	AD	皮膚関節過進展，疼痛，脱臼
vascular（IV）	COL3A1	AD	皮膚菲薄，動脈子宮破裂，易挫傷性，小関節過進展
kyphoscoliosis（VI）	lysyl hydroxylase	AR	脊椎彎曲，角膜異常，眼球脆弱
arthrochalasia（VIIa, b）	COL1A1, COL1A2	AD	股膝関節脱臼，脊椎彎曲，易挫傷性
dermatosparaxsis（VIIc）	procollagen N-peptidase	AR	内出血，挫傷，弛緩性皮膚

原因遺伝子: COL5A1はα1(V)コラーゲン鎖をコードする遺伝子，COL3A1はα1(III)コラーゲン鎖をコードする遺伝子を意味する．遺伝形式は，AD: 常染色体優性遺伝，AR: 常染色体劣性遺伝

伝子フィブリリン fibrillin（FBN1）が同定された[5]．

フィブリリンはエラスチンと共存する分子（分子量35万）で，遺伝子は染色体15q21.1に存在し，実際に同遺伝子の変異がMarfan症候群患者にみいだされた．フィブリリン分子の90%はEGF（epidermal growth factor）-CB（calcium binding）モチーフと類似配列の繰り返し構造からなる（図4L-6）．このモチーフは，6Cys残基が逆平行のβシートを形成し，さらにカルシウムの結合に関与する4残基を含んでいる．EGF-CBモチーフは他の細胞外マトリックス蛋白との結合に重要である．このフィブリリン分子はhead-to-tailに並列して糸の上の数珠様構造を形成する．これがミクロフィブリルの構成成分としてエラスチン線維の周囲に存在する．この構造は細胞外マトリックスに存在して，組織の強固な維持に寄与している．ほとんどのMarfan症候群症例の遺伝子変異は，EGF-CBモチーフの中にあり，このモチーフが寄与する相互作用を乱すことによって生じる破綻が，眼・骨格・心血管病変として表現されることが推定されている．

類似の疾患として存在する拘縮性くも指 congenital contractural arachnodactylyは，フィブリリン遺伝子ファミリーに属する第二フィブリリン遺伝子（FBN2）の異常によることが明らかになっている[6]．染色体5q23-31に存在する．第三のメンバーとしてフィブリリン様蛋白（FLP）も同定されている．

■ 文献

1) Olsen BR, Ninomiya Y. Collagens. In: Kreis T, Vale R, editors. Guide book to the extracellular matrix and adhesion proteins. Boca Raton: CRC Press; 1999. p.380-408.
2) Myllyharju J, Kivirikko KI. Collagens and collagen-related diseases. Ann Med 2001; 33: 7-21.
3) Byers PH. Osteogenesis imperfecta: perspectives and opportunities. Curr Opin Pediatr 2000; 12: 603-9.
4) Mao JR, Bristow J. The Ehlers-Danlos syndrome: on beyond collagens. J Clin Invest 2001; 107: 1063-9.
5) Ramirez F, Gayraud B, Pereira L. Marfan syndrome: new clues to genotype-phenotype correlations. Ann Med 1999; 31: 202-7.
6) Ramirez F, Pereira L. The fibrillins. Int J Biochem Cell Biol 1999; 31: 255-9.

<二宮善文>

図4L-6 フィブリリン分子とミクロフィブリルおよびEGF様ドメインの関係

M 代謝異常症

1 核酸代謝異常

◆まとめ
1. 核酸代謝の異常にはプリン代謝異常症，ピリミジン代謝異常症，その他の核酸代謝異常症がある．
2. プリン代謝異常症にはLesch-Nyhan症候群をきたすHPRT欠損症，先天性免疫不全症をきたすADA欠損症，尿路結石症をきたすAPRT欠損症など多数存在するが，ピリミジン代謝異常症は少ない．
3. 近年，連鎖解析により排泄性低下型痛風の原因遺伝子領域が明らかになったり，HPRT分子の立体構造の解析からアミノ酸置換部位と症状の関係がよりよくわかるようになっている．これらは生物情報学の成果である．
4. プリン・ピリミジン代謝に関する酵素の遺伝子の変異により薬剤の副作用が関係する例が発見され，オーダーメイド医療に役立つと期待されている．

核酸は塩基，リボース（またはデオキシリボース），リン酸より構成される物質であり，4種類の塩基の配列により生物の情報が蛋白質に伝えられ，さらに世代をこえて伝えられる．4種類の塩基のうち2種類がプリン体，残りがピリミジン体である．プリン体を合成する代謝経路は複雑で，それにかかわる多くの酵素の遺伝的代謝欠損症が発見されている（図4M-1）．それに比べ，ピリミジン体の代謝経路では遺伝的酵素欠損はわずかしか知られていない．

核酸そのものの代謝酵素の欠損症が最近になって多く報告されるようになった．すなわち，Werner症候群，Bloom症候群，Cockayne症候群，色素性乾皮症などは，DNA helicaseやendonucleaseなどDNA代謝に関係する分子をコードする遺伝子の突然変異によることがわかった．

A．プリン代謝異常症

1．種々のプリン代謝異常症

プリン代謝酵素の遺伝的異常症には表4M-1のように種々のものが知られている．症状は痛風（HPRT欠

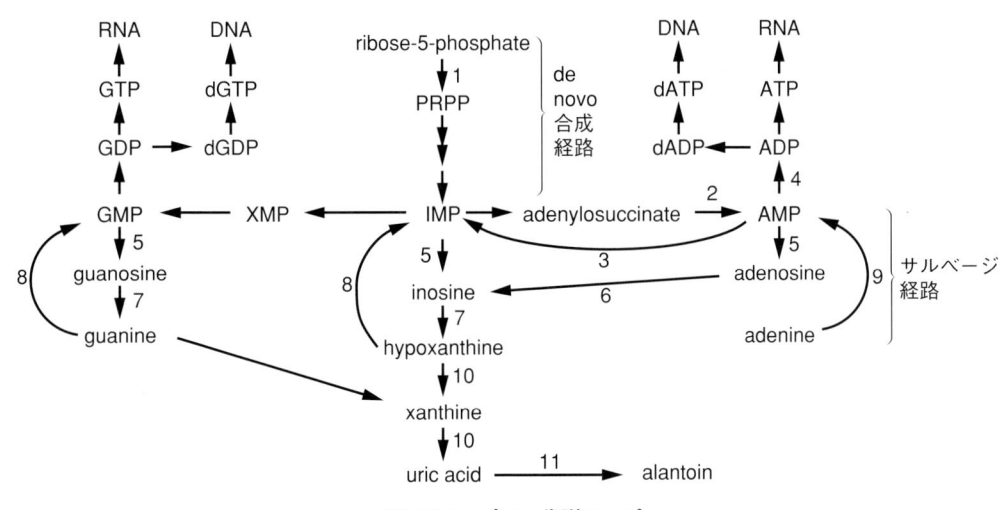

図4M-1 プリン代謝マップ

図の1, 2, 3, 6, 7, 8, 9, 10の酵素に遺伝酵素異常症が発見されている．11の酵素はヒトでは全員が欠損．
1: PRPP synthetase, 2: adenylosuccinate lyase, 3: AMP deaminase, 4: adenylate kinase, 5: nucleotidase, 6: adenosine deaminase, 7: purine nucleoside phosphorylase, 8: hypoxanthine (guanine) phosphoribosyltransferase, 9: adenine phosphoribosyltransferase, 10: xanthine dehydrogenase/oxidase, 11: urate oxidase

表4M-1 プリン代謝酵素異常症

遺伝性プリン代謝酵素欠損症（異常症）	遺伝形式	症状
A. デノボ代謝（de novo合成）回路の異常		
1. PRPP合成酵素亢進症	X連鎖優性	痛風
2. adenylosuccinate lyase（ASL）欠損症	常染色体性劣性	自閉症
B. サルベージ回路，その他の酵素欠損症		
1. hypoxanthine phosphoribosyltransferase（HPRT）部分欠損症とLesch-Nyhan症候群	X連鎖劣性	痛風，自傷行為
2. adenine phosphoribosyltransferase（APRT）欠損症	常染色体性劣性	尿路結石症，腎症
3. adenosine deaminase（ADA）欠損症	常染色体性劣性	重症複合性免疫不全症
4. purine nucleoside phosphorylase（PNP）欠損症	常染色体性劣性	細胞性免疫不全症
5. xanthine dehydrogenase（XDH）欠損症	常染色体性劣性	尿路結石症
6. 筋AMP deaminase欠損症	常染色体性劣性	筋症状
7. 赤血球AMP deaminase欠損症	常染色体性劣性	無症状

PRPP: 5-phosphoribosyl-1-pyrophosphate

損症，PRPP合成酵素亢進症），先天性免疫不全症（ADA欠損症，PNP欠損症），尿路結石症（APRT欠損症，XDH欠損症），神経精神症状（HPRT欠損症，ASL欠損症），筋症状（筋AMP deaminase欠損症）などである．しかし，赤血球AMP deaminase欠損症は無症状である．表4M-1のすべての疾患で遺伝子が検索され突然変異が発表されている．

また，これまでの生化学的分子生物学手法に加え，コンピュータと機械を用いた生物情報学 bioinformatics的手法も応用されてきた．すなわちin vivo, in vitroに加えてin silicoが重要な手法となりつつある．特に，ヒトゲノムのドラフト配列が公開され，それぞれの配列にannotationがつけられるようになった現在ではbioinformaticsの助けなしに分子生物学を行うことは困難になっている．そのような方向性が際立った研究として連鎖解析，および連鎖不平衡を用いた解析による原因遺伝子の検索[1]や分子の立体構造の解析などがある．

2. HPRT欠損症

HPRTはプリン代謝のサルベージ酵素の1つでPRPPの存在下でヒポキサンチンをIMPに，グアニンをGMPに変換する．HPRTはX染色体上の遺伝子によってコードされており，そのためHPRT欠損症はX染色体性劣性の遺伝形式を示す．患者はほとんどすべての例で男性である．

HPRT欠損症はその臨床像から2つのタイプに分類される．Lesch-Nyhan症候群とHPRT部分欠損症である．いずれも重症の痛風を特徴とするが前者は重症の中枢神経症状を伴うことが特徴的である．Lesch-Nyhan症候群の中枢神経症状の特徴は自傷行為である．自分の口唇や手指をかむ．さらに錐体外路，錐体路症状，知能発育傷害を示すことが多い．allopurinolによる治療が高尿酸血症と痛風には有効である．HPRT欠損のモデルマウスが作成されているが症状は示さず，ヒトとマウスでHPRTの重要性には違いがある．

a）遺伝子の構造

HPRT遺伝子はX染色体上に存在し，ゲノム遺伝子は約44kbの長さである．9個のexonよりなり，コード領域は218個のアミノ酸に相当する．結晶構造も解析され3次元構造が発表されている．

b）蛋白質の異常

Lesch-Nyhan症候群の患者では変異蛋白質は証明されないことが多い．しかし，一部の例では変異蛋白質が証明される．HPRT部分欠損症では変異蛋白質が残っていることが多く，酵素活性も低下しているものの証明できることが多い．変異酵素は基質結合性が減少している場合もある．変異酵素の一部ではEdman分解法によりアミノ酸置換が証明されている．

HPRT分子の結晶構造が解明されたことによりアミノ酸置換の場所と症状との対応を考察することが可能となってきた．例外もあるが一般に活性中心を構成するアミノ酸のような重要なアミノ酸の置換が起きるとLesch-Nyhan症候群のような重症になりやすく，それ以外はHPRT部分欠損症のような比較的軽症になりやすい（図4M-2）．活性中心から遠く離れた部分のアミノ酸置換が症状を全くきたさないことは印象的で

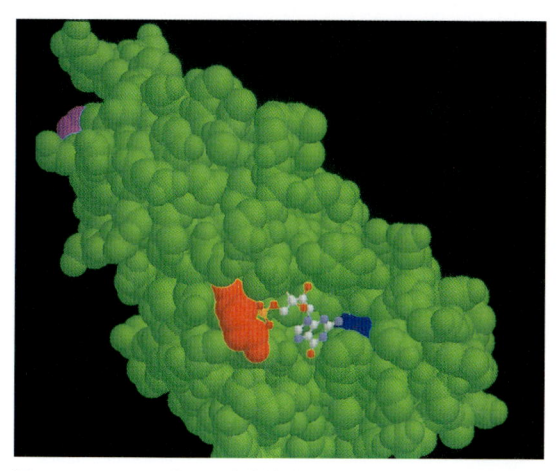

図4M-2 HPRT分子の立体構造を考慮したアミノ酸置換と症状との対応

HPRT分子の活性中心には産物であるGMPが結合している．この産物が結合している部分が活性中心であり，それはいくつかの飛び飛びのアミノ酸配列により構成されている．活性中心の溝を構成するアミノ酸（赤で示す）の置換によりLesch-Nyhan症候群をきたす．活性中心の底を構成するアミノ酸（青で示す）の置換により部分欠損症（痛風）をきたす．活性中心から遠く離れた場所のアミノ酸（紫で示す）の置換は症状をきたさない．（PDBのデータを用い，RasMol2により作成）

ある（図4M-2）．

c）遺伝子の異常

非常に多くの突然変異が分析されている．それらの遺伝子異常はデータベースに登録されている．Lesch-Nyhan症候群を発症するかHPRT部分欠損症を発症するかは遺伝子異常により決定される．すなわち，同じ遺伝子異常が両方の疾患にみられることはないが，同じ疾患では同じ突然変異をもった患者がしばしば存在する．

Lesch-Nyhan症候群では約18％は欠失などの大きな遺伝子異常である．残りはサザーンブロット法などでは検出できない小さな異常をもつ．小さな遺伝子異常のほとんどは単塩基置換であるが，その他に小数の塩基の欠失や挿入がある．このような小さな遺伝子異常のほとんどはコード領域で発見されているが，一部はexonに近接するintronの部分のsplice donor site，spilice acceptor siteにみいだされている．これらのスプライシングの認識部位が破壊されると正常なスプライシングが障害され特定のエクソンが消失したmRNAができたり（exon skipping），次善の配列（cryptic splice site）を認識して異常なスプライシングが起きたりする．

コンピュータシミュレーションによる研究（モンテカルロ法という）によると，コード領域の塩基置換により，同義置換は疾患を引き起こさない，ナンセンス置換はすべてLesch-Nyhan症候群となる，ミスセンス置換の約43％がLesch-Nyhan症候群，約15％がHPRT部分欠損症を生じる，約32％は症状を生じない，と推定される．

d）臨床応用

出生前診断やHPRT欠損症の確定診断に遺伝子診断が用いられる．

3．痛風

痛風は尿酸が体内に蓄積することにより起きる疾患である．ほとんどの哺乳類は尿酸を分解しアラントインにする酵素，尿酸酸化酵素をもっているので血清尿酸血は非常に低く痛風にはならない．しかし，ヒトの尿酸酸化酵素遺伝子には3カ所の致命的突然変異があり，そのため尿酸酸化酵素は発現されない[2]．ヒトの痛風は人類全体が遺伝的に尿酸酸化酵素欠損であることを基礎にして，その上に他の遺伝的要因や環境要因が加わって起きる疾患であると考えられる．

新世界ザルのほとんどは尿酸酸化酵素をもっている．しかし，霊長類の進化の中で3回突然変異が起きたと考えられる．その突然変異の起きた時期も系統樹の中で推定できる（図4M-3）[2]．なぜ人類の先祖に尿酸酸化酵素遺伝子の突然変異が起きたかは不明である．

これまで，遺伝的疾患の原因解明については，分子の機能を基礎にしたものがほとんどであった．患者で蓄積する物質や欠損している酵素などがまずみつかって，その後に遺伝子欠損がみつかるのが常であった．しかし，最近では全ゲノム検索により連鎖解析を利用して原因遺伝子を検索する方法が有力になっている．

痛風の遺伝的原因についても，これまで産生過剰型痛風であるHPRT欠損症やPRPP合成酵素亢進症の原因遺伝子は分子の機能を基礎にする方法でわかっていたが，排泄低下型痛風の遺伝的原因はいまだまったく不明である．最近，連鎖解析により排泄低下型高尿酸血症である家族性若年性高尿酸血症性腎症の原因遺伝子領域が明らかになり[3,4]，その後の研究により，陽性となった16番染色体短腕の領域からuromodulin

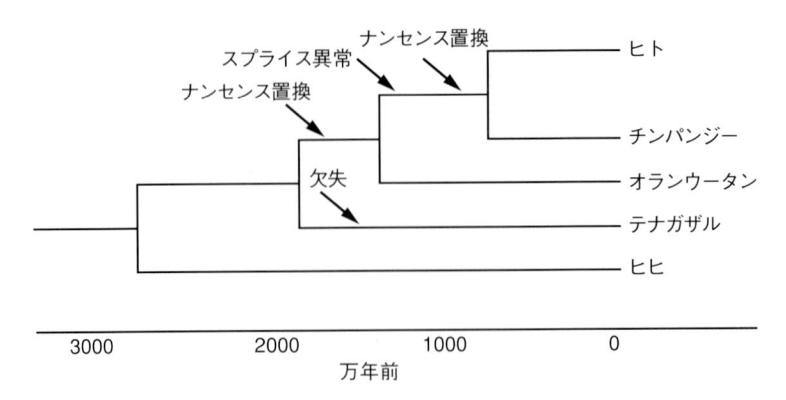

図4M-3 尿酸酸化酵素遺伝子の進化の系統樹

が原因遺伝子とわかった．

4．その他のプリン代謝異常症

HPRT欠損症の頻度は世界共通であると考えられているがAPRT欠損症は日本で特に頻度の高い遺伝病として知られている[5]．APRT欠損症は2,8-dihydroxyadenine（DHA）結石症をきたす疾患であり，タイプIとタイプIIに分類される．タイプIの頻度は変わらないがタイプIIは日本人にしか報告がない．タイプIIの患者はすべて共通の突然変異遺伝子APRT*Jを有している[5]．日本人の約1%が保有するこの共通突然変異遺伝子は弥生以前に起きた共通の突然変異によると考えられている．allopurinolによる治療が有効である．APRT欠損のノックアウトマウスが作成されていて，ヒトのAPRT欠損症と類似の腎不全症状を発症する．

ADA欠損症は重症性複合性免疫不全症，まれにはAIDSに類似した経過を示す疾患であり，多くの突然変異が報告されている．骨髄移植やPEG-ADA（ポリエチレングリコールに結合したウシADA）による酵素補充療法が効果的である他，体細胞遺伝子治療も実施されている（II-13．遺伝子治療の項参照）．PNP欠損症はADA欠損症より軽症で，細胞性免疫不全と自己免疫症状をきたす．

XDH欠損症はキサンチン結石をきたす疾患である．XDHは酸化反応も触媒する形に変化しうるのでxanthine oxidaseとよばれることもある．XDHのみを欠損するタイプIキサンチン尿症，XDHに加えaldehyde oxidaseを欠損するタイプIIキサンチン尿症，それに加えsulfite oxidaseも欠損するmolybdenum cofactor欠損症がある．市田他によりタイプIキサンチン尿症はXDH遺伝子に変異があり[6]，タイプIIキサンチン尿症はmolybdenum cofactor sulfurase遺伝子に変異があることが報告された[7]．

B．ピリミジン代謝異常症

ピリミジン代謝の酵素異常症の報告は少ない．遺伝性オロット酸尿症はorotate phosphoribosyltransferaseとorotidylate decarboxylaseの両方を同時に欠損する常染色体性劣性の疾患である．この2つの酵素は同じ蛋白質上の別の部分にそれぞれの機能があり，1つの遺伝子によりコードされている．そのため1つの遺伝子の突然変異により2つの酵素活性が同時に低下する．症状は大球性貧血，結晶尿による尿路閉塞，心奇形などである．ウリジンによる治療が効果的である．pyrimidine 5'-nucleotidaseは遺伝性の溶血性貧血をきたす常染色体性劣性の疾患である．

近年，薬物代謝にプリン・ピリミジン代謝に関連した酵素遺伝子の多型により副作用が関係する例が次々に明らかになっている．たとえば，5-fluorouracil（5-FU）の代謝に関係するdihydropyrimidine dehydrogenase遺伝子[8]，6-mercaptopurine（6-MP）の代謝に関係するthiopurine methyltransferase遺伝子[9]，methotrexateの代謝に関係するmethylenetetrahydrofolate reductase（MTHFR）遺伝子[10]の多型である．個体の遺伝子の違いにより特定の薬剤に対する副作用が異なることはオーダーメイド医療につながる可能性を示唆するものである．

■ 文献

1) 鎌谷直之, 編. ポストゲノム時代の遺伝統計学. 東京: 羊土社; 2001.

2) Wu X, Muzny DM, Lee CC, et al. Two independent mutational events in the loss of urate oxidase during hominoid evolution. J Mol Evol 1992; 34: 78-84.
3) Kamatani N, Moritani M, Yamanaka H, Takeuchi F, Hosoya T, Itakura M. Localization of a gene for familial juvenile hyperuricemic nephropathy causing underexcretion-type gout to 16p12 by genome-wide linkage analysis of a large family. Arthritis Rheum 2000; 43: 925-9.
4) Stiburkova B, Majewski J, Sebesta I, Zhang W, Ott J, Kmoch S. Familial juvenile hyperuricemic nephropathy: localization of the gene on chromosome 16p11.2—and evidence for genetic heterogeneity. Am J Hum Genet 2000; 66: 1989-94.
5) Simmonds HA, Sahota AS, Van Acker KJ. Adenine phosphoribosyltransferase deficiency and 2,8-dihydroxyadenine lithiasis. In: Scriver CR, Beaudet AL, Sly WS, Valle D, editors. Metabolic and molecular basis of inherited disease. 7th ed. New York: McGraw-Hill; 1995. p.1707-24.
6) Ichida K, Amaya Y, Kamatani N, et al. Identification of two mutations in human xanthine dehydrogenase gene responsible for classical type I xanthinuria. J Clin Invest 1997; 99: 2391-7.
7) Ichida K, Matsumura T, Sakuma R, Hosoya T, Nishino T. Mutation of human molybdenum cofactor sulfurase gene is responsible for classical xanthinuria type II. Biochem Biophys Res Commun 2001; 282: 1194-200.
8) Diasio RB, Beavers TL, Carpenter JT. Familial deficiency of dihydropyrimidine dehydrogenase. Biochemical basis for familial pyrimidinemia and severe 5-fluorouracil-induced toxicity. J Clin Invest 1989; 81: 47-51.
9) Krynetski EY, Tai HL, Yates CR, Fessing MY, Loennechen T, Schuetz JD, Relling MV, Evans WE. Genetic polymorphism of thiopurine Smethyltransferase: clinical importance and molecular mechanisms. Pharmacogenetics 1996; 6: 279-90.
10) Urano W, Taniguchi A, Yamanaka H, Tanaka E, Nakajima H, Matsuda Y, Akama H, Kitamura Y, Kamatani N. Polymorphisms in the methylenetetrahydrofolate reductase gene were associated with both the efficacy and the toxicity of methotrexate used for the treatment of rheumatoid arthritis, as evidenced by single locus and haplotype analyses. Pharmacogenetics 2002; 12: 183-90.

＜鎌谷直之＞

M 代謝異常症

2 アミノ酸代謝異常

◆まとめ

1. 先天性アミノ酸代謝異常の多くは代謝過程に関与する酵素の遺伝的異常によって体内に特定のアミノ酸の増量をきたす疾患である．一部には細胞におけるアミノ酸の膜輸送機構の遺伝的異常による疾患も知られている．
2. わが国で新生児マススクリーニングが行われているアミノ酸代謝異常は，フェニルケトン尿症，ホモシスチン尿症，メープルシロップ尿症であり，いずれも常染色体劣性遺伝形式をとる．治療の原則は，早期発見して代謝過程に対応する必須アミノ酸の摂取量を制限することである．
3. フェニルケトン尿症はフェニルアラニン水酸化酵素の遺伝的異常により，体内にフェニルアラニンが増加する．未治療の場合，中枢神経症状として精神遅滞，皮膚症状としてメラニン欠乏症状等がみられる．
4. ホモシスチン尿症は，メチオニン代謝に関与する酵素の遺伝的異常により血液中に，ホモシスチンとホモシステインが増加し尿中に大量に排泄される．ホモシスチン尿症は3型に分類されるが，このうちシスタチオニンβ-合成酵素（CBS）欠損症が，血液中のメチオニン上昇を指標にマススクリーニングされている．未治療の場合，中枢神経，眼球，骨格，血管系に多彩な症状がみられる．CBSの補酵素であるビタミンB_6投与に反応して症状が改善する症例も知られている．
5. メープルシロップ尿症は分岐鎖アミノ酸（ロイシン，イソロイシン，バリン）に由来するα-ケト酸の酸化的脱炭酸反応を触媒する分岐鎖α-ケト酸脱水素酵素の遺伝的異常により起こる．この酵素は4種類のコンポーネント（サブユニット）からなる複合酵素で，それぞれをコードする遺伝子の変異が知られている．臨床病型は多彩で，新生児期にケトアシドーシスを伴い重篤な中枢神経症状を示す「古典型」から，通常は無症状で検査上も異常を示さないが感染症などを契機として急性増悪する「間欠型」まで幅が広い．患者由来の培養細胞で残存酵素活性を測定すると，古典型より間欠型の患者の方が高い．

近年，多くのアミノ酸代謝異常症で遺伝子解析が進められ，多くの変異が同定され，遺伝子型と表現型の関連が明らかにされるとともに，遺伝子診断への道も開かれつつある．表4M-2に現在，遺伝子解析が進められている主な疾患と責任遺伝子およびMsKusickによるMIM番号についてまとめてみた．この番号をもとに，インターネットを介してOnline Mendelian Inheritance in Man（OMIM）へアクセスすることにより，各疾患の概要を知ることができる．

表4M-2　遺伝子異常が明らかにされている主なアミノ酸代謝異常症

疾患名	障害部位（欠損酵素）	責任遺伝子	遺伝子座	MIM番号[#]
フェニルケトン尿症	フェニルアラニンヒドロキシラーゼ	PAH	12q22-q24.1	261600
ジヒドロプテリジン還元酵素欠損症	ジヒドロプテリジン還元酵素（DHPR）	DHPR (QDPR)	4q15.31	261630
6-ピルボイルテトラヒドロプテリン合成酵素欠損症	6-ピルボイルテトラヒドロプテリン合成酵素（PTS）	PTS	11q22.3-q23.3	261640
ホモシスチン尿症	シスタチオニンβ-合成酵素（CBS）	CBS	21q22.3	236200
メープルシロップ尿症	分岐鎖α-ケト酸脱水素酵素（BCKDH）（複合体）:			
	$E_{1\alpha}$ サブユニット	BCKDHA	19q13.1-q13.2	248600
	$E_{1\beta}$ サブユニット	BCKDHB	6p21-p22	248611
	E_2 サブユニット	DBT	1p31	248610
	E_3 サブユニット	DLD	7q31-q32	246900
非ケトーシス型高グリシン血症	グリシン開裂酵素（GCS）（複合体）:			
	P蛋白	GCSP	9p22	238300
	T蛋白	GCST	3p21.2-p21.1	238310
高チロシン血症I型	フマリルアセト酢酸ヒドロラーゼ（FAH）	FAH	15q23-q25	276700
高チロシン血症II型	チロシンアミノ基転移酵素（TAT）（細胞質分画）	TAT	16q22.1-q22.3	276600
プロリダーゼ欠損症	プロリダーゼ（ペプチダーゼD: PEP D）	PEPD	19cen-q13.11	170100
脳回転状脈絡膜網膜萎縮症	オルニチンアミノトランスフェラーゼ（OAT）	OAT	10q26	258870
オルニチントランスカルバミラーゼ欠損症	オルニチントランスカルバミラーゼ（OTC）	OTC	Xp21.1	311250
カルバミルリン酸合成酵素I欠損症	カルバミルリン酸合成酵素I（CPS I）	CPS I	2q35	237300
シトルリン血症	アルギニノコハク酸合成酵素（ASS）	ASS	9q34	215700
シトルリン血症（II型）成人発症型	ミトコンドリア膜輸送蛋白質（citrin）	CTLN2 (SLC25A13)	7q21.3	603471
アルギニノコハク酸尿症	アルギニノコハク酸分解酵素（ASL）	ASL	7cen-q11.2	207900
アルギニン血症	肝型アルギナーゼ	ARG1	6q23	207800

[#] Online Mendelian Inheritance in Man（OMIM）（http://www.ncbi.nlm.nih.gov/omim）

a. フェニルケトン尿症

A. 臨床症状

　フェニルケトン尿症（PKU）は，フェニルアラニン水酸化酵素（PAH）の遺伝的異常に基づく常染色体劣性遺伝性疾患で，体内にフェニルアラニン（Phe）が蓄積し尿中に大量のフェニルピルビン酸が排泄される．PKUの発症には，PAH蛋白の機能障害に加えて，食事によりPheを摂取することが必要である．未治療の場合の最も重要な所見は精神遅滞で，生後6カ月にはすでに軽度の知的障害がみられ，それ以後急速に悪化し，典型的な例では3歳以降でIQは50以下となる．皮膚症状として，赤毛，色白などのメラニン欠乏症状がみられる．頑固な湿疹，かび様の異臭を放つこともある．精神症状としては，落ち着きがなく，多動傾向がみられる．痙攣は1/4の患者にみられ，精神遅滞が重度であるほど頻繁に認められる．PKUは精神遅滞の原因が化学的に説明された最初の疾患であり，その第一義的原因がPAHの機能障害とこれに基づくPheの過剰にあることにほぼ異論はないが，詳細はいまだ不明である．

B. 検査所見

　図4M-4はPhe代謝の概略を示したものである．

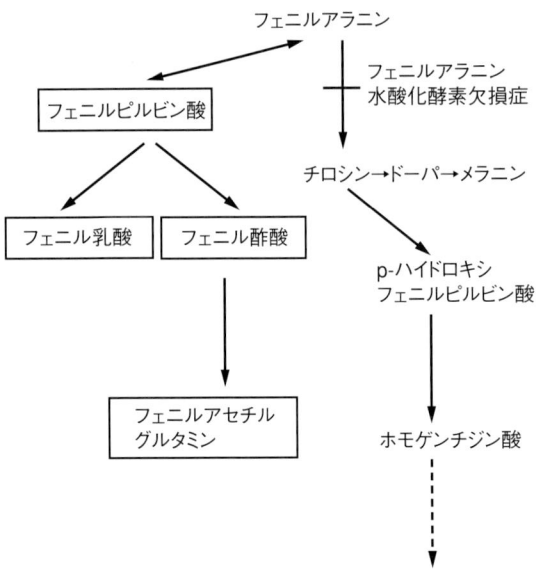

フェニルアラニン
↓ フェニルアラニン水酸化酵素欠損症
チロシン→ドーパ→メラニン
↓
p-ハイドロキシフェニルピルビン酸
↓
ホモゲンチジン酸

フェニルアラニン→フェニルピルビン酸→フェニル乳酸／フェニル酢酸→フェニルアセチルグルタミン

図4M-4　フェニルアラニン代謝
□はPKUで尿中に排泄されるフェニルアラニン誘導体．

PheのほとんどがPAHによってチロシンに変換されて代謝される．PAHは，補酵素としてテトラヒドロビオプテリン（BH_4）を必要とするため，BH_4の代謝障害に基づき二次的にPAH活性低下をきたす疾患群も知られている．PAHの機能障害（正常の1%以下）によって血清のPhe値は20mg/dl以上を示し（正常は2mg/dl以下），チロシン値は低下する．この状態になると，Pheはアミノ基転移反応によってフェニルピルビン酸やフェニル酢酸となり尿中に排泄される．PKUの尿で塩化第二鉄反応や2,4-ジニトロフェニルヒドラジン反応が陽性となるのはフェニルピルビン酸であり，特徴ある尿臭はフェニル酢酸の臭いである．

C. 遺伝と疫学

　わが国では1977年から全国的に新生児マススクリーニングが導入され早期治療がなされていることから，現在では前述したような典型的な症状をもった患者をみる機会はなくなった．本症の遺伝形式は常染色体劣性遺伝で，その頻度は地域によってかなりの差があるものの（米国1：15000，本邦1：120000），先天代謝異常症のなかでは頻度の高い疾患である．

D. 治療

　精神遅滞をはじめとする種々の症状は体内にPheが過剰に蓄積することにより起こる．Pheは必須アミノ酸であるため，食事中のPhe量を制限することにより治療が可能である．治療が適当であるかをみるために身体発育が順調であることのチェックと同時に，血中Phe値が一定範囲にコントロールされているかどうかの定期的測定が必要である．また，PKU患者では，チロシンが必須アミノ酸になることに留意する．PKUの治療に使用される特殊ミルク（Pheを除去もしくは制限してある）には，チロシンが添加されている．

E. ヒトPAH遺伝子の構造と病因変異

　ヒト*PAH*遺伝子は染色体12q22-q24.1に局在し，13のエクソンからなる全長約100kbの遺伝子である．ヒト*PAH* mRNAは約2.4kbで，452個のアミノ酸をコードしている．生体内でのPAHは二量体と四量体が混合した状態で存在している．また，PAHはcAMP

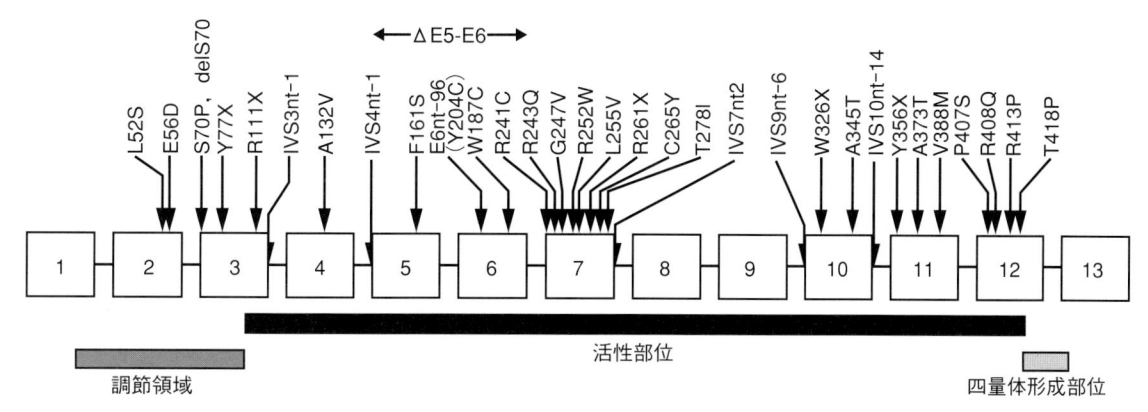

図4M-5 日本人において検出されたフェニルケトン尿症のおもな遺伝子変異（成澤 1997, Okanoら 1998）

依存性プロテインキナーゼによりリン酸化を受けて活性化される．活性部位（補酵素のBH4の結合部位を含めて）はAsp112-Gln428であり（エクソン3の後半部〜エクソン12の後半部），これよりN端側は調節領域，C端は二量体から四量体を形成するのに必要な部分とされている（図4M-5）．現在までに400種類以上の変異がPAH変異データバンクに登録されているが，ミスセンス変異の90%近くはC末端から336のアミノ酸残基（エクソン3の一部からエクソン12）にみられている．すなわち，病因変異の大部分がPAHの活性部位に存在している．

図4M-5に日本人PKUに現在見出されている主な変異を示した．一部欧米と同じ変異が存在するが，その頻度は低く，高頻度にみられる変異は日本人独自の変異である．日本人PKU患者では8種類の変異（R413P，IVS4nt-1, R241C, R243Q, T278I, E6nt-96（Y204C），Y356X, R111X）で約70%の変異アレルを説明することができる．しかしながら，1種類の遺伝子変異で半数を占めるようなものはみられず，日本人症例の遺伝子変異は多様性に富んでいる．表4M-3は，ヨーロッパ人と東洋人での主な遺伝子変異の頻度をまとめたものである．

ヨーロッパ全域にわたって高頻度にみられる変異はない．R408W変異は東欧で高頻度にみられ，リトアニア，チェコ，ポーランドでは，PAH変異アリルのおのおの70%，68%，60%がこの変異によるとされている．この変異はハプロタイプ2と連鎖しており，地域への集積はBalto-Slavic地方を起源とする創始者効果によると考えられる．その他比較的高頻度にみられるものとして，IVS12nt1変異（デンマークPKUの40%），R261Q（スイスPKUの38%），M1V（フラン

ス系カナダ人の28%）などがある．PKUは遺伝子解析が最も広く行われている遺伝性疾患である．変異解析に加えて，PAH遺伝子の多型解析についても種々の民族について行われ，これらの結果をもとに過去における人類（民族）の移動の歴史を推察する研究も行われている．

表4M-3 ヨーロッパ人と東洋人での主なPAH遺伝子変異の頻度（文献1より改変）

順位	ヨーロッパ人 (n = 3630)*	%	東洋人 (n = 210)*	%
1	R408W	31	R243Q	13
2	IVS12nt1	11	R413P	13
3	IVS10nt-11	10	E6nt-96(Y204C)	13
4	I65T	5	IVS4nt-1	7
5	Y414C	5	R111X	7
6	R261Q	4	Y356X	5
7	others	38	others	44

n*は解析されたすべての染色体の数を示し，重複したものは除いてある．

F. 遺伝子診断

PAHは肝臓（一部腎臓）のみに発現していることから，PKUの確定診断には肝生検が必須であった．従って，フェニルケトン尿症は遺伝子診断法の開発が強く望まれる疾患のひとつである．

PKUの遺伝子診断に初期の頃はRFLPを利用した間接的な診断法が用いられていたが，現在ではすでに400種類以上の変異（ほとんどが点変異）が明らかにされており，それを直接検出して診断することができるようになってきた．しかし，変異の種類やその頻度には，地域差，人種差が大きい．従って，既知

の変異を検出する方法での遺伝子診断は○○人のための遺伝子診断ということになる．わが国では現時点でPKU家系の約70%が既知変異検出法による遺伝子診断が可能である．しかしながら，日本人で半数を占めるような変異は存在せず多様性に富んでいる．このことは，日本人集団におけるPKUの遺伝子診断を複雑にしている．

簡易既知変異検出法としては，①PCR（polymerase chain reaction）産物と対立遺伝子特異的プローブ（ASOプローブ）とのハイブリッド形成法（ドットブロットハイブリダイゼーション），②特異的対立遺伝子増幅法 allele-specific PCR（ASPCR法），③制限酵素を用いた変異の検出（ミスマッチプライマーを用いたPCR変法を含む）法などいくつかの方法が開発されている．これらはいずれもPCR法をベースにしたものであり，極微量の試料（乾燥濾紙血液，毛根，羊水細胞，絨毛など）で，短時間で変異検出が可能である．未知の変異はDGGE法（denaturing gradient gel electrophoresis）とダイレクトシークエンスの組み合わせで，効率よく検出されている．

しかし，変異を検出する遺伝子診断法で全ての家系を診断することは現時点では不可能であるので，多型を利用した間接的遺伝子診断法の併用も診断効率を上げるためには必要である．PAH遺伝子には7種類の制限酵素による8つのRFLPが見出されており，これらを組み合わせることによって70種類を越えるハプロタイプが見出されている．実際にはハプロタプ1〜7までのアリルが圧倒的に多く，これらで全体の80〜90%を占めている．最近，多型を示す制限酵素認識部位の5カ所がPCR法によって検出可能になり，さらにVNTR（variable number of tandem repeat）やSTR（short tandem repeat）による多型が報告され，多型診断も比較的容易になった．

G. 遺伝子変異と生化学的表現型

PAH遺伝子変異と臨床症状の重症度との関連について興味深い結果が示されている．PKUの患者は同一の変異遺伝子を有するホモ接合体のこともあるが，異なる変異遺伝子の組み合わせである複合ヘテロ接合体であることが多い．デンマークとドイツの患者からの染色体数にして412本の変異遺伝子を分析し，このうち8種類の変異が64%を占めていた．そこで，変異遺伝子を in vitro で，サルの腎臓から株化されたCOS

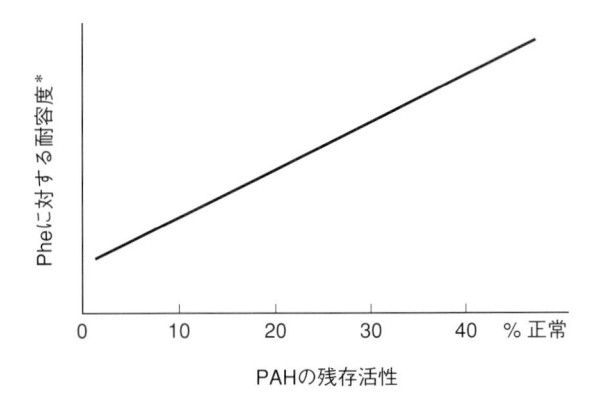

図4M-6 フェニルアラニン水酸化酵素（PAH）活性とフェニルアラニン（Phe）に対する耐容度
（Okanoら，1991より改変）

PKUの患者の変異遺伝子を in vitro で発現させたときのPAH残存活性から予測される患者のPAH活性とPheに対する耐容度の相関をみたもの．

*治療開始前の血中Phe値の逆数，もしくは一定量のPheを経口負荷した後の血中Phe値の逆数を示す．

細胞に発現させて，PAH酵素活性を測定した．得られた活性とPKU患者の臨床症状，特にPheに対する耐容度との関連を調べた（図4M-6）．Pheに対する耐容度は，PKUの患者に一定量のPheを負荷したり，あるいは食事療法を開始する前の血液中のPheを測定することにより判定される．こうして，臨床表現型，特にPheに対する耐容度は，変異酵素の残存活性により規定されることが示された．

たとえば，表4M-3に示したR408W変異は発現実験でのPAHの残存酵素活性はほとんど0で，このホモ接合体である患者はすべて重症型であった．また，R261Q変異の残存酵素活性は30%で，このホモ接合体である患者は軽症型であった．さらに，R408W変異とR261Q変異の両者を有する場合は，その残存予想活性は計算により15%とされた．これらをともに有する複合ヘテロ接合体である患者は，重症型に分類される患者と軽症型に分類される患者に半数ずつに分かれた．一般に予想活性が10%以下のものは古典的PKUで，15%以上のものは軽症型である．予想活性の15%のラインが事実上の境界線上にあった．厳しいPheの制限が必要であるとか軽い制限でよいとかの患者の治療方針を決定するにあたって，遺伝子型はきわめて有用である．日本人PKU患者を対象にして，さらに同様の結果が得られている．このように，PKU患者の末梢血から得られたゲノムDNAを用いて

遺伝子変異を決定することにより，Pheに対する耐容度や残存酵素活性の予測が可能となり，臨床的にも患者の治療に有用な情報を与えることが期待される．

H. 未治療患者の精神遅滞の程度と遺伝子型

未治療の患者の精神遅滞の程度には大きな幅がある．2つの病因変異がともに明らかにされている12例の患者について，知的レベルと遺伝子型との関連をみると，予想活性が0である変異をもっている患者の障害の程度は強い．しかし，予想PAH活性が正常の15%程度の変異をもつ患者では，たとえそれが兄弟であっても知的レベルに差が認められる．このような遺伝子型をもつ患者は前述の生化学的重症度でも重症型と軽症型の境界線上にあり，食事（Phe摂取量）を含めたPAH遺伝子型以外の要因が知能障害の発現に関与しているものと思われる．

I. テトラヒドロビオプテリン（BH4）投与に反応するPKU患者

PAHが触媒する反応は，補酵素としてBH4を必要とする．このため高Phe血症には，PAHの異常によるもの（古典型PKU）とBH4の代謝経路の異常によるものが存在する．従来，前者にはPhe制限食が有効で，BH4は無効であり，後者のみBH4（および神経伝達物質の前駆体）投与に反応すると考えられてきた．最近，PKUの中でも比較的軽症であると判断された患者の一部に，BH4投与後1日以上の経過できわめて緩徐に血清Phe値が低下する症例が見出された．これらの症例を解析したところ，BH4の代謝経路に異常を認めず，PAH遺伝子そのものに変異が検出された．これらの患者に共通した特徴は，食事療法をしない場合でも血清Phe値が20mg/dlを越えない軽症型という点である．これまでのところ，症例はすべてPAH遺伝子変異の複合ヘテロ接合体で，一方の変異はミスセンス変異である．

PAHは細胞内では，四量体あるいは二量体として存在し，活性を有していると考えられている．複合ヘテロ接合体の患者の生体内では，理論上複数のサブユニット構成のPAHが存在することが考えられる．このうち，いずれがBH4反応性を示すかは現時点では明らかではない．この反応性のメカニズムとして，変異PAH蛋白がBH4に対して高いKm値をもつために，通常より高いBH4を要求している可能性や，BH4が変異蛋白の細胞内での安定性に寄与している可能性が推定される．今後は，個々のPKU症例について，PAH遺伝子変異とBH4の反応性が検討され，BH4が食事療法に伴う種々の困難を緩和することに応用されることが期待される．

■ 文献

1) Scriver CR, Kaufman S. Hyperphenylalaninemia: phenylalanine hydroxylase deficiency. In: Scriver CR, Beaudet AL, Sly WS, Valle D, Childs B, Kinzler KW, Vogelstein B, editors. The metabolic and molecular bases of inherited disease. 8th ed. New York: McGraw-Hill; 2001. p.1667-724.
2) Okano Y, Asada M, Kang Y, Nishi Y, et al. Molecular characterization of phenylketonuria in Japanese patients. Hum Genet 1998; 103: 613-8.
3) 成澤邦明. フェニルケトン尿症. 小児科診療 1997; 60: 1111-7.
4) Okano Y, Eisensmith RC, Guttler F, et al. Molecular basis of phenotypic heterogeneity in phenylketonuria. N Engl J Med 1991; 324: 1232-8.
5) Kure S, Hou DC, Ohura T, et al. Tetrahydrobiopterine-responsive phenylalanine hydroxylase deficiency. J Pediatr 1999; 135: 375-8.

<犬童康弘>

b. ホモシスチン尿症

ホモシスチン尿症は，メチオニン（Met）代謝に関与する酵素の遺伝的異常によりホモシスチンとホモシステインが血液中に蓄積し尿中に大量に排泄される先天性代謝異常症である．ホモシスチンは，分子内にスルフヒドリル基（-SH）を有するホモシステインの2分子が酸化されてジスルフィド結合により結びついた二硫化物である．遺伝性のホモシスチン尿症は3型に分類される．すなわち，シスタチオニン β-合成酵素 cystathionine β-synthase（CBS）欠損症，5,10-メチレンテトラヒドロ葉酸還元酵素欠損症，およびビタミン B_{12} の活性化障害によるメチオニン合成酵素低下症である（図4M-7）．いずれも常染色体劣性遺伝である．これらのうちCBS欠損症は血中Metの上昇を指標にした新生児マススクリーニング対象疾患であり，わが国の発症頻度は約90万人に1人である．その他の2疾患では血中のMetの増加がみられないため，マススクリーニングでは検出されない．本稿ではCBS欠損症に限って述べる．

A. 臨床症状

CBS欠損症の患者は新生児期は通常無症状である．未治療患者の臨床像は中枢神経症状，眼症状，骨格症状，血管系の症状など多彩であり，症例によりさまざまな程度に認められる．CBSは補酵素としてビタミン B_6 の活性型であるピリドキサール 5′-リン酸を必要とする．臨床的にはビタミン B_6 反応型と不応型があり，自然経過でも反応型の症状は軽い．精神遅滞は高頻度（約80％）に認められ，比較的早い時期に気づかれる．未治療患者の平均IQは B_6 反応性が79で不応性の57を上回っている．未治療患者の約20%に痙攣を認め，片麻痺など局所症状を伴い，脳血栓症が疑われる例もある．眼症状として水晶体脱臼が最も特徴的所見であり，その他，虹彩振盪，近視，緑内障，白内障，網膜の異常がみられる．骨症状と

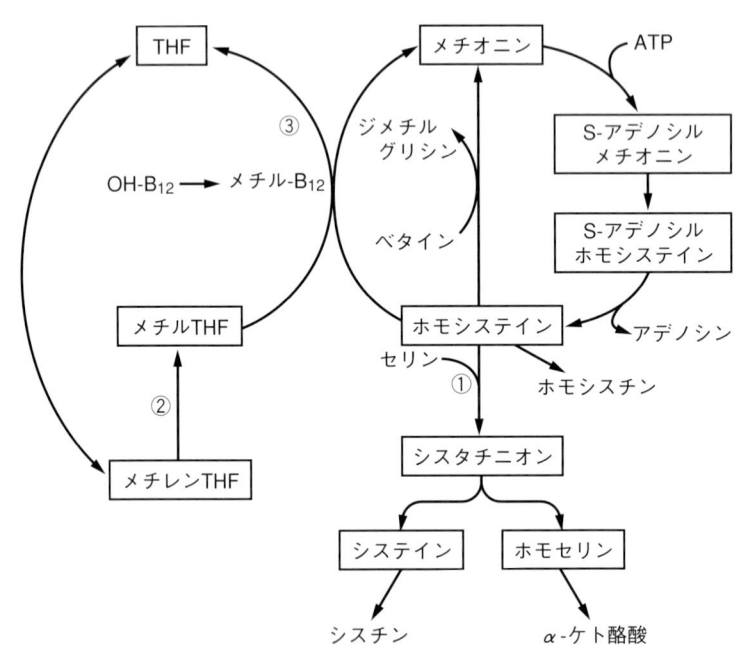

図4M-7　含硫アミノ酸代謝

①シスタチオニン β-合成酵素
②5,10-メチレンテトラヒドロ葉酸還元酵素
③メチオニン合成酵素

　ホモシスチン尿症はシスタチオニン β-合成酵素の遺伝的欠損によるものが最も多いが，5,10-メチレンTHF還元酵素の欠損症やビタミン B_{12} 欠乏やメチル B_{12} の合成障害によるメチオニン合成酵素活性の低下によっても生ずる．THF: テトラヒドロ葉酸

しては骨粗鬆症が最も高頻度にみられ，10歳後半には少なくとも半数の患者に認められる．長管骨は細長くクモ肢状となり，Marfan症候群との鑑別が必要となる．脊柱の側彎と後彎，外反膝，漏斗胸，鳩胸などの骨格の変形をみる．全身の動・静脈に血栓を起こしやすい．冠動脈血栓，肺塞栓，脳血栓塞栓などによる急死例も多数報告され本症の主要な死因である．

B．診断

血中メチオニンが高値で尿中ホモシスチン，血中ホモシスチン/ホモシステインの増量をみれば本症と診断される．血中ホモシステインは蛋白質と結合しやすく，検体の保存中でも速やかに結合するので，遊離型のみでなく結合型も同時に測定する必要がある．症状の発現に関与しているのはMetではなく，血中のホモシステインである．遊離型と結合型を含めた血中総ホモシステインが臨床検査のひとつとして測定できるようになった．血中総ホモシステインは，ジスルフィド結合を有する化合物を還元剤で処理した後に生じるホモシステインの総量である．これには蛋白のシステインに結合したもの，ホモシステイン/システインの混合ジスルフィド，ホモシスチン，その他のジスルフィド化合物中に含まれるホモシステインが含まれる．尿中ホモシスチンの簡易検出法として尿シアニドニトロプルシッド反応がある．確定診断は培養線維芽細胞やリンパ芽球でのCBS酵素活性の測定による．

C．治療

ビタミンB$_6$不応型ではシスチン添加低メチオニン食で治療する．患者はMetからシスチンを合成できないため，システイン（シスチン）は必須アミノ酸になる．患者のメチオニン摂取量は症例により異なるので，血中メチオニン，血中総ホモシステインを頻回に測定して決める必要がある．年長児で食事療法が困難な患者ではベタイン betaineを併用する．ベタインは生体内でホモシステインと反応して，これをMetへ変換する作用がある（図4M-7）．この際，血中メチオニンの上昇をみるが，それによる影響はないとされている．

ビタミンB$_6$反応型は本症の約40％を占めており，大量のビタミンB$_6$投与で尿中・血中ホモシスチンおよびメチオニンは減少する．葉酸が欠乏状態にあるとB$_6$反応性であってもB$_6$の効果が現れないことがあるので葉酸製剤の併用が望ましい．新生児・乳児期早期に大量のビタミンB$_6$を投与すると重篤な副作用をみることがあるので，この時期の大量投与は控えるべきであるとされている．血栓症の予防にaspirinやdipyridamoleの投与が併用される．

D．責任遺伝子と病因変異（図4M-8）

CBS蛋白は細胞質に局在し，分子量63kDのサブユニットの四量体よりなる．基質は，ホモシステインとセリンで，補酵素としてピリドキサール5′-リン酸を利用する．その他，アデノシルメチオニンやヘムもこの酵素に結合する．前者はCBS蛋白のアロステリックアクチベーターとして働くことが知られているが，後者の役割は明らかではない．ヒトCBS遺伝子は染色体21q22.3に局在する．cDNAはKrausらによってクローニングされ，約2.5kbで翻訳領域は551個のア

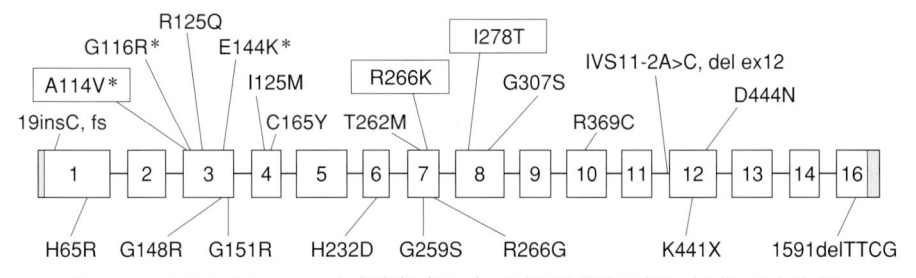

図4M-8　シスタチオニンβ-合成酵素（CBS）の遺伝子構造と変異（文献1より改変）
エクソン1と16の塗りつぶし部分は，非翻訳領域を示す．図上に示すのは，3もしくはそれ以上のアリルにおいて検出された変異である．図下に示すのは，日本人で検出された変異であるが，図上の変異のうち*印をつけたものは日本人でも検出されている．また，四角で囲った変異は，ビタミンB$_6$反応性を示す（図示されていないエクソン15については，本文参照）．

ミノ酸をコードしている。ゲノムの全長は28kbで，23のエクソンからなり，CBS蛋白はエクソン1～14と16によりコードされている。エクソン15は選択的スプライシングにより組み込まれる可能性があるが，ヒトの組織ではほとんど発現していないので，生理的役割については現在のところ不明である。

病因変異はこれまで92種類以上同定されている。そのうち約70%はミスセンス変異である。比較的頻度の高い変異としてG307SとI278T変異が知られている。G307S変異はアイルランドの患者変異アレルの71%を説明する。さらに，この変異はケルト民族系米国人やオーストラリア人患者にもみられる。一方，I278T変異はオランダ，イタリア，ドイツ，ポルトガルなどヨーロッパの広範な地域で見出されている。G307S変異をホモ接合でもつ患者がビタミンB_6大量投与に反応しなかったことから，同変異はB_6不応性の変異と考えられる。一方，I278T変異はこの変異のホモ接合でもヘテロ接合でも，存在すればB_6反応性を示す。

日本人10家系についてCBS遺伝子解析がなされ，新しくH65R，A114V，G116R，E144K，G148R，G151R，H232D，G259S，R266G，K441X，1591delTTCG等の変異が報告されている。興味深いことに，ヨーロッパ人にみられるI278T変異が日本人1症例で検出された。この症例はこの変異についてヘテロ接合体であったが，臨床的にはやはりビタミンB_6反応性であった。

E. 遺伝子診断法

CBSは培養線維芽細胞やリンパ芽球に発現しているので，これからmRNAを抽出しRT-PCR法によって変異を解析することができる。また，最近ではゲノム構造も明らかにされたので，mRNAの解析だけでは困難を伴うような症例等も含めてさらに解析が進むことが期待される。アイルランドではG307S変異が多く，前述したように病因アレルの71%を説明するので，これを検出することによるDNA診断は有用であろう。

■ 文献

1) Mudd SH, Levy HL, Kraus JP. Disorders of transsulfuration. In: Scriver CR, Beaudet AL, Sly WS, Valle D, Childs B, Kinzler KW, Vogelstein B, editors. The metabolic and molecular bases of inherited disease. 8th ed. New York: McGraw-Hill; 2001. p.2007-56.
2) Kraus JP, Janosik M, Kozich V, et al. Cystathionine β-synthase mutations in homocystinuria. Hum Mutat 1999; 13: 362-75.
3) http://www.uchsc.edu/sm/cbs
4) 陳　淑麗, 伊藤道徳, 西城隆彦, 他. 日本人ホモシスチン尿症患者におけるシスタチオニン合成酵素遺伝子の解析. 日本先天代謝異常学会雑誌 1998; 14: 157.
5) 勝島史夫, 大浦敏博, 坂本　修, 他. 日本人ホモシスチン尿症患者におけるシスタチオニンβ合成酵素遺伝子の解析. 日本先天代謝異常学会雑誌 1999; 15: 250.

<犬童康弘>

c. メープルシロップ尿症

A. 分岐鎖アミノ酸の代謝

　分岐鎖アミノ酸 branched-chain amino acid (BCAA)（ロイシン，イソロイシン，バリン）は，必須アミノ酸で，細胞や組織のさまざまな機能の調節に関わっている．たとえば，ロイシンは膵臓でのインスリン分泌を刺激したり，筋肉細胞の蛋白質の代謝回転を調節したり，さらにそれ自身の代謝を制御している．BCAAは，細胞膜に局在する輸送体により細胞内に取り込まれた後，細胞質またはミトコンドリア内で分岐鎖アミノ酸アミノトランスフェラーゼによりアミノ基転移反応を受けて，それぞれ対応するα-ケト酸〔branched-chain α-keto acid (BCKA)，α-ケトイソカプロン酸，α-ケト-β-メチル吉草酸，α-ケトイソ吉草酸〕に変換される（図4M-9）．さらに，これらはミトコンドリアに輸送されて，分岐鎖α-ケト酸脱水素酵素（BCKDH）により酸化的脱炭酸反応を受けて，それぞれ，対応するアシル-CoAへと変換される．このうち，アミノ基転移反応は，一種もしくは複数の酵素により触媒される可逆反応であるが，脱炭酸反応は非可逆反応である．その後，それぞれのアシルCoAは，異なる経路を経て，ロイシンはアセト酢酸とアセチルCoAへ，イソロイシンはスクシニルCoAとアセチルCoAへ，そしてバリンはスクシニルCoAへと代謝されていく．

　分岐鎖アミノ酸アミノトランスフェラーゼおよびBCKDHは種々の臓器に存在するが，前者は，肝臓より腎臓，心臓，骨格筋において活性が高く，一方，後者は肝臓や腎臓での活性が高い．このような特異な組織分布のために，肝臓でのBCAAの代謝はアミノトランスフェラーゼの反応が律速段階となり，骨格筋や心臓ではBCKDHの反応が律速段階となる．

B. 分岐鎖α-ケト酸脱水素酵素 branched-chain α-keto acid dehydrogenase (BCKDH)

1. BCKDHの構造と機能

　BCKDHは核の遺伝子によりコードされ，種々の臓器のミトコンドリアに局在する多酵素複合体で，E_1，E_2，E_3の3つのコンポーネントからなる．E_1はさらに，$E_{1\alpha}$と$E_{1\beta}$サブユニットそれぞれ2個からなるヘテロテトラマーである．これらのコンポーネントは

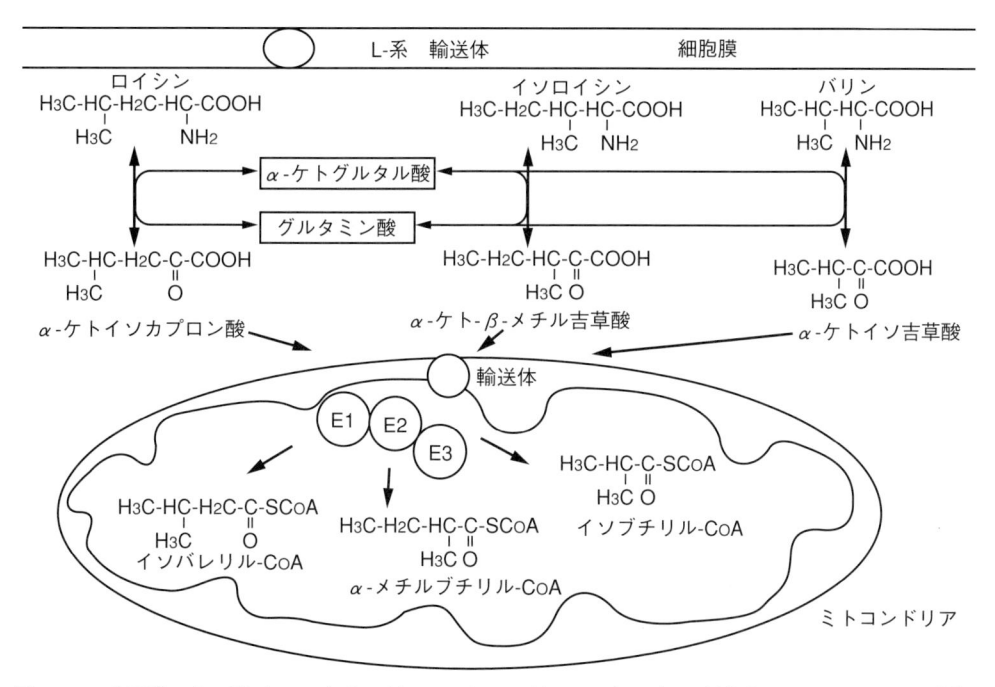

図4M-9 分岐鎖アミノ酸（BCAA）（ロイシン，イソロイシン，バリン）の対応するアシル-CoAへの変換
（Danner and Elsasの図を引用改変）

表4M-4 ヒト分岐鎖α-ケト酸脱水素酵素（BCKDH）の各コンポーネント（サブユニット）

コンポーネント (サブユニット)	前駆体 （アミノ酸の数）	成熟体 （アミノ酸の数）	成熟体の分子量	補酵素
$E_1\alpha$	445	400	45552	TPP*
$E_1\beta$	392	342	37585	
E_2	477 または 482	421	46322**	リポ酸
E_3	509	474	49702	FAD*

*TPP: thiamine pyrophosphate, FAD: flavine adenine dinucleotide
**E_2のcDNAから計算された分子量と，組織から精製された酵素の電気泳動（SDS-PAGE）から求められた相対的分子量（52000）に差がみられる．これは，精製された酵素が，共有結合しているリポ酸のため，電気泳動上大きくみえるためと考えられている．

ミトコンドリア内で，E_2を中心にして，E_1とE_3が集合し，分子量数百万にも及ぶ巨大な複合体を形成している．E_3はBCKDHばかりでなく，ピルビン酸脱水素酵素，およびα-ケトグルタル酸脱水素酵素の共通の成分でもある．ピルビン酸脱水素酵素は，細胞質でのブドウ糖の解糖系とミトコンドリアでのTCAサイクルを結び，エネルギー代謝に重要な機能を営む．また，α-ケトグルタル酸脱水素酵素複合体はTCAサイクルの触媒成分として機能している．

BCKDHを構成する各コンポーネント（サブユニット）は，まず細胞質で前駆体として合成される．前駆体はその蛋白質のN末端に，ミトコンドリア移行シグナル（あるいは，ミトコンドリアターゲッティングシグナル）をもち，これがシグナルとなって，ミトコンドリアへ輸送される．このとき，移行シグナルはミトコンドリアに存在するプロテアーゼにより切断され，成熟体（複合体）へと変換される．各コンポーネント（サブユニット）のcDNAから計算された前駆体と成熟体，それぞれのアミノ酸の数・分子量・補酵素を表4M-4に示す．

2. BCKDHの反応

図4M-10に，BCKDHの反応機構を示す．反応全体として，生じる分岐鎖アシル-CoA，CO_2，NADHの

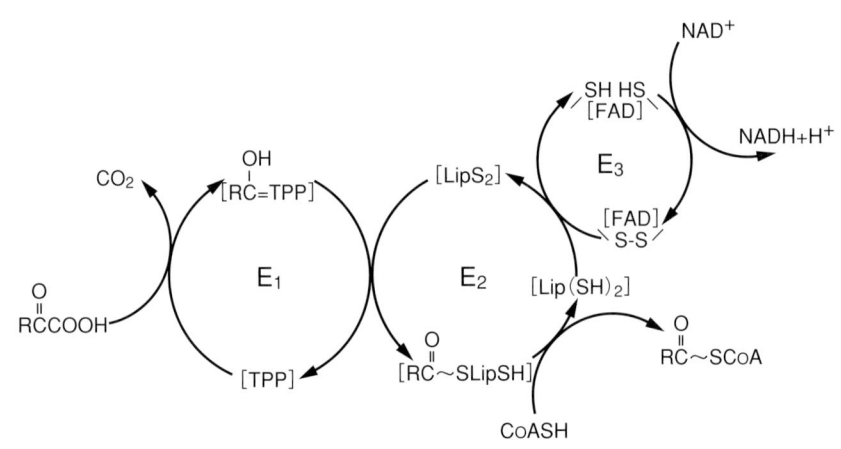

overall reaction: $R\text{-}CO\text{-}COOH + CoA\text{-}SH + NAD^+ \rightarrow R\text{-}CO{\sim}S\text{-}CoA + CO_2 + NADH + H^+$

図4M-10 BCKDHの反応機構

E_1コンポーネントはチアミン（サイアミンともよばれる）（TPP: thiamine pyrophosphate）を補酵素として，分岐鎖α-ケト酸の酸化的脱炭酸反応を触媒する．この反応で生じたアシル基はE_2に結合したリポ酸へと渡され，さらにCoAと反応して，分岐鎖アシルCoAと変換される．ここでE_3は還元型となったE_2のリポ酸を再び酸化型に変換する．このときE_3に結合したFAD（flavine adenine dinucleotide）が補酵素として利用され，このFADを再び酸化型にする反応のためにNAD^+がNADHへと還元される．

表4M-5 ヒトBCKDHの各コンポーネント（サブユニット）の遺伝子構造と座位

コンポーネント（サブユニット）	遺伝子シンボル	遺伝子のサイズ (kb)	エクソンの数	遺伝子座位
E$_{1\alpha}$	BCKDHA	>50	9	19q13.1-13.2
E$_{1\beta}$	BCKDHB	>100	10	6p21-22
E2	DBT	68	11	1p31
E3	DLD	20	14	7q31-q32

比は1：1：1の割合である．

また，BCKDHに特異的なホスファターゼとキナーゼが存在する．BCKDHはこれらの特異的な酵素により調節を受けている．E$_{1\alpha}$サブユニットがキナーゼによりリン酸化を受けるとBCKDHは不活性型となり，逆にリン酸化を受けたE$_{1\alpha}$サブユニットがホスファターゼにより脱リン酸化されるとBCKDHは活性型になる．

3．BCKDHの遺伝子構造

表4M-5にBCKDHの各コンポーネント（サブユニット）の遺伝子のシンボル，サイズとエクソンの数，そして染色体上の座位を示す．それぞれの遺伝子座位は異なる染色体上に位置している．

C．メープルシロップ尿症　maple syrup urine disease（MSUD）

1．MSUDの臨床病型

MSUDには臨床的にいくつかの病型があることが知られていて，それぞれ古典型，間欠型，中間型に分類されてきた．これらの分類は，主に症状の重症度やその出現する時期や頻度，さらに治療に対する反応性に基づいている．この他に，チアミン反応型（サイアミン反応型ともよばれる）およびE$_3$欠損症が報告されている（表4M-6）．

2．MSUDの病態

MSUDの患者は，感染症などに罹患して体蛋白質の異化が亢進したときや，蛋白質を過剰に摂取したときなどに，血液中や尿中にBCKAとBCAAが上昇し，

表4M-6 メープルシロップ尿症（MSUD）の表現型 （Tanaka, Rosenberg 1983より改変）

表現型	主要症状	分岐鎖アミノ酸値の上昇（Leu: mM）	患者細胞の残存酵素活性（％）	血中分岐鎖アミノ酸（BCAA）を低下させるのに必要な治療
古典型	出生後1～2週間で発症する重症ケトアシドーシス，哺乳困難，嘔吐，けいれん，昏睡，筋緊張異常；未治療の場合ほとんど死亡，治療しても高率に知能障害	持続的～5.0（正常の10倍以上）	0～2	厳密なBCAAの制限；新生児期や急性増悪時は腹膜透析・交換輸血が必要
間欠型	通常は無症状；感染，ワクチン接種，蛋白過剰摂取時などにケトアシドーシス発作；通常精神発達は正常だが，軽度低下の例もある．時に死亡例もある．	間欠的～5.0（正常の10倍以上）	2～40	急性増悪時はBCAAの制限，糖質輸液，腹膜透析など；それ以外の時は，予防的に低蛋白食投与
中間型	軽度の知能障害あり；明らかなケトアシドーシス発作はなし．	持続的～2.0（正常の5～10倍）	5～25	BCAAの制限，もしくは低蛋白食
チアミン（B$_1$）反応型	チアミン投与に反応する；間欠型，中間型に近い．	持続的（さまざま）	～40	チアミン（10mg/day）＋低蛋白食（2g/kg/day）
E$_3$欠損症	ケトアシドーシス，筋緊張低下，高乳酸，高ピルビン酸，高α-ケトグルタル酸血症を伴う．	持続的～0.6	～10	

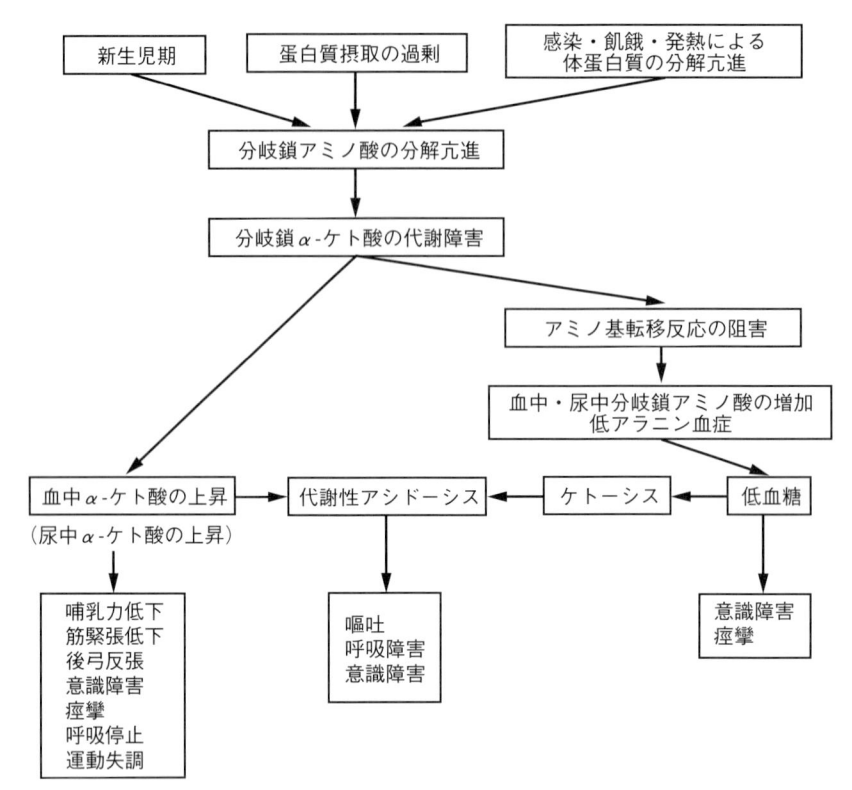

```
          新生児期     蛋白質摂取の過剰     感染・飢餓・発熱による
                                            体蛋白質の分解亢進
                    ↓       ↓              ↓
                    分岐鎖アミノ酸の分解亢進
                              ↓
                    分岐鎖α-ケト酸の代謝障害
                              ↓
                              アミノ基転移反応の阻害
                                   ↓
                              血中・尿中分岐鎖アミノ酸の増加
                              低アラニン血症
    ↓                              ↓
血中α-ケト酸の上昇 → 代謝性アシドーシス ← ケトーシス ← 低血糖
(尿中α-ケト酸の上昇)         ↓                          ↓
    ↓                                                意識障害
哺乳力低下          嘔吐                              痙攣
筋緊張低下          呼吸障害
後弓反張            意識障害
意識障害
痙攣
呼吸停止
運動失調
```

図 4M-11　MSUDの急性増悪時の病態

意識障害，失調，痙攣などがみられ，尿がメープルシロップ様の臭いを発するようになる．また，検査上，ケトアシドーシスが認められる．図4M-11にMSUDの急性増悪時の病態を示す．BCAAおよびBCKAが中枢神経に与える影響については，まだ充分な説明はなされていない．しかしながら，MSUD患者の新生児期にみられる無呼吸，意識障害，さらにそれ以後の急性増悪時に，みとめられる失調，痙攣，意識障害などの症状は，BCAAおよびBCKAが治療により低下すると回復し，可逆性である．それゆえ，これらの蓄積する代謝産物が脳での神経伝達物質の機能や，エネルギー代謝を一過性に阻害したりする可能性が指摘されている．実際，in vitroの実験で，BCKA，特にα-ケトイソカプロン酸が，患者の急性増悪期に血液中に蓄積するレベルの濃度で，脳ミトコンドリアでのエネルギー代謝の要であるピルビン酸脱水素酵素やα-ケトグルタル酸脱水素酵素を阻害することが報告されている．

一方，MSUDで死亡した患者の病理組織像でミエリンの構造異常など不可逆的な変化もみとめられる．

3. MSUDの診断

MSUDは，新生児マススクリーニングの対象疾患であり新生児から採取した血液濾紙中のロイシン値の高値を元に診断されている．我が国における新生児マススクリーニングによる発生頻度は，およそ50万人に1人と概算されている．我が国ではまれであるが，アメリカ合衆国ペンシルバニア州の，Mennonite（メノナイト）とよばれる集団にはきわめて発生頻度が高く，760人（176人という報告もある）に1人と報告されている．我が国の新生児マススクリーニングは，患者発見の精度とその後の治療において世界的にみても画期的な業績を上げている．しかしながら，まれであるが，新生児期は正常で，後に発症する型もある．このような場合，MSUDの急性増悪時の特異なメープルシロップ様の尿臭，血液中および尿中の3種類のBCAA（ロイシン，バリン，イソロイシン）の上昇，さらに，L-アロイソロイシン（L-イソロイシンとそのα-ケト酸が存在するとき生体内で特殊な反応機構で生成される）の検出などがMSUDの特異的な診断根拠となる．

また，患者の尿のガスクロマトグラフィー分析もし

くは，ガスクロマトグラフィー-マススペクトロメトリーにより，3種類のBCKAが，大量に検出される．

さらに，患者の末梢血液中の白血球や株化した培養細胞（皮膚線維芽細胞およびリンパ芽球）を用いて，BCKDH活性を測定すると診断が確定する．

4．MSUDの治療

MSUDの治療の原則は，生体に取って有害な代謝産物を一定の濃度以下に保ちながら，正常の身体の発育と精神発達を維持することである．患者の酵素障害の程度，年齢，栄養要求量，そして臨床症状に基づいて，個々の治療計画を立てる．

急性期の治療は，BCKAおよびBCAAの蓄積と，体蛋白の異化を抑えながら，同化を促進することを目標にする．意識障害などの症状がある場合，経口摂取ができなくなるので，経鼻的に胃内へチューブを挿入して，BCAAを除くアミノ酸の混合物，炭水化物，脂質，ビタミン，微量元素，その他の栄養素を加えた特殊粉乳（BCAA除去特殊粉乳）や，高カロリー輸液を行う．大量に蓄積したBCKAおよびBCAAを生体内から速やかに除去する目的で，腹膜透析や交換輸血を行うこともある．

急性期以後は，新生児期や乳児期では，BCAA除去特殊粉乳を基本に，これに自然蛋白（人工乳）を必要に応じて加えていく．このとき，血液中のロイシンの値を4mg/dl以下に保つことを目標にしながら，体重の増加などを参考にBCAAの投与量を決定する．

BCAAは必須アミノ酸なので過度にこれらを制限すると正常の発育が維持できないばかりでなく，ときに欠乏症として腸性肢端皮膚炎様の症状が出現することが報告されているので，注意が必要である．

BCAAの栄養所要量は，年齢やBCKDHの残存酵素活性の程度に依存して，大きく変動する．BCAAの体重当たりの必要量は，年齢が低く，かつ成長の速度が著しいほど，多くなる傾向がある．患者の成長に従って，食事の内容は普通食主体へと徐々に変更されていくが，この場合でも，蛋白質摂取を制限しながら，充分なエネルギーを補給するには，BCAA除去特殊粉乳は有用である．

D．MSUDの分子生物学

図4M-12は，MSUD患者由来の細胞のBCKDH蛋白質（$E_1 + E_2$）について，イムノブロット法で解析したものである．$E_{1\alpha}$，$E_{1\beta}$の異常では，E_2の蛋白質は正常と同程度に存在している．一方，E_2の異常では，$E_{1\alpha}$，$E_{1\beta}$の蛋白質は正常と同程度に存在している．

MSUDの病型を遺伝子変異に基づき分類するとIA型（$E_{1\alpha}$遺伝子の変異），IB型（$E_{1\beta}$遺伝子の変異），II型（E_2遺伝子の変異），III型（E_3遺伝子の変異）となる．これまで報告された遺伝子変異のうち例として代表的なものをあげる．

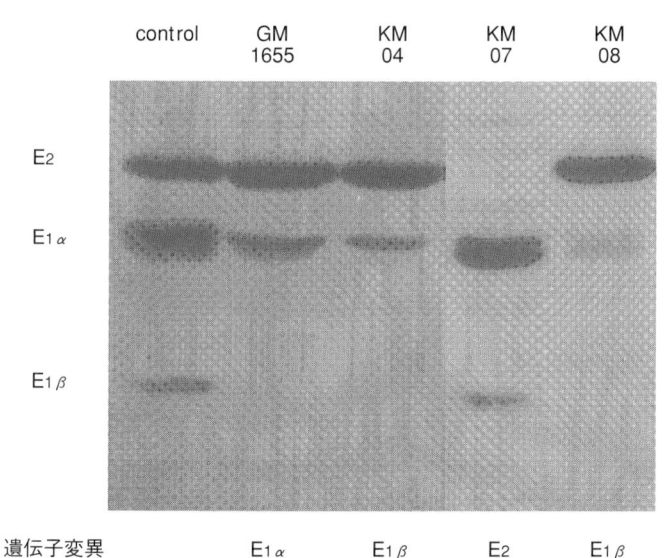

図4M-12　MSUD患者由来の細胞のBCKDH（$E_1 + E_2$）のイムノブロット法による解析の例

コントロール細胞では，分子量の大きい順にE_2，$E_{1\alpha}$，$E_{1\beta}$となる．この4症例のうち，GM1655，KM04，KM08では，$E_{1\alpha}$が減少し，$E_{1\beta}$のバンドがみえない．KM07では，E_2のサイズが小さく，かつその量が減少している．GM1655，KM04，KM07は，それぞれ$E_{1\alpha}$遺伝子のミスセンス変異，$E_{1\beta}$遺伝子のスプライシングの異常，E_2遺伝子のスプライシングの異常が証明されている．また，KM08では，$E_{1\beta}$遺伝子の欠失が証明されている．

1. IA型

図4M-13および表4M-7-1は，遺伝子解析により明らかになった$E_{1\alpha}$変異を示したものである．

MSUD-Mennonite: アメリカ合衆国ペンシルバニア州の，Mennonite（メノナイト）とよばれる集団には，MSUDの発生頻度がきわめて高く，臨床症状は典型的な古典型である．この集団のMSUD患者は，同じ変異をもち，$E_{1\alpha}$遺伝子の解析により，393番目のチロシンがアスパラギンに置換されていることが判明した．このため，$E_{1\alpha}$と$E_{1\beta}$が細胞内で安定なヘテロテトラマーを形成できない．

これまで，分析されて明らかになった$E_{1\alpha}$の異常は，ミスセンス変異が多い．イムノブロット法では，$E_{1\alpha}$，$E_{1\beta}$の両方のバンドがともに減少している．しかしながら，全例においての$E_{1\alpha}$のバンドは認められる．また，E_2のバンドは，すべて正常コントロールと同じ程度にある．

図，表には示していないが，中間型MSUDの症例の一部では，$E_{1\alpha}$のミスセンス変異が報告されている．

2. IB型

図4M-14および表4M-7-2は，遺伝子解析により明らかになった$E_{1\beta}$変異を示したものである．

MSUD-KM 04: 典型的な古典型の症例で，BCKDHの酵素活性は正常コントロールの1%以下であった．この患者の遺伝子DNAでは，イントロン5のスプライス供与部位のコンセンサス配列のGTがTTへと変化していた．家族解析では患者はこの変異についてホモ接合体であり，両親はヘテロ接合体であることが確認された．患者では，イントロン5のスプライス供与部位に変異が起こり，エクソン5とエクソン5および6の両者の欠失したmRNAが生じていることが判明した．

MSUD-KM 08: 新生児期発症の症例で，BCKDHの酵素活性は正常コントロールの1%以下であった．遺伝子解析では，ミトコンドリア移行シグナルをコードする遺伝子領域の11bpの繰り返し配列（81-102）に11bpの欠失があり，このためフレームシフトを起こし，ストップコドンが新たに生じ，結果として正常な$E_{1\beta}$の蛋白質ができないことが判明した．同じ変異をもつ症例が外国（イタリア）からも報告された．

IB型の患者4例の臨床表現型は古典型である．そのBCKDHの活性は低く，イムノブロット法では，$E_{1\alpha}$，$E_{1\beta}$の両方のバンドがともに減少しており，特

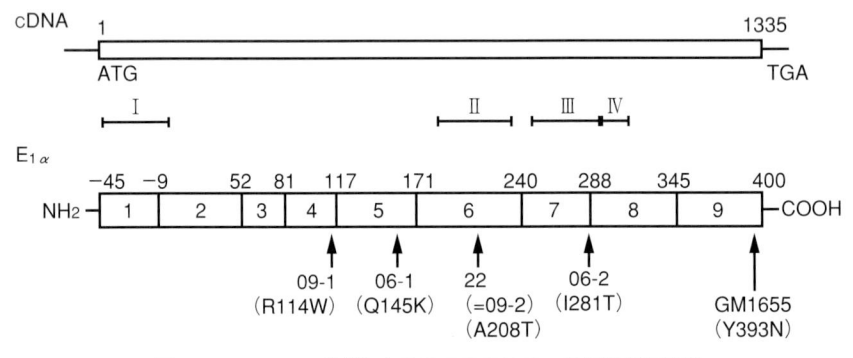

図4M-13　MSUD患者におけるBCKDH-$E_{1\alpha}$の遺伝子の変異

上半分はcDNAの翻訳領域を示し，1335bpの塩基配列からなる．その下に，$E_{1\alpha}$蛋白質の一次構造と対応するエクソンの領域を示している．遺伝子は9個のエクソンに分かれている．アミノ酸の番号は酵素のN末端を1として数え，マイナスの部分は，ミトコンドリアへ輸送されるときに必要な移行シグナルである．この部分は前駆体がミトコンドリアに輸送され，400個のアミノ酸からなる成熟酵素へ変換される際に切断される．ローマ数字で示した部分は，$E_{1\alpha}$が特定の機能を果たすのに重要であると推定されている領域である．I: ミトコンドリア移行シグナル，II: チアミン結合モチーフ，III: サブユニットが相互に反応する部位，IV: リン酸化を受ける部位などがある．

矢印は，遺伝子変異の場所，数字は患者の番号を示す．患者の一部は複合ヘテロであるので，それぞれの形質を，1，2と区別している．さらに，遺伝子変異の結果生じたアミノ酸の置換もしくは一次構造の変化を括弧内に示している．

表 4M-7 MSUD の遺伝子異常とその表現型

1. BCKDH-$E_{1\alpha}$ の変異

MSUD 患者	遺伝子型	遺伝子異常	表現型	酵素活性*	(CRM)** $E_{1\alpha}$	$E_{1\beta}$	E_2
Mennonite (GM1655)	ホモ接合体	Tyr393→Asn,（TAC→AAC）	古典型	0.2%	＋	－	＋＋＋
KM06	複合ヘテロ接合体	Gln145→Lys（CAG→AAG）, Ile281→Thr（ATC→ACC）	中間型	1.8	＋＋	＋	＋＋＋
KM09	複合ヘテロ接合体	Arg114→Trp（CGG→TGG）, Ala208→Thr（GCT→ACT）	古典型	データなし	＋＋	±	＋＋＋
KM22	ホモ接合体	Ala208→Thr（GCT→ACT）	古典型	データなし	データなし		
Zang 他, (1989)	複合ヘテロ接合体	Tyr393→Asn（TAC→AAC）, mRNA が発現されない異常	古典型	7.4	＋	－	＋＋＋

2. BCKDH-$E_{1\beta}$ の変異

MSUD 患者	遺伝子型	遺伝子異常	表現型	酵素活性*	$E_{1\alpha}$	$E_{1\beta}$	E_2
KM04	ホモ接合体	イントロン5のスプライス供与部位（GT→TT）（エクソン5, および 5・6 の欠失）	古典型	0.2%	＋		＋＋＋
KM08	ホモ接合体	エクソン1の 11塩基（81-91 または 92-102）の欠失	古典型	1.5	＋		＋＋＋
KM10	複合ヘテロ接合体	1塩基(G)の挿入（エクソン1, 53-56） 1塩基(T)の欠失（エクソン9, 954-T）	古典型	1.4	＋＋		＋＋＋
KM14	複合ヘテロ接合体	His156→Arg（CAT→CGT） 11塩基（81-91 または 92-102）の欠失	古典型	0.5	＋＋	±	＋＋＋

3. BCKDH-E_2 の変異

MSUD 患者	遺伝子型	遺伝子異常	表現型	酵素活性*	$E_{1\alpha}$	$E_{1\beta}$	E_2
KM 07	ホモ接合体	イントロン8のスプライス供与部位の1塩基の欠失（GGT→GT）（エクソン8の欠失）	古典型	4.7%	＋＋＋	＋＋＋	±（短い）
WG-34 (Fisher 他, 1991)	複合ヘテロ接合体	Phe215→Cys（TTT→TGT）, スプライシングの異常により17塩基の挿入（エクソン4-5）	チアミン反応型	20～40	＋＋＋	＋＋＋	－
(Herring 他, 1992)	複合ヘテロ接合体	エクソン8最後の1塩基の変異（GGT→AGT）（エクソン8の欠失および 8・9・10 の欠失）, 15-20kb の遺伝子の欠失	古典型	＜1	＋＋＋	＋＋＋	－
GM 612 (Fisher 他, 1993)	複合ヘテロ接合体	2bp の欠失（89-90, エクソン2）, Glu163→Stop（GAA→TAA）	古典型	＜1	＋＋＋	＋＋＋	－
KM03	ホモ接合体	エクソンから離れたところに位置するイントロン8の一部（126塩基）がエクソンとして認識されてmRNAへ組み込まれる	間欠型（新生児期に症状）	9	＋＋＋	＋＋＋	－
KM05	複合ヘテロ接合体	Ile37→Met（ATC→ATG）, Gly323→Ser（GGT→AGT）	間欠型	9	＋＋＋	＋＋＋	＋
KM24	ホモ接合体	終止コドン（TGA）がロイシン（TTA）へ置換される変異で, E2蛋白質のC-末端に7個のアミノ酸が付加される	間欠型	20	データなし		

* 正常コントロールのKmに近い基質濃度で測定したBCKDH活性である. 正常コントロールを100%としたときの割合を示す.

** CRM（cross-reacting material），イムノブロット法で検出した BCKDH の各サブユニットの正常コントロールに対する比率を示す. 正常コントロールを＋＋＋として，＋＋軽度減少，＋減少，± 痕跡，－なしと5段階に分けて半定量したものである.

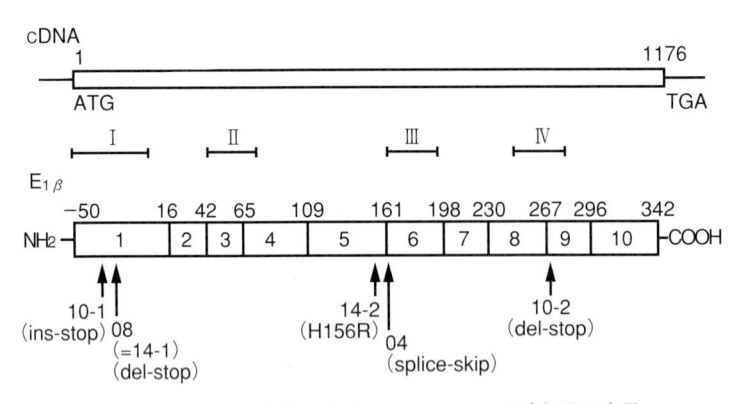

図4M-14　MSUD患者におけるBCKDH-E₁ᵦの遺伝子の変異

cDNAの翻訳領域は，1176 bpの塩基配列からなる．遺伝子は10個のエクソンに分かれている．成熟酵素は342アミノ酸からなり，ミトコンドリア移行シグナルは50個のアミノ酸からなる．ローマ数字で示した部分は，$E_{1\beta}$が特定の機能を果たすのに重要であると推定されている領域である．I: ミトコンドリア移行シグナル，II: E2結合部位，III, IV: 酸化的脱炭酸反応に関与すると推定されている領域1と2などがある．

に$E_{1\beta}$のバンドの減少が著しい（表4M-7-2）．また，E₂のバンドは，すべて正常コントロールと同じ程度にある．遺伝子変異は，欠失，挿入，スプライシングの異常，ミスセンス変異など，種々のものがある．ミスセンス変異を除いて，他はすべてフレームシフトを起こし，下流に終止コドンが出現するため，活性のある$E_{1\beta}$の蛋白質の細胞内での生合成が行われないと考えられる．

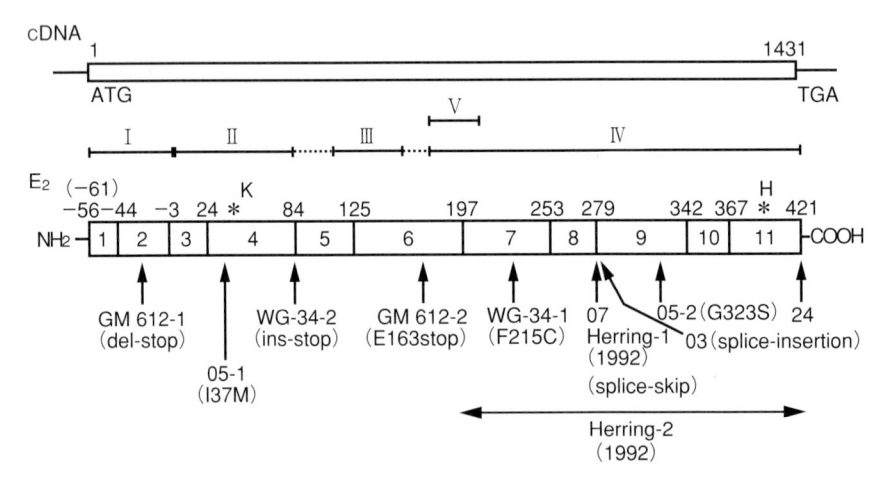

図4M-15　MSUD患者におけるBCKDH-E₂の遺伝子の変異

cDNAの翻訳領域は，1431 bpの塩基配列からなる．遺伝子は11個のエクソンに分かれている．成熟酵素は421アミノ酸からなり，ミトコンドリア移行シグナルは56個（61個という報告もある）のアミノ酸からなる．点線で示した部分はhinge領域で，E₂蛋白質のこの部分がちょうつがい状に折れ曲がると考えられている．ローマ数字で示した部分は，E₂が特定の機能を果たすのに重要であると推定されている領域である．I: ミトコンドリア移行シグナル，II: リポ酸が存在する領域，III: E₁とE₃の結合するドメイン，IV: 内部の芯となるドメイン，V: アシル基転移に重要な領域などがある．さらに，リポ酸が結合している44番目のリジン残基（K*），あるいはアシル基転移に働くと推定されるヒスチジン残基（H*）などもある．

3. II型

図4M-15および表4M-7-3は，遺伝子解析により明らかになったE$_2$の変異を示したものである．

MSUD-KM 07: 臨床表現型は古典型である．しかしながら，他の古典型の症例に比べてBCKDHの活性は高い．イントロン8のスプライス供与部位に1塩基の欠失が起こり，スプライシングの異常により，エクソン8が欠失したmRNAが生じ，結果として正常より短いE$_2$の蛋白質が生合成される．この短い蛋白質はイムノブロット法により検出されるが，その量は正常コントロールに比べて明らかに少ない．

WG-34（チアミン反応型）: これは，Scriverらによりチアミン反応型として最初に報告された症例である．1日10mgのチアミン（ビタミンB$_1$）の投与により，症状が劇的に改善することから，こうよばれている．患者由来の細胞を用いてBCKDH活性を測定したところ，残存活性が高く，チアミンの結合しているコンポーネントであるE$_1$に異常があることが報告された．そこで，BCKDHのチアミンに対するKmが検討されて，正常コントロールに比べて，高いことが示唆された．しかしながら，後にイムノブロット法を用いた蛋白質レベルでの解析で，E$_1$よりもむしろE$_2$に異常があることが判明した．さらに，遺伝子解析により，ミスセンス変異（Phe215→Cys）とイントロンの配列である17bpがエクソン5に挿入されている複合ヘテロ接合体であることが確認された．II型の患者は，3例が古典型，1例がチアミン反応型，3例が間欠型である．イムノブロット法では，E$_2$のバンドの異常がほとんどの例で認められる．E$_{1\alpha}$，E$_{1\beta}$の両方のバンドはすべて正常コントロールと同じ程度にある．

最近，間欠型MSUD症例の一部において，E$_2$遺伝子の異常が報告され，この臨床型の分子病態が明らかにされた．この中には，新生児マススクリーニングでは異常がなく，乳児期にウイルス感染症に罹患したときに初めて発症して診断された典型的な間欠型MSUD症例が含まれている（KM24）．この患者はE$_2$遺伝子の終止コドンがロイシンへ置換される変異のホモ接合体で，E$_2$蛋白質のC-末端に7個のアミノ酸が付加されることが予想された．また，同じく間欠型MSUD症例で検出された変異には，E$_2$遺伝子の異なる2種のミスセンス変異（複合ヘテロ接合体: KM05）や，さらにエクソンから離れたところに位置するイントロンの一部がエクソンとして認識されて mRNAへ組み込まれるようなまれな変異も含まれている（KM03）．いずれの間欠型症例でも，培養細胞で測定したBCKDHの残存酵素活性が古典型症例に比して有意に高いことが示されている．

4. III型

この型についても，症例は多くないが遺伝子解析が行われている．一般に，治療に対する反応が悪く予後不良とされている．おそらく，ピルビン酸代謝やα-ケトグルタル酸の代謝も障害されていることによると推定される．

5. MSUD患者の臨床分類とBCKDHの遺伝子異常

これまでの報告をまとめてみると，遺伝子異常と臨床分類は必ずしも相関しない．すなわち，これまで明らかになったE$_{1\alpha}$の異常は，古典型もしくは中間型である．E$_{1\beta}$の異常はすべて古典型である．また，E$_2$の異常は臨床的には古典型，間欠型，チアミン反応型である．このように，BCKDHのE$_{1\alpha}$，E$_{1\beta}$，E$_2$それぞれの異常と必ずしも臨床病型が一定の対応関係にあるわけではない．

E. MSUDの臨床分類とその病態

新生児期は蛋白質の摂取量，患者自身の体蛋白質の生理的代謝，分解など疾患病態に関与する要因が一定しておらず，この時期にMSUDの病型や病態を決めることは困難であると考えられる．ここで，BCAAの生体内での代謝を考えると，これらのアミノ酸は食物の中の蛋白質の形で必須アミノ酸として取り入れられ，大部分は蛋白質の生合成に利用され，一部は分解されエネルギー源としても利用される．この分解過程は炭水化物として供給されるエネルギーが充分存在する限り生体にとって必須な代謝過程ではない．このことはBCKDHの残存酵素活性がほとんどないMSUDの患者でも，厳密な食事療法により生命の予後は比較的良好であることからも推察できる．しかしながら，感染症などに罹患して，体蛋白質の異化が亢進し，同化をはるかに上回ると，遊離されたアミノ酸の代謝が必要になる．本来，正常人はこのアミノ酸の代謝によりエネルギーを獲得していくのであるが，MSUDの患者ではこの過程が障害され，しかも生体にα-ケト酸が大量に蓄積されるため代謝性アシドーシス，意識障害，失調などの症状が発現すると考えられる．

このようなことを念頭においてMSUDの各病型を考えると間欠型では体蛋白質の異化が亢進していない状態で，正常人が分岐鎖アミノ酸の代謝のホメオスターシス（恒常性）を維持するために必要な最低限度のBCKDHの残存酵素活性を保持していると考えられる．一方，古典型はこのホメオスターシスを維持するため酵素活性がほとんどなく，そのため厳密な分岐鎖アミノ酸摂取の調節が必要となる．中間型は両者の中間に位置する．もちろん，各患者について残存酵素活性を調べてみるとその分布は連続的で，すべての患者が一つの病型に分類されるものではない．あくまでも臨床病型の分類は患者の遺伝的変異により規定される残存酵素活性と蛋白質の摂取量や感染症の合併といった外的な要因の組み合わせで決まると考えられる．しかし，従来から行われているMSUD患者の臨床病型分類とBCKDHの残存酵素活性，そして分岐鎖アミノ酸摂取に対する耐容度の三者の間に一定の相関が認められる．

■ 文献

1) Chuang DT, Shih VE. Maple syrup urine disease (Branched-chain ketoaciduia). In: Scriver CR, Beaudet AL, Sly WS, Valle D, Childs B, Kinzler KW, Vogelstein B, editors. The metabolic and molecular bases of inherited disease. 8th ed. New York: McGraw-Hill; 2001. p.1971-2005.
2) Indo Y, Matsuda I. Molecular defects of the branched-chain α-keto acid dehydrogenase complex: maple syrup urine disease due to mutations of the E1α or E1β subunit gene. In: Patel MS, Roche TE, Harris RA, editors. Alpha-keto acid dehydrogenase complexes. Basel: Birkhauser Verlag; 1996. p.227-47.
3) Indo Y, Kitano A, Endo F, et al. Altered kinetic properties of the branched-chain α-keto acid dehydrogenase complex due to mutation of the β-subunit of the branched-chain α-keto acid decarboxylase (E1) component in lymphoblastoid cells derived from patients with maple syrup urine disease. J Clin Invest 1987; 80: 63-70.
4) Matsuda I, Nobukuni Y, Mitsubuchi H, et al. A T-to-A substitution in the E1α subunit gene of the branched-chain α-ketoacid dehydrogenase complex in two cell lines derived from Mennonite maple syrup urine disease patients. Biochem Biophys Res Commun 1990; 172: 646-51.
5) Mitsubuchi H, Nobukuni Y, Akaboshi I, et al. Maple syrup urine disease caused by a partial deletion in the inner E2 core domain of the branched-chain α-keto acid dehydrogenase complex due to aberrant splicing. A single base deletion at the 5´-splice donor site of an intron of the E2 gene disrupts the consensus sequence in this region. J Clin Invest 1991; 87: 1207-11.
6) Nobukuni Y, Mitsubuchi H, Akaboshi I, et al. Maple syrup urine disease. Complete defect of the E1β subunit of the branched-chain α-ketoacid dehydrogenase complex due to a deletion of an 11-bp repeat sequence which encodes a mitochondrial targeting leader peptide in a family with the disease. J Clin Invest 1991; 87: 1862-6.
7) Hayashida Y, Mitsubuchi H, Indo Y, et al. Deficiency of the E1β subunit in the branched-chain α-keto acid dehydrogenase complex due to a single base substitution of the intron 5, resulting in two alternatively spliced mRNAs in a patient with maple syrup urine disease. Biochim Biophys Acta 1994; 1225: 317-25.
8) Tsuruta M, Mitsubuchi H, Mardy S, et al. Molecular basis of intermittent maple syrup urine disease: novel mutations in the *E2* gene of the branched-chain α-keto acid dehydrogenase complex. J Hum Genet 1998; 43: 91-100.

＜犬童康弘＞

M 代謝異常症

3 糖質代謝異常；糖原病

◆まとめ
1. 糖原病とは，グリコーゲン代謝に関与する酵素の遺伝的欠損により，肝臓，骨格筋，心筋などに正常または異常な構造をもったグリコーゲンが蓄積し，低血糖，肝障害，心不全，筋力異常といった症状を呈する疾患をいう．
2. 主要な罹患臓器が肝である肝型糖原病にはグルコース-6-ホスファターゼ欠損症，筋症状が特徴的な筋型糖原病には筋型ホスホリラーゼ欠損症などがある．
3. 同じ酵素の欠損症でも遺伝型式が異なったり，筋型となったり肝型となることがある．遺伝子支配の異なったサブユニットの存在，筋型と肝型のアイソザイムの存在がその主たる要因となっている．

A. グリコーゲン代謝

グリコーゲンは D-グルコース残基が α-1,4-グルコシド結合の長鎖を形成し，8から12残基ごとに α-1,6-結合の枝分かれをもつグルコースのホモポリマーである（図4M-16）．グリコーゲンは，生体のエネルギー源としてのグルコースの細胞内貯蔵型分子で，ほとんどの臓器に存在するが，肝臓と筋肉のグリコーゲンが重要である．肝臓のグリコーゲンは主として食間の血糖レベルの維持に利用される．一方筋肉のグリコーゲンは筋収縮のエネルギー源として利用される．

1. グリコーゲン合成　glycogenesis

血液中のグルコースは各組織の細胞に取り込まれヘキソキナーゼ（肝臓ではグルコキナーゼ）でグルコース-6-リン酸となる．これは，グルコース-1-リン酸をへて，グリコーゲンとなり細胞内に蓄積される（図4M-17）．この過程は以下の4つの酵素が関与している．①ホスホグルコムターゼ：グルコース-6-リン酸とグルコース-1-リン酸の可逆的変換を触媒する酵素．②UDPグルコースピロホスホリラーゼ：グルコース-1-リン酸とウリジン3リン酸からウリジン2リン酸グルコース（UDP-グルコース）を合成する．③グリコーゲン合成酵素：グリコーゲンの非還元末端へUDP-グルコースのグルコースを α-1,4-結合させ，直鎖を伸長させる反応を触媒する（図4M-18）．④分枝酵素：グリコーゲンの非還元末端に近い α-1,4-結合の直鎖の6-7残基を切断し内部のグルコースのC6と α-1,6-結合させ，グリコーゲンの分枝を形成する（図4M-18）．

2. グリコーゲン分解

グリコーゲンの分解は α-1,4-結合を加リン酸分解してグルコース-1-リン酸を生成するホスホリラーゼと α-1,6-の分岐点の分解を行う脱分枝酵素（デブランチングエンザイム）によって行われる（図4M-19）．またリソゾームに存在する酸性 α-グルコシダーゼは α1,4-と α-1,6-結合を水解し，細胞内で利用されないグリコーゲンを分解している．

3. グリコーゲン代謝の調節

グリコーゲンの合成分解は多くの代謝関連物質や関連する酵素のリン酸化による活性調節によって複雑かつ巧妙に調節を受けている．たとえば，ホスホリラーゼはホスホリラーゼキナーゼによってリン酸化されると活性型（ホスホリラーゼa）となり，ホスホリラーゼホスファターゼによって不活性型（ホスホリラーゼ

● α1,6結合のグルコース
○ α1,4結合のグルコース

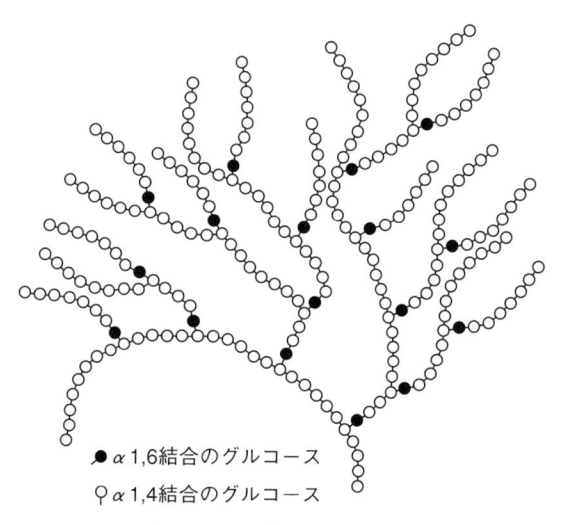

図4M-16　グリコーゲン分子

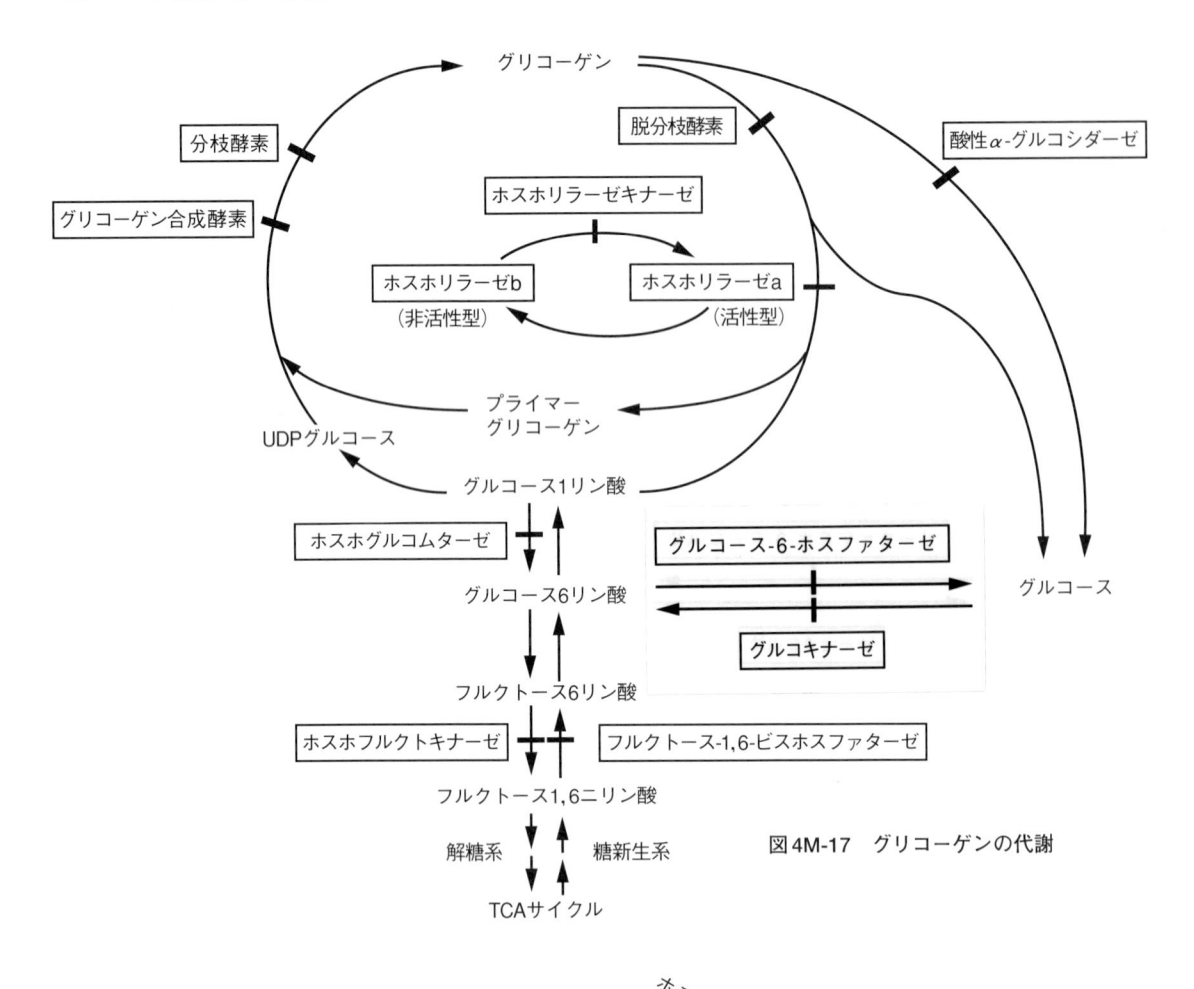

図4M-17 グリコーゲンの代謝

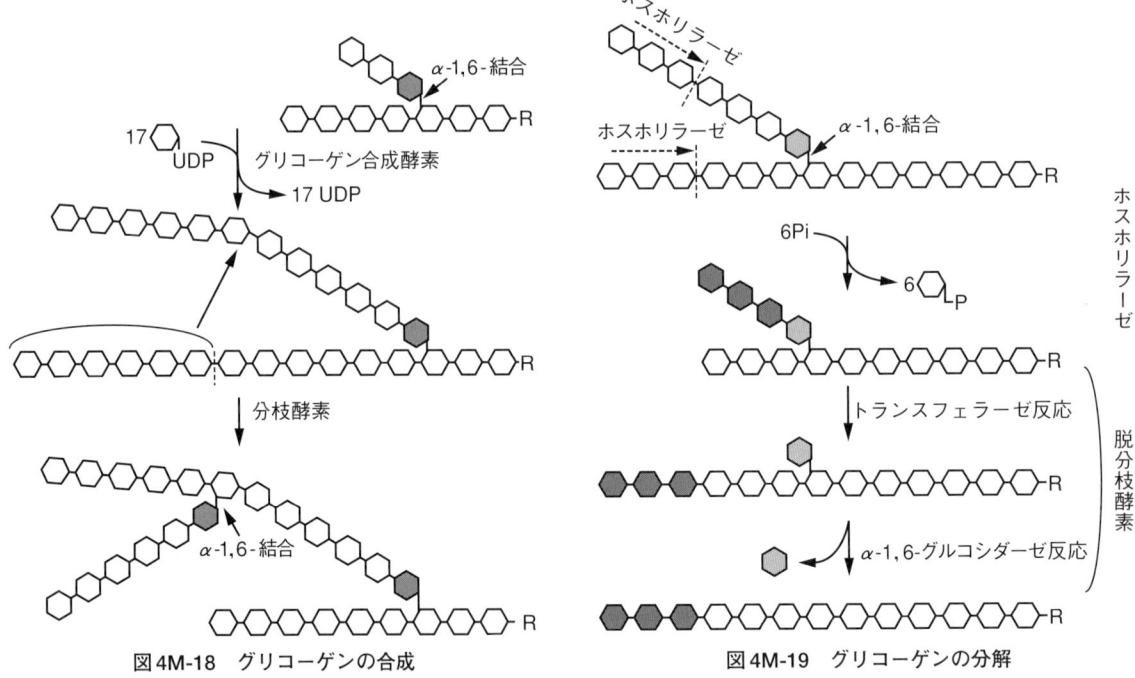

図4M-18 グリコーゲンの合成

図4M-19 グリコーゲンの分解

b) となる (図4M-17).

B. 解糖系と糖新生系

　解糖系はグルコースまたはグリコーゲンから，ピルビン酸または乳酸が生成される経路で，全ての細胞の基本的なエネルギー (ATP) の生成反応系である (図4M-17).

　糖新生系はピルビン酸，オキザロ酢酸などの糖以外の化合物からグルコースやグリコーゲンを生成する経路で，大部分は解糖系の逆反応によるが，糖新生系に特異な調節酵素がある．この酵素の中でフルクトース-1,6-ビスホスファターゼはホスホフルクトキナーゼの逆反応を触媒し (図4M-17)，その欠損症は，低血糖，肝腫大など，糖原病様の症状を呈する．

C. 糖原病　glycogenosis, glycogen strage disease

　グリコーゲン代謝に関与する酵素の遺伝的な欠損によって，肝臓，骨格筋，心筋などに正常または異常なグリコーゲンの蓄積をきたし，低血糖，筋機能異常，心不全，肝機能異常といった症状を呈する疾患を糖原病という (表4M-8).

1. 糖原病I型 (von Gierke病)

　肝グルコース-6-ホスファターゼ系 (図4M-20) の活性低下によって，グルコース-6-リン酸がグルコース

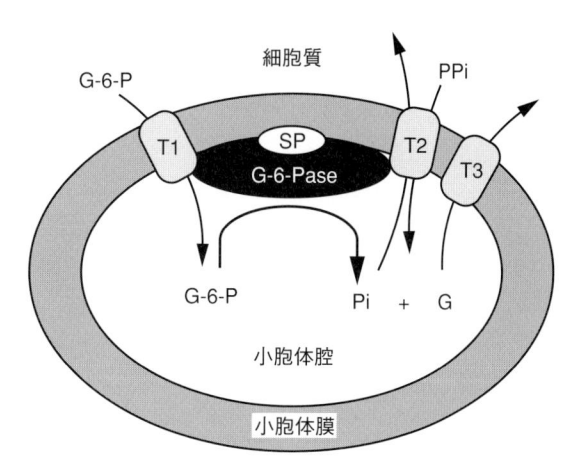

図4M-20　グルコース-6-ホスファターゼ系

に転換できないため，空腹時の低血糖をきたす．また，低血糖のためアミノ酸から糖新生により，グルコース-6-リン酸が生成されるが，これがグルコースにならないためグリコーゲン合成に流れ，グリコーゲン蓄積による肝腫大を生じる．日本において最も頻度の高い病型で糖原病全体の約40%を占める．

　グルコース-6-ホスファターゼ系は小胞体に存在する酵素系で，グルコース-6-リン酸を細胞質から小胞体内に輸送するグルコース-6-リン酸輸送蛋白 (T1)，グルコース-6-リン酸の脱リン酸化を行うホスホハイドロラーゼ (G-6-Pase)，この酵素の活性を安定化する安定化蛋白　stabilizing protein (SP)，リン酸・ピ

表4M-8　糖原病の分類

分類 (別名)	欠損酵素	遺伝形式
I (von Gierke病)		
a	グルコース6リン酸脱リン酸酵素 (G6Pase)	常劣
b	グルコース6リン酸輸送蛋白 (T1)	常劣
II (Pompe病)		
a 乳児型	酸性αグルコシダーゼ	常劣
b 小児・成人型		
III (Cori病)	脱分枝酵素	常劣
IV (Andersen病)	分枝酵素	常劣
V (McArdle病)	筋型ホスホリラーゼ	常劣
VI (Hers病)	肝型ホスホリラーゼ	常劣
VII (Tarui病)	筋型ホスホフルクトキナーゼ	常劣
VIII (ホスホリラーゼキナーゼ欠損症)		
肝型	肝型ホスホリラーゼキナーゼαサブユニット	伴性
	肝型ホスホリラーゼキナーゼγサブユニット	常劣
筋型	筋型ホスホリラーゼキナーゼαサブユニット	伴性
肝筋型	ホスホリラーゼキナーゼβサブユニット	常劣

ロリン酸の輸送蛋白（T2），グルコースの輸送蛋白（T3）からなる．G-6-PaseとT1の異常がこれまで分子レベルで確認されている．

a）糖原病Ia型

G-6-Paseの欠損による．G-6-Paseは分子量約3万7千，膜貫通部位が6カ所ある膜蛋白である．この蛋白の遺伝子は5つのエクソンからなり，第17番染色体17q21に位置している．現在までに種々の人種で50種類以上の遺伝子変異が報告されている．日本人患者には変異アレルの約90%を占める高頻度点変異，727G→Tが存在する．727G→T変異は，第5エクソンにあり，スプライシング異常を引き起こし正常より91塩基短いmRNAを生じる．

b）糖原病Ib型

グルコース-6-リン酸輸送蛋白の異常によって起こる．この遺伝子は11番染色体11q23に位置している．肝に発現しているmRNAは8つのエクソンによりコードされている．現在までに全世界で50種類以上の遺伝子変異が報告されている．日本人患者では，変異アレルの約40%を占める高頻度ミスセンス変異Trp118Argがみいだされている．本症では，低血糖の症状に加え，好中球の減少が起こり，感染を繰り返しやすいのが特徴である．

2．糖原病II型（Pompe病）

本症は発症時期の違いから，乳児型と小児・成人型に分類されるが，いずれもリソゾームの酸性-α-グルコシダーゼの低下が原因となり，リソゾーム内にグリコーゲンが大量に蓄積しこれが細胞機能障害に関係していると考えられている．乳児型では心不全が，小児・成人型では筋力低下が主要な症状となる．発症時期の早い重症のものほど本酵素の残存活性が低いとされている．酸性-α-グルコシダーゼは全身のほとんどの臓器に分布している．分子量104000の前駆体蛋白はマンノース-6-リン酸により修飾をうけ，リソゾームに入り76000の成熟蛋白になる．ヒトの酸性-α-グルコシダーゼの遺伝子は20のエクソンからなり17番染色体17q12-23に局在する．日本人ではSer529ValとArg600Cysの2種類の変異がみつかっており，前者は成人型に，後者は主に乳児型に関係しているとされている．

3．糖原病III型（Cori病）

脱分枝酵素（デブランチングエンザイム）（図4M-19）の異常によって，グリコーゲンの分枝部で分解が止まり，ホスホリラーゼのみで分解されたグリコーゲン（ホスホリラーゼリミットデキストリン）が蓄積する型の糖原病である．主な臨床症状は低血糖，肝腫大，筋力低下など肝臓と骨格筋の異常によるものである．脱分枝酵素は，トランスフェラーゼ反応とα-1,6-グルコシダーゼ反応の2つの反応を触媒する分子量約170000の酵素である．遺伝子は35のエクソンからなり1番染色体1p21にある．日本人ではミスセンス変異よりはさまざまな種類のスプライス異常を起こす変異や欠失，挿入の変異がみつかっている．

4．糖原病IV型（Andersen病）

分枝酵素（ブランチングエンザイム）の異常によって分枝の少ない異常グリコーゲンが肝，心筋，骨格筋，脾，腎の細胞に蓄積し組織障害を起こす．多くの症例では肝細胞の障害は肝硬変をひき起こし，予後が悪いが，酵素の残存活性が高く，肝障害が軽度で筋症状が主な症例もある．ヒト分枝酵素は702個のアミノ酸からなる分子量約80000の蛋白であり，遺伝子は3番染色体3p21に存在している．臨床上の重症度はこの遺伝子の変異の酵素活性に及ぼす影響に関係している．

5．糖原病V型（McArdle病）

骨格筋のホスホリラーゼの欠損によって筋のグリコーゲンの分解障害があり，グリコーゲンは効率よく解糖系に利用されないため，筋の易疲労性，脱力，有痛性硬直，筋細胞にグリコーゲンの蓄積がみられる．高齢者では筋萎縮が認められる．ヒトのホスホリラーゼは分子量約100000のサブユニットのホモダイマー，または，ホモテトラマーで存在し，筋型，肝型，脳型の3種のアイソザイムが知られている．これらはそれぞれ，第11番，第14番，第20番染色体の異なった遺伝子によって支配されている．筋ホスホリラーゼ遺伝子は，11q13に存在し，日本人の遺伝子変異は現在までに6種類報告されており，このうち3塩基欠損（708/709delTTC）が約半数の変異アレルに認められ高頻度変異と考えられる．

6．糖原病VI型（Hers病）

肝型のホスホリラーゼの異常によって，肝のグリコ

ーゲン分解障害をきたし，そのため低血糖と肝グリコーゲンの蓄積が起こる糖原病である．低血糖は糖新生系が働くために I 型に比べ軽度である．肝ホスホリラーゼの活性低下がみられる症例のほとんどは，その活性化酵素であるホスホリラーゼキナーゼの異常であり，本症は非常にまれである．肝型ホスホリラーゼキナーゼ欠損症とは臨床症状では鑑別ができないので酵素診断が必要である．肝型ホスホリラーゼ遺伝子は，14 番染色体 14q21 に位置している．現在までに 5 種類の遺伝子変異が報告されているが，日本人における遺伝子変異の報告はいまだない．

7. 糖原病 VII 型（Tarui 病）

筋型ホスホフルクトキナーゼの欠損症である（図 4M-17）．本酵素は解糖系の酵素でありその活性低下は運動の持続力の低下という症状に反映されている．またグリコーゲンの分解からみると本酵素はその律速酵素ともみることができグリコーゲンの分解障害のため筋細胞へのグリコーゲン蓄積が起こると考えられている．ヒトのホスホフルクトキナーゼ遺伝子は筋型（M 型，染色体座位 1q32），肝型（L 型，染色体座位 21q22.3），血小板型（P 型，染色体座位 10p15.2-p15.3）があることがわかっている．本酵素は組織によってこれら 3 つの遺伝子が様々なパターンで発現し，多くのアイソザイムとして存在することがしられている．たとえば，肝臓では L 型のサブユニットのホモテトラマー，赤血球では L 型と M 型のハイブリッドのテトラマーの形で存在している．本症では溶血とそれに伴う網状赤血球の増加がしばしば認められるが，これは肝型サブユニットの異常のため，赤血球のホスホフルクトキナーゼの活性が正常のほぼ半分に低下しているためであると考えられている．筋型ホスホフルクトキナーゼ遺伝子の変異は現在まで 18 種類の遺伝子変異が報告されており，日本人患者の遺伝子変異の報告もあるが，高頻度変異は同定されていない．

8. 糖原病 VIII 型

ホスホリラーゼを活性化する酵素，ホスホリラーゼキナーゼの欠損によって起こる糖原病である．このうち 75％は X 染色体性の肝型であり，グリコーゲンの蓄積による肝腫大，軽度の低血糖が主な症状である．ホスホリラーゼキナーゼは図 4M-21 のような，複雑なサブユニット構造をもつ酵素である．すなわち，調節サブユニットの α（分子量約 130000）と β（分子量約 120000），活性サブユニットの γ（分子量約 45000），カルモジュリン δ（分子量約 17000）からなる．カルシウム存在下ではさらにカルモジュリン分子（δ´）が αβ サブユニットと結合して（αβγδδ´）4 の構造をとっている．α サブユニットは肝型と筋型があり，それぞれ，PHKA2（染色体座 Xp22.2-22.1）と PHKA1（染色体座 Xq12-q13）といった異なった遺伝子に由来している．β サブユニットは PHKB 遺伝子（染色体座 Xp12-q13）から由来する．γ サブユニットは筋型と肝・睾丸型の少なくとも 2 つのタイプがあり，それぞれ PHKG1（染色体座 7p12-q21），PHKG2（染色体座 16p11.2-12.1）由来である（図 4M-21）．カ

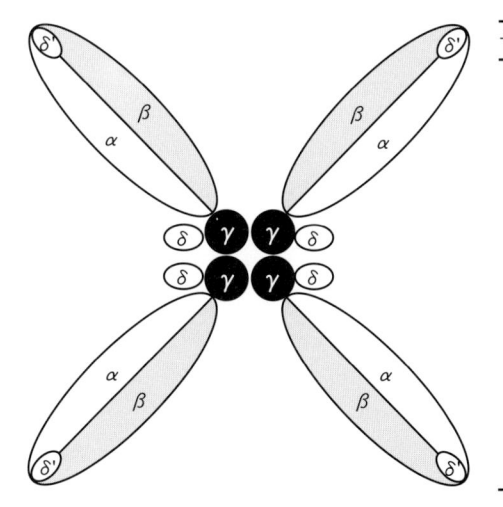

サブユニット	遺伝子（染色体上の位置）
筋型 α	PHKA1（Xq12-q13）
肝型 α	PHKA2（Xp22.2-22.1）
β	PHKB（16q12-q13）
筋型 γ	PHKG1（7p12-q21）
肝型 γ	PHKG2（16q11.2-12.1）
δ δ´	CALM1（14q24-q31）
	CALM2（2p21.1-21.3）
	CALM3（19q13.2-q13.3）

図 4M-21　ホスホリラーゼキナーゼ分子のサブユニット構造とその遺伝子座

ルモジュリンは同一アミノ酸をコードする3つの遺伝子があり，ホスホリラーゼキナーゼに特有な遺伝子ではない．本症は，①X染色体性の遺伝を示し，肝のみ侵される型，②常染色体性で肝と骨格筋の侵される型，③常染色体性肝型，④骨格筋単独型，⑤心筋単独型など，様々な臨床亜型が存在しているが，これは本酵素が前述のような複雑なサブユニット構造をもち，複数の遺伝子支配を受けているためである．①では肝型αサブユニットの異常，②ではβサブユニットの異常，③では肝・睾丸型γサブユニットの異常が確認されている．

9. 治療

肝型糖原病（I型，III型，IV型，VIII型）の低血糖に対しては頻回の食事を基本とし，低血糖の重症な例に対しては，グルコース高含有ミルクの夜間持続鼻注栄養法や，コーンスターチ療法が試みられている．コーンスターチは腸管内でαアミラーゼにより徐々に分解されグルコースを長期間にわたって体内に供給することで血糖を維持する．

筋型糖原病（V型，VII型）においては，過度な運動をさけることのみで，生命に対する予後は比較的良好である．

II型では近年酵素補充療法が試みられ，ある程度の成功を収めている．IV型では，肝不全に対する治療として，肝移植が試みられる．

■ 文献

1) Chen YT. Glycogen storage diseases. In: Scriver CR, Beaudet AL, Sly WS, Valle D, editors. The Metabolic and Molecular Basis of Inherited Disease. Vol. I. 8th ed. New York: McGraw-Hill; 2001. p.1521-51.
2) Hirschhorn R, Reuser AJJ. Glycogen storage disease type II: Acid α-glycosidase (acid maltase) deficiency. In: Scriver CR, Beaudet AL, Sly WS, Valle D, editors. The Metabolic and Molecular Basis of Inherited Disease. Vol. II. 8th ed. New York: McGraw-Hill; 2001. p.3389-420.

〈鈴木洋一〉

M 代謝異常症

4 ムコ多糖・糖脂質・糖蛋白質代謝異常症（リソソーム病）

◆まとめ

1. リソソーム lysosome は高分子化合物を酸性条件下で加水分解を行う細胞内小器官であり，リソソーム病は，この加水分解の異常が起こり分解されない基質がリソソーム内に蓄積する病態である．
2. 蓄積する物質に応じてムコ多糖症，脂質蓄積症，糖蛋白質蓄積症などがあり，これら疾患は異なる代謝系の障害によるものであるが，いずれも糖鎖部分の加水分解障害である．
3. 多くは酵素自身の活性低下あるいは欠損症であるが，それ以外に活性化蛋白質が欠損する疾患，安定性を制御する蛋白質（保護蛋白質）が欠損する疾患，酵素蛋白質が局在化できない疾患，酵素蛋白の糖鎖修飾障害，分解産物がリソソーム膜を通過できない疾患などが病因として明らかにされている．
4. 治療は欠損した酵素の補充療法，骨髄移植などが行われているが，将来的には遺伝子治療が行われる分野である．

A. リソソーム病の概念

リソソーム lysosome は高分子化合物（脂質，糖質，蛋白質，核酸など）を酸性条件下（pH4〜5）で加水分解を行う，いわば細胞内の消化系機能を担う細胞内小器官である．約50種近い加水分解酵素が存在し細胞内で不用となった化合物を分解し，細胞外へ排泄あるいは細胞内で再利用し，代謝の調節を行っている．リソソーム病は，この加水分解酵素活性の異常が起こり，分解されない基質がリソソーム内に蓄積する病態であり，リソソーム蓄積症 lysosomal storage disease ともよばれる．その主要な疾患は蓄積する物質に応じてムコ多糖症，脂質蓄積症（リピドーシス，スフィンゴリピドーシス），糖蛋白質蓄積症（オリゴ糖蓄積症，ムコリピドーシス），糖原病（2型のPompe病のみ．他項で述べられているためここでは取り上げない）などである．

B. リソソーム病の病因と病態生理

ムコ多糖の基本構造は，ウロン酸とアミノ糖が交互に結合し，部分的に硫酸基をもった糖鎖（デルマタン硫酸，ヘパラン硫酸など）であるが，結合組織中では，コア蛋白質と結合しプロテオグリカンを形成する（図4M-22a）．ムコ多糖症は，この糖鎖部分の加水分解が障害され，ムコ多糖が蓄積する疾患である．糖脂質の基本構造はスフィンゴシンに1分子の脂肪酸がアミド結合したセラミドに各種の糖が結合したものであり（図4M-22b），リピドーシスでの障害部位は糖鎖部分の加水分解障害であり，蓄積する脂質は，ガングリオシド，グリコリピッド，スフィンゴミエリンなどである．糖蛋白質蓄積症の場合，多くはアスパラギン結合糖蛋白質の異化障害であり，この場合も蛋白質に結合した糖鎖の加水分解障害であり，蓄積するのは糖鎖部分のオリゴ糖である（図4M-22c）．すなわちこれら疾患は異なる代謝系の障害によるものであるが，共通していることは，三者ともに糖鎖部分の加水分解障害であるという点である．

リソソーム酵素自身も糖蛋白質である．他の蛋白質と同様に粗面小胞体で合成され，糖鎖部分がドリコールを介して蛋白質に付加される．その後 Golgi 体へと輸送され，糖鎖部分の修飾をうけるが，リソソーム酵素であることの認識マーカーとして，マンノース6位の位置がリン酸化される．その後，エンドソームなどの酸性小器管を通じ，リソソーム内へ転送されるが，この時重要なのは，リソソーム酵素蛋白質受容体（マンノース-6-リン酸を認識する受容体）と結合することである．細胞外に存在するリソソーム酵素もこの様式で細胞内へと取り込まれる（図4M-23）．リソソーム病の原因の多くは，①加水分解させるリソソーム酵素自身の活性低下あるいは欠損である．しかしそれ以外に，②水和性の低い脂質を基質とする場合，酵素との反応を円滑にする活性化蛋白質を必要とすることがあり，この蛋白質が欠損する疾患（例: 異染性ロイコジストロフィー，GM_2-ガングリオシドーシス，Gaucher病などの一部），③酵素の細胞内安定性を制御する蛋白質（保護蛋白質）が欠損する疾患（例: ガラクトシ

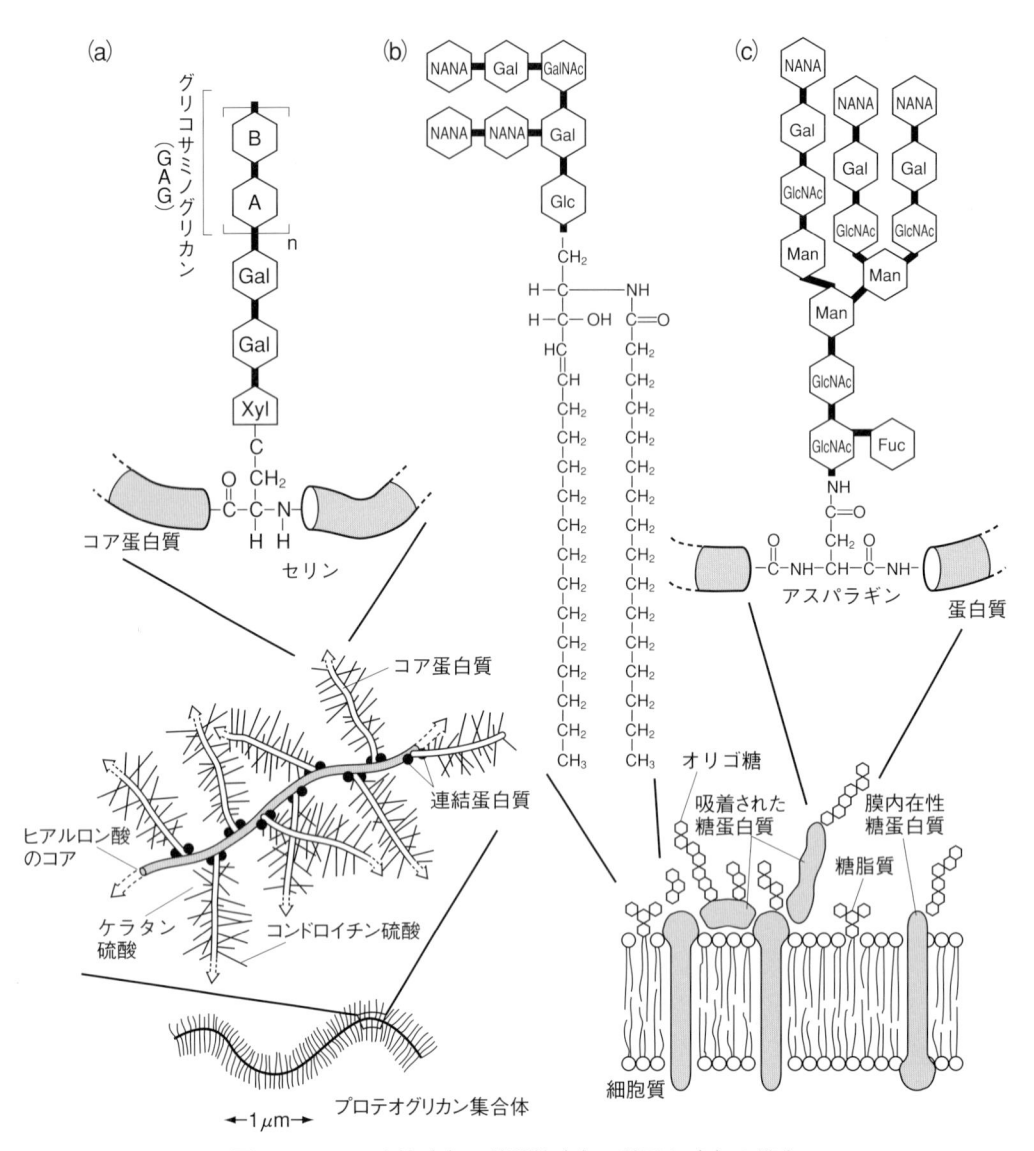

図4M-22 ムコ多糖（a）・糖脂質（b）・糖蛋白（c）の構造

Xyl: キシロース，Gal: ガラクトース，Glc: グルコース，GalNAc: N-アセチル-ガラクトサミン，NANA: N-アセチルノイラミン酸（シアル酸），GlcNAc: N-アセチル-グルコサミン，Fuc: フコース，Man: マンノース．

アリドーシス），④酵素蛋白質のマンノース-6-リン酸化障害が生じ，酵素がリソソーム酵素受容体に結合できず，リソソームに酵素が局在化できない疾患（例: I-cell病，ムコリピドーシスⅢ），⑤酵素は正常に存在し，加水分解も正常に行われるが，分解産物がリソソーム膜を通過できない疾患（例: シスチノーシス，シアル酸蓄積症），⑥酵素蛋白自身の糖鎖修飾障害（例: マルチプルサルファターゼ欠損症）などが病因として明らかにされている（図4M-24）．いずれにしろ，リソソーム内に分解されない物質が徐々に蓄積し，

細胞機能障害，さらには神経を含む組織臓器障害が出現する．一般に進行性病変は小児期より出現することが多いが成人期発症をとる亜型もみられ，これは欠損酵素の残存活性の程度により障害度が異なるためとされている．

C．リソソーム病の臨床症状・診断

ムコ多糖症，リピドーシス，糖蛋白質蓄積症は3つの異なるリソソーム病であるが，臨床症状には多くの共通性が認められる．たとえば知能低下，肝脾腫，チ

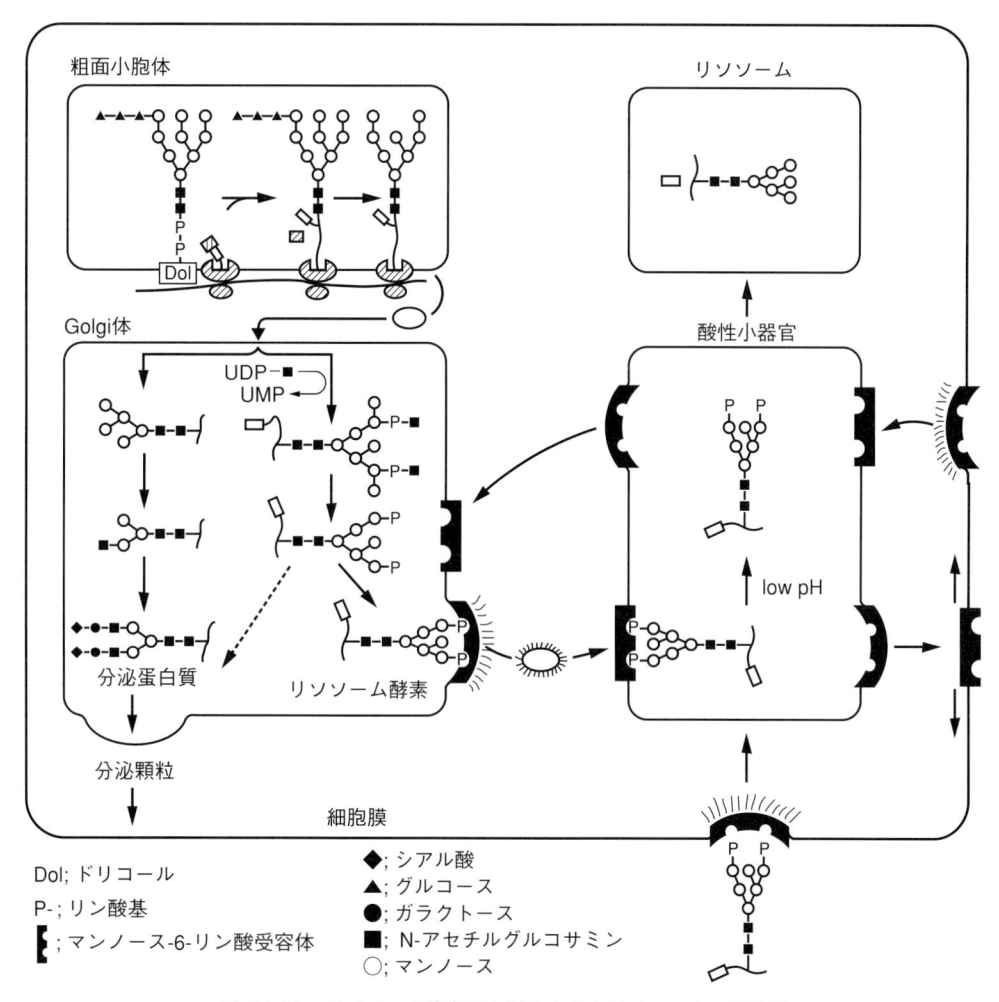

図4M-23 リソーム酵素蛋白質の合成とリソームへの輸送

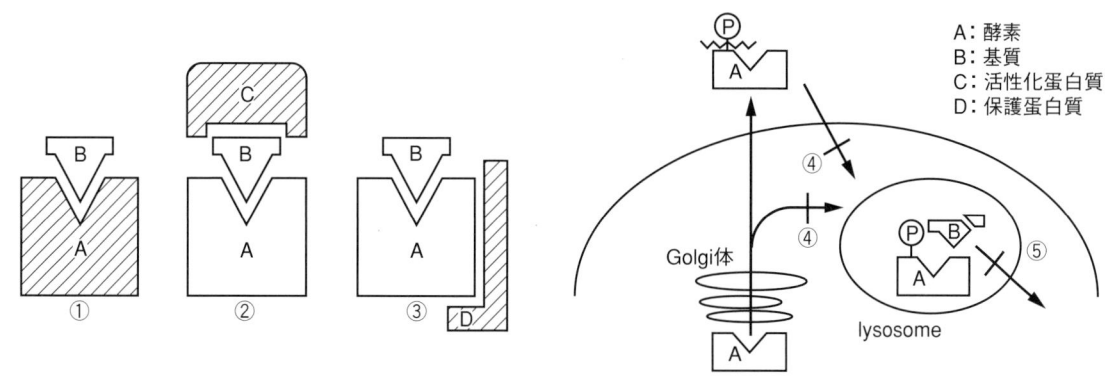

図4M-24 リソーム病の病因
①酵素の欠損，②活性化蛋白質の欠損，③保護蛋白質の欠損，④リソーム酵素分子に存在するマンノースのリン酸化障害により，リソーム酵素がリソーム内へ局在化できない，⑤リソーム内で基質は分解されるが分解産物がリソーム膜を通過できない．

ェリーレッドスポットとよばれる眼底網膜の黄斑部変性（図4M-25a），骨変形（図4M-25b）など，また形態的変化においてもmembranous cytoplasmic body（MCB）あるいは，zebra body（図4M-25c），リンパ球空胞化（図4M-25d）なども共通に認められることがある．これは欠損酵素が異なっていても蓄積物質に類似性を有していることや，あるいは一種の欠損酵素によって異なる物質の異化障害も同時に生ずることに起因する．たとえば，ガラクトースは，ムコ多糖・糖脂質・糖蛋白質いずれにも存在する糖であるため，β-ガラクトシダーゼ欠損症では，どの物質の分解障害も生じ，共通な臨床症状が出現するものと推測される．リソソーム病の診断は，①特徴的臨床症状，②生検を含めた病理所見，③生化学的検査によってなされ

る．生化学的検査では酵素測定（リンパ球，線維芽細胞，生検組織などを用いる）および蓄積物の同定（尿中のムコ多糖・脂質・オリゴ糖，生検組織の分析）が重要であるが，近年，酵素の遺伝子解析が急速に進み，PCRなどを利用した遺伝子診断も可能となり確定診断，保因者診断が行われるようになった．

D. リソソーム病の治療

特別な根本的治療法はないが，いくつかの試みがなされている．欠損した酵素の補充療法は理論的には可能であるが，組織にいかに効率よく酵素を運ぶかが重要な課題である．中枢神経障害を認めないGaucher病は酵素の補充療法の治験が行われ効果を上げており，本邦でも保険適用が可能となった．Fabry病，

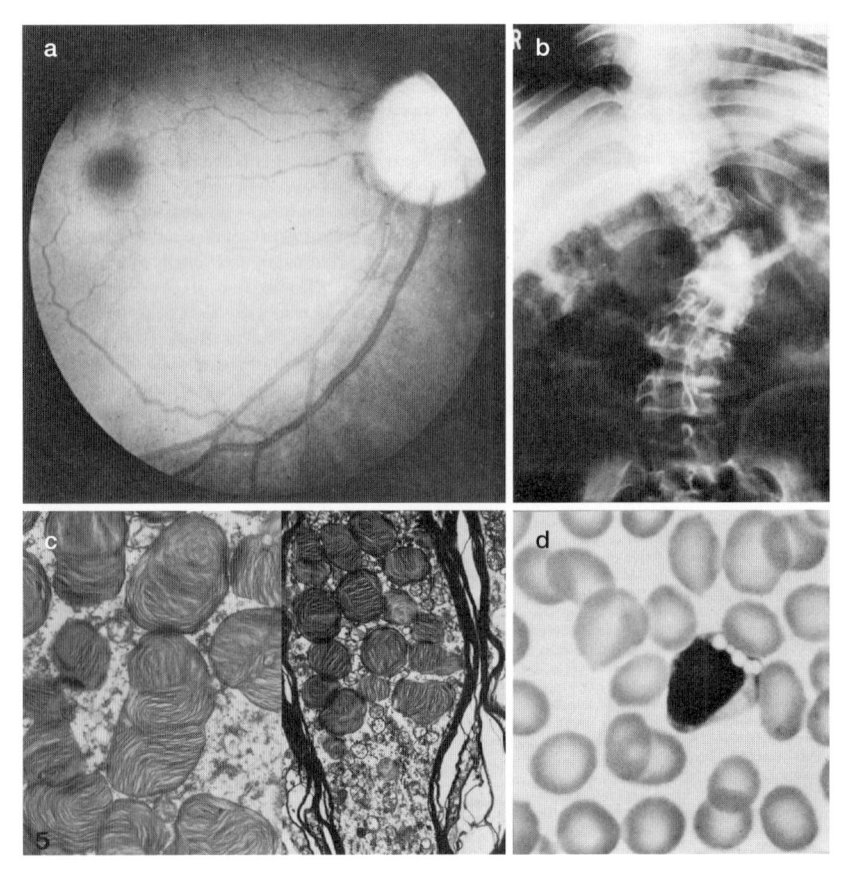

図4M-25
a: 眼底網膜黄斑部のチェリーレッドスポット
b: 骨変化．腰椎の鳥のくちばし様の圧迫性変化
c: 神経組織内にみられたmembranous cytoplasmic body（MCB）ないしzebra body
d: 末梢血リンパ球空胞化

Pompe 病などにおいても試みられているが，酵素蛋白質は脳血管関門を通過できないため，中枢神経障害を示す疾患には，工夫が必要である．浸透圧的に脳血管関門を開いて投与する試みや，脂質膜に酵素蛋白質を包んだリポソームとして投与する方法も考案されている．また持続的に酵素を補充する目的で，腎移植，骨髄移植なども実際に行われている．将来的には，遺伝子治療が行われる分野である．

E．ムコ多糖症

　酸性ムコ多糖のうち，ムコ多糖症に関与するものは，デルマタン硫酸，ヘパラン硫酸，ケラタン硫酸であり，本症はこれらを加水分解するリソソーム酵素の欠損により細胞内蓄積をきたす疾患である（図4M-26）．臨床症状，尿中ムコ多糖排泄パターン，遺伝形式，欠損酵素によりⅠ型（Hurler病，Scheie病），Ⅱ型（Hunter病），Ⅲ型（Sanfilipo病），Ⅳ型（Morquio病），Ⅴ型（空白），Ⅵ型（Maroteaux-Lamy病），Ⅶ型（Sly病），に分類されている（表4M-9）．主たる症状は，低身長，関節拘縮，難聴，心雑音，肝脾腫，角膜混濁，知能障害，X線上異常骨所見などであり，特異な顔貌（ガルゴイリズム，図4M-27）を示すこと

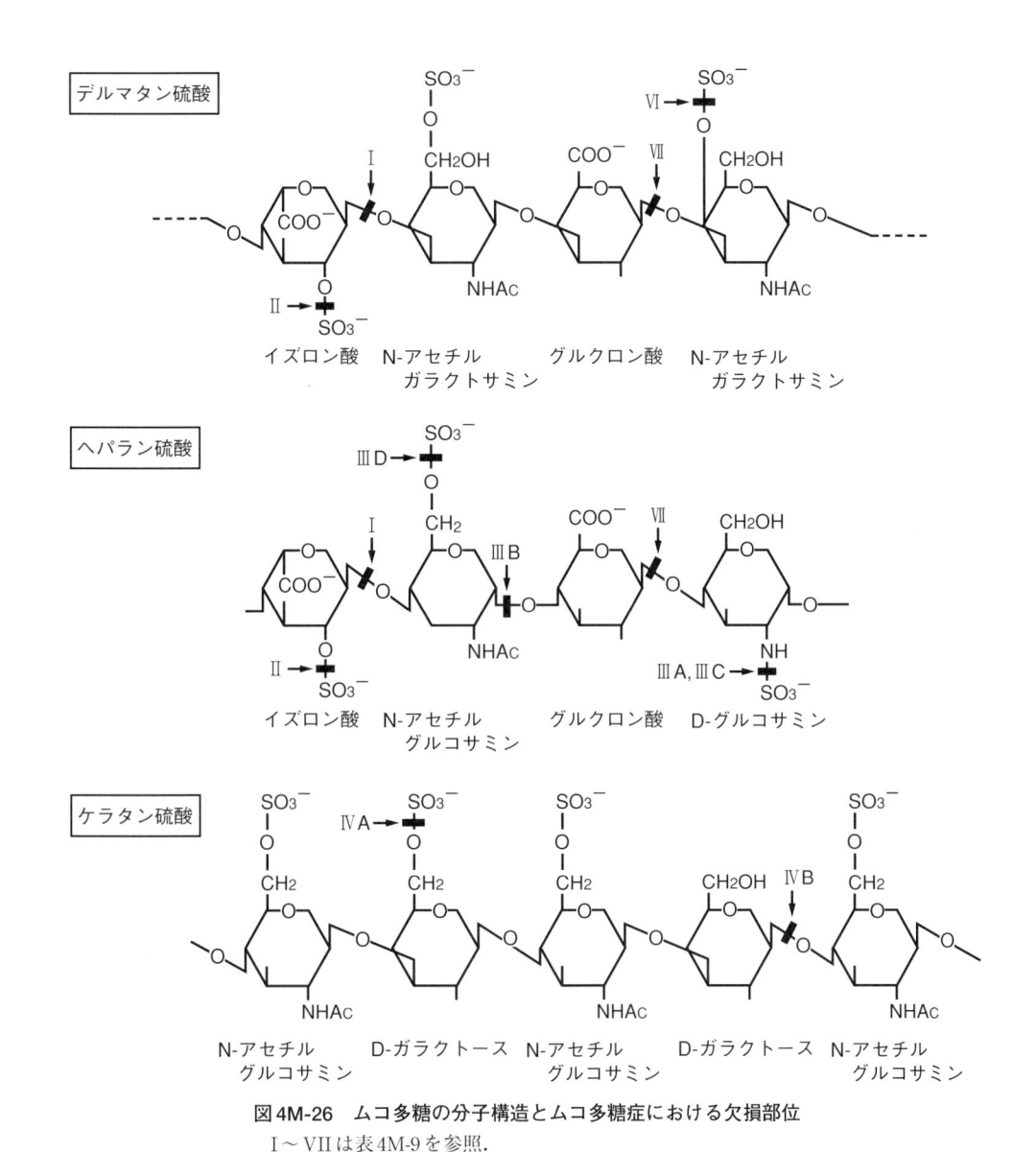

図4M-26　ムコ多糖の分子構造とムコ多糖症における欠損部位
　Ⅰ～Ⅶは表4M-9を参照．

表 4M-9 ムコ多糖症

分類名	病名	遺伝型式	欠損酵素	尿中ムコ多糖	低身長	異常顔貌	骨変化	関節拘縮	肝脾腫	角膜混濁	知能低下	他
IH	Hurler	AR	α-L-iduronidase	DS, HS	+	++	++	+	+	+	++	10歳頃までに死亡
IS	Scheie	AR	〃	〃	−	±	+	+	+	+	−	大動脈弁不全，予後良好
IH/S	Hurler-Scheie複合体	AR	〃	〃	+	+	+	+	+	+	+	IHとISとの中間
IIA	Hunter重症	XR	iduronate sulfatase	DS, HS	+	++	++	+	+		+	15〜20歳頃死亡
IIB	Hunter軽症	XR	〃	〃	±	+	+	+	+		±	30〜60歳頃まで生存
IIIA	Sanfilipo A	AR	heparan sulfate sulfatase	HS	±	+	±	+	+		++	臨床症状から各型を診断することは不可能
IIIB	Sanfilipo B	AR	α-N-acetyl-D-glucosaminidase	〃	±	+	±	+	+		++	20歳頃までに死亡
IIIC	Sanfilipo C	AR	Acetyl Co A: α-glucosaminide N-acetyltransferase	〃	±	+	±	+	+		++	知能低下が強い
IIID	Sanfilipo D	AR	N-acetylglucosamine-6-sulfate sulfatase	〃	±	+	±	+	+		++	
IVA	Morquio A 重症/軽度	AR	N-acetylgalactosamine-6-sulfate sulfatase	KS	++	+	++	+	±	+	−	軽症例は骨変化が軽度
IVB	Morquio B	AR	β-galactosidase	〃	+	−	++	−	±	±	−	GM1ガングリオシドーシスと同一酵素
VIA	Maroteaux-Lamy重症	AR	N-acetylgalactosamine-4-sulfate sulfatase	DS	++	+	++	+	+	+	−	20歳頃まで生存
VIB	Maroteaux-Lamy軽症	AR	〃	〃	±	±	+	+	+	+	−	予後良好
VII	Sly	AR	β-glucuronidase	HS, DS	±	±	+	±	+	±	±	症状の程度は症例により異なる

AR: 常染色体劣性，XR: X連鎖劣性，DS: デルマタン硫酸，HS: ヘパラン硫酸，KS: ケラタン硫酸

が多い．成人例では，上記の症状はめだたず，手根管症候群や圧迫脊髄症などが主症状のことがあるので注意を要する．疑わしければ尿中ムコ多糖排泄分析，酵素測定を行うことが重要である．Hunter病がX連鎖劣性遺伝である以外はすべて常染色体劣性遺伝である．

F．脂質蓄積症（リピドーシス）

本症は，蓄積物質および欠損酵素，およびその異化過程が最も解明されたリソソーム病である（図4M-28）．GM1ガングリオシドーシス（β-ガラクトシダーゼ欠損），GM2ガングリオシドーシス（Tay-Sachs病，β-ヘキソサミニダーゼA欠損），Sandhoff病（βヘキソサミニダーゼA，B欠損），Fabry病（α-ガラクトシダーゼ欠損），Krabbe病（セレブロシダーゼ欠損），異染性白質ジストロフィー症（MLD，アリルスルファターゼA欠損），Gaucher病（β-グルコシダーゼ欠損），Niemann-Pick病（スフィンゴミエリナーゼ欠損）などが知られている．すべて遺伝性疾患であり，Fabry病がX連鎖劣性遺伝である以外，他は常染色体劣性遺伝である．神経組織は脂質含量の多い組織であり，その主な成分は，中性脂質（コレステロールエステル，脂肪酸，トリグリセリド），極性脂質（糖脂質，リン脂質），さらに極性の強く陰性に荷電したシアル酸を含んだガングリオシドなどである．このうちスフィンゴシンを含む複合脂質，すなわちスフィンゴリピドの蓄積症がスフィンゴリピドーシスであり，ガングリオシドの蓄積症がガングリオシドーシスである．最近の進歩としては，病態生理の項で述べた活性化蛋白に関してかなり整理されてきており，表4M-10に示されるごとく，多種類の酵素と疾患に関わっていることが明らかにされている．

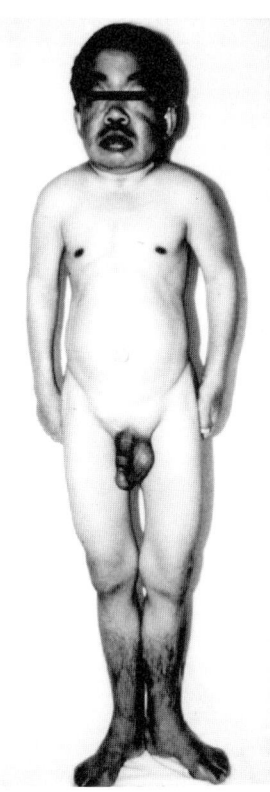

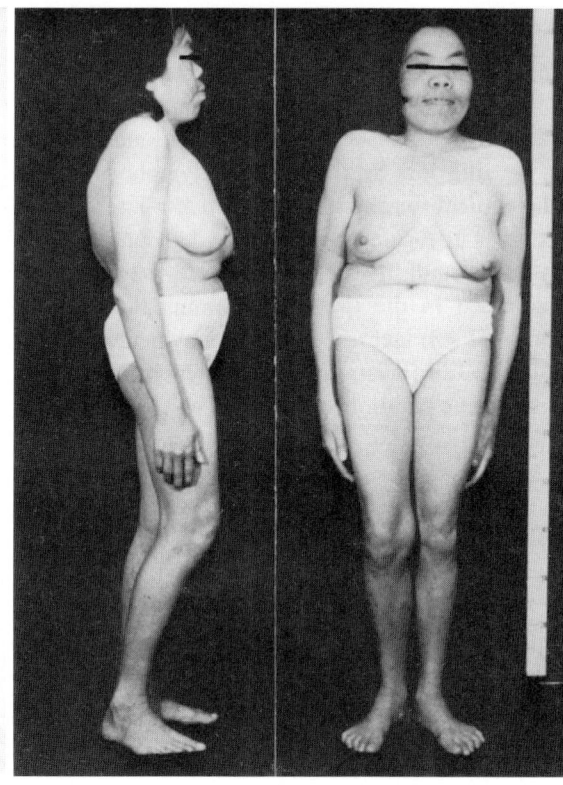

M-4. ムコ多糖・糖脂質・糖蛋白質代謝異常症（リソソーム病） 425

図 4M-27
ムコ多糖症患者（左），
糖蛋白質蓄積症患者（右）
　特徴的顔貌（ガルゴイリズム），低身長，骨変形，臍ヘルニアおよび鼠径ヘルニアを示す．

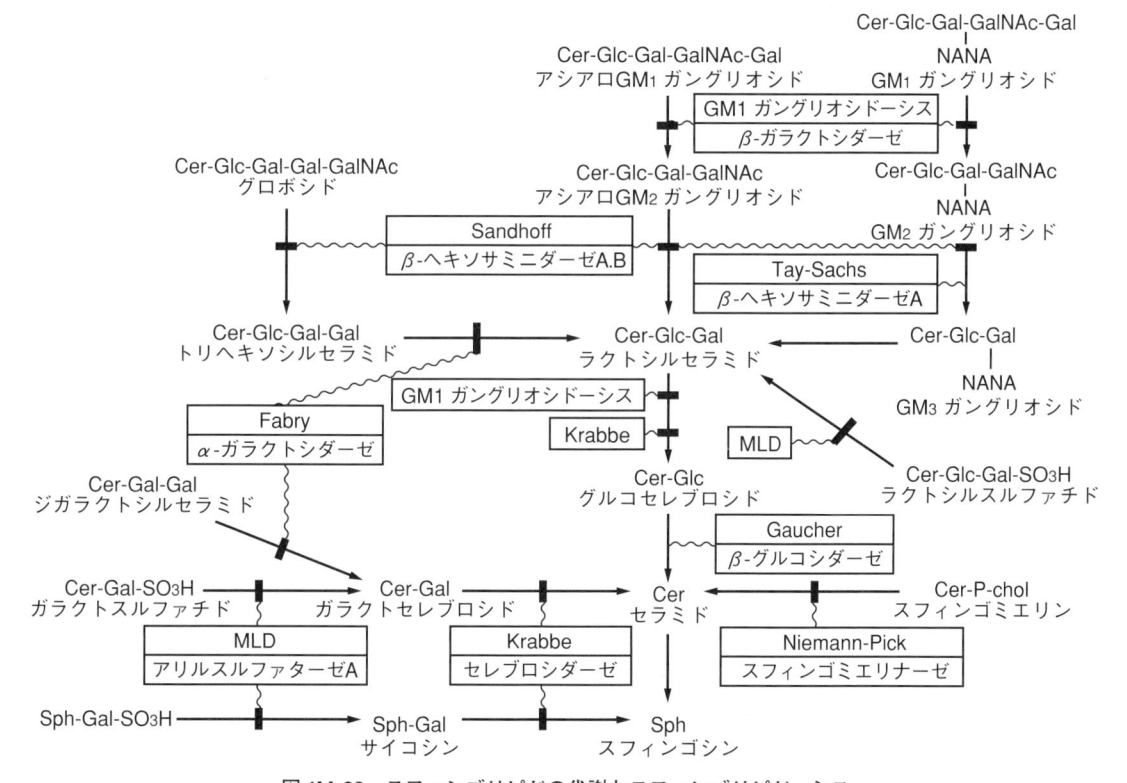

図 4M-28　スフィンゴリピドの代謝とスフィンゴリピドーシス
　NANA: N-アセチルノイラミン酸（シアル酸），Glc: グルコース，Gal: ガラクトース，GalNAc: N-アセチルガラクトサミン，P-chol: ホスホリルコリン

表4M-10 リソソーム酵素活性化蛋白の種類と異常症

活性化蛋白	別称	活性化酵素	疾患
GM2活性化因子	SAP-3	β-ヘキソサミニダーゼA	G_{M2}-ガングリオシドーシスAB型
プロサポシン	SAP前駆体	不明	プロサポシン欠損症
サポシンA		グルコシルセラミダーゼ ガラクトシルセラミダーゼ	
サポシンB	SAP-1 スルファチド活性化因子 GM1活性化因子 非特異的活性化因子	アリルスルファターゼA α-ガラクトシダーゼ シアリダーゼ スフィンゴミエリナーゼ GM1β-ガラクトシダーゼ	異染性白質ジストロフィ様蓄積症
サポシンC	SAP-2 P因子 コグルコシダーゼ A1活性化因子 熱安定因子 Gaucher活性化蛋白質	グルコシルセラミダーゼ ガラクトシルセラミダーゼ スフィンゴミエリナーゼ	Gaucher病様蓄積症
サポシンD	C成分	スフィンゴミエリナーゼ	

G. 糖蛋白質代謝異常症

糖蛋白質にはN-グリコシド型蛋白質とO-グリコシド型糖蛋白質が存在するが、これらが分解されるときには、まずエンドグリコシダーゼによりペプチドと糖鎖との結合部位が切断され、その後糖鎖の末端から順次リソソーム内の加水分解酵素により単糖が切断される．本症は、これらの酵素の欠損により生ずる疾患であり、尿中に未分解の多量のオリゴ糖が排泄される．また本症はムコ多糖症とスフィンゴリピドーシスとを合わせもった症状を呈するため、以前はムコリピドーシスともよばれていた．

N-グリコシド型糖蛋白質分解異常症の研究が進んでおり、アスパルチルグルコサミン尿症、α-マンノシドーシス、β-マンノシドーシス、シアリドーシス、さらに糖脂質代謝障害が主であるGM2ガングリオシドーシス、GM1ガングリオシドーシスなども含まれる（図4M-29）．一方、O-グリコシド型糖蛋白質分解

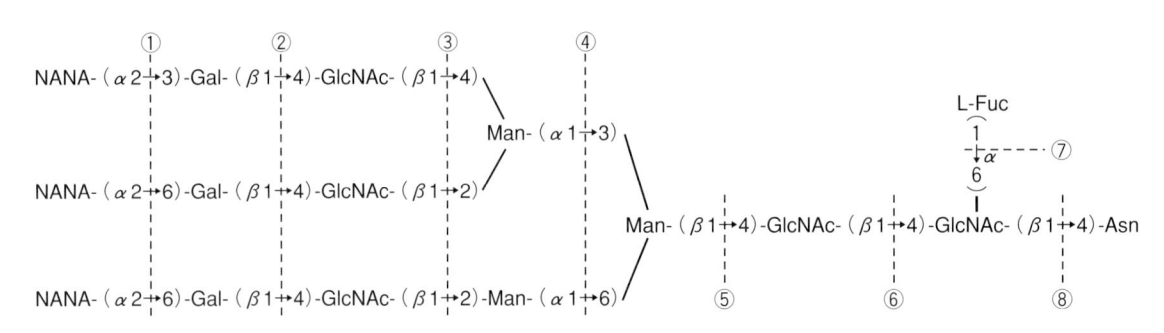

図4M-29 糖蛋白質（N-グリコシド型）の構造と糖蛋白質代謝異常症

①シアリドーシス：シアリダーゼ欠損
②GM1ガングリオシドーシス：β-ガラクトシダーゼ欠損
③Sandhoff病：N-アセチルグルコサミニダーゼ欠損（GM2ガングリオシドーシス）
④α-マンノシドーシス：α-マンノシダーゼ欠損
⑤β-マンノシドーシス：β-マンノシダーゼ欠損
⑥エンド型N-アセチルグルコサミニダーゼ欠損症はみいだされていない
⑦フコシドーシス：フコシダーゼ欠損
⑧アスパルチルグルコサミン尿症：アスパルチルグリコシダーゼ欠損

異常疾患も認められており，α-N-アセチルガラクトサミニダーゼ欠損症（Schindler病，神崎病）が明らかにされた．ガラクトシアリドーシスは，β-ガラクトシダーゼとシアリダーゼの活性低下を示すが，これら両酵素の一次的欠損ではなく，これら酵素を保護する蛋白質 protective protein の欠損症である（図4M-24）．I-cell病（ムコリピドーシスII）と偽Hurlerポリジストロフィ（ムコリピドーシスIII）は，リソソーム酵素蛋白質のマンノース6位のリン酸化障害（ホスホトランスフェラーゼ活性低下）による疾患であり，リソソーム酵素蛋白質がマンノース-6-リン酸受容体と結合できないため，リソソーム酵素がリソソーム内へ取り込まれず，細胞外へ逸脱してしまい，糖蛋白質，糖脂質，ムコ多糖など多系統の代謝障害が起こる疾患である（図4M-23）．臨床的には小脳症状，知能低下をはじめ種々の中枢神経障害，身体骨変化（ガーゴイル様）などを呈し，チェリーレッドスポットや肝脾腫を伴う．ガラクトシアリドーシスはミオクローヌスを主徴とする疾患である．

■ 文献

1) Johnson WG. Lysosomal disease and other storage diseases. In: Rowlmd LP, editor. Meritt's Text Book of Neurology. 9th ed. Philadelphia: Williams & Wilkins; 1995. p.547.
2) Sandhoff K, et al. Part 16 Lysosomal disorders. In: Scriver CR, Beudet Al, Sly WS, et al, editors. The Metabolic and Molecular Bases of Inherited Disease. 8th ed. New York: McGraw-Hill; 2001. p.3371.
3) 岡田伸太郎, 他. ムコ多糖症. 糖蛋白質代謝異常, 脂質代謝異常. In: 近藤喜代太郎, 鈴木義之, 編. 神経疾患の遺伝学. 東京: 金原出版; 1993. p.354.
4) 鈴木義之. リソソーム: 総論. 先天代謝異常症候群（下）. 別冊日本臨牀　領域別症候群シリーズ No.19. 1998; 345.

<栗山　勝>

M 代謝異常症

5 重金属代謝異常; Wilson病

◆まとめ
1. Wilson病は，遺伝性銅代謝異常症の代表的疾患であり，常染色体劣性遺伝をする．細胞内銅輸送蛋白（ATP-7B: 13番染色体長腕14.3に座位）の機能異常により，肝を中心として全身諸臓器に銅が過剰蓄積する．
2. ATP-7Bは，①Golgi小体にてアポセルロプラスミンに銅を結合させる，②trans-Golgi network（TGN）を介してライソームやエンドソームを通して毛細胆管側に銅を排泄させる作用を司るが，ATP-7Bの欠陥により銅結合型セルロプラスミン（ホロセルロプラスミン）の生成が悪く，低セルロプラスミン血症，胆汁中銅排泄低下および尿中銅排泄過多をみる．
3. 臨床的に，肝硬変，錐体外路症状，Kayser-Fleischer角膜輪および腎障害を主体とする．
4. 小児期には，肝型が圧倒的に多く，神経型は思春期以降に漸増する．銅キレート薬治療および低銅食療法が著効する．劇症例や回復不全例などに肝移植が行われる．
5. 発症頻度は，出生約3万～3.5万人にひとりといわれる．Wilson病は発症前にマススクリーニングして早期発見・早期治療が有用である．

Wilson病とMenkes病は，遺伝性銅代謝異常の代表的疾患であるが，臨床的に，銅過剰蓄積と銅欠乏と相反する病態を呈する．近年，Wilson病遺伝子およびMenkes病遺伝子がクローニングされ，両遺伝子の相同性が高く，発現する蛋白質は，細胞内P-type ATPase familyの銅輸送膜蛋白質であることが判明した[1-3]．両遺伝子の座位が違うことによる，遺伝形式の相違および発現蛋白質の臓器依存性による病因・病態の劇的な相違がある（表4M-12参照）．

本稿においては，Wilson病を中心とした分子病態

表4M-11 Wilson病の発症年齢区分と病期の分類

病期 Deissらの分類	小児期年齢区分	銅代謝，銅蓄積	肝組織像	臨床像ほか
I	5歳以下	肝を中心に，諸臓器にも銅沈着	線維化が中心である	ほとんど無症状であり，尿中銅排泄も著明に増加しない．3歳以降に，肝症状をみる例もまれに存在する．
II	5～15歳	肝より銅放出による他臓器への再分布	中～亜大量の肝細胞壊死 ↓ 単小葉性肝硬変形成期	肝症状が一過性に出現するもの：黄疸，肝脾腫，ときに腹水など出現し急性肝炎様を呈する．慢性肝炎，Banti症候群さらには肝硬変と診断されることが多い．尿中銅排泄過多となる．
II-A		溶血	（反復する肝細胞の壊死）	急激に，大量の非セルロプラスミン銅の血中放出により溶血をきたすことがある．
II-B		肝不全	活動性壊死後性肝硬変	肝不全型，劇症肝炎様（abdominal Wilson病）を呈し，数日から数週間にて不幸な転帰をとる．
III	10歳以降	脳へ銅蓄積，他臓器にも銅が蓄積している．神経精神症状	多小葉性壊死後性肝硬変完成	錐体外路症状の出現，Kayser-Fleischer角膜輪の出現などをみる．
IV				肝硬変は確実に完成されていく．神経症状や精神症状が出現する．
V	治療開始した年齢	治療後の改善期（銅代謝平衡状態）		発症前から神経症状発現のいずれの時期でも治療後安定期に入ったもの．

〔Deissら（1970），Shikata（1967），有馬ら（1965）の表を改変〕

の現在までの知見を簡潔に記載する．

A. Wilson病の概要 (表4M-11, 12)

わが国におけるWilson病の発症頻度は，筆者らの全国調査から推定すると，約3～3.5万人に1人であり，遺伝性代謝疾患のなかでは比較的頻度が高い．発症年齢は2～50歳代に分布するが，ピークは10～12歳である．病型は，①発症前型，②肝型，③肝神経型，④神経型，⑤治療維持安定型などに分類される．15歳以下の小児例の約80％が肝型である．肝型小児例のなかには，約5～6％の頻度にて溶血を伴う肝不全発症例（劇症肝炎型）が存在する．思春期以降には，肝神経型や神経型の頻度が漸増する．肝型の臨床像は，一過性の血清GOT（AST）やGPT（ALT）の上昇を認めるもの，急性肝炎様のもの，慢性肝炎様のもの，さらに溶血を伴う肝障害例や劇症肝炎に至るものまで多彩であり，個体差がある．神経症状は，振戦，舞踏病様運動，ジストニア，ミオクローヌスなどの不随意運動，書字拙劣，構音障害，言語障害，流涎などがみられ，歩行不可から寝たきりになる．また，知的障害や精神症状の合併をみることも多い．肝神経型は，過去から現在までの間に肝障害の既往があり，神経症状を呈したものをいう．検査上の特徴は，①血中セルロプラスミン（Cp）値の低下—特にホロ型Cpの低下—

表4M-12　Wilson病とMenkes病の比較

	Wilson病	Menkes病
遺伝子座位	13q14.3	Xq13.3
遺伝子調節蛋白質	p-type ATPase銅運搬膜蛋白質（ATP-7B） ∴ 56%homology for Menkes gene	p-type ATPase銅運搬膜蛋白質（ATP-7A）
遺伝子の発現部位	肝，脳，腎，心，筋肉，胎盤など	十二指腸，小腸上部，腎，心，脳，肺，筋肉，膵，胎盤など
遺伝形式	常染色体劣性（AR）	X連鎖性劣性（XR）
発症頻度	出生3.0～3.5万人に1人	出生約10万人に1人
病因，病態	①肝から胆汁中への銅排泄障害 ②アポCp→ホロCpへの合成障害	①腸管における銅吸収障害 ②諸臓器への銅転送障害
細胞生物学的異常所見	肝細胞への銅過剰蓄積 →脳，角膜，腎などの諸臓器に銅蓄積	培養皮膚線維芽細胞への銅取り込み能異常亢進，十二指腸，腎の銅蓄積，絨毛細胞や羊水細胞への銅取り込み亢進
発症年齢およひ臨床病型	2～50歳代と幅広い 肝型：小児期に圧倒的に多い． 神経型：10歳～思春期以降に多い． 肝神経型：思春期以降	重症型（古典型）：乳児早期 軽症型：乳児後期～幼児期 極軽症型：学童期～青春期
臨床像の主なもの	肝型：急性肝炎，慢性肝炎，劇症肝炎，一過性GOT（AST）・GPT（ALT）上昇，Banti症候群，肝硬変 神経型：不随意運動，振戦，構音障害，流涎，運動障害のほか，精神症状，知的障害をみることがある． その他：Kayser-Fleisher角膜輪，腎障害など	重症型：進行性中枢神経障害，けいれん，精神遅滞，頭髪異常（sparse, kinky, steely hair），骨病変，易感染傾向，色白，小陰茎など（多くは，3歳までに死亡する） 軽症型：けいれん，軽い精神遅滞，骨病変，膀胱憩室など 極軽症型：精神遅滞はほとんどないか，あっても軽度，特有な骨病変（occipital hornといわれる），皮膚弾性低下，膀胱憩室など
検査所見	血清セルロプラスミン低値，血清銅低下or高値，尿中銅排泄亢進，肝銅含量著増	血清セルロプラスミン低下，血清銅低下，肝銅含量低下，腎銅含量増加，尿中銅排泄は上昇する
治療と予後	D-ペニシラミンや塩酸トリエンチンなど銅キレート薬内服と低銅食，早期治療著効	銅非経口投与を主体とするが，根本治療は難しい．軽症例には有効であるが，中枢神経症状に無効
モデル動物	LECラット	古典型：brindledマウス，macularマウス 軽症：occipital horn症候群：blochyマウス

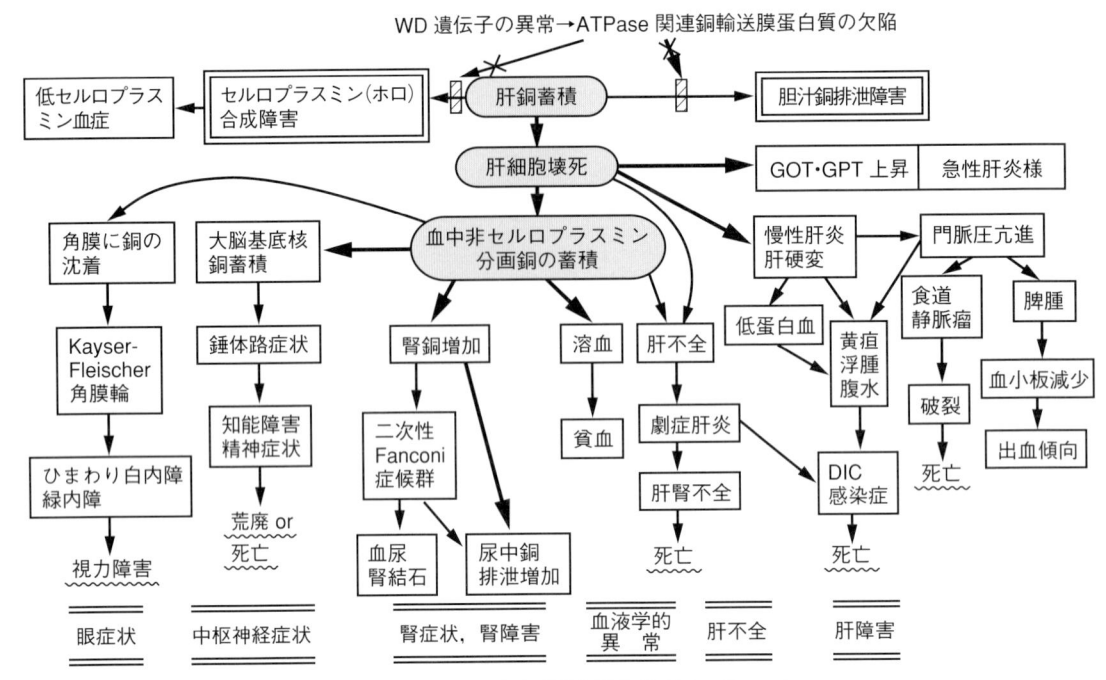

図4M-30 Wilson病の病態生理とのフローチャート
×印および斜線の部位は，本症の障害部位を示す．

が著明，②尿中銅排泄の増加，③血中尿酸値の低下，④肝銅含量の著しい増加，⑤胆汁中銅排泄量の低下，などである．肝硬変は，いずれの病型においても認められ，たとえ，神経型であっても潜在性に進展し完成する．10歳以前の小児例では肝硬変がまだ完成されていない[6]．Wilson病の病態のシェーマを図4M-30に示す．病態は，摂取した銅が肝から胆汁中へ排泄低下により肝内銅蓄積をきたす一方，Cp合成への銅授受にも障害があり，肝銅蓄積を助長し，メタロチオネイン-銅（MT-Cu）としての肝細胞貯蔵の限界を越えることにより，銅イオンの発生・フリーラジカルの形成により細胞障害となる．肝から流出した銅が脳，眼，腎などに多量に分布し，それぞれの臓器において貯蔵能力の限界を過ぎると，臓器障害を生ずる．

B. Wilson病遺伝子と発現蛋白質

1. 遺伝子の座位とサイズ（図4M-31）[1-4]

Menkes病遺伝子（MKgene）にコードされたP-type ATPase銅輸送膜蛋白質は，ATP-7Aと命名された．さらに，Wilson病遺伝子（WDgene）から誘導されたP-type ATPase銅輸送膜蛋白質は，ATP-7Bとされた．

WDgeneは，13番染色体長腕（13q14.3）に座位する．WDgeneは，21個のエクソンを有し，約7.5kbのサイズがあり，open reading frameは約4.5kbである．WDgeneから誘導される蛋白質は，1411個のアミノ酸から構成され，ATP-7Aと同様に6個の銅結合部位を有する．MKgeneとWDgeneは，全体で56%のhomologyがあり，phosphatase domainで78%，transduction-phosphorylation domainで89%，ATP-binding domainで79%のhomologyがある．WDgeneは，肝，脳，腎，心，筋あるいは胎盤などに発現しているといわれている．

2. ATP-7BとATP-7Aの細胞内局在性[7,8]

抗ATP-7B抗体および抗ATP-7A抗体を用いて，ヒト培養細胞系のHela細胞やHepG$_2$細胞を用いてのATP-7BとATP-7Aの細胞内局在は，Golgi小体—trans-Golgi-network（TGN）およびendosomeなどの輸送小胞に分布していることが明らかにされている[8]．

TGNのリサイクル機構は，yeast菌などにおいてcation-independent mannose-6-phosphate receptorやβ-1,4-galactosyltransferase活性欠損症において，すでに証明され，ATP-7BおよびATP-7Aにおいても同

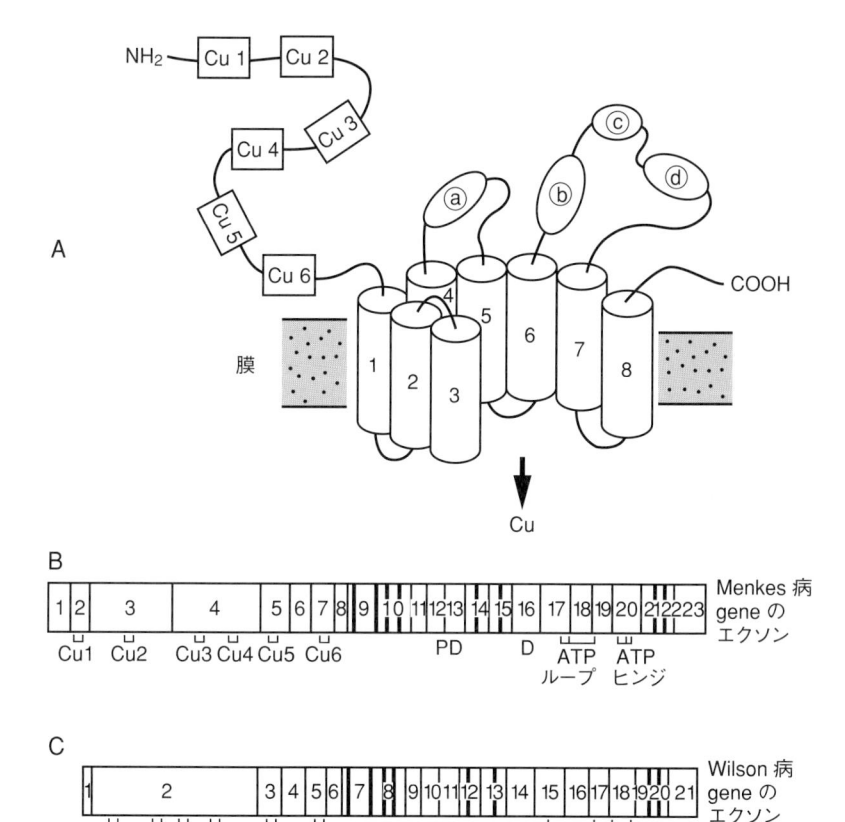

図4M-31 P-type ATPase銅輸送（運搬）膜蛋白の構造想像図（A）およびMenkes病遺伝子とWilson病遺伝子のエクソン構造の模式図（BとC）の対比

AのCu1～Cu6: 銅結合輸送ドメイン（HMA配列），ⓐ: ホスファターゼドメイン，ⓑ:リン酸化ドメイン，ⓒ:ATPループドメイン，ⓓ: ATPヒンジドメイン，円柱1～8: 疎水性膜通過ドメイン．

Bのbox中の1～23は，Menkes病遺伝子のエクソン番号であり，Cのbox中の1～21は，Wilson病遺伝子のエクソン番号を示す，またbox中の太線部分は，それぞれ8カ所の膜通過ドメインをさす．

（AはGitlin JDの図を改変）

様の機序が推測される．さらに，Suzukiら[8]は，ヒト培養細胞への銅過剰投与によりTGNの局在がよりvesicularパターンに変化したことから，ATP-7BおよびATP-7Aが細胞内銅輸送に強く関与していることを示唆した．

3. 肝を中心とした銅代謝（図4M-32, 33）[5-7]

摂取した銅は，胃，十二指腸および小腸上部粘膜細胞にて吸収され，ATP-7Aにより粘膜細胞内を輸送されGolgi小体からTGNによりendosomeやlysosomeを経由して門脈側血管内に移行すると推測される．一部は粘膜細胞内にMT-Cuとして蓄積され，また細胞内銅要求酵素（superoxide dismutase: SOD, cytochrome c oxidase: CCOなど）合成に利用される．門脈側血管に入った銅は，銅イオンとして存在せず，主にアルブミンと軽く結合，一部は含硫アミノ酸とも結合して約90～95%肝細胞に取り込まれる．約5～10%が体循環に入るとされている．胆細胞内銅輸入蛋白（Ctr）の作用により，肝細胞に取り込まれた銅は，それぞれの目的をもったHAH1, CcsおよびCox17という3種類のシャペロンという細胞内銅輸送蛋白が銅を運搬する．HAH1・シャペロンから，Golgi小体近辺にて，銅はATP-7Bに供与される．ATP-7Bの働きにより細胞内銅輸送が行われ，①アポ型Cpへ銅供給

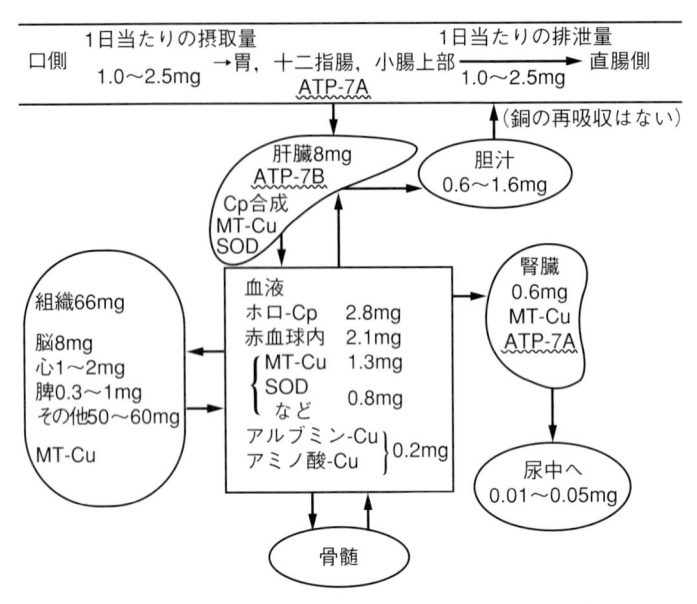

図4M-32 ヒト（成人）の銅出納の主な代謝経路[5]

註1 肝にて1日0.5mgの量の銅がCp合成に消費されている．
註2 尿中への銅排泄は，1日10〜60μgと微量である．
註3 ATP-7A: Menkes病遺伝子より推定されるP-type ATPase関連銅輸送蛋白質
ATP-7B: Wilson病遺伝子より推定されるP-type ATPase関連銅輸送蛋白質
Cp: セルロプラスミン
MT: メタロチオネイン
SOD: スーパーオキサイドジスムターゼ

してホロ型Cp合成を行い，②Golgi小体，TGNを経由して，endosomeやlysosomeから毛細胆管側へ銅輸送されるのが主要経路である．さらに，一部は必要量の銅がMT-Cuとして保存され，またSOD，CCOなどの銅要求酵素に利用される（図4M-33）．肝細胞内に銅イオンとして存在しない．

体循環にアルブミンやヒスチジン結合銅として流れたものは，脳をはじめ各臓器に銅供給が行われる．銅の主要排泄経路は，胆汁中であり，腎からは微量（50μg/日以下，成人）の排泄が行われるに過ぎない．

C. Wilson病の遺伝子異常と分子病態

1. Wilson病の遺伝子異常と臨床像

Wilson病患者においては，WDgeneの変異により，発現すべきATP-7B蛋白質が欠損したり異常蛋白質が作られて，細胞内銅輸送蛋白質としての本来の機能が果たせなくなる．Wilson病の臨床像は，きわめて多様性があり，ATP-7Bの機能の残存の程度あるいは臓器発現の問題も考慮しなければならない．筆者ら[4]

は，日本人特有の遺伝子変異を検出しすでに報告している．神経型・肝神経型症例において，エクソン5のスキッピングあるいは点変異による779番目のアルギニンからロイシンへの変化（R779L）が認められ，劇症肝炎型において一塩基対の欠失によるフレームシフトから終止コドンとなる例を検出しており，遺伝子型と表現型の間に何らかの関連があることを示唆している[4,7]．

2. Wilson病の分子病態と病態生理[5,7]

Wilson病患者は，ATP-7Bの異常蛋白質や欠如により肝細胞から細胆管膜を通して胆汁中への銅排泄障害を生じ，肝細胞内に銅が過剰に蓄積する．さらに，肝細胞におけるCp合成も同時に阻害され，Golgi小体を中心に行われているアポ型Cpへ銅供与ができずにホロ型Cpが合成されないため，銅がますます肝細胞に蓄積する．肝細胞蓄積銅は，MT-Cuとして存在するが，MT-Cuが飽和状態に達し，銅イオンの出現，ヒドロキシラジカル等のfree radicalの出現などを生じ，

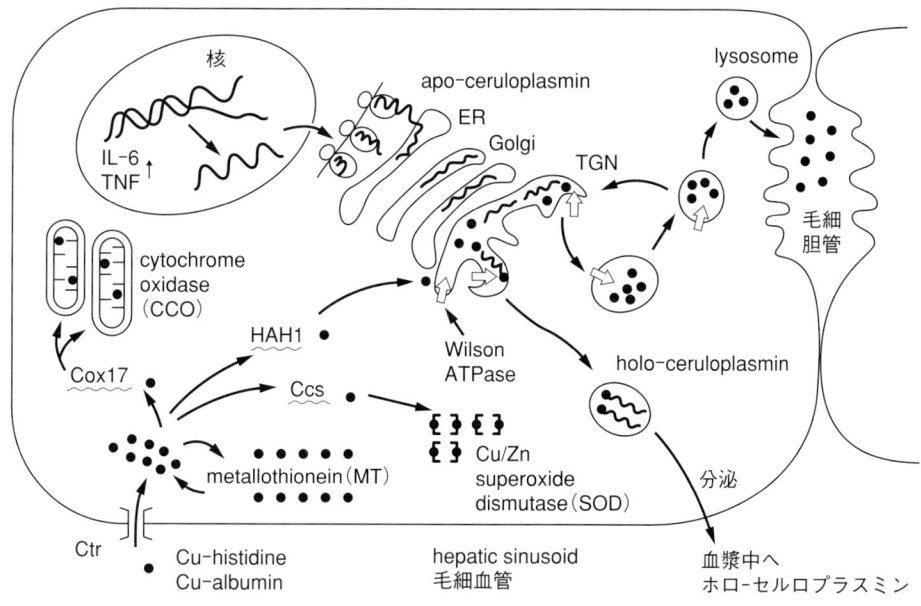

図 4M-33　肝細胞における生理的銅輸送機構（イメージ）

細胞内銅輸入蛋白（Ctr），細胞内銅貯蔵蛋白（metallothionein: MT），細胞内銅輸送蛋白シャペロン（Cuあるいはmetallo-chaperones: ①HAH1, ②Ccs, ③Cox17），TGN（trans-Golgi network）を介して細胞内銅輸送蛋白（Wilson ATPase: ATP-7B）およびセルロプラスミン（ceruloplasmin）を示す．ER: endoplasmic reticulum, Golgi: Golgi小体, TGN: Trans-Golgi network, ●: Cu, ⇦: Wilson ATPase（ATP-7B）．

　毛細血管から，Ctrにより銅が膜を通して肝細胞内に取り込まれる．細胞内に取り込まれた銅は，それぞれの目的に応じた3つのchaperonesという新しく発見された細胞内銅輸送蛋白により，細胞内小器官に銅が運搬される．一つは，HAH1・chaperoneであり，Golgi小体へ銅を運ぶ．もう一つは，Ccs・chaperoneであり，Cu/Zn superoxide dismutase（SOD）へ銅を運び，3つ目はCox17 chaperoneであり，cytochrome oxidase（CCO）へ銅を運搬する．さらに，貯蔵銅として，metallothionein（MT）と結合して，MT-Cuとして，保存される．HAH1・chaperoneにより，Golgi小体に運ばれた銅は，Wilson ATPase（ATP-7B）により，apo-ceruloplasmineへ銅を供与して，holo-ceruloplasminとして，holo-ceruloplasminは肝細胞から，毛細血管側に分泌される．Golgi小体にて不必要な銅は，intracellular vesicular compartment（lysosome, endosomeなど）へtrans-Golgi networtを介して毛細胆管へ排泄される．この際，Wilson ATPaseと銅が重要な役割を果たし，Golgi小体から，ATP-7B-Cu vesicular compartmentとなり，lysosomeやendosomeなどへ銅を運搬して，毛細胆管への銅排泄を助けて，役目を終えると再びGolgi小体へ，ATP-7Bが戻ってくる（これをtrans-Golgi networkという）．

　　（Harris ZL, Gitlin JD. Genetic and molecular basis for copper toxicity. Am J Clin Nutr 1996; 63 suppl: 836-41を改変した）[9,10]

SODなどの活性酸素消去機能を越えると肝細胞障害・壊死を生ずる時期が到来する．

　急激かつ大量の肝細胞壊死により，劇症肝炎，肝不全を短期間に発症し死の危険を迎える．中等量から少量の肝細胞壊死は，急性肝炎様の症状を呈したり，一過性のGOT（AST）・GPT（ALT）の上昇を認めたりする．少量の肝細胞壊死の反復により慢性肝炎様の所見を呈したり，顕症とはならないが潜在性の肝硬変が形成されていく．神経型Wilson病は，少量の肝細胞壊死の反復により，年齢が長ずるに従いゆっくりであるが確実に肝硬変が完成する．

　肝細胞壊死を生ずることにより，肝細胞から非Cp銅が血中に放出され，大脳基底部，角膜，腎あるいはその他諸臓器に銅がMT-Cuとして過剰蓄積する．

Wilson病患者小児例において，5歳を過ぎると尿中銅排泄増加を生じ，その後，尿細管機能が冒され二次性Fanconi症候群を呈する．明らかにKayser-Fleischer角膜輪を認めるようになるのは思春期頃からである．大脳基底核の障害，脳障害は，ほとんど10歳以降から発症する．銅は，脳内において生理的にドーパミン系やセロトニン系経路の諸酵素の鍵金属（key metal）であり，正常においても大脳基底核や小脳顆粒層などに多く存在し，ATP-7Bの機能が強く関与していると推定される．

D. Wilson病の治療原則

1. 急性期の治療

原則として銅キレート薬による尿中からの銅排泄促進が最も効果的である．第1選択薬は，D-penicillamineであり，1日量5〜10mg/kgで開始し，1週間〜10日間過敏症が出現することがあるため慎重投与し，次に1日量20〜25mg/kgとして，食間空腹時（食前1〜2時間）1日2〜3回に分けて経口投与する．D-penicillamineにて重大な副反応（ネフローゼ症候群，重症筋無力症，SLE，白血球や血小板の著明な減少，骨髄抑制など）が出現した場合，trientine hydrochloride（メタライト-250）に変更する．trientine hydrochlorideは，40〜50mg/kg/日，1日2〜3回，食間空腹時に経口服用する．D-penicillamineやtrientine hydrochlorideは，食後服用することにより食物中の銅と結合してしまい吸収される量が少なくなり，体内銅除去が不可能となってしまうため，必ず食間空腹時投与の指導を遵守しなければならない．

次に，低銅食療法を厳重に行う．10歳以下の小児では0.5mg/日以下，思春期過ぎは1.0mg/日以下にする．低銅食療法のみでは治療は不可能である．

劇症肝炎型，回復不能例や重篤に進行する例などに，肝移植が行われる．

2. 維持期の治療

銅キレート薬は急性期の1/2〜2/3量を維持量（D-penicillamineは10〜15mg/kg/日，trientine hydrochlorideは20〜35mg/kg/日）として連日服用・食間空腹時1日2〜3回に分服する．硫酸亜鉛などの投与は，亜鉛として1〜2mg/kg/日量を毎食後1日3回に分服するとよい．低銅食療法は，継続するが銅含有量の多い食品を避ける程度でよい．

■ 文献

1) Yamaguchi Y, Heiny ME, Gitlin JD. Isolation and characterization of a human liver cDNA as a candidate gene for Wilson disease. Biochem Biophys Res Commun 1993; 197: 271-7.
2) Bull PC, Thomas GR, Rommens JM, et al. The Wilson disease gene is a putative copper transporting P-type ATPase similar to the Menkes gene. Nature Genet 1993; 5: 327-37.
3) Tanzi RE, Petrukhin K, Chernov L, et al. The Wilson disease gene is a copper transporting ATPase with homology to the Menkes disease gene. Nature Genet 1993; 5: 344-50.
4) Shimizu N, Shimatake H, Aoki T, et al. A novel RNA splicing mutation in Japanese patients with Wilson disease. Biochem Biophys Res Commun 1995; 217: 16-20.
5) 青木継稔．銅代謝および先天性銅代謝異常に関する最近の進歩—Wilson病とMenkes病を中心として．日本小児科学会雑誌 1996; 100: 567-70.
6) 青木継稔．ウィルソン病．東京: 星和書店; 1984.
7) 青木継稔, 鈴木真理子, 山口之利．Wilson病の分子病態．In: Annual Review 神経1998. 東京: 中外医学社; 1998. p.215-9.
8) Hung IH, Suzuki M, Yamaguchi Y, et al. Biochemicall characterization of the Wilson disease protein and functional expression in the yeast Saccharomyces cerevisiae. J Biol Chem 1997; 272: 21461-6.
9) Harris ZL, Gitlin JD. Genetic and molecular basis for copper toxicity. Am J Clin Nutr 1996; 63 suppl: 836-41.
10) Komp LWJ, Lin S-J, Yuan DS, et al. Identification and functional expression of HAH1, a novel human gene involved in copper homeostasis. J Biol Chem 1997; 272: 9221-9.

<青木継稔>

N 免疫疾患

1 アレルギー反応と疾患

◆まとめ
1. アレルギーは遺伝素因が関与していることが古くから示唆されていた．近年ゲノムワイドな検討により，アトピー遺伝子について新たな候補遺伝子の知見が得られている．
2. 特にIL-4やIgEに関連した遺伝子に異常が指摘されている．
3. 単一遺伝子の変異ではなく，多因子により惹起され，人種により差異も存在する．
4. さらに発症には環境因子等も関与する複雑な疾患であり，今後更なる解析の進展が期待されている．

A. アレルギーとは

アレルギー反応とは異物を排除しようとする免疫反応が生体に重大な害を及ぼす場合，つまり過剰な免疫反応をいう．古くCoombsとGellがこの反応を4つの型に分類しているが，狭義にはIgEを介する即時型のI型反応をアレルギー反応という．疾患としては気管支喘息アレルギー性鼻炎，アトピー性皮膚炎などが関連するものとしてあげられる．

アトピー型喘息の病態を例にとると，マスト細胞および好塩基球の細胞膜に存在するIgE受容体FcεRIにはIgE抗体が結合している．このIgE抗体が特異的アレルゲンと結合すると，マスト細胞および好塩基球の細胞内に刺激が伝わり脱顆粒が起こる．マスト細胞からは，すでに顆粒中に存在する既成の化学伝達物質ヒスタミン，セロトニンなどが放出され気管支平滑筋の収縮，血管透過性の亢進による浮腫，分泌亢進が起こる．新たに合成される化学伝達物質として，ロイコトリエン，トロンボキサンが平滑筋の収縮に働く．新たなアレルゲンの吸入がないのに，6〜8時間後に2度目の気道の収縮反応が起こる．これを，遅発型反応とよぶ（図4N-1）．この遅発反応時には，気道局所に好酸球，リンパ球が浸潤し，気道炎症が起こっている．

気管支喘息患者のアレルゲン反応性T細胞がいわゆるTh2型細胞に偏倚していることが示されている．

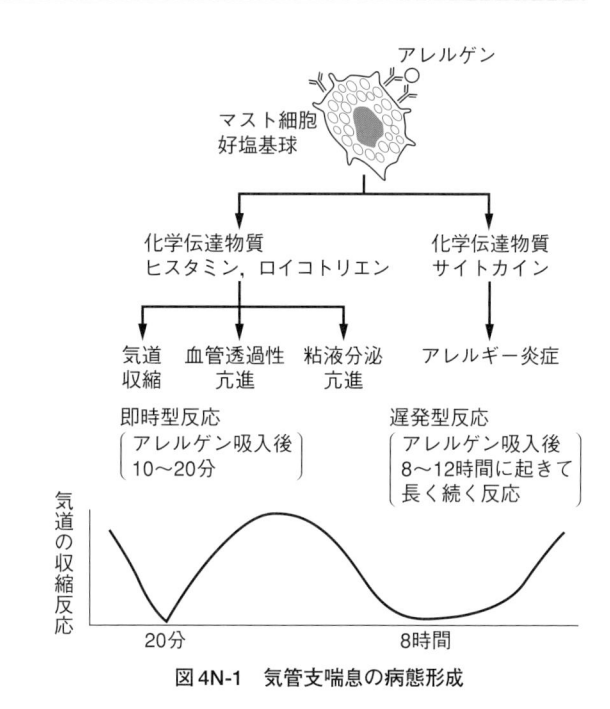

図4N-1 気管支喘息の病態形成

Th2型細胞とは，IL-4，IL-13，IL-5を主に産生し，液性免疫・B細胞の活性化に関与するT細胞サブセットである（図4N-2）．一方，Th1サブセットはIFN-γなどを産生し細胞性免疫に関係し，Th2型細胞の作用も抑制する．Th2細胞への分化にはIL-4が中心的役割を果たしている．一方，Th1細胞の分化にはIL-12が関与している．Th1，Th2細胞の活性化にはおのおの特異的な転写因子が関与することが示されてきている．

Th1/Th2細胞は，最初はマウスの細胞株で定義されたが，ヒトでも，アレルゲン特異的T細胞株を樹立するとTh2型に偏倚していること，喘息患者の肺局所にはTh2サイトカイン産生細胞が増加していることからヒトにも適応できることが示された．IL-4はB細胞をIgE抗体産生細胞にクラススイッチするために必須であり，ヘルパーT細胞サブセットのうちTh2型細胞のみがIgE産生を補助する．また，IL-5は好酸球の活性化および脱顆粒に重要である．IL-4，IL-13は粘液分泌亢進にも直接関与する．

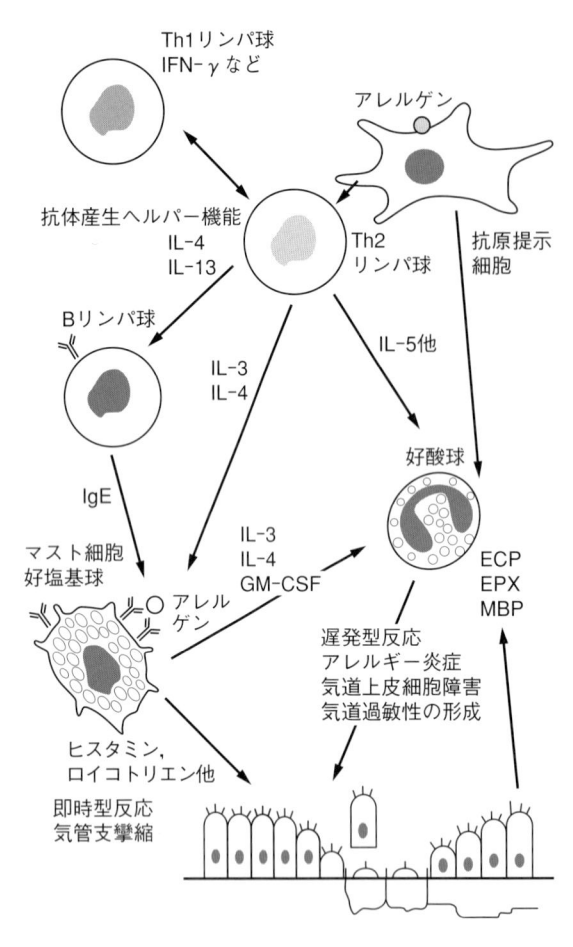

図4N-2 アレルギーとT細胞

B. アレルギー反応と遺伝

　アレルギー反応は初期より何らかの遺伝的背景の関与が示唆されており，その遺伝的体質的素因をアトピーという．双生児研究で一卵性双生児と二卵性双生児で頻度に有意な差があり，科学的に遺伝性のあることが証明されている．

　アレルギー性疾患は遺伝因子が関与していることは明らかであるが，一つの遺伝子の異常にすべてが起因するわけではなく，多因子疾患であること，さらに発症には種々の環境因子等の外的因子が関与していると考えられている．その遺伝の候補遺伝子はIgE産生に関するもの，Th2サイトカインに関連するもの，臓器特異的な過敏性として，気道過敏性や皮膚のバリヤーに関するものなどが挙がっている．それらの候補遺伝子について多型の連鎖解析および相関解析により解析が進んできている．また最近はゲノムスキャンにより

表4N-1　アトピーの候補遺伝子

chromosome	phenotype
5q31.1-33	IL-4, IL-5, IL-9, IL-13
5q35	$\beta 2$ adrenergic receptor
6p21.3	PAF acetylhydrolase
	HLA-DP, DQ, DR
11q13	β-subunit of high affinity receptor for Fc portion of IgE
16q12	interleukin-4 receptor α

全ゲノムから候補遺伝子を検出する方法も行われている．表4N-1にアトピー遺伝子の候補として報告されているものを示す．表に示す以外にも多数の遺伝子の報告が最近なされている．しかし遺伝子変異と機能異常が，たとえばIL-4やIgE産生亢進と直接結びついたものはまだ少なく，今後さらに解析が進むことが期待されている．

C. IgE産生とIgE受容体

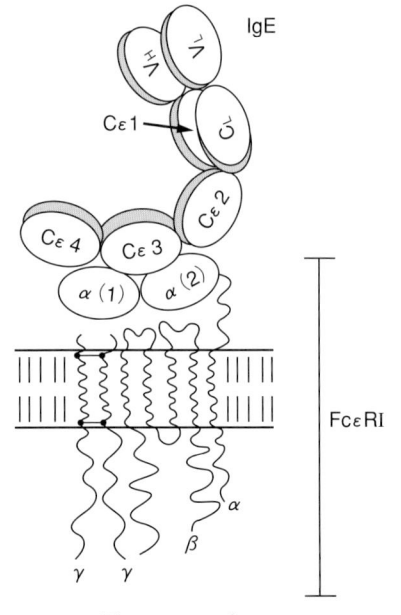

　IgEは1966年石坂らにより，アレルギーを誘導する免疫グロブリンとして発見されたものである．IgEは他の免疫グロブリンと同様H鎖とL鎖から構成される（図4N-3）．H鎖をコードする遺伝子は14番染色体長腕に存在する．図4N-4に示すように遺伝子は可変部位を決定するV，D，J領域に始まり，定常部位を決定するμ，δ，$\gamma 3$，$\gamma 1$，$\gamma 2$，$\gamma 4$，ε，$\alpha 2$の順

図4N-3　IgEとFcεRI

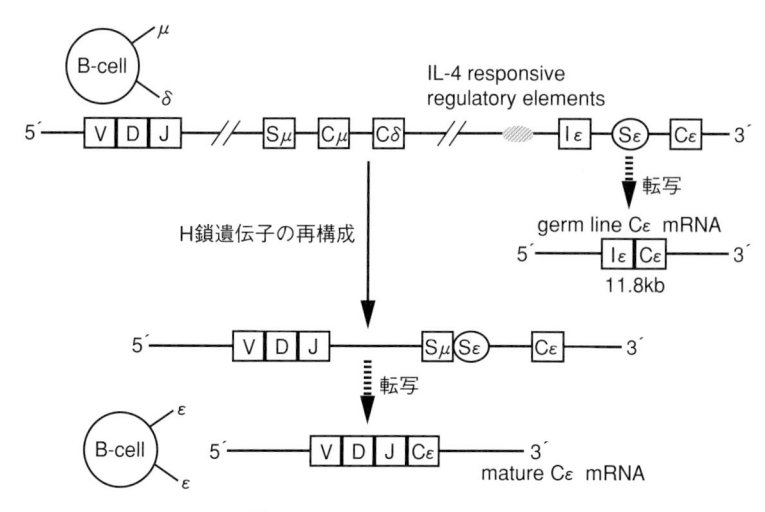

図4N-4 IgEのクラススイッチ

に並んでいる．IgEイソタイプの選択は，$S\mu$から$S\varepsilon$の間が環状DNAとしてループアウトすることによりVDJCεが構成されて行われる．これに先立ち，IL-4 responsive elementに刺激が入りgermline $C\varepsilon$ transcriptが作成されることが必要である．IgEへのクラススイッチにはIL-4による第一シグナルとT細胞接触による第二シグナルが必要である．第二シグナルとして最も重要なのはCD40リガンド（L）を介する刺激である．X-linked hyper IgM症候群におけるIgHおよびIgE免疫グロブリン欠損はCD40L欠損によることがヒトで証明されている．他に第二シグナルとしてEpstein-Barrウイルス感染やグルココルチコイドなども作用することが報告されている．アトピー疾患患者でIgE高値を示す原因は第一シグナルであるIL-4の産生亢進が有力候補として考えられている．

IgE受容体には，高親和性のFcεRIと低親和性のFcεRIIが存在するが，いずれの場合にも，IgEの3番目の定常領域（C domain）であるCε3部分と受容体が結合する．IgE抗体は，マスト細胞および好塩基球の表面で高親和性のIgE受容体（FcεRI）と結合し，該当する抗原と反応することによりFcεRIの架橋形成を起こし，細胞を刺激する．FcεRIIはB細胞，活性化T細胞，単球，好酸球などに存在する．最近このIgEのIgE受容体との結合部位Cε3に特異性をもつマウス単クローン抗体をベースとして抗原特異的な結合部位のみ残して，あとはヒトのIgG1κの分子構造に置換したヒト化抗ヒトIgE抗体が開発された．この抗体はIgEとIgE受容体の結合を阻害し，マスト細胞の活性化やB細胞のIgE産生細胞への分化を抑制し，実際にヒトの喘息アレルギー性鼻炎の治療に有用であることが示されてきている．

■ 文献

1) Rengarajan J, Szabo SJ, Glimcher LH. Transcriptional regulation of Th1/Th2 polarization. Immunolgy Today 2000; 21: 479-83.
2) A genome-wide search for quantitative trait loci underlying asthma. Nature Genetics 1997; 15: 389-92.
3) Daniels SE, Battacharrys S, James A, et al. A genome-wide search for asthma susceptibility loci in ethnically diverse populations. The Collaborative Study on the Genetics of Asthma (CSGA). Nat Genet 1997; 15: 389-92.
4) Chang TW. The parmacological basis of anti-IgE therapy. Nature Biotec 2000; 18: 157-62.

<山下直美>

N 免疫疾患

2 自己免疫疾患（膠原病）

◆まとめ
1. 膠原病は核内抗原等の特定の臓器に限局しない抗原に対する自己抗体産生を特徴とする全身性自己免疫疾患であり，多臓器にわたり障害をきたす多彩な疾患群である．
2. 自己抗原に対する免疫寛容（トレランス）には，自己反応性リンパ球のクローン除去，クローン麻痺，無応答状態，調節性T細胞による抑制などの種々の状態があるが，隔絶抗原またはcrypticな抗原決定基の免疫系への提示，分子相同性による交差反応，Th1，Th2サイトカインのインバランスなどによる寛容の破綻が自己免疫疾患の発症につながると考えられる．
3. 膠原病は，その発症，病態に複数の疾患感受性遺伝要因と環境要因が関与する多因子疾患であると考えられている．MHC，補体，アポトーシス関連分子，細胞内シグナル伝達分子，サイトカイン，Fcレセプターなどが疾患感受性遺伝子として関与していると考えられている．

A. 自己免疫疾患とは何か

　自己免疫現象とは自己の組織の抗原に対する免疫反応，すなわち自己の抗原に対する抗体（自己抗体），または自己抗原反応性T細胞が存在する状態であり，その結果引き起こされると考えられているのが自己免疫疾患である．しかし臨床的にこの因果関係を証明するのは難しく，自己抗体の存在，障害臓器へのリンパ球の浸潤，特定のHLAハプロタイプと疾患の相関，標的臓器に通常発現していないHLAクラスII分子が発現していること，免疫抑制剤の治療効果などを総合して自己免疫疾患としているのが現実である．自己免疫現象自体は生理的にも存在しており，健常人にも自然発生自己抗体が存在し，また健常人末梢血リンパ球からも，ミエリン塩基性蛋白やII型コラーゲンなど自己免疫疾患のとき標的となる自己抗原に反応するT細胞が分離されている．おそらく自己抗原との反応の質・量の違いにより，単なる自己免疫現象と自己免疫疾患の違いがでてくるのではないかと考えられている．自己免疫疾患には，免疫反応の標的抗原と組織障害が一つの臓器に限局している臓器特異的自己免疫疾患と，生体に広く分布している抗原，たとえば核内抗原に対しての免疫反応が主として観察され，多臓器にわたり傷害がみられる全身性自己免疫疾患とがある．膠原病は全体としてみると後者の全身性自己免疫疾患の範疇に入る（表4N-2）．

B. 免疫系の多様性と自己の抗原に対する寛容（トレランス）

　免疫機能を担当する細胞には好中球，マクロファージ，リンパ球など様々な細胞があるが，抗原を特異的に認識するのはリンパ球である．リンパ球は抗体を産生するB細胞と，免疫全体の司令塔と考えられるT細胞に分けられ，それぞれ細胞表面の免疫グロブリンimmunoglobulin（Ig）であるB細胞レセプター B cell receptor（BCR），T細胞レセプター T cell receptor（TCR）を介して抗原を認識する．詳細は他項に譲るが，Ig遺伝子，TCR遺伝子は，B細胞，T細胞に分化した後の一つ一つの細胞で遺伝子の再構成を行い，様々な抗原に対応できる無限ともいえる多様性のあるレパートリー群を形作る．この中には自己に反応性をもつ細胞も生じてくるため，自己傷害を起こさないためには自己に対する免疫学的寛容（トレランス）のしくみが必要である．

　T細胞の場合，それぞれが分化する胸腺内で充分量の自己抗原に曝露されると，アポトーシスによるクローン除去を起こす．しかしこれは100％確実に起こるわけでなく，またすべての自己抗原が胸腺内に存在するわけでもない．また胸腺に存在している抗原でも，それに対してアフィニティー affinityとリガンドの数の総和であるアビディティー avidityの高いT細胞は除去される（ネガティブセレクション）が，低いものはポジティブな選択を受けるというアビディティーモデルがある．したがって，いくらかの自己反応性T細胞は末梢に出ていく．末梢組織でも，自己抗原の

表4N-2 代表的な自己免疫疾患と自己抗体の対応抗原

疾　患	自己抗体の対応抗原
臓器特異的自己免疫疾患	
内分泌腺	
自己免疫性甲状腺疾患（橋本病，Basedow病）	サイログロブリン，マイクロゾーム，濾胞上皮細胞，TSHレセプター
Addison病	ステロイド産生細胞
インスリン依存性糖尿病	膵島細胞
インスリン抵抗性糖尿病	インスリンレセプター
自己免疫性睾丸炎	精子
自己免疫性卵巣炎	卵透明帯
血液	
自己免疫性溶血性貧血	赤血球
寒冷凝集素症	赤血球（I抗原）
発作性寒冷血色素尿症	赤血球（P抗原）
特発性血小板減少性紫斑病	血小板
悪性貧血	内因子 VB_{12} 結合部と非結合部，胃の壁細胞
消化管	
自己免疫性萎縮性胃炎	胃の壁細胞
潰瘍性大腸炎	大腸上皮リポ多糖体，リンパ球
肝臓	
ルポイド肝炎	ヒストン，他の核物質，平滑筋，マイクロゾーム
原発性胆汁性肝硬変症	ミトコンドリア，平滑筋，細胆管上皮
腎臓	
Goodpasture症候群	基底膜（腎糸球体，肺胞）
尿細管間質性腎炎	腎尿細管基底膜
膜性腎炎	近位尿細管上皮の刷子縁抗原
神経筋肉	
重症筋無力症	神経筋接合部アセチルコリンレセプター
多発性硬化症	ミエリン塩基性蛋白質，ガラクトセレブロシド
心筋	
リウマチ熱	心筋とA群溶連菌との共通抗原
心筋梗塞後症候群	心筋
皮膚，眼球	
尋常性天疱瘡	皮膚扁平上皮有棘細胞膜
交感性眼炎	ブドウ膜，網膜色素上皮
原田病	ブドウ膜色素，メラニン，ガングリオシド
水晶体誘発性ブドウ膜炎	水晶体 α・クリスタリン
全身性自己免疫疾患	
全身性エリテマトーデス	核物質（DNA，RNA，核蛋白質）
	細胞（赤血球，リンパ球，好中球，血小板）
	陰性荷電リン脂質結合血漿蛋白質（β_2GPI，プロトロンビンなど）
慢性関節リウマチ	IgG，核物質
Sjögren症候群	核物質（SS-A，SS-B），外分泌腺導管上皮
多発性筋炎，皮膚筋炎	核物質（アミノアシル・tRNA合成酵素）
強皮症	核物質（特に核小体関連物質）
混合性結合組織病	核物質（U1snRNP）

刺激が強い場合は，そのT細胞はアポトーシスによるクローン除去を受けると考えられる．それより刺激の弱い場合は，そのT細胞はアナジー（クローン麻痺）の状態になる．さらに抗原量が低い場合は，T細胞はクローン除去でもアナジーでもない，ignorant（非寛容無応答状態）になる．すなわちT細胞には自己抗原の量・状態・発現の時期などにより，かなり異なる段階の免疫寛容状態があると考えられる．

一方，潜在的な自己反応性のT細胞が末梢で活性化されないメカニズムについてもいくつかの可能性が指摘されており，たとえば，多くの自己抗原は免疫系からある程度隔絶されていて，これらの潜在的自己反応性T細胞を活性化するのには充分でないとか，造血系でない細胞に発現している自己抗原の場合，そのような細胞は副刺激分子を欠いていて，T細胞を刺激するのに充分な刺激にならないなどと考えられている．また，トレランスは受動的なものだけでなく，むしろ調節性のT細胞などによって，積極的に抑えられている可能性も報告されている．組織特異的な自己抗原に対する反応についてのみならず，膠原病で認められるような核内抗原に対する反応を抑制する調節性T細胞についても近年研究されている．

B細胞についても，骨髄において可溶性の自己抗原がある程度存在するとアナジーの状態になり，細胞表面の自己抗原に対するB細胞はクローン除去が起こるなどということを示すトランスジェニックマウスを用いた研究結果がある．クローン除去のかわりにBCRの構造を一部変えることで自己反応性を失うという機序（receptor editing）も存在することがわかってきた．また骨髄から出た後も，胚中心において可溶性の抗原に出合って強く反応するB細胞はアポトーシスで除かれることも判明しており，末梢での免疫グロブリン遺伝子の突然変異によって生じた自己反応性B細胞の除去のメカニズムの一つと考えられている．

C. 自己免疫疾患発症のメカニズム

自己免疫疾患の発症のメカニズムとしていくつかのものが考えられている．ここではそれらの代表的なものを紹介する（図4N-5）．

1. 隔絶抗原あるいはcrypticな抗原決定基（エピトープ）の免疫系への提示

自己抗原のあるものは，免疫系に全くさらされていないか（解剖学的隔絶抗原），またはその通常の抗原量が免疫系が認識するのに充分でないことから，トレランスになっていない．精子のミクロソーム抗原がその例である．もしこれらの自己抗原が，破壊された組織から流出したり，抗原提示が充分にされるようになったり，活性化または他の分子と結合することにより新しい抗原決定基が出現したりすれば，これに対して免疫系，特にT細胞は外来抗原と同様に活性化され，これによりリンパ球の浸潤を伴う組織破壊が起こる．一方，隔絶抗原ではないが，自己抗原分子上のエピトープのなかには，本来適正に抗原提示されていないことから，免疫系の認識自体が起こっておらず，したがってトレランスにもなっていないcrypticとよばれるエピトープがある．なんらかの病的状況下，たとえばウイルス感染などにおいて自己抗原が正常でないプロセシングをうけるとこの隠されたエピトープが提示されて，それに対する反応性T細胞が活性化される．この時，自己抗原に反応するB細胞が，非特異的な抗原提示細胞をはるかにしのぐ効率で自己抗原を取り込み，さらには新たなエピトープをも提示するということも想定されている．

2. 分子相同性　molecular mimicry

外来微生物や寄生体と自己の成分との抗原エピトープの一致により，自己免疫疾患が発症する可能性がある．たとえばA群β溶血性連鎖球菌に感染して1〜5週後に，リウマチ熱が発症することがあるが，この場合，溶連菌の細胞壁あるいは細胞質と，ヒトの心筋の筋鞘や筋鞘下筋形質，心筋弁膜，心筋ミオシンなどとの間で，抗体レベルで交差反応する抗原の共通性が指摘されている．最近では，MHC分子に結合するペプチドのレベルで，一見1次構造上の相同性がないウイルスペプチドが，自己抗原反応性T細胞により認識されうることも報告されている．実際には，抗体レベルの交差反応だけで自己免疫の病態が引き起こされるのかT細胞レベルの交差反応が必要であるのか，それとも引き金は交差反応だが，最終的な臓器障害は別のメカニズムなのかなどの詳細は，今のところわかっていない．

3. Th1，Th2のバランスとサイトカイン

CD4陽性のヘルパーT細胞は，インターロイキン-2（IL-2），IFN-γ，リンホトキシンなどを産生するTh1

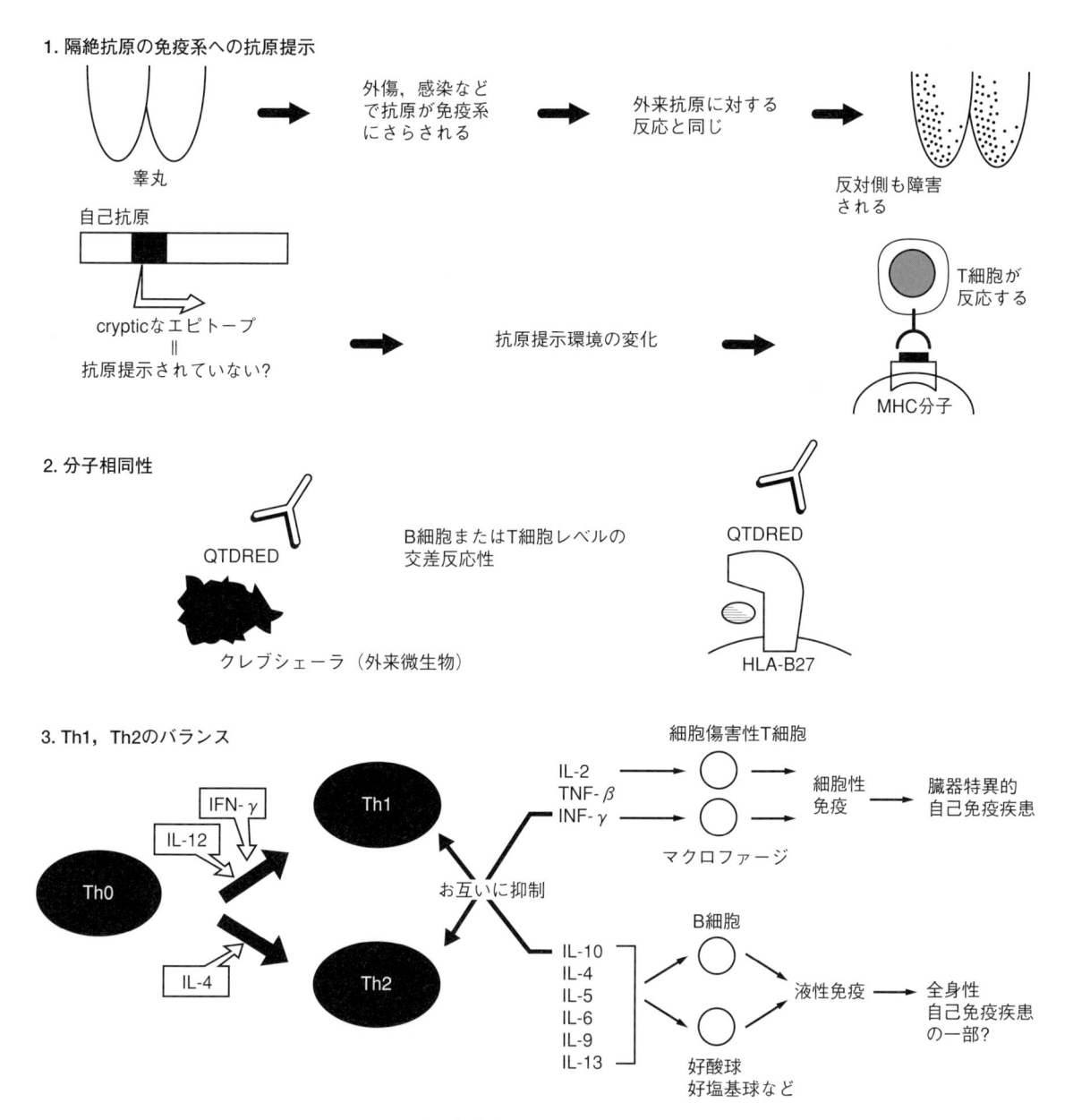

図4N-5 自己免疫疾患発症の代表的メカニズム

と，IL-4, IL-5, IL-6, IL-10などを産生するTh2に分類される（表4N-3）．たとえばIFN-γがTh2のサイトカインを，IL-10がTh1のサイトカインをそれぞれ抑制することから，両者は排他的に拮抗することが知られている．すなわち両者のバランスが重要で，これが乱れたときに自己免疫疾患になる可能性が指摘されている．臓器特異的な自己免疫疾患では，遅延型アレルギーなど細胞性免疫に重要な働きをするTh1が重要だと考えられており，全身性の自己免疫疾患の一部では抗体産生を高めるTh2が重要だと考えられている．

D. 多因子疾患である膠原病，その疾患感受性遺伝子

膠原病の原因は解明されておらず，膠原病になりやすさ（疾患感受性）を規定する複数の遺伝要因と環境要因が関与しあい発症に至る多因子疾患であると考えられている．膠原病といってもそこに含まれる疾患は多彩であり網羅しかねるので，ここでは全身性エリテ

表4N-3 T細胞サブセットと産生サイトカインの機能

サブセット	サイトカイン	サブセットの機能
Th1	IL-2	細胞傷害性T細胞の誘導，B細胞の分化・増殖
	TNF-β	細胞傷害作用（別名lymphotoxin）
	IFN-γ	遅延型過敏反応の誘導，マクロファージの活性化・炎症性サイトカイン産生の促進，Th2サブセットの抑制
Th2	IL-4	B細胞の分化・増殖，IgG4，IgE抗体産生誘導，肥満細胞の分化・増殖
	IL-5	好酸球の分化・増殖，IgG4，IgE抗体産生誘導
	IL-6	肥満細胞の活性化
	IL-9	肥満細胞の分化・増殖
	IL-10	B細胞の分化・増殖，好酸球前駆細胞の分化
	IL-13	B細胞の分化・増殖，IgG4，IgE抗体産生誘導
	IL-4, 10	Th1サブタイプの抑制
	IL-4, 10, 13	マクロファージの炎症性サイトカイン産生の抑制

マトーデス systemic lupus erythematosus（SLE）を取り上げる．

SLEは，細胞核成分に対する抗体の産生と，腎臓をはじめとする多臓器に炎症性病変を惹起する，全身性自己免疫疾患のプロトタイプともいえる代表的膠原病である．ヒトSLEでの免疫異常を要約すると，SLEでは自己反応性リンパ球の存在が許され，これに免疫調節性T細胞の機能低下が加わり，結果として自己反応性リンパ球の過剰な活性化により自己抗体の産生，免疫複合体の形成が認められ全身各臓器，組織の炎症を引き起こす．ヒトSLEでは自己抗原の提示と，自己反応性リンパ球の除去あるいは抑制のステップに基本となる異常が存在すると考えられている．SLE類似の病像を自然発症するいわゆるループスマウスの研究，発生工学的手法を用いた新しいモデル動物の作成，患者細胞・遺伝子の解析などからSLE発症への関与が示唆された分子についての知見をピックアップして述べる．

1. MHC分子の関与

NZBマウスとNZWマウスをかけあわせたNZB/NZW F1マウスは，加齢に伴い抗核抗体をはじめとする自己抗体を産生し，SLE様腎炎を発症する．NZBマウス自体は，MHCクラスIIハプロタイプがH-2^dからH-2^bに変わってもSLEを発症しないが，H-2^dのβ鎖の抗原由来ペプチド結合部位の3つのアミノ酸が置換されたH-2^{bm12}に変わるとF1マウス同等の自己免疫疾患を生じる．どのようなMHC分子をもっているかがヘルパーT細胞の抗原認識に影響し，病態形成に関わる一例としてあげられる．実際にSLE患者においてはヒトMHCであるHLAのクラスIIとの関連が報告されており，CaucasianでHLA-DR3，HLA-DR2の，日本，韓国ではHLA-DR2，HLA-DR9の人がSLEに罹患しやすいことが示唆されている．

2. 補体欠損症例における高率な発症

HLA以外でSLEとの顕著な関連が知られているのが補体である．補体古典的経路のC1q，C4，C2の遺伝的完全欠損系では，単一遺伝子疾患様の遺伝形式できわめて高率にSLEを発症する．補体欠損により免疫複合体の処理能力の低下，リンパ球活性化制御の異常をきたすといった機序が推測される．

3. アポトーシス関連分子の異常によるアポトーシス障害

SLEの自然発症モデルの一つであるMRL/*lpr*マウスは，著明なリンパ節腫大とともに自己抗体を産生し，免疫複合体による腎炎を発症する．このマウスではアポトーシスに重要な働きをするFas抗原遺伝子に変異があり，Fas抗原がほとんど発現しないことが解明されている．また，同様の症状を呈する*lpr*^{cg}マウスでは，Fas抗原遺伝子の細胞内のdeath domainとよばれる領域に点突然変異があり，アポトーシスシグナルの伝達障害があることがわかった．一方，同様の表現型を呈する*gld*マウスでは，Fasに対するリガンド（Fasリガンド）の遺伝子に点突然変異があり，Fasを発現している細胞にアポトーシスを誘導できないことが明らかとなった．T細胞が抗原刺激を受けると細胞は増殖し，その後に再びTCRからの刺激が入るとアポトーシスが誘導される．このような反応をactivation-induced cell death（AICD）とよぶ．FasとFasリガンドは末梢でのT細胞およびB細胞のクローン除去の機構であるAICDに関与しており，これらの遺伝子の異常によって末梢性のトレランスが破綻し，自己免疫疾患様の症状を呈するのではないかと考えられている．

ただし lpr 遺伝子をもつマウスでも，強い自己免疫を示すにはMRLという遺伝的なバックグラウンドが必要で，Fas遺伝子異常単独では発症に充分ではない．ヒトにおいてはSLEの一例でFasリガンド遺伝子の欠失が報告されたが，SLEの一般的病因とは考えにくい．むしろSLE患者ではFasを介するアポトーシスは亢進しているという報告が多い．一方，FasおよびFasリガンド遺伝子の異常が主要因となる疾患はヒトでも発見されており，自己免疫性リンパ節増殖症候群（ALPS）あるいはCanale-Smith症候群とよばれている．ALPSではFas誘導性アポトーシスに障害があり，リンパ節腫大，抗血球抗体などの自己抗体を示し，一部の患者は腎障害を呈する．これらの患者も遺伝的バックグラウンドに左右されるためと考えられる症状の個人差を示す．

成熟B細胞のアポトーシス障害による末梢性トレランスの破綻が自己免疫の原因となることを示唆するモデルもある．一例として，アポトーシスに抑制的な bcl-2 遺伝子のトランスジェニックマウスでは，B細胞の寿命が延長し，免疫グロブリン産生が増加し，さらに自己抗体産生も認められた．自己抗体産生B細胞のアポトーシスが抑制された結果であろうと考えられている．

4．細胞内シグナル伝達分子の異常による活性化シグナルの変調

motheaten マウスは，血液細胞全般にわたる発育障害や機能異常とSLE様の自己免疫疾患を自然発症するが，このマウスは蛋白チロシンホスファターゼであるSHP-1に機能異常をきたす遺伝子変異をもつことがわかっている．また，SHP-1を結合する膜貫通蛋白であるCD72を欠失させたマウスも自己免疫を呈する．抗原受容体の情報伝達に関与する src ファミリーのチロシンキナーゼで，B細胞に多く発現するLynを欠損させたマウスにも多量の自己抗体産生と免疫複合体沈着性腎炎が惹起された．これらの分子はいずれもB細胞レセプターから生じるシグナルを負に制御する働きをもつことが知られている．すなわち正常な負の制御を免れたB細胞が異常に活性化してSLE様症状を呈すると推測される．

SLE患者にはT細胞レセプターの構成分子であるζ鎖の発現量が減少している人が多いことが報告されている．ζ鎖はT細胞活性化シグナルを伝達するための細胞内モチーフを多くもつ重要な分子であり，その発現減少がシグナル伝達に変調をきたすのは間違いない．しかし現在までのところこのζ鎖の減少がSLEの原因なのか，結果なのか明らかにはされていない．

5．ゲノムワイドの疾患感受性遺伝子の検索

近年，疾患多発家系を用いてマイクロサテライトなどの遺伝多型マーカーを解析し，疾患と連鎖する染色体領域を検出する，全ゲノム領域を対象としたスクリーニングが行われるようになった．SLEに関する結果では，この膠原病が多因子疾患であることを裏付けるように複数の候補領域が検出された．しかしこれらの領域に含まれる遺伝子の数はまだ多く，疾患感受性遺伝子を同定していくには，候補遺伝子をおのおの解析してSLEとの関連があるものを絞り込んでいく必要がある．現在までにSLEの疾患感受性遺伝子として評価されているものとして，上述したもの以外に補体関連では補体レセプター（CR1，CR2），mannose binding protein，サイトカイン関連ではTNF-α，IL-10，IL-6，TNFレセプター，FcレセプターではFcγRIIA，FcγRIIIA，FcγRIIB，アポトーシス関連ではpoly（ADP-ribose）polymeraseなどがあげられる．

■ 文献

1) Rose NR, Mackay IR. The immune response in autoimmunity and autoimmune disease. In: Rose NR, Mackay IR, editors. The autoimmune disease II. San Diego: Academic press Inc; 1992. p.1.
2) Genuine V, Cramer G. Multiple ways to cellular immune tolerance. Immunol Today 1993; 14: 573.
3) Theofilopoulos AN. The basis of autoimmunity. Immunol Today 1995; 16: 150.
4) Nagata S, Suda T. Fas and Fas ligand: lpr and gld mutations. Immunol Today 1995; 16: 39.
5) Tsokos GC, Kammer GM. Molecular aberrations in human systemic lupus erythematosus. Mol Med Today 2000; 6: 418.

<山本一彦>

N 免疫疾患

3 AIDS

◆まとめ
1. AIDSはHIV-1の感染によってもたらされる高度の免疫不全に基づく反復性日和見感染, 悪性腫瘍の好発と多彩な中枢神経系症状の発現に特徴付けられる伝染性致死性疾患である.
2. HIV-1の遺伝子産物の微細構造は逆転写酵素, プロテアーゼなどで一定程度明らかにされているが, エンベロープやGag蛋白などの構造についてはまだ不明な点が多い. しかし, 近年HIV-1の体内でのダイナミックスの理解が急速に進んだ.
3. 逆転写酵素やプロテアーゼの微細構造が明らかになるとともにその阻害薬が臨床に導入されてAIDSとHIV-1感染症に対する治療は長足の進歩を遂げたが, 薬剤耐性変異株の出現など問題は多い.

後天性免疫不全症候群 acquired immunodeficiency syndrome (AIDS) は, ヒト免疫不全ウイルス human immunodeficiency virus type 1 (HIV-1) の感染によってもたらされる高度の免疫不全に基づく反復性日和見感染, 悪性腫瘍の好発, 多彩な中枢神経系症状の発現に特徴付けられる伝染性致死性疾患である. HIV-1 (図4N-6) は, 1983年にフランスのパスツール研究所から初めて報告され, HIV-1と類似しているが病原性の低いHIV-2 (図4N-6) は1986年に報告されている. 主たる感染多発地域は中央アフリカ, 米国, ヨーロッパ, インド, ブラジル, タイなどで, 2002年末までで, 全世界の感染者数は4200万人を越えており, 殊にアフリカ・アジアの開発途上国での若年者間での感染拡大のスピードはますます早くなっている. 2002年12月段階で本邦のHIV-1感染者は5849例, AIDS症例数は3252例と報告されているが, 実数はこれらの数をかなり上回ると考えられている.

A. HIVの分子生物学

1. HIVの基本的性格

HIVはその遺伝情報をRNA分子のダイマーとして有するレトロウイルスの一員で, HIV-1, HIV-2とともに9個の遺伝子を有し (図4N-6), 既知のレトロウイルスのなかでは最も複雑な構造と機能をもつ. HIVは標的細胞に侵入して脱殻したのち, 自己の有する逆転写酵素 (図4N-7) を用いて, その遺伝情報をRNA型からDNA型 (プロウイルスDNAとよばれる) へと逆転写すると, ついで, このプロウイルスDNAはウイルス特有のインテグレースによって標的細胞のDNA内にat randomに組み込まれる. こうして感染を受けた細胞が免疫学的刺激その他によって活性化さ

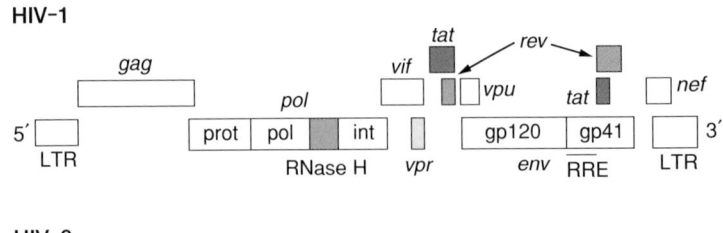

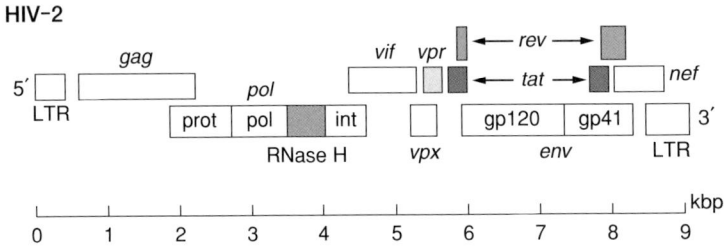

図4N-6 HIVの遺伝子構造

HIVはその遺伝情報をRNA分子のダイマーとして有する. HIV-1, HIV-2ともに9個の遺伝子を有しており, その全長はおよそ9kbである. そのうち, ウイルス本体を構成する蛋白・糖蛋白および3種類の酵素 (プロテアーゼ, 逆転写酵素, インテグレース) をコードするのはgag, pol, env遺伝子で, 残りの6種類の遺伝子は全て調節性遺伝子である.

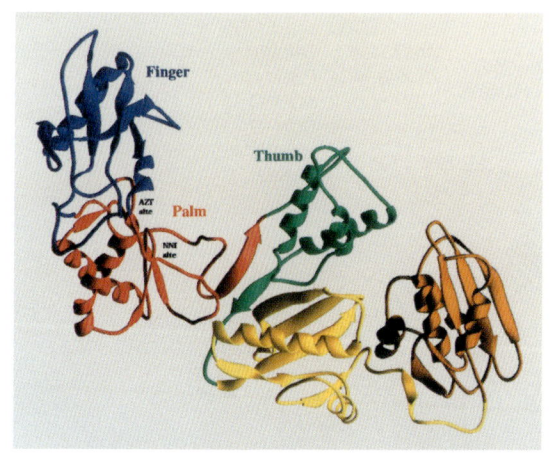

図4N-7　逆転写酵素の活性部位の結晶解析

逆転写酵素阻害薬の標的である逆転写酵素の活性部位はヒトの右手にたとえられ，3つのサブドメイン（finger, palm, thumb）からなっている．ヌクレオシド系逆転写酵素阻害薬の結合部位（図でAZT siteと示す）と非ヌクレオシド系逆転写酵素阻害薬の結合部位（NNI site）はfingerサブドメインのpalmサブドメイン側にあって，それぞれ異なった機序で逆転写酵素の作用を強力にブロックする．

れると，細胞内に組み込まれたプロウイルスDNAは細胞のRNAポリメラーゼによってRNAトランスクリプトとして表現され，tat, revといったウイルスの制御性遺伝子産物によって効率よくウイルス蛋白を産生し，別に形成されたウイルスRNAと組み合わされて（assembly）宿主細胞の膜表面から発芽（budding）（図4N-8）というかたちで細胞外に遊出して，成熟ウイルスとなると，骨髄などからリクルートされてくる未感染の免疫応答細胞に感染，増殖を繰り返して，やがて宿主の免疫応答能を荒廃させる．

2. HIV-1の細胞侵入のためのケモカインレセプターとケモカイン

HIV-1の主要な標的細胞はCD4陽性T細胞とマクロファージ/単球（Mφ/M）などであるが，個々のHIV-1分離株で標的細胞の指向性（トロピズム）が異なる．X4-HIV-1株は効率よくCD4陽性T細胞に感染するが，Mφ/Mにはほとんど感染しない．反対にR5-HIV-1はMφ/Mには感染を起こすが，CD4陽性T細胞には感染しない．このHIV-1のトロピズムの違いは1996年夏になって，CXCR4がCD4陽性T細胞の

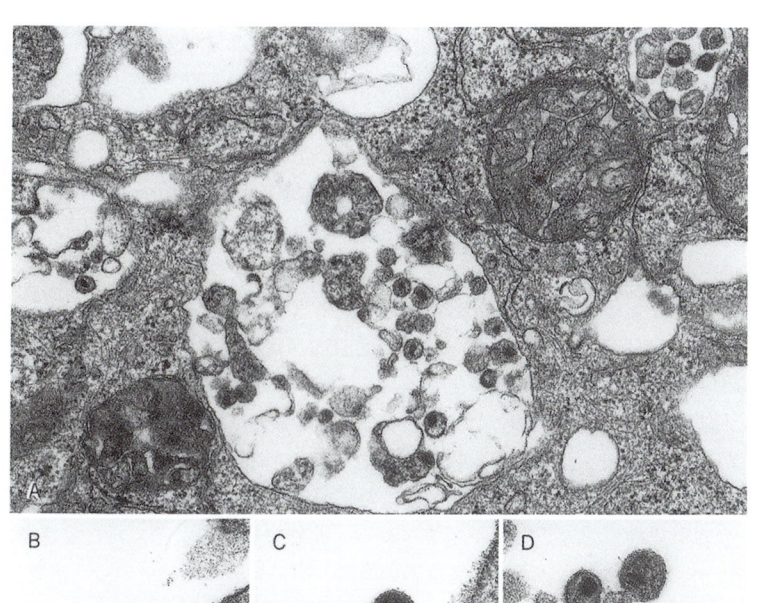

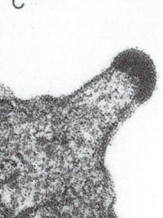

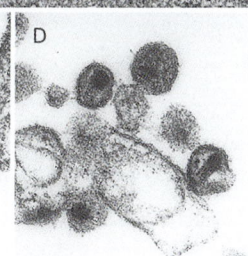

図4N-8　CD4陽性リンパ球に感染し，細胞を破壊しつつ遊出するHIV-1

HIV-1は細胞内でウイルス本体を構成する部分と酵素などを産生して組み立て（asssembly）を終了すると，出芽（budding）という様式で細胞から遊出（A，B，C），成熟してシリンダー状の殻（コア）を有した感染性のウイルスとなり（D），感染，再感染を繰り返し，骨髄などからリクルートされてくる新しいCD4陽性リンパ球などに感染，破壊を続け，ついに宿主を強度の免疫不全状態へと追い込む．

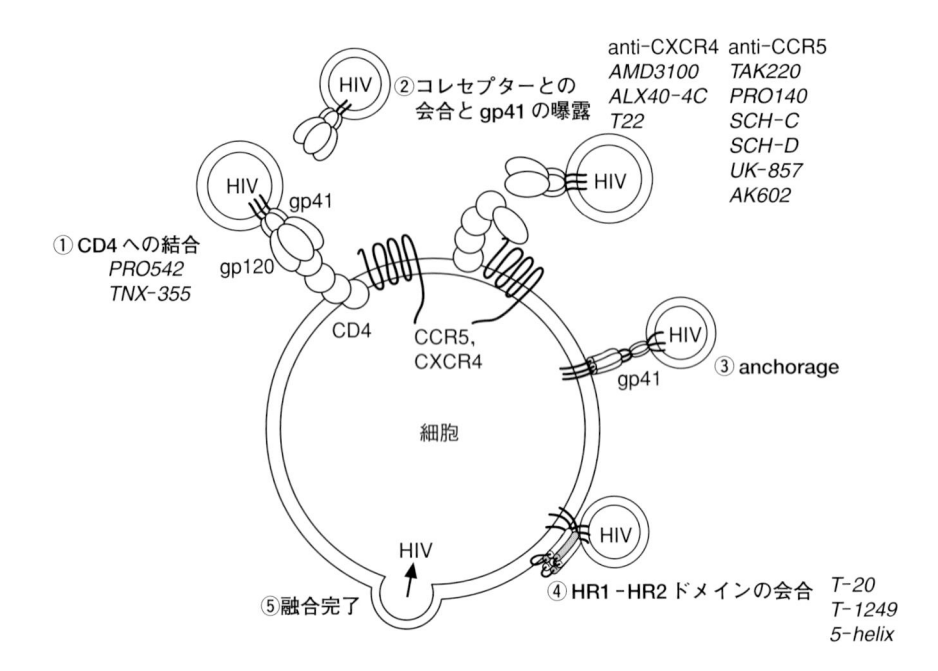

図4N-9 HIVの細胞への接着・融合の各ステップ

HIVのエンベロープは糖蛋白gp120とgp41からなる．gp120が細胞膜上の2種類の受容体（CD4分子とケモカイン受容体）と結合すると感染の過程が始動する①．まずgp120がCD4と結合するとgp120の構造が変化，ついでgp120はケモカイン受容体と結合②，CD4-gp120-ケモカイン受容体の会合が完了すると，もう1つの糖蛋白gp41が裸出③，その先端が標的細胞膜に作用，ついでgp41の2つのヘリカルループ部位（HR1/HR2）が膜に作用すると④，ウイルスと細胞膜との融合が起こり，ウイルス内容物が細胞内に注入される⑤．このようなステップのそれぞれが抗HIV剤開発の標的となる．斜体で示してあるのは報告されている接着・融合阻害薬の名称であるが，詳細は他を参照されたい．

感染の際，CCR5がMφ/Mの感染の際に細胞膜表面のCD4分子のコファクターとして働くことが示された（図4N-9）[1]．この2つのコレセプターはいずれもG蛋白結合型レセプタースーパーファミリー内のケモカインレセプターサブファミリーに属する．ケモカインそのものが試験管内で抗ウイルス活性を示すことから，ケモカインの治療への応用が可能になるかもしれないとの期待があるが，HIV-1は侵入門戸として他のケモカインレセプターをも使うことが明らかになっており，もしケモカインが治療に応用可能であるとしても複数のケモカインの使用が必要となるものと思われる．CCR5の32塩基欠損（CCR5 Delta32/+）を有する個体がHIV-1に感染しにくく，感染しても症状が進行しくいことが報告されて注目を集めたが，いずれにしても単一のケモカインやケモカインレセプターだけで病勢の進行が規定されているわけではないと考えるのが妥当と思われる．CXCR4に結合して選択的にX4-HIV-1の感染をブロックする物質や，CCR5に結合してR5-HIV-1に対して同様に選択的抗ウイルス活性を示す物質などが報告されている．

3．HIV-1の増殖のダイナミックス

Hoらによると，HIV-1は感染個体内で1日に10^{10}個前後産生され，CD4陽性細胞はHIV-1の細胞傷害効果などによって2.2日で破壊され（半減期は1.6日），ウイルスの平均血中滞留時間は0.3日（半減期は0.24日）で，生体はたえず感染増殖が起こっている巨大なウイルスプールで，非感染細胞の供給，新たな感染，ウイルス粒子の産生，感染細胞の死滅といった現象は，一種の定常状態にあるという[2]．しかし一方で，CD4陽性細胞の減少は骨髄での産生量が減少したからとするデータもある．多剤併用療法が奏功すると最初，CD4陽性およびCD8陽性細胞の両細胞系の再分布が起こるが，それは3週間前後で「平衡状態」に達し，

その後，新たに産生されてくるナイーブT細胞の増加が加わって，CD4陽性細胞実数の増加が緩徐に起こるという．HIV-1に感染してから発病するまでの期間は数年から10年あるいはそれ以上と長いが，感染直後からHIV-1は活発な増殖を続け，免疫担当細胞の破壊を繰り返して結果的に宿主の免疫応答能を荒廃に追い込むことから，病理発生上はAIDS未発症期間も「潜伏期間」と考えるべきではない．

B．AIDSの化学療法の進展と問題点

　AIDSの化学療法は確かに1990年代に入って長足の進歩を遂げたが，いくつかの基本的な問題を本来的に有している[3]．①薬剤耐性HIV-1変異株の出現，②薬物の投与に基づく急性・亜急性・慢性毒性の出現，③現存する化学療法のみでは宿主の免疫応答能を充分に回復し得ないこと，そして上述した④化学療法によって延命した患者での悪性腫瘍の好発などである．多剤併用の導入やコストのかさむPCRを使ったウイルス粒子数の算定などのために⑤高騰した医療コストも大きな問題となっている．AIDSの化学療法では長期的な，おそらく生涯にわたる継続投与が必要とされることから，多剤併用療法が最も有効な治療法となると思われる．しかし，一方で，化学療法のみではAIDS患者のすでに荒廃した免疫応答能を完全には復元できない．AIDSで死亡した患者での胸腺で，HIV-1感染に基づくと思われる広汎な破壊，異常が観察されるが，このことが，免疫応答能の回復が部分的にしか起こらないことと関連している可能性がある．

　薬剤耐性HIV-1変異株の出現は，逆転写酵素（図4N-7）がproofing activityをもたず，ウイルス遺伝子の複製の際にエラーを起こしやすいという生物学的特性に依拠していることから，単剤・多剤投与のいかんにかかわらず，また将来遺伝子治療等をふくめていかなる治療法が開発されようと大きな問題であり続けるものと思われる[4]．1989年，azidothymidine（AZT）を服用したAIDS患者から，AZTに対して数十倍～数百倍感受性の減少したHIV-1変異株が分離されたが，このようなAZT耐性HIVでは，逆転写酵素をコードするpol遺伝子に特定のアミノ酸置換がみられる（図4N-10）．プロテアーゼ阻害薬耐性発現のメカニズムのひとつはプロテアーゼ（図4N-11）の基質結合部位にアミノ酸置換が起きて阻害薬との親和性を下げるもので，このような部位にアミノ酸置換が起こるとプ

ロテアーゼ阻害薬による阻害効果が低下し耐性が発現する（図4N-12）．最近種々の薬剤耐性株による初感染例の急速な増加が報告され，大きな問題となっている．

　複数の抗ウイルス薬を用いた多剤併用療法の導入は，既感染細胞が全て死滅してしまうまでウイルス増殖を完全に抑制することで，ウイルスの根絶，すなわち「治癒」が可能となるかも知れないとの期待を抱かせた．しかし，多剤併用療法を受けて，長期間にわたって血液中のHIVコピー数が検出限界以下となっていた患者でも，末梢血メモリーT細胞中のプロウイルスDNA保有細胞はほとんど減少しておらず，そうした細胞は培養すると感染性のウイルスを産生することが判明している．Finziらは最近になって，ウイルス血症が検出されなくなった34症例で，感染静止CD4陽性細胞数の減衰について検討したところ，そうした細胞集団（latent reservoir）の半減期は43.9カ月と長く，この細胞集団がわずか10^5個と仮定しても感染静止CD4陽性細胞が完全に消滅するには60年はかかると結論している[5]．

　本稿では2003年春までのAIDSとHIV-1感染症の分子病態についての新しい知見をまとめたが，AIDSの発生病理の理解と治療の分野での進展に著しいものがあることがわかる．さらによくみるとAIDSの研究領域では基礎分野での進展が臨床分野でのそれと密接不可分に関連していて興味深い．HIV-1感染の第2のレセプター，CXCR4やCCR5が発見されて数年のうちにこの領域でも目を見張る程の進歩があった．しかも，すでにそうした知見は本感染症の病理発生や予後との連関の解明へと収斂されてきた．他方，治療の分野での夥しい程の新しい知見は情報過多のレベルに達したとの観がある．新規の，そして新しいクラスの抗ウイルス薬の開発が必要なのはいうまでもないが，紙幅の制約のために本稿では充分に触れ得なかったが，停滞しているといわねばならない，HIVに対するワクチン開発の努力の強化こそがHIV感染症とAIDSとの戦いで最も重要で中心的な戦略であると強調したい．

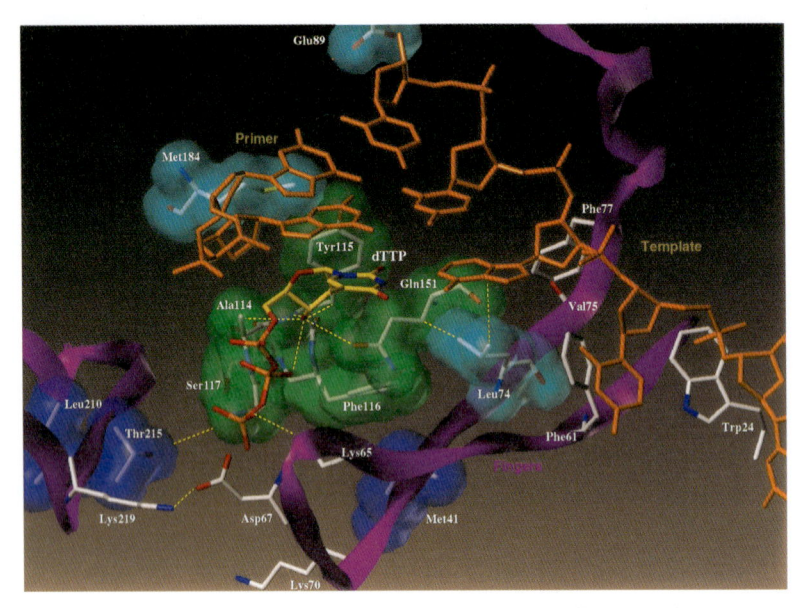

図4N-10 逆転写酵素の活性部位の微細構造

中央上方から右下方へ走るオレンジ色の骨格は鋳型（template）を，右上方から中央下方へ走る紫色のリボンは逆転写酵素の"finger"の一部を示す．ここでは伸長しつつあるウイルスDNA（プライマー：左上部のオレンジの骨格で示されている）にincoming dNTP（この図ではdTTP：図の中央）が結合しつつある図を示す．逆転写酵素のincoming dNTPとの結合部位は3′-ポケット（緑色の部分）とよばれ，incoming dNTPの3′-OH基を認識して結合すると考えられている．逆転写酵素阻害薬に対する耐性発現には3′-ポケットを形成するアミノ酸に起こる置換が重要な役割を果たす．

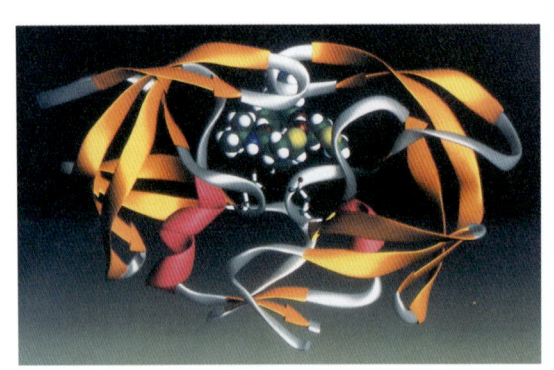

図4N-11 プロテアーゼ阻害薬（KNI-272）と結合したプロテアーゼの結晶解析

プロテアーゼ阻害薬は球で，プロテアーゼはリボンで示す．阻害薬はプロテアーゼの活性部位に捕捉されるが，加水分解を受けないためプロテアーゼに結合したままとなり，プロテアーゼはその酵素活性を発揮できず，産生されたウイルス蛋白は未熟な蛋白のままとなって，ウイルス粒子が形成されてもそれらは感染性を有しない．

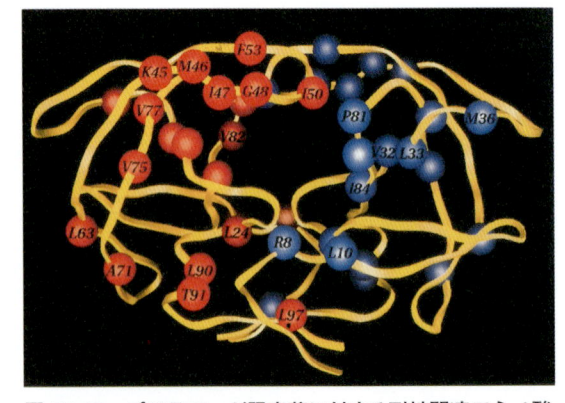

図4N-12 プロテアーゼ阻害薬に対する耐性関連アミノ酸置換部位の局在

プロテアーゼは高度の可撓性 flexibilityを有しており，プロテアーゼとしての酵素活性の過度の減弱なしに，99個の構成アミノ酸のうち60%以上のアミノ酸の置換を起こして「偽の基質」であるプロテアーゼ阻害薬との結合を回避しつつ正常の基質（ウイルスのポリ蛋白）を認識，プロテアーゼとしての機能を果たすようになる．これがHIVのプロテアーゼ阻害薬に対する耐性獲得の主要な機序である．

■ 文献

1) Berger EA, Murphy PM, Farber JM. Chemokine receptors as HIV-1 coreceptors: roles in viral entry, tropism, and disease. Annu Rev Immunol 1999; 17: 657-700.
2) Ramratnam B, Mittler JE, Zhang L, Boden D, Hurley A, Fang F, Macken CA, Perelson AS, Markowitz M, Ho DD. The decay of the latent reservoir of replication-competent HIV-1 is inversely correlated with the extent of residual viral replication during prolonged anti-retroviral therapy. Nat Med 2000; 6: 82-5.
3) Mitsuya H, Erickson J. Discovery and development of antiretroviral therapeutics for HIV infection. In: Merigan TC, Bartlett JG, Bolgnesi D, editors. Textbook of AIDS medicine. Baltimore: Williams & Wilkins; 1999. p.751-80.
4) Kavlick MF, Mitsuya H. The emergence of drug resistant HIV-1 variants and its impact on antiretroviral therapy of HIV-1 infection. In: De Clercq E, editor. The Art of Antiretroviral Therapy. Washington DC: American Society for Microbiology; 2001. p.279-312.
5) Finzi D, Blankson J, Siliciano JD, Margolick JB, Chadwick K, Pierson T, Smith K, Lisziewicz J, Lori F, Flexner C, Quinn TC, Chaisson RE, Rosenberg E, Walker B, Gange S, Gallant J, Siciliano RF. Latent infection of CD4 + T cells provides a mechanism for lifelong persistence of HIV-1, even in patients on effective combination therapy. Nat Med 1999; 5: 512-7.

<満屋裕明>

O 感染症

1 ウイルス肝炎

◆まとめ
1. 肝炎ウイルスにはA型からE型の5種類が同定されている.
2. A型とE型肝炎ウイルスは経口感染し，急性肝炎を生じるが，慢性肝炎を生じることはない.
3. B型・C型・D型肝炎ウイルスは非経口感染し，慢性肝炎を生じることがあり，肝細胞癌の発癌に関与する.

A. 肝炎ウイルス

肝炎ウイルスとして認められているのは，A型肝炎ウイルス hepatitis A virus（HAV），B型肝炎ウイルス hepatitis B virus（HBV），C型肝炎ウイルス hepatitis C virus（HCV），D型肝炎ウイルス hepatitis D virus（HDV），E型肝炎ウイルス hepatitis E virus（HEV）の5種類である．HAVとHEVは経口感染，HBV, HCV, HDVは非経口感染する．

HAV, HEVは急性肝炎を生じるのみで，持続感染に移行することはなく，一度感染すると終生の免疫を獲得する．

HBVは乳幼児期あるいは免疫不全状態にある人に感染した場合は持続感染に移行し，キャリア化する．HBVが成人に感染した場合，通常一過性感染で終わり，慢性化することはほとんどない．HBVとHDVが同時感染した場合や慢性B型肝炎患者にHDVが重感染した場合には，HBV単独感染よりも激しい肝炎を生じる．

HCV感染はHBVの感染と異なり，成人に感染した場合も，約70%の患者で感染が持続化し，約20%は肝硬変にまで進行する．

HBV感染，HCV感染ともに肝硬変に進行すると高頻度に肝癌が発生する．

B. HAV

HAVはエンベロープをもたない正20面体をした直径27nmのピコルナウイルス科に属するRNAウイルスで，HAV RNAは全長約7500塩基長の＋極性の一本鎖RNAである[1]．報告されたHAV株間での遺伝子の相同性は高く，抗原的に同一と考えられている．HAVは培養細胞に感染し，増殖する唯一の肝炎ウイルスである（HCVも培養細胞における増殖系が報告されているがきわめて効率が悪い）．アフリカミドリザル腎由来細胞，ヒト胎児肺線維芽細胞，ヒト肝癌細胞株に感染する．一部の変異株を除き，HAVそのものが感染細胞を直接障害することはなく，HAV感染に伴う肝障害は，HAV感染肝細胞に対する細胞性免疫応答により生じるものと考えられる．

C. HBV

HBVは図4O-1に示すようなDNAウイルスであり，その増殖はRNA中間体の逆転写により行われる[2]．HBV遺伝子には4つの翻訳領域があり，ひとつの翻訳領域からいくつかの蛋白が合成される．このよう

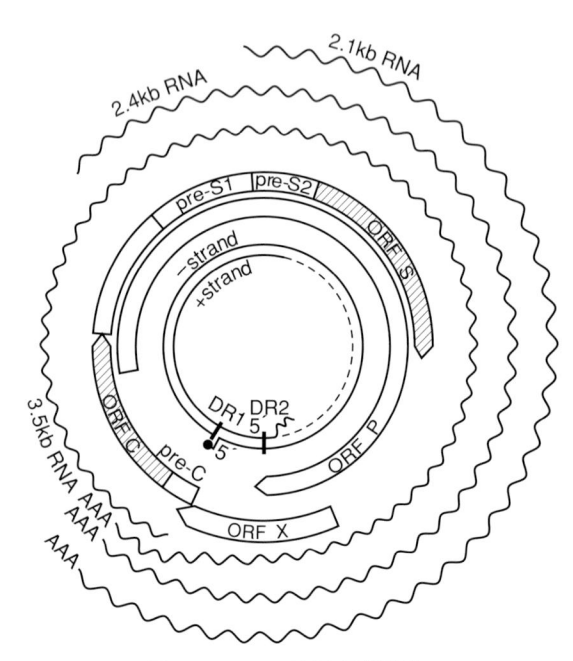

図4O-1 HBVの遺伝子構造[2]
DNA構造とともに翻訳領域，転写されるRNAも示す．HBV DNAにはdirect repeat（DR 1, DR 2）sequenceが存在する他，−鎖の5′端には蛋白（●）が結合し，＋鎖の5′端にはoligoribonucleotide（波形）が結合している．

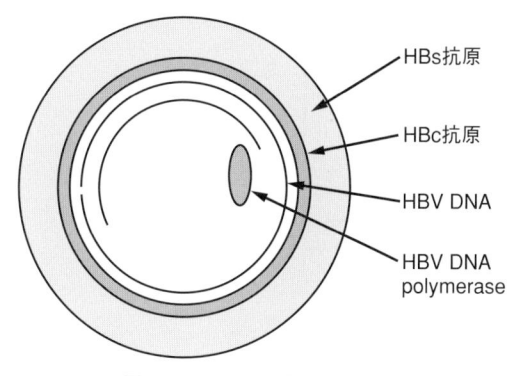

図4O-2　HBVの構造の模式図

な遺伝子産物は図4O-2に示すような直径42nmのウイルス粒子を肝細胞で形成する．血清中にはウイルス粒子（Dane粒子）の他に，表面抗原（S抗原），HBe抗原が肝細胞より放出される．B型肝炎ウイルスの増殖には，RNAの逆転写の過程があるため，HBVの肝細胞ゲノムへのインテグレーションが生じるが，HBVのインテグレーションそのものは，多くの場合肝癌発癌に直接には関与していないと考えられている．一方，HBV蛋白であるX蛋白にはトランスアクティベーション作用があり，HBxトランスジェニックマウスでは肝癌の発生がみられ，HBV感染における発癌に寄与していると考えられる．

HBVそのものには細胞障害性はなく，HBVエンベロープ遺伝子を導入したトランスジェニックマウスに非トランスジェニックマウスに誘導したHBVエンベロープ蛋白特異的細胞障害性T細胞を移入した実験結果から，図4O-3に示すような免疫学的機序により肝障害が生じると考えられている．

慢性B型肝炎においてはHBe抗原陽性からHBe抗体陽性にseroconversionすると，通常，肝炎は鎮静化する．しかしながら，HBe抗体陽性にもかかわらず，活動性の肝炎が持続することがまれにある．このような患者の血中HBVの塩基配列の解析を行うと，プレコア領域のヌクレオチド1895〜1897のpoint mutationによりTGGがTAGに変異し，蛋白合成の停止コドンが生じている．HBe抗原は，プレコアの開始コドンから翻訳されたプレコア・コア領域の遺伝子にコードされた蛋白が，C端・N端のそれぞれ一部が切断除去され，血中に分泌されるもので，プレコア領域に停止コドンが存在するとHBe抗原は作れない（図4O-4）．しかし，ウイルス形成に必要なコア抗原は，コア抗原遺伝子の開始コドンから翻訳が開始されて作られるため，プレコア領域に停止コドンがある場合もコア抗原は作られ，感染性のウイルス粒子が形成される．また，プレコア領域のみならず他の領域の遺伝子変異も報告されており，特にコアプロモーター領域の遺伝子変異が，重症肝炎・劇症肝炎発症に関与している可能性が報告されている．

D. HCV

HCVは約9.5kbの一本鎖RNAウイルスで[3]，30〜35nmのコアを有する55〜65nmの粒子である．その

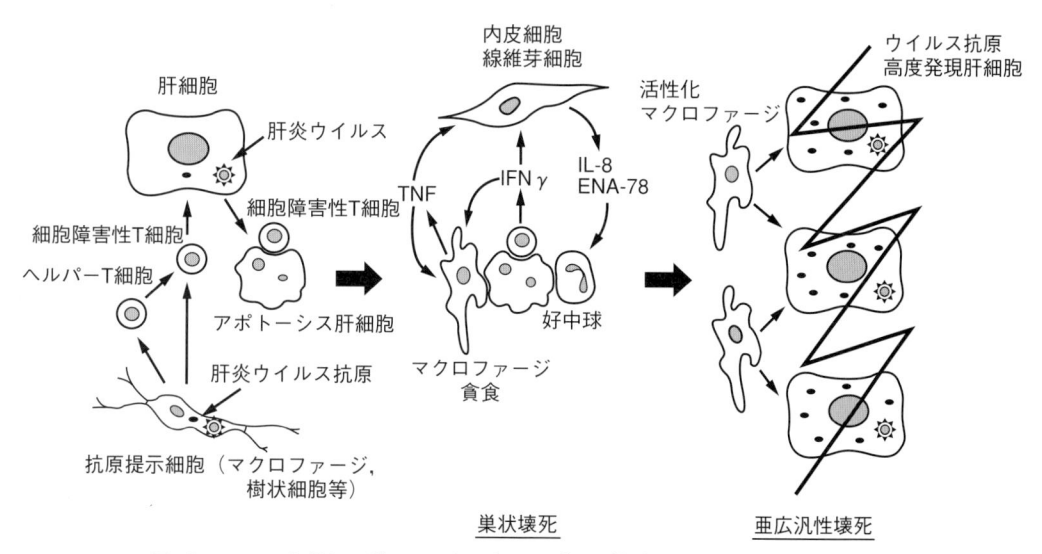

図4O-3　HBVトランスジェニックマウスモデルに基づいたウイルス肝炎発症機序

452　IV. 疾患の分子病態学

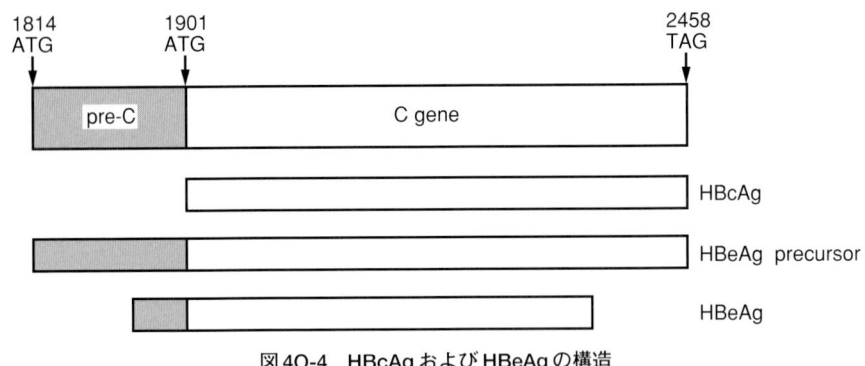

図4O-4　HBcAg および HBeAg の構造

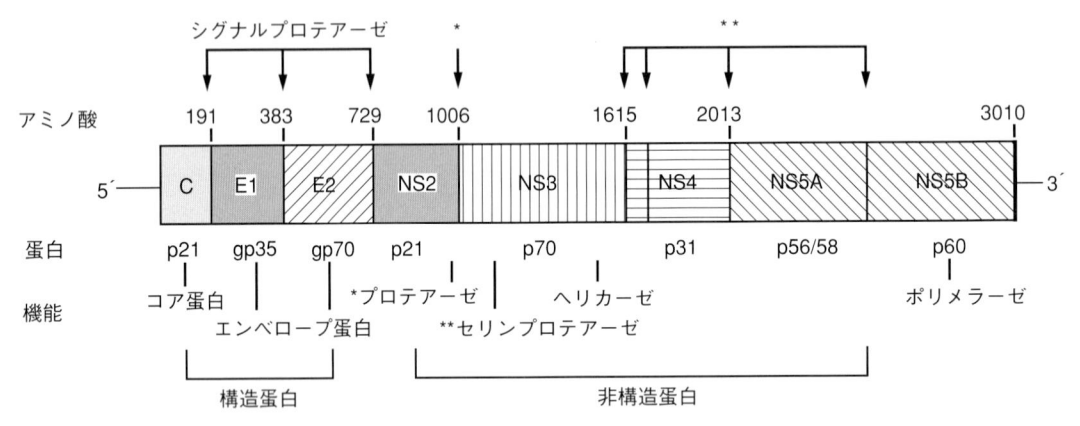

図4O-5　HCV の遺伝子構造と機能

遺伝子構造はフラビウイルスに似ており，図4O-5に示すように1つの長い翻訳領域の両端に短い非翻訳領域が存在する．翻訳領域は約3000のアミノ酸からなるポリ蛋白前駆体をコードしており，この前駆体は宿主由来あるいはウイルスゲノムがコードする蛋白分解酵素により切断され，コア蛋白（C），エンベロープ蛋白1，2（E1，E2）の構造蛋白，NS2～5の非構造蛋白が作られる．フラビウイルスのNS1はHCVではE2に相当する．NS3領域のN末端側にセリンプロテアーゼ，C末端側にヘリカーゼ，NS5領域のC末端側にRNAポリメラーゼに共通のアミノ酸配列が認められ，それらの酵素活性が存在する．NS5aにはその遺伝子配列がインターフェロンへの感受性と関連する部位が存在し，NS5Aはインターフェロンにより誘導され抗ウイルス作用を有するプロテインキナーゼを抑制する．また，NS5Aには転写促進活性が存在し，HCVのコア蛋白には細胞をFasの系によるアポトーシスに対する感受性を高める作用，細胞に脂肪沈着をうながす作用がある．

HCVには10種類以上の遺伝子型が世界に存在し，各遺伝子型においてもさらに亜型が存在する．日本においては約70％が1b型，20％は2a型，10％は2b型であり，1b型はインターフェロン治療抵抗性のウイルスとして知られている．このような遺伝子型は，コア抗原をコードする遺伝子の塩基配列の差異により，各タイプのHCVに共通なプライマーと特異的なプライマーを使い，PCRを行い決定できる．各遺伝子型間で，遺伝子レベルでは5′端の非翻訳領域，アミノ酸レベルではコア蛋白，NS3蛋白の一部の配列が比較的よく保たれているので，この部分がHCV感染のPCR診断，抗体診断に利用されている．

エンベロープ蛋白をコードする遺伝子の塩基配列には変異が多く，特にHCVの384～410のアミノ酸，474～480のアミノ酸の2カ所に非常に変異が多い（図4O-6）．さらに，臨床経過と遺伝子の変異，抗体の出現の経過を解析すると，肝炎の増悪を繰り返す毎にhypervariable regionのアミノ酸の変化を伴う遺伝子変化が生じ，さらにそれを認識する抗体が出現

```
              380       390       400       410       420         470       480       490
HCV-J   LLFAGVDGHTHVTGGRVASSTQSLVSWLSQGPSQKIQLVNTGSWH     AQGWGPITHDMPESSDQRPYCWHYA
HC-J4   --------E-YTS--AASHT-ST-A-LF-P-A--R----------     --------YTE-D-P----------
HC-J1   --------AE-I-S--QA-RAMSG---LFTP-AK-N---I------    D------S-ANGSGP---------P
HCV-BK  --------D-----AQ-KT-NR---MFAS---------I------     D------YAESSR-----------P
HCV J1  --------R----VQGHV-GT-T-LFRP-A---------------     D------YAQ-DN-----------
```

図4O-6 分離されたHCV株のhypervariable region 1（384〜410，左側）とhypervariable region 2（474〜480，右側）のアミノ酸の変異

し，再び肝炎が増悪し，いままでみられたHCVは消失し，新たな遺伝子変異を伴ったHCVが出現する．HCVエンベロープ蛋白のhypervariable regionが中和抗体のエピトープと仮定すると，C型肝炎ウイルスの中和抗体の標的抗原は絶えず変化し，免疫学的監視機構からエスケープしていることになる．HCVによる肝障害もHBV感染と同様に図4O-3のような過程で生じるものと考えられる．

E. D型肝炎ウイルス

HDVは図4O-7のような，そのウイルス粒子の形成にHBVの存在を必要とする直径約36nmのウイルスで，コア部分に1.7kbの一本鎖RNAとδ抗原が存在し，エンベロープはHBs抗原からなる[4]．ウッドチャック肝炎ウイルス感染ウッドチャックにも感染する．日本におけるHDV感染の頻度はきわめて低い．

F. E型肝炎ウイルス

HEVはインド，ネパール，東南アジアで流行性に肝炎を生じる肝炎ウイルスで，経口感染する．日本ではE型肝炎は多くは輸入感染症としてみられるが，日本土着のウイルスも存在することが最近報告されている．HEVは直径約30nmのエンベロープをもたず，7.6kbの＋極性の一本鎖RNAを有するウイルスである[5]．

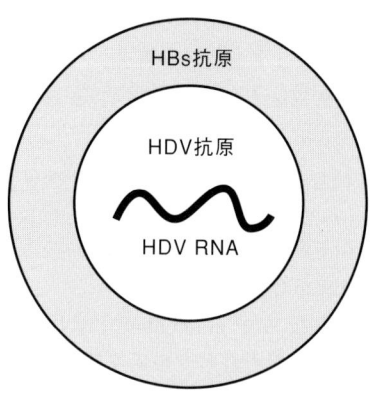

図4O-7 HDVの構造の模式図

■ 文献

1) Lemon SM. Type A viral hepatitis. New developments in an old disease. N Engl J Med 1985; 313: 1059-67.
2) Ganem D, Varmus HE. The molecular biology of the hepatitis B viruses. Ann Rev Biochem 1987; 56: 651-93.
3) Lauer GM, Walker BD. Hepatitis C virus infection. N Engl J Med 2001; 345: 41-52.
4) Hoofnagle J. Type D (Delta) hepatitis. JAMA 1989; 261: 1321-5.
5) Reyes GR, Purdy MA, Kim JP, et al. Isolation of a cDNA from the virus responsible for enterically transmitted non-A, non-B hepatitis. Science 1990; 247: 1335-9.

＜井廻道夫＞

O 感染症

2 MRSA

◆まとめ

1. MRSAのβ-ラクタム薬耐性は*mecA*遺伝子によりコードされるPBP2′の働きによる場合と，*blaZ*遺伝子によりコードされるペニシリナーゼの働きによる場合とがある．それらの遺伝子の制御遺伝子は非常に相同性が高く，相互に制御しあうと考えられている．
2. Staphylococcal cassette chromosome *mec*（SCC*mec*）は*mecA*およびその発現を制御する遺伝子群（*mecI, mecR1*）をコードする動く遺伝因子である．
3. SCC*mec*は*mec* gene complexと*ccr* gene complexの組み合わせの異なる4つのタイプがあることが報告されている．
4. MRSAの分子疫学にはSCC*mec*のタイプの決定とgenotypingを併用することが重要である．

黄色ブドウ球菌 *S. aureus*は，種々の化膿性疾患および食中毒の原因となる病原菌である．本菌は，健康人の皮膚・粘膜・鼻腔などに常在しており，新しい化学療法剤が使用されると，いち早く耐性を獲得するため，緑膿菌などとならんで，院内感染の原因菌として常に問題になってきた．現在病院で分離されるmethicillin耐性黄色ブドウ球菌 methicillin-resistant *Staphylococcus aureus*（MRSA）は，黄色ブドウ球菌の薬剤耐性化の集大成ともいうべき存在である．MRSA患者に有効な薬剤はきわめて限られているため，対処法は慎重を要し，現在最も対策が必要とされる院内感染の起因菌である．

A. methicillin-セフェム耐性の機構

1941年にpenicillin Gによる化学療法が開始された時点では，黄色ブドウ球菌は，penicillin Gに対して感受性であった．1944年に出現したpenicillin耐性菌は，ペニシリナーゼを産生し，penicillinの基本骨格であるβ-ラクタム環を加水分解して耐性となっていた．MRSAのmethicillin・セフェム系薬剤に対する耐性機構は，それまでに，多くの薬剤の耐性化に関して知られていた薬剤不活性酵素産生や透過性の変化とは異なり，作用点の変化（細胞壁合成酵素系の変化）という新しいものであった．

細菌の細胞壁合成に関与する酵素群をpenicillin結合蛋白 penicillin binding protein（PBP）として簡便に検出する方法がSprattにより開発された[1]．黄色ブドウ球菌には，4個のPBPが存在し，分子量の大きいものから，それぞれPBP1, PBP2, PBP3, PBP4とよんでいる（図4O-8）．MRSAは，これに加えてPBP1とPBP2の間にみいだされるもう一つのPBP（PBP2′あるいはPBP2a）を産生する．このPBP2′は，他のPBPに較べて，methicillinおよび各種セフェム系薬剤に対する結合親和性が非常に低い．

細胞壁の主要な成分であるペプチドグリカンの合

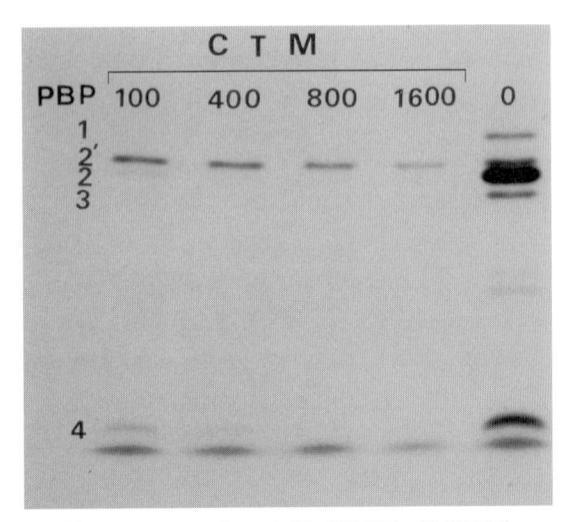

図4O-8 MRSAのpenicillin結合蛋白 （桑原原図）
MRSAはMSSAのもつpenicillin結合蛋白（PBP1, 2, 3, 4）以外に特異的なpenicillin結合蛋白（PBP2′）を産生する．PBP画分を100〜1600 μg/mlの非放射性CTM（cefotiam：第2世代セフェム）で全処理すると，PBP1, 2, 3, 4は，あとから加えた高濃度の^{14}C-PcG（penicillin G）と結合できずバンドが検出できなくなる．しかしPBP2′はmethicillinおよびセフェム系薬剤に対する親和性が非常に低いので，同量のCTMを加えた場合でもほとんど結合しないため，あとから加えた^{14}C-PcGと結合する余裕を残し，PBP2′のバンドのみが残っている．

成は大きく3つの段階に分けられるが，PBPは第3段階であるペプチドグリカンの伸長と架橋形成過程に関与する．細胞壁側に転座し，キャリアリピドからはずれたムレインモノマーは糖部分を介して順次結合し（transglycosylation），さらに連結された糖鎖同士がペプチド間の結合により連結され（transpeptidation），最終的に堅固な細胞壁が合成される．β-ラクタム薬剤の存在下では，PBP1〜4はそれぞれ程度の差はあるが，β-ラクタム薬剤と結合し，その結果，本来の基質であるムレインモノマー末端のD-アラニル-D-アラニンと結合できず，ペプチドグリカン合成は阻害される．PBP2′はこれらの薬剤に対する親和性が非常に低いため，臨床で使用する程度の濃度の薬剤では全く阻害されないので，MRSAは各種β-ラクタム系薬剤の存在下でも成育できると考えられている．

B. methicillin耐性を運ぶ新しい動く遺伝因子：SCCmec

Staphylococcal cassette chromosome mec (SCCmec) はPBP2′の遺伝子mecAおよびその発現を制御する遺伝子群をコードする動く遺伝子であり，以下に述べる特徴的な構造をもつ[2]．

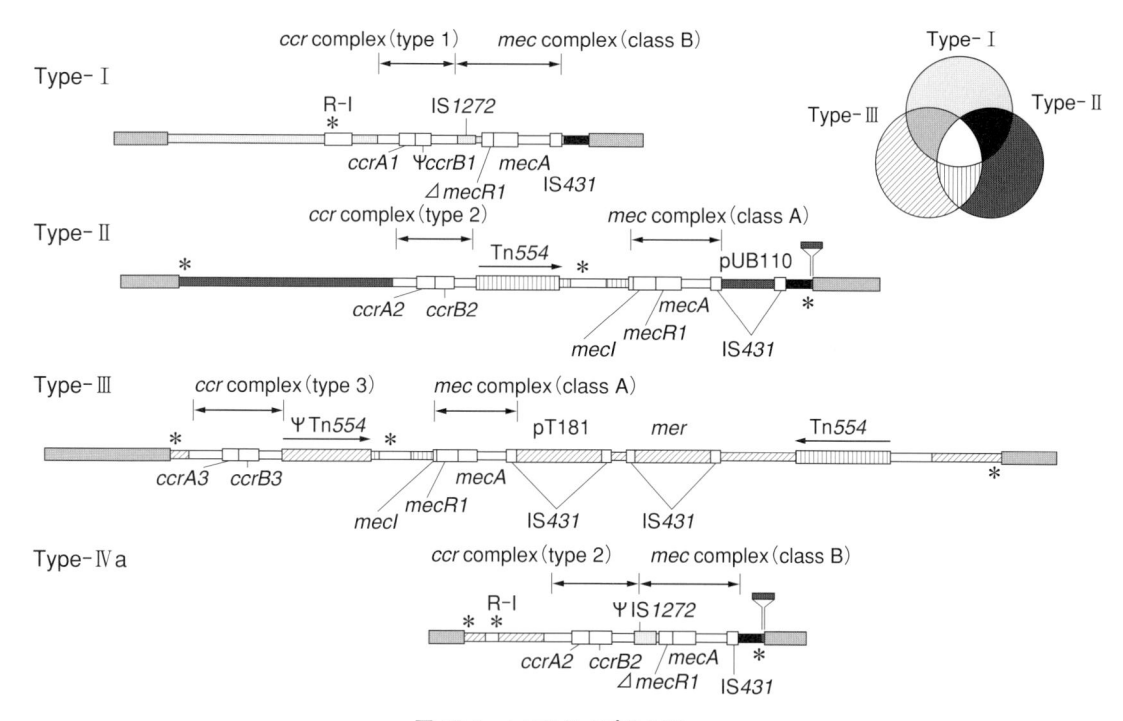

図4O-9 4つのタイプのSCCmec

type-I SCCmecはtype-1のccr-gene complex, class-Bのmec gene complexをもつもの，type-II SCCmecはtype-2 ccr-gene complexとclass A mec-gene complexをもつもの，type-III SCCmecはtype-3 ccr-gene complexと，class-A gene complexをもつものである．

そして，community-acquired MRSAにみいだされた，type-2 ccr-gene complexとclass B mec-gene complexをもつ新しいtypeのSCCmecを，type-IV SCCmecと命名した．type-I SCCmecを代表するNCTC10442（1961年にイギリスで初めて分離されたMRSA）のSCCmecは約34kb，シカゴ大学で分離されたC-MRSAのもつtype-IV SCCmecは21〜24kbであり，その長さは比較的短くSCCmec上にmecA以外の耐性遺伝子はもっていない．これに対してtype-II SCCmecを代表するN315（1982年に日本で分離）のSCCmecは約53kb，type-III SCCmecを代表する85/2082（1985年にニュージーランドで分離）のSCCmecは約67kbと比較的長く，SCCmec上に多くの耐性遺伝子をコードしている．N315の場合，macrolide, lincosamide, streptogramin, spectinomycin耐性をコードするトランスポゾンTn554がmecAの上流に，kanamycin, tobramycin, bleomycin耐性をもつ4.5kbのプラスミドpUB110がmecAの下流に挿入されている．85/2082の場合，カドミウム耐性をコードするトランスポゾンpseudoTn554がmecAの上流に，テトラサイクリン耐性，水銀耐性，およびトランスポゾンTn554がmecAの下流に存在している．

1. mec gene complex

mecAおよびその制御遺伝子周辺の遺伝子複合体をmec gene complexとよんでいる．repressor蛋白をコードするmecIとsignal-transducer蛋白をコードするmecR1の2つの制御遺伝子がともに存在し，mecI-mecR1-mecA-IS431遺伝子複合体を形成しているものをclass A mec gene complexとよび，mecIおよびmecR1の3′側が欠落し，IS1272が挿入されてIS1272-ΔmecR1-mecA-IS431複合体を形成しているものをclass Bとよぶ．

2. ccr gene complex

cassette chromosome recombinase A，B（ccrA，ccrB）はSCCmecの染色体からの切り出し，および，染色体への挿入に関与する部位特異的組み換え酵素site-specific recombinaseをコードする．ccrA，ccrBには3種のアロタイプがあり，ccrA1〜3およびccrB1〜3相互の相同性は約80％である．ccrA，ccrB遺伝子だけではなく，これらの遺伝子の近傍に存在するorfも互いに高い相同性を示すので，これらの遺伝子をまとめてccr gene complexとよんでいる．

3. 両末端の特徴的な塩基配列と挿入部位の特異性

両端にinverted repeatをもち，またSCCmecの左端末端に隣接する染色体部分とSCCmecの右端末端とに15bpのdirect repeatが存在している．SCCmecの挿入されている部位は染色体上の特定の位置attBsccであり，この位置はN315およびMu50の全ゲノムの塩基配列の決定の結果，複製開始点（OriC）の近くであることが判明している[3]．さきに述べたmec gene complexとccr gene complexの組み合わせにより，SCCmecはいくつかのタイプに分類され，これまでに少なくとも4つのタイプがあることが判明している（図4O-9）．

C. β-ラクタム薬剤耐性に関与する遺伝子とその制御

β-ラクタム系薬剤耐性に関与する2つの蛋白，ペニシリナーゼ（BlaZ）とPBP2′（MecA）は，作用機序が全く異なるにもかかわらず，非常によく似た調節遺伝子群をもっている．ペニシリナーゼの産生はrepressor蛋白で産生が抑制され，その抑制はsensor-transducer蛋白（β-ラクタム薬剤の存在を感知し，repressorを不活化する蛋白）により解除される[4]．mecAの上流に存在する2つの制御遺伝子mecIおよびmecR1の塩基配列はペニシリナーゼ産生の制御にかかわる2つの遺伝子blaI，blaR1とそれぞれ高いホモロジーを示しているので，同様の機序で働くと考えられている．図4O-10に示すように，β-ラクタム系薬剤がMecR1のセンサー部分と結合すると，MecR1は自己の酵素により切断され，プロテアーゼ活性をもった部分を，細胞内に放出する．このプロテアーゼがpromoter部分に結合していたMecIに働いて，その制御を解除すると考えられている．

現在，全国的に多く分離されるMRSA株は，セフェム系薬剤のみならず，ほとんどすべてのβ-ラクタ

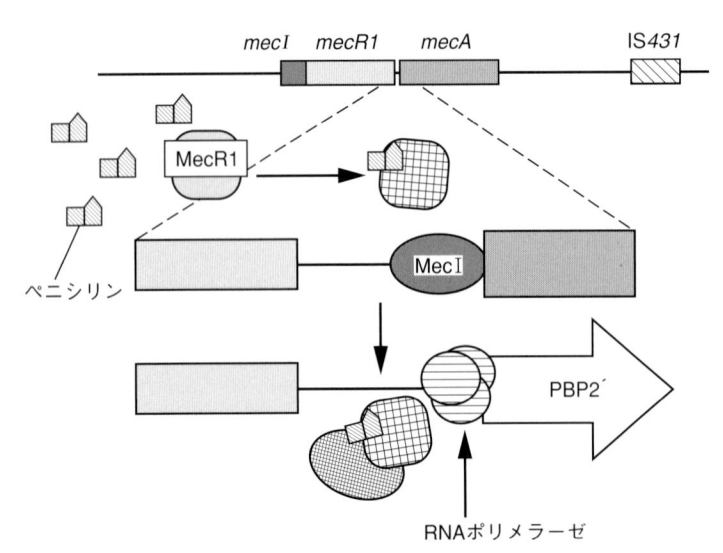

図4O-10 N315株のmecオペロンの構造

penicillin（誘導物質）は，signal transducer（シグナル伝達蛋白）であるMecR1と結合し，MecR1を活性化する．活性化したMecR1はmecA（PBP2′の構造遺伝子）のオペレーターに結合している抑制因子MecIに直接あるいは間接的に作用してその結合を阻害する．抑制の解除されたmecAのRNAポリメラーゼによる転写は促進され，PBP2′が産生される．

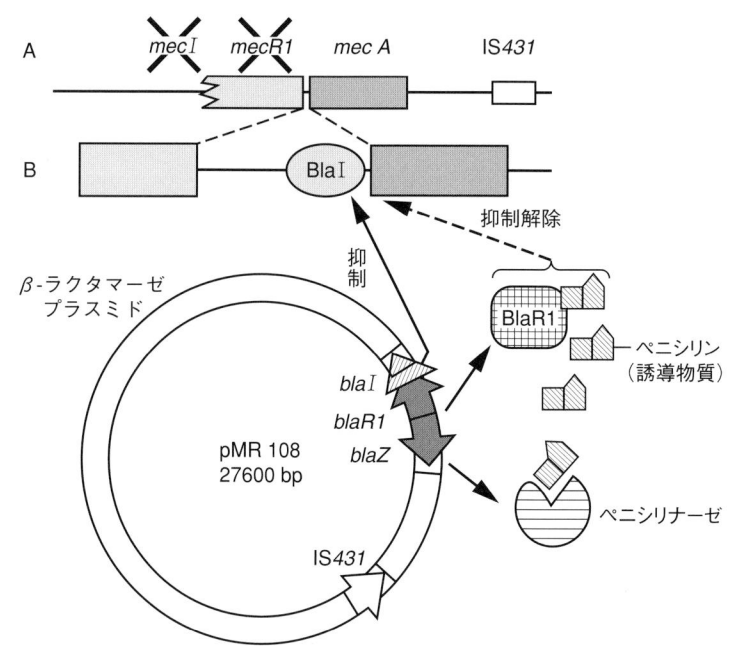

図4O-11 MR108株のmecオペロンの構造とペニシリナーゼの制御蛋白による調節

ペニシリナーゼプラスミド上の遺伝子blaIの産物であるBlaI（レプレッサー蛋白）は，mecAのオペレーター部分に結合してRNAポリメラーゼの結合を阻害する．penicillinやセフェム系薬剤が投与されるとblaR1の産物BlaR1（シグナル伝達蛋白）と結合してBlaR1を活性化し，活性化されたBlaR1は，mecAのオペレーターに結合しているBlaIを分解し，その抑制を解除する．その結果，mecAのRNAポリメラーゼによる転写は促進され，PBP2′が産生される．

ム薬剤に対して高度耐性を示している．このようなMRSAのmecオペロンを調べてみると，mecI遺伝子の欠落や，点変異によりMecIが機能していないことが明らかとなっている．このような株の一つ，MR108のmecオペロンを図解したものが図4O-11である．mecオペロンはmecR1の途中から上流部分が脱落している．ところがこの株の場合でも，PBP2′は誘導的に産生されている．この場合，MecI，MecR1の機能はβ-ラクタマーゼの制御蛋白であるBlaI，BlaR1によって代行されていると考えられている．

D. MRSAの遺伝子診断

MRSAの検出にはmecAを対象とするPCR（polymerase chain reaction）が最もよく使用され，診断用キットも市販されている．MRSAの疫学においては挿入されたSCCmecのタイプによる分類と挿入された側のMSSAの染色体の違いによる分類（genotype）の両者を併用することが重要である．

SCCmecのタイプは，先に述べたccr遺伝子のタイプをPCRによりクラス分類し，mec gene complex上の遺伝子の有無をPCRにより同定することにより簡便に推定し，分類することができる．genotypeを解析する手法としてこれまで用いられてきた代表的な手法はパルスフィールド電気泳動 pulsed field gel electrophoresis（PFGE）とリボタイピングである．PFGEは黄色ブドウ球菌の染色体（約2800kb）を酵素（SmaIなど染色体DNAの中での切断部位の少ないものがよく用いられる）で切断し，パルスフィールド電気泳動を行い，泳動パターンの違いから分類する方法である（図4O-12）．識別能力が高いため院内感染の解明によく利用されている．リボタイピングは，染色体DNAを各種制限酵素で切断し，アガロースゲルにて分離後，ナイロン膜に転写し，標識したribosomal DNAをプローブとして用いて反応するDNA断片を検出し，そのバンディングパターンの違いにより分類するというRFLP（restriction fragment length polymorphism）解析である．

これに加えて近年，いくつかのhouse-keeping遺伝子の塩基配列を決定し，その近縁性から分離する方法multilocus sequence typing（MLST）も開発され有用な方法としてその使用が検討され始めている[5]．

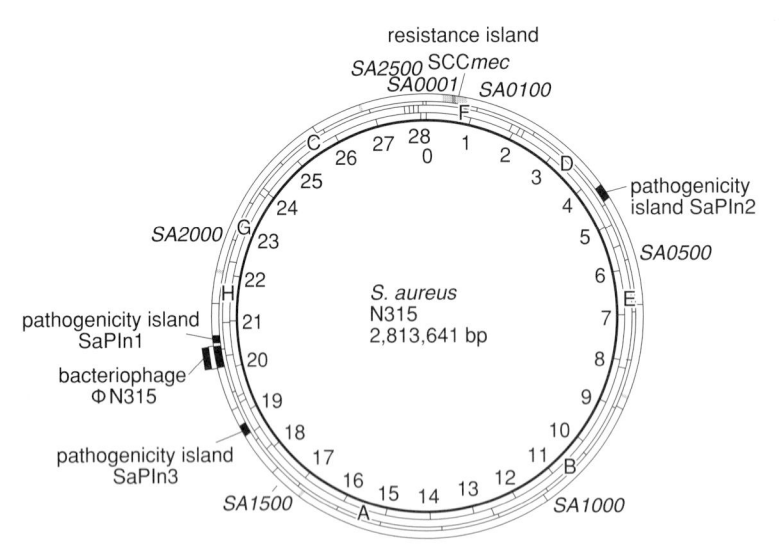

図4O-12 *S. aureus* N315の染色体地図（左）とパルスフィールド電気泳動パターン（右）

左: *S. aureus* N315染色体は制限酵素 *Sma* Iにより25のフラグメントに切断される（内側の円上に図示）. 各フラグメントは大きいものから順にA（535693bp），B（443537bp），C（326470bp），D（289765bp），E（269896bp），F（216657bp），G（127930bp），H（118599bp），I（109304bp），J（77889bp），K（58860bp），L（56450bp），M（41324bp），N（32506bp），O（23881bp），P（22057bp），Q（19873bp），R（16295bp），S（9445bp），T（3104bp），U（3104bp），V（3100bp），W（3100bp），X（3010bp），Y（2967bp）と命名される. 右写真は *Sma* Iで切断後PFGEを行ったものである. methicillin耐性をコードするSCC*mec*はF切断上に存在する. SCC*mec*以外にも黄色ブドウ球菌染色体にはバクテリオファージやpathogenicity islandなど種々の外来性遺伝因子が挿入されている. これらの遺伝子上にはstaphylokinase, exotoxin（φN315）, toxic shock syndrome toxin-1, enterotoxin（SaPIn1）, exotoxin（SapI2）serin-proteinase, leukotoxin（SaPIn3）などの病原性に関与する遺伝子が多数コードされている.

右: パルスフィールド電気泳動. Lane 1: N315, Lane 2: Minesota州で分離されたC-MRSA

■ 文献

1) Spratt BG. Distinct penicillin-binding proteins involved the division, elongation, and shape of *Escherichia coli* K12. Proc Natl Acad Sci 1975; 72: 2999-3002.
2) Ito T, et al. Structural comparison of three types of staphylococcal cassette chromosome *mec* integrated in the chromosome in methicillin-resistant *Staphylococcus aureus* Antimicrob Agents. Chemother 2001; 45: 1323-36.
3) Kuroda M, et al. Whole genome sequencing of methicillin-resistant *Staphylococcus aureus*. Lancet 2001; 357: 1225-40.
4) Zhang HZ, Hackbarth CJ, Chansky KM, Chambers HF. A proteolytic transmembrane signaling pathway and resistance to beta-lactams in staphylococci. Science 2001; 291: 1962-5.
5) Enright MC, Day NP, Davies CE, Peacock SJ, Spratt BG. Multilocus sequence typing for characterization of methicillin-resistant and methicillin-susceptible clones of *Staphylococcus aureus*. J Clin Microbiol 2000; 38: 1008-15.

<伊藤輝代　平松啓一>

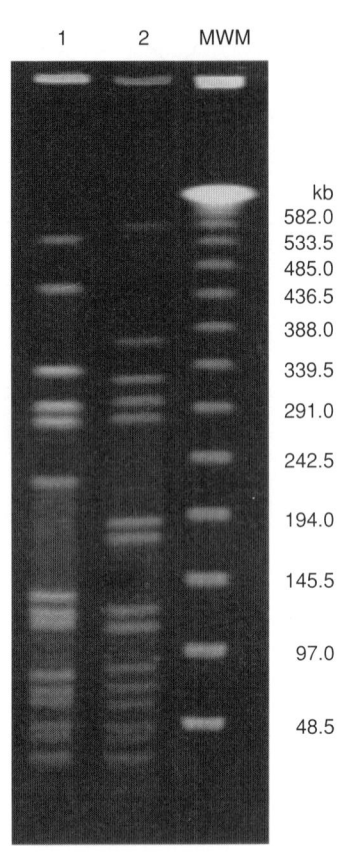

V

疾患の原因遺伝子の染色体地図

Promega Corporation および the Journal of NIH の許諾を得てLandmarks of the Human Genome. 2nd edから転載.

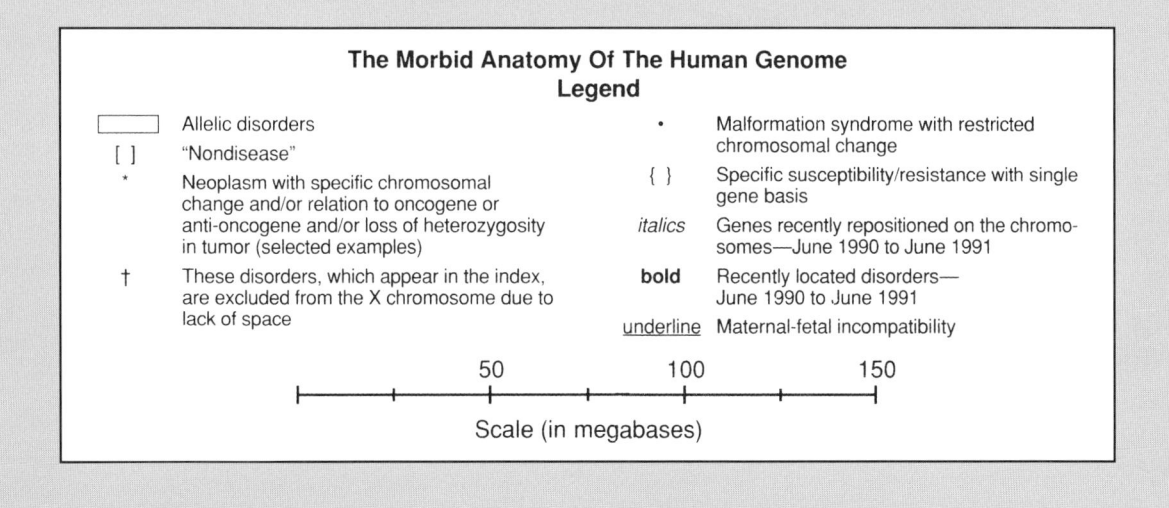

The Morbid Anatomy Of The Human Genome
Legend

☐	Allelic disorders	•	Malformation syndrome with restricted chromosomal change
[ ]	"Nondisease"	{ }	Specific susceptibility/resistance with single gene basis
*	Neoplasm with specific chromosomal change and/or relation to oncogene or anti-oncogene and/or loss of heterozygosity in tumor (selected examples)	*italics*	Genes recently repositioned on the chromosomes—June 1990 to June 1991
†	These disorders, which appear in the index, are excluded from the X chromosome due to lack of space	**bold**	Recently located disorders—June 1990 to June 1991
		underline	Maternal-fetal incompatibility

Scale (in megabases): 50 100 150

V. 疾患の原因遺伝子の染色体地図

Chromosome 1

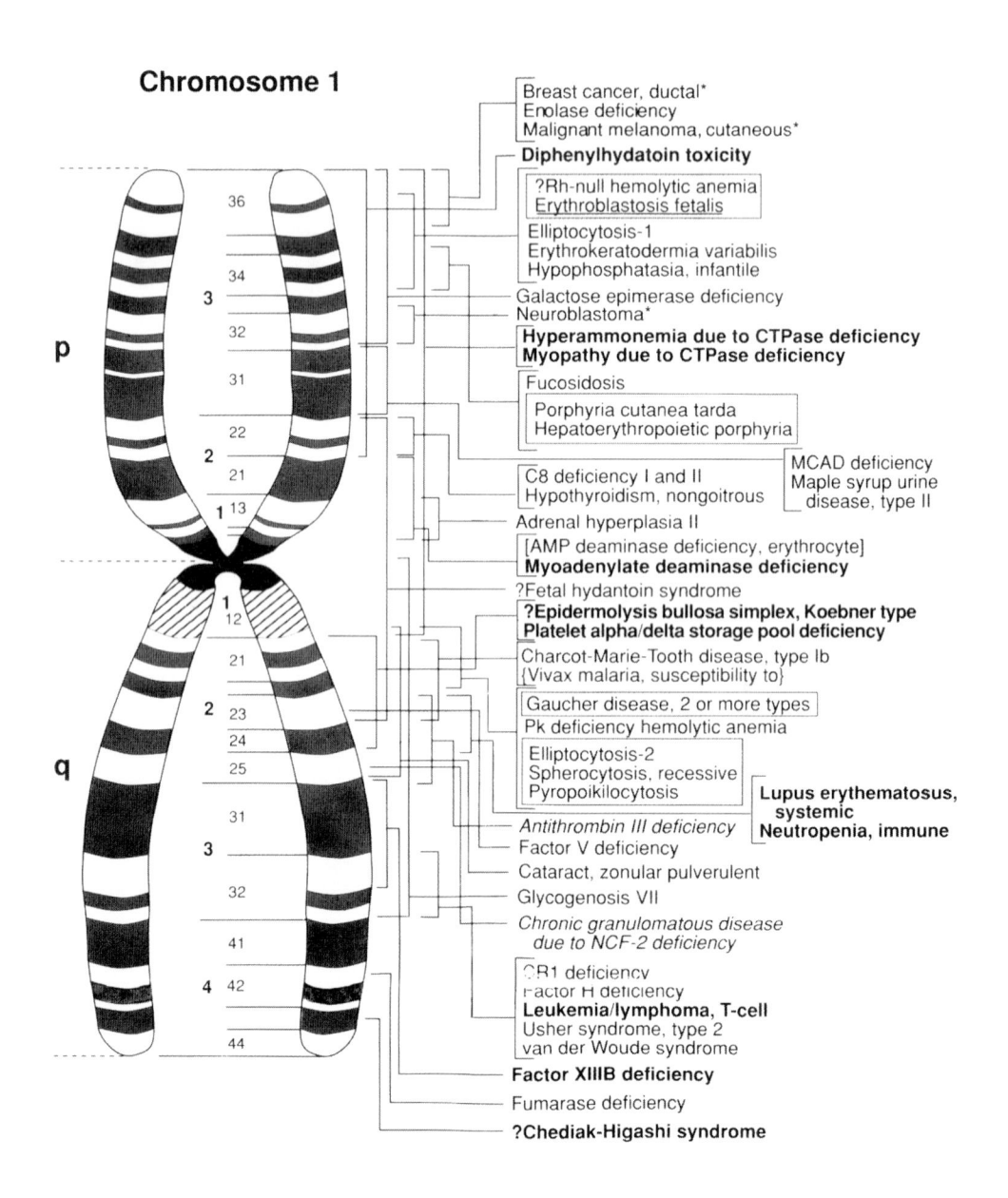

- Breast cancer, ductal*
- Enolase deficiency
- Malignant melanoma, cutaneous*
- **Diphenylhydatoin toxicity**
- ?Rh-null hemolytic anemia
- Erythroblastosis fetalis
- Elliptocytosis-1
- Erythrokeratodermia variabilis
- Hypophosphatasia, infantile
- Galactose epimerase deficiency
- Neuroblastoma*
- **Hyperammonemia due to CTPase deficiency**
- **Myopathy due to CTPase deficiency**
- Fucosidosis
- Porphyria cutanea tarda
- Hepatoerythropoietic porphyria
- MCAD deficiency
- Maple syrup urine disease, type II
- C8 deficiency I and II
- Hypothyroidism, nongoitrous
- Adrenal hyperplasia II
- [AMP deaminase deficiency, erythrocyte]
- **Myoadenylate deaminase deficiency**
- ?Fetal hydantoin syndrome
- **?Epidermolysis bullosa simplex, Koebner type**
- **Platelet alpha/delta storage pool deficiency**
- Charcot-Marie-Tooth disease, type Ib
- {Vivax malaria, susceptibility to}
- Gaucher disease, 2 or more types
- Pk deficiency hemolytic anemia
- Elliptocytosis-2
- Spherocytosis, recessive
- Pyropoikilocytosis
- **Lupus erythematosus, systemic**
- **Neutropenia, immune**
- Antithrombin III deficiency
- Factor V deficiency
- Cataract, zonular pulverulent
- Glycogenosis VII
- Chronic granulomatous disease due to NCF-2 deficiency
- CR1 deficiency
- Factor H deficiency
- **Leukemia/lymphoma, T-cell**
- Usher syndrome, type 2
- van der Woude syndrome
- **Factor XIIIB deficiency**
- Fumarase deficiency
- **?Chediak-Higashi syndrome**

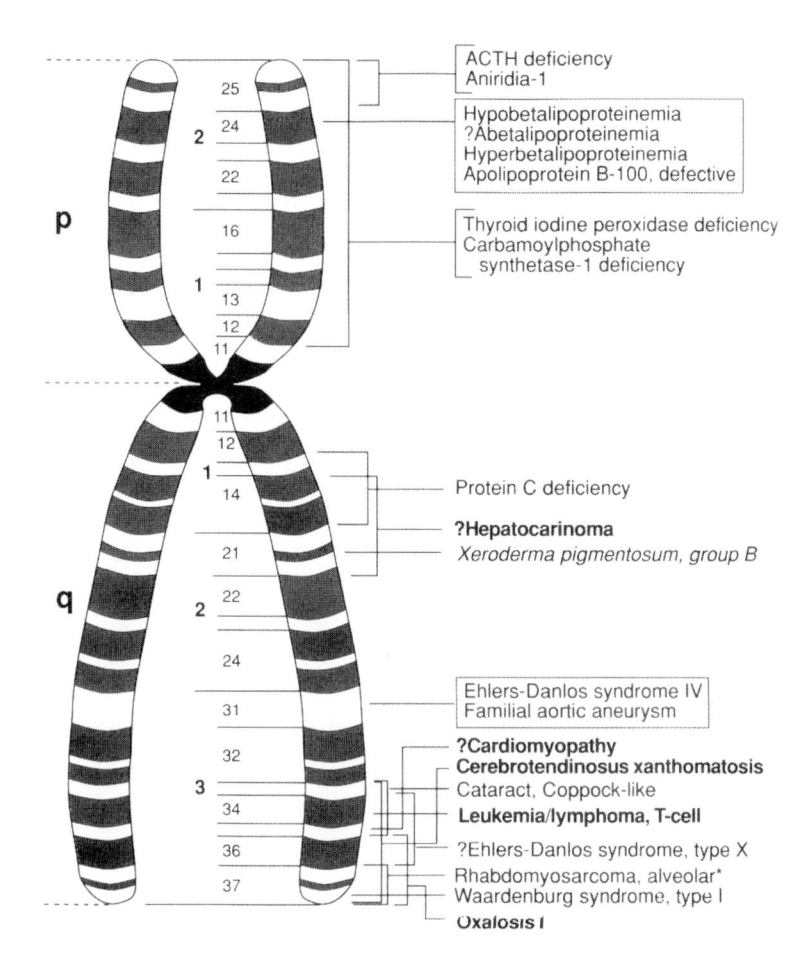

Chromosome 2

- ACTH deficiency
- Aniridia-1
- Hypobetalipoproteinemia
- ?Abetalipoproteinemia
- Hyperbetalipoproteinemia
- Apolipoprotein B-100, defective
- Thyroid iodine peroxidase deficiency
- Carbamoylphosphate synthetase-1 deficiency
- Protein C deficiency
- **?Hepatocarinoma**
- *Xeroderma pigmentosum, group B*
- Ehlers-Danlos syndrome IV
- Familial aortic aneurysm
- **?Cardiomyopathy**
- **Cerebrotendinosus xanthomatosis**
- Cataract, Coppock-like
- **Leukemia/lymphoma, T-cell**
- ?Ehlers-Danlos syndrome, type X
- Rhabdomyosarcoma, alveolar*
- Waardenburg syndrome, type I
- **Oxalosis I**

Chromosome 3

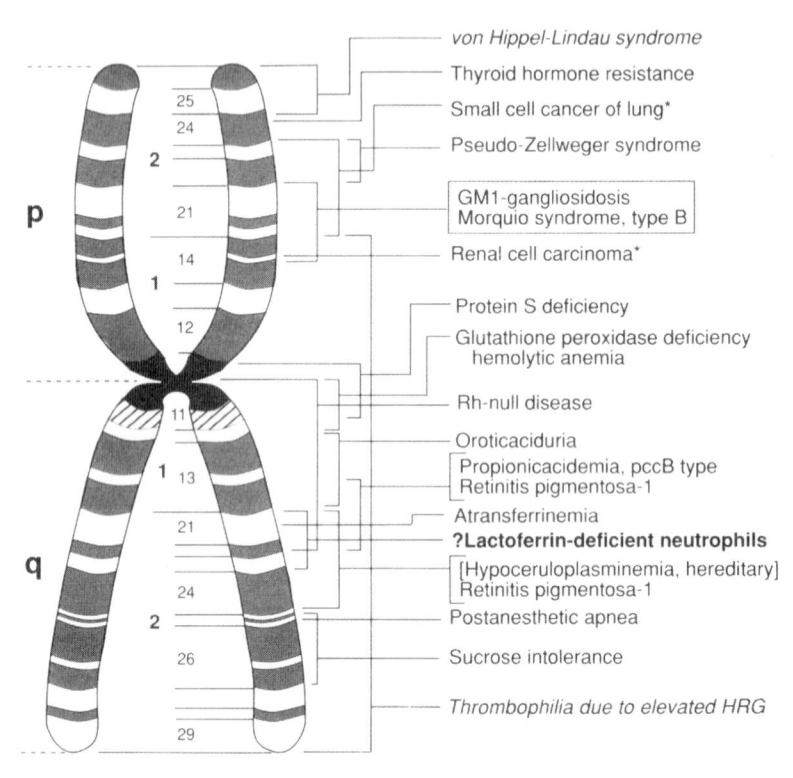

- von Hippel-Lindau syndrome
- Thyroid hormone resistance
- Small cell cancer of lung*
- Pseudo-Zellweger syndrome
- GM1-gangliosidosis
- Morquio syndrome, type B
- Renal cell carcinoma*
- Protein S deficiency
- Glutathione peroxidase deficiency hemolytic anemia
- Rh-null disease
- Oroticaciduria
- Propionicacidemia, pccB type
- Retinitis pigmentosa-1
- Atransferrinemia
- **?Lactoferrin-deficient neutrophils**
- [Hypoceruloplasminemia, hereditary]
- Retinitis pigmentosa-1
- Postanesthetic apnea
- Sucrose intolerance
- *Thrombophilia due to elevated HRG*

Thyrotropin-releasing hormone deficiency

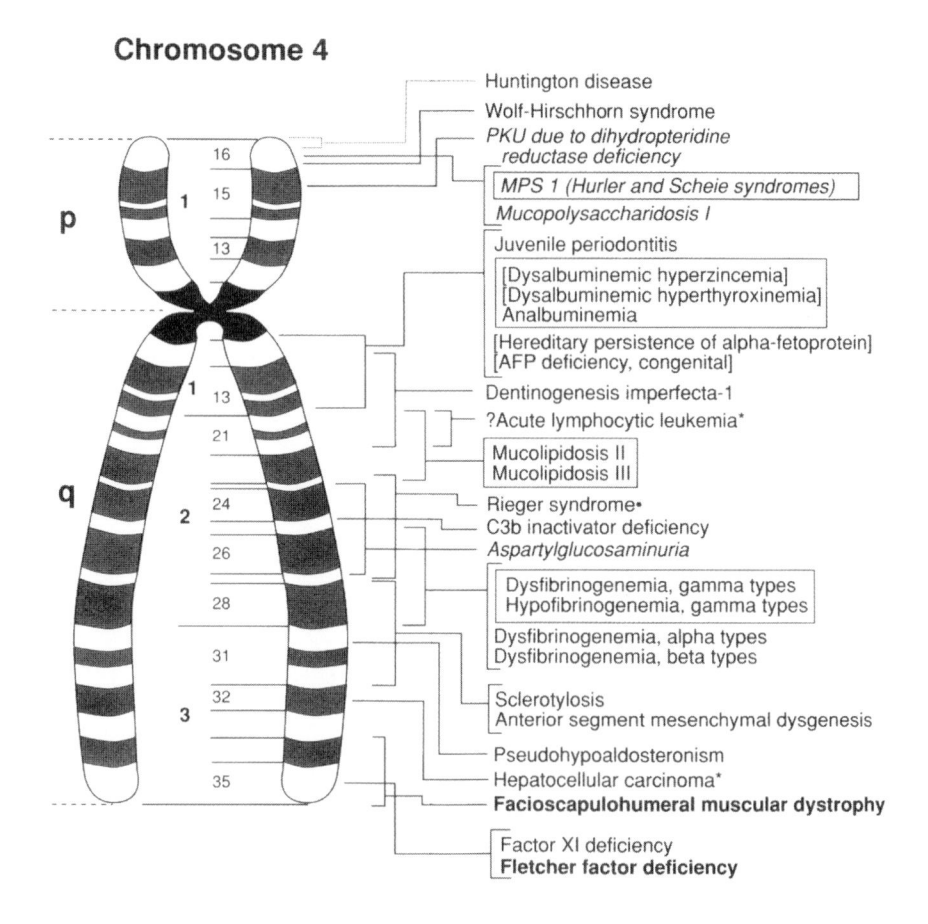

Chromosome 4

- Huntington disease
- Wolf-Hirschhorn syndrome
- *PKU due to dihydropteridine reductase deficiency*
- MPS 1 (Hurler and Scheie syndromes)
- *Mucopolysaccharidosis I*
- Juvenile periodontitis
- [Dysalbuminemic hyperzincemia]
- [Dysalbuminemic hyperthyroxinemia]
- Analbuminemia
- [Hereditary persistence of alpha-fetoprotein]
- [AFP deficiency, congenital]
- Dentinogenesis imperfecta-1
- ?Acute lymphocytic leukemia*
- Mucolipidosis II
- Mucolipidosis III
- Rieger syndrome•
- C3b inactivator deficiency
- *Aspartylglucosaminuria*
- Dysfibrinogenemia, gamma types
- Hypofibrinogenemia, gamma types
- Dysfibrinogenemia, alpha types
- Dysfibrinogenemia, beta types
- Sclerotylosis
- Anterior segment mesenchymal dysgenesis
- Pseudohypoaldosteronism
- Hepatocellular carcinoma*
- **Facioscapulohumeral muscular dystrophy**
- Factor XI deficiency
- **Fletcher factor deficiency**

Chromosome 5

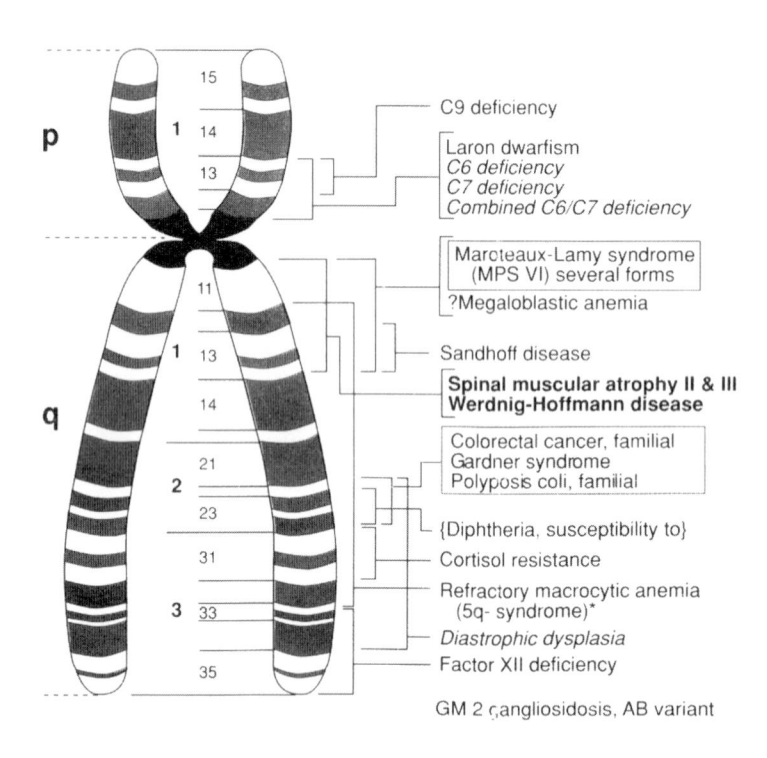

p
- 15
- 1
  - 14
  - 13 — C9 deficiency
         — Laron dwarfism
           C6 deficiency
           C7 deficiency
           Combined C6/C7 deficiency

q
- 1
  - 11 — Maroteaux-Lamy syndrome (MPS VI) several forms
         ?Megaloblastic anemia
  - 13 — Sandhoff disease
  - 14 — **Spinal muscular atrophy II & III**
         Werdnig-Hoffmann disease
- 2
  - 21 — Colorectal cancer, familial
         Gardner syndrome
         Polyposis coli, familial
  - 23 — {Diphtheria, susceptibility to}
  - 31 — Cortisol resistance
- 3
  - 33 — Refractory macrocytic anemia (5q- syndrome)*
         Diastrophic dysplasia
  - 35 — Factor XII deficiency

GM 2 gangliosidosis, AB variant

Chromosome 6

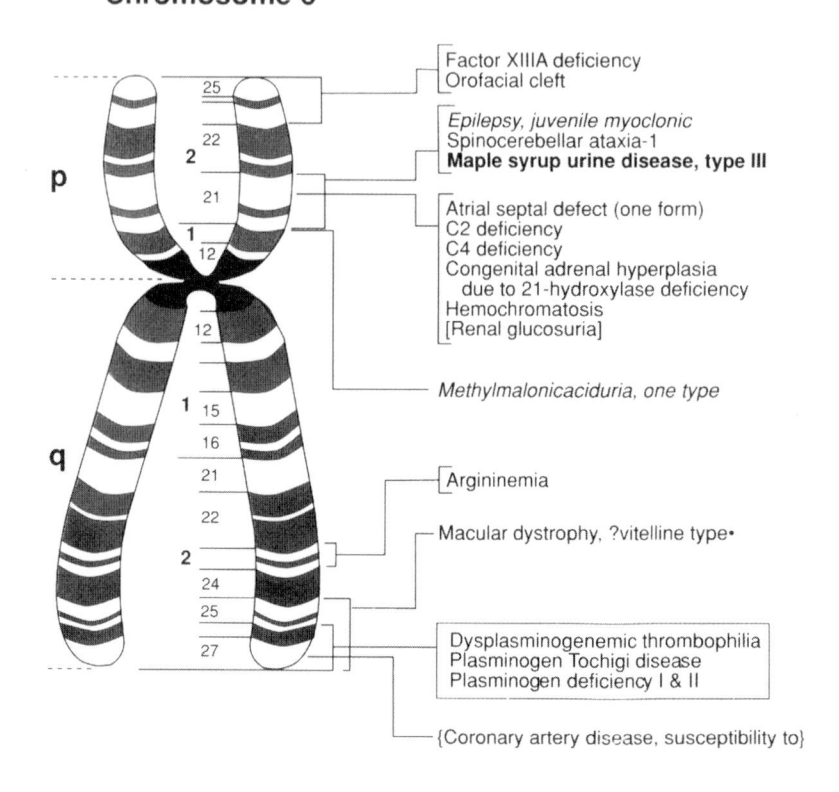

p
- 2
  - 25 — Factor XIIIA deficiency
         Orofacial cleft
  - 22 — *Epilepsy, juvenile myoclonic*
         Spinocerebellar ataxia-1
         Maple syrup urine disease, type III
  - 21 — Atrial septal defect (one form)
         C2 deficiency
         C4 deficiency
         Congenital adrenal hyperplasia due to 21-hydroxylase deficiency
         Hemochromatosis
         [Renal glucosuria]
- 1
  - 12

q
- 12
- 1
  - 15 — *Methylmalonicaciduria, one type*
  - 16
- 2
  - 21 — Argininemia
  - 22 — Macular dystrophy, ?vitelline type•
  - 24
  - 25
  - 27 — Dysplasminogenemic thrombophilia
         Plasminogen Tochigi disease
         Plasminogen deficiency I & II

{Coronary artery disease, susceptibility to}

V. 疾患の原因遺伝子の染色体地図

Chromosome 7

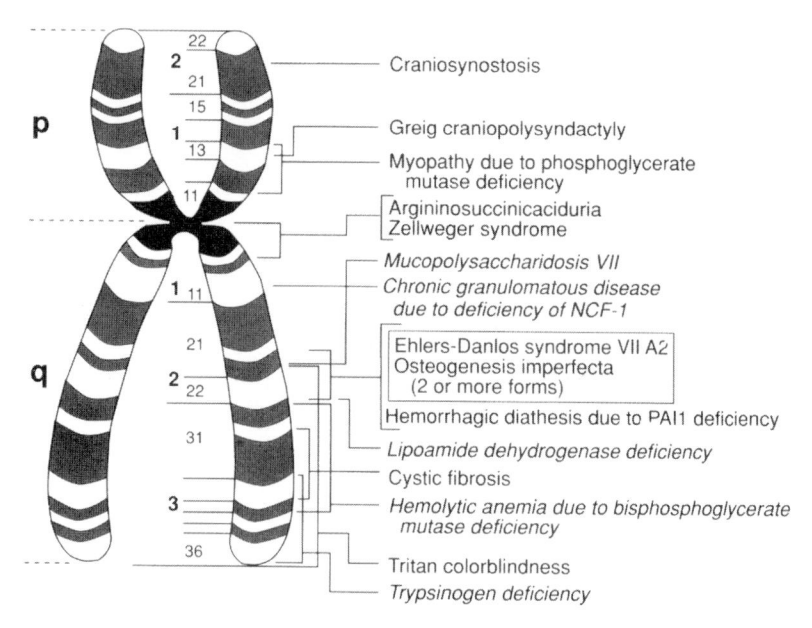

- Craniosynostosis
- Greig craniopolysyndactyly
- Myopathy due to phosphoglycerate mutase deficiency
- Argininosuccinicaciduria
- Zellweger syndrome
- Mucopolysaccharidosis VII
- Chronic granulomatous disease due to deficiency of NCF-1
- Ehlers-Danlos syndrome VII A2
- Osteogenesis imperfecta (2 or more forms)
- Hemorrhagic diathesis due to PAI1 deficiency
- Lipoamide dehydrogenase deficiency
- Cystic fibrosis
- Hemolytic anemia due to bisphosphoglycerate mutase deficiency
- Tritan colorblindness
- Trypsinogen deficiency

3-hydroxyacyl-CoA dehydrogenase deficiency

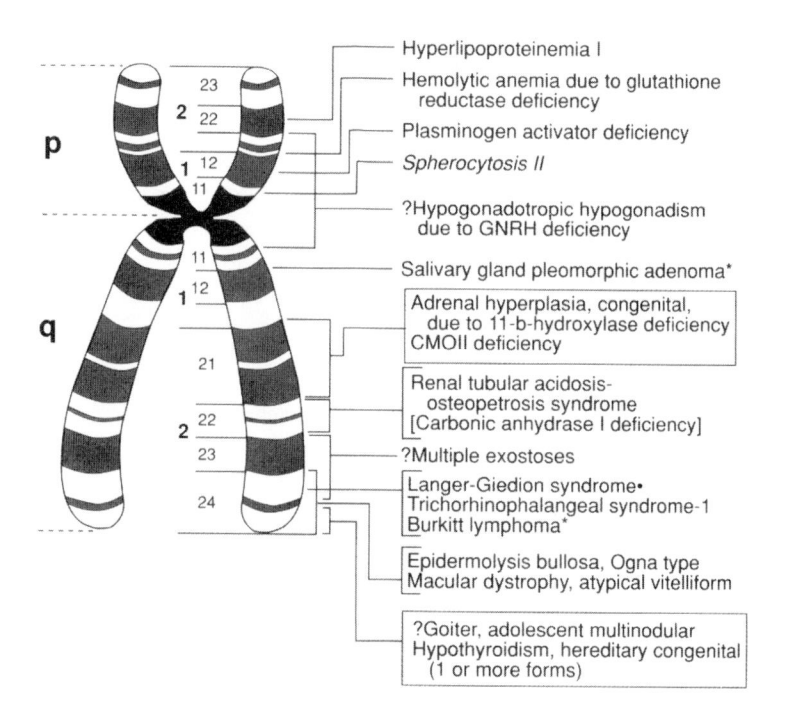

Chromosome 8

- Hyperlipoproteinemia I
- Hemolytic anemia due to glutathione reductase deficiency
- Plasminogen activator deficiency
- Spherocytosis II
- ?Hypogonadotropic hypogonadism due to GNRH deficiency
- Salivary gland pleomorphic adenoma*
- Adrenal hyperplasia, congenital, due to 11-b-hydroxylase deficiency
- CMOII deficiency
- Renal tubular acidosis-osteopetrosis syndrome [Carbonic anhydrase I deficiency]
- ?Multiple exostoses
- Langer-Giedion syndrome•
- Trichorhinophalangeal syndrome-1
- Burkitt lymphoma*
- Epidermolysis bullosa, Ogna type
- Macular dystrophy, atypical vitelliform
- ?Goiter, adolescent multinodular
- Hypothyroidism, hereditary congenital (1 or more forms)

?Rothmund-Thomson syndrome

Chromosome 9

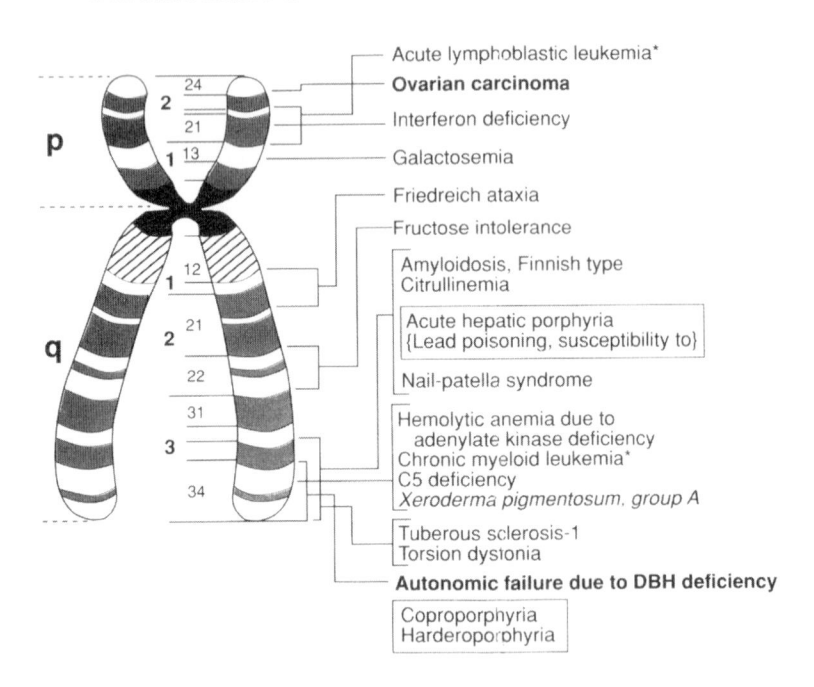

- Acute lymphoblastic leukemia*
- Ovarian carcinoma
- Interferon deficiency
- Galactosemia
- Friedreich ataxia
- Fructose intolerance
- Amyloidosis, Finnish type
- Citrullinemia
- Acute hepatic porphyria
- {Lead poisoning, susceptibility to}
- Nail-patella syndrome
- Hemolytic anemia due to adenylate kinase deficiency
- Chronic myeloid leukemia*
- C5 deficiency
- Xeroderma pigmentosum, group A
- Tuberous sclerosis-1
- Torsion dystonia
- Autonomic failure due to DBH deficiency
- Coproporphyria
- Harderoporphyria

Chromosome 10

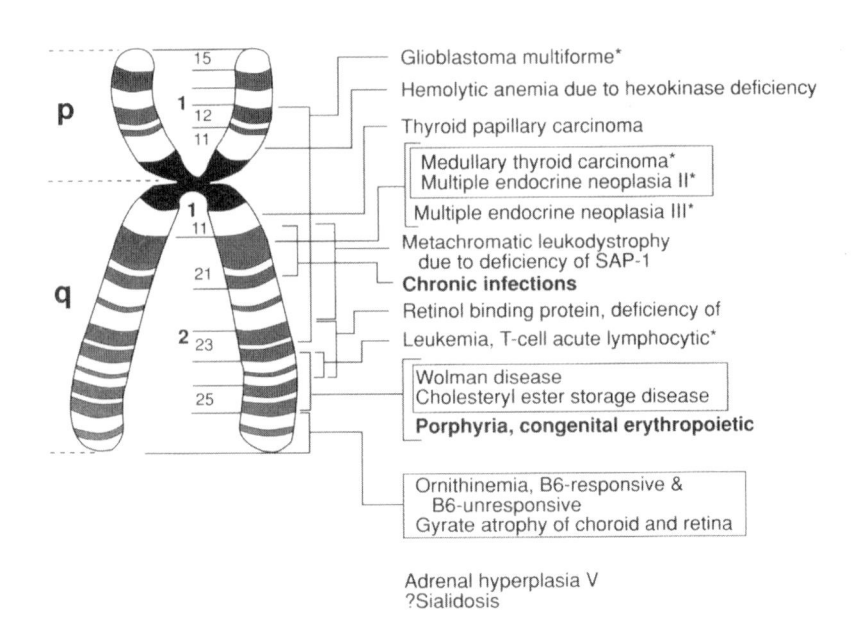

- Glioblastoma multiforme*
- Hemolytic anemia due to hexokinase deficiency
- Thyroid papillary carcinoma
- Medullary thyroid carcinoma*
- Multiple endocrine neoplasia II*
- Multiple endocrine neoplasia III*
- Metachromatic leukodystrophy due to deficiency of SAP-1
- Chronic infections
- Retinol binding protein, deficiency of
- Leukemia, T-cell acute lymphocytic*
- Wolman disease
- Cholesteryl ester storage disease
- Porphyria, congenital erythropoietic
- Ornithinemia, B6-responsive & B6-unresponsive
- Gyrate atrophy of choroid and retina
- Adrenal hyperplasia V
- ?Sialidosis

Chromosome 11

- Long QT syndrome
- Hypoparathyroidism, familial
- Wilms tumor*
- Aniridia-2•
- Acatalasemia
- Leukemia, acute T-cell*
- **Paroxysmal nocturnal hemoglobinuria**
- Exertional myoglobinuria due to LDH-A deficiency
- *Angioedema, hereditary*
- Atopy
- B-cell leukemia/lymphoma*
- Albinism
- **?Major mental illness**
- Ataxia-telangiectasia
- **?Jacobsen syndrome**
- Tuberous sclerosis-2
- Pyruvate carboxylase deficiency
- Multiple endocrine neoplasia, type I*
- McArdle disease
- Epidermolysis bullosa dystrophica, recessive

- *Rhabdomyosarcoma**
- Adrenocortical carcinoma*
- Beckwith-Wiedermann syndrome*
- Hyperproinsulinemia, familial
- MODY, one form
- Diabetes mellitus, rare form
- HPFH, heterocellular
- *Niemann-Pick disease*
- Sickle cell anemia
- β-thalassemias
- β-methemoglobinemias
- β-erythremias
- β-Heinz body anemias
- HPFH, deletion type
- HPFH, nondeletion types A,G
- Wilms tumor, type 2*
- Hypoprothrombinemia
- Dysprothrombinemia
- *Amyloidosis, Iowa form*
- *Combined apoA-I/C-III deficiency*
- *Hypertriglyceridemia (1 form)*
- *Hypoalphalipoproteinemia*

- Acute intermittent porphyria

- Glaucoma, congenital
- **Anemia, congenital due to deficiency of gastric intrinsic factor**

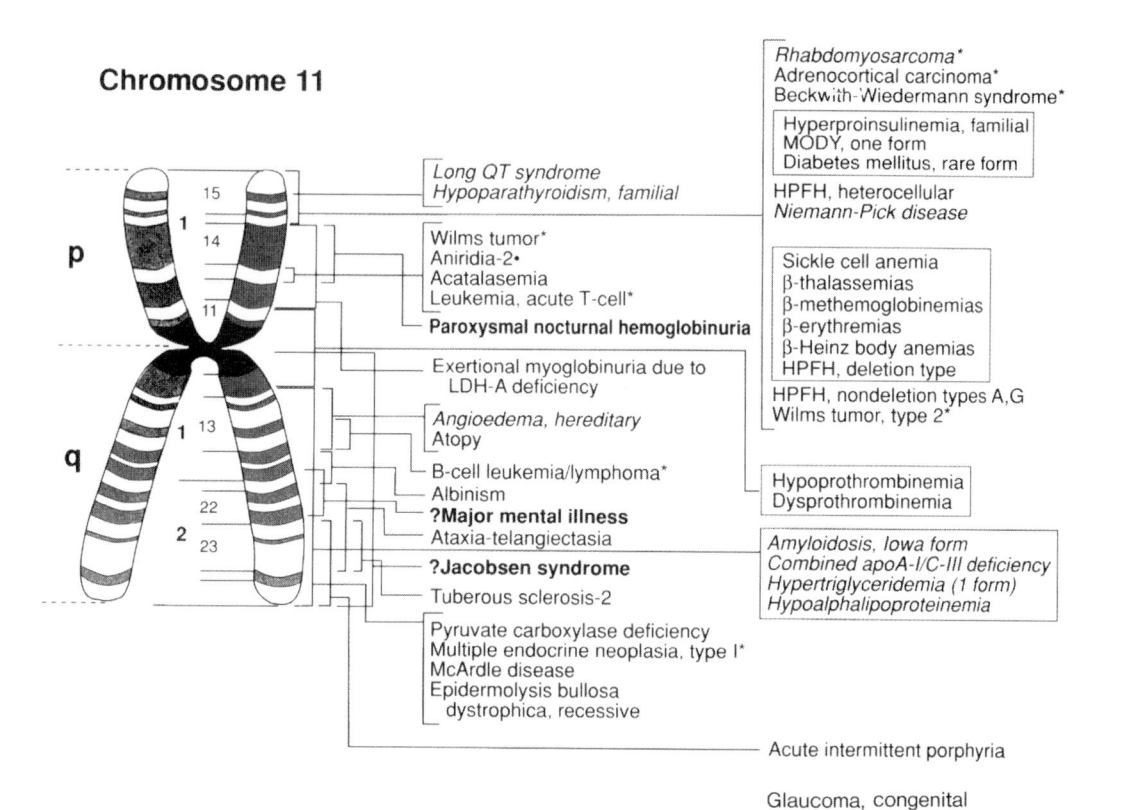

Chromosome 12

- ?Eosinophilic myeloproliferative disorder*
- C1r/C1s deficiency, combined
- Hemolytic anemia due to triosephosphate isomerase deficiency
- von Willebrand disease
- **Emphysema due to alpha-2-macroglobulin deficiency**
- Colorectal adenoma*
- ?Colorectal cancer*
- *Stickler syndrome*
- *Spondyloepiphyseal dysplasia congenita*
- *?Kniest dysplasia*
- *Langer-Saldino achondrogenesis*
- *Osteoarthrosis, precocious*
- *Lipoma**
- *Myxoid liposarcoma**
- Sanfilippo syndrome D
- Vitamin D dependency, type I
- [Histidinemia]
- Acyl-CoA dehydrogenase, short chain, deficiency
- Immune interferon deficiency
- Phenylketonuria
- [Hyperphenylalaninemia, mild]
- Acute alcohol intolerance
- {?Fetal alcohol syndrome}

V. 疾患の原因遺伝子の染色体地図

Chromosome 13

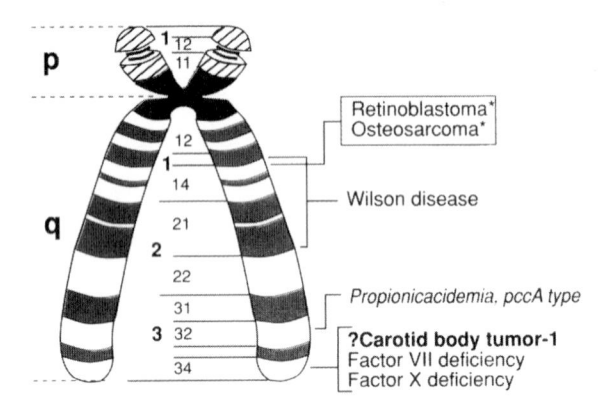

- Retinoblastoma*
- Osteosarcoma*
- Wilson disease
- *Propionicacidemia, pccA type*
- **?Carotid body tumor-1**
- Factor VII deficiency
- Factor X deficiency
- ?Xeroderma pigmentosum (one type)
- Breast cancer, ductal

Chromosome 14

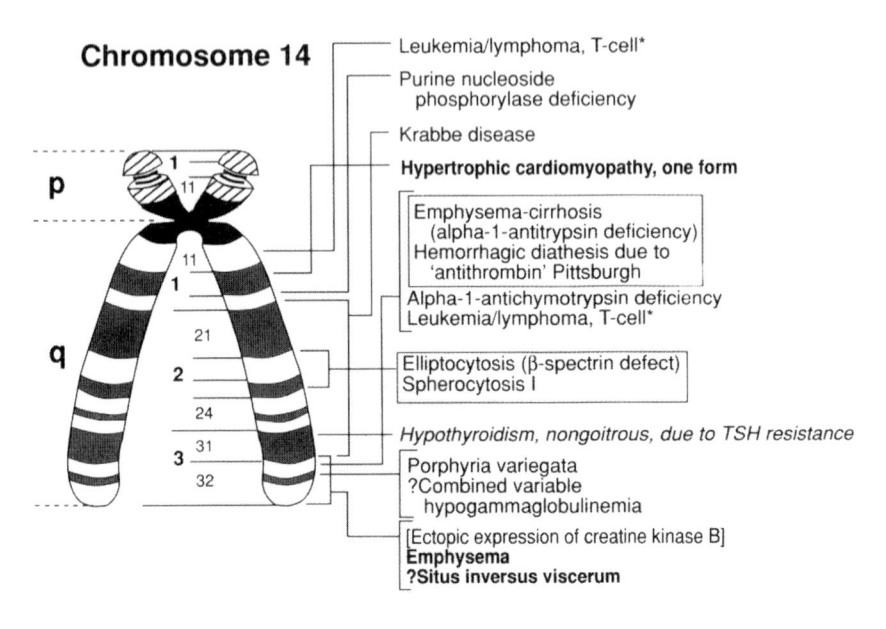

- Leukemia/lymphoma, T-cell*
- Purine nucleoside phosphorylase deficiency
- Krabbe disease
- **Hypertrophic cardiomyopathy, one form**
- Emphysema-cirrhosis (alpha-1-antitrypsin deficiency)
- Hemorrhagic diathesis due to 'antithrombin' Pittsburgh
- Alpha-1-antichymotrypsin deficiency
- Leukemia/lymphoma, T-cell*
- Elliptocytosis (β-spectrin defect)
- Spherocytosis I
- *Hypothyroidism, nongoitrous, due to TSH resistance*
- Porphyria variegata
- ?Combined variable hypogammaglobulinemia
- [Ectopic expression of creatine kinase B]
- **Emphysema**
- **?Situs inversus viscerum**
- Glycogen storage disease VI (Hers disease)

Chromosome 15

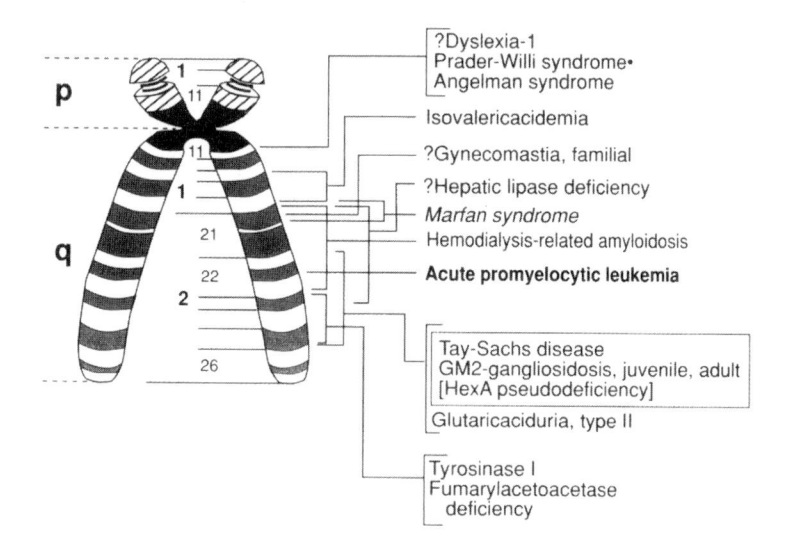

- ?Dyslexia-1
- Prader-Willi syndrome•
- Angelman syndrome
- Isovalericacidemia
- ?Gynecomastia, familial
- ?Hepatic lipase deficiency
- *Marfan syndrome*
- Hemodialysis-related amyloidosis
- **Acute promyelocytic leukemia**
- Tay-Sachs disease
  GM2-gangliosidosis, juvenile, adult
  [HexA pseudodeficiency]
- Glutaricaciduria, type II
- Tyrosinase I
  Fumarylacetoacetase
  deficiency

Lipoid adrenal hyperplasia, congenital
Xeroderma pigmentosum, group F

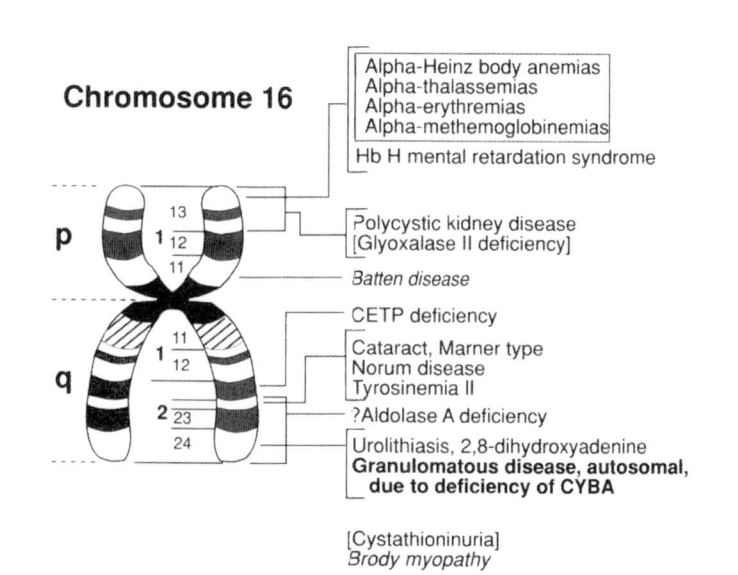

Chromosome 16

- Alpha-Heinz body anemias
- Alpha-thalassemias
- Alpha-erythremias
- Alpha-methemoglobinemias
- Hb H mental retardation syndrome
- Polycystic kidney disease
  [Glyoxalase II deficiency]
- *Batten disease*
- CETP deficiency
- Cataract, Marner type
  Norum disease
  Tyrosinemia II
- ?Aldolase A deficiency
- Urolithiasis, 2,8-dihydroxyadenine
- **Granulomatous disease, autosomal,
  due to deficiency of CYBA**

[Cystathioninuria]
Brody myopathy

470　V. 疾患の原因遺伝子の染色体地図

Chromosome 17

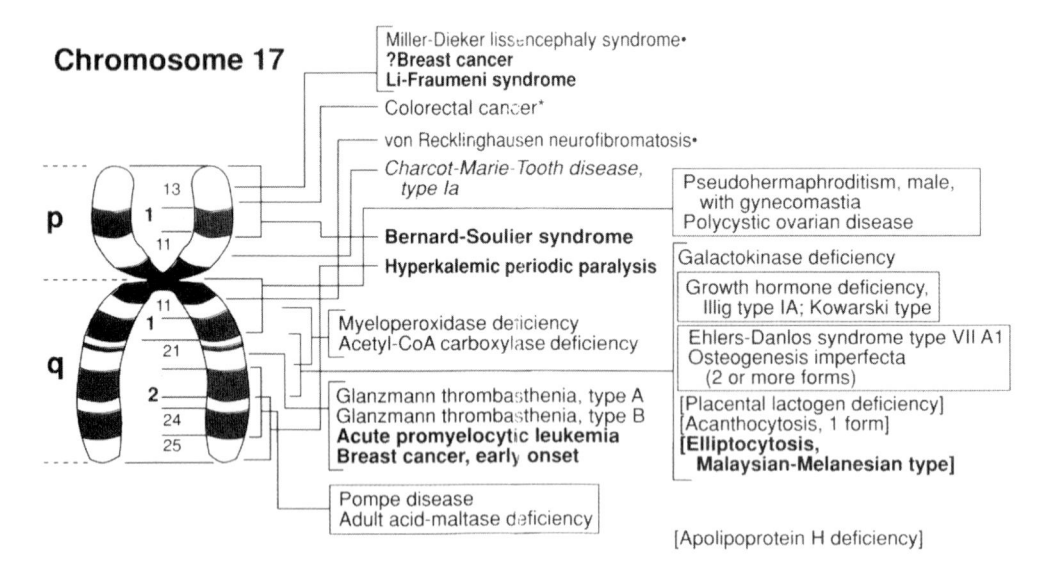

- Miller-Dieker lissencephaly syndrome•
- ?Breast cancer
- Li-Fraumeni syndrome
- Colorectal cancer*
- von Recklinghausen neurofibromatosis•
- *Charcot-Marie-Tooth disease, type Ia*
- **Bernard-Soulier syndrome**
- **Hyperkalemic periodic paralysis**
- Myeloperoxidase deficiency
- Acetyl-CoA carboxylase deficiency
- Glanzmann thrombasthenia, type A
- Glanzmann thrombasthenia, type B
- **Acute promyelocytic leukemia**
- **Breast cancer, early onset**
- Pompe disease
- Adult acid-maltase deficiency

- Pseudohermaphroditism, male, with gynecomastia
- Polycystic ovarian disease
- Galactokinase deficiency
- Growth hormone deficiency, Illig type IA; Kowarski type
- Ehlers-Danlos syndrome type VII A1
- Osteogenesis imperfecta (2 or more forms)
- [Placental lactogen deficiency]
- [Acanthocytosis, 1 form]
- **[Elliptocytosis, Malaysian-Melanesian type]**

[Apolipoprotein H deficiency]

Chromosome 18

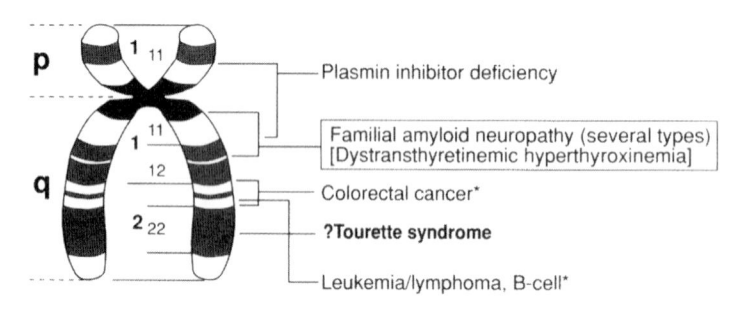

- Plasmin inhibitor deficiency
- Familial amyloid neuropathy (several types)
- [Dystransthyretinemic hyperthyroxinemia]
- Colorectal cancer*
- **?Tourette syndrome**
- Leukemia/lymphoma, B-cell*

Chromosome 19

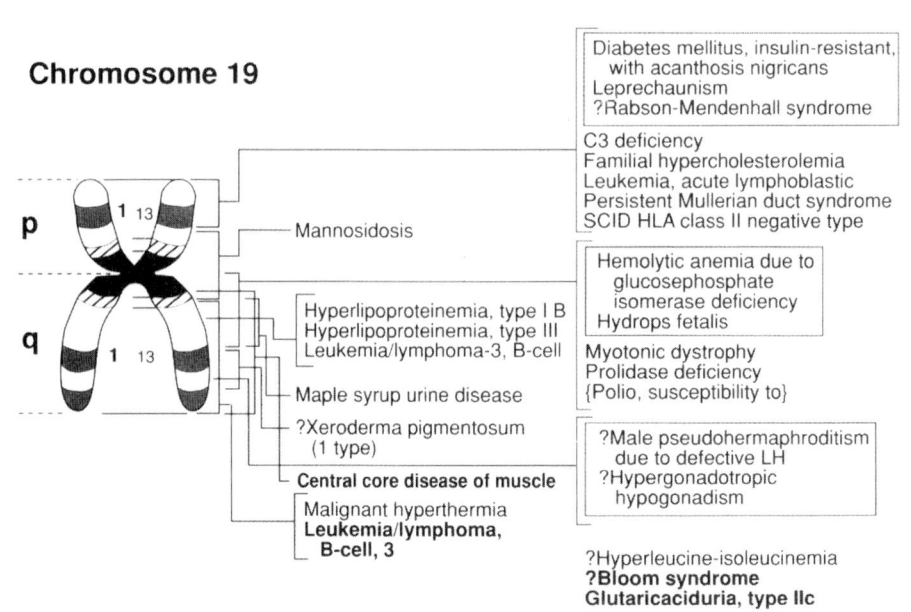

- Mannosidosis
- Hyperlipoproteinemia, type I B
- Hyperlipoproteinemia, type III
- Leukemia/lymphoma-3, B-cell
- Maple syrup urine disease
- ?Xeroderma pigmentosum (1 type)
- **Central core disease of muscle**
- Malignant hyperthermia
- **Leukemia/lymphoma, B-cell, 3**

- Diabetes mellitus, insulin-resistant, with acanthosis nigricans
- Leprechaunism
- ?Rabson-Mendenhall syndrome
- C3 deficiency
- Familial hypercholesterolemia
- Leukemia, acute lymphoblastic
- Persistent Mullerian duct syndrome
- SCID HLA class II negative type
- Hemolytic anemia due to glucosephosphate isomerase deficiency
- Hydrops fetalis
- Myotonic dystrophy
- Prolidase deficiency
- {Polio, susceptibility to}
- ?Male pseudohermaphroditism due to defective LH
- ?Hypergonadotropic hypogonadism

?Hyperleucine-isoleucinemia
?Bloom syndrome
Glutaricaciduria, type IIc

Chromosome 20

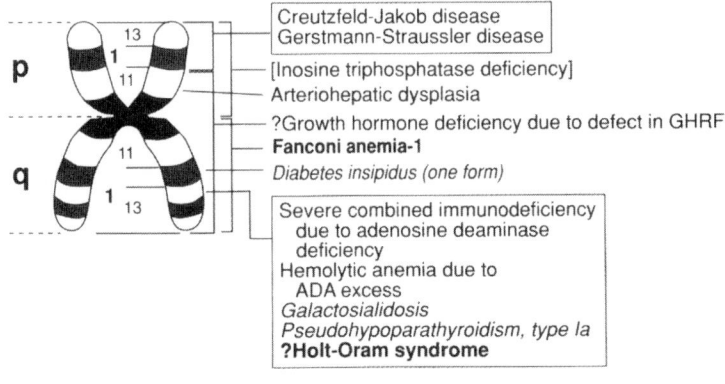

- Creutzfeld-Jakob disease
- Gerstmann-Straussler disease
- [Inosine triphosphatase deficiency]
- Arteriohepatic dysplasia
- ?Growth hormone deficiency due to defect in GHRF
- **Fanconi anemia-1**
- *Diabetes insipidus (one form)*
- Severe combined immunodeficiency due to adenosine deaminase deficiency
- Hemolytic anemia due to ADA excess
- *Galactosialidosis*
- *Pseudohypoparathyroidism, type Ia*
- **?Holt-Oram syndrome**
- Cerebral amyloid angiopathy
- Seizures, benign neonatal

Chromosome 21

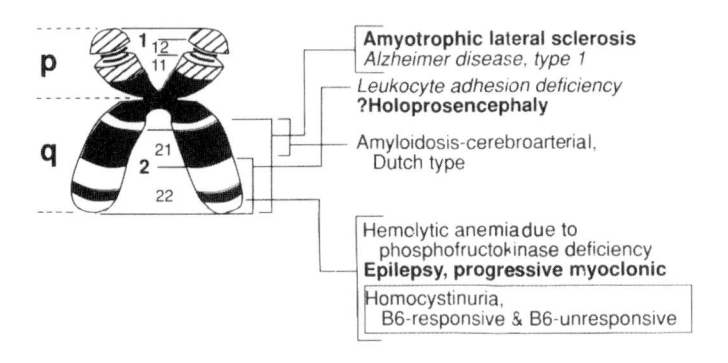

- **Amyotrophic lateral sclerosis**
- *Alzheimer disease, type 1*
- *Leukocyte adhesion deficiency*
- **?Holoprosencephaly**
- Amyloidosis-cerebroarterial, Dutch type
- Hemolytic anemia due to phosphofructokinase deficiency
- **Epilepsy, progressive myoclonic**
- Homocystinuria, B6-responsive & B6-unresponsive

Chromosome 22

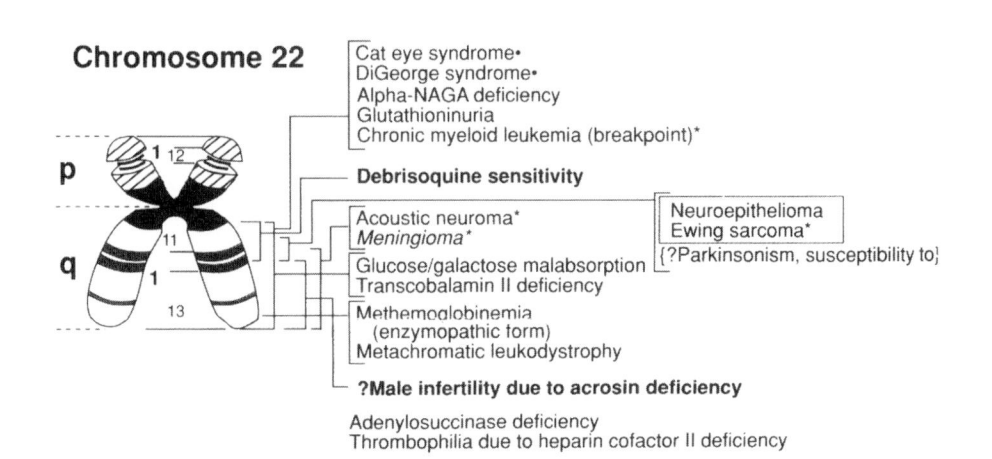

- Cat eye syndrome•
- DiGeorge syndrome•
- Alpha-NAGA deficiency
- Glutathioninuria
- Chronic myeloid leukemia (breakpoint)*
- **Debrisoquine sensitivity**
- Acoustic neuroma*
- *Meningioma*
- Glucose/galactose malabsorption
- Transcobalamin II deficiency
- Methemoglobinemia (enzymopathic form)
- Metachromatic leukodystrophy
- Neuroepithelioma
- Ewing sarcoma*
- {?Parkinsonism, susceptibility to}
- **?Male infertility due to acrosin deficiency**
- Adenylosuccinase deficiency
- Thrombophilia due to heparin cofactor II deficiency

472 V. 疾患の原因遺伝子の染色体地図

Chromosome X

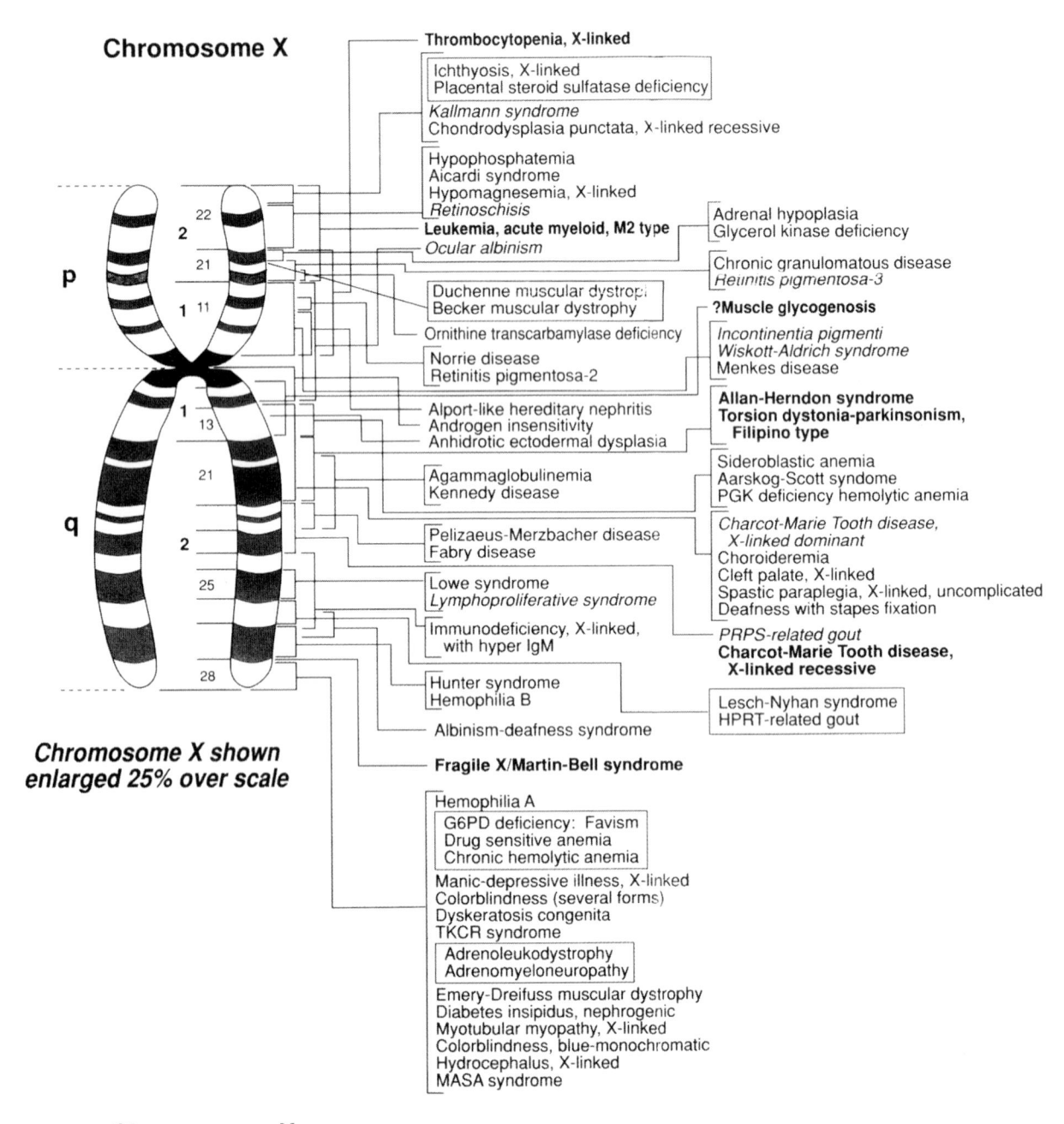

- Thrombocytopenia, X-linked
- Ichthyosis, X-linked
- Placental steroid sulfatase deficiency
- *Kallmann syndrome*
- Chondrodysplasia punctata, X-linked recessive
- Hypophosphatemia
- Aicardi syndrome
- Hypomagnesemia, X-linked
- *Retinoschisis*
- **Leukemia, acute myeloid, M2 type**
- *Ocular albinism*
- Adrenal hypoplasia
- Glycerol kinase deficiency
- Chronic granulomatous disease
- *Retinitis pigmentosa-3*
- Duchenne muscular dystrophy
- Becker muscular dystrophy
- **?Muscle glycogenosis**
- Ornithine transcarbamylase deficiency
- *Incontinentia pigmenti*
- *Wiskott-Aldrich syndrome*
- Menkes disease
- Norrie disease
- Retinitis pigmentosa-2
- Alport-like hereditary nephritis
- Androgen insensitivity
- Anhidrotic ectodermal dysplasia
- Allan-Herndon syndrome
- **Torsion dystonia-parkinsonism, Filipino type**
- Agammaglobulinemia
- Kennedy disease
- Sideroblastic anemia
- Aarskog-Scott syndome
- PGK deficiency hemolytic anemia
- Pelizaeus-Merzbacher disease
- Fabry disease
- *Charcot-Marie Tooth disease, X-linked dominant*
- Choroideremia
- Cleft palate, X-linked
- Lowe syndrome
- *Lymphoproliferative syndrome*
- Spastic paraplegia, X-linked, uncomplicated
- Deafness with stapes fixation
- Immunodeficiency, X-linked, with hyper IgM
- *PRPS-related gout*
- **Charcot-Marie Tooth disease, X-linked recessive**
- Hunter syndrome
- Hemophilia B
- Lesch-Nyhan syndrome
- HPRT-related gout
- Albinism-deafness syndrome
- **Fragile X/Martin-Bell syndrome**
- Hemophilia A
- G6PD deficiency: Favism
- Drug sensitive anemia
- Chronic hemolytic anemia
- Manic-depressive illness, X-linked
- Colorblindness (several forms)
- Dyskeratosis congenita
- TKCR syndrome
- Adrenoleukodystrophy
- Adrenomyeloneuropathy
- Emery-Dreifuss muscular dystrophy
- Diabetes insipidus, nephrogenic
- Myotubular myopathy, X-linked
- Colorblindness, blue-monochromatic
- Hydrocephalus, X-linked
- MASA syndrome

Chromosome X shown enlarged 25% over scale

Chromosome Y

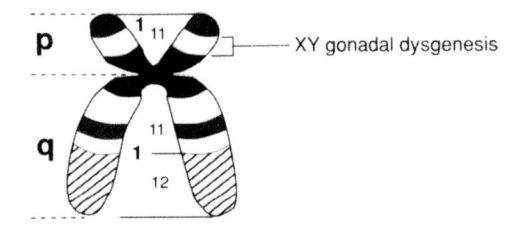

- XY gonadal dysgenesis

略語一覧

α2-PI	α2-plasmin inhibitor	α2-プラスミン インヒビター
A	adenine	アデニン
AA	arachidonic acid	アラキドン酸
AAV	adeno-associated virus	アデノ随伴ウイルス
Aβ	amyloid β protein	アミロイドβ蛋白
ACAMP	apoptotic-cell-associated molecular patterns	アポトーシス関連分子群
ACAT	acyl-CoA-cholesterol acyltransferase	アシルCoA-コレステロール-アシル転移酵素
ACS	acyl-CoA synthetase	アシルCoA合成酵素
AD	activation domain	活性化ドメイン
AD	Alzheimer disease	アルツハイマー病
AD	autosomal dominant	常染色体優性
ADA	adenosine deaminase	アデノシン デアミナーゼ
ADAMTS-13	A disintegrin-like and metalloprotease with thrombospondin type 1 motif 13	
ADPSP	autosomal dominant pure spastic paraplegia	常染色体優性純粋型痙性対麻痺
ADRP	autosomal dominant retinitis pigmentosa	常染色体優性の色素性網膜炎
AGE	advanced glycation end product	終末糖化産物
AICD	activation-induced cell death	（活性化により誘発される細胞死）
AIDS	acquired immunodeficiency syndrome	後天性免疫不全症候群
AIF	apoptosis inducing factor	アポトーシス誘導因子
AII	angiotensin II	アンジオテンシンII
ALCL	anaplastic large cell lymphoma	未分化大細胞型リンパ腫
ALDH	alcohol dehydrogenase	アセトアルデヒド脱水素酵素
ALK	anaplastic lymphoma kinase	未分化無形成（再生不良性）リンパ腫キナーゼ
ALL	acute lymphocytic leukemia	急性リンパ性白血病
ALPS	autoimmune lymphoproliferative syndrome	自己免疫性リンパ節増殖症候群
ALT	alanine aminotransferase	アラニン アミノトランスフェラーゼ
AML	acute myelogenous leukemia	急性骨髄性白血病
AMV	avian myeloblastosis virus	ニワトリ骨髄芽球症ウイルス
AN	autonomic nervous dysfunction	自律神経障害
ANP	atrial natriuretic peptide	心房性ナトリウム利尿ペプチド
ANT1	adenine nucleotide transporter 1	アデニン ヌクレオチド転送因子1
2AP	2-aminopurine	2-アミノプリン
Apaf-1	apoptotic protease activating factor 1	アポトーシス関連プロテアーゼ活性化因子1
APC	activated protein C	活性化プロテインC
APC	adenomatous polyposis coli	腺腫性大腸ポリポーシス

APC	anaphase promoting complex		分裂後期促進複合体
APCR	activated protein C resistance		APCレジスタンス
APL	acute promyelocytic leukemia		急性前骨髄球性白血病
APOE	apolipoprotein E		アポリポ蛋白E
APP	amyloid precursor protein		アミロイド前駆体蛋白質
APRT	adenine phosphoribosyltransferase		アデニンホスホリボシル転移酵素
AR	androgen receptor		アンドロゲン受容体
AR	autosomal recessive		常染色体劣性
AR-JP	autosomal-recessive juvenile parkinsonism		常染色体劣性遺伝を示す家族性若年性パーキンソニズム
ARS	autonomously replicating sequnce		自律複製配列
ASK	apoptosis signal regulating kinase		アポトーシスシグナル制御キナーゼ
ASL	adenylosuccinate lyase		アデニルコハク酸リアーゼ
ASO	allele specific oligonucleotide		対立遺伝子特異的オリゴヌクレオチド
ASPCR	allele-specific PCR		対立遺伝子特異的増幅法
ASS	arginosuccinate synthetase		アルギニノコハク酸合成酵素
AST	aspartate aminotransferase		アスパラギン酸アミノトランスフェラーゼ
AT	antithrombin		アンチトロンビン
AT	ataxia telangiectasia		毛細血管拡張性失調症
ATP	adenosine triphosphate		アデノシン三リン酸
ATRA	all trans retinoic acid		全トランス型レチノイン酸
AZT	azidothymidine		アジドチミジン
BAC	Bacterial artificial chromosome		バクテリア人工染色体
BACE	β site APP cleaving enzyme		アミロイド前駆体蛋白β部位切断酵素
Bax	Bcl-2 associated factor x		Bcl-2結合因子X
BCAA	branched-chain amino acid		分岐鎖アミノ酸
BCKA	branched-chain α-keto acid		分岐鎖α-ケト酸
BCKDH	branched-chain α-keto acid dehydrogenase		分岐鎖α-ケト酸脱水素酵素
BCR	B cell receptor		B細胞抗原受容体
BDNF	brain-derived neurotrophic factor		脳由来神経栄養因子
bFGF	basic fibroblast growth factor		塩基性線維芽細胞増殖因子
BH_4	tetrahydrobiopterin		テトラヒドロビオプテリン
BiP	immunoglobulin heavy-chain binding protein		免疫グロブリン重鎖結合蛋白質
BMD	muscular dystrophy, Becker type		ベッカー型筋ジストロフィー
BPTI	basic pancreatic trypsin inhibitor		ウシ塩基性トリプシンインヒビター
BS	Bloom syndrome		ブルーム症候群
BSE	bovine sponge-form encephalitis		ウシ海綿状脳症
BSS	Bernard-Soulier syndrome		バーナード-スーリエ症候群
5BU	5-bromouracil		5-ブロモウラシル
C	cytosine		シトシン
C4bp	C4-binding protein		C4結合蛋白質

CAD	caspase-activated DNase	カスパーゼ活性化DNA分解酵素
cAMP	cyclic adenosine 3',5'-monophosphate	サイクリックAMP
CAT	chloramphenicol acetyltransferase	クロラムフェニコール アセチル転移酵素
CBP	CREB binding protein	CREB結合蛋白質
CBS	cystathionine β-synthase	シスタチオニン β-合成酵素
CCO	cytochrome c oxidase	シトクロムc酸化酵素
CDC	cell division cycle	細胞分裂周期
CDK	cyclin-dependent kinase	サイクリン依存性キナーゼ
cDNA	complementary DNA	相補的DNA
CE	cholesteryl ester	コレステリル エステル
Cer	ceramide	セラミド
CETP	cholesteryl ester transfer protein	コレステリル エステル転送蛋白
CF	cystic fibrosis	嚢胞性線維症
CFTR	cystic fibrosis transmembrane conductance regulator	嚢胞性線維症膜貫通調節蛋白質
cGMP	cyclic GMP	サイクリックGMP
CJD	Creutzfeldt-Jakob disease	クロイツフェルド-ヤコブ病
CK	creatine kinase	クレアチン キナーゼ
CLA	cutaneous lymphocyte-associated antigen	皮膚リンパ球関連抗原
cM	centi-morgan	センチ モルガン
CMD	congenital muscular dystrophy	先天性筋ジストロフィー
CML	chronic myelogenous（myelogenic）leukemia	慢性骨髄性白血病
CMV	cytomegalovirus	サイトメガロウイルス
CNTF	ciliary neurotrophic factor	網様体神経栄養因子
COMT	catechol-O-methyltransferase	カテコールアミン分解酵素
CPD	cyclobutane pyrimidine dimer	シクロブタン型ピリミジン ダイマー
CPEO	chronic progressive external ophthalmoplegia	慢性進行性外眼筋麻痺症候群
CPR	C-peptide immunoreactivity	Cペプチド免疫活性
CPSI	carbamoylphosphate synthase 1	カルバモイルリン酸合成酵素I
CPT	carnitine palmitoyltransferase	カルニチン パルミトイル転移酵素
CR	complement receptor	補体レセプター
CRD	carbohydrate recognition domain	糖鎖認識ドメイン
CRE（B）	cyclic AMP response element（binding protein）	サイクリックAMP応答エレメント（結合蛋白質）
CRH	corticotropin releasing hormone	副腎皮質刺激ホルモン放出ホルモン
CRM	cross-reacting material	交叉反応物質
CS	Cockayne syndrome	コケーン症候群
CSF	colony stimulating factor	コロニー刺激増殖因子
CT	calcitonin	カルチトニン
Ctr	copper transporter	細胞内銅輸入蛋白
DAF	decay-accelerating factor	壊変促進因子
DAPs	dystrophin-associated proteins	ジストロフィン結合蛋白質
dATP	deoxy ATP	デオキシATP

DBD	DNA binding domain	DNA結合ドメイン
DCC	deleted in colon cancer	大腸癌欠失遺伝子
dCTP	deoxy CTP	デオキシCTP
DDAVP	desmopressin	デスモプレシン
DDB	damaged DNA binding protein	傷害DNA結合蛋白
ddNTP	dideoxy NTP	ジデオキシリボヌクレオシド三リン酸
DG	diacylglycerol	ジアシルグリセロール
DGGE	denaturing gradient gel electrophoresis	変性剤濃度勾配電気泳動
DGK	diacylglycerol kinase	ジアシルグリセロール キナーゼ
dGK	mitochondrial deoxyguanosine kinase	ミトコンドリア デオキシグアノシン キナーゼ
DGS	DiGeorge syndrome	ディジョージ症候群
dGTP	deoxy GTP	デオキシGTP
DHA	2,8-dihydroxyadenine	2,8-ジヒドロキシアデニン
DHEA	dehydroepiandrosterone	デヒドロエピアンドロステロン
DHEA-S	dehydroepiandrosterone sulfate	硫酸デヒドロエピアンドロステロン
DHPR	dihydropteridine reductase	ジヒドロプテリジン還元酵素
DIC	disseminated intravascular coagulation	播種性血管内凝固（症候群）
DM	double minute	二重微少染色体
DM	myotonic dystrophy	筋強直性ジストロフィー
DMD	muscular dystrophy, Duchenne type	デュシェンヌ型筋ジストロフィー症
DMPK	myotonic dystrophy protein kinase	ミオトニン蛋白キナーゼ
DNA	deoxyribonucleic acid	デオキシリボ核酸
DNase	deoxyribonuclease	デオキシリボヌクレアーゼ
dne	dominant negative effect	ドミナント ネガティブ効果
dNTP	deoxyribonucleotide triphosphate	デオキシリボヌクレオシド三リン酸
DR	direct repeat	直列反復
DRPLA	dentatorubral-pallidoluysian atrophy	歯状核赤核淡蒼球ルイ体萎縮症
DS	dermatan sulfate	デルマタン硫酸
dTTP	deoxy TTP	デオキシTTP
EDMD	muscular dystrophy, Emery-Dreifuss type	エメリー-ドレフュス型筋ジストロフィー
EF	elongation factor	伸長因子
EGF	epidermal growth factor	上皮成長因子（表皮増殖因子/上皮増殖因子）
EGF-CB	epidermal growth factor-calcium binding	上皮成長因子カルシウム結合
EMS	ethylmethansulfonate	エチルメタンスルホン酸
EMSA	electrophoresis mobility shift assay	ゲルリタデーション アッセイ（ゲル シフト アッセイ）
ENU	ethylnitrosourea	エチルニトロソウレア
EPCR	endothelial protein C receptor	内皮細胞プロテインC受容体
ER	endoplasmic reticulum	細胞内小胞体
ER	estrogen receptor	エストロゲン受容体
ERK	extracellular signal-regulated kinase	細胞外シグナル調節キナーゼ

ESL	E-selectin ligand	Eセレクチン リガンド
ES細胞	embryonic stem cell	胚の幹細胞
FA	Fanconi anemia	ファンコニ貧血症
FAD	flavine adenine dinucleotide	フラビン アデニン ジヌクレオチド
FAH	fumarylacetoacetate hydrolase	フマリルアセト酢酸分解酵素
FAP	familial adenomatous polyposis	家族性大腸腺腫症
FAP	familial amyloidotic polyneuropathy	家族性アミロイド ポリニューロパチー
FB（Fbg）	fibrinogen	フィブリノゲン
FBN	fibrillin	フィブリリン
FC	functional cloning	機能的クローニング
FCMD	congenital muscular dystrophy, Fukuyama type	福山型先天性筋ジストロフィー
FDB	familial defective apoB	家族性欠陥アポB血症
FFA	free fatty acid	遊離脂肪酸
FFI	fatal familial insomnia	致死性家族性不眠症
FGF	fibroblast growth factor	線維芽細胞増殖因子
FH	familial hypercholesterolemia	家族性高コレステロール血症
FISH	fluorescence *in situ* hybridization	蛍光 *in situ* ハイブリダイゼーション法
FMF	familial mediterranean fever	家族性地中海熱
fMLP	folmyl-methionyl-leucyl-phenylalanine	ホルミル メチオニン ロイシル フェニルアラニン
FN	fibronectin	フィブロネクチン
FP	fibrinopeptide	フィブリノペプチド
FPLD	familial partial lipodystrophy	家族性眼局性脂肪異栄養症
FRAX	fragile X syndrome	脆弱X症候群
FRDA	Friedreich ataxia	フリードライヒ失調症
FRET	Fluorescence Resonance Energy Transfer	
FSH	follicle stimulating hormone	卵胞刺激ホルモン
FSHD	facioscapulohumeral muscular dystrophy	顔面肩甲上腕型筋ジストロフィー
5-FU	5-fluorouracil	5-フルオロウラシル
G	guanine	グアニン
G6Pase	glucose-6-phosphatase	グルコース6リン酸脱リン酸酵素
G6PD	glucose-6-phosphate dehydrogenase	グルコース-6-リン酸脱水素酵素
GABA	γ-aminobutyric acid	γアミノ酪酸
GAD	glutamic acid decarboxylase	グルタミン酸脱炭酸酵素
Gal	galactose	ガラクトース
GalNAc	N-acetylgalactosamine	N-アセチルガラクトサミン
GAS	γ-interferon activated sequence	γ-インターフェロン活性化配列
GCS	glycine cleavage system	グリシン開裂酵素複合体
G-CSF	granulocyte-colony stimulating factor	顆粒球コロニー刺激因子
GGR	global genome repair	全ゲノム修復
GH	growth hormone	成長ホルモン
GHRH	growth hormone releasing hormone	成長ホルモン放出ホルモン

GK	glucokinase	グルコキナーゼ
Gla	γ-carboxyglutamic acid	γ-カルボキシグルタミン酸
Glc	glucose	グルコース
GlcNAc	N-acetylglucosamine	N-アセチルグルコサミン
GlyCAM	glycosylation-dependent cell adhesion molecule	糖化依存性細胞接着分子
GM-CSF	granulocyte/macrophage colony stimulating factor	顆粒球/マクロファージ コロニー刺激因子
GMP	guanosine monophosphate	グアノシン一リン酸
GnRH	gonadotropin releasing hormone	性腺刺激ホルモン
GOT	glutamic oxaloacetic transaminase	グルタミン酸オキサロ酢酸トランスアミナーゼ
GP	glycoprotein	糖蛋白質
GPT	glutamic pyruvic transaminase	グルタミン酸ピルビン酸トランスアミナーゼ
GR	glucocorticoid receptor	グルココルチコイド受容体
GRE	glucocorticoid response element	グルココルチコイド応答エレメント
GSS	Gerstmann-Sträussler-Scheinker disease	ゲルストマン-ストロイスラー-シャインカー病
GT	genome technology	ゲノムテクノロジー
GT	Glanzmann's thrombasthenia	グランツマン血小板無力症
GTP	guanosine triphosphate	グアノシン三リン酸
HANE	hereditary angioneurotic edema	遺伝性血管神経浮腫
HAT	histon acetyltransferase activity	ヒストン アセチルトランスフェラーゼ活性
HAV	hepatitis A virus	A型肝炎ウイルス
HbA	hemoglobin A	ヘモグロビンA
HbF	hemoglobin F	ヘモグロビンF
HbS	sickle cell hemoglobin	鎌状赤血球ヘモグロビン
HBV	hepatitis B virus	B型肝炎ウイルス
HCII	heparin cofactor II	ヘパリンコファクターII
HCV	hepatitis C virus	C型肝炎ウイルス
HD	Huntington disease	ハンチントン病
HDAC	histone deacetylase	ヒストン脱アセチル化酵素
HDL	high density lipoprotein	高比重リポ蛋白
HDL2	Huntington disease-like 2	ハンチントン病2型
HDV	hepatitis D virus	D型肝炎ウイルス
HEV	hepatitis E virus	E型肝炎ウイルス
HG	Hutchinson-Gilford syndrome	ハッチンソン-ギルフォード症候群
HGF	hepatocyte growth factor	肝細胞増殖因子
HGPRT	hypoxanthine-guanine phosphoribosyltransferase	ヒポキサンチン-グアニン ホスホリボシル トランスフェラーゼ
HIV	human immunodeficiency virus	ヒト免疫不全ウイルス
HNF	hepatocyte nuclear factor	肝細胞核因子
HNPCC	hereditary nonpolyposis colorectal cancer	遺伝性非腺腫症性大腸癌
HPLC	high performance liquid chromatography	高速液体クロマトグラフィー
HPRT	hypoxanthine phosphoribosyltransferase	ヒポキサンチン ホスホリボシル転移酵素

HRE	hormone responsive element	ホルモン反応エレメント
HRG	histidine rich glycoprotein	ヒスチジンリッチ糖蛋白質
HS	heparan sulfate	ヘパラン硫酸
HSE	heat shock element	熱ショック応答エレメント
HSP	heat shock protein	熱ショック蛋白
HSPG	heparan sulfate proteoglycan	ヘパラン硫酸プロテオグリカン
HSR	homogeneously stained region	均一染色領域
HTGL	hepatic triglyceride lipase	肝性トリグリセライドリパーゼ
$I(1,4,5)P_3$	inositol-1,4,4-triphosphate	イノシトール 1,4,5-三リン酸
IA	immune adherence	免疫粘着
IAP	inhibitor of apoptosis protein	アポトーシス阻害因子
ICA	islet cell antibody	抗膵ラ氏島細胞抗体
ICAD	inhibitor of caspase-activated DNase	カスパーゼ活性化DNA分解酵素インヒビター
ICAM	intercellular adhesion molecule	細胞間接着因子
IDDM	insulin-dependent diabetes melitus	インスリン依存型糖尿病
IDL	intermediate density lipoprotein	中間比重リポ蛋白
IF	initiation factor	開始因子
IFN	interferon	インターフェロン
IG	intergenic region	遺伝子間領域
Ig	immunoglobulin	免疫グロブリン
IGF	insulin-like growth factor	インスリン様成長因子
IGT	impaired glucose tolerance	耐糖能異常
IκB	inhibitor κB	NFκBのインヒビター
IL	interleukin	インターロイキン
IMP	inosine monophosphate	イノシン一リン酸
IPF-1	insulin promoter factor-1	インスリンプロモーター因子1
IR	insulin receptor	インスリン受容体
IRI	immunoreactive insulin	免疫反応性インスリン
IRS	insulin receptor substrate	インスリン受容体基質
JAK	janus kinase, just another kinase	ヤーヌスキナーゼ
JAM	junctional adhesion molecule	
JNK	c-Jun N-terminal kinase	c-Jun N末端キナーゼ
KGDC	α-ketoglutarate dehydrogenase complex	αケトグルタル酸脱水素酵素複合体
KS	keratan sulfate	ケラタン硫酸
KSS	Kearns-Sayre syndrome	カーン-セイ症候群
LBP	LPS binding protein	LPS結合蛋白
LCAT	lecithin: cholesterol acyltransferase	レシチン-コレステロール-アシル転移酵素
LCR	locus control region	遺伝子座調節領域
LDL	low density lipoprotein	低比重リポ蛋白
LFA	lymphocyte function-associated antigen	リンパ球機能関連抗原
LGMD	limb-girdle muscular dystrophy	肢帯型筋ジストロフィー

LH	luteinizing hormone	黄体刺激ホルモン
LOH	loss of heterozygosity	ヘテロ接合性の消失
Lp(a)	lipoprotein(a)	リポプロテイン(a)
LPA	lysophosphatidic acid	リゾホスファチジン酸
LPAM	lymphocyte Peyer's patch adhesion molecule	
LPL	lipoprotein lipase	リポ蛋白リパーゼ
LPS	lipopolysaccharide	リポポリサッカライド
LRG	leucine-rich glycoprotein	ロイシンリッチ糖蛋白質
LT	leukotriene	ロイコトリエン
MAC	membrane attack complex	膜傷害複合体
Mac	macrophage antigen	マクロファージ特異抗原
MAdCAM	mucosal addressin cell adhesion molecule	
MALT	mucosa-associated lymphoid tissue	粘膜関連リンパ組織
MAO	monoamine oxidase	モノアミン酸化酵素
MAPK	mitogen-activated protein kinase	MAPキナーゼ
MAPKK	MAP kinase kinase	MAPキナーゼ キナーゼ
MAPKKK	MAP kinase kinase kinase	MAPキナーゼ キナーゼ キナーゼ
MARMS	multiple amplification refractory mutation system	
MASP-1	MBL-associated serine protease-1	MBL結合セリンプロテアーゼ1
M-*bcr*	major break point cluster region	
m-*bcr*	minor break point cluster region	
MBL	mannose-binding lectin	マンノース結合レクチン
MCB	membranous cytoplasmic body	膜様細胞質体
MCL	mantle cell lymphoma	マントル細胞リンパ腫
MCP	membrane cofactor protein	膜コファクター蛋白質
MCP-1	monocyte chemoattractant protein-1	マクロファージ遊走蛋白質1
MCR	mutation cluster region	突然変異集積領域
MCS	multiple cloning site	多数のクローニング部位
mCSF	macrophage colony stimulating factor	マクロファージ コロニー刺激因子
MEK	MAPK/ERK kinase	MAPK/ERKキナーゼ
MELAS	mitochondrial myopathy, encephalopathy, lactic acidosis and stroke-like episodes	ミトコンドリア脳筋症・乳酸アシドーシス・脳卒中様発作症候群
MERRF	myoclonus epilepsy associated with ragged-red fibers	赤色ぼろ線維・ミオクローヌスてんかん症候群
Met	methionine	メチオニン
MHC	major histocompatibility complex	主要組織適合性(系)複合体
MJD	Machado-Joseph disease	マチャド-ジョゼフ病
MKgene	Menkes disease gene	メンケス病遺伝子
MLD	metachromatic leukodystrophy	異染性白質ジストロフィー症
MLST	multilocus sequence typing	多ローカス配列タイピング
MM	mismatched	ミスマッチ
MMP	matrix metalloproteinase	マトリックス メタロプロテアーゼ

MMR	mismatch repair	ミスマッチ修復
MNGIE	mitochondrial neurogastrointestinal encephalomyopathy	
MNNG	N-methyl-N'-nitro-N-nitrosoguanidine	N-メチル-N'-ニトロ-N-ニトロソグアニジン
MODY	maturity onset diabetes in the young	若年発症性成人型糖尿病
6-MP	6-mercaptopurine	6-メルカプトプリン
MPD	myeloproliferative disorder	骨髄増殖性疾患
MPF	maturation promoting factor	成熟促進因子
MPO	myeloperoxidase	ミエロペルオキシダーゼ
MPTP	1-methyl-1,2,3,6-tetrahydropyridine	1-メチル-1,2,3,6-テトラハイドロピリジン
MR	mineralocorticoid receptor	ミネラロコルチコイド受容体
MRE	metal response element	金属応答エレメント
mRNA	messenger RNA	メッセンジャーRNA
MRSA	methicillin-resistant *Staphylococcus aureus*	メチシリン耐性黄色ブドウ球菌
MSD	membrane spanning domain	膜貫通ドメイン
MSI	microsatellite instability	マイクロサテライト不安定性
MSUD	maple syrup urine disease	メープルシロップ尿症
MT	metallothionein	メタロチオネイン（細胞内銅貯蔵蛋白）
MT-Cu	metallothionein-copper	メタロチオネイン-銅
mtDNA	mitochondrial DNA	ミトコンドリアDNA
MTHFR	methylenetetrahydrofolate reductase	メチレンテトラヒドロ葉酸還元酵素
MTP	microsomal triglyceride transfer protein	ミクロゾーム トリグリセライド転送蛋白
MZBCL	marginal zone B-cell lymphoma	辺縁帯B細胞腫
MZCL	marginal zone cell lymphoma	辺縁帯細胞腫
NAIP	neuronal apoptosis inhibitory protein	ニューロンのアポトーシス阻害蛋白質
NANA	N-acetyl neuraminic acid	N-アセチルノイラミン酸
NARP	neuropathy, ataxia and retinitis pigmentosa	ニューロパチー・運動失調症・網膜色素変性症
NBD	nucleotide binding domain	塩基結合ドメイン
NCAM	neural cell adhesion molecule	神経細胞接着分子
N-CoR	nuclear co-repressor	核コレプレッサー
NER	nucleotide excision repair	ヌクレオチド除去修復
NES	nuclear export signal	核外移行シグナル
NF	neurofibromatosis	神経線維腫症
NF-κB	nuclear factor-κB	核因子κB
NGF	nerve growth factor	神経成長因子
NHPCC	hereditary nonpolyposis colorectal cancer	遺伝性非腺腫性大腸癌
NIDDM	non-insulin dependent diabetes melitus	インスリン非依存型糖尿病
NLS	nuclear localization signal	核移行シグナル
NO	nitric oxide	一酸化窒素
NPM	nucleophosmin	ヌクレオホスミン
NT3	neurotrophin 3	ニュートロフィン3
OAT	ornithine aminotransferase	オルニチンアミノ転移酵素

OGTT	oral glucose tolerance test	経口ブドウ糖負荷試験
8-OHdG	8-hydroxydeoxyguanosine	8-ヒドロキシデオキシグアノシン
OMIM	Online Mendelian Inheritance in Man	
OPMD	oculopharyngeal muscular dystrophy	眼咽頭筋ジストロフィー
OTC	ornithine transcarbamylase	オルニチン トランスカルバミラーゼ
p53AIP1	p53-regulated apoptosis inducing protein 1	p53制御アポトーシス誘導蛋白1
PA	phosphatidic acid	ホスファチジン酸
PA	plasminogen activator	プラスミノゲン アクチベーター
PAC	P1 phage artificial chromosome	P1ファージ由来人工染色体
PAF	platelet activating factor	血小板活性化因子
PAH	phenylalanine hydroxylase	フェニルアラニン水酸化酵素
PAI	plasminogen activator inhibitor	プラスミノゲン アクチベーター インヒビター
PAP	phosphatidic acid phosphohydrolase	ホスファチジン酸ホスホヒドロラーゼ
PBP	penicillin binding protein	ペニシリン結合蛋白
PC	phosphatidylcholine	ホスファチジルコリン
PC	positional cloning	位置的クローニング
PC	protein C	プロテインC
PC4	positive cofactor 4	
P-chol	phosphoryl choline	ホスホリル コリン
PCI	protein C inhibitor	プロテインCインヒビター
PCR	polymerase chain reaction	ポリメラーゼ連鎖反応
PCR-RFLP	PCR-restriction fragment length polymorphism	PCR-制限酵素断片長多型
PDGF	platelet derived growth factor	血小板由来増殖因子
PDHC	pyruvate dehydrogenase complex	ピルビン酸脱水素酵素結合体
PDI	protein disulfide isomerase	蛋白質S-S結合異性化酵素
PE	phosphatidyl ethanolamine	ホスファチジル エタノールアミン
PECAM	platelet-endothelial cell adhesion molecule	血小板血管内皮接着分子
PEG-ADA	polyethylene glycol-associated ADA	ポリエチレン グリコール結合(ウシ)ADA
PFGE	pulse field gel electrophoresis	パルス フィールド ゲル電気泳動
PG	prostaglandin	プロスタグランジン
PH	pleckstrin-homology	プレックストリン相同性
PHA1	pseudohypoaldosteronism type 1	偽性低アルドステロン症1型
Phe	phenylalanine	フェニルアラニン
PI	phosphatidylinositol	ホスファチジルイノシトール
$PI(3,4,5)P_3$	phosphatidylinositol-3,4,5-triphosphate	ホスファチジルイノシトール3,4,5-三リン酸
PI3-K	PI3-kinase	PI3-キナーゼ
PIG-A	phosphatidylinositol glycan of complementation class A	
PIP_2	phosphatidylinositol-bisphosphate	ホスファチジルイノシトール4,5-ビスリン酸
PKA	protein kinase A	蛋白質リン酸化酵素
PKU	phenylketonuria	フェニルケトン尿症
PLA_2	phospholipase A_2	ホスホリパーゼA_2

PLC	phospholipase C	ホスホリパーゼC
PLD	phospholipase D	ホスホリパーゼD
Plg	plasminogen	プラスミノゲン
Plm	plasmin	プラスミン
PLP	proteolipid protein	プロテオリピッド蛋白
Plt	platelet	血小板
PLTP	phospholipid transfer protein	リン脂質転送蛋白
PM	perfect matched	パーフェクトマッチ
PMD	progressive muscular dystrophy	進行性筋ジストロフィー
PMF法	peptide mass fingerprinting	ペプチド マス フィンガープリンティング法
PMP22	peripheral myelin protein 22	22kD末梢ミエリン蛋白
PN	peripheral nerve	末梢神経
PNH	paroxysmal nocternal hemoglobinuria	発作性夜間血色素尿症
PNP	purine nucleoside phosphorylase	プリン塩基ホスホリラーゼ
POD	peroxidase	過酸化酵素
PPAR	peroxisome proliferator activator receptor	ペルオキシゾーム増殖因子活性化受容体
PPRs	phagocyte pattern-recognition receptors	パターン認識レセプター群
PROMM	proximal myotonic myopathy	近位筋強直性ミオパチー
PrP	prion protein	プリオン蛋白質
PRPP	5-phosphoribosyl-1-pyrophosphate	ホスホリボシル ピロリン酸
PS	phosphatidylserine	ホスファチジルセリン
PS	presenilin	プレセニリン
PSGL	p-selectin glycoprotein ligand	Pセレクチン糖蛋白リガンド
PT	prothrombin	プロトロンビン
PTH	parathyroid hormone	副甲状腺ホルモン
PTS	6-pyruvoyl-tetrahydropterin synthase	6-ピルボイル テトラヒドロプテリン合成酵素
Puma	p53 upregualed modulator of apoptosis	
RA	retinoic acid	レチノイン酸
5'RACE	5'-rapid amplification of cDNA ends	cDNA 5' 末端伸長法
RAR	retinoic acid receptor	レチノイン酸レセプター
RCR	replication competent retrovirus	増殖性レトロウイルス
rd	retinal degeneration	網膜変性(症)
rds	retinal degeneration slow	遅い網膜変性(症)
RF	release factor	終結因子
RFLP	restriction fragment length polymorphism	制限酵素断片長多型
RNA	ribonucleic acid	リボ核酸
RNase	ribonuclease	RNA分解酵素
RNase H	ribonuclease H	RNA分解酵素H
rNTP	ribonucleotide triphosphate	リボヌクレオチド3リン酸
RPA	replication protein A	複製蛋白質A
RRF	ragged-red fiber	ぼろ赤色線維

rRNA	ribosome RNA	リボゾームRNA
RSV	Rous sarcoma virus	ラウス肉腫ウイルス
RT-PCR	reverse transcriptase-polymerase chain reaction	逆転写PCR
RTS	Rothmund-Thomson syndrome	ロトムンド-トムソン症候群
RXR	retinoid X receptor	レチノイドXレセプター
SAA	serum amyloid A component	血清アミロイドA蛋白
SAGE	sequence analyses of gene expression	
SAP	serum amyloid P component	血清アミロイドP成分
SBMA	spinal and bulbar muscular atrophy	球脊髄性筋萎縮症
SCA	spinocerebellar ataxia	脊髄小脳失調症
SCC*mec*	Staphylococcal cassette chromosome *mec*	
SCF	stem cell factor	幹細胞因子
SCID	severe combined immunodeficiency syndrome	重症複合型免疫不全症
SD	Shine-Dalgarno sequence	シャイン-ダルガーノ配列
SDH	succinate dehydrogenase	コハク酸脱水素酵素
SDS-PAGE	SDS-polyacrylamide gel electrophoresis	SDSゲル電気泳動
SEK	SAPK/ERK kinase	
SERPIN	serine protease inhibitor	セリン プロテアーゼ インヒビター
SH	src homology	src相同性
SLE	systemic lupus erythematosus	全身性エリテマトーデス
sLe^x	sialyl-Lewis X	シアリルルイスX
SM	sphingomyelin	スフィンゴミエリン
SMA	spinal muscular atrophy	脊髄性筋萎縮症
Smac	second mitochondria-derived activator of caspase	
SMase	sphingomyelinase	スフィンゴミエリナーゼ
SMN	survival motor neuron	残存モーター ニューロン
SMRT	silencing mediator for retinoid and thyroid hormone receptor	レチノイド受容体とサイロイド受容体の抑制的調節因子
snoRNA	small nucleolar organo RNA	核小体低分子RNA
SNP	single nucleotide polymorphism	一塩基多型
snRNA	small nuclear RNA	核内低分子RNA
SOD	superoxide dismutase	スーパーオキシド ジスムターゼ
SP	stabilizing protein	安定化蛋白
SPB	spindle pole body	紡錘糸極体
Sph	sphingosine	スフィンゴシン
Sph-1-p	Sph-1-phosphate	スフィンゴシン-1-リン酸
SRE	serum response element	血清応答エレメント
SREBP	sterol regulatory element binding protein	ステロール レギュラトリー エレメント結合蛋白
SRP	signal recognition particle	シグナル認識粒子
SR-PSOX	scavenger receptor for phosphatidylserine and oxidized lipoprotein	ホスファチジルセリン・酸化リポ蛋白 スカベンジャー レセプター
SSCP	single-strand conformation polymorphism	一本鎖DNA高次構造多型

SSV	strongly SDH-reactive blood vessel	
StAR	steroigenic acute regulatory protein	
STAT	signal transducers and activators of transcription	シグナル変換転写活性化系
STR	short tandem repeat	短い繰り返し配列
T	thymine	チミン
TACE	TNF-α cleaving enzyme	TNF-α切断酵素
TAK	transforming growth factor β-activated kinase	TGFβ活性化キナーゼ
TAT	tyrosine aminotransferase	チロシンアミノ基転移酵素
Tc	killer T cell	キラーT細胞
TCR	T cell receptor	T細胞抗原受容体
TCR	transcription coupled repair	転写共役修復
TDT	transmission desequilibrium	伝達不平衡検査
TdT	terminal dideoxynucleotide transferase	ターミナル デオキシヌクレオチジル転移酵素
TF	tissue factor	組織因子
TFPI	tissue factor pathway inhibitor	外因（組織因子）系凝固インヒビター
TG	triglyceride	トリグリセライド
TGF	transforming growth factor	形質転換増殖因子
TGN	trans-Golgi-network	トランス ゴルジ ネットワーク
TH	helper T cell	ヘルパーT細胞
TH	tyrosine hydroxylase	チロシン水酸化酵素
Thr	thrombin	トロンビン
TIL	tumor infiltrating lymphocytes	癌浸潤性リンパ球
TIQ	1,2,3,4-tetrahydroisoquinoline	1,2,3,4-テトラハイドロイソキノリン
TK	thymidine kinase	チミジンキナーゼ
TK2	mitochondrial thymidine kinase	ミトコンドリア チミジン キナーゼ
TLR	Toll like receptor	Toll-like レセプター
TLS	translesional synthesis	損傷乗り越え複製
TM	thrombomodulin	トロンボモジュリン
TM	transmembrane sequence	細胞膜貫通配列
TNF	tumor necrosis factor	腫瘍壊死因子
TP	thymidine phosphorylase	チミジン リン酸化酵素
tPA（t-PA）	tissue plasminogen activator	組織型プラスミノゲン アクチベーター
TPH	tryptophan hydroxylase	トリプトファン水酸化酵素
TPP	thiamine pyrophosphate	チアミン ピロホスフェート
TR	thyroid hormone receptor	甲状腺ホルモン受容体
TRAP	TR auxilary protein	甲状腺ホルモン受容体補助蛋白
TRE	thyroid hormone responsive element	サイロイド ホルモン応答エレメント
TRH	thyrotropin-releasing hormone	サイロトロピン放出ホルモン
	TSH releasing hormone	TSH（甲状腺刺激ホルモン）放出ホルモン
tRNA	transfer RNA	トランスファーRNA
TS（TSP）	thrombospondin	トロンボスポンジン

TSH	thyroid stimulating hormone	甲状腺刺激ホルモン
TTD	trichothiodystrophy	硫黄欠乏性毛髪発育異常症
TTP	thrombotic thrombocytopenic purpura	血栓性血小板減少性紫斑病
TTR	transthyretin	トランスサイレチン
TX	thromboxane	トロンボキサン
U	uracil	ウラシル
UAS	upstream activator sequence	上流アクチベーター配列
UDS	unscheduled DNA synthesis	不定期DNA合成
UK	urokinase	ウロキナーゼ
uPA	urinary plasminogen activator	尿プラスミノゲン活性化因子（＝ウロキナーゼ）
VCAM	vascular cell adhesion molecule	血管細胞接着因子
VCFS	velo-cardio-facial syndrome	口蓋帆・心臓・顔症候群
VDR	vitamin D receptor	ビタミンD受容体
VEGF	vascular endothelial growth factor	血管内皮細胞増殖因子
V_H	high molecular chain variable region	H鎖可変領域
V_L	low molecular chain variable region	L鎖可変領域
VLA	very late antigen	最終期発現抗原
VLDL	very low density lipoprotein	超低比重リポ蛋白
VN-R	vitronectin receptor	ビトロネクチン受容体
VNTR	variable number of tandem repeat	縦列反復数可変座位
vWD	von Willebrand disease	フォン ウィルブランド病
vWF	von Willebrand factor	フォン ウィルブランド因子
WDgene	Wilson disease gene	ウィルソン病遺伝子
WS	Werner syndrome	ウェルナー症候群
XDH	xanthine dehydrogenase	キサンチン脱水素酵素
XL	cross-linked	架橋結合
XP	xeroderma pigmentosum	色素性乾皮症
XR	X-linked recessive	X連鎖劣性
XSCID	X-linked severe combined immunodeficiency	X連鎖重症免疫不全症
YAC	yeast artificial chromosome	酵母の人工染色体

索引

あ

アクチン	33
5-アザシチジン	48
アシル-CoA	403
アスコルビン酸	55
アスパルチルグルコサミン尿症	426
アタキシアテランギエクタシア	123
アディポサイトカイン	275
アディポネクチン	275
アデノウイルスベクター	126, 127, 145
アデノ随伴ウイルスベクター	127
アトピー遺伝子	436
アナジー	440
アナフィラトキシン	98
アポE異常	285
アポC-II欠損症	283
アポトーシス	37, 65, 87, 234, 292, 438, 442
アポトーシス小体	65
アポリポ蛋白	280
アポリポ蛋白E	351
アポリポ蛋白E遺伝子	57, 58
アポリポ蛋白質AI	360
アポリポプロテイン(a)	270
アミノアシルtRNA合成酵素	26, 34
アミノグリコシド感受性難聴	350
アミノ酸代謝異常	394
先天性―	394
アミノ酸置換	104
アミロイド	360
アミロイドーシス	360
アミロイド前駆体蛋白遺伝子	57
アミロイドβ蛋白	57, 351
アリルスルファターゼA欠損	424
アルカリホスファターゼ	136
アレル（アリル）	101
アレルギー反応	435
アロマターゼ	316
アンキリン	34
アンギオスタチン	272
アンチコドン	26
アンチトロンビン	258
先天性欠損症	260
アンドロゲンレセプター	336
悪性リンパ腫	234

い

イソロイシン	394, 403
イニシエーション	216, 217
インスリン	109
依存型糖尿病	299
異常	307
受容体	56
受容体異常	309
受容体遺伝子	109
非依存型糖尿病	299
インスリン様シグナル経路	56
インターロイキン	81
インテグリン	84, 223
インテグレース	444
イントロン	19
インプリンティング	48, 108
易感染症	123
異常インスリン血症	308
異数体	37
異染性白質ジストロフィー症	424
硫黄欠乏性毛髪発育異常症	122
遺伝暗号	25
遺伝子	33, 101
遺伝子医療	3
遺伝子型	452
遺伝子クローニング	154
遺伝子組み替え	123
遺伝子欠損マウス	213
遺伝子座調節領域	22
遺伝子再構成	73, 74, 75, 111
遺伝子修復機構	119
遺伝子重複	101
遺伝子診断	187
遺伝子増幅	207
遺伝子タギング法	173
遺伝子多型	62, 201
遺伝子治療	124
生殖細胞―	129
体外―	125
体細胞―	129
体内―	125
遺伝子発現	161
差異	377
選択的―	47
遺伝子病	101
体細胞―	101
遺伝子頻度	201
遺伝子変異	110
遺伝子変換	108
遺伝子マーカー	184
遺伝子マッピング	177, 179
遺伝情報	25
転写調節	33
遺伝性血管神経浮腫	99
遺伝性GH欠損症	320
遺伝性銅代謝異常	428
遺伝性非腺腫症性大腸癌	116, 119
遺伝的異質性	374
遺伝病	127
遺伝マーカー	177
1塩基多型	194
1型糖尿病	299
I型コラーゲン	107, 385
一般集団	216
一卵性双生児の精神疾患不一致例	377

う

ウイルス肝炎	450
ウイルス感染	65
ウイルスベクター	125
ウシ海綿状脳症	371
ウロキナーゼ	269

え

エイズ	128, 444
エキ(ク)ソヌクレアーゼ	137
エクソサイトーシス	33

エクソン	19
エクソントラッピング	184
エクリン腺	332
エラスターゼ	271
エレクトロポレーション法	164
エンドサイトーシス	33
エンドヌクレアーゼ	137
エンハンサー	20, 161
エンベロープ	444
壊死	65
液性免疫	80
炎症性サイトカイン	70, 87
炎症反応	83
塩基アナログ	116
塩基除去修復	119
塩基対	16
塩基の互変異性	111

お

オーダーメイド医療	3, 6
8-オキソグアニン	115
オステオポンチン	223
オッズ比	204
オプシン	378
オプソニン	98
オプソニン化	85
オロット酸尿症	392
黄色ブドウ球菌	454
温度感受性変異株	35

か

カイ自乗検定	202
カイロミクロン	280
カエルの卵母細胞	35
カスケード反応	251
カスパーゼ	65
カタラーゼ	55
カドヘリン	223
カリオタイプ	19
カルシウムホメオスタシス	60
カルネキシン	39
カルパイン10	305
カルパスタチン	62
カルレティキュリン	39
カロリー制限	51, 55
ガルゴイリズム	423
化生	47
可変領域	72
仮性肥大	341
家族性アミロイドポリニューロパチー	101, 361
Ⅰ型	107
家族性欠陥アポB血症	284
家族性高コレステロール血症	284
家族性高プロインスリン血症	308
家族性Ⅲ型高脂血症	285
家族性リポ蛋白リパーゼ欠損症	282
過酸化水素	54
開始因子	28
解糖系	34, 415
拡張型心筋症	294
核	32, 33
両極	34
核移行シグナル	33
核型	19
核孔	33
核酸	389
代謝異常	389
核小体	33
核マトリックス	33
核膜	33
隔絶抗原	440
片親性ダイソミー	108
活性化ペプチドドメイン	254
活性型プロテインC抵抗性	255
活性ゲル内リン酸化法	151
活性酸素	51, 54, 55, 87
鎌状赤血球ヘモグロビン	104
汗腺	332
肝移植	364
ドミノー	365
肝炎ウイルス	450
E型ー	450, 453
A型ー	450
C型ー	450
D型ー	450, 453
B型ー	450
神崎病	427
間期	34
患者-対照研究(法)	196, 372
幹細胞	32, 48, 104
全能性ー	50
造血ー	71, 127
多能性ー	49
感受性遺伝子座位	372
関連研究	196
環境因子	101
癌	104, 128
癌遺伝子	206
癌原遺伝子	206
癌細胞転移	222
癌抑制遺伝子	212, 216, 237

き

キナーゼ	32, 405
キネシン	33
キャッピング	19, 33
キャップ構造	29
キャリアー	252
キラーT細胞	77
気管支拡張症	328
機能獲得変異	101, 107
機能ゲノム科学	6
機能相補クローニング	156
機能喪失変異	101, 104
偽遺伝子	106
偽Hurlerポリジストロフィー	427
逆位	253
逆転写酵素	132, 135, 161, 444
逆レポアヘモグロビン	105
Ⅸ因子遺伝子	254
急性骨髄性白血病	209
急性前骨髄球性白血病	209, 230
球脊髄性筋萎縮症	334
共分離	196
胸腺	71
凝固促進反応	240
凝集反応	240
筋強直(緊張)性ジストロフィー	108, 337
先天性ー	338

く

クエン酸回路	33
クモ肢状長管骨	401
クラススイッチ	437
再構成	80
クラスⅡ抗原	76
クリングルドメイン	270
クレチン病	322
クレノウ酵素	135
クロマチン	18, 33
グランザイム	82
グリコーゲン	413

グリコーゲン合成酵素	413
グリコシレーション	332
グルコース-6-ホスファターゼ	415
グルコース-6-リン酸輸送蛋白	415
グルコキナーゼ	303, 413
グルタチオン	55
グルタチオンペルオキシダーゼ	55
組み換え蛋白質製剤	253

け

ケトアシドーシス	406
ケモカイン	70, 84, 445
ケモカインレセプター	445
ケモタキシス	84
ケラタン硫酸	423
ゲノミクス	6
ゲノム	11
ヒト−	2
ゲノム暗号	3
ゲノムインプリンティング	101, 108
ゲノム医科学	3
ゲノム解析	11
ゲノムシーケンス	2
ゲノム創薬	3
ゲノムタイピング法	187
ゲノムテクノロジー	3
ゲノムDNAクローニング	132
ゲノムDNAライブラリー	132, 154
ゲルシフトアッセイ	165
ゲルソリン	360
ゲル内活性酵素測定法	152
ゲルリタデーションアッセイ	165
形質転換	16, 156
劇症肝炎	429
欠失	106
欠失症候群	375
血液凝固制御系	258
血管新生	87
血管透過性亢進	83
血管内皮細胞	288
血管平滑筋	289
血小板	239
異常	239
活性化	239
形態と構造	239
先天性異常症	240
血小板無力症	242
血小板由来増殖因子	210

血清アミロイドP成分	360
血清飢餓	35
血栓症関連SNPs	255
血栓性血小板減少性紫斑病	246, 248
血栓性静脈炎	267
血栓塞栓症	267
肺−	262
血栓溶解薬	269
血友病	102
遺伝子治療	255
A	252
B	254
結合織蛋白異常症	385
結晶解析	445
倹約遺伝子型	109
原発性高HDL血症	285
減数分裂	35

こ

コアクチベーター	23, 313
コーディング領域	2
コーンスターチ療法	418
コドン	25
コラーゲン	385
コラーゲン遺伝子	107
コリプレッサー	23, 313
コリプレッサー蛋白質	231
コレクチン	70
コレステリルエステル転送蛋白	285
コレステロール	280
コロイデミア	382
コンダクタンス	332
コンバージョン	216, 219
呼吸不全	328
個体のライフサイクル	47
50Sサブユニット	28
V因子	240
甲状腺ホルモン受容体	324
異常症	324
甲状腺ホルモン不応症	325
中枢性−	327
光線過敏症状	121
向凝固性	251
抗炎症性サイトカイン	87
抗凝固療法	273
抗血栓的性質	251
抗原受容体	71
抗原認識のMHC拘束性	76

抗原頻度	201
抗酸化物質	55
恒常性維持	52
後期	34
高血圧	109, 295
高脂血症	280
家族性III型−	285
高分子キニノゲン	41
高リポ(a)血症	273
酵素補充療法	418
酵母ベクター	143
膠原病	438
合成オリゴヌクレオチドプローブ	186
骨形成不全症	385
致死性−	107
骨髄	71

さ

サイアミン反応型	
メープルシロップ尿症	405
サイクリン	35
依存性キナーゼ	35
サイクリンA	36
サイクリンD1	235
サイクルシークエンシング	159
サイトカイン	65, 80, 84
炎症性−	70, 87
抗炎症性−	87
サイトゾル	34
サイレンサー	21, 161
サイレント変異	110
サブクローニング	133
サブクローニングベクター	139
サポシンA〜D	426
サラセミア	101
再構成	73, 74, 75, 111
再生系細胞	48
非−	48
細胞	32
構造	32
自滅	65
増殖	47
分化	47
分裂	32
ライフサイクル	47
細胞癌遺伝子	216
細胞骨格	32, 33

細胞質	32, 34
細胞周期制御	52
細胞障害	55
細胞性免疫	80
細胞接着分子	32
細胞内シグナル伝達	43
細胞内小器官	30, 32
細胞分裂周期	32, 34
細胞膜	32
30S サブユニット	28
三塩基反復配列	334
産生過剰型痛風	391
酸化LDL	290
酸化ストレス	65
酸化的脱炭酸反応	403
酸化的リン酸化	33
酸性-α-グルコシダーゼ	416

し

シアリドーシス	426
シアロムチン	84
シークエンスタグ法	13
シグナル認識粒子	30
シグナル配列	30
シグナルペプチダーゼ	30
シスエレメント	20, 161
シスタチオニンβ-合成酵素	394
シスタチン C	360
シトクロム c	66
シャペロン	431
分子-	39
ジーンターゲッティング	172
ジストロフィン	294, 342
ジデオキシリボヌクレオシド	
三リン酸	158
自然突然変異	111
自然免疫	70
刺激応答エレメント	21
思春期早発症	315
脂質蓄積症	424
脂質2重膜	32
脂肪斑	288
脂肪への変異の蓄積	55
視覚異常症	378
視物質	378
自己抗体	438
自己分泌	50

自己免疫疾患	103, 438
全身性-	438
臓器特異的-	438
自己免疫性リンパ節増殖症候群	443
自動シークエンサー	160
多チャンネル-	160
色弱	379
色素性乾皮症	120, 389
色素性網膜炎	381
色盲	379
軸流	84
疾患感受性遺伝子	193
疾患原因遺伝子	101
質量分析	12
主要組織適合性(系)遺伝子群	75
受容体	32
修飾	40
修飾アミノ酸残基	40
終期	34
終結因子	29
X 因子活性化複合体	254, 259
XIII 因子	170, 252
XIII 因子欠損症	254
重症性複合性免疫不全症	392
重複	3, 111
粥状動脈硬化	288
出芽酵母	34
小人症	320
Laron 型-	321
小脳失調	121, 123
小胞体	33
障害反応仮説	288
上皮成長因子	210
常染色体優性遺伝病	101
常染色体劣性遺伝病	101
植物細胞	33
心筋症	294
拡張型-	294
肥大型-	294
心 Fabry 病	295
心房中隔欠損症	296
伸長因子	29
神経芽細胞腫	208
神経細胞死	58
進化の淘汰圧	52
進行性筋ジストロフィー	340
深部静脈血栓症	261, 262, 267
新生児電撃性紫斑病	264

| 新生児マススクリーニング | 394 |
| 腎尿細管 | 61 |

す

スーパーオキサイド	54, 55
スーパーシフトアッセイ	166
スーパーファミリー	42
スカベンジャー受容体	292
スクリーニング	133, 155
スタート	35
ステロイドホルモン作用発現異常症	313
ステロイドホルモン産生異常症	313
ステロールレギュラトリー	
エレメント結合蛋白	284
スフィンゴミエリナーゼ欠損	424
スフィンゴリピドーシス	424
スプライシング	19, 33, 106
スペクトリン	34
スリップト-ミスペアリング	108
21 水酸化酵素	315
21-水酸化酵素遺伝子	105
21-水酸化酵素欠損症	105
水晶体脱臼	400
錐体視細胞	378
膵外分泌機能不全	328
膵外分泌腺	333

せ

セリン型蛋白質分解酵素ドメイン	254
セリンプロテアーゼインヒビター	273
セルロプラスミン	429
セレクチン	84
セレブロシダーゼ欠損	424
セロトニン	240, 435
センチモルガン	184
正の選択	77
生活習慣病	103
生殖効率	52
生殖細胞	129
遺伝子治療	129
変異	218
成熟促進因子	35
青黄異常	379
制限酵素	132, 133
命名法	134

索引 491

制限酵素断片長多型	177, 184, 193
脆弱X症候群	102, 108
赤色ぼろ線維・ミオクローヌス	
てんかん症候群	347
赤道面	34
赤緑異常	379
脊髄小脳失調症	334
脊髄小脳変性症	108
脊髄性筋萎縮症	68
切断点	374
接触阻害	35
接着因子	78
接着分子	84
先天性アミノ酸代謝異常	394
先天性アンチトロンビン欠損症	260
治療	261
先天性筋強直性ジストロフィー	338
先天性血栓性素因	259
先天性重症複合型免疫不全症	127
先天性プロテインS欠損症	265, 266
先天性プロテインC欠損症	262, 264
治療	262
先天性副腎過形成	105, 316
染色体	2, 19
異常	101
異常増幅	37
凝縮	34
組み換え頻度	3
脱凝縮	34
転座	37, 111, 208
分配	32
潜在スプライス部位	106
選択的遺伝子発現	47
線維素溶解（線溶）現象	269
全身性自己免疫疾患	438
全能性幹細胞	50
前期	34
前中期	34
喘息	103

そ

組織因子	251
組織因子系阻害因子	258
組織型プラスミノゲン	
アクチベーター	269
双極性気分障害	372
早期老化症	51
相関解析	181

相関の検定法	202
相関の強さの評価	204
相関の有意性の検定	202
相対危険度	204
相同組換え	106, 119, 173
非－	106
相補性	17
挿入突然変異	175
創始者効果	121, 268
層別化	372
造血幹細胞	71, 127
増殖因子	49
増殖阻害	35
増幅	111
臓器移植	75
臓器特異的自己免疫疾患	438
損傷乗り越え機構	119
損傷乗り越え複製	117

た

ターミナルデオキシヌクレオチジル	
トランスフェラーゼ	74, 136
タウ蛋白	57
ダイニン	33
多因子疾患（多因子病）	101, 374, 441
多機能蛋白質	41
多段階発癌	216, 220
多チャンネル自動シークエンサー	
	160
多能性幹細胞	49
体外遺伝子治療	125
体細胞遺伝子治療	129
体細胞遺伝子病	101
体細胞突然変異	74
体細胞分裂	35
体細胞変異	218
体内遺伝子治療	125
対照集団	202
対立遺伝子	101, 201
欠失	216
大家系法	375
大腸癌	216
脱アミノ化	114
脱塩基部位	114
脱髄性疾患	107
脱プリン化	114
脱分枝酵素	413, 416

単一遺伝子疾患（単一遺伝子病）	
	2, 101
単能性幹細胞	49
蛋白質	55
構造（一次～四次）	38, 39
合成	25, 34
細胞内局在	171
輸送	33
多機能－	41
分泌型－	30
融合－	156
蛋白質ファミリー	42
蛋白分子内の機能ドメイン	263
男性ホルモン不応症	317

ち

チアミン反応型	
メープルシロップ尿症	405
チェックポイント	32, 37
チェリーレッドスポット	420
チュビュリン（チュブリン）	33
チロシン	396
チロシンキナーゼ	210, 226
チロシンキナーゼインヒビター	228
致死性骨形成不全症	107
中間径線維	33
中期	34
中心小体	33, 34
中枢性甲状腺ホルモン不応症	327
超可変領域	72, 452
直接型反復配列	108
直列型反復配列	101

つ

痛風	391
産生過剰型－	391
排泄低下型－	391

て

テトラヒドロビオプテリン	396
テロメア構造	52
テロメア長	51
テロメラーゼ	53
デフェンシン	70
デブランチングエンザイム	413, 416
デルマタン硫酸	423
定常領域	72
適応進化	51

点突然変異	110
転写	19, 106
転写異常症候群	122
転写因子	22
転写共役修復	119
伝達不平衡検査	372
電子伝達系	33

と

トランジション	110
トランスクリプトーム	3, 11
トランスサイレチン	107, 360
トランスジェニックマウス	32, 172
トランスバージョン	110
トランスファーRNA	26, 34
トランスフォーメーション	206
トリグリセライド	280
トリソミー	103
トリプレットリピート病	334
トレランス	438
トロンビン	251
トロンボキサン	435
トロンボキサンA2	240
トロンボモジュリン	259
ドパミン	355
ドミノ肝移植	365
ドメイン	38, 39, 40, 41
EGF―	254
活性化ペプチド―	254
クリングル―	270
Gla―	254
セリン型蛋白質分解酵素―	254
蛋白分子内の機能―	263
フィンガー―	270
ドラフトシーケンス	2
統合失調症	372
糖原病	415, 416, 417
糖新生系	415
糖蛋白質	31, 239, 446
蓄積症	419
糖尿病	109
動的突然変異	108, 334
動脈硬化	273, 288
粥状―	288
特殊粉乳	407
突然変異	110
自然―	111
挿入―	175
体細胞―	74
点―	110
動的―	108, 334
誘発―	116
突然変異原	116

な

ナンセンス変異	110
内因系凝固反応	251, 252
内臓脂肪	275
内臓脂肪症候群	286
内皮細胞傷害	250
内分泌	50
VII因子	251

に

ニック	135
ニックトランスレーション	135
ニュートラル変異	110
2型糖尿病	299
21番染色体	2
22番染色体	2
二重らせん	16
乳癌	208, 210
尿素回路	33

ぬ

ヌクレオシド系逆転写酵素阻害薬	445
ヌクレオソーム	18, 33
ヌクレオチド除去修復	119
ヌクレオチドプール	115

ね

ネクローシス	65
粘着反応	240

の

ノンパラメトリック解析	375
ノンパラメトリック連鎖解析	197
ノンパラメトリック連鎖研究	374
脳萎縮	121
脳血栓症	400
脳の脈絡膜	61
嚢胞性線維症	184, 328
嚢胞性線維症膜貫通調節蛋白質	328

は

ハプロタイプ頻度	201
ハプロ不全	104
ハンチンチン	108, 338
バキュロウイルスベクター	145
バリン	394, 403
パーフォリン	82
パエル受容体	357
パラメトリック連鎖解析	197
パラローグ	2
パルスチェイス法	169
肺血栓塞栓症	262
肺梗塞	261, 267
肺性心	328
排出シグナル	33
排泄低下型痛風	391
培養細胞	32, 35
VIII因子	108, 252
補充療法	253
発現ベクター	139
発病機構	12
反復配列	2, 107
三塩基―	334
直接型―	108
直列型―	101
分散型―	101, 107

ひ

ヒスタミン	435
ヒストン	18, 33
ヒストンアセチル化酵素	232, 325
ヒストン脱アセチル化酵素	231
ヒトklotho遺伝子座	62
ヒトゲノム	2
2-ヒドロキシdATP	114
5-ヒドロキシdCTP	114
ヒドロキシラジカル	54
ヒポキサンチン	115
ビタミンE	55
ビタミンK依存性蛋白質	254
ビタミンD	61
ビタミンD受容体	61
ビタミンB6	400
反応型と不応型	400
ビンキュリン	34
ピリドキサール5'-リン酸	400
ピリミジンダイマー	119

ピリミジン体	389
肥大型心筋症	294
肥満	109, 275
非再生系細胞	48
非相同組換え	106
非相同末端結合	119
非ヌクレオシド系逆転写酵素阻害薬	445
脾臓	71
微小管	33
微小循環系	83
(6-4)光産物	119
表現型	374
表現促進現象	334
表在性静脈炎	261
表面抗原	451
病原微生物関連分子パターン	70
病態解析	12

ふ

ファージベクター	138
ファンクショナルクローニング	182
フィブリノゲン	240, 251
フィブリノゲン α 鎖	360
フィブリリン	388
フィブリン	251
フィブリン血栓	269
フィンガードメイン	270
フェニルアラニン	394, 396
フェニルアラニン水酸化酵素	394, 396
フェニルケトン尿症	101, 185, 394, 396
フェニルピルビン酸	396
フルクトース-1,6-ビスホスファターゼ	415
フレームシフト変異	110
ブランチングエンザイム	416
ブロット	155
5-ブロモ-4-クロロ-3-インドリル-β-D-ガラクトシド	140
プラーク	155, 289
プライマー	135, 158
プライマー伸長法	161
プラスミドベクター	139
プラスミノゲン	269
異常症	270
欠損症	270

プラスミノゲンアクチベーター	269
プラスミノゲンアクチベーターインヒビター-1	269, 275
プラスミン	269
プリオン蛋白質	368
プリオン病	68, 368
プリン体	389
プレアクチベーションペプチド	271
プレセニリン	58, 351
プレセニリン遺伝子1, 2	57
プロウイルスDNA	444
プロウロキナーゼ	270
プローブ	133, 155, 156
プログレッション	216, 219
プロコラーゲン	386
α 1	107
α 2	107
プロジェステロン	35
プロスタグランジン	262
プロセシング	19, 330
プロテアーゼ	444
プロテアーゼインヒビターによる血液凝固制御機構	258
プロテアソーム	36
プロテインSの遺伝子構成	265
プロテインCインヒビター	259
プロテインC凝固制御系	259
プロテインC前駆体の遺伝子構成	263
プロテオーム	3, 11
プロテオミクス	11
プロトロンビン	251
プロトロンビン活性化複合体	259
プロモーション	216
プロモーター	20, 161
父性ダイソミー	108
不定期DNA合成	120
負の選択	78
部位特異的変異導入法	168
副甲状腺	61
複製エラー	221
複製フォークのミスアラインメント	115
物質代謝	34
物理的地図	184
分岐鎖 α-ケト酸脱水素酵素	394, 403
分岐鎖アミノ酸	394, 403

分岐鎖アミノ酸アミノトランスフェラーゼ	403
分散型反復配列	101, 107
分子間架橋結合	252
分子シャペロン	39
分子相同性	440
分子標的治療	210
分枝酵素	416
分泌型蛋白質	30
分泌促進因子	31
分裂期	34
分裂限界	52
分裂後期促進複合体	36
分裂酵母	35

へ

ヘキソキナーゼ	413
ヘテロクロマチン	33
ヘテロ接合型	101
ヘテロ接合性消失	213, 216, 218
ヘテロ接合体	101
ヘテロプラスミー	348
ヘパラン硫酸	423
ヘパラン硫酸プロテオグリカン	258
ヘパリンコファクターII	258
ヘミ接合体	102
ヘルパーT細胞	77
ベクター	138
アデノウイルス―	126, 145
HIV ―	126
AAV ―	126
酵母―	143
サブクローニング―	139
発現―	139
バキュロウイルス―	145
ファージ―	138
プラスミド―	139
レトロウイルス―	125, 126, 145
ベタイン	401
ペプチジル tRNA	27
ペプチド抗原	76
ペプチドマスフィンガープリンティング法	13
ペリフェリン	382
辺縁流	84
変異アリル頻度解析	267
変異オリゴヌクレオチド	168
変更遺伝子	108

ほ

ホスファターゼ	32, 36, 405
ホスホグルコムターゼ	413
ホスホフルクトキナーゼ	417
ホスホリラーゼ	413
ホスホリラーゼキナーゼ	413, 417
ホットスポット	115
ホメオボックス	3
ホモシスチン	394, 400
ホモシスチン尿症	394, 400
ホモシステイン	394, 400
ホモ接合型	101
ホモ接合体	101
ボルチモア縦断研究	52
ポジショナルクローニング	182, 192, 328
ポジショナル候補遺伝子クローニング	182
ポストゲノム	12
ポリA付加	19, 33, 106
ポリグルタミン鎖	334
ポリグルタミン病	108
ポリヌクレオチドキナーゼ	136
ポリユビキチン化	36
保因者	252, 342
補助因子	252
補助刺激分子	78
補体	70, 89
補体系	80
古典的経路	91
第二経路	92
補体欠損症	442
補体レセプター	96
母系遺伝	345
母性遺伝	33
母性ダイソミー	108
泡沫細胞	289
放出反応	240
紡錘糸	33
傍分泌	50
膀胱癌	13
翻訳	25, 107
翻訳後修飾	12
翻訳停止コドン	107

ま

マーカー蛋白質	12
マイクロインジェクション	172
マイクロサテライト	184
マイクロサテライト多型	194
マイクロサテライトマーカー	178
マクロファージ	70, 288
マスト細胞	435
マトリックス	222
マトリックスメタロプロテアーゼ	271
マルチプルリスクファクター症候群	286
マンノース-6-リン酸	419
膜系	32
膜傷害複合体	93
膜糖蛋白質の異常部位	243
慢性骨髄性白血病	208, 210, 225
急性転化	228
慢性進行性外眼筋麻痺症候群	347

み

ミエリン構成蛋白質	107
ミエロペルオキシダーゼ	87
ミオシン	33
ミオトニー	337
ミオトニンキナーゼ	108
ミスセンス変異	110
ミスマッチ修復	119
ミトコンドリア	33, 65
ミトコンドリア移行シグナル	33
ミトコンドリア遺伝子異常	304
ミトコンドリア遺伝病	101
ミトコンドリアDNA	33, 345
ミトコンドリア脳筋症	345
ミトコンドリア脳筋症・乳酸アシドーシス・脳卒中様発作症候群	347
ミニサテライト	194

む

ムコ多糖症	419, 423
ムコリピドーシス	426
ムコリピドーシスII	427
ムコリピドーシスIII	427

め

メープルシロップ尿症	394, 405
チアミン(サイアミン)反応型―	405
メコニウムイレウス	328
メタロチオネイン	430
メタロプロテアーゼ	248
メチオニン	400
代謝	394
メッセンジャーRNA	26
メノナイト	406
メモリーT細胞	448
メンデル集団	202
免疫学的寛容	438
免疫グロブリン	72
免疫グロブリン遺伝子	234
免疫グロブリンスーパーファミリー蛋白質	32
免疫交叉物質	254
免疫組織化学的染色法	169
免疫電顕法	171
免疫不全	444

も

モジュール	41
モノソミー	103
毛細血管拡張	123
網膜色素変性症	381
網膜変性	380

や

夜間血色素尿症	100, 104
薬剤耐性HIV-1変異株	447

ゆ

ユビキチン化	36
ユビキチンリガーゼ	36
遊離脂肪酸	280
誘発突然変異	116
融合蛋白質	156
優性阻害変異	101, 107

よ

妖精症	312
葉緑体	33

ら

ラミン	34
卵巣癌	208

り

リガンド	43
リソソーム	33, 419

リソソーム酵素	85	
リソソーム酵素蛋白質受容体	419	
リソソーム蓄積症	419	
リソソーム病	419	
リゾチーム	360	
リピドーシス	419, 424	
リボゾーム	25, 34, 126	
リボゾームRNA	27	
合成	33	
リボヌクレアーゼ	137	
リポ蛋白代謝	280	
リポ蛋白リパーゼ	280	
家族性欠損症	282	
リポフェクション法	164	
リポポリサッカライド	70	
リン酸カルシウム法	164	
リン酸ジエステル結合	16	
リン脂質	252, 280	
リンパ球	71, 438	
リンパ球空胞化	422	
リンパ節	71	
罹患同胞対解析(法)	179, 374	
隣接遺伝子症候群	104	

る

ルシフェラーゼアッセイ	163

れ

レクチン経路	92
レジスチン	275
レセプター	43
レチノイン酸受容体	230
レチノイン酸受容体遺伝子	209
レトロウイルス	444
レトロウイルスベクター	125, 126, 145
レプチン	109, 275
レポアヘモグロビン	105
レポーターアッセイ	162
レポーター遺伝子	162
連鎖解析(研究)	179, 193, 195, 374
ノンパラメトリック―	197, 374
パラメトリック―	197
連鎖地図	184
連鎖不平衡	201
解析	181
連鎖分析	182, 328

ろ

ロイコトリエン	435
ロイシン	394, 403
ロッド得点	195
ロドプシン	378
濾胞性リンパ腫	234
老化	51
非適応的進化	52

A

α-IIスペクトリン	62
α_2-プラスミンインヒビター（α_2-PI）	269
異常症	274
α-ガラクトシダーゼ遺伝子	295
α-ガラクトシダーゼ欠損	424
αヘリックス	38
1α-hydroxylase	61
α-ケト-β-メチル吉草酸	403
α-ケトイソカプロン酸	403
α-ケトイソ吉草酸	403
α-マンノシドーシス	426
α-シヌクレイン	357
A受容体（AR）異常症	317
A型肝炎ウイルス	450
AAVベクター	126
Aβ	57, 351
abl	209
ABL遺伝子	226
ACTH受容体	314
actin	33
acute myelogenous leukemia（AML）	209
acute promyelocytic leukemia（APL）	209, 230
ADA欠損症	127, 392
ADAMTS-13	246, 248
adenoma-carcinoma sequence	216
adhesion	84
ADP	240
ADRP	382
AGE-1	56
AID	79
AIDS	128, 444
AIF	67
AKT-1	56
AKT-2	56
all trans retinoic acid（ATRA）	230
Alzheimer病	57, 68, 351
AML1	209
anaphase	34
anaplastic large cell lymphoma	236
Andersen病	416
aneuploid	37
Angelman症候群	108
ankyrin	34
antithrombin（AT）	258
antithrombin遺伝子	260
Apaf-1	66
APC（anaphase promoting complex）	36
APC遺伝子	217
不活性化	218
APC resistance（レジスタンス）	266
Apo E	58, 351
apoptosis	37, 65, 87, 234, 292, 438, 442
APP（amyloid precursor protein）	351
APP遺伝子	57
APRT欠損症	392
AR遺伝子	336
ASO	184
association study	196
ATP-7A	430
ATP-7B	430
azidothymidine（AZT）	447

B

β-ガラクトシダーゼ欠損	424
β-グルコシダーゼ欠損	424
βグロビン遺伝子	106
βヘキソサミニダーゼA,B欠損	424
β-ヘキソサミニダーゼA欠損	424
β構造（βシート）	38
β-マンノシドーシス	426
βターン	38
β-VLDL	285
B7	78
B16メラノーマ細胞	224
B型肝炎ウイルス	450
B細胞	71, 438
B細胞びまん性リンパ腫	236
BACE	58
BAX遺伝子	221
BCL-2遺伝子	234
BCL-6遺伝子	236

BCR 遺伝子	227	CD4 陽性 T 細胞	76, 446	CPEO	347
bcr-abl	209, 210	CD8	76	CpG DNA	70
BCR/ABL 遺伝子	225	CD8 陽性 T 細胞	76, 446	CpG island（島）	184
Becker 型筋ジストロフィー		CD28	78	Cre-loxP	174
（BMD）	341	CD30	236	Creutzfeldt-Jakob 病（CJD）	368
Bernard-Soulier 症候群（BSS）	241	CD40 リガンド	437	cryptic	440
betaine	401	CD44	223	cryptic splice site	106
BH₄	396	CDC（cell division cycle）	34, 36	CSX/NKX2-5	296
BiP	39	CDC 変異株	34	CTG リピート	337
blaI	456	cdc2	35	Cut2	36
blaR1	456	cdc13	35	cyclin	35
Bloom 症候群	53, 389	CDC28	35	cystic fibrosis（CF）	328
branched-chain amino acid（BCAA）		cdc42	223	診断基準	328
	403	CDK	35	cystic fibrosis transmembrane	
除去特殊粉乳	407	Cdk 阻害因子	36	conductance regulator（CFTR）	328
branched-chain α-keto acid（BCKA）		CDK 阻害因子 p21 の転写	37	cytochrome c oxidase（CCO）	431
	403	CDK2-cyclinB	36	cytokinesis	34
branched-chain α-keto acid		CDK2-cyclinE	35	cytoplasm	32, 34
dehydrogenase（BCKDH）	403	CDK4-cyclinD	35, 37	cytoskelton	33
broad β パターン	285	cDNA（complementary DNA）	154	cytosol	34
Brugada 症候群	296	cDNA クローニング	132		
budding yeast	34	cDNA ライブラリー	132, 154, 185	**D**	
Burkitt リンパ腫	208, 234	作製	133		
		cell membrane	32	ΔF508	185
C		centriole	33	δ 値	204
		CETP（cholesteryl ester transfer		D（destruction）-box	36
χ^2 検定	202	protein）欠損症	285	D 型肝炎ウイルス	450, 453
C 値のパラドックス	18	cGMP 分解酵素	382	D 遺伝子	73
C 型肝炎ウイルス	450	Charcot-Marie-Tooth 病の 1A 型	107	D-penicillamine	434
C 型ウイルス	33	check point	32, 37	Daf 変異体	56
C 領域	72	chloroplast	33	DAF-2	56
C5a/C3a	84	chromatin	18, 33	DAF-16	56
c-erbB	210	chromosome condensation	34	Dauer formation	56
c-fos	210	chronic myelogenous leukemia		DAX-1 遺伝子	314
c-jun	210	（CML）	209, 225	DDB（damaged DNA binding	
c-myc	210, 234	Cl⁻ イオンチャンネル	328	protein）	122
c-sis	210	co-activator	23, 313	ddNTP	158
CAD	67	co-repressor	23, 313	DEAE-デキストラン法	164
CAK	36	co-segregation	196	deletion 症候群	374
cAMP-依存性の蛋白質リン酸化酵素		Cockayne 症候群	122, 389	desmopressin（DDAVP）	247
	329	COL3A1	297	DiGeorge 症候群	296, 374
capping	19, 33	COMT 遺伝子	374	dihydropyrimidine dehydrogenase	392
Cas	223	congenital lipoid adrenal hyperplasia		2,8-dihydroxyadenine（DHA）結石症	
case-control study	196		315		392
CAT アッセイ	162	contact inhibition	35	DISC1	374
CBP（Creb binding protein）	325	Cori 病	416	DISC2	374
ccrA	456	Corrected P（Pc）値	203	DM1	337
ccrB	456	Cp	429	DM-1 遺伝子	108
CD4	76			DMPK	337

DNA	16, 33	Fabry 病	424	glucokinase (GK)	303, 413
複製	32	心—	295	glycogen strage disease	415
合成	34, 120	Factor V-Leiden	267	glycogenosis	415
メチル化	24, 47	FAK	223	GM1 ガングリオシドーシス	424
損傷	37, 55	familial defective apoB (FDB)	284	GM2 ガングリオシドーシス	424
DNA 分解酵素	133	familial hypercholesterolemia (FH)		GnRH 受容体	314
DNA チップ	14		284	Golgi apparatus	33
DNA チップ・マイクロアレイ	6	FAP	216	Golgi 体	33, 330
DNA ミスマッチ修復遺伝子	220	Far-Western blotting	152, 156	GP (glycoprotein)	31, 239, 446
DNA ポリメラーゼ	135, 158	Fas	82	gp41	446
DNA リガーゼ	136	Fas 抗原	442	gp120	446
DNA-RNA キメラ法	255	FBN-1	297	GPIa/IIa 複合体	242
DNA 修復酵素	37	Fc ε RI	437	GPIb α /Ib β /IX/V 複合体	241
DNA 多型マーカー	193	Fc ε RII	437	GPIb/IX/V 複合体	242
DNase I	165	FGF 受容体異常症	320	GPIIb/IIIa 複合体	242, 244
DNase I フットプリントアッセイ	164	Fisher の直接法	203	GPIV	242
dominant negative effect	326	fission yeast	35	GPVI	242
Down 症候群	103	floppy infant	338	GRP94	39
DPC4	219	5-fluorouracil	392	GTP 結合蛋白質	44
Duchenne 型筋ジストロフィー		folmyl-methionyl-leucin-phenylalanin			
(DMD)	294, 340	(fMLP)	84	**H**	
dynamic mutation	108	fork head/HNF-3	56	H-2	75
dynein	33	founder effect	121, 268	haplotype block	198
dystrophin	294, 342	FSH 受容体	314	Hardy-Weinberg の法則	202
E		functional cloning	182	HAV	450
		G		HBe 抗原	451
E 型肝炎ウイルス	450, 453			HBe 抗体	451
E2F	35	γ -carboxylase	254	HBV	450
EGF (epidermal growth factor)	210	γ -カルボキシグルタミン酸 (Gla)		HCV	451
EGF ドメイン	254		40	HDEL 配列	31
EGF 受容体	206, 210	G 受容体 (GR) 異常症	317	HDL	280
Ehlers-Danlos 症候群	297, 387	G 蛋白質	32	*Helicobacter pylori*	237
electron transfer	33	G1 アレスト	35	heparan sulfate proteoglycan	
EMSA	165	G1 期	34	(HSPG)	258
endocytosis	33	G1 期チェックポイント	123	heparin cofactor II (HCII)	258
endoplasmic reticulum (ER)	33	G2 期	34	Her-2	207
endothelial protein C receptor		Gag 蛋白	444	Herceptin	210
(EPCR)	259	Gaucher 病	424	hereditary thrombophilia	259
epigenetic process	377	gene amplification	37	HERG	296
ER 完全欠損症	317	GeneChip	191	Hers 病	416
erbA	209	genome-wide な関連・連鎖研究	372	hetero chromatin	33
erbB-2	207	genomic imprinting	101, 108	histon acetylase	325
ErbB2	210	GH 受容体-JAK2 複合体	320	histon acetyltransferase activity	
ES 細胞	32, 173	GHRH 受容体異常	320	(HAT)	313
exocytosis	33	Gla ドメイン	254	histon deacetylase 1	325
F		Glanzmann's thrombasthenia 症候群		histone	33
		(GT)	242	HIV ベクター	126, 127
F-box 蛋白質複合体	36	global genome repair (GGR)	119		

HIV-1	444
トロピズム	445
薬剤耐性変異株	447
増殖のダイナミックス	446
HIV-2	444
HLA	75
HMG-CoA還元酵素阻害剤	292
HNF（hepatocyte nuclear factor）	303
HNPCC	220
Hodgkin病	234
Holt-Oram症候群	296
HPRT部分欠損症	390, 391
HPRT欠損症	390
Hunter病	423
Huntington（舞踏）病	68, 101, 108, 338
Huntington disease-like 2	339
huntintin	108, 338
Hurler病	423
Hutchinson-Gilford症候群	53
24-hydroxylase	61
hypervariable region	72, 452

I

I-cell病	427
IAP	66
IDDM	299
IDL	280
IFN γ	81
Ig	72
IgA	80
IgE	80
IgE抗体	435
IgG抗体	80
IgMクラス	80
IL（interleukin）	81
IL-2受容体	236
IL-4	82
IL-10	82
IL-12	82
IL-13	82
imatinib mesylate	228
intermediate filaments	33
interphase	34
Invader	190
IRS-2	277
IT15	338

J

J遺伝子	73
JAK	45
Jervell and Lange-Nielsen症候群	296
Junctophilin-3遺伝子	339

K

K-ras遺伝子	219
Kallmann症候群	314
KCNE1	296
KCNE2	296
KCNQ1	296
KDEL配列	31
Kennedy-Alter-Sung症候群	335
Ki-1（CD30）抗原	236
kinesin	33
Klenow fragment	135
klotho	59
knockout mouse	32
Krabbe病	424

L

L1配列	107
lamin	34
Laron型小人症	321
LCR（locus control region）	22, 166
LDL	280
酸化 —	290
Leber病	347
Leigh脳症	347
leprechaunism	312
Lesch-Nyhan症候群	390, 391
Lewy小体	355
LH受容体	314
Liddle症候群	295
linkage analysis	182, 195
linkage map	184
lipid bilayer membrane	32
lod score	195, 374
loss of heterozygosity（LOH）	213, 216, 218
LTB4	84
lysosome	33, 419

M

μ-bcr	227
μカルパイン	62
M（mitosis）期	34
M-*bcr*	227
m-*bcr*	227
macrohage chemotactic protein 1（MCP1）	290
MALDI-TOF/MS	190
mantle cell lymphoma	235
MAP（mitogen-activated protein）キナーゼ	44, 210
maple syrup urine disease（MSUD）	394, 405
Marfan症候群	297, 387, 401
marginal zone B-cell lymphoma	237
MARMS法	272
Maroteaux-Lamy病	423
maturity onset diabetes in the young（MODY）	302
Maxam & Gilbert法	157
McArdle病	416
McCunn-Albright症候群	315
mecA	456
mecI	456
mecR1	456
meiosis	35
MELAS	102, 347
membranous cytoplasmic body（MCB）	422
Mendel遺伝形式	102
Menkes病	428
Menkes病遺伝子（MKgene）	430
Mennonite	406
6-mercaptopurine	392
MERRF	347
metaphase	34
methicillin-resistant *Staphylococcus aureus*（MRSA）	454
methotrexate	392
methylenetetrahydrofolate reductase（MTHFR）	392
MHC分子	442
MHC抗原	75
MHCクラス I	76
microsatellite instability（MSI）	221
microsomal triglyceride transfer protein（MTP）	286
microtubule	33
midbody	34
mismatch repair（MMR）	119

mitochondria	33
mitosis	35
mitotic chromosome	33
mitotic phase	34
mitotic spindle	33
MLD	424
modifier	108
molecular mimicry	440
molybdenum cofactor 欠損症	392
Morquio 病	423
MPF（maturation promoting factor）	35
mSin3A	325
multilocus sequence typing（MLST）	457
multiple risk factor clustering syndrome	286
myc	207, 208
myosin	33

N

N シークエンス	74
N-CoR（nuclear co-repressor）	325
N-myc	208
NES（nuclear export signal）	33
NFκB	210
NF1（Neurofibromatosis type 1）	108
NIDDM	299
Niemann-Pick 病	424
Nijmegen 症候群	123
NLS（nuclear localization signal）	33
non-Hodgkin リンパ腫	234
Northern blotting 法	150
Noxa	67
NPM/ALK キメラ遺伝子	236
NPM/RARα	231
nuclear envelope	33
nuclear matrix	33
nuclear membrane	33
nuclear pore	33
nucleolus	33
nucleosome	18, 33
nucleotide excision repair（NER）	119
nucleus	33
NuMA/RARα	231

O

O^6-アルキルグアニン除去修復	119
O^6-メチルグアニン	117
organella	32
out-side-in-signal	223
oxidative phosphorylation	33
8-oxo-dGTP	113

P

p/CAF	325
p16 遺伝子	237
p53	37, 237
変異	219
p53AIP1	67
p130	223
PAH	394, 396
PAH 遺伝子	396
PAI-1	269, 275
欠損症	273
Parkin 遺伝子	357
Parkinson 病	68, 355
PCR	157, 188
RT（reverse transcription）-	189, 232
TaqMan -	189
PCR-RFLP	121, 184, 272
PDI	39
Pds1	36
Pelizaeus-Merzbacher 病	107
penicillin binding protein（PBP）	454
Ph 染色体	225
physical map	184
PI-3 kinase	56
PIG-A	104
Pit1 遺伝子	321
PKU	101, 185, 394, 396
platelet derived growth factor（PDGF）	210
17pLOH	219
PLP（proteolipidprotein）	107
PLZF/RARα	231
PML（pro-myelocytic leukemia）	209
PML 遺伝子	230
PML/RARα	230
PMP22（peripheral myelin protein 22）	107
pole	34
Pompe 病	416
positional cloning	182, 192, 328
Prader-Willi 症候群	108
presenilin	58, 351
probucol	293
prometaphase	34
prophase	34
proteasome	36
protein C inhibitor（PCI）	259
Protein C-Mie	264
Protein C-Nagoya	264
Protein S-Tokushima	266
prothrombinase complex	259
proximal myotonic myopathy	338
PrP	368
pseudohypoaldosteronism type1（PHA1）	317
pseudohypoparathyroidism Ia	320, 315
PTH 受容体異常症	320
Puma	67
PyK2	223

Q

QT 延長症候群	296

R

Rabson-Mendenhall 症候群	312
Rac	223
5' RACE	162
RAD9	37
ragged-red fiber	346
RARα 遺伝子	230
ras	206
RB	35
rd	382
rds	382
real time PCR	189
rearrangement	37
receptor	32
receptor editing	440
RecQ 型 DNA ヘリカーゼファミリー	53
relative risk	204
restriction point	35
reverse genetics	192
reverse transcriptase	161
RFLP	177, 184, 193
RFLP マーカー	193
RGD 配列	244
RGDS 配列	223

Rho		223
ring chromosome 15 syndrome		321
RNA		17
RNAポリメラーゼ		20
RNAプロセッシング		106
RNA腫瘍ウイルス		206
Robertson転座		104
rolling		84
Romano-Ward症候群		296
Rothmund-Thomson症候群		53
Rous肉腫ウイルス		206
RT（reverse transcription）-PCR		189, 232
Rubinstein-Taybi症候群		319
RXR（retinoid X receptor）		324

S

S（synthesis）期		34
S抗原		451
S1マッピング		162
S1ヌクレアーゼ		162
Saccharomyces cerevisiae		34
SAGE		223
Sandhoff病		424
Sanfilipo病		423
Sanger法		157
SCF		36
Scheie病		423
Schindler病		427
Schizosaccharomyces pombe		35
SCN5A		296
SD（Shine-Dalgarno）配列		29
serum starvation		35
SERPIN		273
SH2（*src* homology 2）		46, 210
SH3		210
sib pair linkage analysis		374
sickle cell hemoglobin（HbS）		104
*SIX5*遺伝子		337
SKP（suppressor of kinetochore protein）		36
Sly病		423
Smad4		219
SMRT（silencing modulator for retinoid and thyroid receptor）		325
SnaPshot		190
SNP（single nucleotide polymorphism）		3, 62, 184, 187, 194, 305
血栓症関連—		255
SNPマーカー		178
SOD（superoxide dismutase）		55, 431
SOD遺伝子		56
South-Western blotting		152, 156
Southern blotting法		149
spectrin		34
splicing		19, 33, 106
SR-PSOX		292
src		206
Stapylococcal cassette chromosome mec（SCC*mec*）		455
Staphylococcus aureus		454
start		35
STAT		210
Stat		320
steroid/thyroid/vitamin receptor superfamily		324
steroidgenic acute regulatory protein（StAR）		315
Steroidgenic factor-1		315
sterol regulatory element binding protein（SREBP）		284
-1c		277
STI571		210
stratification		372

T

T細胞		71, 438
CD4陽性—		76, 446
CD8陽性—		76, 446
キラー—		77
ヘルパー—		77
メモリー—		448
T細胞受容体遺伝子		234
T細胞レセプター		438
TACE		58
TaqMan PCR		189
Tarui病		417
TATAボックス		20, 106
tau		57
Tay-Sachs病		424
TBX5		296
TCA cycle		33
TdT		74, 136
telophase		34
TEM遺伝子群		224
tenase complex		259
TGFβ（transforming growth factor β）		290
活性化		273
TGFβRII遺伝子		221
TGFβシグナル経路		56
TH1		81, 440, 442
TH1/TH2のバランス		82
TH2		81, 435, 440, 442
thiopurine methyltransferase		392
thrifty genotype		109
thrombomodulin（TM）		259
thrombotic thrombocytopenic purpura（TTP）		246, 248
tissue factor pathway inhibitor（TFPI）		258
TLR（Toll like receptor）		70
TNF-α		275
trans-Golgi-network（TGN）		430
transcription coupled repair（TCR）		119
transgenic mouse		32, 172
transmission desequilibrium（TDT）		372
TRAP（TR auxilary protein）		324
trichothiodystrophy（TTD）		122
trientine hydrochloride		434
triggering		84
triplet expansion		108
tRNA		26, 34
ペプチジル—		27
tubulin		33
Turner症候群		104, 320
two-hybrid法		156
TXA2		240

U

ubiquitination		36
UDPグルコースピロホスホリラーゼ		413
UFD1L		296
uniparental disomy		108
unscheduled DNA synthesis（UDS）		120
unusually largeマルチマー（ULvWFM）		247
urea cycle		33

urokinase（UK）	269
uromodulin	391

V

V遺伝子	73
v-erbB	206
VCFS	375
vinculin	34
VLDL	280
β-—	285
VNTR（variable number of tandem repeat）	184, 194
VNTRマーカー	194
von Gierke病	415
von Recklinghausen病	108
von Willebrand病（vWD）	246, 247, 254
分類と機能異常の特徴	247
von Willebrand因子（vWF）	240, 246, 252
vWF cleaving protease	248
vWF前駆体蛋白質の機能ドメイン	246

W

WD蛋白遺伝子	337
Werner症候群	53, 389
West-Western blotting	152
Western blotting法	150, 151
Wilson病	428
Wilson病遺伝子（WDgene）	430

X

X連鎖免疫不全症	127
X連鎖劣性遺伝病	101
X連鎖優性遺伝病	101
X蛋白	451
X-Gal	140
X-linked congenital adrenal hypoplasia	315
XDH欠損症	392
xeroderma pigmentosum（XP）	120

Y

Yatesの修正	203

Z

ZD1839（イレッサ）	210
zebra body	422
Znフィンガーモチーフ	121
zoo blotting	184
zymography	152

図説　分子病態学	ⓒ

発　行	1995年 4 月 1 日　初版 1 刷
	1998年11月 1 日　2 版 1 刷
	2003年 9 月 1 日　3 版 1 刷

編著者　一　瀬　白　帝
　　　　鈴　木　宏　治

発行者　株式会社　中外医学社
　　　　代表取締役　青木三千雄

〒162-0805　東京都新宿区矢来町62
電　話　　03-3268-2701(代)
振替口座　00190-1-98814番

印刷/東京リスマチック(株)　　＜KO・HU＞
製本/田中製本(株)　　Printed in Japan
JCLS ＜(株)日本著作出版権管理システム委託出版物＞